糖尿病足

内科与外科治疗

The Diabetic Foot
Medical and Surgical Management

第 4 版

主　编　Aristidis Veves　　John M. Giurini

　　　　Raul J. Guzman

主　审　许樟荣　张明珠

主　译　王爱萍　付建芳

副主译　徐　俊　舒　斌　王爱红　王　椿　陆　萌

秘　书　高春辰　李一卉

人民卫生出版社

·北　京·

First published in English under the title
The Diabetic Foot：Medical and Surgical Management（4ᵗʰ Ed.）
edited by Aristidis Veves, John M. Giurini and Raul J. Guzman
Copyright © Springer International Publishing AG, part of Springer Nature，2018
This edition has been translated and published under licence from
Springer Nature Switzerland AG.

图书在版编目（CIP）数据

糖尿病足：内科与外科治疗/（美）阿里斯蒂迪斯
·维维斯（Aristidis Veves）主编；王爱萍，付建芳主
译. —北京：人民卫生出版社，2023.2
  ISBN 978-7-117-33829-5

  Ⅰ.①糖… Ⅱ.①阿…②王…③付… Ⅲ.①糖尿病
足-治疗 Ⅳ.①R587.205

中国版本图书馆 CIP 数据核字（2022）第 197023 号

人卫智网	www.ipmph.com	医学教育、学术、考试、健康， 购书智慧智能综合服务平台
人卫官网	www.pmph.com	人卫官方资讯发布平台

图字：01-2020-0844 号

糖尿病足内科与外科治疗
Tangniaobing Zu Neike yu Waike Zhiliao

主　　译：王爱萍　付建芳
出版发行：人民卫生出版社（中继线 010-59780011）
地　　址：北京市朝阳区潘家园南里 19 号
邮　　编：100021
E - mail：pmph @ pmph.com
购书热线：010-59787592　010-59787584　010-65264830
印　　刷：北京华联印刷有限公司
经　　销：新华书店
开　　本：889×1194　1/16　印张：25.5
字　　数：1082 千字
版　　次：2023 年 2 月第 1 版
印　　次：2023 年 2 月第 1 次印刷
标准书号：ISBN 978-7-117-33829-5
定　　价：278.00 元
打击盗版举报电话：010-59787491　E-mail：WQ @ pmph.com
质量问题联系电话：010-59787234　E-mail：zhiliang @ pmph.com
数字融合服务电话：4001118166　E-mail：zengzhi @ pmph.com

王　伟　中国人民解放军东部战区空军医院内分泌科
王　敏　重庆大学附属中心医院内分泌科
王　椿　四川大学华西医院内分泌科
王天元　中国人民解放军东部战区空军医院内分泌科
王弘妍　重庆大学附属中心医院内分泌科
王爱红　中国人民解放军战略支援部队特色医学中心内分泌科
王爱萍　中国人民解放军东部战区空军医院内分泌科
邓武权　重庆大学附属中心医院内分泌科
田江克　北京和睦家医院影像科
付建芳　中国人民解放军空军军医大学第一附属医院内分泌科
白　林　北京和睦家医院影像科
曲　峰　北京同仁医院足踝外科
任　挺　中国康复学会康复辅具应用委员会
刘　宁　中山大学附属第一医院烧伤科
刘凌岳　德国卡尔斯鲁厄理工学院化学工程与工艺系
孙新娟　中国人民解放军东部战区空军医院内分泌科
李一卉　中国人民解放军东部战区空军医院内分泌科
李猛智　中山大学附属第一医院烧伤科
杨　慧　中国人民解放军东部战区空军医院内分泌科
吴　静　中南大学湘雅医院内分泌科
陆　萌　中国人民解放军东部战区空军医院糖尿病足中心
陆菁菁　北京和睦家医院影像科
陈　鑫　中南大学湘雅医院内分泌科
陈约东　中国人民解放军东部战区空军医院糖尿病足中心
陈金安　中国人民解放军东部战区空军医院内分泌科
罗　莉　安徽医科大学附属第一医院内分泌科
郑勇军　中国人民解放军海军军医大学第一附属医院烧伤科
赵婉妮　首都医科大学附属北京世纪坛医院肿瘤营养与代谢中心
胡志为　中国人民解放军东部战区空军医院内分泌科
徐　俊　天津医科大学朱宪彝纪念医院 (代谢病医院) 内分泌科
高春辰　中国人民解放军东部战区空军医院内分泌科
舒　斌　中山大学附属第一医院烧伤科
舒付婷　中国人民解放军海军军医大学第一附属医院烧伤科
廉静轩　中国人民解放军空军军医大学第一附属医院内分泌科
缪　鹏　首都医科大学附属北京同仁医院血管外科
魏晓伟　中国人民解放军战略支援部队特色医学中心内分泌科

Christopher E. Attinger, MD Wound Healing Center, Medstar Georgetown University Hospital, Washington, DC, USA

Department of Plastic and Orthopedic Surgery, Georgetown University School of Medicine, Washington, DC, USA

Dimitrios Baltzis, MD, PhD Microcirculatory Lab, Rongxiang Xu, MD, Center for Regenerative Therapeutics, Joslin-Beth Israel Deaconess Foot Center, Beth Israel Deaconess Medical Center, Harvard Medical School, Boston, MA, USA

Elizabeth A. Beverly, PhD Department of Family Medicine, Ohio University Heritage College of Osteopathic Medicine, Athens, OH, USA

Caitlin Connolly, MD Department of Radiology, Mt. Auburn Hospital, Cambridge, MA, USA

Harvard Medical School, Boston, MA, USA

Jeremy J. Cook, DPM, MPH, CPH, FACFAS Department of Surgery, Mount Auburn Hospital, Harvard Medical School, Cambridge, MA, USA

Seema Dangwal, MPharm, PhD Department of Surgery, Beth Israel Deaconess Medical Centre, Boston, MA, USA

Institute of Molecular and Translational Therapeutic Strategies, Medical School Hannover, Hannover, Germany

Sarah E. Deery, MD, MPH Department of Surgery, Massachusetts General Hospital, Boston, MA, USA

Karen Kim Evans, MD Department of Plastic Surgery, Georgetown University School of Medicine, Medstar Georgetown University Hospital, Washington, DC, USA

Vincent Falanga, MD, FACP Department of Dermatology, Boston University School of Medicine, Boston, MA, USA

Department of Biochemistry, Boston University School of Medicine, Boston, MA, USA

Ariana Foinquinos, PhD Institute of Molecular and Translational Therapeutic Strategies, Medical School Hannover, Hannover, Germany

Robert G. Frykberg, DPM, MPH Podiatry Section, Phoenix VA Healthcare System, Phoenix, AZ, USA

Jianfang Fu, MD, PhD Endocrinology Department, Xijing Hospital, The Fourth Military Medical University, Xi'an, China

Jonathan A. Garlick, DDS, PhD Department of Diagnostic Sciences, School of Dental Medicine, Tufts University, Boston, MA, USA

Behzad Gerami-Naini, PhD Department of Diagnostic Sciences, School of Dental Medicine, Tufts University, Boston, MA, USA

Claudia Giacomozzi, MD Department of Cardiovascular, Dysmetabolic and Aging-Associated Diseases, Italian National Institute of Health, Rome, Italy

Giorgio Giatsidis, MD Division of Plastic Surgery, Department of Surgery, Brigham and Women's Hospital—Harvard Medical School, Boston, MA, USA

John M. Giurini, DPM Division of Podiatry, Beth Israel Deaconess Medical Center, Boston, MA, USA

Department of Surgery, Harvard Medical School, Boston, MA, USA

Joslin-BI Deaconess Diabetic Foot Center, Joslin Diabetes Center, Boston, MA, USA

George D. Glinos, BS Department of Dermatology and Cutaneous Surgery, Wound Healing and Regenerative Medicine Research Program, University of Miami Miller School of Medicine, Miami, FL, USA

Bradford Greaves, MS Department of Diagnostic Sciences, School of Dental Medicine, Tufts University, Boston, MA, USA

Raul J. Guzman, MD Division of Vascular and Endovascular Surgery, Beth Israel Deaconess Medical Center, Joslin Diabetes Center, Harvard Medical School, Boston, MA, USA

Osama Hamdy, MD, PhD Joslin Diabetes Center, Boston, MA, USA

Mary G. Hochman, MD, MBA Department of Radiology, Musculoskeletal Imaging and Intervention, Harvard Medical School, Beth Israel Deaconess Medical Center, Boston, MA, USA

Ryan Imbriaco Department of Diagnostic Sciences, School of Dental Medicine, Tufts University, Boston, MA, USA

Matthew L. Iorio, MD Division of Plastic Surgery, University of Colorado Hospital, Anschutz Medical Campus, Aurora, CO, USA

Children's Hospital Colorado, University of Colorado School of Medicine, Aurora, CO, USA

Douglas W. Jones, MD Division of Vascular and Endovascular Surgery, Boston University School of Medicine, Boston Medical Center, Boston, MA, USA

Antonios Kafanas, MD Diagnostic Histopathology Centre, Pathology, Serres, Greece

Adolf W. Karchmer, MD Division of Infectious Diseases, Beth Israel Deaconess Medical Center, Boston, MA, USA

Harvard Medical School, Boston, MA, USA

Olga Kashpur, PhD Department of Diagnostic Sciences, School of Dental Medicine, Tufts University, Boston, MA, USA

Natasha Khazai, MD Joslin Diabetes Center, Boston, MA, USA

Javier La Fontaine, DPM, MS Department of Plastic Surgery, University of Texas Southwestern Medical Center, Dallas, TX, USA

John C. Lantis II, MD, FACS Division of Vascular and Wound Research, Mount Sinai St. Luke's Hospital, Icahn School of Medicine at Mount Sinai, New York, NY, USA

Lawrence A. Lavery, DPM, MPH Department of Plastic Surgery, University of Texas Southwestern Medical Center, Dallas, TX, USA

Mary T. LaSalvia, MD, MPH Division of Infectious Diseases, Beth Israel Deaconess Medical Center, Boston, MA, USA

Harvard Medical School, Boston, MA, USA

Jordan Loader Microcirculatory Lab, Rongxiang Xu, MD, Center for Regenerative Therapeutics, Joslin-Beth Israel Deaconess Foot Center, Beth Israel Deaconess Medical Center, Harvard Medical School, Boston, MA, USA

Frank W. LoGerfo, MD Division of Vascular and Endovascular Surgery, Department of Surgery, Beth Israel Deaconess Medical Center, Harvard Medical School, Boston, MA, USA

David J. Mooney, PhD Paulson School of Engineering and Applied Sciences, Harvard University, Cambridge, MA, USA

Wyss Institute for Biologically Inspired Engineering, Harvard University, Boston, MA, USA

Coleen Napolitano, DPM Department of Orthopedics Surgery and Rehabilitation, Loyola University Health System, Maywood, IL, USA

Nkemcho Ojeh, PhD Department of Dermatology and Cutaneous Surgery, Wound Healing and Regenerative Medicine Research Program, University of Miami Miller School of Medicine, Miami, FL, USA

Faculty of Medical Sciences, The University of the West Indies, St. Michael, Bridgetown, Barbados

Dennis P. Orgill, MD, PhD Division of Plastic Surgery, Department of Surgery, Brigham and Women's Hospital—Harvard Medical School, Boston, MA, USA

Marta Otero-Viñas, PhD Department of Dermatology, Boston University School of Medicine, Boston, MA, USA

Faculty of Sciences and Technology, The Tissue Repair and Regeneration Laboratory, University of Vic—Central University of Catalonia, Vic, Spain

Juan A. Paredes, MD Division of Vascular and Wound Research, Mount Sinai St. Luke's Hospital, Icahn School of Medicine at Mount Sinai, New York, NY, USA

Irena Pastar, PhD Department of Dermatology and Cutaneous Surgery, Wound Healing and Regenerative Medicine Research Program, University of Miami Miller School of Medicine, Miami, FL, USA

Michael S. Pinzur, MD Department of Orthopaedic Surgery and Rehabilitation, Loyola University Health System, Maywood, IL, USA

Leena Pradhan-Nabzdyk, PhD, MBA Division of Vascular and Endovascular Surgery, Department of Surgery, Beth Israel Deaconess Medical Center, Harvard Medical School, Boston, MA, USA

Sahar Rahmani, PhD Paulson School of Engineering and Applied Sciences, Harvard University, Cambridge, MA, USA

Wyss Institute for Biologically Inspired Engineering, Harvard University, Boston, MA, USA

Lee C. Rogers, DPM Amputation Prevention Centers of America, White Plains, NY, USA

Francis J. Rottier, DPM Department of Orthopaedic Surgery and Rehabilitation, Loyola University Health System, Maywood, IL, USA

Matthieu Roustit, PharmD, PhD Microcirculation Lab, Rongxiang Xu, MD, Center for Regenerative Therapeutics, Joslin-Beth Israel Deaconess Foot Center, Beth Israel Deaconess Medical Center, Harvard Medical School, Boston, MA, USA

Bin Shu, MD, PhD Burns Department, First Affiliated Hospital of Sun Yat-Sen University, Guangzhou, China

Donald C. Simonson, MD, MPH, ScD Division of Endocrinology, Diabetes, and Hypertension, Brigham and Women's Hospital, Harvard Medical School, Boston, MA, USA

Arlene Smaldone, PhD, CPNP, CDE Department of Nursing and Dental Behavioral Sciences, CUMC, New York, NY, USA

Scholarship and Research, School of Nursing, Columbia University, New York, NY, USA

Avi Smith, BA Department of Diagnostic Sciences, School of Dental Medicine, Tufts University, Boston, MA, USA

Olivera Stojadinovic, MD Department of Dermatology and Cutaneous Surgery, Wound Healing and Regenerative Medicine Research Program, University of Miami Miller School of Medicine, Miami, FL, USA

Rodney M. Stuck, DPM Department of Orthopaedic Surgery and Rehabilitation, Loyola University Health System, Maywood, IL, USA

Ana Tellechea, PharmD, PhD Beth Israel Deaconess Medical Center, Harvard Medical School, Boston, MA, USA

Division of Translational Medicine, Department of Medicine, New York University School of Medicine, New York, NY, USA

Nikolaos Tentolouris, MD, PhD First Department of Internal Medicine, Medical School, National and Kapodistrian University of Athens, Laiko General Hospital, Athens, Greece

Solomon Tesfaye, MD, FRCP University of Sheffield, Royal Hallamshire Hospital, Sheffield Teaching Hospitals NHS Foundation Trust, Sheffield, UK

Marcia A. Testa, MPH, PhD Department of Biostatistics and Division of Policy Translation and Leadership Development, Department of Biostatistics, Harvard T. H. Chan School of Public Health, Boston, MA, USA

Thomas Thum, MD, PhD Institute of Molecular and Translational Therapeutic Strategies, Medical School Hannover, Hannover, Germany

Marjana Tomic-Canic, PhD, RN Department of Dermatology and Cutaneous Surgery, Wound Healing and Regenerative Medicine Research Program, University of Miami Miller School of Medicine, Miami, FL, USA

Panagiotis V. Tsaklis, PT, ATC, BPhEd, PhD Laboratory of Biomechanics and Ergonomics, Department of Physiotherapy, Alexander Technological Educational Institute of Thessaloniki, Thessaloníki, Greece

First Department of Internal Medicine, Medical School, National and Kapodistrian University of Athens, Laiko General Hospital, Athens, Greece

Department of Molecular Medicine and Surgery, Growth and Metabolism, Karolinska Institute, Solna, Sweden

Luigi Uccioli, MD Department of Internal Medicine, Tor Vergata University Hospital, Rome, Italy

Suzanne van Asten, MD Department of Plastic Surgery, University of Texas Southwestern Medical Center, Dallas, TX, USA

Aristidis Veves, MD, DSc The Rongxiang Xu, MD, Center for Regenerative Therapeutics Research Director, Joslin-Beth Israel Deaconess Foot Center, Beth Israel Deaconess Medical Center, Boston, MA, USA

Katie Weinger, EdD, RN Behavioral Research, Joslin Diabetes Center, Boston, MA, USA
Department of Psychiatry, Harvard Medical School, Boston, MA, USA

Jing Wu, MD Department of Endocrinology, Xiangya Hospital, Central South University, Changsha, China

Mark C. Wyers, MD Division of Vascular and Endovascular Surgery, Harvard Medical School, Beth Israel Deaconess Medical Center, Boston, MA, USA

Ioannis V. Yannas, PhD Department of Mechanical Engineering, Massachusetts Institute of Technology, Cambridge, MA, USA

Wanni Zhao, MD, PhD Microcirculation Lab, Rongxiang Xu, MD, Center for Regenerative Therapeutics, Joslin-Beth Israel Deaconess Foot Center, Beth Israel Deaconess Medical Center, Harvard Medical School, Boston, MA, USA

YongJun Zheng, MD, PhD Burns Center of Changhai Hospital, The Second Military Medical University, Shanghai, China

Ann Zmuda, DPM Department of Vascular Surgery, Endocrinology, and Orthopedic Surgery, University of Chicago, Chicago, IL, USA

中文版序

  糖尿病足是导致糖尿病患者截肢和死亡的重要原因,同时也是我国非创伤性截肢的主要原因。鉴于目前国内暂无糖尿病足治疗师这个医学专业设置,糖尿病足患者往往被分诊到多个科室治疗,由于不同专科的治疗理念和技术水平不同,导致糖尿病足的治疗效果与结局差别较大,而导致这种差异的根本原因是医务人员对专业知识的掌握及理解水平的差异。因此,加强创面治疗,特别是涉及糖尿病足治疗相关医护人员糖尿病足治疗知识与技能培训,对提高治愈率、降低伤残率具有重要意义,而一本高质量的工具书能在这些方面提供极大的帮助。

  《糖尿病足:内科与外科治疗》(第4版)是一本针对糖尿病足治疗的工具书,书中涵盖了糖尿病足诊断、治疗与预防等多个方面,不仅详细阐述了糖尿病足的发生机制、诊断手段及方法、现有及未来可能的治疗手段以及预防技术等,而且对糖尿病足创面局部的危险因素、微环境评估及治疗等均有详细说明,为所有参与糖尿病足患者诊疗的专业人士提供有益的参考。

  本书的译者均是活跃在临床一线、具有很深专业功底的专家,尤其是主译王爱萍教授从事糖尿病足临床工作多年、对国内糖尿病足诊治的优势和短板非常了解、对此项翻译工作充满了热情。重要的是他们精益求精、严谨务实的翻译态度,直接决定了本书的翻译质量。同时,人民卫生出版社和Springer Nature的通力合作,也是这本书得以顺利发行的保证。

  《糖尿病足:内科与外科治疗》(第4版)的出版,不仅为该领域医务人员了解国外糖尿病足最新的临床实践与研究进展提供了有益参考,同时对我国糖尿病足诊治的平台建设、流程管理、有效预防和政策支持等提供了借鉴。相信这本专著的出版对提升我国糖尿病足防治水平具有较大的作用。

中国工程院院士

中华医学会组织修复与再生分会主任委员

国家卫生健康委能力提升和继续教育创面修复科专家委员会主任委员

2022年3月

译者序

流行病学研究显示,全球糖尿病足溃疡的患病率为 5%~10%、发病率为 6.3%、年发病率为 1%~4%,是糖尿病最常见的住院原因。当然,糖尿病足在中国的流行情况也不乐观,研究显示其发病率为 4.1%、平均住院时间长达 33.5 天,给患者家庭和社会带来了沉重的负担。因此,采取尽可能有效的措施,去规范糖尿病足的诊断和防治,已经成为迫在眉睫的一件大事情。目前有关糖尿病足诊治的新书相继问世,如付小兵院士主编的《糖尿病足相关慢性难愈合创面的处理》、许樟荣和冉兴无两位教授主编的《糖尿病足规范化治疗》、David G Armstrong 等主编的《糖尿病足临床治疗》和 Michael E. Edmonds 等主编的《糖尿病足治疗实践手册》等。

《糖尿病足:内科与外科治疗》(第 4 版)是一本不可多得的专业书籍,由哈佛大学 Aristidis Veves、John M. Giurini 和 Raul J. Guzman 3 位教授主编;每个章节的作者也是来自该领域世界顶尖的专家,如英国 Solomon Tesfaye 教授和中国吴静教授,他们合作编写了周围神经病变部分。本书从糖尿病足的发病机制到临床表现、从内科治疗到外科治疗以及多学科团队构建等,详细地阐述了糖尿病足的诊治技术,同时也展示了针对该种疾病管理的模式和经验。本书构思巧妙、内容丰富和新颖,具有权威性和实用性,是内分泌科医师、血管外科医师、足踝外科医师、创伤整形医师和医学生有益的经典参考读物。

本书的翻译过程有些曲折,但却有趣。2015 年,Giurini 教授将它的第 3 版作为见面礼物送给了我。在后来的实际工作中,这本书让我受益良多,更让我有了去翻译并将它分享给更多医护人员的想法。2019 年经中国人民解放军空军军医大学涂艳阳、付建芳两位教授转达;随后,在人民卫生出版社的大力支持下,我们一群志同道合的译者们开始了这本著作第 4 版的翻译,修改再修改,力求准确;在审校阶段,我们非常荣幸地邀请到付小兵院士审阅并撰写序言,邀请到尊敬的许樟荣教授和张明珠教授作为主审。

本书的译者们,大多是从事糖尿病足相关领域的临床和科研一线医师,其中多位曾师从于该书的原作者,吴静、付建芳、郑勇军和舒斌 4 位教授更是参与了原书的撰写。译者们对于专业前沿知识的敏锐、较深厚的英语功底,使得这本书得以顺利翻译完毕。但由于不同学科之间的差异,译者们对问题和概念的理解不尽相同,又由于疫情影响未能面对面讨论,因此,本书一定存在不足甚至错误,敬请读者谅解,也欢迎各位读者指出,我们会在后续的再版翻译中予以更正。

众所周知,世界第一个糖尿病足门诊是 1928 年成立的 Joslin-Beth Israel Deaconess 糖尿病足中心。我们期待这本来自这个古老中心的经典糖尿病足著作,能给我国广大医护人员的临床工作提供帮助、给医院构建糖尿病足中心的框架性建设带来借鉴。

王爱萍

2022 年 3 月

原著前言

在上一版的基础上,历经 5 年时间,我们推出了《糖尿病足:内科与外科治疗》(第 4 版)。在先前的版本中,我们一直致力于强调我们关于糖尿病足生理状况和临床处理的全新理解。为了更好地实现该目标,我们将本书分为 4 个部分,第一部分聚焦临床特点与诊断,第二部分关注糖尿病足的病理生理,第三部分聚焦糖尿病足问题的处理,第四部分关注组织和预防治疗。除了对前面的章节进行了更新,我们在这一版增加了一些内容,反映了我们对于糖尿病足溃疡病因的认识以及开发更有效治疗方法的努力。

从上一版面市到这一版本出版的这 5 年时间里,糖尿病大流行的趋势有增无减,每年都有数以百万计的病例被确诊。因此,毫无疑问的是,需要全世界的卫生保健专业人员和组织付出巨大努力,制定能够提供有效和负担得起的糖尿病足治疗的临床方案。为了实现这个目标,我们希望这本书有助于提供必要的基础知识,包括糖尿病足问题处理的基本原则。这些原则来自最早以系统和多学科的方式关注糖尿病足问题的中心之一 Joslin-Beth Israel Deaconess 糖尿病足中心 50 年来诊疗经验的积累和总结。

在这 5 年的时间里,我们几位主编发生了变化,由 Raul J. Guzman 医生取代前 3 个版本的主编 Frank W. LoGerfo 医生。LoGerfo 医生最近从临床工作中退休,因此也辞去了主编的职务,并将接力棒交给了 Guzman 医生。首先,我们要感谢 LoGerfo 医生多年来对这个项目作出的重大贡献。我们认可他在糖尿病足溃疡患者治疗方面取得的显著成就,如果没有他早期的开创性工作,这些患者的外科治疗就不会取得目前的成功。最后,我们祝愿他在今后的研究中取得更大的成功。同时我们还想欢迎 Guzman 医生成为我们新的主编,他是一位在治疗糖尿病足溃疡患者方面有着丰富经验的血管外科医生,并且对足部缺血的病理生理学有着广泛的研究兴趣。

自 2002 年第 1 版出版以来,《糖尿病足:内科与外科治疗》已出版至第 4 版,这充分证明了我们以往的努力取得了成功。我们希望这一版也将获得同样的成功,这将有助于我们为糖尿病足患者提供更好的治疗,使他们获得下肢的完整性和功能性。

与前一版一样,我们要衷心感谢所有作者的辛勤工作,为本书提供了优秀的章节和内容。我们还要感谢 Humana 出版社对该项目的持续支持。

目录

第一部分　临床特征与诊断

第一章　糖尿病足的流行病学与医疗费用 ……………………………………… 2
第二章　糖尿病足的临床检查和风险分类 ……………………………………… 14
第三章　糖尿病神经病变 ………………………………………………………… 23
第四章　糖尿病患者外周动脉疾病的诊断 ……………………………………… 35
第五章　糖尿病足感染的影像学 ………………………………………………… 41
第六章　糖尿病外科手术患者的管理原则 ……………………………………… 74

第二部分　病理生理学

第七章　糖尿病创面愈合的生理及病理生理学机制 …………………………… 86
第八章　神经肽、炎症和糖尿病创面愈合：来自实验模型和人类受试者的经验 ……… 103
第九章　糖尿病创面中真皮再生和创面愈合的诱导 …………………………… 123
第十章　糖尿病足的微血管病变 ………………………………………………… 137
第十一章　糖尿病足皮肤结构和功能改变 ……………………………………… 149
第十二章　糖尿病足的生物力学：通往足溃疡之路 …………………………… 156
第十三章　细胞治疗：糖尿病足溃疡治疗的新前沿 …………………………… 171
第十四章　MicroRNAs：糖尿病创面治疗的新靶点 …………………………… 186
第十五章　组织工程创面敷料治疗糖尿病足溃疡 ……………………………… 194
第十六章　糖尿病足溃疡创面床的准备 ………………………………………… 202

第三部分　糖尿病足的治疗

第十七章　糖尿病足感染的微生物学和治疗 …………………………………… 210
第十八章　局部创面治疗及其使用适应证 ……………………………………… 220
第十九章　足溃疡的外科治疗 …………………………………………………… 238
第二十章　糖尿病患者下肢动脉重建：治疗原则 ……………………………… 254
第二十一章　溃疡或坏疽性糖尿病足软组织重建的选择 ……………………… 268
第二十二章　糖尿病性夏科足 …………………………………………………… 309
第二十三章　截肢与康复 ………………………………………………………… 328

第四部分　组织与预防性治疗

第二十四章　糖尿病足治疗团队的组织架构 …………………………………… 348
第二十五章　卫生服务质量 ……………………………………………………… 353
第二十六章　糖尿病足给社会心理及教育学带来的启示 ……………………… 371
第二十七章　鞋类在糖尿病足并发症预防中的作用：新进展 ………………… 380

第一部分
临床特征与诊断

第一章

糖尿病足的流行病学与医疗费用

Robert G. Frykberg,Jeremy J. Cook,and Donald C. Simonson

摘要

糖尿病下肢病变(lower extremity disease,LED)一直是糖尿病患者发病和死亡的原因之一。自 1997 年起的 10 年中,美国糖尿病患病率提高了 48%(http://apps. nccd. cdc. gov/DDTSTRS/default. aspx)。预计到 2030 年,全球糖尿病患病率将在 2000 年 2.8% 基础上翻倍,提高至 4.4%,患病人数将超过 3.5 亿[Wild et al. Diabetes Care. 2004;27(5):1047-53]。LED 是个人和医保系统糖尿病相关花费的重要组成部分。本章聚焦糖尿病 LED 的危险因素和并发症的流行病学,尤其以截肢结局方面的研究为主,重点讨论人口统计学因素,例如性别、年龄、种族和社会经济考量,以及 LED 相关的医疗费用。

引言

1934 年,Eliott P. Joslin 在其里程碑式的论文中对"糖尿病坏疽的威胁"及其发病率的提高表示痛心[1]。凭借敏锐的洞察力和临床观察力,他甚至在 20 世纪初就能够确定导致糖尿病

LED 发生溃疡、坏疽和截肢风险的危险因素。1992 年,Zimmet 首次提到"糖尿病的流行",指出人类为其付出的经济和病痛代价在以惊人的速度上升[2]。到 2030 年,全球糖尿病患病率预计将在 2000 年 2.8% 基础上几乎翻倍,提高至 4.4%,患病人数将超过 3.5 亿[3]。自 1997 年起的十年中,美国糖尿病患病率提高了 48%[4](图 1.1)。约有 2 900 万或 9.3% 的美国人受到糖尿病的影响,糖尿病的患病率和花费也持续上升[5]。2007 年到 2013 年,糖尿病的患病率提高了 26%,与此相关的费用增加了 41%[6,7]。2012 年糖尿病总花费估计约 2 450 亿美元,其中住院治疗费用占 43%。与非糖尿病人群相比,糖尿病人群的医疗费用高出约 2.3 倍。LED 是个人和医保系统糖尿病相关花费的重要组成部分。事实上,2007 至 2013 年间,在 7 亿 8 500 万人次糖尿病相关的门诊就诊中,因糖尿病足溃疡(diabetic foot ulcer,DFU)或感染就诊的约有 670 万人次(0.8%)。DFU 的就诊与直接急诊或住院治疗概率升高 3.4 倍有关[8]。本章聚焦糖尿病 LED 的危险因素和并发症的流行病学,尤以与截肢结局相关的方面为主。讨论包括性别、年龄、种族和社会经济因素等口统计学因素对 LED 的影响,以及 LED 在医保系统中的花费。

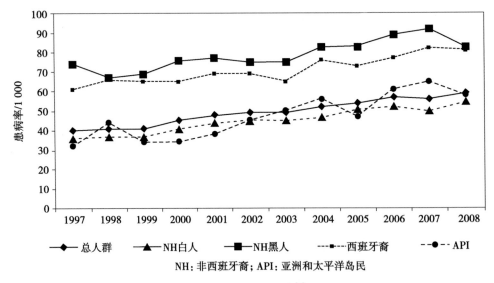

图 1.1　糖尿病患病率[4]

个体危险因素的流行病学

关于导致个体溃疡危险因素的详细介绍贯穿全书。因为这些危险因素与高危足的流行病学有关,在这一章中仅做一简要介绍。

神经病变

神经病变是糖尿病的常见并发症。糖尿病周围神经病变(diabetic peripheral neuropathy, DPN)损害全身神经的正常活动,改变自主、运动、感觉神经的功能[9]。据报告,DPN 患病率在 16% 到 66% 之间[10-14]。国家健康和营养调查(National Health and Nutrition Examination Survey, NHANES)对 2 873 名 40 岁及以上非机构组织成人的研究提示,糖尿病患者(n = 419)的周围神经病变患病率为 28.5%(95% 置信区间 22.0 ~ 35.1)。糖尿病患者的周围神经病变患病率是非糖尿病患者[14.8%(95% 置信区间 12.8 ~ 16.8)]的近两倍[15]。另一项应用 NHANES 数据的研究发现,未确诊(16.6%)和确诊(19.4%)的糖尿病患者周围神经病变发病率高于无糖尿病或空腹血糖受损(100 ~ 125mg/dL)的患者[16]。20 世纪 90 年代中期,不同性别间周围神经病变的年发病率几乎相等,但最近数据显示,男性发病率升高,男女发病率差距越来越大[17](图 1.2)。

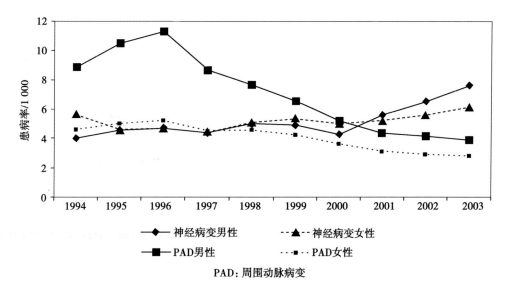

图 1.2　根据出院情况统计的不同性别神经病变和周围动脉病变发病率[17]

神经病变的很多临床表现不易被患者觉察,其中自主神经病变可能是糖尿病 LED 中最常被忽视的。除了损伤血管调节功能,它还可能导致皮肤纹理和含水量的改变,如干燥和皲裂等。局部排汗失调可能导致湿度增加,增加真菌感染的风险。随着皮肤硬度的增加,摩擦区域弹性降低,过度角化区域增加。如不给予治疗,这些病变随厚度和硬化增加继续进展形成胼胝,对深部组织的压力持续增加,从而导致溃疡[18,19]。

影响糖尿病 LED 的另一种神经病变是运动功能减弱。这一过程通过影响足部固有肌肉组织,即运动神经病变引起肌肉萎缩,导致关节不稳定。由此产生的关节的僵硬、畸形且随时间推移不断进展。僵硬畸形的部位承受更大的压力,使患者易于形成溃疡[9]。

感觉神经病变导致肢体感觉丧失是从最远端开始的,这是糖尿病患者最常被发现的神经病变表现。它可能表现为温度觉、振动觉、本体感觉、压力觉的障碍,最严重的是疼痛。有些患者以痛性感觉神经病变为表现形式,包括烧灼和刺痛等感觉异常症状。这也可以增加溃疡形成的风险,因为持续神经性疼痛掩盖了较小损伤引起的疼痛[9]。痛性 DPN 的患病率很难确切评估。据 NHANES 估计,10.9% 的成年糖尿病患者患有症状性 DPN。症状性 DPN 是指疼痛、刺痛、麻木或感觉丧失。梅奥诊所一项基于人群的研究发现,糖尿病人群中有 20% 患痛性 DPN[10]。在英国,慢性痛性 DPN 的患病率为 16.2%[20],根据一个英国研究数据库统计,其发病率为 15.3/(100 000 患者·年)(95% CI 14.9 ~ 15.7)[21]。尽管缺乏人口健康角度的高质量数据,目前普遍认为 DPN 的患病率随着糖尿病病程延长、不达标的血糖控制、年龄的增长和吸烟而提高[12,22,23]。文献报告的 DPN 患病率之间存在显著差异,可能是由不同研究的人群、地理位置、评估时间跨度、神经病变定义、诊断方法和数据来源(即患者自我报告、账单代码、医疗记录、医生报告)之间的差异造成的。值得注意的是,周围神经病变可能是大多数糖尿病下肢并发症最重要的危险因素。在过去几十年中,周围神经病变与 DFU、糖尿病足感染、截肢、夏科关节病和手术部位感染之间存在密切的联系[24-38]。

周围血管病变

血管系统受损可能是最具破坏性的糖尿病并发症之一。大血管和微血管病变共同构成周围血管病变,导致血管功能障碍或缺血的肢体失去自愈能力。由于愈合能力降低,小伤可能会进展为大伤。全身应用的抗生素难以到达感染局部,导致感染无法控制。在糖尿病患者中,大小血管的功能都受到影响[39]。美国糖尿病患者周围动脉病变(peripheral arterial disease, PAD)的患病率高于普通人群。NHANES 发现 PAD 的患病率在普通人群中为 4.5%(95% CI 3.4 ~ 5.6),在糖尿病患者中上升为 9.5%(95% CI 5.5 ~ 13.4)[15]。图 1.2 还表明,1996 年男女 PAD 患病率差距最大,随后差距不断缩小,至 2003 年每

1 000 例糖尿病者中其患病率几乎相等[17]。研究表明,糖尿病患者的周围血管病变发病年龄低于普通人群[40]。在一项大规模研究中,超过一半的糖尿病患者足背动脉搏动缺如,这是血管功能受损的常见症状[40]。另一项研究发现,与 4 个动脉搏动部位均可触及的患者相比,未能触及动脉搏动的患者发生溃疡的相对风险为 4.72(95% CI 3.28,6.78)[41]。虽然踝肱指数(ankle brachial index, ABI)在糖尿病人群中存在已知的局限性,但仍被用于糖尿病筛查。与 ABI 正常的糖尿病患者相比,ABI<0.90 的患者发生溃疡的相对风险为 1.25(95% CI 1.05,1.47)[42]。欧洲糖尿病足溃疡研究(EURODIALE DFU)发现,与无 PAD 患者的足部溃疡相比,PAD 患者溃疡不愈合风险增加71%,感染风险增加61%[44](Prompers)。2016 年,血管外科学会发布的临床实践指南同样回顾了 PAD 与糖尿病足并发症的关系,提出适合缺血性糖尿病足的管理策略[44](Hingorani)。

肌肉骨骼畸形

肌肉骨骼畸形在糖尿病溃疡过程中起重要作用。是否存在杵状指或踇外翻等畸形决定了该结构的压力和摩擦是否增加。如上所述,运动神经病变可能导致这种畸形,但如胶原糖基化等其他糖尿病相关并发症也参与了畸形形成[45-47]。研究发现,美国糖尿病患者的 LED 患病率[30.2%(95% CI 22.1~35.1)]明显高于非糖尿病患者[18.7%(95% CI 15.9~21.4)][15]。

糖尿病患者足部畸形的患病率尚不清楚,但已有研究证实,足部畸形增加足部溃疡发生的风险。一项研究发现,63%的溃疡患者在发病前确定有畸形[48]。在一项大型的基于人群的糖尿病研究中,与无或极少畸形的患者相比,存在畸形的患者发生溃疡的相对风险为 2.56(95% CI 2.04,3.22)[41]。Boyko等证实,畸形足罹患溃疡的相对风险为 1.93(95% CI 1.07,3.48)[42]。Mason 及其同事的一项研究发现,糖尿病患者与类风湿性关节炎患者的畸形比例相似[49]。包括关节活动受限的足部畸形导致足底压力增高,从而使 DFU 的风险增加[38,50-52]。普遍存在于糖尿病神经病变患者中的跟腱紧张(马蹄足)导致踝关节背屈受限也与足掌溃疡风险增加相关[51,53-56]。

代谢与系统性危险因素

除了上述特异性的危险因素外,LED 患病率在有数个可纠正的系统性危险因素的患者中也会提高。横断面和队列研究已经证实,更好的血糖控制与下肢截肢(lower extremity amputation, LEA)的风险降低有关,但这在随机试验中很难体现[57,58]。尽管如此,一项研究糖化血红蛋白与截肢相关性的系统性综述发现,糖化血红蛋白(glycosylated hemoglobin, HbA1c)每增加一个百分点,LEA 的总体相对风险为 1.26(95% CI 1.16~1.36)[59]。美国糖尿病学会推荐,保持糖化血红蛋白<7.0%、血压<130/80mmHg、高密度脂蛋白胆固醇(HDL cholesterol)>50ml/dL、体重正常(BMI 18.5~25kg/m[2][3])以及不吸烟,可以减少包括 LED 在内的多种并发症。通过分析 Dorsey 等报告的1999 年至 2004 年 NHANES 的数据,与未患 LED 的糖尿病患者相比,患有 LED 者 HbA1c(39.5% vs. 53.5%)和 HDL(29.7% vs. 41.1%)达标率更低。有研究提出,患有 LED 的非西班牙裔(non-Hispanic, NH)黑人比非西班牙裔白人收缩压和舒张压的控制达标率要低得多[60]。最近一篇关于 DFU 的综述也表明,糖化血红蛋白升高在 DFU 复发中起着重要作用。据此,保持良好的血糖控制非常重要[26]。

严峻考验

迄今为止,已对导致溃疡的个体危险因素进行描述,却未能反映临床上这些危险因素的交互作用。Reiber 和他的同事提出了一个被广泛接受的因果路径,整合了多种危险因素和溃疡的关系[48]。他们主张单个个体危险因素的存在是急性溃疡病因的组成部分,却并不充分。相对而言,他们发现,取决于组成的危险因素不同,两个或更多危险因素的存在使溃疡风险增加了 35%~78%。此外,他们还注意到,超过 63%的溃疡人群中存在包括神经病变、轻微足部创伤和足部畸形的"临床三联征"。78%的足溃疡患者存在周围神经病变(保护性阈值丧失),35%存在周围血管病变,63%存在足畸形[48]。

溃疡

Schaper 将 DFU 定义为踝关节以下皮肤受损(包括坏疽)的创面[61]。多项基于至少 1 000 名受试者人群的研究提示,糖尿病溃疡的年发病率为 1.9%到 4.1%[41,62,63]。一项研究指出,糖尿病患者的足溃疡患病率为 7.7%,而非糖尿病患者为2.8%[15]。据 Singh 及其同事报道,糖尿病患者一生罹患足溃疡的风险为 15%到 25%[64]。十余年来,美国与足溃疡有关的出院人数从 1994 年的 241 000 人增加到 2003 年的 347 000 人[17](图 1.3)。

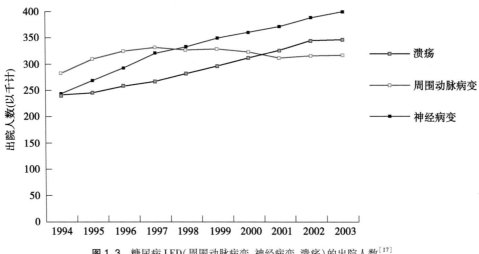

图 1.3　糖尿病 LED(周围动脉病变、神经病变、溃疡)的出院人数[17]

溃疡的愈合可能会很困难,而开放时间越长,发生感染等并发症的可能性就越大;即使被治愈,复发的风险也很高。Apelqvist 等称,DFU 患者 5 年内复发率为 70%[65]。同一个瑞典组的新近研究,随访了 617 名治愈的 DFU 患者在随后 24 个月溃疡的复发情况,结果发现 262 名患者(42%)在 2 年内出现新的或复发足溃疡[66]。在其他研究中,溃疡复发率存在差异,波动在 12 个月的 28%[67] 到 40 个月的 100% 之间[68]。

在 370 名 DFU 患者的队列中,只有 62.4% 溃疡能一期愈合,但愈合后 40.3% 的患者又再次出现溃疡,复发时间中位数为 126(14～903)天。Kaplan-Meier 生存分析提示,再次溃疡的最高危险期是在愈合后的第一个 50 天内。此外,该研究发现,在 12 个月和 24 个月时,能够避免早期溃疡复发并保持无溃疡的患者比例分别为 63% 和 55%[69]。图 1.4 展示了关于 DFU 患者一期愈合、截肢和死亡不同结局的 5 项前瞻性研究的结果[70-73]。

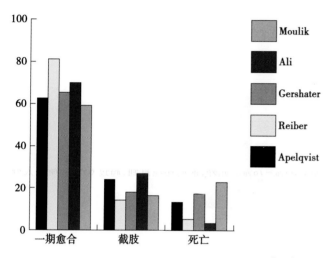

图 1.4 关于 DFU 一期愈合、截肢、死亡的前瞻性研究[70-73]

一般来说,对 DFU 的危险认知来源于溃疡与感染和截肢的关系。过去十年的研究表明,溃疡与死亡风险有关。其中一项研究发现,溃疡后 5 年的总死亡率为 44%[72]。即使截肢患者除外,5 年后的患者死亡率也达 43%。Moulik 等提出,另一个需要着重考量的是溃疡病因对结局的影响,特别是已发现缺血性溃疡患者的 5 年死亡率和中位死亡时间均高于单纯神经性和神经缺血混合性溃疡患者。与之相似,单纯神经性溃疡患者的 5 年截肢率显著低于任何包含缺血病因的患者[72]。Gershater 等进一步探讨了溃疡病因对结局的影响,两项研究结果见表 1.1[71,72]。

表 1.1 病因学分类 DFU 的临床结局[71,72]

溃疡研究类型	一期愈合/%	截肢/%	死亡/%
Gershater($n=2\,480$)			
神经病变性	79.4	9.5	11.1
神经缺血性	44.4	30.1	25.5
Moulik($n=157$)			
神经病变性	65.4	9.6	25
神经缺血性	59	23	18
缺血性	29	25	46

如表 1.1 和图 1.4 所示,足溃疡恶化进展是 LEAs 的主要危险因素[74]。事实上,研究表明,84% 的糖尿病相关截肢患者存在足溃疡,足溃疡是糖尿病相关住院的常见原因[75,76]。此外,糖尿病神经性足溃疡患者在未来 10 年内截肢的风险为 7%[77]。

截肢

下肢截肢是糖尿病并发症中极具破坏性和令人恐惧的结局之一。顾名思义,它是保肢方法的失败,是糖尿病对下肢造成的最严重的后果;已成为控制糖尿病足和腿部坏死性感染以拯救生命的必要措施。虽然不同研究从不同角度报告了截肢的危险因素,但 DFU 不愈合、PAD、坏疽和感染通常是公认的糖尿病人群截肢的预测因素[43,78-83]。在美国,非创伤性 LEAs 的首要原因是糖尿病,占所有此类手术的 60% 左右[15]。2010 年,约 73 000 名 20 岁或以上的糖尿病患者接受了非创伤性截肢[5]。上述统计并不完全,因为这些数据来源于公立医院数据库,且没有包括弗吉尼亚州、军队和印第安人卫生机构进行的截肢。据估算,在美国,糖尿病患者截肢可能性是普通人群的 10～30 倍[84-89]。根据医疗卫生研究和质量局(Agency for Healthcare Research and Quality, AHRQ)国家质量健康报告,2007 年,校正年龄后统计,18 岁及以上的美国人中,糖尿病导致的截肢发病率为 33.6/10 万[90](图 1.5)。在患有糖尿病的医疗保险受益者中,2006 年和 2007 年 LEA 的年发病率为 0.5%,2008 年为 0.4%。然而,2008 年,同时患有糖尿病和 PAD 的受益者,LEA 风险是前者的 4 倍、发病率为 1.8%[91]。美国卫生与公众服务部的《健康人 2010》(Healthy People 2010)报告中提出将糖尿病患者的截肢率从基线水平 1998 年的 6.6‰ 降低到 2.9‰ 的目标。《健康人 2010 中期回顾》称,截至发文,此目标已实现了 49%,即截肢率降至 4.7‰[92]。在过去的 10 年中,通过采用团队合作等方法实现了上述改善,医疗质量发生了变化[93-95]。相关情况在另一章中有详细介绍。尽管糖尿病总的患病率仍在上升,截肢的发病率一直呈下降趋势[92,96]。尽管截肢率在改善,但随着年龄、种族和性别等口结构不同,差异仍然持续存在。造成这些不平衡的原因超出了本章的范围,但我们在这里对其进行分析,以便于读者更全面地了解流行病学。

性别差异

大量研究支持"控制年龄等因素差异后,男性截肢的风险仍高于女性"。和糖尿病一样,上述差异也存在于与创伤相关的截肢中。糖尿病患者中,男性的截肢风险似乎高出女性两倍[97]。例如,1999 年,校正年龄后女性的发病率为 4.1‰,男性为 9.2‰;6 年后的 2005 年,男女在校正年龄后的发病率分别为 2.6‰ 和 5.6‰[98];2008 年,医保人群的 LEA 年发病率男性为 0.6% 和女性为 0.3%[91]。尽管男女的总发病率都有所下降——女性下降了 37%、男性下降了 39%——不同性别之间的差距依然存在[98]。这种男女发病率的差异,甚至会随着人种和种族而持续存在(图 1.6)。根据 2004 年的数据,非西班牙裔白人男性的患病率是女性的 2.4 倍。就性别差异而言,紧随其后的是西班牙裔 2.1 倍,亚洲人/太平洋岛民 1.7 倍,而非西班牙裔黑人男性截肢的发病率仅为女性的 1.56 倍[99]。

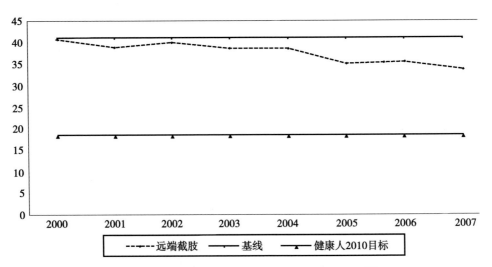

图 1.5　每 100 000 人中出现糖尿病相关下肢截肢人数[90]

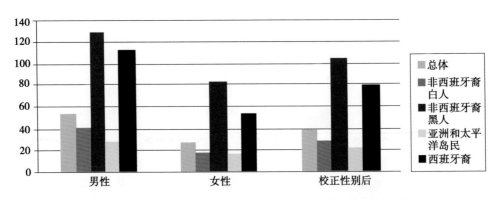

图 1.6　校正年龄后,特定种族不同性别的每 100 000 名患者截肢率比较

种族和民族差异

　　尽管随着时间推移,糖尿病总的截肢发病率在下降,不同种族和民族的发病率存在显著差异。以下种族和民族划分,主要以疾病预防控制中心、医疗卫生研究和质量局和其他监测机构最常采用的方式进行定义。因为这些数据源是以年度为基础进行更新的,为读者提供了具有一致性的参考数据。发病率的讨论在糖尿病患者中以千人、在总人群中以十万人进行。虽然从流行病学的角度来看,前者的计算方法信息量更大,但由于糖尿病患病率为估计值,其准确性较低。在美国大多数人群水平研究中,常采用非西班牙裔白人作为参照组。基于这个通用参考,一名非西班牙裔白人糖尿病患者的风险等于 1.0。

　　尽管非西班牙裔黑人,糖尿病患者性别间差异最小,但在 2004 年至 2006 年的研究人群中 LEAs 发病率最高,为 5.7‰,是同期非西班牙裔白人发病率(2.5‰)的 2.3 倍;如果以总人群为分母,那么其 LEAs 风险是非西班牙裔白种美国人的 3.8 倍。西班牙裔和拉丁裔中,每 1 000 名糖尿病患者 LEAs 的发病率是非西班牙裔白人中的 2 倍,这使他们成为第二 LEAs 高危族群。在少数民族人群中,他们的性别差距也是最大的。最后,亚洲人和太平洋岛民比非西班牙裔白人糖尿病患者的相对风险低 23%,同时他们的男女发病率差距

排第二。亚洲人和太平洋岛民在 2004 年实现了健康人 2010 年目标的 87%。2004 年美国人口普查按种族和民族组成进行的估算[100]以及同上分类的风险比例[99]如图 1.7 所示。

社会经济学的差异

　　性别和种族/民族差异已在上文提出,但超出临床特征范围的方面和社会经济决定因素也会导致预后有差异[101]。社会经济地位是一个试图获得个人在社会中发挥作用的能力的术语。这通常是用他们的受教育水平、年收入或居住社区来衡量的。一些研究提示,社会经济地位越低,截肢可能性越高[97,102]。这在很多方面影响个人健康。低的受教育水平会降低个人的健康素养、影响对健康的理解以及减少促进健康生活方式的行为;也可能导致缺乏对早期病理学损伤的认识,使其发展成为肢体的威胁。年收入可能会影响寻求或获得护理或购买用品/药物以执行医疗团队规定的治疗方式;而且较低收入职业患者可能得不到外出就医许可。

　　社区的富裕可以消除在护理和资源限制方面的障碍。如果有专门的溃疡治疗中心,生活在富裕社区的溃疡患者就会比生活在资源贫乏社区的患者更容易获得治疗。资源贫乏社区的治疗方案可能更为有限、在降低疾病进展可能性的方面疗效

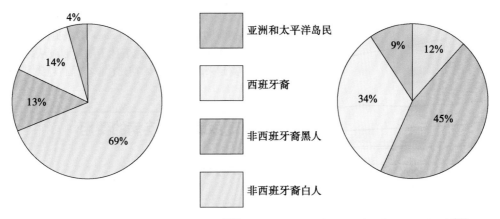

图 1.7　左:按种族和民族划分的美国人口构成[100]。右:按种族和民族划分的糖尿病 LEA 风险比例[99]

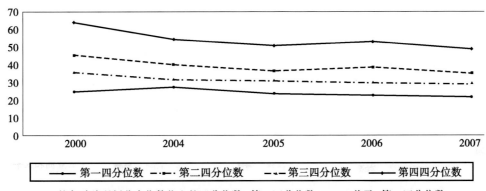

按邮政编码划分中位数收入的四分位数:第一四分位数<25 000美元;第二四分位数
为25 000~34 999美元;第三四分位数为35 000~44 999美元;第四四分位数>45 000美元

图 1.8　按邮政编码划分的 LEA 发病率中位数的收入[103]

较差。社区资源的常用指标是指具有某一相同邮政编码区域的收入平均值。同样,对比 2004 年数据,平均收入低于 25 000 美元社区的患者截肢发生率,比平均收入为 25 000 美元至 34 999 美元社区的患者高 33% ;与平均收入为 45 000 美元或以上社区相比,这一差异变得更加显著,截肢发生率是后者的 2.4 倍。由于美国 2004 年的收入平均值为 44 389 美元,这些数据表明,与收入平均值高于全国平均值的社区相比,收入平均值低于全国平均值的社区,经年龄和性别校正后截肢相对风险要高 25% 至 240% 。

2000 年至 2007 年间,第一个四分位数代表最低的平均收入,糖尿病 LEAs 发病率降低了 23.4%($P = 0.000\ 3$)(图 1.8)。尽管获得了积极的结果,但截至 2007 年,最高四分位数发病率比第一四分位数低 55%($P < 0.000\ 1$)[103]。

预后

截肢的预后通常是根据手术水平和位置以及相应的术后并发症而变化。一般来说,小截肢被认为是保肢手术,比大截肢生存期更长。每一级都会带来不同的后果,从反复发生的足溃疡到死亡。随后的截肢和死亡是最不容被忽视的两个后果。一项研究发现,在截肢术后 1 年、3 年和 5 年,总体再截肢率分别为 26.7%、48.3% 和 60.7%。一般而言,越近端的截肢,发生严重并发症的可能性越高[104]。在足趾截肢后的前 12 个月,同

侧和对侧再次截肢的风险分别为 22.8% 和 3.5% ;5 年内,风险分别增加到 52.3% 和 29.5%。对于足中部截肢,18.8% 的患者在第一年内需要在同侧再次截肢、9.4% 的患者需要在对侧截肢;5 年后,同侧肢体截肢率为 42.9%、对侧肢体截肢率为 33.3%。无论是胫腓骨还是更近端截肢的患者,在 1 和 5 年后再次发生相同肢体的截肢率分别为 4.7% 和 13.3%。令人惊讶的是,1 年后对侧肢体的截肢率为 11.6%、5 年后为 53.3%。考虑到存在较多的高危结构因素,远端截肢手术后的截肢预计会更多。最近一项对 116 名前足截肢退伍军人的研究发现,49% 的退伍军人在初次手术后 3 年内进行了同侧肢体的再次截肢,79% 的退伍军人在术后 6 个月内进行了再次截肢[79]。这些发现,支持针对这部分患者采取的加强监护、仔细检查和截肢后教育的方法,以降低随后截肢的风险[86,105]。

一个重要的区别是截肢的程度。下一节将详细介绍临床相关性。研究通常区分小截肢[ICD-9 84. 11(足趾)、84. 12~84. 13(经跖骨)、84. 14] 和大截肢[84. 15~84. 16(经胫骨)、84. 17~84. 19(经股骨)][86,106]。虽然这不是普遍的方式,但在临床上经常遇到。图 1.9 显示截除足趾是最常见的,其次是膝下截肢(below-the-knee amputations, BKAs)。这一趋势表明,每 1 000 名糖尿病患者的截肢率在不同程度上都明显下降[104,106]。

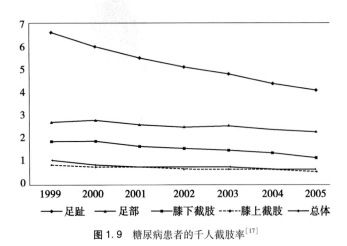

图 1.9 糖尿病患者的千人截肢率[17]

横轴：1999 2000 2001 2002 2003 2004 2005
图例：足趾 足部 膝下截肢 膝上截肢 总体

死亡率

截肢和短期死亡率之间直接的因果关系还未被证实,但一些研究已经证明这些变量之间的紧密关联[72,107,108]。其中一个提出的机制是,截肢后步态行走时用力,会对心血管系统产生压力,并增加致死性心脏事件的发生风险。

无论是糖尿病患者还是非糖尿病患者,截肢都不是一种良性结局。一项研究指出,非糖尿病患者截肢后 1 年、5 年和 10 年的死亡率分别为 27.3%、57.2% 和 77.1%。研究还指出,糖尿病患者截肢后的死亡率,1 年后为 32.8%、5 年后为 68.1% 和 10 年后为 91.6%。在观察人群中,两组之间的差距使死亡率从 5.5% 增加到 14.5%。作者得出结论:糖尿病患者截肢后的死亡风险比非糖尿病患者高 55%,中位生存期分别为 27.2 个月和 46.7 个月[86]。2015 年英国对糖尿病患者进行了一项大样本的研究,专门调查了 LEA 与死亡风险之间的关系;在这项对 416 000 多名糖尿病患者的研究中,6 566 名患者(1.6%)患有 LEA,77 215 人在 10 年的研究期间死亡;合并有 LEA 的患者,在对所有已知的协变量进行校正后,也可以预测该人群的死亡,死亡的独立风险大于 2 倍[HR 2.37(95% 可信区间 2.27~2.48)][109]。因此,与那些无下肢截肢的糖尿病患者相比,糖尿病相关 LEA 患者,即使其主要心血管危险因素得到控制,也预示着有显著的死亡风险。

正如所指出的再截肢风险,死亡率风险也受到先前截肢程度的影响。在先前截肢术后 1 年内,糖尿病患者的死亡率分别为:足趾截肢术后 6.6%、趾列截肢术后 4.4%、中足截肢术后 10.5% 和大截肢术后 18.2%。从最初截肢到 5 年,足趾和趾列截肢的死亡率分别为 26.2% 和 15.8%,大截肢后死亡率为 36%、而中足截肢后死亡率为 21%[104]。

围手术期死亡率

据报道,截肢术后围手术期内患者的死亡率很高。截肢后 30 天,死亡率在 5.8%~23% 之间[97,110-114]。因继发脓毒症而需要截肢的患者,围手术期死亡率特别高,为 14.3%[48]。最常见的 30 天死亡原因是心脏事件和脓毒症[97]。截肢术后的短期死亡发生率为 28.5%~52.2%,主要与心脏事件有关[104,110]。脓毒症是第二常见的死亡原因,发病率在 14.2%~26.1% 之间[104,110,115]。再次截肢的程度,对这个结果有影响。两项不同的研究表明,膝上截肢(above-the-knee amputation,AKA)或膝下截肢术后 30 天死亡率相似。Subramaniam 等报道的死亡率分别为 17.5% 和 4.2%;而 Stone 等报道的死亡率分别为 17.6% 和 3.6%,且更全面地表述了随着截肢从跖骨开始到髋部的距离越来越近,围手术期死亡率有提高趋势[116]。

糖尿病下肢疾病的费用

医疗保健的费用

到目前为止,本章已经涵盖了高危足的流行病学方面。其余部分将侧重于这些情况引起的费用。Boulton 等意识到大多数的预防保健、生产力损失和康复费用未被列入糖尿病足给患者和卫生保健系统带来的巨大经济负担,如果这些方面也加入目前的费用估算中,那么,高达 20% 的糖尿病治疗成本可能与 DFU 有关[117]。高额费用主要归因于患者需要更频繁的住院治疗、抗生素使用、截肢和其他外科手术[118]。

Harrington 和他的同事对比研究了 DFU 患者和单纯糖尿病患者的费用情况;结果发现,在抽样的医保人群中,溃疡患者每年的直接费用为 15 300 美元,而无溃疡患者为 5 200 美元[119]。

在一个健康维护组织(Health Maintenance Organization,HMO)的人群中也存在类似的发现,无溃疡糖尿病患者每年的医疗成本为 5 080 美元,而溃疡患者每年的成本高达 26 490 美元[63,120]。费用也会根据溃疡程度不同而不同,Stockl 等在一个大型保险索赔数据库中观察到,溃疡发生费用从 1 级溃疡的 1 892 美元到 4/5 级溃疡 27 721 美元不等[121]。总的来说,住院费用占总费用的 77%。

费用也能以临床结局为背景进行统计,实现一期愈合的患者和截肢患者之间存在显著差异。Apelqvist 等[107,122,123]统计结果显示,入院一次的治疗费用为 6 800 美元。而 Holzer 等[124]统计的每次治疗费用较少,为 1 920 美元,但如果合并骨髓炎就会大幅度增加(3 580 美元);需要截肢患者每次入院的相关费用为 15 790 美元。还可以在需要截肢和不需要截肢患者之间进一步做成本比较,Apelqvist 等研究报告称,每次截肢入院的平均费用为 45 870 美元。不同截肢水平的患者,医疗费用也存在差异,大截肢比小截肢高 1.5~2.3 倍[107,122,123,125]。其中许多研究费用是从不同的时间段提取的,因此为了便于解释,表 1.2

表 1.2 1998 年和 2010 年调整为美元的各类糖尿病足并发症的治疗成本

	1998 年费用/美元	2010 年费用/美元
糖尿病无溃疡	5 402.17[2]	7 225.35[2]
	5 433.33[3]	7 267.03[3]
糖尿病合并溃疡	15 894.84[2]	21 259.20[2]
	28 322.48[3]	37 894.43[3]
糖尿病一期愈合的足溃疡	8 659[4,9]	11 581.33[4,9]
糖尿病合并截肢	43 270.44[4,9]	57 873.82[4,9]
	2 452[10]	3 279.53[10]
糖尿病合并大截肢	66 215[4,9]	88 561.95[4,9]
	45 343[11]	60 645.85[11]
糖尿病合并小截肢	43 800[4,9]	58 582.10[4,9]
	19 996[11]	26 744.47[11]

展示了 1998 年和 2010 年等值货币价值[126]。

根据来自全国住院患者样本的数据,更高位的截肢、更高的费用和更长的住院时间(表 1.3)可能是与大截肢相关的发病率和死亡率升高所致。2008 年,大截肢后患者与足趾截肢后患者相比,平均住院时间长 47%、平均费用高出 53%[127]。表 1.4 比较了糖尿病患者的住院时间与溃疡和截肢相关费用[103]。

表 1.3　2008 年,医院不同截肢水平的糖尿病患者支付的费用[103]

ICD-9	截肢	糖尿病合并并发症		总体	
		住院天数	平均费用/美元	住院天数	平均费用/美元
84.11	足趾截肢	8.3	45 509	8.4	45 468
84.12	足部截肢	11.8	69 064	12.3	73 160
84.15	膝以下截肢	12.2	68 542	12.8	77 577
84.17	膝以上截肢	12.6	69 380	13.1	79 982

表 1.4　2005 年,医院溃疡和截肢的糖尿病患者支付的费用[103,127]

		医疗保险		医疗救助		个人	
		住院天数	平均费用/美元	住院天数	平均费用/美元	住院天数	平均费用/美元
DRG	条件						
271	糖尿病皮肤溃疡伴有并发症	9.8	26 937	6.4	19 787	6.8	19 885
	糖尿病皮肤溃疡无并发症	9.8	25 803	7.8	25 429	8.2	25 395
199	糖尿病慢性溃疡伴有并发症	12.4	39 343	10.0	35 126	9.4	33 317
	糖尿病慢性溃疡无并发症	11.4	32 999	10.1	30 530	8.2	27 886
157	糖尿病并发症伴有下肢截肢	10.8	47 110	11.7	47 493	9.4	42 586

预防成本效益

大多数医生和患者都认为,下肢溃疡、感染和截肢的预防是最理想的临床策略,一些研究表明,这种方法具有很高的成本效益。英国一项为期 2 年的前瞻性队列研究,对 2 000 名糖尿病患者开展了足部保护和筛查方案,与传统糖尿病护理比较后,结果显示,保护方案中只有 24 名患者出现溃疡,而接受传统护理的患者有 35 名;更重要的是,在接受专业治疗的溃疡患者中,只有 7 例恶化至截肢,而传统治疗组有 23 例进展为截肢(P<0.01);筛查项目的总成本,仅为每位患者每年 100 英镑,能同时为 1 000 名患者减少 11 次截肢,而每次截肢的费用成本为 12 084 英镑[128]。奥地利的一项回顾性队列研究,使用 Markov 模型对比,评估了一个足部筛查方案与传统治疗方案的长期成本和结局,得出同样的结论,主要因为截肢率的降低,筛查方案可以降低 29.8% 轻度(A 级)溃疡和 49.7% 重度(D 级)溃疡成本[129]。美国疾病预防控制中心(Centers for Disease Control and Prevention,CDC)对糖尿病及其并发症的预防成本效益进行了系统审查,结果发现,采用全面足部护理预防溃疡是少数能节约成本的干预措施之一[130]。

正如成本效用分析所反映的那样,生活质量的变化也显示了类似的结果。Ortegon 等采用 Markov 模型评估了新诊断的 2 型糖尿病患者接受最佳足部护理指导、强化血糖控制或标准护理后发生足部疾病的终生风险[131],在广泛假设的所有模拟中采用敏感性分析,与标准护理相比,根据足部临床指南实施的医疗护理可延长预期寿命、提高生活质量、降低足部溃疡发病率和减少 LEAs;大多数模拟显示,与标准护理相比,每增加一个质量调整后的生命年(quality adjusted life year,QALY)成本不到 25 000 美元;当足部护理指导方案与强化血糖控制相结合时,获得了最佳效果,每个 QALY 成本达 7 860 美元[131]。

总结

糖尿病患者肢体易受多种危险因素影响,这些危险因素可能最终导致足溃疡的发生。糖尿病患者一生中,足溃疡的发生率为 15%~25%。溃疡愈合可能是一个漫长的过程且愈合后 2 个月内复发也很常见[69]。

截肢是糖尿病并发症毁灭性的结局。由于截肢内在的发病率和病死率,不同的组织都在致力于实施能降低截肢率的计划。美国一个项目包括了《健康国民 2010》目标,将糖尿病 LEAs 年发病率降低 55%。2005 年,当时参与研究的人员已经预计到,尽管同期糖尿病患病率会提高 35%,但 LEAs 年发病率也会降低 29%[92]。男性截肢的发生率始终是女性的 2 倍左右[99]。根据种族和民族划分,经过性别和年龄校正后的数据表明,非西班牙裔黑人是风险最高的群体,而亚裔/太平洋岛居民风险最低[99]。另一个高危人群是生活在贫困地区的糖尿病患者,他们的年收入中位数低于 2.5 万美元;虽然最富有和最贫穷群体四分位数之间存在巨大差距,但在最贫穷群体中,这种截肢率下降的幅度最大[99]。

LEA 的后果可能很严重,尤其是在糖尿病患者中,他们的 10 年死亡率比相应的非糖尿病人群高出近 20%[86],围手术期死亡率也较高(前 30 天的死亡率在 5% 到 23% 之间)[97,110-114]。这个比例会随着截肢水平而改变,大截肢患者 5 年死亡率为 36%~69%,而足趾截肢和其他"小"截肢患者的死亡率则要低得多。再次截肢,也给患者带来很大的问题,多达 68% 的截肢者在 5 年内需要进一步截肢;这可能受到初始截肢水平的影响,其中足趾截肢比大截肢的再截肢风险更大[105]。

糖尿病相关溃疡和截肢的医疗费用大大增加了糖尿病患者的经济负担。根据美国全国住院患者统计,截至 2008 年,估计糖尿病相关截肢的出院总人数为 45 000 人;平均住院时间为 10.1 天,非住院死亡率为1.29%；患者最常见出院后的状态是转诊到康复疗养机构（37.9%）、常规出院（31.5%）或家庭照护（26.9%）；平均花费为56 216美元，2008年花费总额为2 548 319 965美元。然而，值得注意的是，费用与实际支出之间往往存在较大差距。大截肢后患者住院时间比足趾截肢患者长47%；在此期间，大截肢后的费用比足趾截肢后的费用要高53%[103]。重要的是，包括遵循指南的推荐等简单干预方法在内的、旨在预防LED的措施，已经被证明在预防溃疡和随后截肢方面具有很高的成本效益。

因为近年来糖尿病患病率的不断攀升，Zimmet将其称为全球流行病可能是准确的[2,4]。尽管"高危"人群有所增加，但危及肢体的并发症发生率却呈下降趋势。"团队合作"在肢体保全中确实有效（乔斯林中心第一次使用了这种方法），但是不应该因为暂时成功而忽视了对患者持续的教育和警惕性。

（王爱红　魏晓伟　译）

参考文献

1. Joslin E. The menace of diabetic gangrene. N Engl J Med. 1934;211(1):16–20.
2. Zimmet PZ. Kelly west lecture 1991. Challenges in diabetes epidemiology—from west to the rest. Diabetes Care. 1992;15(2):232–52.
3. Wild S, Roglic G, Green A, Sicree R, King H. Global prevalence of diabetes: estimates for the year 2000 and projections for 2030. Diabetes Care. 2004;27(5):1047–53.
4. Centers for Disease Control and Prevention (CDC). Diabetes data and trends. http://apps.nccd.cdc.gov/DDTSTRS/default.aspx. Updated 2010. Accessed 30 Aug 2010.
5. Centers for Disease Control and Prevention, National Diabetes Statistics Report: Estimates of diabetes and its burden in the United States, 2014. 2014, U.S. Department of Health and Human Services: Atlanta, GA.
6. Vigersky RA, et al. Barriers and potential solutions to providing optimal guideline-driven care to patients with diabetes in the U.S. Diabetes Care. 2013;36(11):3843–9.
7. American Diabetes Association. Economic costs of diabetes in the U.S. in 2012. Diabetes Care. 2013;36(4):1033–46.
8. Skrepnek GH, et al. Health care service and outcomes among an estimated 6.7 million ambulatory care diabetic foot cases in the U.S. Diabetes Care. 2017;40(7):936–42.
9. LeQuesne P, Parkshouse N, Faris I. Neuropathy. In: Faris I, editor. The management of the diabetic foot. 2nd ed. Edinburgh: Churchill Livingstone; 1991. p. 41.
10. Dyck PJ, Kratz KM, Karnes JL, et al. The prevalence by staged severity of various types of diabetic neuropathy, retinopathy, and nephropathy in a population-based cohort: the Rochester diabetic neuropathy study. Neurology. 1993;43(4):817–24.
11. Maser RE, Steenkiste AR, Dorman JS, et al. Epidemiological correlates of diabetic neuropathy. Report from Pittsburgh epidemiology of diabetes complications study. Diabetes. 1989;38(11):1456–61.
12. Young MJ, Boulton AJ, MacLeod AF, Williams DR, Sonksen PH. A multicentre study of the prevalence of diabetic peripheral neuropathy in the United Kingdom hospital clinic population. Diabetologia. 1993;36(2):150–4.
13. Tesfaye S, Stevens LK, Stephenson JM, et al. Prevalence of diabetic peripheral neuropathy and its relation to glycaemic control and potential risk factors: the EURODIAB IDDM complications study. Diabetologia. 1996;39(11):1377–84.
14. Walters DP, Gatling W, Mullee MA, Hill RD. The prevalence of diabetic distal sensory neuropathy in an English community. Diabet Med. 1992;9(4):349–53.
15. Gregg EW, Sorlie P, Paulose-Ram R, et al. Prevalence of lower-extremity disease in the US adult population >=40 years of age with and without diabetes: 1999–2000 national health and nutrition examination survey. Diabetes Care. 2004;27(7):1591–7.
16. Gregg EW, Gu Q, Williams D, et al. Prevalence of lower extremity diseases associated with normal glucose levels, impaired fasting glucose, and diabetes among U.S. adults aged 40 or older. Diabetes Res Clin Pract. 2007;77(3):485–8.
17. Centers for Disease Control and Prevention (CDC). Hospitalizations for lower extremity conditions. http://www.cdc.gov/diabetes/statistics/hospitalization_national.htm. Updated 2007. Accessed 30 May 2010.
18. Cutting K. Glossary. In: Miller M, Glover G, editors. Wound management theory and practice. London: Johnson & Johnson Medical; 1999. p. 170.
19. Edmonds M, Foster A (eds). The high-risk foot. In: Managing the diabetic foot. London: Blackwell Science; 2000. p. 35–44.
20. Daousi C, MacFarlane IA, Woodward A, Nurmikko TJ, Bundred PE, Benbow SJ. Chronic painful peripheral neuropathy in an urban community: a controlled comparison of people with and without diabetes. Diabet Med. 2004;21(9):976–82.
21. Hall GC, Carroll D, Parry D, McQuay HJ. Epidemiology and treatment of neuropathic pain: the UK primary care perspective. Pain. 2006;122(1–2):156–62.
22. The Diabetes Control and Complications Trial Research Group. The effect of intensive treatment of diabetes on the development and progression of long-term complications in insulin-dependent diabetes mellitus. N Engl J Med. 1993;329(14):977–86.
23. Partanen J, Niskanen L, Lehtinen J, Mervaala E, Siitonen O, Uusitupa M. Natural history of peripheral neuropathy in patients with non-insulin-dependent diabetes mellitus. N Engl J Med. 1995;333(2):89–94.
24. Boulton AJ. The diabetic foot: from art to science. The 18th Camillo Golgi lecture. Diabetologia. 2004;47:1343.
25. Boulton AJ, Kirsner RS, Vileikyte L. Clinical practice. Neuropathic diabetic foot ulcers. N Engl J Med. 2004;351(1):48–55.
26. Armstrong DG, Boulton AJM, Bus SA. Diabetic foot ulcers and their recurrence. N Engl J Med. 2017;376(24):2367–75.
27. Rogers LC, et al. The Charcot foot in diabetes. Diabetes Care. 2011;34(9):2123–9.
28. Wukich DK, et al. Outcomes of ankle fractures in patients with uncomplicated versus complicated diabetes. Foot Ankle Int. 2011;32(2):120–30.
29. Wukich DK, et al. Surgical site infections after foot and ankle surgery: a comparison of patients with and without diabetes. Diabetes Care. 2011;34:2211.
30. Lavery LA, et al. Risk factors for foot infections in individuals with diabetes. Diabetes Care. 2006;29(6):1288–93.
31. Margolis DJ, et al. Diabetes, lower extremity amputation, loss of protective sensation, and neuronal nitric oxide synthase associated protein in the chronic renal insufficiency cohort study. Wound Repair Regen. 2013;21(1):17–24.
32. Reiber GE. Epidemiology of foot ulcers and amputations in the diabetic foot. In: Bowker JH, Pfeifer MA, editors. The diabetic foot. St. Louis: Mosby; 2001. p. 13–32.
33. Reiber GE, et al. Causal pathways for incident lower-extremity ulcers in patients with diabetes from two settings. Diabetes Care. 1999;22(1):157–62.
34. Bruun C, et al. Amputations and foot ulcers in patients newly diagnosed with type 2 diabetes mellitus and observed for 19 years. The role of age, gender and co-morbidity. Diabet Med. 2013;30(8):964–72.
35. Wukich DK, et al. Postoperative infection rates in foot and ankle surgery: a comparison of patients with and without diabetes mellitus. J Bone Joint Surg Am. 2010;92(2):287–95.
36. Rogers LC, Frykberg RG. The Charcot foot. Med Clin North Am. 2013;97(5):847–56.
37. Jia L, et al. Incidence and risk factors for developing infection in patients presenting with uninfected diabetic foot ulcers. PLoS

One. 2017;12(5):e0177916.

38. Frykberg RG, et al. Role of neuropathy and high foot pressures in diabetic foot ulceration. Diabetes Care. 1998;21(10):1714–9.

39. Faris I. Vascular disease. In: Faris I, editor. The management of the diabetic foot. 2nd ed. Edinburgh: Churchill Livingstone; 1991. p. 9.

40. Abbott RD, Brand FN, Kannel WB. Epidemiology of some peripheral arterial findings in diabetic men and women: experiences from the Framingham study. Am J Med. 1990;88(4):376–81.

41. Abbott CA, Carrington AL, Ashe H, et al. The north-west diabetes foot care study: incidence of, and risk factors for, new diabetic foot ulceration in a community-based patient cohort. Diabet Med. 2002;19(5):377–84.

42. Boyko EJ, Ahroni JH, Cohen V, Nelson KM, Heagerty PJ. Prediction of diabetic foot ulcer occurrence using commonly available clinical information: the Seattle diabetic foot study. Diabetes Care. 2006;29(6):1202–7.

43. Prompers L, et al. Prediction of outcome in individuals with diabetic foot ulcers: focus on the differences between individuals with and without peripheral arterial disease. The EURODIALE study. Diabetologia. 2008;51(5):747–55.

44. Hingorani A, et al. The management of diabetic foot: a clinical practice guideline by the Society for Vascular Surgery in collaboration with the American podiatric medical association and the Society for Vascular Medicine. J Vasc Surg. 2016;63(2 Suppl):3S–21S.

45. Grant WP, Sullivan R, Sonenshine DE, et al. Electron microscopic investigation of the effects of diabetes mellitus on the Achilles tendon. J Foot Ankle Surg. 1997;36(4):272–8. discussion 330

46. Reddy GK. Cross-linking in collagen by nonenzymatic glycation increases the matrix stiffness in rabbit Achilles tendon. Exp Diabesity Res. 2004;5(2):143–53.

47. Reddy GK. Glucose-mediated in vitro glycation modulates biomechanical integrity of the soft tissues but not hard tissues. J Orthop Res. 2003;21(4):738–43.

48. Reiber GE, Vileikyte L, Boyko EJ, et al. Causal pathways for incident lower-extremity ulcers in patients with diabetes from two settings. Diabetes Care. 1999;22(1):157–62.

49. Masson EA, Hay EM, Stockley I, Veves A, Betts RP, Boulton AJ. Abnormal foot pressures alone may not cause ulceration. Diabet Med. 1989;6(5):426–8.

50. Lavery LA, et al. Predictive value of foot pressure assessment as part of a population-based diabetes disease management program. Diabetes Care. 2003;26:1069–73.

51. Lavery LA, Armstrong DG, Boulton AJ. Ankle equinus deformity and its relationship to high plantar pressure in a large population with diabetes mellitus. J Am Podiatr Med Assoc. 2002;92(9):479–82.

52. Snyder RJ, et al. Consensus recommendations on advancing the standard of care for treating neuropathic foot ulcers in patients with diabetes. Ostomy Wound Manage. 2010;56(4 Suppl):S1–24.

53. Frykberg RG, et al. Prevalence of equinus in diabetic versus nondiabetic patients. J Am Podiatr Med Assoc. 2012;102(2):84–8.

54. Lin SS, Lee TH, Wapner KL. Plantar forefoot ulceration with equinus deformity of the ankle in diabetic patients: the effect of tendo-achilles lengthening and total contact casting. Orthopaedics. 1996;19(5):465–75.

55. Van Gils CC, Roeder B. The effect of ankle equinus upon the diabetic foot. Clin Podiatr Med Surg. 2002;19(3):391–409. vi

56. Francia P, et al. The role of joint mobility in evaluating and monitoring the risk of diabetic foot ulcer. Diabetes Res Clin Pract. 2015;108(3):398–404.

57. Moss SE, Klein R, Klein BE. The 14-year incidence of lower-extremity amputations in a diabetic population. The Wisconsin epidemiologic study of diabetic retinopathy. Diabetes Care. 1999;22(6):951–9.

58. Stratton IM, Adler AI, Neil HA, et al. Association of glycaemia with macrovascular and microvascular complications of type 2 diabetes (UKPDS 35): prospective observational study. BMJ. 2000;321(7258):405–12.

59. Adler AI, et al. Association between glycated haemoglobin and the risk of lower extremity amputation in patients with diabetes mellitus-review and meta-analysis. Diabetologia. 2010;53(5):840–9.

60. Dorsey RR, Eberhardt MS, Gregg EW, Geiss LS. Control of risk factors among people with diagnosed diabetes, by lower extremity disease status. Prev Chronic Dis. 2009;6(4):A114.

61. Schaper NC. Diabetic foot ulcer classification system for research purposes: a progress report on criteria for including patients in research studies. Diabetes Metab Res Rev. 2004;20(Suppl 1):S90–5.

62. Lavery LA, Armstrong DG, Wunderlich RP, Tredwell J, Boulton AJ. Predictive value of foot pressure assessment as part of a population-based diabetes disease management program. Diabetes Care. 2003;26(4):1069–73.

63. Ramsey SD, Newton K, Blough D, et al. Incidence, outcomes, and cost of foot ulcers in patients with diabetes. Diabetes Care. 1999;22(3):382–7.

64. Singh N, Armstrong DG, Lipsky BA. Preventing foot ulcers in patients with diabetes. JAMA. 2005;293(2):217–28.

65. Apelqvist J, Larsson J, Agardh CD. Long-term prognosis for diabetic patients with foot ulcers. J Intern Med. 1993;233(6):485–91.

66. Orneholm H, et al. Recurrent and other new foot ulcers after healed plantar forefoot diabetic ulcer. Wound Repair Regen. 2017;25(2):309–15.

67. Mantey I, Foster AV, Spencer S, Edmonds ME. Why do foot ulcers recur in diabetic patients? Diabet Med. 1999;16(3):245–9.

68. Chantelau E, Kushner T, Spraul M. How effective is cushioned therapeutic footwear in protecting diabetic feet? A clinical study. Diabet Med. 1990;7(4):355–9.

69. Pound N, Chipchase S, Treece K, Game F, Jeffcoate W. Ulcer-free survival following management of foot ulcers in diabetes. Diabet Med. 2005;22(10):1306–9.

70. Ali SM, Fareed A, Humail SM, et al. The personal cost of diabetic foot disease in the developing world—a study from Pakistan. Diabet Med. 2008;25(10):1231–3.

71. Gershater MA, Londahl M, Nyberg P, et al. Complexity of factors related to outcome of neuropathic and neuroischaemic/ischaemic diabetic foot ulcers: a cohort study. Diabetologia. 2009;52(3):398–407.

72. Moulik PK, Mtonga R, Gill GV. Amputation and mortality in new-onset diabetic foot ulcers stratified by etiology. Diabetes Care. 2003;26(2):491–4.

73. Reiber GE, Lipsky BA, Gibbons GW. The burden of diabetic foot ulcers. Am J Surg. 1998;176(2A Suppl):5S–10.

74. Apelqvist J, Bakker K, van Houtum WH, Nabuurs-Franssen MH, Schaper NC. International consensus and practical guidelines on the management and the prevention of the diabetic foot. International working group on the diabetic foot. Diabetes Metab Res Rev. 2000;16(Suppl 1):S84–92.

75. Lavery LA, Armstrong DG, Wunderlich RP, Mohler MJ, Wendel CS, Lipsky BA. Risk factors for foot infections in individuals with diabetes. Diabetes Care. 2006;29(6):1288–93.

76. Pecoraro RE, Reiber GE, Burgess EM. Pathways to diabetic limb amputation. Basis for prevention. Diabetes Care. 1990;13(5):513–21.

77. Margolis DJ, Allen-Taylor L, Hoffstad O, Berlin JA. Diabetic neuropathic foot ulcers and amputation. Wound Repair Regen. 2005;13(3):230–6.

78. Pecoraro RE, Reiber GE, Burgess EM. Pathways to diabetic limb amputation: basis for prevention. Diabetes Care. 1990;13:513–21.

79. Kono Y, Muder RR. Identifying the incidence of and risk factors for reamputation among patients who underwent foot amputation. Ann Vasc Surg. 2012;26(8):1120–6.

80. Morbach S, et al. Long-term prognosis of diabetic foot patients and their limbs: amputation and death over the course of a decade. Diabetes Care. 2012;35(10):2021–7.

81. Akhtar S, et al. A review of the Eurodiale studies: what lessons for diabetic foot care? Curr Diab Rep. 2011;11(4):302–9.

82. Acar E, Kacira BK. Predictors of lower extremity amputation and Reamputation in the diabetic foot. J Foot Ankle Surg. 2017;56:1218.

83. Faglia E, et al. The role of early surgical debridement and revascularization in patients with diabetes and deep foot space abscess: retrospective review of 106 patients with diabetes. J Foot Ankle Surg. 2006;45(4):220–6.

84. Peters EJ, Lavery LA. International working group on the diabetic foot. Effectiveness of the diabetic foot risk classification system of the international working group on the diabetic foot. Diabetes Care. 2001;24(8):1442–7.

85. Schade CP, Hannah KL. Quality of ambulatory care for diabetes and lower-extremity amputation. Am J Med Qual. 2007;22(6):410–7.

86. Schofield CJ, Libby G, Brennan GM, et al. Mortality and hospitalization in patients after amputation: a comparison between patients with and without diabetes. Diabetes Care. 2006;29(10):2252–6.

87. Siitonen OI, Niskanen LK, Laakso M, Siitonen JT, Pyorala K. Lower-extremity amputations in diabetic and nondiabetic patients. A population-based study in eastern Finland. Diabetes Care. 1993;16(1):16–20.

88. Trautner C, Haastert B, Giani G, Berger M. Incidence of lower limb amputations and diabetes. Diabetes Care. 1996;19(9):1006–9.

89. Willrich A, Pinzur M, McNeil M, Juknelis D, Lavery L. Health related quality of life, cognitive function, and depression in diabetic patients with foot ulcer or amputation. A preliminary study. Foot Ankle Int. 2005;26(2):128–34.

90. Agency for Healthcare Research and Quality. 2009 State snapshots. Updated 2009. Accessed 30 Aug 2010.

91. Margolis DJ, et al. Incidence of diabetic foot ulcer and lower extremity amputation among Medicare beneficiaries, 2006 to 2008: Data Points #2, in Data Points Publication Series. 2011: Rockville (MD).

92. Centers for Disease Control and Prevention (CDC). Healthy people 2010 midcourse review. http://www.healthypeople.gov/Data/midcourse/pdf/fa05.pdf. Updated 2007. Accessed 20 June 2010.

93. Alexandrescu V, Hubermont G, Coessens V, et al. Why a multidisciplinary team may represent a key factor for lowering the inferior limb loss rate in diabetic neuro-ischaemic wounds: application in a departmental institution. Acta Chir Belg. 2009;109(6):694–700.

94. Drach-Zahavy A, Shadmi E, Freund A, Goldfracht M. High quality diabetes care: testing the effectiveness of strategies of regional implementation teams. Int J Health Care Qual Assur. 2009;22(7):709–27.

95. Sumpio BE, Armstrong DG, Lavery LA, Andros G, SVS/APMA Writing Group. The role of interdisciplinary team approach in the management of the diabetic foot: a joint statement from the Society for Vascular Surgery and the American podiatric medical association. J Vasc Surg. 2010;51(6):1504–6.

96. Moxey PW, Hofman D, Hinchliffe RJ, Jones K, Thompson MM, Holt PJ. Epidemiological study of lower limb amputation in England between 2003 and 2008. Br J Surg. 2010;97(9):1348–53.

97. Resnick HE, Carter EA, Sosenko JM, et al. Incidence of lower-extremity amputation in American Indians: the strong heart study. Diabetes Care. 2004;27(8):1885–91.

98. Centers for Disease Control and Prevention (CDC). CDC WONDER Data. http://wonder.cdc.gov/data2010/. Updated 2010. Accessed 10 July 2010.

99. Agency for Healthcare Research and Quality. 2008 National Healthcare Quality & Disparities Reports. http://www.ahrq.gov/qual/qrdr08.htm#toc. Updated 2008. Accessed 10 Aug 2010.

100. U.S. Census Bureau. American Community Survey Web site. http://www.census.gov/acs/www/. Updated 2004. Accessed 30 Aug 2010.

101. Wrobel JS, Charns MP, Diehr P, et al. The relationship between provider coordination and diabetes-related foot outcomes. Diabetes Care. 2003;26(11):3042–7.

102. Resnick HE, Valsania P, Phillips CL. Diabetes mellitus and nontraumatic lower extremity amputation in black and white Americans: the National Health and nutrition examination survey epidemiologic follow-up study, 1971-1992. Arch Intern Med. 1999;159(20):2470–5.

103. Agency for Healthcare Research and Quality. HCUP Quality Indicators Archive. AHRQ Quality Indicators, Rockville, MD. http://www.qualityindicators.ahrq.gov/hcup_archive.htm. Updated 2004. Accessed 10 May 2010.

104. Izumi Y, Satterfield K, Lee S, Harkless LB, Lavery LA. Mortality of first-time amputees in diabetics: a 10-year observation. Diabetes Res Clin Pract. 2009;83(1):126–31.

105. Izumi Y, Satterfield K, Lee S, Harkless LB. Risk of reamputation in diabetic patients stratified by limb and level of amputation: a 10-year observation. Diabetes Care. 2006;29(3):566–70.

106. Tseng CL, Helmer D, Rajan M, et al. Evaluation of regional variation in total, major, and minor amputation rates in a national health-care system. Int J Qual Health Care. 2007;19(6):368–76.

107. Apelqvist J, Ragnarson-Tennvall G, Larsson J, Persson U. Long-term costs for foot ulcers in diabetic patients in a multidisciplinary setting. Foot Ankle Int. 1995;16(7):388–94.

108. Edmonds M, Foster A. Ulcer-free survival in diabetic foot patients. Diabet Med. 2005;22(10):1293–4.

109. Hoffstad O, et al. Diabetes, lower-extremity amputation, and death. Diabetes Care. 2015;38(10):1852–7.

110. Aulivola B, Hile CN, Hamdan AD, et al. Major lower extremity amputation: outcome of a modern series. Arch Surg. 2004;139(4):395–9. discussion 399

111. Kald A, Carlsson R, Nilsson E. Major amputation in a defined population: incidence, mortality and results of treatment. Br J Surg. 1989;76(3):308–10.

112. Kazmers A, Perkins AJ, Jacobs LA. Major lower extremity amputation in veterans affairs medical centers. Ann Vasc Surg. 2000;14(3):216–22.

113. Peng CW, Tan SG. Perioperative and rehabilitative outcomes after amputation for ischaemic leg gangrene. Ann Acad Med Singap. 2000;29(2):168–72.

114. Subramaniam B, Pomposelli F, Talmor D, Park KW. Perioperative and long-term morbidity and mortality after above-knee and below-knee amputations in diabetics and nondiabetics. Anesth Analg. 2005;100(5):1241–7. Table of contents.

115. Lavery LA, Peters EJ, Armstrong DG, Wendel CS, Murdoch DP, Lipsky BA. Risk factors for developing osteomyelitis in patients with diabetic foot wounds. Diabetes Res Clin Pract. 2009;83(3):347–52.

116. Stone PA, Flaherty SK, Hayes JD, AbuRahma AF. Lower extremity amputation: a contemporary series. W V Med J. 2007;103(5):14–8.

117. Boulton AJ, Vileikyte L, Ragnarson-Tennvall G, Apelqvist J. The global burden of diabetic foot disease. Lancet. 2005;366(9498):1719–24.

118. Prompers L, Huijberts M, Schaper N, et al. Resource utilisation and costs associated with the treatment of diabetic foot ulcers. Prospective data from the Eurodiale study. Diabetologia. 2008;51(10):1826–34.

119. Harrington C, Zagari MJ, Corea J, Klitenic J. A cost analysis of diabetic lower-extremity ulcers. Diabetes Care. 2000;23(9):1333–8.

120. Ramsey SD, Newton K, Blough D, McCulloch DK, Sandhu N, Wagner EH. Patient-level estimates of the cost of complications in diabetes in a managed-care population. PharmacoEconomics. 1999;16(3):285–95.

121. Stockl K, Vanderplas A, Tafesse E, Chang E. Costs of lower-extremity ulcers among patients with diabetes. Diabetes Care. 2004;27(9):2129–34.

122. Apelqvist J. Wound healing in diabetes. Outcome and costs. Clin Podiatr Med Surg. 1998;15(1):21–39.

123. Apelqvist J, Ragnarson-Tennvall G, Persson U, Larsson J. Diabetic foot ulcers in a multidisciplinary setting. An economic analysis of primary healing and healing with amputation. J Intern Med.

1994;235(5):463–71.

124. Holzer SE, Camerota A, Martens L, Cuerdon T, Crystal-Peters J, Zagari M. Costs and duration of care for lower extremity ulcers in patients with diabetes. Clin Ther. 1998;20(1):169–81.

125. Van Acker K, Oleen-Burkey M, De Decker L, et al. Cost and resource utilization for prevention and treatment of foot lesions in a diabetic foot clinic in Belgium. Diabetes Res Clin Pract. 2000;50(2):87–95.

126. Ragnarson Tennvall G, Apelqvist J. Health-economic consequences of diabetic foot lesions. Clin Infect Dis. 2004;39(Suppl 2):S132–9.

127. Agency for Healthcare Research and Quality. Measuring healthcare quality. http://www.ahrq.gov/qual/measurix.htm. Updated 2009. Accessed 30 Aug 2010.

128. McCabe CJ, Stevenson RC, Dolan AM. Evaluation of a diabetic foot screening and protection programme. Diabet Med. 1998;15(1):80–4.

129. Habacher W, Rakovac I, Görzer E, Haas W, Gfrerer RJ, Wach P, Pieber TR. A model to analyse costs and benefit of intensified diabetic foot care in Austria. J Eval Clin Pract. 2007;13:906–12.

130. Li R, Zhang P, Barker LE, Chowdhury FM, Zhang X. Cost-effectiveness of interventions to prevent and control diabetes mellitus: a systematic review. Diabetes Care. 2010;33(8):1872–94.

131. Ortegon MM, Redekop WK, Niessen LW. Cost-effectiveness of prevention and treatment of the diabetic foot: a Markov analysis. Diabetes Care. 2004;27(4):901–7.

第二章

糖尿病足的临床检查和风险分类

Lawrence A. Lavery, Suzanne van Asten, and Javier La Fontaine

摘要

　　详细评估糖尿病患者的足部确定其溃疡发生的风险,对于糖尿病足的防治至关重要。在本章中,我们将讨论足部并发症主要危险因素的筛查:下肢疾病史、周围神经病变以及足畸形;同时,我们还将讨论这些重要危险因素的筛查方法及背景,以及两种最常用的糖尿病足溃疡(diabetic foot ulcers,DFU)分类系统。在基层医疗机构中,可以使用简单、价格便宜的技术来确定溃疡的危险因素。恰当的溃疡分类在我们记录、交流和预防截肢等工作中很重要。

　　足溃疡是导致糖尿病患者下肢截肢的最常见原因之一[1-3]。溃疡导致肢体丢失的主要原因有两个,首先是溃疡为感染提供了途径[4],其次它们使得组织进行性坏死和溃疡愈合不良。无溃疡的情况下,糖尿病人群很少发生足部感染,溃疡是该人群中最常见的创面类型[4]。因此,足溃疡在下肢截肢的因果关系中起着关键作用[5]。

　　糖尿病患者的溃疡通常与周围神经病变和重复性创伤有关。这种重复性创伤常是由日常步行活动中,足部受到的中等压力或高压力以及剪切力所致[6]。足畸形、关节活动受限、足部分截肢和其他结构性畸形,常使患有周围神经病变的糖尿病患者易出现异常负重、压力区域集中和剪切力异常,大大增加了溃疡风险[7-9]。Brand理论指出,如果将这些类型的力持续作用于足的某个局部,会引起局部炎症反应、局灶性组织缺血、破坏和溃疡[10]。显然,在任何预防截肢和糖尿病医疗护理计划中,识别有溃疡风险的患者是至关重要的。

糖尿病足的风险分类

　　足部并发症的预防始于有足溃疡发生风险患者的鉴别。糖尿病足的筛查程序价格便宜,且技术人员或护士接受较少培训后即可完成。对于因周围神经病变引起保护性感觉丧失的患者,应了解截肢既往史,检查应包括下肢溃疡和是否存在PAD和足畸形。此外,还应确定与患者相关的其他因素,如鞋具不合适、足部卫生和足溃疡前兆等。在国际糖尿病足工作组(International Working Group on the Diabetic Foot,IWGDF)的最新共识文件中,目前使用的主要危险因素分类系统添加了筛查的频度[11]。

　　Lavery等报道,有神经病变但无畸形、溃疡或截肢病史的患者发生溃疡的风险是无神经病变患者的1.7倍[12]。伴有畸形或关节活动受限的神经病变患者,溃疡发生风险增加12.1倍。既往有溃疡或截肢病史的患者,发生溃疡的风险增加36.4倍。这些风险因素应与IWGDF[11-14](表2.1)提倡的分类系统中的类别以及Rith-Najarian[15]和Armstrong[16]描述的类似分类系统相比较。2011年的一篇系统性综述对该系统和其他4个分类工具进行了比较[17]。这些分层系统的核心价值非常相似,但所包含的风险类别和变量数量有所不同。

表2.1　2015年IWGDF风险分类系统和预防筛查频率[11]

类别	特点	频率
0	无周围神经病变	1次/年
1	周围神经病变	1次/6个月
2	有周围神经病变和PAD和/或足畸形	1次/3~6个月
3	周围神经病变和有足溃疡或下肢截肢史	1次/3~6个月

足部病理学史

　　足部疾病史是溃疡和截肢的最强预测因子,也是最便宜的筛查手段[18,19]。这是最容易识别的风险人群,也是最需要经常进行足部评估、强化教育、使用治疗性鞋具和软垫袜子,并严格进行血糖控制的人群。当前溃疡、既往有溃疡或截肢病史增加了进一步溃疡、感染和随后截肢的风险[5,11,17,18]。相比于与无神经病变或PAD的患者,该风险组(风险类别3)患者下一年发生溃疡可能性要高50倍、截肢可能性高36倍[20]。大量胼胝、出血或水疱等溃疡前病变的存在是溃疡复发的重要因素,尤其是对于那些因无法识别有重复性创伤而复发的患者[21]。

　　对于风险增加有多种潜在的解释。有溃疡或截肢史的糖尿病患者具备溃疡复发所有的危险因素[22,23]。溃疡和截肢会损害足的外表和生物力学。溃疡治愈后,皮肤和软组织会结疤、弹性和柔韧性可能会降低,从而更易受伤。此外,部分截肢的人通常会因生物力学失衡而导致局部足畸形,加剧压力和剪切力进一步的集中[24-26]。结构畸形增加足底压力并易发生溃疡(图2.1)。一个典型的例子是小足趾爪形以及趾关节的半脱位和脱位[26]。

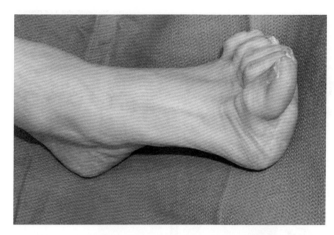

图2.1　内在肌萎缩和足畸形。DPN 也影响运动神经,常引起手和足的内在肌肉萎缩。发生这种情况时,外在肌肉常无碍,导致足趾呈锤状和跖骨头逆行屈曲。因此,足趾(背侧)和跖骨头(足底)都更加突出,更易发生神经性溃疡

周围神经病变

周围神经病变几乎参与了所有糖尿病溃疡的形成[27]。保护性感觉丧失是一个常用来描述感觉丧失水平的术语,它能让患者在无察觉的情况下,易受物理和热等伤害,从而使得足溃疡发生风险翻倍[20]。神经病变的患者经常喜欢穿高跟鞋,就像那些上流社会人士喜欢在长裤或者鞋子中垫个高跟。

神经病变的筛查是非侵入性的,快速且便宜。一些共识性文件是建议糖尿病患者应每年接受感觉神经病变筛查[27,28]。有几种筛查神经病变的技术,其中保护感觉丧失可以用音叉、Semmes-Weinstein 10 克尼龙单丝、校准的振动感知阈值(vibration perception threshold, VPT)仪或通过全面体格检查来确定。

足检查可能会为感觉神经病变及其严重程度的诊断提供有价值的线索。手和足的内在肌肉萎缩(atrophy of the intrinsic muscles)通常是晚期病变,常与多神经病变有关;这时,足的外在肌肉常无碍,导致足趾呈锤状和跖骨头逆行屈曲。足趾(背侧)和跖骨头(足底)都比较突出,在感觉丧失存在的情况下,突出的部位更易发生神经性溃疡(见图2.1)。这种情况经常会形成典型的足趾和跖骨头形态改变,这和浅感觉丧失与神经性溃疡风险增加相关。同样,胼胝内出血也与神经病变有关;有自主神经病变的患者还可能出现皮肤干燥。

音叉

常规 128Hz 音叉是一种用来评估振动觉的简便且便宜的工具。当患者对振动无感知而检查者仍有感知时,测试被认为是阳性[29]。敲打音叉直到其发出声响,用音叉的尖端抵住骨突出物(如踇趾远侧顶端),并询问患者是否可以感觉到振动。如果他们感到压力却无振动,说明他们失去了对振动的感觉。另外,患者感到的振动应该是持续约 20 秒,如果持续不到 20秒,也说明振动觉异常。除标准 128Hz 音叉外,带刻度的半定量音叉(Rydel-Seiffer)也可得出与振动感知测试相当的结果(r,-0.90;P<0.001)[30,31]。使用带有刻度为 0~8 的音叉,振动后两个虚拟三角形逐渐交汇到完全重合,平均时间为 39.8 秒,

根据患者在足底踇趾处出现振动的缺失时的时间和音叉上三角形显现的刻度来判断有否振动觉异常[32]。

Semmes Weinstein 单丝

Semmes Weinstein 单丝是在美国用于识别保护性感觉丧失最常用的筛查工具之一[28,33]。无法感知 10g Semmes Weinstein 单丝压力觉,与大纤维神经病变有关[34,35]。在 3 项前瞻性研究中,利用 5.07g 或 10g Semmes Weinstein 单丝确定足溃疡高风险的患者敏感性为 65%~91%,特异性为 36%~86%,阳性预测值为 18%～39%,阴性预测值为 90%～95%(表2.2)[18,35,36]。Semmes Weinstein 单丝由尼龙细丝及支撑塑料手柄组成,便于携带、便宜且易使用,对溃疡和截肢风险有着显著的阴性预测能力[37]。

表 2.2　10g 单丝诊断感觉神经病变

作者,年份,杂志	溃疡患病率	敏感性特异性	阳性预测值	阴性预测值
Boyko,1999,*Diabetes Care*[18]	11%	68% 62%	18%	94%
Rith-Najarian, 1992, *Diabetes Care*[35]	11%	65% 86%	39%	95%
Pham,2000,*Diabetes Care*[36]	29%	91% 36%	34%	90%

然而,Semmes Weinstein 单丝也存在许多问题。在美国销售的单丝准确性和耐用性差异很大。某些单丝品牌比其他品牌更准确[38],例如,英国制造的单丝似乎具有更好的精度和校准性[37]。Semmes Weinstein 单丝中的单丝材料,易被破坏,且准确性随着重复测量次数的增加会下降,因此购买校准的单丝并定期进行更换是非常重要的。临床中,单丝在被多次使用后,可能会变硬、弯曲后难以变直,导致检测结果过于敏感、准确性较低,因此,评估人员最好有多个单丝[38]。一项测试单丝寿命和恢复情况的独立研究,结果显示,不管哪个品牌,每条单丝大约可用于 10 位患者,并且恢复时间需要 24 小时[32,38]。此外,制造过程中使用的材料和环境因素差异,也可能会改变单丝特性[38,39]。

对于 Semmes Weinstein 单丝测试,最好让患者仰卧、平躺在检查椅上。测试前,应将单丝置于患者手上进行演示,让其了解测试过程中给到的压力是什么;检查足底时,让患者闭上眼睛,将单丝垂直于皮肤施压,直到单丝弯曲并持续约 1 秒,然后松开[27];指导患者在每次感觉到单丝时,说"是",并辨别部位。然而,确切的单丝测试部位和测试次数尚不清楚,但由于测试是非侵入性且价格便宜,这点不应该成为问题。一些专家建议,应分别在足底的第 1、第 3 和第 5 趾,第 1、第 3 和第 5 跖骨头,内侧和外侧,足跟和远端第 1 间隙,这十个位置进行测试(图 2.2)[40]。然而,仅对前足底的踇趾,第 1、第 3 和第 5 跖骨基部这 4 个位置进行测试,便可以识别出 90% 失去保护性感觉的患者[41]。

振动感知阈值测量仪

振动感知阈值(vibration perception threshold, VPT)测量仪

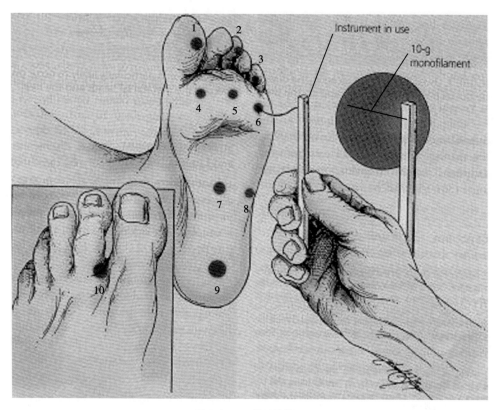

图2.2　10g 单丝的使用

是评估大纤维神经病变的半定量工具。VPT 测量仪(也称为生物振动感知阈测量器或神经振动感知阈测量器)是一种带有橡胶触感器的手持设备,这种触感器会以 100Hz 的频率振动。手持部分,通过电线连接至底座。该装置有一个用于显示施加电压的线性标尺,范围从 0 至 100V(从微米转换而来[36,42])(图2.3)。将探头垂直、平衡保持在足趾上,逐步调高底座上电压的幅度,直到患者感觉到振动为止。通常使用 3 次读数的平均值(以 V 为单位)来确定每只脚的振动感知阈值。"保护性感觉缺失"的 VPT 切点,通常为 25V。大于 25V 提示患者振动感

觉缺失,预示溃疡的发生风险[43]。在一项前瞻性队列研究中,Abbott 及其同事随访观察了 1 035 例糖尿病患者,无足溃疡病史且 VPT 大于 25 的患者,每年足溃疡发生率为 7.2%;VPT 每增加 1V,足溃疡风险就会增加 5.6%[44]。VPT 测试具有非常好的敏感性和特异性(表2.3)。

表2.3　振动感知阈值测试

作者,年份,杂志	溃疡患病率	灵敏度特异性	阳性预测值	阴性预测值
Sosenko,1990,*Diabetes Care*[45]	29%	83% 87%	49%	NS
Vileikyte,1997,*Diabetes Care*[46]	28%	86% 79%	NS	NS
Armstrong,1998,*Arch Int Med*[24]	33%	80% 85%	NS	NS

NS,作者没有说明。

新的神经病变筛查方法

用于评估患者感知触摸能力的伊普斯威奇触摸测试(Ipswich Touch Test,IpTT)和可评估振动感觉的一次性振动笔"Vibratip"[48]是有别于其他测试的新方法[49]。IpTT 在第 1、第 3 和第 5 趾顶端以及蹑趾背部,轻触/搁置 1~2 秒。IpTT 与单丝(monofilament,MF)测试结果几乎具有完美的一致性,对风险足的阳性预测值为 89%、MF 为 91%,阴性预测值为 77%、MF 为 81%。IpTT 甚至允许患者在家中自行检测有无感觉丧失[50],大大提高了糖尿病患者对足部疾病的认识,并促进他们去寻求

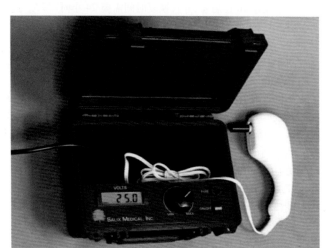

图2.3　振动感知阈值仪。触感器放置在蹑趾远端。在底座上将振幅(以 V 为单位)逐步调高,直到患者感觉到振动为止,这称为振动感知阈值(VPT)。VPT 大于 25V 时,灵敏度和特异性可能都最佳,以此来识别临床明显的保护性感觉丧失

适当的足部护理。VibraTip 被激活时能提供 128Hz 的刺激,模仿传统音叉;检查时,将其圆形尖端触摸患者跚趾 2 次,每次约 1 秒,同时在 2 次中随机 1 次将其激活;有研究显示,在 83 位振动感知阈值≥25V 的高危人群中,它与 IpTT 的结果具有高度一致性[49]。

改良的神经病变残疾评分

通过临床评估,对周围神经病变的严重程度进行评分以识别高危患者。改良的神经病变评分 (Neuropathy Disability Score,NDS) 是一种使用跟腱反射、128Hz 音叉震动感、针刺和冷热棒等标准临床工具进行临床评估的评分方案。现已证明,将这些工具与神经病变评分结合使用可以预测未来糖尿病足并发症的发生风险[19]。在一项基于人群的前瞻性研究中,Abbot 对英国 6 个地区的 9 710 例糖尿病患者进行了评估,2 年随访期内,有 291 位患者发生了溃疡,其中 NDS 评分低于 6 分者,只有 1.1% 罹患足溃疡,高于 6 分者则有 6.3%[19]。

关节活动受限

当神经病变和足畸形加上反复或持续性压力时,会发生足溃疡。通常,足底高压与溃疡部位有关[6,7,51,52]。在一项针对周围神经病变患者的研究中,28% 的足底高压患者在 2.5 年随访中发生了足溃疡,而正常压力者无足溃疡发生[53]。

临床医生应检查患者足部是否有锤或爪形趾、扁平足、踇囊炎和老茧以及关节活动度降低等结构异常,以帮助患者确定将来易患溃疡的压力点。结构畸形经常伴有关节活动受限。关节周围软组织或肌腱非酶糖基化可能会导致糖尿病患者关节活动受限。神经病变导致手和足内在肌肉的萎缩,从而可能产生跚趾关节不稳定[54]。运动受限会降低足对地面反作用力的适应能力,因而增加足底的压力[55-57]。第 1 跚趾关节活动受限被定义为跚趾被动背屈小于 50°(图 2.4)。

此外,糖基化可能会影响跟腱弹性,将足拉成马蹄形,进一步增加了溃疡和夏科关节病的风险(图 2.5)[58]。最近的病例

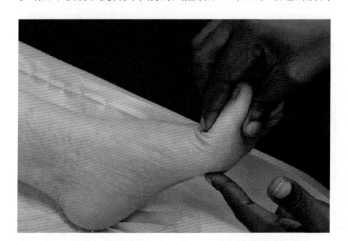

图 2.4　第 1 跚趾关节背屈(关节活动受限)的评估。病程长的糖尿病患者,常有关节活动受限。这在踝关节(马蹄)和前足掌最为明显。第 1 跚趾关节背屈小于 50°,表示临床关节活动明显受限

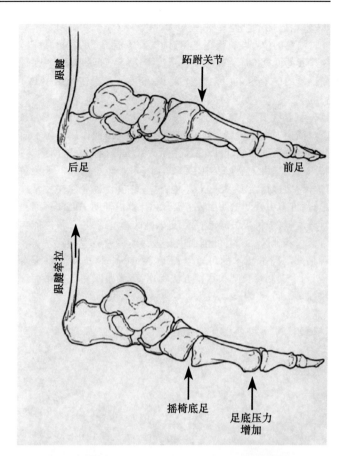

图 2.5　马蹄足及其与前足底压力升高的关系。跟腱缩短或自然扩展性丧失,可能会使足向足底屈曲,导致前足压力增加(足底溃疡风险增加)。某些患者甚至可能发生中足塌陷和夏科关节炎

对照研究,测量了 87 位糖尿病患者的足底和足背屈,并随访 8 年,报告了足溃疡的发生率。糖尿病会特别减少足底屈曲,有足溃疡病史患者的踝关节活动度明显降低[59]。

DFU 的分类

足溃疡是糖尿病患者下肢截肢的最常见前兆之一。DFU 的适当治疗需要一个清晰、描述性的分类系统,用于指导治疗、行业内交流并可能去预测预后。因此,在沟通糖尿病足的风险时,使用"通用语言"非常必要。如果要在临床上使用,这个分类系统应易于使用、具有可重复性且可准确有效地反映糖尿病者的溃疡状况,可包含溃疡愈合延迟、顺应性问题、溃疡肉芽组织质量、宿主免疫力、营养状况和并发症等多种变量。但是,大部分上述变量都难以度量或归类,从而导致系统复杂化。相反,溃疡深度、感染存在和局部缺血是与溃疡愈合不良和截肢相关的 3 个相对可量化因素[60-62]。

评估 DFU 的 7 个基本问题

如果使用分类系统的临床医生,不能以一致的逻辑方式对每个溃疡加以评估,那么分类系统就没有什么价值。以下有 7 个基本问题,前 4 个在描述方面很有用,后 3 个在预测质量方面更为有用。

1. 溃疡在哪里？

溃疡的位置与其病因是相辅相成的。通常，足内侧溃疡是由持续的低度的压力（例如，鞋子过紧）引起；而足底溃疡，则是由反复的中等压力（例如，骨突出，在步行过程中反复受压）引起。

2. 溃疡有多大？

溃疡大小对其愈合时间起着关键的决定性作用。为了简化溃疡直径的测量，可以在无菌醋酸纤维薄板上跟踪溃疡，并将跟踪的结果记录在表中（图2.6）。同时，也可用仪器灭菌包的外包装进行溃疡跟踪（若不用，这些外包装通常会被丢弃）。最近，许多中心开始使用数字摄影和计算机辅助平面溃疡面积计算法；这提供了可能更一致、更准确的测量结果，并最终能与地区内和地区外的其他创面中心进行溃疡愈合率的比较。在评估溃疡测量技术的可重复性时，Wunderlich 及其同事报告说，与手动测量长度和宽度方法相比，溃疡跟踪和数字平面评估要可靠得多[63]。

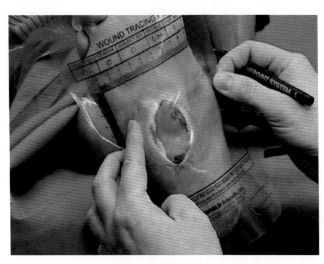

图2.6　使用无菌醋酸纤维片跟踪溃疡。在测量溃疡大小时，跟踪溃疡可能比简单的长×宽重复性更好

3. 溃疡基底部看起来怎么样？

在描述溃疡基底部时，可以使用肉芽状、纤维化或坏死等术语；可以记录是否存在引流液，引流液是浆液性或化脓性，并进一步描述引流液的气味或颜色。

4. 溃疡边缘是什么样？

溃疡边缘能告诉我们很多有关溃疡的信息。如果进行了充分清创和减压，溃疡边缘应很好地黏附在表皮下，并朝正常上皮轻轻倾斜。但是，在清创不充分、减压不够的溃疡中，前缘通常会被破坏。这是"边缘效应"所致，该效应表明任何基质（在这种情况下，为皮肤）中断，都会放大该中断边缘的垂直应力和剪切应力；随后引起下层的上皮剪切（使创面被破坏、变大）并增加垂直压力（使创面逐渐变深）；如果进行适当的清创和减压，将能缓解这种影响。尽管如此，溃疡边缘应按照破坏、附着、浸润和/或变形进行分类。

在回答我们定义为"描述性问题"的前4个问题之后，接下来就是解决我们定义为"分类"的后3个问题。然后按照这些分类方法，将患者归类入得克萨斯大学溃疡分类系统（University of Texas wound classification system, UT 系统）（图2.7）。该系统是对 Wagner 系统的重大改进（图2.8），涵盖了溃疡深度、感染和局部缺血。虽然这两种系统都可以预测不良预后，但 UT 系统的预测性和完整性明显更高[64,65]。当然，这两种方法在临床上都能用，可按临床医生的偏好来选择。

5. 溃疡有多深？是否累及基底部？

这两个问题紧密相关。溃疡的深度关系到其愈合时间[65]。溃疡深度是溃疡分类中最常用的描述语。溃疡按深度分级：0级代表溃疡前或溃疡后状态；1级是透过表皮或表皮和真皮的浅表溃疡，但不穿透肌腱、关节囊或骨骼；2级溃疡深入肌腱或关节囊；3级溃疡渗透到骨骼或关节中。我们已经知道累及骨的溃疡，常导致骨髓炎。此外，我们已经观察到不良预后，与进行性溃疡深度密切相关。

最好通过骨探针测试（probe-to-bone test, PBTB）来了解溃疡深度和基底部的受累情况。PBTB 通过将无菌钝金属探针插入溃疡来探查。从1995年首次被报告以来，关于 PBTB 准确性的研究结果不尽相同[66,67]。

6. 存在合并感染吗？

要确定骨骼和软组织感染的存在并非易事，细菌培养、实验室检查和临床表现对其均有帮助。尽管感染标准尚不明确，

分期	分级			
	0	1	2	3
A	溃疡前或后完全上皮化	浅表溃疡,不涉及肌腱、关节囊或骨骼	溃疡穿透肌腱或关节囊	溃疡渗入骨头或关节
B	有感染	有感染	有感染	有感染
C	缺血	缺血	缺血	缺血
D	有感染和局部缺血	有感染和局部缺血	有感染和局部缺血	有感染和局部缺血

图2.7　UT 系统

　　1级:浅表性糖尿病溃疡

　　2级:溃疡扩展

　　　　1. 涉及韧带、肌腱、关节囊或筋膜

　　　　2. 无脓肿或骨髓炎

　　3级:脓肿或骨髓炎的深溃疡

　　4级:坏疽至部分前足

　　5级:全部足部坏疽

图2.8　Meggit Wagner 分级系统

但感染是导致下肢病变,甚至是导致湿性坏疽和截肢的重要原因。因此,为了促进沟通并取得一致结果,足部治疗小组应就这一非常重要的危险因素达成共识。

　　7. 存在缺血吗?

　　如上所述,评估溃疡时,缺血的识别是至关重要的。与未发生畸形的神经性溃疡相比,缺血性溃疡的愈合时间更长[68]。如果足部无明显脉搏,或者出现溃疡在适当引流和局部治疗后仍难愈合的情况,必须进行无创的血管检查。随后,应及时进行血管外科会诊,并采取可能的干预措施以改善灌注。

Wagner 溃疡分级

　　迄今为止,文献报道了多种糖尿病足的分类系统。本部分旨在按时间顺序回顾一些目前最广泛被描述的分类系统,并讨论它们对预后的影响。目前各种从业人员已在将这些分类系统用于 DFU 的分级。最常被引用的糖尿病溃疡分类系统是 Meggitt[69] 于 1976 年和 Wagner[70] 于 1981 年首次描述的系统。该系统主要是基于溃疡深度将其划分为 6 个等级:0级(完整皮肤)、1级("浅表溃疡")、2级(深至肌腱、骨骼或关节的溃疡)、3级(较深合并脓肿或骨髓炎的溃疡)、4级("前足坏疽")和 5级("全足坏疽")。图2.8 概述了这种分类。

　　分类系统包含深度、感染和局部缺血这 3 个关键因素。但是,Wagner 系统并未在每个等级中都包含这些重要的危险因素,6 个等级中,仅 1 个包含感染、仅最后 2 个包含血管病变;前 3 个等级仅与深度有关。尽管该系统最常用,但是后 3 个等级由于临床用途有限而在很大程度上被忽略。Meggitt 和 Wagner 用前足和全足坏疽来描述缺血,而坏疽是最严重的终末期表现,这无助于指导积极干预治疗;此外,坏疽也可能是感染所致,因此该系统并不一定总是能考虑到血管因素。由于有更好的工具来评估和治疗 PAD,针对缺血的那些更严格的标准,将有助于诊断、干预和预防截肢。

　　一些文献试图验证 Wagner 分类系统的实用性[71,72]。Calhoun 等[72] 对感染性溃疡进行了评估,并追溯了它们的 Wagner 等级;结果发现,按照当地的治疗标准进行治疗,溃疡的级别再高,都可能被成功治愈(治愈标准为感染消除和 1 年内不再入院)。Van Acker 等[73] 发现 Wagner 分类法与溃疡愈合时间有显著相关性。Amstrong 等[65] 建议将 Wagner 4 和 5 级合并,原因是两者对患者的预后价值无差异;另外,这些患者通常被直接转给外科医生进行截肢,糖尿病足团队很少有机会能见到。该系统适用于结合内外科治疗要素,去监测糖尿病足感染的治疗。然而,如果将感染作为纳入标准,那么这种分类评估就会存在问题,因为 0-2 级的 Wanger 溃疡常未描述感染;事实上,该系统中唯一提到感染的是在 3 级。正是这一事实,导致许多人对它进行了自定义,使得它常具有截然不同的区域特征。因

此,限制了它作为标准的糖尿病足分类来使用。

其他溃疡分类

　　1980 年代和 1990 年代,包括 Forrest 和 Gamborg-Nelson[74]、Pecoraro 和 Reiber[75]、Arlt 和 Protze[76] 以及 Knighton[77] 在内的许多作者,提出了自己的溃疡分类方法,但尚未获得普遍认可。新分类系统包括 Van Acker/Peter[73] 改良的 UT 分类、由国际糖尿病足工作组(IWGDF)[78] 提出的 PEDIS 分类,以及 Macfarlane 和 Jeffcoate[79,80] 提出的 S(AD)SAD 系统;这些系统均需要通过验证来获得普遍的认可。

UT 溃疡分类

　　得克萨斯大学圣安东尼奥健康科学中心(University of Texas Health Science Center in San Antonio,UT)于 1996 年提出了一个分类系统,包含深度、感染和血管状态[65,81],整合了溃疡的分级和分期,并根据其严重程度进行分类。它基于临床医生在评估溃疡时提出的 2 个基本问题进行分类:①有多深? ②是否受到感染、局部有缺血或两者同时存在? 并用矩阵来表示,感染和/或缺血作为横轴,深度作为纵轴。该系统如图2.7 所示。

　　与其他溃疡分类系统类似,UT 系统按照深度,对溃疡进行分级:0 级代表溃疡前或溃疡后;1 级是通过表皮或表皮和真皮的浅表溃疡,但不累及肌腱、关节囊或骨骼;2 级是累及肌腱或关节囊、但未累及骨骼和关节的溃疡;3 级是累及骨骼或关节中的溃疡。每个溃疡等级又可分为 4 类:清洁的溃疡(A)、非缺血的感染溃疡(B)、缺血的溃疡(C)和感染的缺血的溃疡(D)。

　　0 级溃疡是溃疡前或以前发生溃疡的部位,在清除其过度角化和失活组织后,显现的完全上皮化。因为溃疡可能会被覆盖的老茧掩盖,仅可在所有局部过度角化组织被去除后,才能诊断为 0 级溃疡。那么,0-A 级溃疡是溃疡前局部或溃疡后完全上皮化的区域;0-B 级溃疡是伴有蜂窝织炎的 0-A 病变;0-C 级溃疡是 0-A 级病变伴局部缺血迹象;0-D 级溃疡是 0-B 病变并伴有如上定义的下肢缺血。

　　尽管属于 0 级类别的病变,表皮未破裂,也不能被归类为"溃疡",但该类别对于识别将来有溃疡风险的部位非常重要,而且可以跟踪和预防溃疡再次发生。由于溃疡的发生率或再发率很高(28% 至 50%),因此,0 级分类能让医生从愈合到复发来跟踪溃疡的进展情况。

　　1 级溃疡本质上是表浅的,可能是部分或全层厚的皮肤溃疡,未涉及肌腱、关节囊或骨头。因此,1-A 级溃疡是浅表的部分或全层厚度的溃疡。1-B 级溃疡是受感染的浅表溃疡、无潜在的深部病变;与其他任何神经性病变一样,应非常仔细地检查此类溃疡。如果溃疡显示出明显的脓肿或波动感,应进一步检查以暴露级别更高的感染。1-C 级溃疡是 1-A 加上血管受损。1-D 级溃疡是感染的 1-B 级溃疡伴有局部缺血。

　　2 级溃疡比 1 级溃疡更深,可能累及肌腱或关节囊,但未累及骨骼。探查有无累及骨质溃疡的意义在于,探到骨质与骨髓炎之间有着很高相关性[67]。因此,2-A 级溃疡可能会深及肌腱或关节囊、但不会累及骨骼。2-B 级溃疡是 2-A 级加上感染,同样未累及骨质和关节。2-C 级溃疡为 2-A 级加上局部缺血;而 2-D 级溃疡为 2-B 级加上局部缺血。

3 **级溃疡**是累及骨质的溃疡。3-A 级溃疡累及骨质但无局部或全身急性感染。3-B 级溃疡累及骨质，同时有急性感染。3-C 级溃疡在 3-A 级溃疡基础上伴有缺血。3-D 级溃疡的特征是活动性感染、骨质暴露和血管功能不全。每个阶段的标准均基于临床和实验室数据。下肢缺血诊断可能基于临床症状和体征，例如足部无毛发、无脉搏、间歇性跛行、静息痛、萎缩性皮炎以及一项或多项非侵入性标准（经皮氧分压测量<40mmHg、踝肱比值<0.80，或绝对足趾收缩压<45mmHg）[83-86]。

清洁溃疡被定义为无局部或全身感染的溃疡。临床诊断糖尿病患者的感染通常很困难，仅有很少、不明显的几个参数可用来定义。有脓肿和/或 2 个或多个以上局部体征的溃疡被归为"感染"类。局部体征包括温暖、红斑、淋巴管炎、淋巴结病、水肿、疼痛和功能丧失等；全身感染征象可能包括发热、发冷、恶心、呕吐或全身不适[87]。感染的临床诊断通常会被神经病变和一些免疫性疾病所掩盖[88,89]。实验室检查、深层组织培养或溃疡刮片阳性，可协助进一步诊断感染和后续治疗。当怀疑是骨髓炎时，适当进行骨活检仍是诊断的金标准[87]。

1998 年 Armstrong 等验证了 UT 分类系统的预测价值[65]，并注意到随着溃疡的等级（深度）和分类（合并症）加重，截肢患病率呈明显上升趋势。有感染和局部缺血溃疡的患者的高位截肢的可能性比溃疡分级较低的患者要高出近 90 倍；而探及深层骨的患者接受高位截肢的可能性比轻度感染和局部缺血的患者高出 11 倍以上。遗憾的是，该研究是回顾性的，而不是多中心试验。此外，由于该研究是由首先描述该系统的中心和对该系统非常熟悉的临床医生所做，因此可能存在一定程度的偏差。

Oyibo 等[90]在多中心来源的 194 名患者进行前瞻性纵向病例对照研究中，将 Wagner 分类系统与 UT 系统进行了比较。研究表明，UT 和 Wagner 分类系统的临床预后相似。2 种系统中，分类等级越高，溃疡不愈合和截肢的可能性都越大。UT 分类系统的等级趋势比 Wagner 分类的等级趋势更为可靠。当用 UT 系统对溃疡进行分类时，将合并感染等疾病因素（如感染和/或缺血）纳入等级（深度），可提高描述的准确性和提高溃疡分类系统的预测能力，尤其是对于等级相同但分期不同的溃疡来说。在此基础上，UT 溃疡分类有望成为一种更为实用的系统。

总之，可以观察到，在基层医疗服务中可以使用简单、便宜的设备，来确定许多神经性溃疡、感染和随后的截肢危险因素。详细而一致性地评估糖尿病足对于确定高危患者至关重要。通过详尽评估和收集临床数据后，将溃疡进行适当分类，对于我们记录及向所有照顾糖尿病患者的医疗团队成员交流其足病的风险水平至关重要。这些简单的方法将改善沟通并预防截肢。

（孙新娟　译）

参考文献

1. Singh N, Armstrong DG, Lipsky BA. Preventing foot ulcers in patients with diabetes. JAMA. 2005;293(2):217–28.
2. Boulton AJM, Vileikyte L. Pathogenesis of diabetic foot ulceration and measurements of neuropathy. Wounds. 2000;12(Suppl B):12B–8B.
3. Reiber GE, Smith DG, Carter J, et al. A comparison of diabetic foot ulcer patients managed in VHA and non-VHA settings. J Rehabil Res Dev. 2001;38(3):309–17.
4. Armstrong DG, Lipsky BA. Advances in the treatment of diabetic foot infections. Diabetes Technol Ther. 2004;6:167–77.
5. Pecoraro RE, Reiber GE, Burgess EM. Pathways to diabetic limb amputation: basis for prevention. Diabetes Care. 1990;13:513–21.
6. Armstrong DG, Peters EJ, Athanasiou KA, Lavery LA. Is there a critical level of plantar foot pressure to identify patients at risk for neuropathic foot ulceration? J Foot Ankle Surg. 1998;37(4):303–7.
7. Cavanagh PR, Ulbrecht JS, Caputo GM. Biomechanical aspects of diabetic foot disease: aetiology, treatment, and prevention. Diabet Med. 1996;13(Suppl 1):S17–22.
8. Lavery LA, Vela SA, Lavery DC, Quebedeaux TL. Reducing dynamic foot pressures in high-risk diabetic subjects with foot ulcerations. A comparison of treatments. Diabetes Care. 1996;19(8):818–21.
9. Lavery LA, Lavery DC, Quebedeax-Farnham TL. Increased foot pressures after great toe amputation in diabetes. Diabetes Care. 1995;18(11):1460–2.
10. Brand PW. The diabetic foot. In: Ellenberg M, Rifkin H, editors. Diabetes mellitus, theory and practice. 3rd ed. New York: Medical Examination Publishing; 1983. p. 803–28.
11. Bus SA, van Netten JJ, Lavery LA, Monteiro-Soares M, Rasmussen A, Jubiz Y, et al. IWGDF guidance on the prevention of foot ulcers in at-risk patients with diabetes. Diabetes Metab Res Rev. 2016;32(S1):16–24.
12. Lavery LA, Armstrong DG, Vela SA, Quebedeaux TL, Fleischli JG. Practical criteria for screening patients at high risk for diabetic foot ulceration. Arch Intern Med. 1998;158:158–62.
13. Peters EJ, Lavery LA. Effectiveness of the diabetic foot risk classification system of the International Working Group on the Diabetic Foot. Diabetes Care. 2001;24(8):1442–7.
14. Mayfield JA, Reiber GE, Nelson RG, Greene T. A foot risk classification system to predict diabetic amputation in pima indians. Diabetes Care. 1996;19(7):704–9.
15. Rith-Najarian S, Branchaud C, Beaulieu O, Gohdes D, Simonson G, Mazze R. Reducing lower-extremity amputations due to diabetes. Application of the staged diabetes management approach in a primary care setting. J Fam Pract. 1998;47(2):127–32.
16. Armstrong DG, Lavery LA, Harkless LB. Who's at risk for diabetic foot ulceration? Clin Podiatr Med Surg. 1998;15:11–9.
17. Monteiro-Soares M, Boyko EJ, Ribeiro J, Ribeiro I, Dinis-Ribeiro M. Risk stratification systems for diabetic foot ulcers: a systematic review. Diabetologia. 2011;54(5):1190–9.
18. Boyko EJ, Ahroni JH, Stensel V, Forsberg RC, Davignon DR, Smith DG. A prospective study of risk factors for diabetic foot ulcer. The Seattle diabetic foot study. Diabetes Care. 1999;22(7):1036–42.
19. Abbott CA, Carrington AL, Ashe H, et al. The North-West Diabetes Foot Care Study: incidence of, and risk factors for, new diabetic foot ulceration in a community-based patient cohort. Diabet Med. 2002;19(5):377–84.
20. Lavery LA, Peters EJ, Williams JR, Murdoch DP, Hudson A, Lavery DC. Reevaluating the way we classify the diabetic foot: restructuring the diabetic foot risk classification system of the International Working Group on the Diabetic Foot. Diabetes Care. 2008;31(1):154–6.
21. Waaijman R, de Haart M, Arts MLJ, et al. Risk factors for plantar foot ulcer recurrence in neuropahic diabetic patients. Diabetes Care. 2014;37:1697–705.
22. Uccioli L, Faglia E, Monticone G, et al. Manufactured shoes in the prevention of diabetic foot ulcers. Diabetes Care. 1995;18(10):1376–8.
23. Helm PA, Walker SC, Pulliam GF. Recurrence of neuropathic ulcerations following healing in a total contact cast. Arch Phys Med Rehabil. 1991;72(12):967–70.
24. Armstrong DG, Lavery LA, Vela SA, Quebedeaux TL, Fleischli JG. Choosing a practical screening instrument to identify patients at

risk for diabetic foot ulceration. Arch Intern Med. 1998;158:289–92.

25. Quebedeaux TL, Lavery LA, Lavery DC. The development of foot deformities and ulcers after great toe amputation in diabetes. Diabetes Care. 1996;19(2):165–7.

26. Murdoch DP, Armstrong DG, Dacus JB, Laughlin TJ, Morgan CB, Lavery LA. The natural history of great toe amputations. J Foot Ankle Surg. 1997;36(3):204–8.

27. Reiber GE, Vileikyte L, Boyko EJ, et al. Causal pathways for incident lower-extremity ulcers in patients with diabetes from two settings. Diabetes Care. 1999;22(1):157–62.

28. Singh N, Armstrong DG, Lipsky BA. Preventing foot ulcers in persons with diabetes. JAMA. 2005;293:217–28.

29. Olaleye D, Perkins BA, Bril V. Evaluation of three screening tests and a risk assessment model for diagnosing peripheral neuropathy in the diabetes clinic. Diabetes Res Clin Pract. 2001;54(2):115–28.

30. Liniger C, Albeanu A, Bloise D, Assal JP. The tuning fork revisited. Diabet Med. 1990;7(10):859–64.

31. Kastenbauer T, Sauseng S, Brath H, Abrahamian H, Irsigler K. The value of the Rydel-Seiffer tuning fork as a predictor of diabetic polyneuropathy compared with a neurothesiometer. Diabet Med. 2004;21(6):563–7.

32. Thivolet C, el Farkh J, Petiot A, Simonet C, Tourniaire J. Measuring vibration sensations with graduated tuning fork. Simple and reliable means to detect diabetic patients at risk of neuropathic foot ulceration. Diabetes Care. 1990;13(10):1077–80.

33. Armstrong DG. The 10-g monofilament: the diagnostic divining rod for the diabetic foot? Diabetes Care. 2000;23(7):887.

34. Gin H, Rigalleau V, Baillet L, Rabemanantsoa C. Comparison between monofilament, tuning fork and vibration perception tests for screening patients at risk of foot complication. Diabetes Metab. 2002;28(6 Pt 1):457–61.

35. Rith-Najarian SJ, Stolusky T, Gohdes DM. Identifying diabetic patients at risk for lower extremity amputation in a primary health care setting. Diabetes Care. 1992;15(10):1386–9.

36. Pham HT, Armstrong DG, Harvey C, Harkless LB, Giurini JM, Veves A. Screening techniques to identify the at risk patients for developing diabetic foot ulcers in a prospective multicenter trial. Diabetes Care. 2000;23:606–11.

37. Yong R, Karas TJ, Smith KD, Petrov O. The durability of the Semmes-Weinstein 5.07 monofilament. J Foot Ankle Surg. 2000;39(1):34–8.

38. Booth J, Young MJ. Differences in the performance of commercially available 10-g monofilaments. Diabetes Care. 2000;23(7):984–8.

39. Ulbrecht JS, Cavanagh PR, Caputo GM. Foot problems in diabetes: an overview. Clin Infect Dis. 2004;39(Suppl 2):S73–82.

40. Mueller MJ. Identifying patients with diabetes who are at risk for lower extremity complications: use of Semmes-Weinstein monofilaments. Phys Ther. 1996;76(1):68–71.

41. Smieja M, Hunt DL, Edelman D, Etchells E, Cornuz J, Simel DL. Clinical examination for the detection of protective sensation in the feet of diabetic patients. International Cooperative Group for Clinical Examination Research. J Gen Intern Med. 1999;14(7):418–24.

42. Armstrong DG. Loss of protective sensation: a practical evidence-based definition. J Foot Ankle Surg. 1999;38(1):79–80.

43. Young MJ, Breddy JL, Veves A, Boulton AJ. The prediction of diabetic neuropathic foot ulceration using vibration perception thresholds. A prospective study. Diabetes Care. 1994;17(6):557–60.

44. Abbott CA, Vileikyte L, Williamson S, Carrington AL, Boulton AJ. Multicenter study of the incidence of and predictive risk factors for diabetic neuropathic foot ulceration. Diabetes Care. 1998;21(7):1071–5.

45. Sosenko JM, Kato M, Soto R, Bild DE. Comparison of quantitative sensory-threshold measures for their association with foot ulceration in diabetic patients. Diabetes Care. 1990;13(10):1057–61.

46. Vileikyte L, Hutchings G, Hollis S, Boulton AJ. The tactile circumferential discriminator. A new, simple screening device to identify diabetic patients at risk of foot ulceration. Diabetes Care. 1997;20(4):623–6.

48. Rayman G, Vas PR, Baker N, et al. The Ipswich touch test: a simple and novel method to identify in-patients with diabetes at risk of foot ulceration. Diabetes Care. 2011;34:1517–8.

49. Bowling FL, Abbot CA, Harris WE, et al. A pocket sized disposable device for testing the integrity of sensation in the outpatient setting. Diabet Med. 2012;29:1550–2.

50. Sharma S, Kerry C, Atkins H, Rayman G. The Ipswich touch test: a simple and novel method to screen patients with diabetes at home for increased risk of foot ulceration. Diabet Med. 2014;31(9):1100–3.

51. Duckworth T, Betts RP, Franks CI, Burke J. The measurement of pressure under the foot. Foot and Ankle. 1982;3:130.

52. Birke JA, Novick A, Graham SL, Coleman WC, Brasseaux DM. Methods of treating plantar ulcers. Phys Ther. 1991;71(2):116–22.

53. Veves A, Murray HJ, Young MJ, Boulton AJM. The risk of foot ulceration in diabetic patients with high foot pressure: a prospective study. Diabetolgica. 1992;35:660–3.

54. Grant WP, Sullivan R, Sonenshine DE, et al. Electron microscopic investigation of the effects of diabetes mellitus on the Achilles tendon. J Foot Ankle Surg. 1997;36(4):272–8. discussion 330

55. Birke JA, Franks D, Foto JG. First ray joint limitation, pressure, and ulceration of the first metatarsal head in diabetes mellitus. Foot Ankle. 1995;16(5):277–84.

56. Frykberg RG, Lavery LA, Pham H, Harvey C, Harkless L, Veves A. Role of neuropathy and high foot pressures in diabetic foot ulceration. Diabetes Care. 1998;21(10):1714–9.

57. Fernando DJS, Masson EA, Veves A, Boulton AJM. Relationship of limited joint mobility to abnormal foot pressures and diabetic foot ulceration. Diabetes Care. 1991;14:8–11.

58. Armstrong DG, Stacpoole-Shea S, Nguyen HC, Harkless LB. Lengthening of the Achilles tendon in diabetic patients who are at high risk for ulceration of the foot. J Bone Joint Surg Am. 1999;81A:535–8.

59. Francia P, Seghieri G, Gulisano M, et al. The role of joint mobility in evaluating and monitoring the risk of diabetic foot ulcer. Diabetes Res Clin Pract. 2015;108(3):398–404.

60. Grayson ML, Balaugh K, Levin E, Karchmer AW. Probing to bone in infected pedal ulcers. A clinical sign of underlying osteomyelitis in diabetic patients. J Am Med Assoc. 1995;273(9):721–3.

61. Birke JA, Novick A, Patout CA, Coleman WC. Healing rates of plantar ulcers in leprosy and diabetes. Lepr Rev. 1992;63(4):365–74.

62. Reiber GE, Pecoraro RE, Koepsell TD. Risk factors for amputation in patients with diabetes mellitus: a case control study. Ann Intern Med. 1992;117(2):97–105.

63. Wunderlich RP, Peters EJ, Armstrong DG, Lavery LA. Reliability of digital videometry and acetate tracing in measuring the surface area of cutaneous wounds. Diabetes Res Clin Pract. 2000;49(2–3):87–92.

64. Oyibo SO, Jude EB, Tarawneh I, et al. A comparison of two diabetic foot ulcer classification systems. Diabetes. 2000;49(Suppl 1):A33.

65. Armstrong DG, Lavery LA, Harkless LB. Validation of a diabetic wound classification system. The contribution of depth, infection, and ischemia to risk of amputation [see comments]. Diabetes Care. 1998;21(5):855–9.

66. Mutluoglu M, Uzun G, Sildiroglu O, Turhan V, Mutlu H, Yildiz S. Performance of the probe-to-bone test in a population suspected of having osteomyelitis of the foot in diabetes. J Am Podiatr Med Assoc. 2012;102(5):369–73.

67. Lavery LA, Armstrong DG, Peters EJ, Lipsky BA. Probe-to-bone test for diagnosing diabetic foot osteomyelitis: reliable or relic? Diabetes Care. 2007;30(2):270–4.

68. Armstrong DG, Peters EJ. Classification of wounds of the diabetic foot. Curr Diab Rep. 2001;1:233–8.

69. Meggitt B. Surgical management of the diabetic foot. Br J Hosp Med. 1976;16:227–332.

70. Wagner FW. The dysvascular foot: a system for diagnosis and treatment. Foot and Ankle. 1981;2:64–122.

71. Smith RG. Validation of Wagner's classification: a literature review. Ostomy Wound Manage. 2003;49(1):54–62.

72. Calhoun JH, Cantrell J, Cobos J, et al. Treatment of diabetic foot infections: Wagner classification, therapy, and outcome. Foot and Ankle. 1988;9:101–6.

73. Van Acker K. The diabetic foot. A challenge for policy-makers and health care professionals. Antwerp: Department of Medicine, University of Antwerp; 2000.

74. Forrest RD, Gamborg-Neilsen P. Wound assessment in clinical practice: a critical review of methods and their application. Acta Med Scand. 1984;687:69–74.

75. Pecoraro RE, Reiber GE. Classification of wounds in diabetic amputees. Wounds. 1990;2(2):65–73.

76. Arlt B, Protze J. Diabetic foot. Langenbecks Arch Chir Suppl Kongressbd. 1997;114:528–32.

77. Knighton DR, Ciresi KF, Fiegel VD, Austin LL, Butler EL. Classification and treatment of chronic nonhealing wounds: successful treatment with autologous platelet-derived wound healing factors (PDWHF). Ann Surg. 1986;204:332–0.

78. Schaper NC. Diabetic foot ulcer classification system for research purposes: a progress report on criteria for including patients in research studies. Diabetes Metab Res Rev. 2004;20(Suppl 1):S90–5.

79. Macfarlane RM, Jeffcoate WJ. Classification of diabetic foot ulcers: the S(AD) SAD system. The Diabetic Foot. 1999;2(4):123–31.

80. Jeffcoate WJ, Macfarlane RM, Fletcher EM. The description and classification of diabetic foot lesions. Diabet Med. 1993;10:676–9.

81. Lavery LA, Armstrong DG, Harkless LB. Classification of diabetic foot wounds. J Foot Ankle Surg. 1996;35(6):528–31.

83. Bacharach J, Rooke T, Osmundson P, Glovizzki P. Predictive value of trascutaneous oxygen pressure and amputation success by use of supine and elevation measurements. J Vac Surg. 1992;15:558–63.

84. Carter S. Elective foot surgery in limbs with arterial disease. Clin Orthop. 1993;289:228–36.

85. Apelqvist J, Castenfors J, Larsson J. Prognostic value of ankle and toe blood pressure levels in outcome of diabetic foot ulcers. Diabetes Care. 1989;12:373–8.

86. Orchard TJ, Strandness DE. Assessment of peripheral vascular disease in diabetes: report and recommendation of an international workshop. Diabetes Care. 1993;83(12):685–95.

87. Lipsky BA, Aragon-Sanchez J, Diggle M, et al. IWGDF guidance on the diagnosis and management of foot infections in persons with diabetes. Diabetes Metab Res Rev. 2016;32(S1):45–74.

88. Lavery LA, Armstrong DG, Quebedeaux TL, Walker SC. Puncture wounds: the frequency of normal laboratory values in the face of severe foot infections of the foot in diabetic and non-diabetic adults. Am J Med. 1996;101:521–5.

89. Armstrong DG, Lavery LA, Sariaya M, Ashry H. Leukocytosis is a poor indicator of acute osteomyelitis of the foot in diabetes mellitus. J Foot Ankle Surg. 1996;35(4):280–3.

90. Oyibo SO, Jude EB, Tarawneh I, Nguyen HC, Harkless LB, Boulton AJ. A comparison of two diabetic foot ulcer classification systems: the Wagner and the University of Texas wound classification systems. Diabetes Care. 2001;24(1):84–8.

第三章
糖尿病神经病变

Solomon Tesfaye and Jing Wu

摘要

　　糖尿病神经病变是糖尿病的常见并发症,并且是糖尿病高致残率和高死亡率的原因之一。糖尿病神经病变包含有几种神经病变综合征,其中最常见的是糖尿病周围神经病变(diabetic peripheral neuropathy, DPN),这是足溃疡主要的始动因素。有些周围神经病患者可能会出现顽固的难治性神经病性疼痛。糖尿病自主神经病变可以累及人体几乎所有系统,并可能造成灾难性后果,例如猝死。本章节介绍了糖尿病常见的神经并发症及其治疗。

引言

　　糖尿病神经病变是糖尿病的常见并发症,并且是糖尿病高致残率和高死亡率的原因之一[1]。糖尿病神经病变不是一个

简单的同质性疾病,而是分为几种神经病变综合征(图3.1)[2,3]。到目前为止,糖尿病神经病变在临床实践中最常见的表现形式是慢性远端对称性多发性神经病变,也称为"糖尿病周围神经病变(DPN)"。多伦多糖尿病神经病变专家组最近将DPN定义为"一种对称的、长度依赖性的感觉运动性多发性神经病,该病归因于代谢性和微血管病变,由长期暴露于高血糖和各种心血管风险因素所致"[1]。"神经传导测试异常(通常是亚临床性的)似乎是该病的第一个客观定量指标"[1]。在一个患者中,若同时存在糖尿病视网膜病变和糖尿病肾病,则更可能认为该患者发生多发性神经病变的病因是糖尿病"[1]。

　　如图3.1所示,糖尿病神经病变的各类神经病变综合征的表现形式各异,主要体现在症状的发作、临床病程以及可能的发病机制等[2]。本章将涵盖所有综合征,但将重点阐述以下两点:①DPN是足溃疡的主要起因,并且是顽固性痛性神经病变症状的起因;②自主神经病变可以累及人体几乎所有系统,并可能造成灾难性后果,例如猝死。

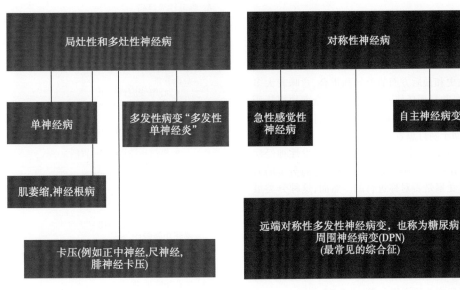

图 3.1 与糖尿病相关的神经性综合征

流行病学

　　关于DPN的流行病学结果众说纷纭,显示出较大的差异,这取决于采用哪种标准来检测神经病变。如果使用电生理学,患病率将超过50%[4];而当使用临床指标和/或定量感觉测试(quantitative sensory testing, QST)时,基于临床和人群的研究结

果均显示出惊人相似的DPN患病率,约占所有糖尿病患者的30%左右[5]。EURODIAB前瞻性并发症研究调查了来自16个欧洲国家的3 250名1型糖尿病患者,发现基线时DPN的患病率为28%[6];该研究还显示在经过7.3年的时间后,大约1/4的1型糖尿病患者出现了DPN;年龄、糖尿病病程和血糖控制状况是主要的决定性因素[7]。DPN的发展还与高血压、高脂血症、肥胖和吸烟等潜在的心血管危险因素有关(图3.2)[7]。根据最近

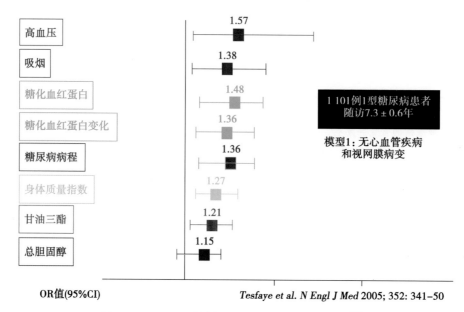

图 3.2　EURODIAB 前瞻性研究中 DPN 事件的危险因素[7]

的流行病学研究,DPN 的相关因素,包括年龄增长、糖尿病病程增加、血糖控制不良、视网膜病变、蛋白尿和血管危险因素[7]。

糖尿病神经病变的分类

　　对糖尿病神经病变各种综合征的分类仍是困难的。在病因、临床特征、自然病史和预后方面的差异和重叠,意味着大多数分类必定过分简化,并且无任何一种分类能够全面地概括所有这些因素。然而,对于分类的尝试,激发了人们对各种综合征病因的思考,也有助于制订患者的治疗策略。

　　图 3.1 展示了对 Thomas 最早提出的糖尿病多发性神经病变分类的改良版临床分类[2]。对糖尿病神经病变进行分类的另一种方法是根据临床受累是否对称进行的。然而,这种分类虽然有助于识别不同的亚类,并可能为各种病因提供线索,但由于存在大量的综合征的临床表现重叠,使得该分类太过简化。

　　Watkins 和 Edmonds[8] 根据各种综合征的自然病史,提出了糖尿病神经病变的分类,明确地将其分为 3 个不同类别(表 3.1)。

　　最近,Pop-Busui 等在美国糖尿病学会 2017 年的立场声明中提供了糖尿病神经病变的更详细分类(表 3.2)。

表 3.1　按自然病史分类的糖尿病神经病变[8]

1. 进行性神经病。此类特征是与糖尿病和其他微血管并发症的病程增加有关。感觉障碍是主要的临床表现,通常有自主神经受累。发作是渐进的,不会恢复
2. 可逆性神经病。此类特征是急性发作,通常出现糖尿病的基础临床表现,与糖尿病或其他微血管并发症的病程无关。这类急性神经病可以自发恢复
3. 压力性麻痹。此类综合征不仅仅见于糖尿病,但与一般人群相比,它们在糖尿病患者中的发生率更高。与糖尿病或其他微血管并发症的病程无关

表 3.2　美国糖尿病学会 2017 年声明对糖尿病神经病变进行的分类(改编自[3])

糖尿病神经病变
A. 弥漫性神经病
糖尿病对称性周围神经病
● 小纤维神经病变为主
● 大纤维神经病变为主
● 小纤维和大纤维混合神经病(最常见)
自主神经病变
心血管性
● 心率变应性降低
● 静息性心动过速
● 直立性低血压
● 猝死(恶性心律失常)
胃肠道
● 糖尿病性胃轻瘫(胃病)
● 糖尿病肠病(腹泻)
● 结肠动力不足(便秘)
泌尿生殖器
● 糖尿病膀胱病变(神经源性膀胱)
● 勃起功能障碍
● 女性性功能障碍
泌汗功能障碍
● 远端少汗/无汗症
● 味觉性出汗
低血糖性意识丧失
瞳孔功能异常
B. 单神经病(多发的单支神经炎)(非典型形式)
孤立的脑神经或周围神经(如第Ⅲ脑神经、尺神经、正中神经、股神经、腓神经)
多发性单支神经炎(如果融合可能类似于多发性神经病)
C. 神经根病或多发性神经根病(非典型形式)
神经根神经丛神经病(又名腰骶椎多发性神经根病,近端运动性肌萎缩症)
胸神经根病
糖尿病中常见的非糖尿病神经病变
压力性麻痹
慢性炎症性脱髓鞘性多发性神经病
神经根神经丛神经病
急性痛性小纤维神经病(治疗引起)

对称性神经病变

糖尿病周围神经病变（DPN）

DPN是最常见的神经病变综合征,临床上也称为"糖尿病神经病变"或"糖尿病远端对称性多发神经病变(diabetic distal symmetrical polyneuropathy,DSP)"。这是一种与"长度相关的"感觉丧失模式,感觉症状由趾端起始,呈网状分布并向足及腿部扩展。在更严重病例中,神经病变还可累及上肢,从指端开始以类似下肢的方式进展。虽然神经损伤可以延伸到全身,包括头部和面部,但相对罕见。自主神经功能检测可以发现亚临床神经病变,但临床自主神经病变相对少见。随着疾病的进展,会出现明显的手部小肌肉萎缩和四肢无力等运动受累表现。磁共振成像通常可以检测到亚临床运动受累,这也表明运动紊乱也是DPN引起的功能障碍之一[9]。

糖尿病神经病变的主要临床表现是感觉丧失,通常患者无感觉或被描述为"麻木"和"僵硬感"。然而,有些人也可表现为感觉异常逐渐累积,例如刺痛(异样感或是"针刺样");烧灼痛;腿部射击样痛(像"电击");撕裂痛("像刀割样");衣服和被褥的接触痛(痛觉过敏);行走时疼痛,常被描述为"赤脚在石子上行走"或"赤脚在热沙子或碎玻璃上行走";足部热觉或冷觉异常;足部持续性痛感和腿部痉挛样感觉。有时,痛感可扩散至足以上乃至整个腿部,这种情况下,也常累及上肢。表3.3总结了DPN的"阳性"和"阴性"症状[10,11]。这些症状的程度轻重不一。有人仅表现为1~2个足趾刺痛的轻微症状,其他人可能会受"糖尿病足麻木"或是对药物不敏感的严重痛性神经病变等恶性并发症的影响。

表3.3 DPN的诊断

DPN 的症状
"阳性"症状
• 持续性烧灼痛或钝痛
• 阵发性电击样,射击样痛或刺痛
• 感觉异常(痛觉异常)
• 诱发痛(痛觉过敏,触痛)
"阴性"症状(缺失)
• 麻木
• 痛觉减退,痛觉缺失
• 感觉减退,感觉缺失
检查:感觉模式下降

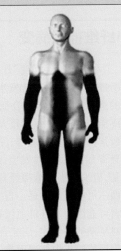

Baron. Lancet Neurol 2010;9;807-19.
Jensen et al. Eur J Pharmacol. 2001;429(1-3):1-11.

糖尿病神经病理性疼痛的特点是夜间更为严重,经常影响睡眠[12,13]。由于睡眠不足,部分患者会处于持续的疲倦状态[12],甚至无法维持全勤就业[14,15]。严重痛性神经病变可引起运动量显著下降,从而干扰日常活动[16]。当自主神经病变

导致的相关致残和严重直立性低血压发生时,影响尤其明显。因此,患者的抑郁性症状也会随之出现[17]。尽管糖尿病神经病变患者经常会出现亚临床自主神经病变[18],但有症状的自主神经病变并不常见。

重要的是要认识到,许多DPN的病例并无上述症状,最初引起他们注意的是足部溃疡[19]。这就需要对所有糖尿病患者的足部进行仔细的检查和筛查,以确定有足溃疡风险的患者。足部感觉丧失的患者有可能发生机械性损伤或者热损伤,因此必须提醒患者注意这些问题,并给予足部护理方面的适当建议[19]。足部神经病变的一个奇怪特征是麻木和疼痛可以同时出现,就是所谓的"既痛又不痛"腿[20]。矛盾的是,较大的足溃疡患者也可能有严重的神经性疼痛。晚期神经病变患者可能存在感觉性共济失调。这些不幸的患者受此影响可能会出现站立不稳、甚至摔倒,特别是在合并视网膜病变引起的视觉损害时。

DPN通常很容易通过简单的临床检查发现(表3.4)[21]。足部检查时,应该脱掉鞋子和袜子,检查频率至少是每年一次,如果有神经病变则需更频繁的检查。最常见的异常是足趾振动觉的减弱或缺失。随着病程进展,感觉缺失呈"长筒袜样"或有时呈"手套样"模式进展。当感觉严重缺失时,本体感觉也可能受损,导致"闭目难立"征阳性、跟腱反射消失(老年非糖尿病患者也可以出现),晚期神经病变时可出现膝反射减弱或消失。

表3.4 DPN的临床评估

病史	体征
• 感觉系统	• 检查(正常或肢端萎缩,爪形状)
• 运动系统	• 反射(老年人跟腱反射价值不大)
• 缺陷评估	• 感觉
	• 振动觉
	• 轻触觉
	• 针刺痛觉(在老年人身上仔细鉴别)
• 排除其他神经病变病因	• 10g 单丝压力觉
	足部穿着评估

注:在DPN中,反射减弱,振动觉、针刺痛觉和压力感觉减弱。可以使用经过认证的床旁设备如DPN-Check(Neurometrix)、SUDOSCAN(Impeto Medical)或者角膜共聚焦显微镜(Corneal Confocal Microscopy,CCM)。

在病程早期,除趾伸肌偶有轻微减弱,肌肉力量通常正常。然而,随着病程进展,会出现明显的肌力普遍下降,特别是手部和足部的小肌肉。手指的精细运动受到影响,小物品抓握会变得困难。然而,背侧骨间肌的萎缩通常是由肘部尺神经卡压所致。爪状趾则是由足部小肌肉萎缩引起的长伸肌和屈肌过度牵拉导致;这造成了足底压力升高,使得跖骨头处易形成胼胝和足部溃疡。诸如踇趾囊肿等畸形会成为溃疡的中心,而随着夏科关节病等相关畸形的增多[22],风险也会逐渐增加。由于足溃疡常见原因之一是鞋具不合适,因此完整评估还应包括鞋子是否合脚、是否有异常磨损和内部压力区域或异物。

自主神经病变累及足部时,会导致出汗减少、皮肤干燥皲裂,使得患者有感染风险。Ward首次提出由于动-静脉交通支存在,"单纯"神经病变足也是温暖的[23];这导致足部静脉扩

张，即使在足部抬高时血管也不会塌陷。坏疽足趾伴动脉搏动并不罕见，因为动静脉交通支的形成会损害营养性毛细血管循环。这些静脉的血氧浓度通常会升高[24]。自主神经病变带来血流的增多，有时可以引起神经性水肿，对利尿药治疗不敏感，但有时可能对麻黄碱类药物有反应[25]。

近期，大量经认证的用于评估周围神经病变的床旁设备进入临床应用，包括 DPN-Check[26]、SUDOSCAN[27] 和角膜共聚焦仪[28]。

自主神经病变影响足部，可导致出汗减少，引起皮肤持续干燥、皲裂，使患者有感染的风险。无周围血管病变的神经病变足，也因自主神经病变形成动静脉交通支和静脉扩张而使足温升高[23,24]。

DPN 鉴别诊断

在把神经病变归因于糖尿病前，应先排除其他常见的神经病变病因。在病史或临床检查中，若存在糖尿病其他并发症缺失、体重急剧下降或过量酒精摄入等非典型特征，提示医生去寻找神经病变的其他病因（表 3.5）。

表 3.5　DPN 鉴别诊断

代谢性
糖尿病
淀粉样变
尿毒症
黏液性水肿
卟啉病
维生素缺乏（维生素 B_1，B_{12}，B_6，B_7）
药物和化学品相关
酒精
细胞毒性药物如长春花新碱
苯丁酸氮芥
呋喃妥因
异烟肼
肿瘤性疾病
支气管癌或胃癌
淋巴瘤
感染性疾病或炎症
麻风
吉兰-巴雷综合征
莱姆疏螺旋体病
慢性炎性脱髓鞘性多发神经病变
结节性动脉炎
遗传性
夏科-马里-图思病（进行性神经性腓骨肌萎缩症）
遗传性感觉神经病变

急性痛性神经病

急性痛性神经病是一种短暂性的神经病变性综合征，其特征是下肢急性发作性疼痛（数周而不是数月）。与慢性 DPN 相比，它们相对罕见；常有严重累及四肢的神经性疼痛，使得患者非常痛苦。有两种截然不同的综合征存在，第一种是在血糖控制不佳的情况下发生的；第二种是血糖控制迅速改善后所发生的。

血糖控制不良引起的急性痛性神经病

这通常发生在血糖控制不佳的 1 型或 2 型糖尿病患者中。通常会伴有严重的体重减轻[29]。Ellenberg 将此现象描述为"神经性恶病质"[30]。患者通常会经历持续性灼痛伴痛觉超敏（接触性疼痛）。疼痛最明显的是在足部，但往往会影响整个下肢。与慢性 DPN 一样，尽管白天持续性疼痛很常见，但夜间疼痛通常更严重。急性发作性疼痛常导致抑郁。

在急性痛性神经病中，感觉丧失通常非常轻微甚至不存在。尽管踝反射可能消失，但通常无运动体征。神经传导测试常常为正常或轻度异常。然而，温度觉阈值（小纤维功能）比振动感知阈值（大纤维功能）更易受到影响。需要通过皮肤病理检查以明确是否存在表皮内神经纤维密度丧失，该检查被认为是检测小纤维神经病变的金标准[31]。症状通常可以在 12 个月内完全缓解，并且体重通常会随着胰岛素使用和血糖持续的改善而增加。

快速血糖控制引起的急性痛性神经病（胰岛素神经炎）

"胰岛素神经炎"这个词是一个误称，因为这种疾病也能随着口服降糖药快速控制血糖而出现。因此，我们建议使用"快速血糖控制后的急性痛性神经病"来描述这种情况[32]。最近，Gibbons 和 Freeman[33] 推荐了"糖尿病治疗诱导的神经病变"一词，并报告说这种情况比以前认为的更为普遍[33]。与慢性 DPN 相比，急性痛性神经病变的自然病程几乎肯定是向着好转的方向发展的[32]。患者表现为灼痛、感觉异常、痛觉超敏，常伴有夜间症状加重；抑郁也可能是其中一个特征。与血糖控制不良引起的急性痛性神经病不同，该病无相关的体重减轻。感觉丧失通常是轻微或不存在的，并且无运动受累体征。神经传导速度几乎不存在异常。预后良好，症状通常可在 12 个月内完全消失。疼痛症状的治疗与慢性 DPN 相同。

小纤维神经病变

"小纤维神经病变"作为一种独特分类，已经被一些权威机构所提倡[32,34,35]，通常发生在年轻 1 型糖尿病和糖尿病前期背景的患者中[36]。该综合征的主要特征可能是非常严重的神经性疼痛，并且相对不累及大纤维功能（振动和本体感觉）。这种疼痛常被描述为灼烧样、深重和持续性疼痛，针刺样和刺痛（感觉异常）的感觉也常发生，还可能存在接触后异常的敏感反应。但是，极少数小纤维神经病变患者可能无神经病理性疼痛，有些偶尔可能有足溃疡。自主神经受累是常见的，严重受累及的患者可能因直立性低血压和/或胃肠道症状而致残。作为一种相对早期的并发症，该综合征往往在糖尿病（甚至糖尿病前期）发生后的数年内演变而来。

在临床检查中，除了针刺觉和温度觉下降（呈"袜子"和"手套"分布），神经损伤客观体征的证据很少。振动觉和位置觉受累相对较少（由于 Aβ 类大纤维相对较少累及）。肌力和反射通常也是正常的。但是，自主神经功能检查通常是异常的，并且在男性患者中可能出现勃起功能障碍。电生理检查通常是正常的。目前评估小纤维神经损伤的方法主要有：定量感觉测试（QST）用于评估冷热感觉的心理生理阈值；通过皮肤活检获得的表皮内神经纤维（intra-epidermal nerve fibres，IENF）定量检查用于确定小神经纤维损伤。

关于小纤维神经病变是 DPN 的一个不同分类还是 DPN 的早期表现，仍然存在争议[34,35]。Said 等[34]研究了小样本的该综合征的受试者，结果表明小纤维变性在形态学上占主导地位。Veves 等[37]发现，不同程度的小纤维病变发生于 DPN 早期，并通过详细的感觉和自主功能测试得到了证实。因此，尚不清楚该综合征实际上是独立的一种病变，还是仅仅代表通过早期症状的突出而检测到的 DPN 的早期阶段。皮肤的表皮内神经纤维密度改变是小纤维损伤的标志，该检查有助于鉴别这些病变[38,39]。

非对称性神经病

非对称性（或局灶性）神经病起病相对较快，通常可完全恢复。这与慢性 DPN 相反，后者常在发病数年后症状也不会改善。与 DPN 不同，它们的存在与其他糖尿病并发症无关。非对称性神经病主要影响中老年患者，多见于男性[40]。建议仔细询问病史/检查，以确定相关的症状/体征，排除非糖尿病的病因。

糖尿病性肌萎缩（近端运动神经病、股神经病）

进行性不对称性近端腿无力和萎缩综合征，由 Garland 首次发现[41]，并命名为"糖尿病性肌萎缩"。这一症状也被称为"近端运动神经病"或"股神经病"。患者临床表现为严重的大腿深处疼痛，偶有烧灼样痛并延伸到膝盖以下。疼痛通常为持续性，并引起失眠和抑郁[42]。50 岁以上的 1 型和 2 型糖尿病患者均可发生[41-43]。有时可引起严重的体重下降，并增加隐匿性恶性肿瘤发生的可能。

体格检查中，糖尿病性肌萎缩患者的股四头肌严重萎缩、明显无力，髋关节屈肌和外展肌也可受影响。大腿内收肌、臀肌和腘绳肌也可受累。膝反射通常减弱或消失。严重肌肉无力可导致患者无法从低矮板凳上起身或无法爬楼梯。感觉丧失并不常见，若存在则表明合并了 DPN。

应排除其他导致股四头肌萎缩的病因，例如神经根和马尾损伤，以及引起近端肌病综合征（例如多肌炎）的隐匿性恶性肿瘤。为了排除局灶性神经根卡压和其他病变，必须做腰骶部磁共振成像（magnetic resonance imaging，MRI）检查。可能还需要进行红细胞沉降率（erythrocyte sedimentation rate，ESR）、腰椎/骶椎 X 线片、胸部 X 线或腹部超声等检查。电生理检查可能显示，股神经潜伏期延长，以及受累肌肉去神经化[44]。脑脊液蛋白含量常升高。

糖尿病近端运动神经病变的病因，尚不完全清楚。尽管有证据表明，免疫功能改变引起的缺血性神经损伤常具有提示或诊断微血管炎的特征[45,46]。近端运动神经病变倾向于在 DPN 基础上发病[44]，弥漫性周围神经病变合并局灶性病变特征，提示股神经根血管损伤有可能是近端运动神经病变的发病原因之一[45,46]。

与 DPN 一样，关于近端运动神经病自然病程的前瞻性研究很少。Coppack 和 Watkins[42]报道说，疼痛症状通常在大约 3 个月后开始缓解，在 1 年后消失，有 50% 的患者在 2 年后膝反射恢复，症状复发罕见。治疗的主要措施是对症支持治疗。应积极鼓励患者并让他们放心，病情可以得到改善，恢复健康。关于使用胰岛素治疗是否会影响该综合征的自然病程，仍存在争议。通过物理疗法增强股四头肌的伸展运动，可使部分患者受益。也有证据表明，与 DPN 不同，考虑到因免疫改变引起的病理性基质缺血性损伤，免疫疗法可能有助于治疗近端运动神经病变[46]。因此，对于糖尿病患者神经病变的早期识别和诊断非常重要[46]。糖尿病性肌萎缩疼痛的治疗与痛性 DPN 治疗相似（见后文）。

脑神经性单神经病

最常见的脑单神经病变是第Ⅲ脑神经麻痹。患者表现为眼眶疼痛，有时伴有额部头痛[47,48]。典型症状是上睑下垂和眼肌麻痹，但通常不影响瞳孔[49,50]。恢复期常超过 6 个月。临床发病和恢复时间以及尸检研究结果显示的第Ⅲ脑神经损伤的局灶性特征，表明颅单神经病变的缺血性病因[47,51]。鉴别诊断时，通过 CT 或 MRI 扫描，可排除其他原因（动脉瘤或肿瘤）引起的第Ⅲ脑神经麻痹。糖尿病患者中第Ⅳ、第Ⅵ、第Ⅶ脑神经麻痹也有报道，但它们与糖尿病的相关性不如第Ⅲ脑神经麻痹的相关性强。

胸腹神经病（躯干性神经根神经病）

糖尿病性胸腹部神经病变（躯干性神经根神经病）的特征是胸部或腹部出现的按皮节分布的急性发作性疼痛[52]。这种疼痛通常是不对称的，可引起局部肌肉肿胀[53]。可能有不完全的感觉丧失，并且应该排除神经根受压的其他病因。几个月之内通常可恢复，但也可能会持续几年。某些患者可能会因为腹痛而接受不必要的检查，例如灌肠、结肠镜检查，甚至剖腹手术；而事实上，通过仔细询问病史及体格检查很容易诊断胸腹部的神经病变。

压力性麻痹

腕管综合征

患者典型的症状是手部疼痛和感觉异常，有时会辐射到前臂，晚上特别明显。对于严重者，临床检查可能显示手部正中区域的感觉减退、大鱼际肌群萎缩。通过测试正中神经平均传导速度很容易诊断，治疗上包括使用夹板、类固醇注射和手术解除腕管压力等方式。虽然疼痛症状比非糖尿病人群更容易复发，但对手术的反应通常是好的。

尺神经和其他孤立的神经卡压

尺神经也很容易在肘部发生卡压，导致手骨间背侧肌群（特别是第一骨间背侧肌）萎缩，尺神经电生理检查很容易证实这一点。

极少的情况下，例如久坐、不省人事或酗酒后睡着时（手臂后部的桡神经压力增加），会出现由于桡神经麻痹引起的手腕下垂。

在下肢，腓总神经损伤（外侧腘窝）是最常见的导致足下垂的原因。不幸的是，损伤的神经很难完全恢复。糖尿病患者大腿外侧皮神经，偶尔也会受压迫性神经病变的影响。膈神经受累与糖尿病的关系也有描述。

糖尿病神经病变的发病机制

尽管有大量的研究,糖尿病神经病变的发病机制仍未确定[54]。形态计量学研究表明,远端对称性神经病变的特征性病理改变包括:①远端轴突丢失,出现"轴突消退"现象[34];②有髓纤维密度降低[55];③轴突的进行性中心退化[34]。神经再生活动也可能随着"再生簇"的出现而出现[56],包含有髓鞘的轴突和无髓鞘的轴突的芽生。然而,已证明,占所有神经束80%左右的小而无髓鞘的神经纤维是更难被评估的。

图 3.3 显示了目前对糖尿病神经病变发病机制的思考[57]。高血糖刺激糖基化终产物的产生、激活蛋白激酶C、增强多元醇途径的活性,并诱导活性氧和氮生成途径的失调(亚硝化应激)[58]。这些过程损害血管内皮产生具有生物活性的一氧化氮(nitric oxide, NO)的能力,从而妨碍血管松弛。内皮细胞暴露于细胞外高葡萄糖下,线粒体中超氧化物生成增

加[59]。过氧化物与内皮细胞产生的 NO(由内皮中 NO 合成酶亚型产生)结合,形成过氧亚硝酸盐,进而攻击血管内皮中的各种生物分子[60]。活性氧和氮通过多种机制触发内皮细胞功能障碍,包括底物耗竭和一氧化氮合酶内皮亚型的解耦联[60]。另一种致病机制涉及 DNA 链断裂和多聚(ADP-核糖)聚合酶[poly(ADP-ribose)polymerase, PARP]的活性。PARP 激活是糖尿病并发症发生的一个重要因素,被认为是氧化亚硝化应激的下游效应[60]。然而,有证据表明,PARP 激活甚至可能先于自由基和氧化剂所致的损伤[61]。PARP 介导的多聚(ADP-核糖基)形成和甘油醛-3-磷酸脱氢酶抑制,有助于糖尿病血管并发症的发生:它诱导了核因子 kappa B 的激活、蛋白激酶C 的激活和细胞内晚期糖基化终产物的生成等多种损伤通路的激活[60]。活性物质的产生和 PARP 在"葡萄糖记忆"的发病机制中起关键作用,并在高/低葡萄糖浓度交替作用下内皮细胞损伤的发展中起重要作用。

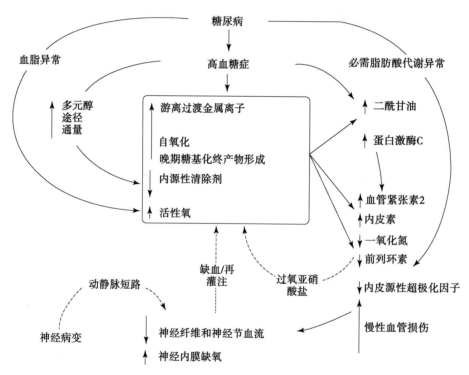

图 3.3 DPN 的发病机制。糖尿病患者代谢和血管因素相互作用示意图。神经血管功能的适应性改变[57]。(改编自 Cameron et al. Diabetologia 2001;44:1973-88.)

血管因素

微血管病变可能是糖尿病神经病变发病的核心机制,这个观点并不新[62]。临床上,糖尿病神经病变伴有严重的神经微血管病变已被证实[63]。一些研究者报道了神经内膜毛细血管基底膜增厚、周细胞变性、内皮细胞发育不全和肿胀,有时血管闭塞。微血管病变的严重程度与神经病变的严重程度有关[64]。

有体内研究观察了人受试者暴露的腓肠神经后表明,神经外动静脉短路(血管短路,即微小动脉血未经过微循环直接进入微小静脉-译者注)存在似乎会导致一种"窃血"现象,使血液从营养性神经内循环中分流[65]。随之而来的神经血流障碍,导致了神经内氧浓度下降[66]。此外,其他几项研究为糖尿病神经病变中的血管因素提供了间接证据。剧烈运动可增加神

经血流量,从而使非神经病变的糖尿病患者的神经传导速度平均提高 4m/s[67]。然而,在其他神经病变疾病中未发现运动引起的神经传导速度的显著增加,可能是由于其神经微血管病变更严重[67]。此外,神经传导速度与糖尿病患者下肢组织氧合测量值之间存在很强的相关性;大血管病变似乎会加重神经病变,手术灌注恢复可改善神经传导速度[68]。最近的一项流行病学研究还发现,糖尿病神经病变与心血管危险因素(包括体重、高血压、吸烟和高甘油三酯血症)之间存在密切的相关性[7]。

除了人体研究之外,血流量受损已被发现是链佐星所致糖尿病大鼠的早期特征。一些血管扩张剂还被发现能增强糖尿病动物的神经血流量和神经功能[57]。在人类糖尿病神经病变中,ACEI 类药物可以改善神经功能[69,70]。急性痛性神经病变

患者快速控制血糖后发生了严重的微血管改变(胰岛素性神经炎),这为微血管因素在 DPN 发病中所起的重要作用提供了更有说服力的证据[32]。

自主神经病变

自主神经功能异常在长病程的糖尿病患者中十分常见;然而,临床上显著的自主神经功能障碍并不常见。自主神经病变会累及几个系统(表 3.6)。自主神经病变起病隐匿,缓慢进展。糖尿病自主神经病变的患病率取决于研究人群的类型以及所采用的多项自主神经功能测试。EURODIAB 研究中,自主神经病变(用 2 项心脏自主功能测试异常来定义)的患病率为24%,且患病率随着年龄、糖尿病病程、血糖控制和心血管危险因素的出现而上升[71]。

表 3.6　自主神经病变的临床结果

心脏自主神经病变
● 猝死
● 无症状心肌缺血
● 运动耐量下降
● 直立性低血压
● 足部静脉扩张/动静脉短路
胃肠自主神经病变
● 胃轻瘫
● 腹泻或便秘
膀胱动力减弱
● 尿失禁/尿潴留
性功能障碍
味觉性出汗

心血管自主神经病

心血管自主神经病变是长期糖尿病的一种严重并发症,引起直立性低血压、外周血流量变化,且可能是猝死的一种病因。

直立性低血压

目前普遍认为,体位改变时收缩压下降超过 20mmHg 是不正常的[71]。用于神经性疼痛的三环类抗抑郁药和利尿剂同时使用,可能会加重直立性低血压(又称体位性低血压),其主要症状是站立时头晕。直立性低血压的症状可能会使一些行走无法超过数分钟的患者丧失活动能力。严重受累的患者容易站立不稳和跌倒。头晕程度似乎与血压的体位下降无关。直立性低血压患者的死亡率升高,但其原因尚不完全清楚。

直立性低血压的治疗是个大问题,对于一些患者可能无任何令人满意的治疗方法。目前的治疗方法包括:①停止使用任何可能导致直立性低血压的药物,例如利尿剂、β 受体阻滞剂和抗心绞痛药物;②建议患者交叉双腿、缓慢地从坐姿或卧姿起床;③每天钠摄入量增加最多至 10 克(185mmol),液体摄入量为 2~2.5L/d(老年心力衰竭患者需酌量);④使用定制的合身的弹性长袜,长及腰部;⑤用氟氢可的松治疗(每天 100μg起),同时密切监测尿素和电解质;⑥严重情况下,α-1 肾上腺受体激动剂,米多君或偶尔的奥曲肽治疗可能是有效的[72]。

外周血流量的变化

自主神经病变可导致动静脉瘘,神经病变腿上有明显的静脉曲张[23]。由于交感神经去神经病变,神经病变腿的静脉血氧张力和毛细血管压力升高[24]。因此,在无周围血管疾病(peripheral vascular disease,PVD)的情况下,神经病变足是温暖的,这可能是导致与夏科神经关节病发展相关的骨量减少的原因之一[22]。

心血管自主功能检查

目前有 5 种心血管自主功能测试被广泛应用于自主功能的评估。这些测试是非侵入性的,不需要复杂的设备。所需要的只是一台心电图机、一个附在口器上的无液压力计、一个握力计和血压计。表 3.7 为心血管自主功能检测的参考值表[18]。

表 3.7　心血管功能检测的参考值

	正常值	临界值	异常值
心率检测			
心率对站立的反应(30:15 比值)	≥1.04	1.01~1.03	≤1.00
心率对深呼吸的反应(最大心率-最小心率)	≥15 次/min	11~14 次/min	≤10 次/min
心率对 Valsalva 动作的反应(Valsalva 比值)	≥1.21	—	≤1.20
血压检测			
血压对站立的反应(收缩压下降)	≤10mmHg	11~29mmHg	≥30mmHg
血压对持续握力的反应(舒张压升高)	≥16mmHg	11~15mmHg	≤10mmHg

胃肠道自主神经病变

胃轻瘫

自主神经病变可减少食管蠕动(吞咽困难、胃灼热),并引起胃轻瘫(胃排空减少、呕吐、血糖波动)[73]。胃轻瘫的诊断通常是根据临床症状的评估,有时会出现振水音,吞钡试验及后续检查,胃镜检查提示大量胃内容物残留。胃运动和排空试验有助于诊断。

糖尿病性胃轻瘫的治疗,包括:优化血糖控制;使用止吐药(甲氧氯普胺和多潘立酮),刺激食管蠕动的胆碱能类药物(例如红霉素可增强肠肽和胃动素的活性)。近年来,胃电刺激(gastric electrical stimulation,GES)被引入作为药物难治性胃轻瘫的一种选择,通过减少患者恶心和呕吐频率来提高生活质量[74]。目前这种治疗需要在有条件的医院/单位才能开展。

严重的胃轻瘫可引起反复呕吐并伴有脱水、血糖波动和体重下降,此时具备住院指征。通过静脉注射补充足够水分、静脉使用胰岛素稳定血糖,同时可通过静脉给予止吐药;如果胃轻瘫持续恶化不能缓解,可能需要全肠外营养或胃造瘘管进食。

自主性腹泻

通常的表现是昼轻夜重的腹泻,有些患者可能出现便秘。常规治疗对腹泻和便秘均有效。红霉素、四环素或氨苄西林等广谱抗生素治疗,对与细菌过度生长有关的腹泻有效。

膀胱功能异常

自主神经功能障碍是一种罕见的自主神经病变并发症,可能导致排尿迟滞、排尿频率增加,严重时伴有尿潴留及溢流性尿失禁。这样的患者容易发生尿路感染,可能需要进行尿路超声和尿动力学检查。治疗方法包括在耻骨上施加压力促进膀胱排空,或使用间歇式自我导尿,也可以使用抗胆碱酯酶药物(如新斯的明或溴吡斯的明)。有些患者可能需要长期留置尿管,但不幸的是,这类患者易发生尿路感染,可能需要长期抗生素预防感染。

味觉性出汗

进食引起的出汗增加,汗流满面(味觉性出汗),使患者处于非常尴尬的境地。口服抗胆碱能药物(包括奥昔布宁、丙索林和葛洛芬酯)可以改善症状[75];但是口干、便秘和胃轻瘫潜在恶化等不良反应的存在,限制了它们的临床应用。此外,可乐定也有一些成功的应用,但也受到低血压和口干等副作用的限制[75]。全身性副作用促进了对非全身性治疗方法的探索。局部使用甘氨磷酸盐(一种季铵盐类的抗虫化合物),已被证明能显著降低进食时出汗的发生率、严重程度和频率,且耐受性良好[76,77]。肉毒杆菌毒素已被用于治疗味觉性出汗,但在大多数文献中它仅用于单侧、手术相关的病例[78]。

痛性糖尿病神经病变的治疗

痛性糖尿病神经病变很常见,也是许多患者痛苦和残疾的原因之一[13,79]。不幸的是,目前痛性糖尿病神经病变治疗可能无法完全消除疼痛,治疗方案并不令人满意[80]。

理想情况下,痛性DPN的评估和治疗应由多学科团队(multidisciplinary team,MDT)组成;该团队可能包括糖尿病专家、神经科医师、疼痛诊疗团队、专科护士、足病医生、心理学家、理疗师和职业治疗师等。但是,在大多数临床环境下这是不可能的,这种治疗主要落在糖尿病医生、初级保健医生或神经科医生的身上。开始治疗时,一个现实的目标是使疼痛强度降低50%左右。然而,不应该将"现实"解释为不努力去最大限度地缓解疼痛。次要目标应包括功能指标、生活质量、睡眠和情绪的恢复或改善。尽管人们希望在疼痛改善后,功能可以得到改善;但由于这些患者中很多人可能有其他合并症,因而功能并未得到很好的改善。此外,MDT还应讨论药物治疗以外的潜在干预措施,以帮助患者在存在残余疼痛的情况下优化功能。

为了排除腿部疼痛的其他可能原因(例如周围血管疾病、椎间盘突出、椎管狭窄和马尾神经损伤),对患者进行仔细的病史和检查必不可少[80]。单侧腿部疼痛应引起怀疑,该疼痛可能是由腰骶神经根受压所致;这些患者很可能需要进行腰骶部MRI。应排除过量饮酒和缺乏维生素 B_{12} 等其他导致周围神经病变的原因。疼痛为主要症状,应评估其质量和严重程度。在某些患者中,神经病理性疼痛可能会致残,而移情方法是有必要的。一般来说,应允许患者自由表达自己的症状而不需要太多干扰。痛性神经病变患者的心理支持是疼痛整体治疗的重要方面[80]。

控制血糖和改变生活方式

毫无疑问,良好的血糖控制可预防/延缓1型糖尿病的糖尿病性神经病变的发生[81]。2型糖尿病患者中缺乏类似的有说服力的数据,这可能是由于随访受试者DPN处于较晚期或使用了不适当的主要观察终点[82]。然而,在糖尿病前期,通过运动和减轻体重来改变生活方式,似乎可以阻止/逆转神经病变并缓解神经病性疼痛[83,84]。然而,这些发现需要在更大的研究中得到证实。痛性神经病变症状可以通过改善代谢控制来改善,如有必要在2型糖尿病患者中使用胰岛素,这一观点未得到有对照试验的证据的支持[85]。目前普遍认为,痛性神经病变治疗的第一步是努力控制血糖在合适范围内。此外,由于DPN患者常伴发心血管疾病[7],DPN的发病机制可能涉及血管危险因素(高甘油三酯血症、高血压、内脏肥胖等)[7],因此需要同时治疗血糖之外的血管危险因素。

药物治疗

三环类

三环类(tricyclic compounds,TCAs)已作为一线药物使用多年,但其使用受到频繁副作用的限制;这些副作用可能是中枢性或抗胆碱能的,包括口干、便秘、出汗、视力模糊、镇静和直立性低血压(特别是老年患者有跌倒的风险)[86]。因此,起始时应夜间服用低剂量的阿米替林或丙咪嗪10~25mg。根据疗效和副作用调整剂量,可以逐渐增加至75mg/d,有时甚至更高达150mg/d[86]。高剂量与心脏猝死的风险增加有关,任何有心血管疾病史的患者都应谨慎使用[1]。

5-羟色胺去甲肾上腺素再摄取抑制剂

选择性5-羟色胺去甲肾上腺素再摄取抑制剂(serotonin noradrenaline reuptake inhibitors,SNRIs),度洛西汀和文拉法辛已被用于治疗糖尿病对称性周围神经病(diabetic symmetrical peripheral neuropathy,DSPN)[1]。SNRIs通过增加5-HT和去甲肾上腺素的突触可用性,抑制疼痛冲动的下传途径来缓解疼痛。3项类似的试验研究了度洛西汀在痛性DSPN中的功效,结果表明,从开始治疗1周内到持续整个12周治疗期疗程,60mg/d和120mg/d均可有效缓解疼痛症状[87]。主要副作用包括恶心、嗜睡、头晕、便秘、口干和食欲缺乏,通常是轻度至中度的,甚至是短暂的。建议第1周从30mg/d开始,与食物同服,然后增加到60mg/d的标准剂量。尽管心血管不良事件限制了其在糖尿病中的使用,但文拉法辛(150~225mg/d)也可有效缓解DPN疼痛[88]。

抗惊厥药

抗惊厥药加巴喷丁,与钙通道α-2-δ亚基结合,可减少过度兴奋神经元神经递质的释放,剂量从100mg 3次/d至3 600mg/d均有效[89]。最近,有几项涉及普瑞巴林治疗痛性DPN的临床试验显示出了普瑞巴林在治疗痛性DPN方面有明确疗效[90]。与加巴喷丁不同,普瑞巴林具有线性药代动力学,不需要很长的剂量调整时间,从75mg 2次/d开始,大约1周后增加到150mg 2次/d维持,最大剂量为600mg/d[1];副作用包括头晕、嗜睡、周围水肿、头痛和体重增加[90]。

其他有效但通常被认为是治疗痛性DSPN的二线药物[1],包括:其他抗惊厥药,尤其是卡马西平[1],尽管它具有令人困扰的头晕、嗜睡和步态障碍等副作用。

α-硫辛酸

口服或静脉用抗氧化剂 α-硫辛酸 600mg/d,有助于减轻神经病理性疼痛[91]。

阿片类

阿片衍生物曲马多（50~100mg，4 次/d）能有效缓解神经性疼痛[92]。另一种阿片类药物羟考酮缓释片也被证明在神经性疼痛治疗中是有效的[93]。

外用辣椒素和辣椒素贴剂

外用辣椒素是通过消耗神经末梢的"P"物质起作用，并且在最初 2~4 周的应用中可能会引起神经病变症状的加重。患处局部少量应用辣椒素（0.075%）3~4 次/d，也可减轻神经性疼痛[94]。在痛性 DPN 患者中，与安慰剂贴剂相比，8% 辣椒素贴剂能适度缓解疼痛和改善睡眠质量，与其他已知治疗的疗效相似，但无全身副作用或感觉恶化[95]。最近，欧洲委员会已批准将 QUTENZA（辣椒素 8% 贴剂）的适应证扩展，可单独或与其他止痛药物联合，治疗成年糖尿病患者周围神经性疼痛[96]。尽管最初认为辣椒素会导致小纤维变性，但这种治疗似乎是安全的[97]，因为小纤维可以再生，并被比作"玫瑰修剪"，可以解释其作用机制[98]。

静脉使用利多卡因

静脉注射利多卡因 5mg/kg，同时进行心脏监护 30 分钟，可有效缓解神经性疼痛长达 2 周[99]。尽管患者需要住院数小时，这种治疗方法可用于对上述药物无反应的剧烈疼痛受试者。

最新药物治疗指南

欧洲神经学会联盟（European Federation of Neurological Society，EFNS）[100]和英国国家卫生与临床卓越研究所（UK National Institute for Health and Clinical Excellence，NICE）[101]提出一线治疗，可能包括三环类药物、SNRIs、加巴喷丁或普瑞巴林。美国神经病学会建议，认为普瑞巴林"是有效的，应该用于缓解痛性 DPN（A 级证据）"[102]；而文拉法辛、度洛西汀、阿米替林、加巴喷丁、丙戊酸、阿片类药物和辣椒素，是"可能有效的，应该考虑用于痛性 DPN 治疗（B 级证据）"。但是，此建议主要基于临床试验完成率超过 80% 得出的结果，而完成率又可能受到试验时间的影响。最终，国际糖尿病神经病变共识小组（International Consensus Panel on Diabetic Neuropathy）仔细查阅了糖尿病相关文献后，推荐将三环类药物、度洛西汀、普瑞巴林和加巴喷丁，作为痛性 DPN 的一线治疗药物[1]，这是根据人口统计学和合并症为特定患者制定的最终药物选择（表 3.8）。

表 3.8　痛性 DPN 的药物治疗

- 三环类（TCAs）抗抑郁药
  阿米替林 25~150mg/d
  丙咪嗪 25~150mg/d
- 5-羟色胺去甲肾上腺素再摄取抑制剂（SNRIs）
  度洛西汀 60~120mg/d
- 抗惊厥药
  加巴喷丁 300~3 600mg/d
  普瑞巴林 300~600mg/d
- 阿片类
  曲马多 200~400mg/d
  羟考酮 20~80mg/d
  硫酸吗啡缓释片 20~80mg/d
- 辣椒素
  辣椒素软膏（0.075%）少量使用，3~4 次/d
  辣椒素贴片（8%）治疗，须由医疗保健者提供
- 静脉用利多卡因
  在心电监护下静脉使用 5mg/kg 利多卡因超过 30 分钟

比较和联合试验

糖尿病神经性疼痛治疗领域的一个主要缺陷是相对缺乏比较研究或联合研究。事实上，几乎所有以前的试验都是针对活性剂和安慰剂的；然而，需要更多的研究比较给定的药物与其他活性药物，以及低剂量的不同药物的联合治疗[102]。国际机构最近达成的共识准则强调了这些问题，强调必须优先在痛性 DPN 中进行大规模的有比较的研究和联合药物治疗试验的必要性[102]。

比较试验

Bansal 等在一项小型随机双盲交叉试验中，比较了阿米替林与普瑞巴林在痛性 DPN 中的作用[103]。这项研究证实，尽管疗效差异不大，但不良反应较少的普瑞巴林是首选药物。然而，该研究的主要缺点是受试对象太少，仅有 51 名患者，很多患者未能完成该研究[103]。

另一项近期小型交叉研究，与上述研究来自同组，比较了度洛西汀和阿米替林[104]。研究发现，两种药物的疗效相同、都有不良反应，阿米替林比度洛西汀更易引起口干（55% vs 24%；P<0.01）。尽管统计结果不显著，但喜欢度洛西汀的患者更多（48% vs 36%；P=0.18）。

由于缺乏直接对照研究，于是研究人员将安慰剂作为常见对照组，间接比较度洛西汀与普瑞巴林和加巴喷丁在痛性 DPN 受试者中的疗效和耐受性[105]。有效的标准为：所有 3 种治疗的 24 小时疼痛严重程度可降低，仅度洛西汀和普瑞巴林治疗组有治疗反应率（疼痛缓解 ≥50%）和总体健康状况的改善（根据患者总体改善印象/改变问卷，评定总体健康状况）。度洛西汀和加巴喷丁的间接比较没有发现显著性统计学差异。度洛西汀和普瑞巴林比较，普瑞巴林组在整体健康改善方面更好，度洛西汀组头晕概率更大。度洛西汀和普瑞巴林之间，24 小时疼痛严重程度无明显差异[105]。

联合用药试验

Gilron 等在一项随机试验中，研究了去甲替林和加巴喷丁联合使用或单独使用时的效果，并证实联合用药比单独用药更有效[106]。在该小组的另一项交叉研究中，加巴喷丁和吗啡的低剂量联合治疗比两者各自大剂量单用效果更好[107]。

COMBO-DN 研究是有关痛性 DPN 最大的联合试验，评估了在不完全缓解疼痛的患者中，标准剂量的度洛西汀和普瑞巴林联合治疗，效果是否优于将每种药物增加至最大推荐剂量[108]。将每日疼痛评分至少为 4 分（分值范围：0~10 分）的 DPN 疼痛患者随机分为 4 组，每组 1:1:1:1。在最初 8 周的治疗期，第 1 组和第 2 组患者每天接受 60mg 度洛西汀治疗；第 3 组和第 4 组患者每天接受 300mg 普瑞巴林治疗。

此后，只有无应答者（疼痛缓解改善<30%）在 8 周内接受双盲治疗，即联合药物治疗与大剂量单药治疗的对照研究，第 1 组为度洛西汀 120mg/d，第 2 组和第 3 组为度洛西汀 60mg/d+普瑞巴林 300mg/d，第 4 组为普瑞巴林 600mg/d。主要观察终点是在联合用药和大剂量单药治疗期间内（第 1 组和第 4 组，即大剂量单药治疗）和联合治疗（第 2 组和第 3 组联合）之间，简短疼痛量表的 24 小时平均疼痛的变化。

804 例患者在初始阶段接受评估，339 例患者接受了联合治疗与高剂量单药治疗的评估。在两种药物联合治疗与高剂量单药治疗期间，BPI-MSF 平均疼痛改变均值在两者之间无统

计学差异(联合:-2.35,单一治疗:-2.16;$P=0.37$)。发生紧急不良事件的患者所占比例相近:36.7%(联合用药)和33.5%(单药治疗)。作为次级观察终点,COMBO-DN 研究还比较了标准剂量的度洛西汀和普瑞巴林作为痛性 DPN 初始治疗的有效性,发现度洛西汀比普瑞巴林疗效更好,而且无任何安全性问题。在联合治疗相比大剂量单药治疗结束时,虽然不再随机分组,但普瑞巴林 600mg/d 受试者中 46.9% 有 50% 的疼痛缓解率,而度洛西汀 120mg/d 受试者中有 50% 的疼痛缓解率为 28.4%。

综上所述,即使未达到主要终点,COMBO-DN 结果表明在标准剂量下,度洛西汀作为痛性 DPN 的初始治疗药物的疗效优于普瑞巴林,而且无任何严重的副作用。然而,随着普瑞巴林增加到最大剂量时,其效果与度洛西汀相似。

药物治疗无效的失能性神经病的管理

神经病理性疼痛有时非常严重,严重干扰患者的睡眠和日常活动。不幸的是,某些患者无法通过常规药物治疗获得帮助。这类患者可能会对脊髓电刺激产生反应,从而减轻基础和阵发的剧烈的神经性疼痛[109]。这种治疗形式很有益处,因为患者不必服用任何其他止痛但有副作用的药物。

个性化治疗

对禁忌证和合并症(包括睡眠障碍、情绪障碍和其他慢性疾病/糖尿病并发症)以及费用的评估[65],影响特定一线治疗的初始选择。例如,有心脏病的糖尿病患者、同时服用利尿剂和抗高血压药等其他合并症用药的老年患者,以及合并有直立性低血压的患者,TCAs 使用有相对禁忌证。肝病患者不应服用度洛西汀;并有周围水肿的患者,应避免使用普瑞巴林或加巴喷丁。此外,尽管制药公司可能会根据他们的临床试验为他们的药物推荐特定的起始剂量,然而药物试验是排除了有合并症的老年患者,我们必须认识到临床实践与临床试验不同,应考虑患者的职业、收入和包括肾功能不全在内的合并症等因素选择个体化的治疗方案,建议谨慎地从低于推荐剂量的剂量开始并逐渐增加。

(吴静　陈鑫　译)

参考文献

1. Tesfaye S, Vileikyte L, Rayman G, Sindrup S, Perkins B, Baconja M, Vinik A, Boulton A, on behalf of the Toronto Expert Panel on Diabetic Neuropathy. Painful Diabetic Peripheral Neuropathy: Consensus Recommendations on Diagnosis, Assessment and Management. Diabetes Metab Res Rev. 2011;27:629–38.
2. Thomas PK. Metabolic neuropathy. J Roy Coll Phys (Lond). 1973;7:154–74.
3. Pop-Busui R, Boulton AJ, Feldman EL, Bril V, Freeman R, Malik RA, Sosenko JM, Ziegler D. Diabetic neuropathy: a position statement by the American Diabetes Association. Diabetes Care. 2017;40(1):136–54.
4. Dyck PJ, Kratz KM, Karnes JL, Litchy WJ, Klein R, Pach JM, Wilson DM, O'Brien PC, Melton LJ. The prevalence by staged severity of various types of diabetic neuropathy, retinopathy, and nephropathy in a population-based cohort: the Rochester Diabetic Neuropathy Study. Neurology. 1993;43:817–24.
5. Shaw JE, Zimmet PZ. The epidemiology of diabetic neuropathy. Diabetes Reviews. 1999;7:245–52.
6. Tesfaye S, Stephens L, Stephenson J, Fuller J, Platter ME, Ionescu-Tirgoviste C, The WJD. prevalence of diabetic neuropathy and its relation to glycaemic control and potential risk factors: the EURODIAB IDDM Complications Study. Diabetologia. 1996;39:1377–84.
7. Tesfaye S, Chaturvedi N, Eaton SEM, Witte D, Ward JD, Fuller J. Vascular risk factors and diabetic neuropathy. New Engl J Med. 2005;352:341–50.
8. Watkins PJ, Edmonds ME. Clinical features of diabetic neuropathy. In: Pickup J, Williams G (eds.). Textbook of diabetes vol. 2. Oxford: Blackwell Science, 1997;50.1–50.20.
9. Andreassen CS, Jakobsen J, Ringgaard S, Ejskjaer N, Andersen H. Accelerated atrophy of lower leg and foot muscles—a follow-up study of long-term diabetic polyneuropathy using magnetic resonance imaging (MRI). Diabetologia. 2009;52(6):1182–91.
10. Baron R, Binder A, Wasner G. Neuropathic pain: diagnosis, pathophysiological mechanisms, and treatment. Lancet Neurol. 2010 Aug;9(8):807–19.
11. Jensen TS, Gottrup H, Sindrup SH, Bach FW. The clinical picture of neuropathic pain. Eur J Pharmacol. 2001;429:1–3):1-11.
12. Watkins PJ. Pain and diabetic neuropathy. Br Med J. 1984;288:168–9.
13. Tesfaye S, Price D. Therapeutic approaches in diabetic neuropathy and neuropathic pain. In: AJM B, editor. Diabetic Neuropathy. Carnforth: Marius Press; 1997. p. 159–81.
14. Tesfaye S, Boulton AJ, Dickenson A. Mechanisms and management of diabetic painful distal symmetrical polyneuropathy: bench to bedside. Diabetes Care. 2013;36(9):2456–65.
15. McDermott AM, Toelle TR, Rowbotham DJ, Schaefer CP, Dukes EM. The burden of neuropathic pain: results from a cross-sectional survey. Eur J Pain. 2006;10(2):127–35.
16. Gore M, Brandenburg NA, Hoffman DL, Tai KS, Stacey B. Burden of illness in painful diabetic peripheral neuropathy: the patients' perspectives. J Pain. 2006;7(12):892–900.
17. Selvarajah D, Cash T, Sankar A, Thomas L, Davies J, Cachia E, Gandhi R, Wilkinson ID, Wilkinson N, Emery CJ, Tesfaye S. The contributors of emotional distress in painful diabetic neuropathy. Diab Vasc Dis Res. 2014;11(4):218–25.
18. Ewing DJ, Martyn CN, Young RJ, Clarke BF. The value of cardiovascular autonomic function tests: ten years experience in diabetes. Diabetes Care. 1985;8:491–8.
19. Boulton AJ, Kirsner RS, Vileikyte L. Clinical practice. Neuropathic diabetic foot ulcers. N Engl J Med. 2004;351(1):48–55.
20. Ward JD. The diabetic leg. Diabetologia. 1982;22:141–7.
21. Tesfaye S. Diabetic neuropathy: achieving best practice. Br J Vasc Dis. 2003;3:112–7.
22. Rajbhandari SM, Jenkins R, Davies C, Tesfaye S. Charcot neuro-arthropathy in diabetes mellitus. Diabetologia. 2002;45:1085–96.
23. Ward JD, Simms JM, Knight G, Boulton AJM, Sandler DA. Venous distension in the diabetic neuropathic foot (physical sign of arterio-venous shunting). J Roy Soc Med. 1983;76:1011–4.
24. Boulton AJM, Scarpello JHB, Ward JD. Venous oxygenation in the diabetic neuropathic foot: evidence of arterial venous shunting? Diabetologia. 1982;22:6–8.
25. Edmonds ME, Archer AG, Watkins PJ. Ephedrine: a new treatment for diabetic neuropathic oedema. Lancet. 1983;i:548–51.
26. Lee JA, Halpern EM, Lovblom LE, Yeung E, Bril V, Perkins BA. Reliability and validity of a point-of-care sural nerve conduction device for identification of diabetic neuropathy. PLoS One. 2014;9(1):e86515.
27. Selvarajah D, Cash T, Davies J, Sankar A, Rao G, Grieg M, Pallai S, Gandhi R, Wilkinson ID, Tesfaye S. SUDOSCAN: a simple, rapid, and objective method with potential for screening for diabetic peripheral neuropathy. PLoS One. 2015 Oct 12;10(10):e0138224.
28. Tavakoli M, Begum P, McLaughlin J, Malik RA. Corneal confocal microscopy for the diagnosis of diabetic autonomic neuropathy. Muscle Nerve. 2015;52(3):363–70.
29. Archer AG, Watkins PJ, Thomas PJ, Sharma AK, Payan J. The natural history of acute painful neuropathy in diabetes mellitus. J Nurol Neorosurg Psychiatr. 1983;46:491–6.

30. Ellenberg M. Diabetic neuropathic cachexia. Diabetes. 1974;23:418–23.
31. Devigili G, Tugnoli V, Penza P, Camozzi F, Lombardi R, Melli G, Broglio L, Granieri E, Lauria G. The diagnostic criteria for small fibre neuropathy: from symptoms to neuropathology. Brain. 2008;131:1912–25.
32. Tesfaye S, Malik R, Harris N, Jakubowski J, Mody C, Rennie IG, Ward JD. Arteriovenous shunting and proliferating new vessels in acute painful neuropathy of rapid glycaemic control (insulin neuritis). Diabetologia. 1996;39:329–35.
33. Gibbons CH, Freeman R. Treatment-induced neuropathy of diabetes: an acute, iatrogenic complication of diabetes. Brain. 2015;138:43–52.
34. Said G, Slama G, Selva J. Progressive centripital degeneration of of axons in small-fibre type diabetic polyneuropathy. A clinical and pathological study. Brain. 1983;106:791.
35. Vinik AI, Park TS, Stansberry KB, Pittenger GL. Diabetic neuropathies. Diabetologia. 2000;43:957–73.
36. Singleton JR, Smith AG, Bromberg MB. Increased prevalence of impaired glucose tolerance in patients with painful sensory neuropathy. Diabetes Care. 2001 Aug;24(8):1448–53.
37. Veves A, Young MJ, Manes C, et al. Differences in peripheral and autonomic nerve function measurements in painful and painless neuropathy: a Clinical study. Diabetes Care. 1994;17:1200–2.
38. Kennedy WR, Wendelschafer-Crabb G, Johnson T. Quantitation of epidermal nerves in diabetic neuropathy. Neurology. 1996 Oct;47(4):1042–8.
39. Ebenezer GJ, Hauer P, Gibbons C, McArthur JC, Polydefkis M. Assessment of epidermal nerve fibers: a new diagnostic and predictive tool for peripheral neuropathies. J Neuropathol Exp Neurol. 2007;66(12):1059–73.
40. Matikainen E, Juntunen J. Diabetic neuropathy: Epidemiological, pathogenetic, and clinical aspects with special emphasis on type 2 diabetes mellitus. Acta Endocrinol Suppl (Copenh). 1984;262:89–94.
41. Garland H. Diabetic amyotrophy. Br Med J. 1955;2:1287–90.
42. Coppack SW, Watkins PJ. The natural history of femoral neuropathy. QJ Med. 1991;79:307–13.
43. Casey EB, Harrison MJG. Diabetic amyotrophy: a follow-up study. Br Med J. 1972;1:656.
44. Bastron JA, Thomas JE. Diabetic polyradiculoneuropathy: clinical and electromyographic findings in 105 patients. Mayo Clin Proc. 1981;56:725–32.
45. Said G, Goulon-Goeau C, Lacroix C, Moulonguet A. Nerve biopsy findings in different patterns of proximal diabetic neuropathy. Ann Neurol. 1994;33:559–69.
46. Laughlin RS, Dyck PJ. Diabetic radiculoplexus neuropathies. Handb Clin Neurol. 2014;126:45–52.
47. Asbury AK, Aldredge H, Hershberg R, Fisher CM. Oculomotor palsy in diabetes mellitus: a clinicopathological study. Brain. 1970;93:555–7.
48. Zorilla E, Kozak GP. Ophthalmoplegia in diabetes mellitus. Ann Intern Med. 1967;67:968–76.
49. Goldstein JE, Cogan DG. Diabetic ophthalmoplegia with special reference to the pupil. Arch Ophthalmol. 1960;64:592–600.
50. Leslie RDG, Ellis C. Clinical course following diabetic ocular palsy. Postgrad Med J. 1978;54:791–2.
51. Dreyfuss PM, Hakim S, Adams RD. Diabetic ophthalmoplegia. Arch Neurol Psychiatr. 1957;77:337–49.
52. Ellenberg M. Diabetic truncal mononeuropathy—a new clincal syndrome. Diabetes Care. 1978;1:10–3.
53. Boulton AJM, Angus E, Ayyar DR, Weiss R. Diabetic thoracic polyradiculopathy presenting as abdominal swelling. BMJ. 1984;289:798–9.
54. Obrosova IG. Diabetic painful and insensate neuropathy: pathogenesis and potential treatments. Neurotherapeutics. 2009;6(4):638–47.
55. Malik RA, Newrick PG, Sharma AK, Jennings A, Ah-See AK, Mayhew TM, Jakubowski J, Boulton AJM, Ward JD. Microangiopathy in human diabetic neuropathy: relationship between capillary abnormalities and the severity of neuropathy.
56. Diabetologia. 1989;32:92–102.
Bradley JL, Thomas PK, King RH, Muddle JR, Ward JD, Tesfaye S, Boulton AJM, Tsigos C, Young RJ. Myelinated nerve fibre regeneration in diabetic sensory polyneuropathy: correlation with type of diabetes. Acta Neuropathol-Berl. 1995;90:403–10.
57. Cameron NE, Eaton SE, Cotter MA, Tesfaye S. Vascular factors and metabolic interactions in the pathogenesis of diabetic neuropathy. Diabetologia. 2001;44:1973–88.
58. Pacher P, Obrosova IG, Mabley JG, Szabó C. Role of nitrosative stress and peroxynitrite in the pathogenesis of diabetic complications. Emerging new therapeutical strategies. Curr Med Chem. 2005;12(3):267–75.
59. Figueroa-Romero C, Sadidi M, Feldman EL. Mechanisms of disease: the oxidative stress theory of diabetic neuropathy. Rev Endocr Metab Disord. 2008;9(4):301–14.
60. Szabo C. Role of nitrosative stress in the pathogenesis of diabetic vascular dysfunction. Br J Pharmacol. 2009;156(5):713–27.
61. Obrosova IG, Drel VR, Pacher P, Ilnytska O, Wang ZQ, Stevens MJ, Yorek MA. Ox.idative-nitrosative stress and poly(ADP-ribose) polymerase (PARP) activation in experimental diabetic neuropathy: the relation is revisited. Diabetes. 2005 Dec;54(12):3435–41.
62. Fagerberg SE. Studies on the pathogenesis of diabetic neuropathy. II. Relation between clinically demonstrable neuropathy and patho-anatomic investigation of nerve. Acta Med Scand. 1956 Dec 31;156(4):295–302.
63. Giannini C, Dyck PJ. Ultrastructural morphometric abnormalities of sural nerve endoneurial microvessels in diabetes mellitus. Ann Neurol. 1994;36:408–15.
64. Malik RA, Tesfaye S, Thompson SD, Veves A, Boulton AJM, Ward JD. Endoneurial localisation of microvascular damage in human diabetic neuropathy. Diabetologia. 1993;36:454–9.
65. Tesfaye S, Harris N, Jakubowski J, et al. Impaired blood flow and arterio-venous shunting in human diabetic neuropathy: a novel technique of nerve photography and fluorescein angiography. Diabetologia. 1993;36:1266–74.
66. Newrick PG, Wilson AJ, Jakubowski J, Boulton AJM, Ward JD. Sural nerve oxygen tension in diabetes. Br Med J. 1986;193:1053–4.
67. Tesfaye S, Harris N, Wilson RM, Ward JD. Exercise induced conduction velocity increment: a marker of impaired blood flow in diabetic neuropathy. Diabetologia. 1992;35:155–9.
68. Young MJ, Veves A, Smith JV, Walker MG, Boulton AJM. Restoring lower limb blood flow improves conduction velocity in diabetic patients. Diabetologia. 1995;38:1051–4.
69. Reja A, Tesfaye S, Harris ND, Ward JD. Is ACE inhibition with lisinopril helpful in diabetic neuropathy? Diabet Med. 1995;12:307–9.
70. Malik RA, Williamson S, Abbott CA, Carrington AL, Iqbal J, Schady W, Boulton AJM. Effect of the angiotensin converting enzyme inhibitor trandalopril on human diabetic neuropathy: a randomised controlled trial. Lancet. 1998;352:1978–81.
71. Witte DR, Tesfaye S, Chaturvedi N, Eaton SEM, Kempler P, Fuller JH, the EURODIAB Prospective Complications Study Group. Risk factors for cardiac autonomic neuropathy in Type 1 diabetes mellitus. Diabetologia. 2005;48:164–71.
72. Freeman R. Clinical practice. Neurogenic orthostatic hypotension. N Engl J Med. 2008;358(6):615–24.
73. Horowitz M, Fraser R. Disordered gastric motor function in diabetes mellitus. Diabetologia. 1994;37:543–51.
74. Lin Z, Forster J, Sarosiek I, McCallum RW. Treatment of diabetic gastroparesis by high-frequency gastric electrical stimulation. Diabetes Care. 2004;27(5):1071–6.
75. Sheehy TW. Diabetic gustatory sweating. Am J Gastroenterol. 1991;86:15–7.
76. Urman JD, Bobrove AM. Diabetic gustatory sweating successfully treated with topical glycopyrrolate. Arch Intern Med. 1999;159:877–8.
77. Shaw JE, Abbott CA, Tindle K, et al. A randomized, controlled trial of topical glycopyrrolate, the first specific treatment for diabetic gustatory sweating. Diabetologia. 1997 Mar;40(3):299–301.
78. Naumann M. Evidence-based medicine: botulinum toxin in focal

hyperhidrosis. J Neurol. 2001;248(suppl 1):31–3.

79. Tesfaye S, Kempler P. Painful diabetic neuropathy. Diabetologia. 2005;48:805–7.

80. Tesfaye S. Advances in the management of painful diabetic neuropathy. Curr Opin Support Palliat Care. 2009 Jun;3(2):136–43.

81. Diabetes Control and Complications Trial Research Group. The effect of intensive diabetes therapy on the development and progression of neuropathy. Ann Intern Med. 1995;122:561–8.

82. Gaede P, Vedel P, Larsen N, Jensen GV, Parving HH, Pedersen O. Multifactorial intervention and cardiovascular disease in patients with type 2 diabetes. N Engl J Med. 2003 Jan 30;348(5):383–93.

83. Smith AG, Russell J, Feldman EL, Goldstein J, Peltier A, Smith S, Hamwi J, Pollari D, Bixby B, Howard J, Singleton JR. Lifestyle intervention for pre-diabetic neuropathy. Diabetes Care. 2006;29(6):1294–9.

84. Singleton JR, Smith AG, Marcus RL. Exercise as therapy for diabetic and prediabetic neuropathy. Curr Diab Rep. 2015 Dec;15(12):120.

85. Boulton AJM, Drury J, Clarke B, Ward JD. Continuous subcutaneous insulin infusion in the management of painful diabetic neuropathy. Diabetes Care. 1982;5:386–90.

86. Amitriptyline for neuropathic pain and fibromyalgia in adults. Obtained from www.cochrane.org/CD008242/SYMPT_amitriptyline-for-neuropathic-pain-and-fibromyalgia-in-adults.

87. Kajdasz DK, Iyengar S, Desaiah D, Backonja MM, Farrar JT, Fishbain DA, Jensen TS, Rowbotham MC, Sang CN, Ziegler D, McQuay HJ. Duloxetine for the management of diabetic peripheral neuropathic pain: evidence-based findings from post hoc analysis of three multicentre, randomised, double-blind, placebo-controlled, parallel-group studies. Clin Ther. 2007;29:536–46.

88. Rowbotham MC, Goli V, Kunz NR, Lei D. Venlafaxine extended release in the treatment of painful diabetic neuropathy: a double-blind, placebo-controlled study. Pain. 2004 Aug;110:697–706.

89. Backonja MM, Beydoun A, Edwards KR, Schwartz SL, Fonseca V, Hes M, LaMoreaux L, Garofalo E. Gabapentin for symptomatic treatment of painful neuropathy in patients with diabetes mellitus. JAMA. 1998;280:1831–6.

90. Freeman R, Durso-Decruz E, Emir B. Efficacy, safety, and tolerability of pregabalin treatment for painful diabetic peripheral neuropathy: findings from seven randomised, controlled trials across a range of doses. Diabetes Care. 2008;31:1448–54.

91. Ziegler D, Nowak H, Kempler P, Vargha P, Low PA. Treatment of symptomatic diabetic Polyneuropathy with alpha-lipoic acid: a meta-analysis. Diabet Med. 2004;21:114–21.

92. Harati Y, Gooch C, Swenson M, Edelman S, Greene D, Raskin P, Donofrio P, Cornblath D, Sachdeo R, Siu CO, Kamin M. Double-blind randomized trial of tramadol for the treatment of the pain of diabetic neuropathy. Neurology. 1998 Jun;50(6):1842–6.

93. Watson CP, Moulin D, Watt-Watson J, Gordon A, Eisenhoffer J. Controlled-release oxycodone relieves neuropathic pain: a randomized controlled trial in painful diabetic neuropathy. Pain. 2003 Sep;105(1–2):71–8.

94. Capsaicin Study Group. The effect of treatment with capsaicin on daily activities of patients with painful diabetic neuropathy. Diabetes Care. 1992;15:159–65.

95. Simpson DM, Robinson-Papp J, Van J, Stoker M, Jacobs H, Snijder RJ, Schregardus DS, Long SK, Lambourg B, Katz N. Capsaicin 8% patch in painful diabetic peripheral neuropathy: a randomized, double-blind, placebo-controlled study. J Pain. 2017;18(1):42–53.

96. http://www.ema.europa.eu/ema/index.jsp?curl=pages/medicines/human/medicines/000909/human_med_001008.jsp&mid=WC0b01ac058001d124.

97. Vinik AI, Perrot S, Vinik EJ, Pazdera L, Jacobs H, Stoker M, Long SK, Snijder RJ, van der Stoep M, Ortega E, Katz N. Capsaicin 8% patch repeat treatment plus standard of care (SOC) versus SOC alone in painful diabetic peripheral neuropathy: a randomised, 52-week, open-label, safety study. BMC Neurol. 2016;16(1):251.

98. Anand P, Bley K. Topical capsaicin for pain management: therapeutic potential and mechanisms of action of the new high-concentration capsaicin 8% patch. Br J Anaesth. 2011;107(4):490–502.

99. Kastrup J, et al. Treatment of chronic painful neuropathy with intravenous lidocaine infusion. Br Med J. 1986;292:173.

100. Attal N, Cruccu G, Baron R, Haanpää M, Hansson P, Jensen TS, Nurmikko T, European Federation of Neurological Societies. EFNS guidelines on the pharmacological treatment of neuropathic pain: 2010 revision. Eur J Neurol. 2010 Sep;17:1113–e88.

101. Neuropathic pain in adults: pharmacological management in non-specialist settings Clinical guideline [CG173] https://www.nice.org.uk/guidance/CG173.

102. Bril V, England J, Franklin GM, Backonja M, Cohen J, Del Toro D, Feldman E, Iverson DJ, Perkins B, Russell JW, Zochodne D, American Academy of Neurology, American Association of Neuromuscular and Electrodiagnostic Medicine, American Academy of Physical Medicine and Rehabilitation. Evidence-based guideline: treatment of painful diabetic neuropathy: report of the American Academy of Neurology, the American Association of Neuromuscular and Electrodiagnostic Medicine, and the American Academy of Physical Medicine and Rehabilitation. Neurology. 2011;76:1758–65.

103. Bansal D, Bhansali A, Hota D, Chakrabarti A, Dutta P. Amitriptyline vs pregabalin in painful diabetic neuropathy: a randomised double-blind clinical trial. Diabet Med. 2009;26:1019–26.

104. Kaur H, Hota D, Bhansali A, Dutta P, Bansal D, Chakrabarti A. Comparative trial to evaluate amitriptyline and duloxetine in painful diabetic neuropathy: a randomized, double-blind, crossover clinical trial. Diabetes Care. 2011;34:818–22.

105. Quilici S, Chancellor J, Löthgren M, Simon D, Said G, Le TK, Garcia-Cebrian A, Monz B. Meta-analysis of duloxetine vs. pregabalin and gabapentin in the treatment of diabetic peripheral neuropathic pain. BMC Neurol. 2009 Feb 10;9:6.

106. Gilron I, Bailey JM, Tu D, Holden RR, Jackson AC, Houlden RL. Nortriptyline and gabapentin, alone and in combination for neuropathic pain: a double-blind, randomised controlled crossover trial. Lancet. 2009;374:1252–61.

107. Gilron I, Bailey JM, Tu D, Holden RR, Weaver DF, Houlden RL. Morphine, gabapentin, or their combination for neuropathic pain. N Engl J Med. 2005;352:1324–34.

108. Tesfaye S, Wilhelm S, Lledo A, Schacht A, Tölle T, Bouhassira D, Cruccu G, Skljarevski V, Freynhagen R. Duloxetine and pregabalin: high-dose monotherapy or their combination? The "COMBO-DN study"—a multinational, randomized, double-blind, parallel-group study in patients with diabetic peripheral neuropathic pain. Pain. 2013;154(12):2616–25.

109. Tesfaye S, Watt J, Benbow SJ, Pang KA, Miles J, MacFarlane IA. Electrical spinal cord stimulation for painful diabetic peripheral neuropathy. Lancet. 1996;348(9043):1698–701.

Sarah E. Deery and Raul J. Guzman

摘要

外周动脉疾病(peripheral artery diseases,PAD)影响全球 2 亿多患者。糖尿病患者合并 PAD 的风险比正常人群高 2 倍,溃疡和截肢率更高。糖尿病足溃疡(diabetic foot ulcer,DFU)患者 PAD 的及时诊断和治疗对溃疡的愈合和保肢至关重要。本章将概述糖尿病患者 PAD 初步评估的主要特点,还将评价各种可用的无创性诊断模式及它们的优缺点。

糖尿病患者 PAD 的临床特征

PAD 是由动脉粥样硬化引起的下肢动脉部分或完全闭塞。据统计,这种疾病在全球范围内影响着 2 亿多人,从无症状到严重缺血,表现多样[1]。糖尿病是一个被熟知的 PAD 危险因素[2,3],它能使患者罹患下肢动脉粥样硬化的风险增加 2 倍以上,且糖化血红蛋白(HbA1c)每增加 1%,风险增加 28%[3,4]。更重要的是,糖尿病 PAD 患者的截肢率要比非糖尿病患者的高 5 倍[5]。

值得注意的是,糖尿病患者足部缺血的病因复杂,多重因素共同导致了肢体远端的灌注不足。糖尿病患者足部血供不足,最常见的是中等管径动脉的粥样硬化闭塞,以及不太被熟知的微循环功能障碍。我们相信,这些改变能在小动脉和毛细血管水平影响下肢血流[6]。长期以来,人们一直认为糖尿病患者微循环障碍可导致组织灌注减少,对中等程度缺血的易感性增加。因此,PAD 的识别和治疗在高危人群中尤为重要[6]。本

书第十章详细讨论了糖尿病足的微循环缺陷。

糖尿病患者的任何外周动脉都可能发生动脉粥样硬化,但最常见的典型闭塞性病变部位是膝关节以下的胫动脉。病变分布的节段不同,患者症状可能也会有相应的变化,例如,有吸烟史的糖尿病患者最初出现的可能是与主动脉闭塞性疾病相关的臀肌及大腿跛行,还可能出现与股浅动脉闭塞相关的小腿跛行,但是孤立性胫动脉闭塞患者可能直到足部受到创伤后才会出现症状。Pecoraro、Reiber 等首先提出,应将 PAD 看作足溃疡发病的始动因素[7,8]。因此,对于所有糖尿病患者,尤其是足溃疡患者,必须持续高度怀疑其 PAD 存在的可能。

无溃疡患者 PAD 的筛查

对于无足部病变的糖尿病患者,按常规进行 PAD 评估,这与已有溃疡的患者是不同的。所有糖尿病患者均应每年接受 1 次足部检查,以确定是否有缺血表现。可以根据毛发生长缺失、皮肤干燥、发凉或开裂、趾甲增厚、肢体抬高苍白或体位相关性潮红等多项体检,发现足部灌注不足的迹象[9,10]。足背动脉(dorsalis pedis,DP)和胫后动脉(posterior tibial,PT)触诊在内的踝部脉搏评估,也应作为患者年度风险评估的一部分。DP 触诊的位置是在第 1 和第 2 跖骨之间,恰好也是趾长伸肌腱的侧面,检查者应将手指放松地搭在患者的足背部进行识别。PT 搏动的位置可在内踝后方,大约在踝和跟腱之间的中点进行识别(图 4.1)。对

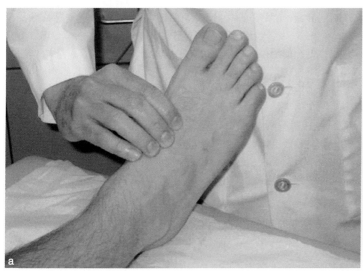
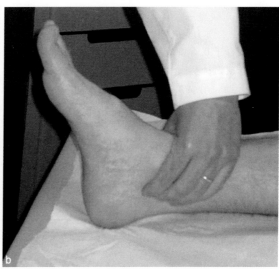

图 4.1 足背动脉触诊(a)和胫后动脉搏动(b)。注意,检查者用左手轻轻绕过踝的顶部,检查患者右侧胫后动脉的脉搏

踝动脉可及又无足部病变证据的患者,不需要再做其他检查。

对于50岁以上的糖尿病患者,美国糖尿病学会(American Diabetes Association,ADA)共识小组建议测定踝肱指数(ankle-brachial indices,ABIs)评估其有无PAD,无异常者每5年重复检查一次[11]。ABI是评估PAD的常用方法,使用标准血压袖带和手持式多普勒测定踝动脉和肱动脉的压力并计算它们的比值,具有方便、成本低的优点。测试时,首先测量两侧上肢肱动脉收缩压的最高值:将血压袖套环套在上臂、多普勒探头放在肘部肱动脉体表标记处、血压袖套充气直到多普勒信号消失,然后,逐步放气直到多普勒信号恢复,并将此时多普勒的读数记录为肱动脉压(与使用听诊器测量血压的方法类似);再在对侧手臂上重复这一过程;取两臂间最高的肱动脉压来计算双下肢ABI。踝动脉压测量时,将多普勒探头依次放在胫后动脉和足背动脉体表定位的位置上,逐步加大袖带压力以阻断动脉,然后,释放压力、直到多普勒信号恢复;逐一记录每条动脉信号探测时压力的数值;取胫后动脉或足背脉压的最高值来计算踝动脉压;另一侧肢体也重复此过程,计算每条下肢的ABI值(图4.2)。

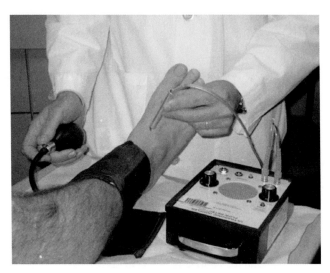

图4.2 踝压的测量

然而,对缺血等级范围的确切划分存在争议,通常认为ABI介于1.1到1.3之间为正常,如果患者无症状则可排除PAD;ABI介于0.4和0.9之间,为中度缺血;ABI小于0.4,通常为严重缺血;此外,ABI大于1.3表明动脉不可压迫,常用"nc."来记录。作为一种筛查工具,ABI可作为心血管风险的预后标志,当<0.9时,心脏死亡风险增加67%[12]。基线ABI数值对于评估后期出现足溃疡的患者非常有用,由此可以确定他们微循环改变的时间进程[13]。然而,ABI测定作为无创性检查去评估足部灌注存在明显的局限性,仅适合于那些无活动性足溃疡或缺血症状的患者。

溃疡患者PAD的诊断

早期评估DFU患者下肢动脉的重要性不言而喻。潜在缺血的存在可增加远期截肢风险5~10倍[14-16],PAD治疗不及时

又可导致肢体进一步受到威胁。初步评估包括全面的病史和体格检查。然后进行选择性无创检查,客观评估足部血管状况。当缺血确定后,再如第20章所述的进一步进行解剖成像和血管重建术。

血管的病史与体格检查

初步评估DFU患者的病情时,就应该考虑进行下肢缺血评估。寻找跛行史、缺血性静息痛症状,或既往血管疾病评估的结果。值得注意的是,糖尿病患者在溃疡发生前,可能不会出现PAD症状,既是因为闭塞性疾病定位在小腿,或是因为传统PAD症状可能会被糖尿病周围神经病变所掩盖。应该获得足溃疡、截肢以及其他PAD治疗(包括血管腔内或开放性旁路手术)的病史。此外,应该对患者基线行走状态、治疗目标和围手术期心血管风险等可能会辅助临床决策的因素加以关注。

体格检查应着重描述溃疡、缺血体征,以及完整的动脉查体。缺血性溃疡更可能出现在足趾最远端,而神经病变相关性溃疡通常发生于跖骨头的足底表面或骨骼畸形处等负重部位。然而,至少30%的神经性溃疡患者有足部缺血表现,因此,不应根据溃疡部位排除PAD的可能性[17,18]。也应寻找非足溃疡患者皮肤皲裂、营养不良性趾甲和伴随体位抬高出现的(下肢)皮肤苍白或体位相关性潮红等提示下肢灌注受损的其他征象。

应评估及准确记录所有糖尿病足患者的动脉搏动情况。检查从腹股沟区开始,对位于耻骨结节外侧两指宽、腹股沟韧带正下方的股动脉搏动进行触诊;股动脉搏动减弱或消失提示存在腹主动脉与髂动脉病变,通常见于有吸烟史的患者。腘动脉搏动触诊的最佳体位是患者取仰卧位且膝关节略微屈曲,临床医生将大拇指放在胫骨平台上、双手绕在腿上,再将手指置于腘窝深处感受动脉搏动。最后,再如上所述,对足背动脉和胫后动脉的搏动进行评估。较典型的病例中,腘动脉搏动可及,同时踝动脉搏动未触及,提示糖尿病胫动脉闭塞性病变,当然也可能伴随更近端的血管病变。

然而,仅凭体格检查和ABI很难充分评估足部灌注,因此DFU患者动脉系统评估仍然存在困难。体格检查触及踝动脉搏动,可作为一种PAD的筛查方法,但一些研究证明这种方法用于足溃疡患者仍存在不足[19,20]。动脉搏动评估具有个体差异,甚至某些ABI小于0.5的患者,足背或胫后动脉搏动仍可触及[21]。虽然ABI检查操作方便且易于由非专业人员实施,但它的局限性也限制了其在某些活动性足溃疡患者中的使用。糖尿病患者通常存在动脉中层钙化,即使明显高于收缩压的压力也无法让踝动脉闭塞,从而使得ABI假性升高超过1.4。更值得关注的是,即使存在严重缺血,部分患者的ABI也可能在正常范围内。此外,下肢肿胀、气压袖带尺寸不当或使用不当,也可能会导致结果不准确。因此,对糖尿病溃疡患者的评估,通常需要使用经过认证的血管实验室、由训练有素的技术人员进行操作,并由血管外科专家对结果进行解读。

无创动脉检查

有多种无创动脉检查方式供糖尿病足治疗专业人员使用;可根据可用性、技术熟悉程度和结果的解读能力来选择最合适

的方式。血管外科专家通常使用的是一种组合方式来评估足部灌注。

节段性多普勒压力与 ABI 值

沿下肢多个水平(常是大腿、小腿和踝关节)捆绑气压袖带,测定节段性压力;然后,将多普勒探头放置在踝动脉上,找到信号最好的位置,依次对袖带充气,获得每个水平的压力。通常,下肢近端获得的压力数值,要高于踝关节压力。用踝关节处血压袖带测得的最终压力,来计算 ABI 值。任何两个水平之间的压力差超过 20mmHg,表明节段内的血管存在动脉病变[22]。

多普勒波形分析

正常外周动脉有一个三相波形,随着心肌收缩血流快速上升,随后在舒张早期出现血流反向,舒张晚期再有一个小幅度上升[23]。各种波形的评估,可以为 PAD 诊断提供证据。动脉阻塞时,首先看到波形增宽,然后振幅衰减,过渡到双相,最后是单相信号(图 4.3)。多普勒波形受动脉中层钙化影响最小,偶尔可与 ABI 值一起,作为足溃疡患者远端动脉的检查用。踝动脉波形呈正常三相且 ABI 为 1.1~1.3 的足溃疡患者,有明显踝关节以上闭塞性病变的可能性不大。然而,波形检查依赖于操作者且不能做定量判断。此外,踝动脉波形呈三相,并不能排除踝部动脉闭塞性疾病。

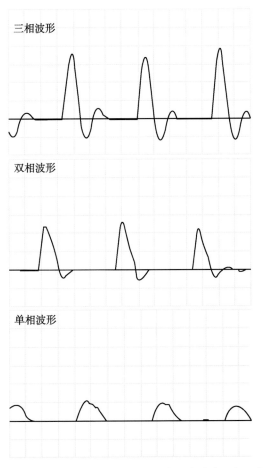

三相波形

双相波形

单相波形

图 4.3　动脉多普勒波形。三相波形,与正常动脉血流一致。双相和单相波形,与中度和重度动脉闭塞性病变一致

脉搏容积描记法

体积描记法(pulsed volume recordings,PVRs)是测量身体某部位体积变化的方法。PVRs 是体积容积描记的一种形式,用以测量每次心跳时四肢搏动的容积变化(图 4.4)。为获得 PVRs,将充气袖带捆绑在每个不同的肢体平面(大腿高位、大腿低位、小腿、踝关节和跖骨),并充气至预设压力 60±5mmHg[24,25];袖带检测到的体积变化,显示为振荡波形。PVRs 波形和多普勒衍生波形之间存在相似性,但可以用某些特征来区分它们。正常的 PVRs 波形,首先表现为收缩期快速上升、出现峰值、重搏波切迹(多普勒波形中未见),随后,快速下降至基线(与多普勒波形不同的是,曲线中无低于基线的部分)。外周动脉闭塞时,重搏波切迹消失、下降减缓和波形幅度减小。

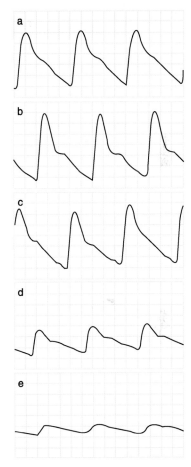

图 4.4　在近端和远端大腿(a、b)、近端小腿(c)、踝关节(d)和跖骨(e)水平面获得的胫动脉闭塞性病变患者的脉搏容积描记(PVR)波形。注意 a~c 中的正常重搏波切迹,跖骨水平振幅降低的阻尼波形

病情严重时,所有相位波形最终都会消失。由于 PVRs 测量的是容积而非压力变化,因此血管由于硬化不能被压缩对它的影响会极小。尽管已经进行 PVRs 的量化工作[26],但该检查基本上仍然是定性的并且可能会被低估,后者与侧支循环导致严重程度不等的近端动脉病变有关。室内温度可能影响跖骨处的波形,与多普勒测量一样,肥胖和外周水肿也可能影响结果。

趾压

糖尿病患者胫动脉内膜钙化,可能导致足趾血管充盈不足。因此,趾压和趾肱指数(toe-brachial indices,TBI)在糖尿病患者中常用。光容积描记术(photoplethysmography,PPG)探针,用于检测皮肤毛细血管血流的变化(图4.5)。TBI测量最常在蹬趾,将一种特殊的趾袖带捆绑在蹬趾基部,并采用类似踝动脉压力或ABI评估的方式,在获得稳定的基线PPG描记图后,将趾袖带充气至足以使搏动停止的压力;然后,放气直至PPG波形恢复,将此时的压力记录为绝对趾压。

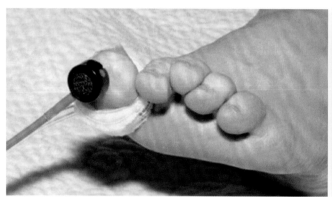
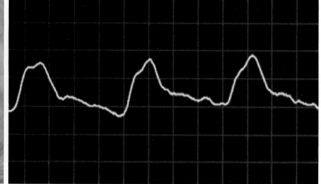

图4.5 趾压测量。用胶带将光容积描记术(PPG)探头固定在左蹬趾底部。近端袖带充气,直到PPG波形消失。波形恢复的压力记录即为趾压,单位为mmHg

该压力也可用于计算趾肱指数(TBI),计算方法类似于ABIs值的运用。通常认为,糖尿病患者趾压超过55mmHg,下肢血流灌注就足以让溃疡愈合[27];但也有人认为,趾压30mmHg以上就已经能满足供血需求[28]。然而,在截趾、大面积足溃疡或敷料包扎的情况下,该测量可能是无意义的。此外,PPG描记可能会受到低温和药物治疗等任何干扰血管收缩状态因素的影响。

足背经皮氧分压

经皮氧分压(transcutaneous oxygen tension,$TcPO_2$)测量反映了皮下组织的代谢状态,是在足背近端放置带有敏感电极的探针,量化测定氧分子向皮肤表面的转移能力。局部组织被加热到42~45℃,以获得最佳的血液流动和氧气扩散;在平衡期后,皮肤局部静息氧浓度用mmHg记录,小于20mmHg与严重缺血有关,而大于60mmHg被视为正常。一项涵盖31项研究的荟萃分析(meta-analysis)得出结论,$TcPO_2$值低于40mmHg,愈合并发症风险增加24%;然而,这项技术不能确定是否对临床数据有附加价值[29]。不幸的是,因为供给皮肤的氧气通常大于需求量,导致$TcPO_2$对轻度或中度PAD相对不敏感。由于体温、年龄和组织氧扩散程度等多种影响因素的存在,应谨慎解读这项测试的结果。糖尿病患者,尤其是糖尿病足患者,常有的肥胖、周围水肿和蜂窝织炎等其他变量也会影响研究结果[30]。

激光多普勒灌注

激光多普勒血流技术可以评估靶组织的皮肤灌注。通过光纤探针将激光传输到组织中,并对返回光进行处理;计算组织中血细胞的相对数量和速度,并以此作为血流灌注的估测值。一项研究表明,在激光多普勒血流测量值>50mv时,对溃疡愈合具有良好的准确度和阳性预测值;测量值>125mv时,溃疡愈合的特异性为100%[31];测量值<35mv,对溃疡愈合具有

较高的阴性预测值。然而,通常认为,这两个临界点之间的大范围数值(许多糖尿病患者落在这个范围内)是一个灰色区域,可能对确定缺血并无帮助。

皮肤灌注压

激光多普勒或PPG探头测量皮肤灌注压(skin perfusion pressure,SPP)是一种有效测量溃疡部位远端灌注的方法。用加热垫将患肢加热至42℃后,测试人员将带袖带的激光多普勒探头捆绑在受检部位(通常位于患足背侧),袖带充气至5~10mmHg,并记录基线激光多普勒输出值;然后,在收缩压的基础上,袖带至少再充气20mmHg;后缓慢放气,直到激光多普勒输出上升为连续的压力值为止。第一次上升前的压力,即为SPP。或者,尽管采用PPG的结果可能并不可靠,也可以如上用光容积描记术和血压袖带来测量SPP[32]。

无论是用激光多普勒还是PPG测量,SPP都可以用来评估灌注,并且不受动脉中层钙化的影响。由于SPP可在四肢的任何地方进行测量,所以可用它来评估溃疡周围的组织。大于30mmHg,预示着溃疡愈合;而<30mmHg,则与截肢风险增加相关[33-35]。

动脉双功超声

双功扫描是采用B型(灰度)成像和脉冲波多普勒频谱分析的双重模式。此外,大多数双功扫描仪实际上是"三重扫描",第三种模式是彩色血流成像。B型(即亮度模式)图像显示为灰度像素并反映超声回波的振幅和位置,从而实现血管定位。最佳的动脉解剖成像出现在传感器束垂直于血管壁的情况下,操作者从而能够测量血管直径、识别内膜-中层增厚,并评估动脉粥样硬化斑块的组成。脉冲波多普勒频谱分析有助于通过识别收缩期峰值速度或评估波形来量化狭窄程度。彩色血流成像可用于鉴别血流的方向是流向或者远离传感器,也有助于确定与狭窄相关的湍流点。双功超声的主要优点是可用于动脉的解剖评估和确定闭塞性病变的分布。鉴于正常

下肢动脉分布的变异性较大,胫动脉血管中层钙化判断不确定性较大(这在糖尿病患者中常见),常规外周动脉疾病评估的应用更为有限[36]。然而,这项技术依赖于操作者,并且可能很耗时。与其他技术一样,它的结果也受到动脉中层钙化、肥胖和周围水肿的影响。

CTA 和 MRA 无创轴向成像

通过上述无创性动脉检查,一个有资质的血管实验室可以初步评估和诊断 DFU 患者 PAD 情况。要对下肢缺血进行诊断,或血管实验室常规评估后 PAD 诊断仍不明确的特殊情况下,可使用基于对比度的计算机断层扫描和磁共振血管造影进行轴向成像[37]。尽管这些方式是无创的,但为获得足够充分的成像,通常必须使用血管造影剂;而造影剂可能会引起过敏或肾毒性反应。有关这些成像技术的进一步讨论,将在本教科书第 5 章中介绍。

评估足部灌注的新兴技术

目前有几种用于足部灌注评估的技术正在开发中。吲哚菁绿荧光血管造影术是最先进的,并且在提供有关局部足灌注的定量信息方面显示出了优势[38]。高光谱成像可能成为一种新兴技术,去量化组织氧合血红蛋白和脱氧血红蛋白水平。多模式磁共振成像技术可以同时评估动脉解剖和骨骼肌灌注情况[39]。最后,新的涉及 PET、SPECT 和 CT 放射性医学策略的开发,可以提供更先进的足部灌注评估方式[40]。这些方法是有希望的,但至今尚未能在糖尿病患者 PAD 的初步诊断中加以证实。

结论

PAD 是糖尿病患者常见的病变也是在 DFU 患者中尤为重要的问题。动脉病变的漏诊可能会导致溃疡长期存在和愈合困难。认识 PAD 并对其诊断方法有基本的了解能帮助改善这部分困难患者群体的预后。

(缪鹏 译)

参考文献

1. Fowkes FG, Rudan D, Rudan I, et al. Comparison of global estimates of prevalence and risk factors for peripheral artery disease in 2000 and 2010: a systematic review and analysis. Lancet. 2013;382:1329–40.
2. Meijer WT, Grobbee DE, Hunink MG, Hofman A, Hoes AW. Determinants of peripheral arterial disease in the elderly: the Rotterdam study. Arch Intern Med. 2000;160:2934–8.
3. Murabito JM, D'Agostino RB, Silbershatz H, Wilson WF. Intermittent claudication. A risk profile from The Framingham Heart Study. Circulation. 1997;96:44–9.
4. Adler AI, Stevens RJ, Neil A, Stratton IM, Boulton AJ, Holman RR. UKPDS 59: hyperglycemia and other potentially modifiable risk factors for peripheral vascular disease in type 2 diabetes. Diabetes Care. 2002;25:894–9.
5. Humphries MD, Brunson A, Hedayati N, Romano P, Melnkow J. Amputation risk in patients with diabetes mellitus and peripheral artery disease using statewide data. Ann Vasc Surg. 2016;30:123–31.
6. Akbari CM, LoGerfo FW. Diabetes and peripheral vascular disease. J Vasc Surg. 1999;30:373–84.
7. Pecoraro RE, Reiber GE, Burgess EM. Pathways to diabetic limb amputation. Basis for prevention. Diabetes Care. 1990;13:513–21.
8. Reiber GE, Vileikyte L, Boyko EJ, et al. Causal pathways for incident lower-extremity ulcers in patients with diabetes from two settings. Diabetes Care. 1999;22:157–62.
9. Brownrigg JR, Schaper NC, Hinchliffe RJ. Diagnosis and assessment of peripheral arterial disease in the diabetic foot. Diabet Med. 2015;32:738–47.
10. Gibbons GW, Shaw PM. Diabetic vascular disease: characteristics of vascular disease unique to the diabetic patient. Semin Vasc Surg. 2012;25:89–92.
11. Boulton AJ, Armstrong DG, Albert SF, et al. Comprehensive foot examination and risk assessment: a report of the task force of the foot care interest group of the American Diabetes Association, with endorsement by the American Association of Clinical Endocrinologists. Diabetes Care. 2008;31:1679–85.
12. Norman PE, Davis WA, Bruce DG, Davis TM. Peripheral arterial disease and risk of cardiac death in type 2 diabetes: the Fremantle Diabetes Study. Diabetes Care. 2006;29:575–80.
13. Lin JS, Olson CM, Johnson ES, Senger CA, Soh CB, Whitlock EP, U.S. Preventive Services Task Force Evidence Syntheses, formerly Systematic Evidence Reviews. The Ankle Brachial Index for Peripheral Artery Disease Screening and Cardiovascular Disease Prediction in Asymptomatic Adults: A Systematic Evidence Review for the US Preventive Services Task Force. Rockville, MD: Agency for Healthcare Research and Quality (US); 2013.
14. Aziz Z, Lin WK, Nather A, Huak CY. Predictive factors for lower extremity amputations in diabetic foot infections. Diabet Foot Ankle. 2011;2:1–6.
15. Pemayun TG, Naibaho RM, Novitasari D, Amin N, Minuljo TT. Risk factors for lower extremity amputation in patients with diabetic foot ulcers: a hospital-based case-control study. Diabet Foot Ankle. 2015;6:29629.
16. Reiber GE, Pecoraro RE, Koepsell TD. Risk factors for amputation in patients with diabetes mellitus. A case-control study. Ann Intern Med. 1992;117:97–105.
17. Boulton AJ. Lawrence lecture. The diabetic foot: neuropathic in aetiology? Diabet Med. 1990;7:852–8.
18. Laing P. The development and complications of diabetic foot ulcers. Am J Surg. 1998;176:11S–9S.
19. Boyko EJ, Ahroni JH, Davignon D, Stensel V, Prigeon RL, Smith DG. Diagnostic utility of the history and physical examination for peripheral vascular disease among patients with diabetes mellitus. J Clin Epidemiol. 1997;50:659–68.
20. Klenerman L, McCabe C, Cogley D, Crerand S, Laing P, White M. Screening for patients at risk of diabetic foot ulceration in a general diabetic outpatient clinic. Diabet Med. 1996;13:561–3.
21. Collins TC, Suarez-Almazor M, Peterson NJ. An absent pulse is not sensitive for the early detection of peripheral arterial disease. Fam Med. 2006;38:38–42.
22. Carter SA, Tate RB. The value of toe pulse waves in determination of risks for limb amputation and death in patients with peripheral arterial disease and skin ulcers or gangrene. J Vasc Surg. 2001;33:708–14.
23. Johnston KW, Maruzzo BC, Cobbold RS. Doppler methods for quantitative measurement and localization of peripheral arterial occlusive disease by analysis of the blood flow velocity waveform. Ultrasound Med Biol. 1978;4:209–23.
24. Darling RC, Raines JK, Brener BJ, Austen WG. Quantitative segmental pulse volume recorder: a clinical tool. Surgery. 1972;72:873–7.
25. Daigle RJ. Techniques in noninvasive vascular diagnosis. 3rd ed. Littleton, CO: Summer Publishing, LLC; 2008.
26. Osmundson PJ, O'Fallon WM, Clements IP, Kazmier FJ, Zimmerman BR, Palumbo PJ. Reproducibility of noninvasive tests

of peripheral occlusive arterial disease. J Vasc Surg. 1985;2:678–83.

27. Cutajar CL, Marston A, Newcombe JF. Value of cuff occlusion pressures in assessment of peripheral vascular disease. Br Med J. 1973;2:392–5.

28. Brownrigg JR, Hinchliffe RJ, Apelqvist J, et al. Performance of prognostic markers in the prediction of wound healing or amputation among patients with foot ulcers in diabetes: a systematic review. Diabetes Metab Res Rev. 2016;1(32 Suppl):128–35.

29. Arsenault KA, Al-Otaibi A, Devereaux PJ, Thorlund K, Tittley JG, Whitlock RP. The use of transcutaneous oximetry to predict healing complications of lower limb amputations: a systematic review and meta-analysis. Eur J Vasc Endovasc Surg. 2012;43:329–36.

30. Quigley FG, Faris IB. Transcutaneous oxygen tension measurements in the assessment of limb ischaemia. Clin Physiol. 1991;11:315–20.

31. Padberg FT Jr, Back TL, Hart LC, Franco CD. Comparison of heated-probe laser Doppler and transcutaneous oxygen measurements for predicting outcome of ischemic wounds. J Cardiovasc Surg. 1992;33:715–22.

32. Malvezzi L, Castronuovo JJ Jr, Swayne LC, Cone D, Trivino JZ. The correlation between three methods of skin perfusion pressure measurement: radionuclide washout, laser Doppler flow, and photoplethysmography. J Vasc Surg. 1992;15:823–9. discussion 9-30

33. Adera HM, James K, Castronuovo JJ Jr, Byrne M, Deshmukh R, Lohr J. Prediction of amputation wound healing with skin perfusion pressure. J Vasc Surg. 1995;21:823–8. discussion 8-9

34. Castronuovo JJ Jr, Adera HM, Smiell JM, Price RM. Skin perfusion pressure measurement is valuable in the diagnosis of critical limb ischemia. J Vasc Surg. 1997;26:629–37.

35. Yamada T, Ohta T, Ishibashi H, et al. Clinical reliability and utility of skin perfusion pressure measurement in ischemic limbs--comparison with other noninvasive diagnostic methods. J Vasc Surg. 2008;47:318–23.

36. Hingorani AP, Ascher E, Marks N, et al. Limitations of and lessons learned from clinical experience of 1,020 duplex arteriography. Vascular. 2008;16:147–53.

37. Pomposelli F. Arterial imaging in patients with lower extremity ischemia and diabetes mellitus. J Vasc Surg. 2010;52:81S–91S.

38. Braun JD, Trinidad-Hernandez M, Perry D, Armstrong DG, Mills JL Sr. Early quantitative evaluation of indocyanine green angiography in patients with critical limb ischemia. J Vasc Surg. 2013;57:1213–8.

39. Stacy MR, Qiu M, Papademetris X, Caracciolo CM, Constable RT, Sinusas AJ. Application of BOLD magnetic resonance imaging for evaluating regional volumetric foot tissue oxygenation: a feasibility study in healthy volunteers. Eur J Vasc Endovasc Surg. 2016;51:743–9.

40. Forsythe RO, Hinchliffe RJ. Assessment of foot perfusion in patients with a diabetic foot ulcer. Diabetes Metab Res Rev. 2016;32(Suppl 1):232–8.

第五章
糖尿病足感染的影像学

Mary G. Hochman and Caitlin Connolly

摘要

影像学检查所提供的信息在糖尿病患者复杂足病的诊治中起到重要的作用。本章概述了检查糖尿病足的主要成像手段,如 X 线平片、核医学检查如骨扫描、白细胞标记扫描、骨髓扫描和 18F-氟代脱氧葡萄糖正电子发射体层扫描(18F-fluorode-oxyglucos positron emission tomography,FDG PET)扫描、横断面成像(包括 MRI、CT 及超声检查),以及各种形式的导管造影及无创血管成像,并强调了各种检查方法在诊断骨髓炎、软组织感染和神经性骨关节病方面的优劣势。另外本章还介绍了用于糖尿病足骨髓炎的影像诊断策略。

引言

足感染是糖尿病人群住院的最主要原因,占糖尿病相关问题入院的 20%。有并发症的足感染可能导致截肢,高达 6% ~ 10% 的糖尿病患者需要通过截肢来治疗感染[1-3],这种手术占了非创伤型下肢截肢的 57%[4-6]。这个问题十分严峻。在美国,感染和血管性糖尿病足并发症导致了每年 50 000 例截肢[7];疾控中心估计该种截肢情况在 1997 年的年医疗费用达到 12 亿美元。然而,这个数字还未包括康复、假肢以及失业等费用。由于糖尿病的患病率还在提高,治疗费用看起来还会增长。一项近期的流行病学研究显示,美国糖尿病的总患病人数从 2002 年的 1 210 万例增加到 2007 年的 1 750 万例[8];世界范围内糖尿病的总患病人数,2013 年预估为 3.82 亿例,且 2035 年将可能达到 5.92 亿例[9]。

影像学检查所提供的信息在糖尿病患者复杂足病的诊治中可起到重要的作用。影像学检查可显示脓肿和蜂窝织炎等软组织病变、发现骨髓炎及骨髓异常的范围、诊断和监测随诊神经关节病变、展示动脉硬化的分布范围,并评估血管再通手术的效果。目前糖尿病足的影像学方面有多种多样的研究。为了在解决不同临床问题时更有效地运用这些影像学研究,了解不同检查模式所特定的优势和弱点具有十分重要的意义。本章的主要目的在于回顾糖尿病足感染的影像学检查手段,并重点分析各自在临床解决问题中的相对优势。

糖尿病足感染

危险因素

糖尿病足感染的致病因素有很多,包括周围神经病变[10]

和血管功能障碍[11]。糖尿病足神经病变导致的不敏感、重复的小创伤,异常生物学应力或鞋不合脚,都会导致足底压力增加,产生足胼胝,而后导致溃疡发生。临床隐匿的溃疡在足胼胝深部潜在产生[12,13]。感染的溃疡或软组织感染直接迁延到骨会导致骨髓炎[14](图 5.1)。这类感染常是厌氧菌和需氧菌等多种微生物所致。

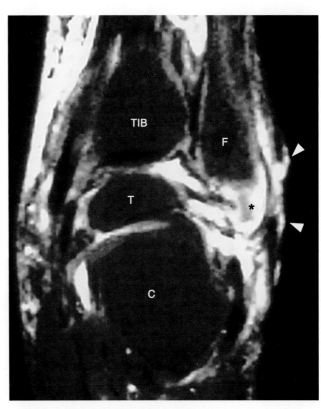

图 5.1 MRI 显示溃疡深部的骨髓炎。糖尿病患者左足的冠状面压脂图像显示在腓骨头(F)的骨髓水肿(＊)区域。在这部分异常骨髓区的浅层可见一处溃疡,被弥漫的软组织水肿包绕(箭头)。这些表现代表远端腓骨的骨髓炎。C,跟骨;TIB,胫骨;T,距骨

软组织异常

与糖尿病足相关的软组织异常包括软组织水肿、蜂窝织炎、软组织脓肿、溃疡、窦道、腱鞘炎、关节积液以及关节炎[15-17]。由于治疗这些组织病变的方法不同,因此准确鉴别这些病变的种类至关重要:脓肿需要即刻外科引流,化脓性关节炎需要外科清创,而蜂窝织炎通常需要抗生素治疗。

软组织水肿和肿胀是糖尿病患者的常见表现。软组织肿胀可能不是伴发了感染，而是由血管功能障碍或周围神经病变所致[17]（图5.2）。然而，软组织肿胀也可反映蜂窝织炎的存在，即表浅软组织的感染。足背的蜂窝织炎常由趾甲、足趾或组织间隙表面感染所致。单纯的蜂窝织炎常可通过临床建立诊断，而不需要通过影像学检查。对蜂窝织炎患者进行影像学检查的主要指征是怀疑有软组织脓肿、骨髓炎或化脓性关节炎等深部组织的感染。

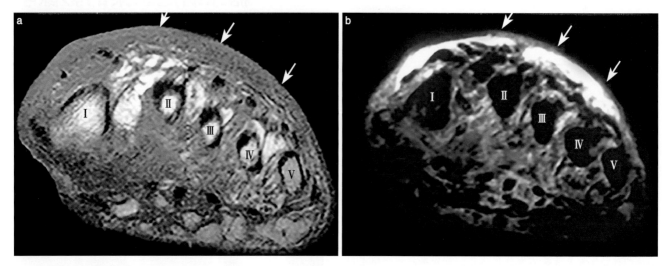

图5.2 MRI显示足背软组织肿胀。（a）T1加权像和（b）液体敏感的STIR像，为通过跖骨干中段水平的冠状面或短轴位图像。该糖尿病患者有弥漫的足背软组织肿胀（小箭所示）。皮下水肿在T1加权像为暗或低信号，在STIR像为亮或高信号。注意跖骨的正常脂肪性骨髓信号——在T1加权像上高信号（亮）、SITR像上低信号（暗），由此可除外骨髓炎。I～V代表第一至第五跖骨

骨髓炎

糖尿病足骨髓炎的发生率可达15%[16,17]。骨感染常是由软组织感染的局部蔓延所致（图5.1）。胼胝和溃疡可作为感染的通道，感染经其延伸到深部软组织腔隙、骨骼和关节。发生软组织感染和继发骨髓炎最常见的部位是足底筋膜内压力最高的位点，比如跖骨头和跟骨（图5.3）。对足溃疡的评价很重要，因为超过90%的骨髓炎由感染从软组织连续性扩散到骨导致[7]。Newman等证实了溃疡深度和骨髓炎之间的明确联系：100%深达骨头的溃疡和82%的中等深度的溃疡在骨活检时均发现有骨髓炎的存在[1]（图5.1）。

在糖尿病足患者中，无论通过临床还是影像学方法，诊断骨髓炎都比较困难。通过探针可穿过足溃疡到达骨质（图5.3），这一点是提示糖尿病患者存在骨髓炎的重要依据[18]，

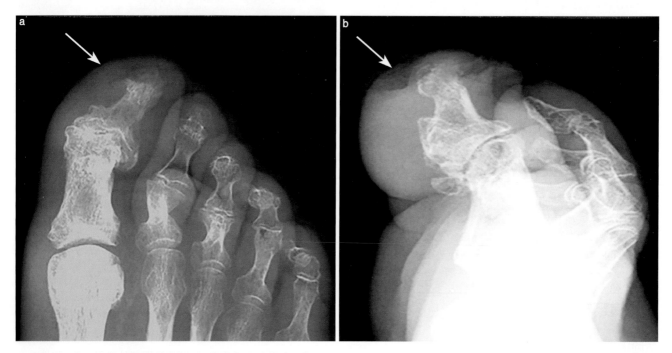

图5.3 第一足趾远节趾骨骨髓炎。（a）正位和（b）侧位显示第1足趾（跗趾）位于远节趾骨的溃疡（箭所示）。骨皮质显示不清，局部骨质稀疏，代表骨髓炎。临床查体可以看到溃疡内露出的骨

也常被用作指导治疗相关决策的依据。然而,临床判断常存在对感染与否的误判。根据 Newman 等[1] 的研究,通过探针探骨技术判断感染,只有 68% 的敏感性,可能低估了骨受累的发生率。这项研究中,19 例足溃疡中有 18 例并骨外露或者显示有炎症,但是有骨髓炎。Mutluoglu 等的一项新近研究中,探针探骨的敏感性和特异性分别为 66% 和 84%,阳性预测值为 87%,而阴性预测值只有 62%[19]。Lavery Armstrong 等的研究发现,当用探针探骨在骨髓炎患病率为 12% 的糖尿病患者人群中进行检测,其阳性预测值相对较低(0.57)[20]。近期一个荟萃分析的结果显示,汇总的探针探骨敏感度为 0.87(95% 置信区间 0.75～0.93)和 0.83(95% 置信区间 0.65～0.93)[21]。并且,发热和白细胞升高等其他临床参数在糖尿病患者感染的诊断中也不可靠。比如,Bamberger 等的研究显示,临床严重骨髓炎患者中仅 18% 有发热症状[14]。对于既无发热又无白细胞升高的骨髓炎患者,外科

探查往往十分必要[22]。

影像学手段

影像学在诊断和鉴别骨感染和软组织感染、确定软组织异常的性质、判断骨关节病变和其他骨异常、辨别需要手术干预的血管病变方面均有着重要的价值。多种影像学手段对于糖尿病足的评价有帮助,包括 X 线平片、核素显像、计算机断层扫描术(computed tomography,CT)、磁共振成像(magnetic resonance imaging,MRI)、超声检查和血管造影。影像技术检测骨髓炎的敏感性各有不同,尤其在判断是否有蜂窝织炎、外周缺血和糖尿病神经病理性骨关节病方面的特异性和敏感性有限[23,24](表 5.1)。但是在合适的条件下,无创性影像学检查可帮助诊断和治疗水平的提高。

表 5.1 不同的影像学手段在骨髓炎诊断中的敏感度和特异度汇总

	敏感度范围(%)	特异度范围(%)	汇总的敏感度/特异度(%/%)	参考文献
X 线平片	52%～93%	33%～92%	61%/72%	[1,34,35,101,103,104]
不伴骨并发症的患者三期骨扫描			94%/95%	[31](20 项已发表报道的综述)
伴有骨并发症的患者三期骨扫描			95%/33%	[31]
111In 标记的白细胞	75%～100%	69%～100%	93%/80%	[31,34,35,36,39]
67Ga 显像和全身骨显像联合扫描			81%/69%	[31]
MRI	29%～100%	67%～95%	96%/87%	[10,101-104]

X 线平片

X 线平片是筛查可疑感染患者的首选影像学手段;优势是价廉、简便。平片可以帮助确定有些原本并未被怀疑有糖尿病的患者,例如,显示了趾间动脉的钙化,而这些钙化在非糖尿病患者中罕见[25]。蜂窝织炎导致皮下脂肪层密度增高并增厚,尽管非特异性的软组织水肿也可有类似表现。骨感染和软组织感染,均可导致脂肪平面的模糊。局部积液和软组织骨痂均可表现为皮下脂肪层的局灶性密度增高。溃疡根据其大小和方向,在平片中可显示或不可显示(图 5.4)。总的来说,所有

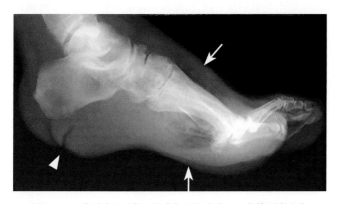

图 5.4 X 线平片显示软组织含气和深溃疡。一位糖尿病患者的右足侧位像显示足背和足底的皮下气体(箭),围绕跗骨分布。在足跟脂肪垫内可见深溃疡(箭头)

这些软组织异常在临床查体时更确切。然而,平片可清晰显示与感染或近期手术相关的皮下气肿(图 5.4)。有些金属或含铅玻璃等异物射线无法透过,通常在平片上可以显示。为了检测出非金属异物和轻微软组织钙化,拍平片可能需要采用"软组织"技术加以优化(即降低 kV 值)。

骨髓炎的平片表现包括软组织肿胀、软组织与脂肪间的分界平面消失、渗透性的髓腔低密度区、局灶骨质稀疏或局部溶骨性病变、骨周新骨形成、骨内"扇形征"改变和骨皮质破坏(表 5.2;图 5.3、图 5.4 和图 5.5)。值得注意的是,这些骨改变只有在骨髓炎形成 10～14 天后才能明显表现、骨丢失超过50% 后才能在平片上确切显示[26]。当有先前的片子可以用来对比时,可能会更早地发现早期改变。在大部分研究中,平片检测出骨髓炎的敏感度在 52%～93% 之间,特异度在 33%～92% 之间(表 5.1)。当平片显示骨髓炎为阳性时,往往不需要进一步的影像学检查。但是,与其他影像学手段相比,平片的敏感度差,检测阴性并不能排除骨髓炎可能性,并且对化脓性关节炎或脓肿形成等软组织感染不敏感。

表 5.2 急性骨髓炎的平片表现

软组织肿胀,软组织与脂肪间的分界平面消失
渗透性的髓腔低密度区
局灶骨质稀疏或局部溶骨性病变
骨周新骨形成
骨内"扇形征"改变
骨皮质破坏

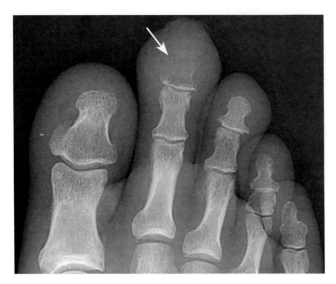

图 5.5　第 2 趾骨远节趾骨的骨髓炎。可见广泛的皮质骨和髓质骨的破坏(箭)以及周围软组织肿胀

即使平片未显示骨髓炎表现,它在感染诊断鉴别中也扮演着重要的角色。平片可显示神经性关节病变、术后改变、骨折、异物、气体、足畸形以及骨性变异等表现,因此可作为指引其他影像学检查的路标。如果无相应平片作为辅佐诊断,上述异常表现可能会导致 MRI 或者核医学在检查结果解释上的不确定性。

核医学检查

核医学检查是基于将放射活性物质施加(主要是注射)于人体后,用伽马相机测量积聚于不同部位的放射活性剂量,从而反映出该部位的活性。基于不同的示踪剂,不同种类的检查被设计适用于特定的用途,示踪剂包括羟基磷灰石、白细胞、硫胶体和葡萄糖。在糖尿病足诊断中最常用的核医学检查或闪烁成像是骨扫描、标记的白细胞扫描和骨髓扫描。Ga 显像不再是常见的应用。FDG PET 对诊断肌肉骨关节感染有用,但在美国该检测方式还不能被报销。骨扫描和标记白细胞扫描,对显示软组织感染和骨髓炎均高度敏感(表 5.1)。根据传统做法,当足平片未显示异常时,可采用骨扫描方法;而当足本身有病变时(即神经性骨病、创伤、退行性改变),可采用标记白细胞扫描(表 5.1)。然而,骨扫描在骨髓炎诊断中的价值也在随时间而发生转变[27]。根据美国放射学会(American College of Radiology,ACR)的指南,在核医学检查研究中,标记白细胞扫描目前被认为是用于疑似骨髓炎评估的一线影像学检查手段,而当患者有神经性关节病时,则采取99mTc-硫胶体扫描作为补充手段[28]。并且,近年来,由于闪烁 SPECT(单光子发射体层)或者由闪烁 SPECT 和传统 CT 图像杂交的技术(即 SPECT/PET)等三维成像技术的应用,使得核医学检查的应用越来越常见[29,30]。

骨扫描

根据传统的观点,三期相骨扫描(triple phase bone scan,TPBS)是用于平片检查阴性而疑似骨髓炎患者的进一步检查手段。该方法具有易得、易操作的优势。静脉注射具有放射活性的 99mTc-亚甲基二磷酸盐,然后使用伽马相机在三个不同的时间点照相。在注射后即刻进行采图,每 2~5 秒连续取材图像,以获得核素血管成像(血流相),可显示不对称增加、流至感兴趣区域的血流。组织相或者血池相在 10 分钟之内获取,可显示软组织感染所致的细胞外液增多。延迟的骨骼相在注射后 2~4 小时获取。骨骼相可以显示活跃骨转换的区域,该区域整合放射性核素示踪剂,表现为示踪剂活性增加的"热点"区域。骨摄取示踪剂的量取决于成骨活跃度和局部的血流。在某些场所,SPECT 可与锝骨扫描联合产生核素活性的体层和断层图像,经过重建成不同平面图像,可清晰显示由骨重叠造成的异常。由于 SPECT 图像本身的对比度比平面图像好,因此在检测核素活性方面也更敏感。

骨髓炎在三期相骨扫描上均导致摄取增加,而单纯的蜂窝织炎只显示前两期相的摄取增加(血流和组织相或血池相)(图 5.6)。在蜂窝织炎患者中,骨由于炎症可能有轻微的摄取增加,但与骨髓炎所显示的更局灶、更强烈的摄取增加有明显不同。然而,延迟期的摄取相对于骨髓炎不特异。总的来说,延迟期检测阳性代表着存在有骨折愈合、神经病理性骨关节病或近期骨手术等促进骨重塑的过程。假阴性可见于放射性核素由于血流减低而不能到达足部;这种情况在动脉硬化的糖尿病患者中尤其需要关注。

Schauwecker 对 20 个已发表报道进行综述,显示用骨闪烁显像检测骨髓炎汇总平均敏感度和特异度分别是 94% 和 95%[31]。但不幸的是,该数据仅适用于无骨畸形存在的患者。在有近期骨折以及较常见的神经关节性骨病等复杂骨状况的糖尿病患者中,其检测的敏感度仍高达 95%,但特异度下降至 33%[31]。标记白细胞方法对骨髓炎的检测更准确[28,32]。因此,最新版本(2012)美国放射学会(ACR)倡导的骨髓炎影像评价合理策略推荐,将标记白细胞扫描作为一线的核医学成像手段;并认为将三期相骨扫描作为骨髓炎的影像学评估手段常是"不合适"的,尽管骨扫描阴性也被发现有着很高的阴性预测值、可确定排除感染可能[28]。尽管如此,在一些临床实践中仍然采用三期相骨扫描,尤其是当平片显示并无骨折发生和神经骨性关节病改变等基础骨的合并症时[28]。

标记白细胞和骨髓扫描

标记白细胞检查也被称为标记白细胞(white blood cell,WBC)扫描,是在平片上存在基础骨病时推荐的闪烁成像技术。这是因为白细胞将聚集于感染病灶,以骨折和神经病理性骨关节病为例,与骨扫描不同,白细胞理论上不会聚集在骨转换加速的位置。白细胞扫描检查时,先提取患者血液,分离出血液里的白细胞,然后将白细胞和 111In 羟基喹啉或者 99mTc-HMPAO 混合孵育,以标记白细胞;将标记后的白细胞回输入同一患者体内。16~24 小时后对 111In 羟基喹啉标记的白细胞进行标准伽马相机成像;而对 99mTc-HMPAO 标记的白细胞进行成像是 3~4 小时后。标记的白细胞仅聚集在感染部位而不在破骨活动活跃的位置,因此特别适用于诊断伴有基础骨病的骨髓炎(图 5.7)。这项技术对细菌感染等中性粒细胞介导的炎性过程最有价值,因为大多数被标记上的白细胞都是中性粒细胞[33]。并且,白细胞总量必须大于 2 000/μL 才能保证获得较好的检查结果[33]。

与三期相骨扫描和镓扫描(表 5.1)相比,In 标记白细胞扫描检测骨髓炎的敏感度和特异度最高。一个整合 7 项研究的

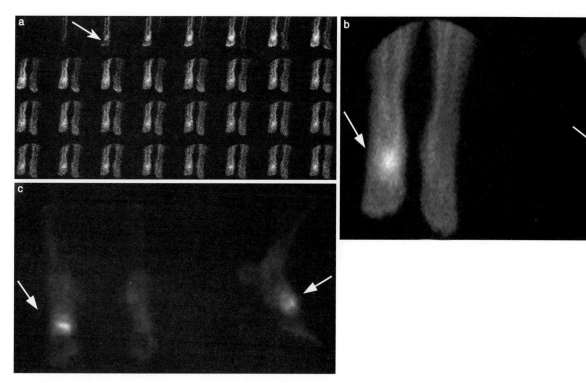

图 5.6 骨髓炎的三期相骨扫描。(a)三期相骨扫描在注射后即刻每 2~5 秒连续取材图像获得的核素血管成像(血流相),显示不对称增加、流至右下肢远端的血流(箭)。(b)在注射后十分钟取材的血池相显示右足活性增加(箭),反映与软组织炎症相关的细胞外液增加。左边是前后位,右边是侧位。(c)延迟的骨骼相在注射后 2~4 小时获得,显示足中部骨的活性增加。在这个时相,"热点"反映骨转换活跃的区域(箭),因此对骨特异。注意前期在血池相的软组织信号已经清除。左边是前后位,右边是侧位

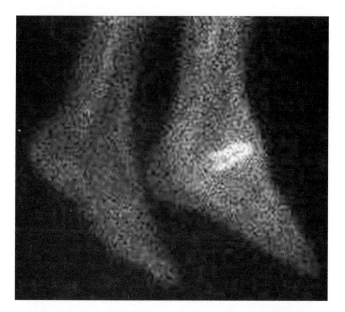

图 5.7 In 标记白细胞扫描显示骨髓炎。踝部 In 聚集增加代表骨髓炎病灶。患者表现为局部肿胀和发热。骨髓抽吸培养为金黄色葡萄球菌

分析显示其敏感性达到 93%、特异度为 80%[1,34-39]。并且,Newman 提示 In 标记的白细胞扫描可以监测治疗后反应,其图像在抗生素治疗开始 2~8 周后恢复到正常[1]。

由于潜在的优势以及较高的敏感度和特异性,In 标记白细胞扫描被推荐为评价糖尿病足是否伴发骨髓炎的首选核素检查方法[32]。在最近的美国放射学会制定的影像学检查适当策略指南上,对于不合并神经病理性骨关节病的糖尿病足患者是否有骨髓炎[28],标记白细胞扫描被认为在"一定情况下可能合适,比如当不能做 MRI 检查或者检查不可及"时最合适的核素检查方式。铟(In)-111 白细胞全身平面显像/扫描的敏感性和特异性范围分别为 72% ~ 100% 和 67% ~ 100%[32]。但是,早期数据曾显示 In 标记白细胞有 31% 的可能性被非感染性的神经病理性关节所摄取,导致假阳性结果[40]。这样的假阳性结果可导致当标记的白细胞聚集在典型的骨髓分布区域外时,难以辨别是代表感染还是仅代表造血过程的不典型位置[41]。不典型的骨髓分布可伴随骨折、骨科植入物、骨梗死、系统性疾病、神经病理性骨关节病和肿瘤等各种情况,从而很难与骨髓炎导致的白细胞活动进行区分。在可能存在不典型骨髓分布的部位,可以将白细胞扫描与第 2 个独立的核医学检查(例如,使用锝-99 的硫胶体的骨髓闪烁扫描)进行比较,会很有帮助。该策略基于一个事实,即白细胞和硫胶体都聚集在骨髓,不管是什么位置,仅有白细胞会聚集在骨感染部位而硫胶体不会。因此,即使有骨髓不典型分布的情况,硫胶体骨髓扫描仍然能勾画出正常骨髓的分布范围[42]。将白细胞扫描和骨髓扫描相结合,当白细胞扫描的核素摄取在强度或者分布上大于骨髓扫描时(即"不一致"的扫描),意味着骨髓炎阳性结果(图 5.8)。出于这个原因,当存在神经病理性骨关节病或者其他合并的骨异常时,将标记白细胞扫描和骨髓扫描的结果同时进行参照,可提高骨髓炎诊断的准确性和特异性[42,43]。据报道,当将这些检查结果相结合后,结果的准确率达 88% ~ 98%[42]。考虑到这一点,根据美国放射学会适当检查策略推荐,在神经病理性关节病和可疑骨髓炎并存时,标记白细胞扫描宜同时取得骨髓扫

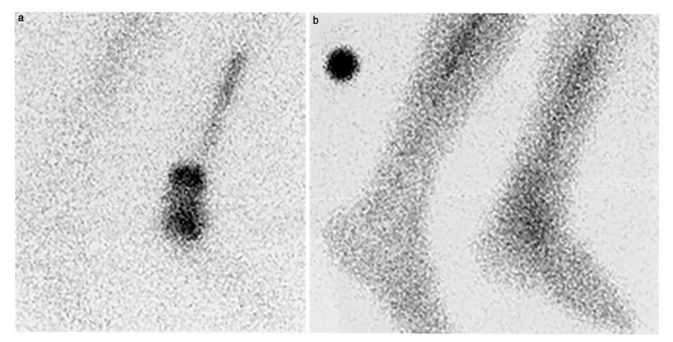

图 5.8　In-111 标记的白细胞扫描和锝-99m 硫胶体扫描显示结果不一致,提示骨髓炎。(a)一位糖尿病患者胫骨区溃疡不愈合,In-111 标记的白细胞扫描显示胫骨和踝部活跃性增强。(b) 99mTc 标记的硫胶体扫描在同样的区域也显示活跃性增强,但明显弱于 111In 标记的白细胞扫描图像,提示骨髓炎的两种扫描图像的"不一致"

描结果,"可能在某些临床环境下合适"(这是核医学检查能得到的最高评级)[28]。在实践中,当用 111In 标记白细胞、99mTc 标记骨髓扫描时,一次成像可以同时获得两种扫描结果,因为两种核素有不同的能量,因此可通过采用不同的能量窗设置、由伽马相机所区分,以获得各自的放射活性。

标记白细胞扫描结合硫胶体扫描的检查方式存在一定的局限性,包括:在感兴趣的检查区域无白细胞活动,这样通过骨髓扫描可能无法有发现;硫胶体图像在感染开始后 1 周表现为骨质减少;如果在使用 99mTc 标记的硫胶体检测时发生准备不恰当或者在成像前准备时间超过 2 小时,成像质量将会下降,导致无法准确评估;标记的白细胞还可能聚集在淋巴结内,尽管典型的淋巴结活性可以通过其特征性形态和沿淋巴结链排布而得以区分[42]。另外,识别随年龄变化的骨髓分布也很重要。

由于骨性结构距离前足的腹背两侧较为对称,因此,对前足骨髓炎的检测难度较低;但在解剖比较复杂的中足和后足区域,骨髓炎的检测比较困难[33]。在解读标记白细胞扫描的时候,同时参考 SPECT/CT 作为解剖定位的指导,可提高诊断骨髓炎的准确性[29,30,32]。SPECT/CT 代表着将闪烁图像和形态学图像融合成杂交图像,即包括核医学单光子发射体层扫描和常规可显示三维解剖的 CT 图像。CT 提供的三维解剖图像可提供核素摄取增加区域的解剖学标志参考,这也是 SPECT 优于其他多种核素成像方法的重要原因[30](图 5.9)。通过这种方法,SPECT/CT 可减少由于错误定位等而产生的软组织内检测结果假阳性[32]。现已证明,SPECT/CT 可用来评价骨髓炎对治疗有无反应[44,45],并且存在可对严重性进行分级和对疗效进行预测的潜在可能[46]。如果不能行 SPECT/CT 检查,同时进行骨扫描可以帮助提高标记白细胞的准确性[31]。

In 标记白细胞扫描的其他不足之处,包括:标记过程复杂,

白细胞标记不足可能导致检查的假阴性[29];花费高;检查可及性有限;处理血液制品风险[29]。由于这些白细胞体外标记的内在困难因素,多项体内标记白细胞的技术已经被开发。但是,这些技术目前还没有被广泛应用[33]。

镓扫描

镓扫描在糖尿病足骨髓炎诊断中使用不多。过去,在平片结果异常和不能行标记白细胞或 MRI 检查时,镓扫描曾被认为是有用的替代检查方式。但是,近些年,In 标记的白细胞扫描常和骨扫描相结合,已经在大多数情况下取代了镓扫描。目前,在美国放射学会最新的糖尿病足骨髓炎成像推荐中,已经不包括镓扫描[28]。

FDG PET

FDG PET 已经成为肿瘤成像的重要技术,被普遍应用于肺癌、乳腺癌、淋巴瘤和黑色素瘤及其他肿瘤的检测、分期和监测疗效反应中[47]。然而,FDG PET 经常也显示炎症或感染区域的活性增强,目前 PET 评价非肿瘤性病变的实用性正在被积极研究[47]。但在现在这个节点,如果在美国用 FDG PET 来进行感染相关的应用,一般无法得到报销。

FDG 是放射核素标记的葡萄糖类似物,由细胞按其代谢率和葡萄糖转运蛋白数量而成比例摄取。FDG 摄取提高可见于炎症,表现为激活的炎症细胞其葡萄糖转运蛋白的表达增加、对葡萄糖类似物的亲和力提高。F18 核素(18F)是由产生粒子的回旋加速器产生,半衰期较短。在静脉注射 F18 葡萄糖后 30~60 分钟,患者接受 PET 扫描。尽管检查范围是从头扫描到脚,但常规检查仅包括从颅底水平到大腿中段的图像。图像上,活性增加区域反映局部葡萄糖代谢增加,被描述为标准化摄取值(standardized uptake value,SUV)。大多数扫描设备是 PET-CT,将 PET 扫描仪和常规的 CT 扫描仪整合在一起。在 PET-CT 系统中,PET 和常规 CT 图像同时取材并融合形成杂交

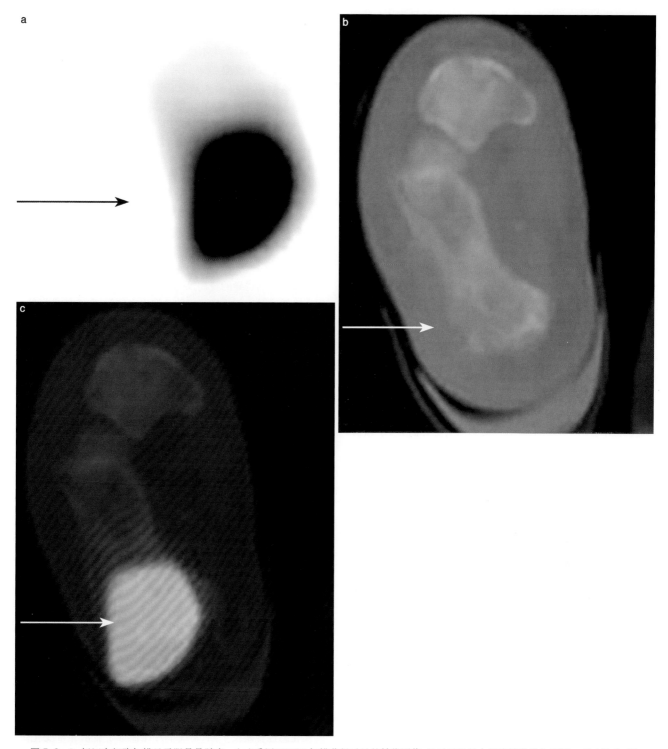

图 5.9 In 标记白细胞扫描显示跟骨骨髓炎。(a) 采用 SPECT 扫描获得后足的轴位图像,显示后足的白细胞摄取增加(箭)。(b) 轴位 CT 图像显示,跟骨外侧皮质不规则,反映骨髓炎导致的骨侵蚀(箭)。(c) 核素标记白细胞扫描图像叠加在 CT 图像上,形成 SPECT/CT 融合图像,可清晰定位跟骨的白细胞摄取(箭)

图像,帮助定位活性增强的区域。定位准确性提高可帮助鉴别骨髓炎和软组织感染[48]。

FDG-PET 对感染的成像已经获得了一些有前景的结果,但还处于研究阶段。总的来说,FDG-PET 对感染检测的敏感性一般都较高,同时阴性预测值很高;但是,由于代谢活性增强(不仅仅是感染的发生)也会导致核素活性增强,进而造成假阳性结果[47]。Chacko 等对 175 个解剖部位进行了 167 次 PET 检

查,发现诊断慢性骨髓炎的正确率为 91.2%[49]。Meller 等通过前瞻性研究比较了 FDG PET 和标记白细胞扫描 2 种检测方式,结论是 FDG 对慢性骨髓炎的诊断能力更高[50]。PET 对慢性骨髓炎和假体感染评估方面也有价值[51]。在一项 Termaat 等的荟萃分析中,FDG PET 显示的诊断慢性骨髓炎的总敏感度为 96%、总特异度为 91%[52]。在有限的一些病例中,发现在抗生素治疗后,FDG 摄取的降低与炎性活动变化存在相关性[53],

提示其可能在跟踪治疗后的反应上发挥作用,与目前其在肿瘤治疗上的应用类似[47,54]。目前,研究者们正在对一系列新的PET示踪剂在感染和炎症成像方面的应用进行评估[51]。总的来说,FDG-PET对骨髓炎的显像具有高敏感度[55];但在美国,FDG PET检查还不能被报销。

目前,专门对FDG PET用于糖尿病足感染的评估数据还相对有限。Keider等评估了14例患者的18个感染部位,证明了FDG PET可以精确定位感染部位、可鉴别糖尿病足的骨感染和软组织感染[48]。而与上述发现相反,Schwegler等对7位慢性足溃疡并且经活检证实骨髓炎的糖尿病患者进行研究,发现这7例患者中,仅有2例表现为FDG检测阳性,而有6例均为MRI检测阳性[56]。Treglia等的一项荟萃分析显示,FDG PET在糖尿病足患者中检测骨髓炎的总敏感度为74%、特异度为91%[57]。

与标记白细胞扫描方式相比较,FDG PET检查时间短并且无须从患者体内提取白细胞来进行标记。由于感染部位灌注降低,PET比WBC扫描方式导致的假阴性少。PET和白细胞扫描方式在周围骨骼检查的敏感度方面相类似(周围骨骼,由于造血功能骨髓缺乏而不会造成白细胞活跃的假象);又因为中轴骨骨髓对白细胞存在生理性摄取,PET比白细胞扫描在检测中央的炎症或感染病灶上更有效[47]。与PET应用于糖尿病足患者有关的一个潜在问题是在代谢活跃病灶区域的慢性高血糖对FDG摄取的影响[58]。但是,近期研究提示轻度到中度升高的血糖并不会对18FDG PET在检测糖尿病足骨髓炎上产生不利的影响[59]。

新的核素药物

有不少可能应用在糖尿病足诊断上的新的核素药物正在被研究,但还未进入临床常规应用。它们包括放射标记的抗粒细胞抗体、免疫球蛋白、抗生素和被细菌特异性摄取的核素药物[60]。

计算机断层成像

计算机断层成像(computed tomography,CT)显示骨髓炎较平片早,但并不被认为是诊断骨髓炎的一线检查,因为CT在显示软组织和骨感染方面比MRI敏感性差。并且,与MRI不同,CT可能对患者产生电离辐射伤害。

CT采用电离辐射产生人体的断层图像。组织按其相对的X线衰减值以灰阶显示,单位是亨氏单位(Hounsfield unit,HU)。例如,空气的亨氏单位值为-1 000,水为0,软组织大约为40,骨一般大于或等于400。大部分CT扫描采用多探测器设备,可做到薄层快速扫描。当采用多层探测器CT进行薄层"体积"扫描时,一个方位上扫描获得的图像可以用计算机重建到另外一个方位上,比如在横轴位获得的图像可以重建成冠状或矢状位。图像数据还可进行不同算法的后处理,从而着重显示骨或者软组织。与这种后处理不同的另一种做法是,图像也可以用"骨"窗或者"软组织"窗来展示。图像数据还可以做不同的后处理以显示解剖,如最大强度投影(maximum intensity projection,MIP)以产出CT血管成像或者容积重现(volume rendering,VR)以创造出不同组织的三维展示。

CT扫描经常使用含碘对比剂以突出显示不同的组织,显示特定结构有特征性的增强模式,勾勒囊肿和积液轮廓,并与实性肿物进行区分,以显示血管解剖。对绝大多数病例,CT增强不会产生什么异常后果。但是,有一部分患者在接受静脉注射的含碘对比剂后产生不良反应,在1/40 000的患者中可能出现致死性过敏样反应[61]。如果采用低渗、非离子型对比剂,这种不良风险风险可极大减低;这已经成为很多医院的常规了[62]。使用非离子型对比剂还能降低恶心、呕吐、血流动力学不稳定,以及与对比剂渗透性有关的不适或者疼痛的发生率[62,63]。有过敏反应病史的患者,美国放射学会对比剂使用手册2016版(10.2版)推荐了一个预用药的方法,在择期对比剂使用之前,包括口服泼尼松或者甲泼尼龙和苯海拉明同服,以减少对比剂导致的不良反应的频率和/或减轻其严重程度[64]。还有一种可选的方法是采用跟以往产生过不良反应对比剂不同的低渗透性对比剂[64]。肌酐升高的患者(>1.5mg/dL)和糖尿病患者(尤其是1型糖尿病)产生对比剂导致急性肾小管坏死肾衰的风险增加[65]。离子型对比剂和非离子型对比剂都可能导致对比剂诱导的肾病,尽管非离子型对比剂导致的肾病发生率略低。对比剂诱导肾病的总发生率较低(肾功能良好的患者发生率为1%~2%)[62],影响一般较短暂而自限。然而,肾衰患者的发生率则明显增高(血肌酐1.3~1.9mg/dL的患者发生率10%,而血肌酐大于2mg/dL的患者发生率可高至65%)[62]。并且,在服用二甲双胍的患者中,对比剂诱导的肾功能不良可能导致致命的乳酸性酸中毒,因此推荐在对比剂使用前或后暂时停用二甲双胍[62]。静脉水化在这种情况下可用于预防,而利尿剂的使用则会使情况恶化[66]。美国放射学会对比剂使用手册2016版将使用二甲双胍的患者分成两类:①Ⅰ类,患者没有急性肾衰证据,eGFR大于或等于30mL/(min·1.73m^2),这类患者在静脉使用含碘对比剂前后不需要停用二甲双胍;②Ⅱ类,患者有急性肾衰、严重慢性肾疾病,或计划接受可能导致肾动脉栓塞的经动脉导管操作(Ⅱ类),这类患者应暂停使用二甲双胍[64]。在美国放射学会对比剂使用手册2016版中可以找到与对比剂过敏及预防以及与服用二甲双胍的患者相关的更多话题[64]。

CT的优点包括空间分辨率高、对骨性细节和小钙化的超高显示能力以及可一次性快速扫描大范围。CT的缺点包括有电离辐射以及与使用对比剂相关的风险。值得注意的是,扫描四肢的辐射剂量远低于扫描身体躯干。骨科硬件可能会产生"线束硬化"伪影,导致周围解剖显示不清,但是随着新一代CT设备和减少金属伪影的技术进展,这些影响已经远不像过去那样突出[67,68]。不过,支架、致密的假体和大的金属装置还是会对诊断影像产生影响。

在急性骨髓炎早期,X线平片往往难于显示异常变化,但CT常能显示。CT在显示骨皮质破坏(图5.10)、骨膜炎和软组织气体或骨内气体方面比X线平片优越[69,70]。CT还可以显示由于脓液和水肿而导致的骨髓内脂肪密度增加、软组织脂肪平面的模糊[71,72]。CT在慢性骨髓炎中显示死骨片(一块坏死的骨与存活的骨之间被肉芽组织隔绝)方面尤其具有优势。死骨片表现为髓腔内一块致密的骨片,被软组织密度包绕[7,73]。CT在显示X线下隐匿的异物方面也很有帮助,甚至是对那些本身并非不透射线的异物(如木头)。CT在使用对比剂增强后可以显示软组织脓肿和局部没有增强的坏死区域。MRI、超声检查这些本身软组织分辨率较高的影像手段可以更好显示脓

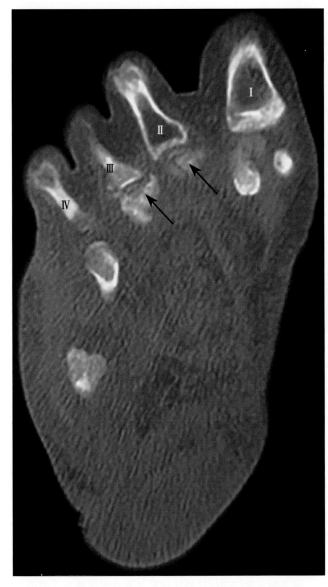

图 5.10　跖骨骨死 CT。第二和第三跖骨头变平。在变形的跖骨下方的透光区代表软骨下的骨折(箭)。CT 可清楚显示这样的骨质异常

液积聚,并且还不需要使用静脉内对比剂。因此,是否使用 CT 来检出软组织脓肿应权衡对比剂使用可能导致的风险。总的来说,CT 诊断糖尿病足骨髓炎的敏感度和特异性方面的研究结果还很缺乏。在考虑电离辐射风险、对比剂过敏反应,尤其是对比剂导致的肾病等这些因素后,使用 CT 作为诊断骨髓炎常用筛查手段的热情自然消减。2012 年美国放射学会指南提示 CT 适用于评估神经病理性关节病和软组织损伤,但不适用于溃疡;因为 CT 可以发现平片上隐匿的神经关节病变,当患者不能做 MRI 的时候尤其有用[28]。

超声检查

　　尽管灰阶超声已被用于显示软组织感染和骨膜下脓肿,并可引导软组织感染的抽吸术,但由于骨皮质的声影作用,在骨和骨感染的成像中应用非常有限(下文将分别讨论糖尿病足血管系统的双工多普勒超声成像)。

　　超声图像是将超声探头紧贴于患者皮肤上,通过发送和接收既定频率的超声波来形成图像[74]。声波的振幅被反射回来(而不是传递出去)被转换成相关解剖结构的灰阶图像。通过合成回声来形成感兴趣区域的图像。反射系数可忽略的超声波传播区域(如单纯的液体)表现为均匀的黑色,称为无回声区;对声波反射程度高的区域(如骨皮质)呈现为明亮的高回声区。正常情况下,不同的组织,如肌肉、肌腱和神经,有其特有的反射模式。足部的超声诊断使用高频探头,通常与透声垫或其他类似物结合使用。

　　糖尿病患者的超声成像有很多优势。超声检查没有电离辐射,患者基本没有不适感,而且常常可以在不使用镇静的情况下对幼儿实施。超声可对 MRI 禁忌证的患者进行检查,也可用于骨科植入物影响而不能成功获取 MRI 或 CT 的患者进行诊断性检查。超声设备成本相对较低,易于运输,在许多国家比 MRI 应用更为广泛。与其他影像学不同的是,超声可提供实时成像,因此可用于评估运动和用于引导引流、活检和注射性疗法。超声主要的也是重要的劣势在于需要高水平的技师和经验丰富的读片专家。

　　超声适合于评估表面软组织,并指导抽吸和引流关节腔内或腔外积液。脓肿通常表现为穿透力较强的低回声区(也就是说,脓肿后方的组织回声比预期的更强,因为脓肿内的液体对声波的衰减程度小于脓肿周围的软组织)(图 5.11)。然而,当一个脓肿的内容物变成蛋白质时,在超声上可能很难识别,因为它可以变成周围组织的等回声,并可能无法在脓肿深部组织中显示增强的信号。同样,关节积液通常表现为低回声,但在腔内容物成分复杂时则超声显示比较困难。即使超声检查显示有积液,也不能通过图像确定积液内是否有感染。因此,超声常被用于引导可疑积液的抽吸治疗。

　　因为骨皮质导致的声影掩盖了其下方的骨回声,超声对骨髓炎尤其是早期骨髓炎的直接评估作用有限[75](图 5.12)。但是,超声可以显示儿童骨膜下的脓肿[76,77]。骨膜下脓肿是儿童骨髓炎的一个特征性图像,但成人无此表现,因为儿童骨膜与骨骼的附着较松,因此更容易因脓液而产生移位。骨膜下脓肿呈>2 毫米厚的无回声区或中等回声区,与骨骼相连,且比放射平片更早检查出此类图像[78,79]。注意不要将软组织脓肿或骨旁软组织炎症改变误认为是骨膜下脓肿[80]。能量多普勒超声可用于显示骨膜下脓肿周围充血,尽管在脓肿形成早期可能无阳性表现[81]。其他与骨髓炎相关的超声表现包括:骨膜下脓肿与皮肤表面相连通的瘘管,感染骨表面肌肉的肿胀和水肿,以及在晚期明显的皮质回声连续性中断[75,82,83]。超声对于异物的探测非常有用[84](图 5.12)。对 50 例疑似非透射性异物患者的体内研究发现,超声对异物检测的敏感性为 95%,特异性为 89%[85]。由于超声可以很容易地显示肌肉骨骼软组织结构,并可进行精确测量,因此在许多研究中已经使用超声来确定糖尿病足生物力学功能退化的相关因素。例如,D'Ambrogi 等测量了 61 例糖尿病患者的跟腱和足底筋膜(27 例伴神经病变;34 例无神经病变)和 21 名健康志愿者,发现糖尿病患者的足底筋膜和跟腱明显增厚[86]。这种异常在神经病变患者中更为明显。Hsu 和 Wang 等使用超声来比较伴有和不伴有前脚溃疡的 2 型糖尿病患者与健康对照组的鞋跟-垫层机械特性时发现,当暴露于模拟足跟垫内站立的足底压力峰值负荷时,2 型糖尿病患者能量耗散比更高。他们推测这会增加患足部溃疡

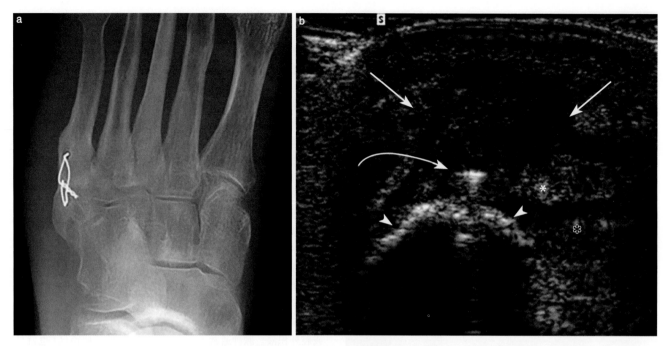

图 5.11 超声显示,软组织脓肿。(a)前后径图像显示,第 5 跖骨附近软组织肿胀,但不能区分广泛的软组织肿胀和局部脓肿。(b)第 5 跖骨基底部的灰阶超声横切面图像显示,在覆盖的软组织(箭)中有复杂的积液,符合脓肿声像图表现。单纯的液体呈无回声(黑色),但组织成分复杂的回声与周围组织相似,较难与周围组织区分。明亮的曲线样高回声线,是骨皮质(箭头)。皮质下的黑色、无回声区,是由皮质的声音阴影造成的,(通常)使超声难以对骨髓腔进行评估。紧邻皮质上方的小而亮的区域(曲线箭),提示为矫形金属丝。靠近骨骼的明亮的高回声区域(星号),表示通过透射率升高,提示其上方组织内含有液体

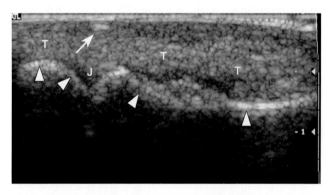

图 5.12 超声检查显示异物。沿足趾长轴超声扫描显示小的高回声线(箭),提示为一个小的 12mm 异物。较粗的高回声线(箭头),代表骨皮质,它掩盖了下面的髓腔。肌腱(T),关节间隙(J)

的风险[87]。Naemi 等使用实时超声弹性成像技术测量了 39 例患者脚后跟垫的厚度和硬度,其中 10 例患者的溃疡发生在脚后跟或跖骨下脚垫以外的部位[88]。在初步评估中,他们发现足溃疡组的足跟垫相对硬度明显降低。后一项研究使用了一种相对较新的超声技术,称为超声弹性成像(ultrasound elastography,UE),它可以评估组织的机械性能。这项技术仍处于相对早期阶段,目前出现了几种测量组织硬度的技术来替代现有超声测量方式。应变式或压迫式超声弹性成像涉及对组织施加压力,从而产生组织轴向位移(应变)。应变力是通过比较压缩前后的数据来计算的。假设施加的应变力是均匀的,组织的弹性模量与测量的应变成反比(根据胡克定律计算杨氏弹性模量,杨氏弹性模量是测量固体材料硬度的一种方法)。通过比较一个组织区域与另一个组织区域的相对应变力,将其显示为覆盖灰度解剖图像的彩色图像。相比之下,剪切波弹性成像是

基于常规超声波在组织内产生的横波。这些横波垂直传播于超声波引起的轴向位移并且横波衰减更快。通过测量剪切波的速度来计算组织硬度。弹性剪切波成像可同时得到覆盖在灰度解剖图像上的彩色硬度图像和理论上的弹性值(kPA)和剪切波速(cm/s)的客观定量图像。

磁共振成像

技术

磁共振成像(MRI)是糖尿病足骨和软组织感染主要的影像检查手段。MRI 不需要使用静脉内对比剂,可以提供优越的内在软组织对比,显示软组织的各种异常、平片隐匿的骨髓水肿。与同位素闪烁成像相比,MRI 可提供准确的解剖定义和对病变特征更清晰的显示,没有电离辐射伤害,总检查时间更短。MRI 对异常的骨和软组织水肿具备高敏感度和高的阴性预测值,可清晰展示感染的位置和范围,当不存在感染时可有效排除感染,因此为外科术前计划提供有价值的帮助[10](表 5.3)。但是由于 MRI 对骨髓和软组织水肿检测的敏感性高,有时候会难于区分水肿是由骨髓炎和软组织感染所致,还是由其他原因如骨折、早期骨坏死和感染灶周围反应性水肿等导致。术后改变也可以造成骨髓和软组织水肿,与感染所致的水肿难以区分。金属植入物产生的伪影可能会在 MRI 上遮蔽周围的组织显示。骨科植入物患者接受扫描时,在金属植入物周围的区域经常会受到局部磁场扭曲的影响而使观察受限。金属导致的磁敏感性伪影的范围随金属的尺寸和类型而异,采用一定的成像序列可减少伪影(比如高分辨的快速或梯度回波序列)。新的 MR 成像技术可以更好地抑制伪影,甚至可显示紧邻金属的组织,但是这些技术还没有被广泛推广应用[89]。磁敏感伪影

在材料是不锈钢的时候一般很严重,而在钛金属时则好得多。在某些情况下,外固定物是 MR 相容的。有些外固定物为铁磁性或顺磁性,可能会在磁场移位,因此在 MRI 检查前要对外固定物进行磁敏感性测试。并且,任何金属植入物都会造成局部组织加热,因此有金属植入物的患者在接受 MRI 检查时会感知到不适,并可以与 MR 技师沟通情况。MRI 对于有起搏器、铁磁性颅内动脉瘤夹和眼眶内植入金属物的患者是禁忌。最近已经开发了一些 MRI 相容的脊髓刺激器和起搏器,但还没有得到广泛应用[90]。大多数幽闭恐惧的患者可以在镇静下或者在开放磁体里接受 MRI 扫描。目前新一代的 MRI 设备,尽管没有正式被称为"开放"磁体,但已经改进为更短、更宽的磁体孔径("管径"),患者常常可以很好耐受。肥胖患者根据磁体而异,其体重限制一般是 135~205kg。

表 5.3　MRI 检测感染的指征

清晰显示软组织异常
排除骨髓炎
术前评估

MRI 扫描设备利用强的静磁场和射频(radiofrequency,RF)脉冲产生图像。静磁场使得人体内的原子产生平衡态,RF 脉冲激发原子,然后扫描仪记录原子的不同反应。临床使用的磁体强度在 0.2 特斯拉到 3 特斯拉之间:磁场强度越高,获得图像可能的信噪比和空间分辨率(解剖细节)越高。目前有很多不同的磁体,包括开放、宽孔径、短孔径磁体以及专门的四肢用磁体等。为了更好地接受组织经过射频脉冲激发后产生的信号并产生高分辨率的图像,多采用局部的 RF 射频接收线圈(线圈)。因此,为了扫描足部,可使用一个小直径的管状线圈或者足踝线圈包裹在肢体上。一次 MRI 扫描一般需要 30~60 分钟,在这段时间内获取 4~8 个扫描序列。一个序列是一套专门显示特定组织特征的图像,可以在横轴面、冠状面、矢状面或其他任意平面获取。有些较新的设备可以获得三维序列,在此基础上重建成任意平面的图像。成像序列通过重复时间(time-to-repetition,TR)和回波时间(time-to-echo,TE)以及所采用的特定射频脉冲(比如脂肪抑制或反转恢复脉冲)来描述。常用的成像序列总结于表 5.4。在某个成像序列,解剖和病理结构用信号强度来描述,经常用肌肉作为参照。比如,在 T1 加权像上脂肪和骨髓的信号是亮的,在 T2 加权压脂像和 STIR 像上为低信号。与之对比,单纯的液体和水肿在 T1 加权像为低信号,而在 T2 加权压脂像和 STIR 像上为高信号。由于钆剂和脂肪在 T1 加权像上都是高信号,增强序列一般都必须采用脂肪抑制技术,这样脂肪为低信号、凸显了高信号的钆剂增强范围。在足扫描、骨髓成分很多时尤其有用。然而,在足部扫描时要获得均匀的压脂效果常常较困难,这样对究竟有无局部对比剂增强的评价造成了难题[91]。最佳的图像通过最大化信噪比、小视野、薄层和更小的成像体素扫描来获得。但是,高分辨率成像需要更长的扫描时间。

表 5.4　MRI 序列:特点和应用

序列	参数	用途	特点
T1 加权(图 5.14)	短 TE 短 TR	清晰显示解剖	正常的脂肪和骨髓在 T1 加权像上明亮或高信号
质子加权	短 TE 长 TR	清晰显示解剖	与 T1 加权像相似,但液体和肌肉不那么暗或者低信号
T2 加权	长 TE 长 TR	液体敏感	液体和水肿在 T2 加权像上明亮或高信号,但如不采用脂肪抑制,可能与脂肪难以区分
脂肪抑制 T2 加权	长 TE 长 TR 脂肪抑制脉冲	液体敏感(非常)	液体和水肿明亮或者高信号,脂肪暗或者低信号 对积液很敏感,对与感染或炎症相关的水肿很敏感
STIR(图 5.14)	长 TR 中等长 TE 反转恢复脉冲	液体敏感(非常)	正常骨髓暗或低信号,水肿和积液明亮或者高信号 对积液很敏感,对感染或炎症相关的水肿很敏感,但解剖细节显示不清
脂肪抑制质子加权	短 TE 长 TR 脂肪抑制脉冲	液体敏感	正常骨髓暗或低信号,水肿和积液明亮或者高信号 也可以筛查液体和水肿
脂肪抑制 T1 加权("压脂")(图 5.13)	短 TE 短 TR 脂肪抑制脉冲	对钆剂对比敏感	钆对比剂显示为亮或者高信号。脓肿和富含蛋白或血性液体也可表现为亮或高信号。脂肪和单纯液体暗或低信号 分别在静脉造影前后进行增强对比。可以通过肉眼或者计算机减去已经证实的增强区域的方法对比前后序列变化。不均匀的脂肪抑制可能发生,特别是在足部,不要误认为增强。当没有使用造影剂时,该序列可以区分脂肪块与出血性或蛋白质液体,例如脂肪瘤与血肿或蛋白质神经节囊肿

跟 CT 不同，MRI 可提供高的软组织内在对比，而不需要采用静脉对比剂。所以，在显示软组织感染病变或骨髓炎这些主要表现为软组织和骨异常的水肿信号时，不需要使用外源静脉用对比剂。而在勾勒糖尿病足患者软组织和骨内脓肿的范围、突出显示溃疡和骨之间的窦道、增强 MR 血管成像时，静脉剂的使用是有帮助的。钆剂在感染或非感染性炎症部位浓聚，原因是在这种情况下局部血供和动脉"孔隙度"增加，在 T1 加权像上呈现出高(亮)信号。

绝大多数临床采用的 MR 成像对比剂是基于顺磁性元素钆。从历史上，钆对比剂与含碘的 CT 和导管造影对比剂相比，患者更好耐受，过敏反应和肾毒性发生率更低。但是，近年来出现钆对比剂使用后发生在严重肾功能不全患者的肾源性系统性纤维化(nephrogenic systemic fibrosis, NSF)的不良报道[92,93]。NSF 曾被称为肾源性纤维化性硬皮病，是一种使外形毁损、有致残或致死潜能的严重疾病，表现为对称、融合、固结的皮肤斑块，还可导致关节挛缩和内部器官纤维化。因为病变与特定剂型、与剂量相关，静脉用钆剂与 NSF 的联系进一步得到确认[62]。值得注意的是，在使用钆剂后，后续进行透析也未见能避免 NSF[93,95]。因此，对于规律进行透析的终末期肾病患者，当钆剂增强检查无法避免时，ACR 药物和对比剂委员会推荐，尽可能将 MRI 对比增强检查安排在透析之前，两者安排越近越好，"虽然目前尚未得到证实，但检查后即刻进行透析可能降低 NSF 发生的可能性"[64]。由于对 NSF 的担心，美国食品药品管理局(Food and Drug Administration, FDA)现在推荐在使用钆对比剂前要进行肾功能筛查，以确定患者是否存在急性或慢性的肾功能不全。在我们医院，这项评估是由 MRI 部门在对比剂使用之前进行的[94,95]。近期，观察到即使是对肾功能良好的患者，钆剂可在患者的脑组织和骨中残留，这一现象引起了广泛关注。尽管这些发现的临床影响还没有被确定[96]。ACR 对比剂手册中可以查到关于这些话题更详细的讨论[64]。

表现

MRI 图像上，蜂窝织炎表现为皮下脂肪内边界不清的区域，在 T1 加权像上的低信号，和在 STIR 和 T2 加权像上的高信号[17](图 5.2)。蜂窝织炎表现为条索样的网状结构的 T2 高信号，沿脂肪小叶间的分隔分布；也可表现为更连贯密集的 T2 高信号表现。然而，这种信号表现并不特异，蜂窝织炎或非蜂窝织炎的水肿都可以是这种表现。钆剂对比增强扫描可以显示单纯蜂窝织炎，典型表现是皮下水肿的均匀增强[16]。

脓肿表现为 T1 像上的局灶低信号，在 T2 像和 STIR 上的局灶高信号。如果不使用静脉钆剂增强，脓肿不能与严重蜂窝织炎的软组织水肿或者蜂窝织炎本身进行区分[97]。使用静脉钆剂增强后，脓肿表现为周边或者边缘环状强化，其内的积液可清楚显示(图 5.13)。增强的边缘对应着脓肿假包膜的肉芽组织。然而，边缘环状强化虽然敏感度高，但并不是脓肿特异的征象，也可见于肿瘤内部坏死、皮下积液、腘窝囊肿破裂及血肿[97]。脓肿中心的脓液因为其内容物成分不同而可以表现为不同的信号。单纯的液体是低 T1、高 T2 信号，但脓肿经常因为含有蛋白物质而表现为 T1 高信号。与含蛋白的液体类似，出血在 T1 加权像上也可表现为高信号。由于这样的 T1 高信号可能会被误认为钆剂增强，将增强前后的图像进行对比非常必要。

化脓性关节炎的诊断一般是临床诊断，经皮关节穿刺或手术可进行确认[16]。化脓性关节炎的 MR 表现包括关节积液，常合并滑膜增厚、关节内碎片，以及周围反应性骨髓和软组织水肿。静脉使用钆剂增强后，可见滑膜明显增强。即使没有骨髓炎存在时，关节周围的反应性骨髓水肿也可出现钆剂增强[16]。这些影像表现可用作诊断感染的参考，但并非特异，也可见于炎性疾病的情况如类风湿关节炎和血清阴性关节病。

骨髓炎主要的 MRI 表现是异常骨髓信号并有增强[97]。异常的骨髓信号表现是 T1 像低信号(暗)，在 T2 压脂像和 STIR 像上为高信号(亮)，一般边界不清(图 5.1)(表 5.5)。在感染开始 1~2 天时，骨髓信号的变化就可以显示[33,98]。静脉使用钆剂增强后，异常的骨髓强化在 T1 压脂像上显示为亮区。骨髓炎的继发征象包括骨皮质不连续，骨膜炎症(显示为骨膜边缘的强化)和皮肤溃疡或与异常骨髓间形成窦道[16,99]。增强扫描比起 T2 压脂像和 STIR 像并不会显示新的信号异常范围[98]。增强扫描的作用是显示软组织和骨内脓肿，勾勒出骨髓炎和皮肤之间形成的瘘[98]。增强扫描还可以区分关节积液和增厚的滑膜。Morrison 等报道使用钆剂增强后检测骨髓炎的敏感度和特异度提高(增强的敏感度为 88%、特异度为 93%，而平扫的敏感度为 79%、特异度为 53%[97])。各种识别骨髓炎的继发征象的敏感度和特异度分别是：窦管(32%/85%)，蜂窝织炎(84%/30%)，软组织脓肿(26%/74%)，溃疡(41%/81%)，骨皮质中断(86%/78%)[99]。阴性的 MRI 结果可有效排除骨髓炎[100]。

从 5 项研究综合得出，MRI 检出骨髓炎的敏感度和特异度分别为 96% 和 87%[72,101-104]。对于糖尿病患者，MRI 检出骨髓炎的敏感度和特异度较低，分别为 82% 和 80%，其主要原因是并存的神经关节性病变[97,105]。Ahmadi 等总结了可以用来区分骨髓炎和神经病性骨关节病的特点[106]。他们扫描了 63 例患者的 128 个神经病性关节并进行分析，其研究结论是，更能提示感染的特点包括窦道、软组织脂肪被取代，以及弥漫性骨髓异常，而提示不伴感染的神经关节病的特点包括积液周围的边缘增强比较薄、存在软骨下囊肿以及关节腔内游离体。

由于 MRI 的高阴性预测值，MRI 可准确显示骨髓炎导致的骨髓水肿最大可能范围。由此，MRI 可帮助保留足的外科手术的计划[97]。用液体敏感序列可以很好地显示骨髓受累范围，如脂肪抑制的 T2 加权或 STIR 序列。

尽管有很多优势，MRI 也有几个重要的限制。对感染的糖尿病足进行 MRI 检测可造成很多假阳性诊断。与骨髓炎相关的异常信号也可出现在神经关节病，包括糖尿病神经骨关节病导致的隐匿骨劳损、骨挫伤和骨折(图 5.14 和图 5.15)，以及偶尔发生的骨坏死。骨关节病的充血期也可表现出与骨髓炎难以区分的骨髓水肿的增强。即使不存在骨髓炎，严重的软组织炎症也可以导致相邻骨的反应性水肿。在血管功能不良时，增强扫描可能出现假阴性[107]。是否采用 MRI 来随诊骨髓炎治疗的效果，还需要进一步地探讨。由于 MRI 对软组织和骨髓水肿的高敏感度，MRI 表现可能会滞后于软组织感染和骨髓炎治疗的临床反应。和之前提到的一样，钆剂增强对严重肾衰患者一般都视为禁忌。

在 MRI 用以评估骨和软组织感染之外，解剖 MRI[108-110]、磁共振波谱[111-113]和 MR 弹力成像[114]均可能显示糖尿病足早期的结构和代谢异常，这些技术的应用引起了极大的关注。

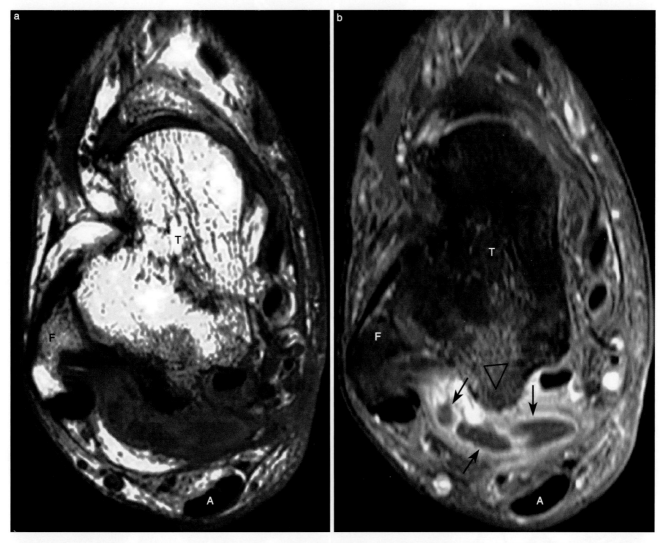

图 5.13 软组织脓肿的 MRI。一例糖尿病患者足踝肿胀,足踝的横轴位图像。(a)T1 加权像显示距骨后方的异常低信号。(b)钆剂增强后的 T1 压脂像。注意脓肿周围的环状增强(箭)。该环状部分轻度增厚。无增强的中央部分,是积液。在距骨相邻部分也可见增强,局部距骨皮质变薄、不规则(箭头)。这些相邻骨头的异常表现,高度支持骨髓炎。A,跟腱;F,腓骨;T,距骨

表 5.5　骨髓炎的 MRI 表现

基本征象	继发征象
STIR 序列骨髓高信号(亮)	骨膜反应
T1 加权像骨髓低信号(暗)	骨膜下脓肿
增强 T1 像上骨髓可见增强	骨膜炎(表现为骨膜增强)
	骨皮质破坏
	溃疡
	窦道

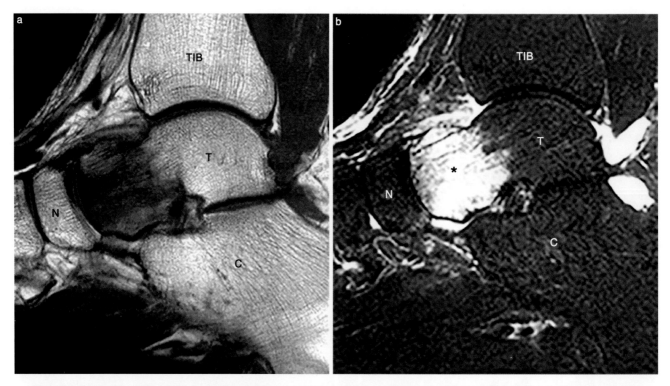

图5.14　骨髓水肿的 MRI。足踝矢状面图像显示骨髓水肿(星号),在(a)T1 加权像上为暗,而在(b)STIR 加权像上为亮。骨髓水肿的征象并不特异,与骨髓炎的骨髓改变相似。但是,该患者存在距骨前部持续创伤,因此此处的骨髓水肿代表骨的损伤。采用静脉钆剂增强后,骨髓炎常存在骨髓增强,诊断特异度和敏感度提高。C,跟骨;N,足舟骨;T,距骨;TIB,胫骨

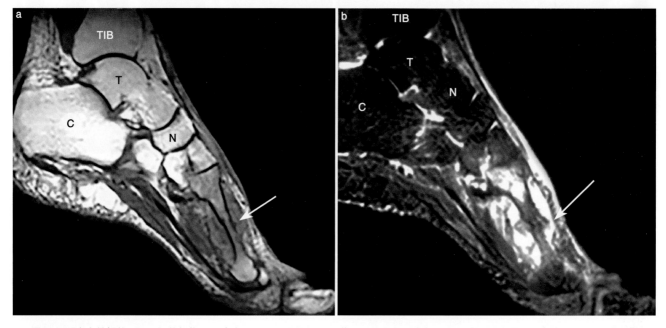

图5.15　应力骨折的 MRI。足的矢状面 T1 加权(a)和 STIR(b)MR 图像显示距骨骨干中段的骨皮质不规则(箭)。骨髓可见异常信号,与骨髓水肿表现一致:T1 像低信号,STIR 像高信号。骨折线(箭)在 2 个序列上都是低信号,在 STIR 像上由高信号的骨髓水肿包绕。骨折周围显著的软组织肿胀在 STIR 像(b)上也显示更明显。C,跟骨;N,足舟骨;TIB,胫骨;T,距骨

血管造影

当糖尿病患者存在溃疡不愈合或骨髓炎时,需要在血管内治疗或者外科治疗前进行血管造影以对血管病变进行评估。几乎无一例外,不愈合足溃疡患者都存在严重的血管狭窄-闭塞性疾病,常累及小腿的 3 支血管(胫前、胫后及腓动脉)。在这个患者群体中,20% 的周围血管旁路移植物需要延伸到足动脉。远端的吻合或者是进行到足背动脉,或者是进行到足底总动脉干近段[115]。因此,必须从腹主动脉一直到足动脉进行细致的描记评估。

在某些病例中,可使用一些辅助替代的技术对糖尿病足的血管进行描记评估:传统导管血管造影(catheter angiography, CA)和数字减影血管造影(digital substraction angiography, DSA),MR 血管造影(MR angiography, MRA),CT 血管造影(CT angiography，CTA），以及双功能多普勒超声（duplex Doppler ultrasound，DU）。这些技术将在后面的篇幅进行综述。总的来说，糖尿病血管病变倾向于累及下肢远端的细管径血管，这对造影产生特别的挑战。

简而言之，由于其优越的空间和时间分辨力，DSA 在历史上是成像金标准。然而，随着无创影像技术的发展，DSA 已经逐渐被无创的断层成像技术所取代，导管血管造影一般仅用于需要经皮介入治疗时才施行[116,117]。

导管血管造影：传统和数字减影血管造影（CA 和 DSA）

较早期的血管成像采用传统血管造影[118]。传统血管造影是有创操作，在导管室（实时 X 线成像）透视指导下进行。用一根细的可弯曲导管，一般是经过股动脉通路，插入主动脉或者动脉。将较大剂量的含碘对比剂团注入腔内导管，进行快速

系列曝光。虽然腹主动脉和髂血管的成像可以通过多旁孔导管在腹主动脉内实现，股动脉、腘动脉、胫腓动脉和足动脉还是需要在同髂外动脉内插管才能实现造影。选择性导管插管的优点在于可以减少本身肾功能不全可能性较高的患者所接受的对比剂负担。

在大多数机构，数字减影血管造影（DSA）已经取代了旧式的硬拷贝、胶片血管造影[62]。DSA 对糖尿病动脉病变的成像优势在于，可以更好地显示远端小血管，并且使用造影剂少。在 DSA 中，注射造影剂前获取一组图像（称为"蒙片"），并以电子方式存储。注射造影剂的同时，沿着感兴趣血管的长度摄取正侧位图像，包括一个垂直于骨间膜的图像，以分辨胫骨前和腓侧血管。计算机对造影前后的图像进行减影处理，生成动脉内充盈造影剂的最终 DSA 图像（图 5.16）。使用 DSA，介入医

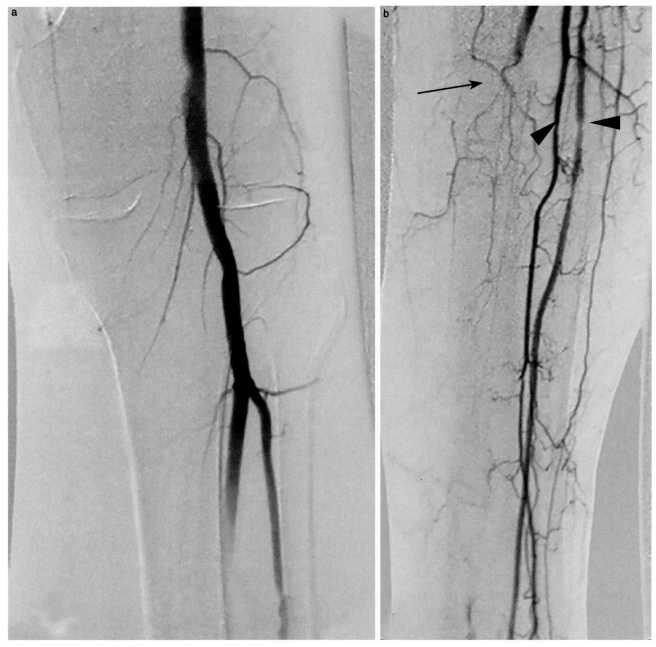

图 5.16　74 岁糖尿病合并足跟溃疡不愈合，下肢数字减影血管造影（DSA）显示（a）腘动脉、胫前动脉和胫腓主干血管未闭。（b）胫后动脉闭塞（箭）和胫前和腓动脉近端狭窄。（c）踝关节上方，左腓动脉闭塞和一段侧支供血的胫后动脉（括号）。足背动脉（DP）未闭（箭）。（d,e）足背动脉未闭（箭）

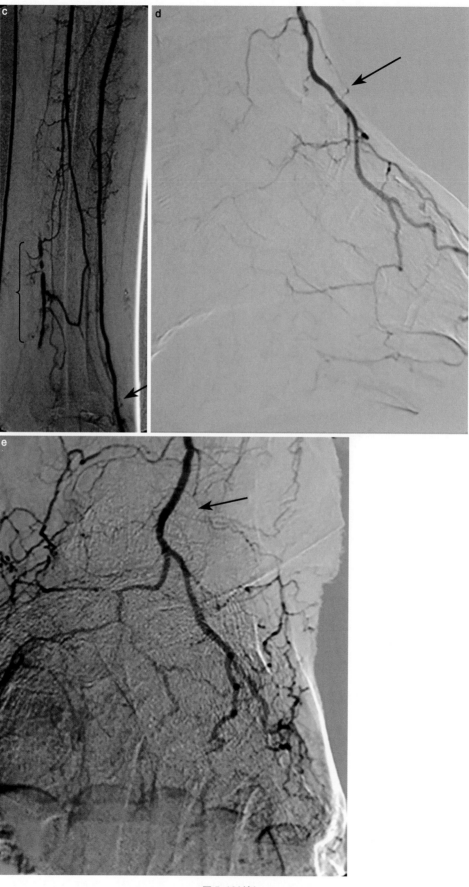

图 5.16(续)

生可以在手术过程中快速得到血管系统影像,而无须等待胶片的冲洗。虽然非离子型等渗造影剂的价格偏高,但被常规使用,因为其产生的疼痛感较弱并且导致造影剂肾病的风险较低,这对高风险的糖尿病患者尤为重要[119]。新的高分辨率平板影像增强器可以覆盖更大的视野,有助于减少造影剂用量和降低辐射。便携式和外科配套 DSA 系统已投入使用。

传统的血管造影,包括 DSA,仍然是动脉血管成像的金标准。传统血管造影的主要优点是,它不仅可以帮助实施诊断性的血管手术,还有助于血管成形术、动脉切除术、支架置入术和溶栓等治疗性血管手术的实施。最佳时相的取材可以获得小血管的高分辨率图像。导管介入血管造影的主要风险包括辐射暴露、潜在的出血可能、血管壁损伤、栓塞材料移位以及碘造影剂引起的肾功能衰竭或过敏反应。使用剖面较低的导管和管鞘及超声引导,放置导管可以减少股动脉穿刺部位的损伤[62]。血管病变和血流缓慢会干扰检查,导致远端血管显影失败,这种情况并不少见。特别是对旁路搭桥术,远端血管的显示是手术关键。好的技术是胫动脉远端及足动脉成功显影的关键。

对肾功能不全患者施行介入血管造影时,减少造影剂用量有以下几种方案:①如果股动脉脉搏正常,可选择只进行下肢造影成像,而不对主动脉髂动脉造影;②导管尽可能向远端进行超选,进入股浅动脉或腘动脉远端后注射造影剂,而不是在髂外动脉近端注射;③用生理盐水进行稀释,降低造影剂浓度;④使用二氧化碳(CO_2)代替碘造影剂来检查主动脉和骨盆[62]。

由于 DSA 是有创检查、产生电离辐射并需注射碘造影剂,而且由于其在费用、人工和时间方面相对消耗较大,它现在通常被用于血管内介入治疗,而不被用于初步诊断[116,120]。

磁共振血管造影

近年来,磁共振血管造影(MRA)在动脉疾病的成像中发挥了重要作用。MRA 的好处在于不仅提供动脉病变的详细解剖,同时避免了动脉导管介入操作及其相关并发症。增强 MRA(contrast-enhanced MRA,CE-MRA)和非增强时间飞跃法(time-of-flight,TOF)MRA 是下肢 MRA 最常用的技术[121,122]。(图 5.17 和图 5.18)。

相位对比法 MRA,作为一种替代的非增强 MRA 技术,尚未得到普遍使用,目前新的非增强技术正在开发中。MRA 中使用的钆对比剂传统上优于导管造影使用的碘对比剂,其过敏

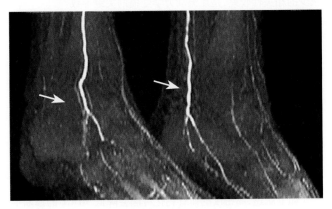

图 5.17　时间飞跃法磁共振血管造影,踝和足水平单支血管显影,两侧胫后动脉和足底部分动脉通畅(箭)

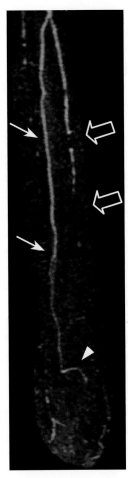

图 5.18　不愈合溃疡的 MRA 增强扫描。腓动脉(箭所示)单支血管显影,在踝关节水平,侧支血管供血的微弱足背动脉(箭头所示)。胫后动脉近段多发性狭窄,小腿中部(开放箭)闭塞

反应和对比剂引起的肾毒性发生率较低。然而,如上所述,关于肾衰竭患者使用钆对比剂与肾源性系统性纤维化(NSF)之间相关性的新的担忧已经出现[64]。此外,近来发现即使在肾功能正常的患者中,也观察到脑和骨中有钆对比剂的残留,但这一发现的临床意义仍处于研究的过程中[96]。

时间飞跃(TOF)磁共振血管造影是一种非增强的、流量敏感的磁共振序列。MR 原始数据经计算机后处理生成冠状、矢状或斜向重建图像,以模拟常规血管造影的外观。TOF MRA 耗时长,从主动脉分叉到下肢远端全覆盖需要 1~2 小时。使用心电门控改善了磁共振图像质量,但延长了检查时间,特别是当患者有心律失常或正在服用 β 受体阻滞剂时。TOF MRA 图像往往会夸大狭窄-闭塞病变的程度,且容易产生运动和金属磁敏感性伪影[123]。不管怎样,膝关节以下的 TOF 磁共振血管造影显示的准确性与 DSA 相当[124,125]。

钆或对比剂增强 MRA(CE-MRA)是采用静脉注射少量对比剂并跟踪注射的对比剂在动脉内最佳显影时间快速成像。该技术具有扫描时间短、减少运动伪影、减少磁敏感伪影等优点。与 TOF-MRA 相比,它可以更准确地描述下肢远端动脉的狭窄闭塞程度,提供更高分辨率的图像[126,127]。CE-MRA 使用的对比剂总量比常规血管造影少得多,因此产生较小的渗透负荷,随之肾毒性发生率降低。然而,采用静脉增强(图 5.18)

MRA 时,动脉充盈不理想及数据取材时间不准确会影响动脉的显示。增强 MRA 使用快速图像数据采样技术,例如对比动力学的时间分辨成像(time-resolved imaging of contrast kinetics,TRICKS),可以帮助改善足部动脉的成像。具体地说,这些序列有助于优化团注对比剂取材时间和减少图像的"静脉污染"的问题,改善远端小血管的显影[128]。

总的来说,MR 血管造影的敏感性为 92% ~ 97%,特异性为 89% ~ 98%[129,130],与传统血管造影相比具有优势。TOF 和 CE MRA 均能显示常规动脉造影未显示的未闭动脉,从而影响临床决策[124,131]。三维 CE MRA 对周围动脉疾病的检测和分级优于 2D TOF MRA[131,132]。Dorweiler 等[133] 在对 15 例糖尿病和严重动脉闭塞性疾病患者的研究表明,磁共振血管造影(MRA)显示足部旁路桥血管与足部血管是相通的,但在常规血管造影中是隐匿的[133]。在平均 22 个月的随访期间,15 例患者中有一例围手术期的桥血管闭塞和一例截肢,导致第二次通畅率为 93.1%,36 个月的保肢率为 89.5%。最近的增强 MRA 研究表明,检测明显狭窄或闭塞的敏感性和特异性均大于 90%[134,135]。与 CTA 一样,大多数增强 MRA 研究都是在跛行患者中进行的,因此对下肢严重缺血患者准确度了解较少[116]。然而,Owen 等对 30 例严重下肢缺血患者进行了研究,发现增强 MRA 的诊断准确性与 DSA 相似[136]。MRA 在糖尿病足临床诊疗管理中的作用仍存在争议[137]。

由于担心肾功能衰竭患者使用钆剂的副作用,新一代非增强磁共振血管造影技术正在探索和评估中[138,139]。例如,Hodnett 等通过前瞻性比较,将 53 例有症状的慢性下肢缺血糖尿病患者的快速非增强 MRA(QISS 或静态单次短间隔技术)与增强 MRA 对比,发现非增强 MRA 的诊断性能几乎等同于增强 MRA DSA[120,138]。

计算机断层血管造影(CTA)

下肢或外周 CT 血管造影(CTA)是一种较新的评价外周动脉血管树的技术。随着 1998 年多排螺旋 CT(multidetector CT,MDCT)的出现,CT 扫描速度达到足够快,在一次 CT 取材中就可以获得足够高空间分辨率的全下肢血管成像。图像的取材时间约小于 1 分钟[131]。外周 CT 血管造影最低使用 4 排探测器通道的 CT 机,但更高一代的 16 排和 64 排探测器机器是首选,因为它们提供近乎各向同性的三维图像,可以在任何平面上重建高质量图像[131,140]。64 排 CTA 现在已被广泛使用,扫描整个外周血管,并对血管腔和粥样斑块的构成做出更准确诊断[141]。使用标准的静脉注射 CT 增强扫描,通过高压注射器经肘前静脉注入对比剂。使用优化的扫描程序"追踪"团注对比剂在感兴趣动脉内达到最高浓度时移动扫描床进行扫描[141]。与常规血管造影一样,团注对比剂的最佳时间会受心功能及肾下主动脉和下肢动脉病理因素的影响而产生延迟。当有明显的动静脉分流或扫描时间较长时,静脉强化可能会对动脉期有"污染",但如果技术好,这很少会造成诊断问题[131]。足底过度屈曲时会造成足背动脉狭窄或闭塞("芭蕾舞者征")的假象,其他的血管造影也是一样[142]。CTA 的辐射剂量相对较高[143],且每次注射对比剂量较大(150 ~ 180CC)。

CT 血管造影首先取材原始图像(图 5.19a),然后对图像数据进行后处理,生成临床诊断图像(图 5.19b-g);这种后处理需

要较高水平的专业知识,以避免由于后处理伪影造成的诊断准确性降低。在一些机构中,CT 血管造影后处理是由专业的技术人员在专用的工作站上完成。后处理技术包括模拟传统血管造影的最大密度投影(MIP)图像(图 5.19b)。需要减去图像中的骨骼,同时就有可能无意中去除了与骨骼相邻的血管。容积成像(VR)是一种三维表面成像方式,不需要从图像中减去骨骼(图 5.19c,d)。然而,在容积成像选择成像参数时,也会无意中移除血管。在 MIP 和 VR 技术中,支架和血管钙化可以完全遮盖血管腔,使得难以或不可能评估该段血流,这可能限制 CTA 在大约 60% 的外周动脉闭塞性疾病患者中的效用[140]。在这种情况下,垂直于血管断面的原始图像是有用的。曲面平面重建(curved planar reformations,CPR)是沿血管中心线生成的纵向横截面,沿着血管的长度进行重建(图 5.19e-g),但它们需要手动或半自动跟踪血管中心线位置。心肺复苏术患者当中心线选择不当时,可能会出现类似血管狭窄或闭塞的伪影。在分析 CTA 图像时,无论采用何种后处理技术,都必须注意不要过高估计狭窄或闭塞程度,因为钙化或支架会人为地"放大"狭窄的程度。因此建议采用至少 1 500HU 窗宽[131]。值得注意的是,当较细小的下肢动脉或足动脉有广泛的血管钙化时,尽管选择了适当的窗宽/窗位,仍有可能无法评价管腔[131]。

在评价外周动脉闭塞性疾病中,CTA 诊断的准确性有越来越多可用数据。据报道,CT 血管造影对 50% 以上狭窄的敏感性为 89% ~ 100%、特异性为 92% ~ 100%[138,144]。Met 等分析 CTA 对周围动脉疾病的诊断数据,与动脉介入 DSA 对比,以评估 PAD 患者的病变严重程度[145];基于 20 项符合纳入标准且方法学质量中等的研究,他们发现 CTA 检测 50% 以上狭窄或闭塞的总体敏感性为 95%、特异性为 96%;CTA 正确识别了 94% 的节段性闭塞,87% 的 50% 以上的节段性狭窄,96% 无明显狭窄,8% 的节段出现过度评价、15% 的节段出现低估。他们发现,随着 CT 探测器(即新技术)数量增加,诊断准确性也相应提高[116,145]。远端小血管诊断准确率低于近端大血管,膝关节下血管诊断准确率仍可保持良好(敏感性 85% ~ 99%,特异性 79% ~ 97%)[116,145]。在大多数研究中,评价者之间的一致性从好到出色(k 值>0.8)[116,145]。Ota 等比较横断面图像与 DSA 对下肢动脉闭塞性疾病的评估,DSA 显示动脉狭窄(特别是偏心性狭窄)时,与多排螺旋 CTA 横断面显示管腔横截面积减少的相关性较差,是血流动力学受损的关键参数[146]。

Wilmann 等在 39 例患者中使用亚毫米准直的 16 排 MDCT,其敏感性为 96%、特异性为 97%,即使是在小腿腘窝分支处 CTA 的有效辐射剂量也低于常规 DSA[147]。最近一项研究使用 16 排 CTA 评价严重肢体缺血患者(n = 28),28 名患者中的 23 名患者可以自信地给出治疗方案[148];其余 5 例患者进一步做了 DSA 检查,但 DSA 结果未导致治疗方案的改变。有作者发现,在间歇性跛行患者中 16 排 CTA 的临床评价也相似[149]。直到今天,CTA 对足背动脉的评估仍是有限的[150]。随着 CT 技术的进步,256 排探测器的 CT 扫描仪有望提供更快速、更高分辨率的成像[151]。

如上所述,高密度的血管钙化可能会降低 MDCT 的诊断准确性[131,152]。然而,采用新技术的双能 CT(dual energy CT,DECT)可能在改善斑块减影方面发挥重要作用[153]。

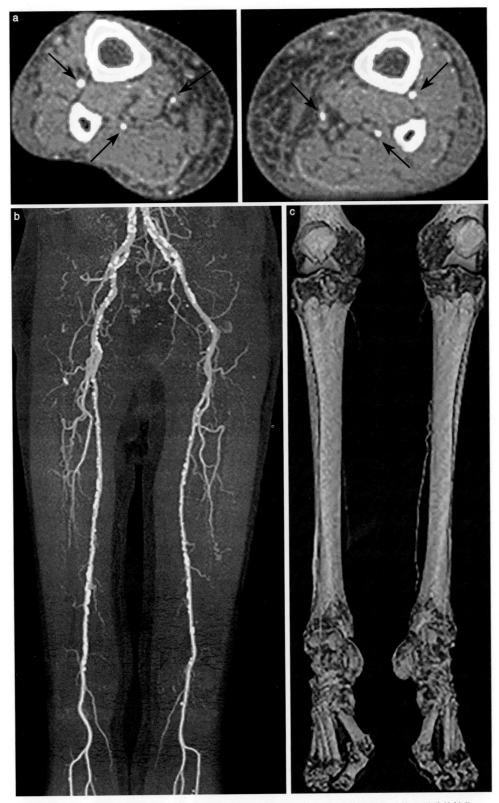

图 5.19　女性患者伴有跛行 CT 血管造影无明显血管闭塞。(a) CT 血管造影显示的双下肢的轴位原始图像及后处理图像。增强后,双下肢 3 支血管均通畅、通常未闭塞,可见小的局灶亮影(箭)。(b) 在后处理工作站上,用原始图像重建的下肢最大强度投影(MIP)图像。MIP 模拟传统的动脉造影成像。双下肢 3 支血管(近端部分)显示好。同样可以显示远端血管。沿血管走行的高密度(白色)影是钙化的动脉粥样硬化斑块。(c) 依据 Hounsfield 单位密度阈值,前后位和(d)斜位容积成像(VR)显示血管与骨骼解剖关系。(e~g)沿着血管的实际路径生成曲面重建图像,将胫骨前动脉、腓动脉和胫骨后动脉分别显示在同一个平面上

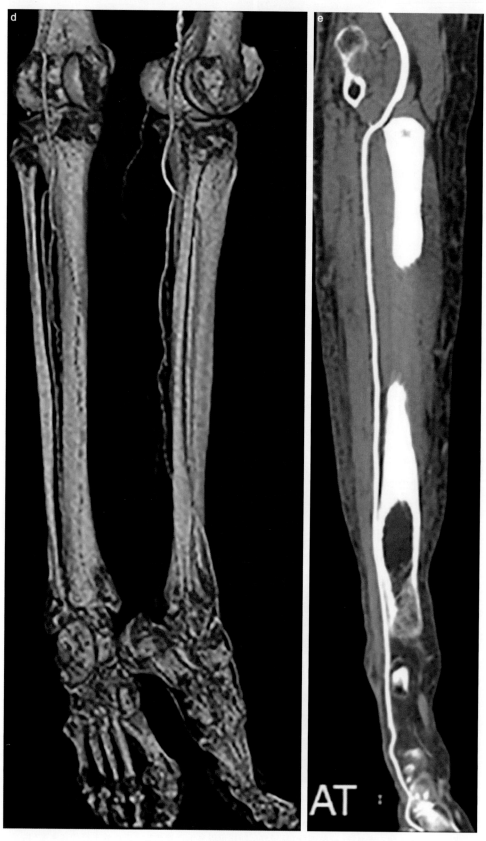

图 5.19(续)

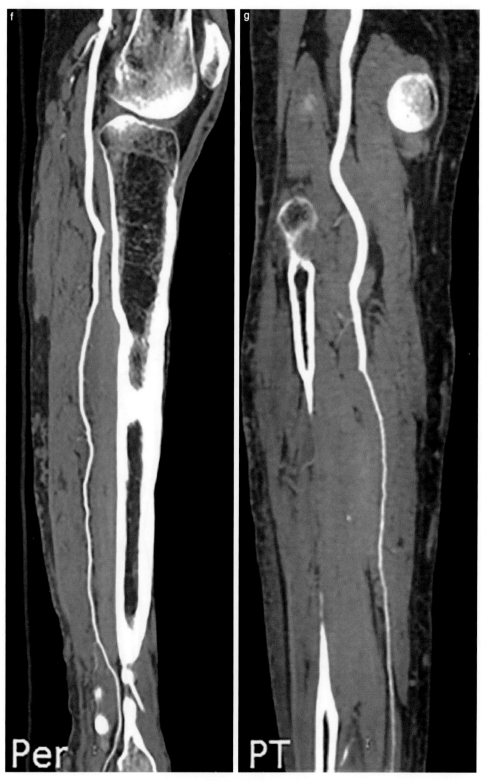

图 5.19(续)

CTA 对下肢动脉支架内再狭窄的量化诊断准确性有限[154]。在 CT 图像上,支架产生的金属伪影("束化"伪影)造成 CTA 对支架内再狭窄的夸大和低估[154]。Li 等的研究表明,支架内再狭窄总的敏感度为 85% ,但是,23.5% 的支架是"不可评估"的,主要是由于金属伪影[155]。

多普勒超声

超声除了能够提供灰度解剖成像外,还在评价血流方面发挥重要作用[156]。超声血流成像的 3 种互补技术是:①双多普勒超声;②彩色血流成像;③功率多普勒。这些技术都是基于多普勒效应:当声束从运动物体反射回来时,声束的频率改变;当物体(这里是红细胞)向声束源移动时,频率增加;当反向声

束源移动时,频率降低。频率的变化与物体的速度成正比,当声束平行于血管腔时频率最大。由于多普勒测量可以获取血流速度的信息,因此可以根据收缩期峰值和舒张末期多普勒速度测量,对狭窄的严重程度进行定量评估。收缩峰值越高表明狭窄越严重[157]。利用这项技术,狭窄程度被分级为目标血管的收缩期峰值速度除以(相邻非狭窄血管的速度减去收缩期峰值速度比)。按照解剖关系显示血管血流图像。多普勒波形分析指的是基于多普勒射频位移对动脉血流模式的描述。未闭动脉显示正常的三相血流模式。随着狭窄程度的增加,波形变平(图 5.20)。在双多普勒中,血管的灰度超声图像和血管波形一起成像(图 5.21)。双多普勒超声可用于动脉和

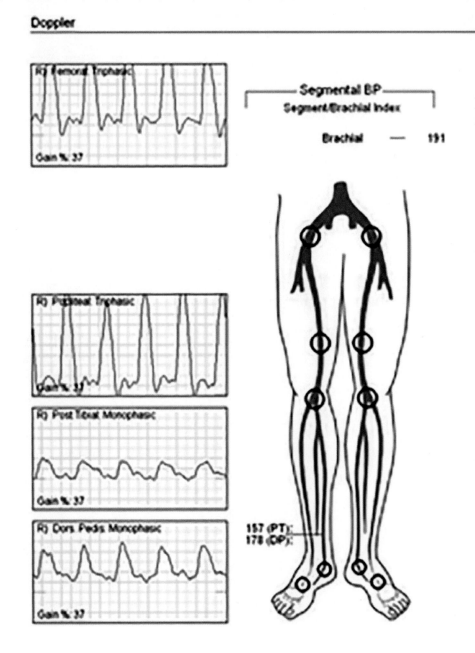

图 5.20　62 岁右踇趾溃疡和蜂窝织炎患者的多普勒波形分析。沿同侧下肢的标准部位用多普勒超声评估动脉波形。在股动脉和腘动脉中观察到一个正常的三相波形,而在胫后动脉和足背动脉中观察到一个单相波形,表明介入性狭窄

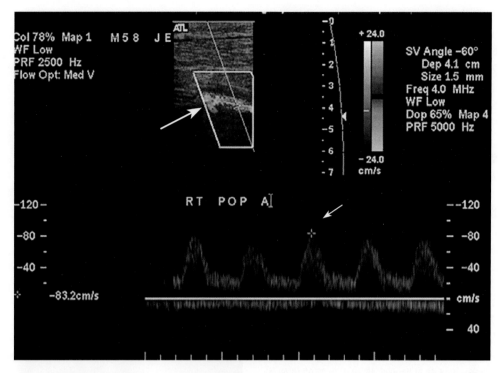

图 5.21 腘动脉双多普勒检查。利用腘动脉的灰度超声图像（粗箭）定位光标进行测量。彩色多普勒被叠加在血管上，帮助强化动脉和动脉的流速。测量产生的腘动脉波形如下所示。光标放在波形峰值的最高处（细箭），产生的峰值流速为 83cm/s，没有狭窄征象。双多普勒超声可用于沿血管长度取材数据，用以描述狭窄的位置、长度和严重程度

静脉的成像，评估周围动脉病变的严重程度和范围，并可用于识别旁路的足动脉。彩色多普勒图像将射频位移数据描述为一个彩色频谱，并对方向和速度信息进行编码。在彩色多普勒图像中，红色和蓝色叠加在血管的灰度解剖图像上，分别表示流入和流出的转换。彩色多普勒图像通常与双多普勒结合使用，有助于血管的显示。当采样频率太低或声束与血管之间的入射角太小时，多普勒测量和合成图像可能会因混叠伪影而降级。第三种技术是能量多普勒，比彩色多普勒对血流更敏感，可以显示更小的血管和较慢的血流。能量多普勒扫描赋予血流颜色，与血流方向无关。由于其高灵敏度，能量多普勒可以显示与炎症和新生血管相关的血流，例如与软组织感染相关的炎症和骨髓炎周围的软组织。能量多普勒也可以帮助区分蜂窝织炎和脓肿，因为脓肿中心缺乏血流。如果超声机的设置（颜色增益）设置不当，使用能量多普勒时，转换器或身体部位的移动会产生伪"血流"，从而出现假阳性和阴性结果。

许多人认为双下肢多普勒超声（B 型和彩色多普勒超声的组合）是评估下肢动脉的首选[117]，因为它的无创性，无电离辐射或对比剂毒性，可被广泛使用且一般患者耐受性良好，并且可以提供详细的血流动力学信息以及靶点标记。超声比术前诊断性血管造影更便宜，最近 Ouwendijk 等提出，由于超声结果的信任度和额外补充图像的需求，多普勒超声的实际成本可能高于预期[158]。多普勒超声的缺点包括：检查依赖于操作者的经验，检查时间相对较长，确保扫描所有感兴趣区域的能力有限[131]。另外，在遇到迂曲的血管和/或与腹部和盆腔内肠道气体重叠的情况下，多普勒超声检查可能很困难。

此外，管壁钙化会导致声波阴影，也会干扰精确测量[159]。在实践中，准确的多普勒测量需要足够专业经验和足够重视质量控制的团队来完成。在未来，超声血管内对比剂的使用可能有助于改善成像，但这些技术在糖尿病足的临床应用仍有待确定[160]。

糖尿病患者在行血管重建手术前，通常采用无创性双多普勒超声检查，并与临床相结合进行评估[116,117,159,161,162]。超声可根据速率剖面描绘闭塞狭窄的长度[159]。例如，根据 DU 检查，当狭窄处收缩期峰值速率比增加>2，则提示横截面管径减少>50%[116]。尽管对该领域的讨论超出了本章的范围，但许多研究已经证明了双多普勒超声在该领域的应用。在 Vissner 等的荟萃分析中，双多普勒超声敏感性为 87.6%（95% CI：84.4%～90.8%）、特异性为 94.7%（95% CI：93.2%～96.2%）。与 MR 血管造影相比，其具有较低的敏感性和相似的特异性。双多普勒超声检查在主动脉髂段和股、腘段具有很高的敏感性和特异性[161]。胫段血管成像与近端更大的血管相比需要更高水平的操作技术，但对此节段狭窄和闭塞血管的评估仍是可靠的，在某些情况下甚至优于血管造影[163]。Hofmann 等术前对潜在最适合手术的足目标血管进行高频双多普勒超声检查[164]；他们研究了 33 例严重下肢缺血的糖尿病患者，使用了 13MHz 超声探头，并根据内径、钙化程度、最大收缩速度和阻力负荷确定了最适合手术的目标血管。双多普勒超声结果比较与①两位放射科医生的选择性数字减影动脉造影（DSA）和增强 MR 血管造影（MRA）结果比较；②血管外科医生根据 MRA 和 DSA 预测的远端吻合口位置；③远端吻合口的方向；及④术后早期结果。他们发现，双多普勒超声显示的足动脉段明显多

于选择性 DSA，双多普勒超声预测与血管吻合的确切部位（kappa 0.82）之间的一致性相对较高。Levy 等在 56 名患者中发现了 105 处连续血管成形病变，并进行了 60 例主动脉髂、腹股沟下和旁路搭桥术等血管内成形术。在这些手术中，43 例是通过双多普勒超声（$n = 11$，18%）或 MRA（$n = 32$，53%）完成了完全无创性评估（73%）[165]。此无创检查结果在术中血管造影中得到证实，未发现其他病变。ABI 和平均肢体状态分类均有显著改善。与术前造影相比，无创方法的成本较低，每例双多普勒超声能节省 551 美元，每例 MRA 能节省 235 美元（不包括术后诊断动脉造影所需的短期留观花费的 144 美元）。

总结——血管造影

目前糖尿病患者下肢血管造影成像可采用多种方法。导管血管造影术现在主要使用 DSA，被认为是金标准，因为它提供了最高的潜在空间分辨率，特别在下肢较小血管和足血管的细节显示上。导管血管造影术是有创检查，具有相关风险，但也提供了将诊断动脉狭窄与治疗相结合的最佳机会。同时，无创血管造影成像技术，近年来有了长足的发展，已取代传统的 DSA 成为许多临床适应证的首选；DSA 主要用于需要介入治疗的病例。MRA、CTA 和双多普勒超声为血管造影成像提供了无创的选择，并且其对微小疾病和小血管的成像能力在不断提高。所有类型的血管造影成像，都依赖于获得最佳的原始图像和后处理技术而获得最高的诊断准确性。磁共振钆对比剂传统上优于碘对比剂，其过敏反应率低，肾毒性发生率低，但肾源性系统性纤维化（NSF）与钆对比剂在肾功能不全患者中应用的相关性，限制了钆在肾功能衰竭患者中的应用。

骨髓炎与神经关节病

骨髓炎和神经关节病之间的鉴别通常是困难的。某些神经关节病变类似于骨髓炎。为了更好地理解两者的异同，本文将介绍神经关节病的影像学特点。本书的另一章对神经骨关节病进行了更全面的讨论。

神经关节病

疼痛和本体感觉的丧失被认为容易导致重复性创伤，产生糖尿病性神经关节病[16]。虽然神经关节病具有潜在的破坏性，但在糖尿病中发病率非常低，为 0.1%～7.5%[166]。通常前足和中足的关节受累。糖尿病患者的神经关节病分布跗骨间为 24%、跗跖区为 30%（图 5.22）、跖趾关节为 30%[167]；踝关节（11%）和趾间关节（4%）较少见[167]。

萎缩型和肥大型是两种典型的神经关节病[168]。萎缩型表现为急性骨吸收或充血期，以骨吸收和骨质减少为特征；常见于前足和跖趾关节，导致跖骨头及近节趾骨部分或完全消失。溶骨性改变导致趾骨和跖骨骨干逐渐变细呈锥形或"铅笔尖"征。萎缩或充血的骨髓改变表现为 T1 低信号和 STIR 高信号，与骨髓炎相似。肥大型代表愈合或修复阶段，影像特点是硬化，骨赘形成和严重的退行性改变（图 5.22）。在早期，肥大型的神经关节病可能与骨关节炎相混淆；特别是在跗骨间和跗跖

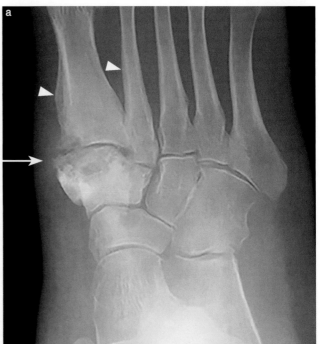

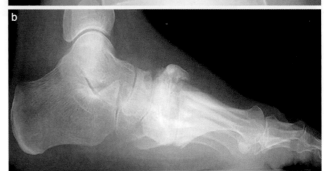

图 5.22 肥大型神经关节病。（a）AP 和（b）侧位片，显示中足内侧以跗跖关节为中心的肥大性改变（箭）。第 1 和第 2 跖骨有骨质增生性改变，密度增高和非侵袭性骨膜新骨形成（箭头），相应楔形骨密度增高。在早期，这种神经关节病可能与骨关节炎混淆。应注意软组织肿胀伴脂肪层消失

关节同时发生骨碎片、半脱位或脱位。中、前足韧带断裂导致距骨相对于跗骨的背外侧移位，这一典型的表现类似于急性跗跖关节骨折脱位（图 5.23）。距舟关节和跟骰关节的断裂导致足弓塌陷，继发距骨足底移位。这些改变构成经典的"船底状足"畸形[169]。识别这种畸形具有十分重要的意义，因为它产生新的受力点，导致骨痂形成和溃疡（图 5.24）。将神经关节病两种典型类型完全分开是很困难；混合型占神经关节病的 40%[170]。传统上，神经骨关节病的临床和放射学特征的自然分类是基于 Eichenholtz 分类，尽管后续提出了许多更新和替代方法[166,171,172]。

X 线片

X 线片是疑似神经骨关节病的一线影像学检查方法。然而，对急性神经关节病的诊断敏感性相对较低（60%）、特异性约为 80%[166,173]。早期的 X 线片可发现软组织肿胀（可能很轻微）、局灶性脱钙、软骨下骨折（例如，第二跖骨头部）和关节周围骨吸收的表征[172,174]。慢性 Charcot 骨关节病在 X 线片下更容易被识别，其表现包括半脱位、脱位、骨折、骨碎片形成，以及"愈合"或复发的征象（如骨边缘硬化、骨赘形成和骨融合），以

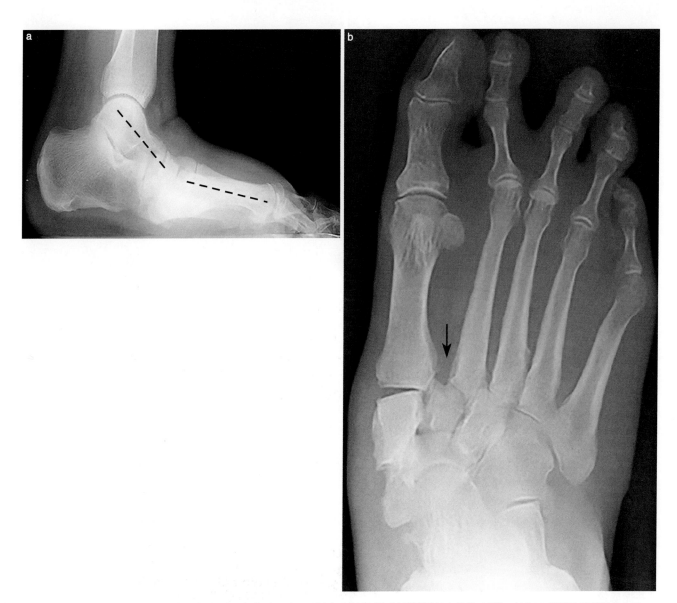

图 5.23 与神经关节病有关的中足畸形。(a)侧位片显示足弓塌陷。进展可导致极端的"船底状足畸形"。(b)AP 视图显示跗跖关节不对齐(箭)以及舟-楔关节的中断

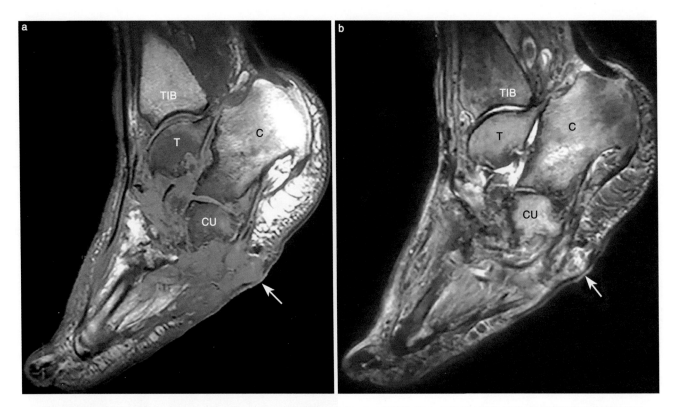

图 5.24 磁共振成像,显示船底状足畸形和溃疡形成了新的足底压力点。(a)矢状位 T1 加权和(b)STIR 图像,显示距舟关节中断引起足弓塌陷,形成船底状足畸形,在新的足底压力点处骨痂组织和溃疡形成(箭)。弥漫性骨髓水肿并跗骨的神经关节病与骨髓炎相似。T,距骨;CU,骰骨;C,跟骨;TIB,胫骨

及由此导致的畸形[172]。负重位 X 线片有助于评估扁平足和"船底状足"畸形、距骨基底部的足底和背侧半脱位、跗跖关节半脱位和脱位等对线情况,并有助于术前计划的制定。立位片显示的排列异常与溃疡的预测相关[171,172,175,176]。

计算机断层扫描

CT 对骨髓水肿检测的敏感性有限,在神经骨关节病的早期诊断中受限。然而,CT 对早期骨折和半脱位比 X 线片更敏感,因此有助于显示神经关节病早期结构变化,有助于将其与骨髓炎区分开来,后者是无软组织溃疡糖尿病患者软组织肿胀的原因[28]。在慢性神经骨关节病中,CT 有助于术前计划的制定[172,177,178]。

骨髓炎与神经骨关节病

磁共振成像

在急性期,神经骨关节病的 MRI 表现包括软组织水肿、关节积液、软骨下骨髓水肿、跗跖韧带断裂、骨和/或关节紊乱、水敏感序列上的片状骨内骨髓水肿和增强后软骨下骨髓强化。在慢性神经骨关节病中,软组织水肿可能持续存在,但骨髓水肿和强化减少。

骨下囊肿(圆形 T1 低/T2 高病灶)和 T1 低信号的线样区域,以及半脱位、脱位、骨碎片和肥大[179]。肥大型神经关节病在 T1、STIR 和 T2 加权 MR 图像上呈弥漫性低骨髓信号(与骨髓炎 T2 和 STIR 高信号相比),除了此特征性表现外,无其他的征象可用于鉴别骨髓炎与神经关节病。中足和多个关节受累、皮质无破坏、软骨下小囊肿样病变、软组织感染和骨之间的距离的改变等继发表现,有助于神经骨关节病的诊断(表 5.6)。相反,骨髓炎好发于足趾或跖骨头、跟骨和踝关节,合并局部皮质病变和邻近溃疡。骨髓炎的骨质改变倾向于发生在关节的一侧(除非合并化脓性关节炎);而神经关节炎的改变倾向于发生在关节的两侧[179]。当评估神经关节炎潜在双重感染时,其征象包括邻近软组织脂肪信号完全消失,软组织内积液多,软骨下囊肿和/或关节内游离体消失。当 T1 加权图像上皮质边缘模糊,但在 T2 加权图像或增强图像上清楚("鬼影征")时,提示叠加骨髓炎[106]。归根结底,鉴别诊断需要抽吸关节液或经皮穿刺活检,应注意避免将感染引入未感染的骨关节[172,179]。

放射性核素

锝-99m 亚甲二膦酸骨扫描显示骨转换增强区域的活动性增强,但这一发现是非特异性的,可见于创伤、术后改变和感染。因此,骨扫描活动性增强可以是骨关节病的改变,也可导致对骨髓炎的假阳性。

Keidar 等发现在感染和骨关节病中 PET 扫描的 FDG 摄取都增强[48]。然而,最近一些研究表明,FDG-PET 在鉴别神经关节病和骨髓炎方面具有潜在的作用[55,180,181]。

表 5.6　骨髓炎与神经关节病

	骨髓炎	神经关节病
X 线平片		
位置	前足、跖骨头和足趾	中足
皮质破坏	不连续的皮质病变	缺失
软组织溃疡接近	溃疡或软组织感染的下方或附近	与软组织感染或溃疡有一定距离
磁共振成像		
异常骨髓的信号特性	STIR 高信号或 T2 骨髓信号(信号是非特异性的,与充血型神经关节病和急性骨折相重叠)	所有 T1、T2 和 STIR 序列上骨髓信号均为低信号(该信号特点对应神经关节病的肥厚型)
囊肿	骨髓炎不常见	边缘清楚的囊肿样病变,T1 低信号,T2 高信号
其他	钆增强显示溃疡与骨髓异常骨之间瘘管	
神经关节病合并骨髓炎	－ "鬼影征"——在 T1W 图像上皮质边缘模糊,但在 T2W 和增强图像上清晰 － 以前所见的软骨下囊肿和游离体消失	

影像学流程：糖尿病足骨髓炎的诊断方法

图 5.25 介绍了糖尿病患者足部骨髓炎成像的建议算法。

软组织溃疡骨侵犯

软组织溃疡侵犯骨时,骨髓炎的阳性预测值相对较高[1,21]。X 线平片设定了基线并可记录骨的并发症。MRI 对术前方案的制定是有用的,它可以为骨和软组织的病理改变提供详细的解剖标志,对骨髓炎和软组织感染有较高的阴性预测值,从而对正常骨和软组织进行分界。

无骨侵犯的软组织炎症（溃疡和/或蜂窝织炎）

根据 X 线表现将患者分为两组:①足部平片有明显骨髓炎特征改变,可诊断为骨髓炎;②足部平片正常。

如果平片已显示骨髓炎的征象,可用 MRI 进行术前计划,以明确病变的累及范围及坏死区域。

如果平片显示骨正常,但临床上高度怀疑骨髓炎,MRI 将有助于明确骨和软组织的感染和分布[179]。静脉注射钆对比剂通常是首选的,有助于显示溃疡和骨异常区的瘘管关系,也有助于显示软组织脓肿的轮廓。对于静脉注射对比剂是禁忌(例如,肾功能不全)的患者,在无增强的情况下,磁共振平扫仍然

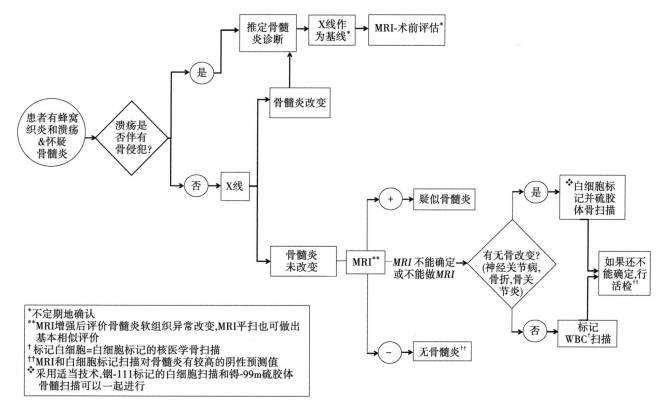

*不定期地确认
**MRI增强后评价骨髓炎软组织异常改变,MRI平扫也可做出基本相似评价
† 标记白细胞＝白细胞标记的核医学骨扫描
†† MRI和白细胞标记扫描对骨髓炎有较高的阴性预测值
❖ 采用适当技术,铟-111标记的白细胞扫描和锝-99m硫胶体骨髓扫描可以一起进行

图 5.25　糖尿病足骨髓炎的诊断路径

可以很好地显示骨和软组织的异常区域。通过 MRI 发现骨髓炎的经典征象，为临床骨髓炎的诊断提供证据。标准的 MRI 具有较高的阴性预测值，可有效排除骨髓炎。然而有时 MRI 具有不确定性，特别是区别骨髓炎和神经关节病方面存在一定的困难。尽管某些 MRI 征象可区分骨髓炎和骨关节病，但对于某些病例，骨髓炎和骨关节病鉴别仍存在困难[179]。在这种情况下，通常需要进行额外的检查，详情如下。

如果 MRI 是禁忌的或不能进行时，那么标记白细胞（白细胞）扫描可以作为有效的替代方法[28]。在标记白细胞基础上，进行锝-99m 硫胶体骨髓扫描可能有助于辨别骨关节病改变[43]。尽管核医学骨扫描，长期以来一直是骨髓炎影像学诊断的主流，但现在它不再被认为是评价骨髓炎的一线首选[27]。

虽然 CT 在骨髓炎的影像学检查中的作用有限，但如果平片正常并且临床上骨髓炎的怀疑度低，那么 CT 可能有助于显示骨关节病的早期变化[28]。

磁共振成像模棱两可

如果 MRI 对骨髓炎的诊断不明确，那么可采用包括标记白细胞扫描在内的进一步影像检查；如果有骨关节病改变，则可以用锝-99m 硫胶体进行骨扫描[28,182]。标记的白细胞可以积聚在未受感染的神经病足中[43]，相关的锝-99m 硫胶体骨扫描依据标记白细胞活性的不同，有助于鉴别骨髓移位和骨髓炎。与骨扫描相比，当标记白细胞扫描的摄取强度或分布更广时，则提示骨髓炎呈阳性[43]。在实际应用中，铟-111 标记的白细胞（WBC）扫描和锝-99m 硫胶体骨扫描可以同时进行，而非先后进行。在中足和后足复杂解剖中，SPECT/CT 也可能是标记白细胞扫描的有效辅助手段，以帮助确定活动增强的部位是软组织还是骨[29,30]。

结论

影像学对糖尿病足患者的病情评估具有重要意义。核医学和磁共振可依据软组织异常的不同特点及骨受累的范围程度诊断骨髓炎。数字减影血管造影和无创血管造影可以互补地用于评估下肢动脉的解剖和病理变化。然而，骨髓炎和神经关节病鉴别仍然是一大挑战。只有充分了解每种成像方法的具体优缺点，及其临床适应证，才能有效和高效地选择适合的影像检查。

致谢　非常感谢 Yvonne Cheung，J. Anthony，Parker，Kevin Donohoe，David Brophy，Yuri Shif，Darlene Metter 和 Kevin Banks 医生对本节内容所做的贡献。衷心感谢 Clotell Forde 女士为本节内容的准备工作所给予的无私帮助。

（陆菁菁　白林　田江克　译）

参考文献

1. Newman LG, Waller J, Palestro CJ, Schwartz M, Klein MJ, Hermann G, et al. Unsuspected osteomyelitis in diabetic foot ulcers. Diagnosis and monitoring by leukocyte scanning with indium in 111 oxyquinoline. JAMA. 1991;266(9):1246–51.
2. Scher KS, Steele FJ. The septic foot in patients with diabetes. Surgery. 1988;104(4):661–6.
3. Kaufman MW, Bowsher JE. Preventing diabetic foot ulcers. Medsurg Nurs. 1994;3(3):204–10.
4. Bild DE, Selby JV, Sinnock P, Browner WS, Braveman P, Showstack JA. Lower-extremity amputation in people with diabetes. Epidemiology and prevention. Diabetes Care. 1989;12(1):24–31.
5. Penn I. Infections in the diabetic foot. In: Sammarco, editor. The foot in diabetes. Philadelphia, PA: Lea & Febiger; 1991. p. 106–23.
6. Ecker ML, Jacobs BS. Lower extremity amputation in diabetic patients. Diabetes. 1970;19(3):189–95.
7. Gold RH, Tong DJ, Crim JR, Seeger LL. Imaging the diabetic foot. Skeletal Radiol. 1995;24(8):563–71.
8. American Diabetes A. Economic costs of diabetes in the U.S. in 2007. Diabetes Care. 2008;31(3):596–615.
9. Guariguata L, Whiting DR, Hambleton I, Beagley J, Linnenkamp U, Shaw JE. Global estimates of diabetes prevalence for 2013 and projections for 2035. Diabetes Res Clin Pract. 2014;103(2):137–49.
10. Horowitz JD, Durham JR, Nease DB, Lukens ML, Wright JG, Smead WL. Prospective evaluation of magnetic resonance imaging in the management of acute diabetic foot infections. Ann Vasc Surg. 1993;7(1):44–50.
11. Edmonds ME, Roberts VC, Watkins PJ. Blood flow in the diabetic neuropathic foot. Diabetologia. 1982;22(1):9–15.
12. Murray HJ, Young MJ, Hollis S, Boulton AJ. The association between callus formation, high pressures and neuropathy in diabetic foot ulceration. Diabet Med. 1996;13(11):979–82.
13. Gooding GA, Stess RM, Graf PM, Moss KM, Louie KS, Grunfeld C. Sonography of the sole of the foot. Evidence for loss of foot pad thickness in diabetes and its relationship to ulceration of the foot. Invest Radiol. 1986;21(1):45–8.
14. Bamberger DM, Daus GP, Gerding DN. Osteomyelitis in the feet of diabetic patients. Long-term results, prognostic factors, and the role of antimicrobial and surgical therapy. Am J Med. 1987;83(4):653–60.
15. Linklater J, Potter HG. Emergent musculoskeletal magnetic resonance imaging. Top Magn Reson Imaging. 1998;9(4):238–60.
16. Marcus CD, Ladam-Marcus VJ, Leone J, Malgrange D, Bonnet-Gausserand FM, Menanteau BP. MR imaging of osteomyelitis and neuropathic osteoarthropathy in the feet of diabetics. Radiographics. 1996;16(6):1337–48.
17. Moore TE, Yuh WT, Kathol MH, el-Khoury GY, Corson JD. Abnormalities of the foot in patients with diabetes mellitus: findings on MR imaging. AJR Am J Roentgenol. 1991;157(4):813–6.
18. Grayson ML, Gibbons GW, Balogh K, Levin E, Karchmer AW. Probing to bone in infected pedal ulcers. A clinical sign of underlying osteomyelitis in diabetic patients. JAMA. 1995;273(9):721–3.
19. Mutluoglu M, Uzun G, Sildiroglu O, Turhan V, Mutlu H, Yildiz S. Performance of the probe-to-bone test in a population suspected of having osteomyelitis of the foot in diabetes. J Am Podiatr Med Assoc. 2012;102(5):369–73.
20. Lavery LA, Armstrong DG, Peters EJ, Lipsky BA. Probe-to-bone test for diagnosing diabetic foot osteomyelitis: reliable or relic? Diabetes Care. 2007;30(2):270–4.
21. Lam K, van Asten SA, Nguyen T, La Fontaine J, Lavery LA. Diagnostic accuracy of probe to bone to detect osteomyelitis in the diabetic foot: a systematic review. Clin Infect Dis. 2016;63(7):944–8.
22. Cook TA, Rahim N, Simpson HC, Galland RB. Magnetic resonance imaging in the management of diabetic foot infection. Br J Surg. 1996;83(2):245–8.
23. Wrobel JS, Connolly JE. Making the diagnosis of osteomyelitis. The role of prevalence. J Am Podiatr Med Assoc. 1998;88(7):337–43.
24. Dinh MT, Abad CL, Safdar N. Diagnostic accuracy of the physical examination and imaging tests for osteomyelitis underlying diabetic foot ulcers: meta-analysis. Clin Infect Dis.

2008;47(4):519–27.

25. David Smith CGBJ, Iqbal S, Robey S, Pereira M. Medial artery calcification as an indicator of diabetic peripheral vascular disease. Foot Ankle Int. 2008;29(2):185–90.

26. Bonakdar-pour A, Gaines VD. The radiology of osteomyelitis. Orthop Clin North Am. 1983;14(1):21–37.

27. Palestro CJ, Love C. Nuclear medicine and diabetic foot infections. Semin Nucl Med. 2009;39(1):52–65.

28. Mark J. Kransdorf, Barbara N. Weisman, Marc Appel, Laura W. Bancroft, D. Lee Bennett, Michael A. Bruno, Ian Blair Fries, Curtis W. Hayes, Langston Holly, Jon A. Jacobson, Jonathan S. Luchs, William B. Morrison, Timothy J. Mosher, Mark D. Murphey, Christopher J. Palestro, Catherine C. Roberts, David A. Rubin, David W. Stoller, Michael J. Tuite, Robert J. Ward, James N. Wise, Adam C. Zoga. ACR Appropriateness Criteria Suspected Osteomyelitis of the Foot in Patients with Diabetes Mellitus 2012. Accessed 16 Nov 2016.

29. Filippi L, Uccioli L, Giurato L, Schillaci O. Diabetic foot infection: usefulness of SPECT/CT for 99mTc-HMPAO-labeled leukocyte imaging. J Nucl Med. 2009;50(7):1042–6.

30. Heiba SI, Kolker D, Mocherla B, Kapoor K, Jiang M, Son H, et al. The optimized evaluation of diabetic foot infection by dual isotope SPECT/CT imaging protocol. J Foot Ankle Surg. 2010;49(6):529–36.

31. Schauwecker DS. The scintigraphic diagnosis of osteomyelitis. AJR Am J Roentgenol. 1992;158(1):9–18.

32. Love C, Palestro CJ. Nuclear medicine imaging of bone infections. Clin Radiol. 2016;71(7):632–46.

33. Palestro CJ, Love C, Miller TT. Infection and musculoskeletal conditions: imaging of musculoskeletal infections. Best Pract Res Clin Rheumatol. 2006;20(6):1197–218.

34. Keenan AM, Tindel NL, Alavi A. Diagnosis of pedal osteomyelitis in diabetic patients using current scintigraphic techniques. Arch Intern Med. 1989;149(10):2262–6.

35. Larcos G, Brown ML, Sutton RT. Diagnosis of osteomyelitis of the foot in diabetic patients: value of 111In-leukocyte scintigraphy. AJR Am J Roentgenol. 1991;157(3):527–31.

36. McCarthy K, Velchik MG, Alavi A, Mandell GA, Esterhai JL, Goll S. Indium-111-labeled white blood cells in the detection of osteomyelitis complicated by a pre-existing condition. J Nucl Med. 1988;29(6):1015–21.

37. Maurer AH, Millmond SH, Knight LC, Mesgarzadeh M, Siegel JA, Shuman CR, et al. Infection in diabetic osteoarthropathy: use of indium-labeled leukocytes for diagnosis. Radiology. 1986;161(1):221–5.

38. Splittgerber GF, Spiegelhoff DR, Buggy BP. Combined leukocyte and bone imaging used to evaluate diabetic osteoarthropathy and osteomyelitis. Clin Nucl Med. 1989;14(3):156–60.

39. Schauwecker DS, Park HM, Burt RW, Mock BH, Wellman HN. Combined bone scintigraphy and indium-111 leukocyte scans in neuropathic foot disease. J Nucl Med. 1988;29(10):1651–5.

40. Seabold JE, Flickinger FW, Kao SC, Gleason TJ, Kahn D, Nepola JV, et al. Indium-111-leukocyte/technetium-99m-MDP bone and magnetic resonance imaging: difficulty of diagnosing osteomyelitis in patients with neuropathic osteoarthropathy. J Nucl Med. 1990;31(5):549–56.

41. Palestro CJ, Torres MA. Radionuclide imaging in orthopedic infections. Semin Nucl Med. 1997;27(4):334–45.

42. Palestro CJ, Love C, Tronco GG, Tomas MB, Rini JN. Combined labeled leukocyte and technetium 99m sulfur colloid bone marrow imaging for diagnosing musculoskeletal infection. Radiographics. 2006;26(3):859–70.

43. Palestro CJ, Mehta HH, Patel M, Freeman SJ, Harrington WN, Tomas MB, et al. Marrow versus infection in the Charcot joint: indium-111 leukocyte and technetium-99m sulfur colloid scintigraphy. J Nucl Med. 1998;39(2):346–50.

44. Lazaga F, Van Asten SA, Nichols A, Bhavan K, La Fontaine J, Oz OK, et al. Hybrid imaging with 99mTc-WBC SPECT/CT to monitor the effect of therapy in diabetic foot osteomyelitis. Int Wound J. 2016;13(6):1158–60.

45. Vouillarmet J, Morelec I, Thivolet C. Assessing diabetic foot osteomyelitis remission with white blood cell SPECT/CT imaging. Diabet Med. 2014;31(9):1093–9.

46. Erdman WA, Buethe J, Bhore R, Ghayee HK, Thompson C, Maewal P, et al. Indexing severity of diabetic foot infection with 99mTc-WBC SPECT/CT hybrid imaging. Diabetes Care. 2012;35(9):1826–31.

47. Schober O, Heindel W. PET-CT hybrid imaging. Stuttgart: Theime; 2010.

48. Keidar Z, Militianu D, Melamed E, Bar-Shalom R, Israel O. The diabetic foot: initial experience with 18F-FDG PET/CT. J Nucl Med. 2005;46(3):444–9.

49. Chacko TK, Zhuang H, Nakhoda KZ, Moussavian B, Alavi A. Applications of fluorodeoxyglucose positron emission tomography in the diagnosis of infection. Nucl Med Commun. 2003;24(6):615–24.

50. Meller J, Koster G, Liersch T, Siefker U, Lehmann K, Meyer I, et al. Chronic bacterial osteomyelitis: prospective comparison of (18)F-FDG imaging with a dual-head coincidence camera and (111)In-labelled autologous leucocyte scintigraphy. Eur J Nucl Med Mol Imaging. 2002;29(1):53–60.

51. Zhuang H, Alavi A. 18-fluorodeoxyglucose positron emission tomographic imaging in the detection and monitoring of infection and inflammation. Semin Nucl Med. 2002;32(1):47–59.

52. Termaat MF, Raijmakers PG, Scholten HJ, Bakker FC, Patka P, Haarman HJ. The accuracy of diagnostic imaging for the assessment of chronic osteomyelitis: a systematic review and meta-analysis. J Bone Joint Surg Am. 2005;87(11):2464–71.

53. Schmitz A, Risse HJ, Kalicke T, Grunwald F, Schmitt O. FDG-PET for diagnosis and follow-up of inflammatory processes: initial results from the orthopedic viewpoint. Z Orthop Ihre Grenzgeb. 2000;138(5):407–12. FDG-PET zur Diagnostik und Verlaufskontrolle entzundlicher Prozesse: Erste Ergebnisse aus orthopadischer Sicht

54. Kalicke T, Schmitz A, Risse JH, Arens S, Keller E, Hansis M, et al. Fluorine-18 fluorodeoxyglucose PET in infectious bone diseases: results of histologically confirmed cases. Eur J Nucl Med. 2000;27(5):524–8.

55. Hopfner S, Krolak C, Kessler S, Tiling R, Brinkbaumer K, Hahn K, et al. Preoperative imaging of Charcot neuroarthropathy in diabetic patients: comparison of ring PET, hybrid PET, and magnetic resonance imaging. Foot Ankle Int. 2004;25(12):890–5.

56. Schwegler B, Stumpe KD, Weishaupt D, Strobel K, Spinas GA, von Schulthess GK, et al. Unsuspected osteomyelitis is frequent in persistent diabetic foot ulcer and better diagnosed by MRI than by 18F-FDG PET or 99mTc-MOAB. J Intern Med. 2008;263(1):99–106.

57. Treglia G, Sadeghi R, Annunziata S, Zakavi SR, Caldarella C, Muoio B, et al. Diagnostic performance of Fluorine-18-Fluorodeoxyglucose positron emission tomography for the diagnosis of osteomyelitis related to diabetic foot: a systematic review and a meta-analysis. Foot. 2013;23(4):140–8.

58. Hara T, Higashi T, Nakamoto Y, Suga T, Saga T, Ishimori T, et al. Significance of chronic marked hyperglycemia on FDG-PET: is it really problematic for clinical oncologic imaging? Ann Nucl Med. 2009;23(7):657–69.

59. Yang H, Zhuang H, Rubello D, Alavi A. Mild-to-moderate hyperglycemia will not decrease the sensitivity of 18F-FDG PET imaging in the detection of pedal osteomyelitis in diabetic patients. Nucl Med Commun. 2016;37(3):259–62.

60. Palestro CJ. Radionuclide imaging of osteomyelitis. Semin Nucl Med. 2015;45(1):32–46.

61. Boutin RD, Brossmann J, Sartoris DJ, Reilly D, Resnick D. Update on imaging of orthopedic infections. Orthop Clin North Am. 1998;29(1):41–66.

62. Pomposelli F. Arterial imaging in patients with lower extremity ischemia and diabetes mellitus. J Vasc Surg. 2010;52(3

Suppl):81S–91S.

63. Smith DC, Yahiku PY, Maloney MD, Hart KL. Three new low-osmolality contrast agents: a comparative study of patient discomfort. AJNR Am J Neuroradiol. 1988;9(1):137–9.

64. American College of Radiology. ACR Manual on Contrast Media Version 10.2. 2016. http://www.acr.org/~/media/ACR/Documents/PDF/QualitySafety/Resources/Contrast%20Manual/2016_Contrast_Media.pdf.

65. Waybill MM, Waybill PN. Contrast media-induced nephrotoxicity: identification of patients at risk and algorithms for prevention. J Vasc Interv Radiol. 2001;12(1):3–9.

66. Solomon R, Werner C, Mann D, D'Elia J, Silva P. Effects of saline, mannitol, and furosemide to prevent acute decreases in renal function induced by radiocontrast agents. N Engl J Med. 1994;331(21):1416–20.

67. Kataoka ML, Hochman MG, Rodriguez EK, Lin PJ, Kubo S, Raptopolous VD. A review of factors that affect artifact from metallic hardware on multi-row detector computed tomography. Curr Probl Diagn Radiol. 2010;39(4):125–36.

68. Mallinson PI, Coupal TM, McLaughlin PD, Nicolaou S, Munk PL, Ouellette HA. Dual-energy CT for the musculoskeletal system. Radiology. 2016;281(3):690–707.

69. Sartoris DJ. Cross-sectional imaging of the diabetic foot. J Foot Ankle Surg. 1994;33(6):531–45.

70. Sartoris DJ, Devine S, Resnick D, Golbranson F, Fierer J, Witztum K, et al. Plantar compartmental infection in the diabetic foot. The role of computed tomography. Invest Radiol. 1985;20(8):772–84.

71. Gold RH, Hawkins RA, Katz RD. Bacterial osteomyelitis: findings on plain radiography, CT, MR, and scintigraphy. AJR Am J Roentgenol. 1991;157(2):365–70.

72. Chandnani VP, Beltran J, Morris CS, Khalil SN, Mueller CF, Burk JM, et al. Acute experimental osteomyelitis and abscesses: detection with MR imaging versus CT. Radiology. 1990;174(1):233–6.

73. Magid D, Fishman EK. Musculoskeletal infections in patients with AIDS: CT findings. AJR Am J Roentgenol. 1992;158(3):603–7.

74. van Holsbeeck MT, Introcaso JH. Musculoskeletal ultrasound. 2nd ed. St Louis, MO: Mosby; 2001.

75. Pineda C, Espinosa R, Pena A. Radiographic imaging in osteomyelitis: the role of plain radiography, computed tomography, ultrasonography, magnetic resonance imaging, and scintigraphy. Semin Plast Surg. 2009;23(2):80–9.

76. Riebel TW, Nasir R, Nazarenko O. The value of sonography in the detection of osteomyelitis. Pediatr Radiol. 1996;26(4):291–7.

77. Cardinal E, Bureau NJ, Aubin B, Chhem RK. Role of ultrasound in musculoskeletal infections. Radiol Clin North Am. 2001;39(2):191–201.

78. Howard CB, Einhorn M, Dagan R, Nyska M. Ultrasound in diagnosis and management of acute haematogenous osteomyelitis in children. J Bone Joint Surg. 1993;75(1):79–82.

79. Kaiser S, Rosenborg M. Early detection of subperiosteal abscesses by ultrasonography. A means for further successful treatment in pediatric osteomyelitis. Pediatr Radiol. 1994;24(5):336–9.

80. Howard CB, Einhorn M, Dagan R, Nyska M. Ultrasonic features of acute osteomyelitis. J Bone Joint Surg. 1995;77(4):663–4.

81. Chao HC, Kong MS, Lin TY, Chiu CH, Wang CR, Lee ZL. Sonographic and color Doppler sonographic diagnosis of acute osteomyelitis: report of one case. Acta Paediatr Taiwan. 1999;40(4):268–70.

82. Enderle MD, Coerper S, Schweizer HP, Kopp AE, Thelen MH, Meisner C, et al. Correlation of imaging techniques to histopathology in patients with diabetic foot syndrome and clinical suspicion of chronic osteomyelitis. The role of high-resolution ultrasound. Diabetes Care. 1999;22(2):294–9.

83. Steiner GM, Sprigg A. The value of ultrasound in the assessment of bone. Br J Radiol. 1992;65(775):589–93.

84. Bray PW, Mahoney JL, Campbell JP. Sensitivity and specificity of ultrasound in the diagnosis of foreign bodies in the hand. J Hand Surg. 1995;20(4):661–6.

85. Boyse TD, Fessell DP, Jacobson JA, Lin J, van Holsbeeck MT, Hayes CW. US of soft-tissue foreign bodies and associated complications with surgical correlation. Radiographics. 2001;21(5):1251–6.

86. D'Ambrogi E, Giacomozzi C, Macellari V, Uccioli L. Abnormal foot function in diabetic patients: the altered onset of windlass mechanism. Diabet Med. 2005;22(12):1713–9.

87. Hsu TC, Wang CL, Shau YW, Tang FT, Li KL, Chen CY. Altered heel-pad mechanical properties in patients with type 2 diabetes mellitus. Diabet Med. 2000;17(12):854–9.

88. Naemi R, Chatzistergos P, Sundar L, Chockalingam N, Ramachandran A. Differences in the mechanical characteristics of plantar soft tissue between ulcerated and non-ulcerated foot. J Diabetes Complications. 2016;30(7):1293–9.

89. Chang EY, Bae WC, Chung CB. Imaging the knee in the setting of metal hardware. Magn Reson Imaging Clin N Am. 2014;22(4):765–86.

90. Lobodzinski SS. Recent innovations in the development of magnetic resonance imaging conditional pacemakers and implantable cardioverter-defibrillators. Cardiol J. 2012;19(1):98–104.

91. Sofka CM. Technical considerations: best practices for MR imaging of the foot and ankle. Magn Reson Imaging Clin N Am. 2017;25(1):1–10.

92. Wertman R, Altun E, Martin DR, Mitchell DG, Leyendecker JR, O'Malley RB, et al. Risk of nephrogenic systemic fibrosis: evaluation of gadolinium chelate contrast agents at four American universities. Radiology. 2008;248(3):799–806.

93. Broome DR, Girguis MS, Baron PW, Cottrell AC, Kjellin I, Kirk GA. Gadodiamide-associated nephrogenic systemic fibrosis: why radiologists should be concerned. AJR Am J Roentgenol. 2007;188(2):586–92.

94. Sena BF, Stern JP, Pandharipande PV, Klemm B, Bulman J, Pedrosa I, Rofsky NM. Screening patients to assess renal function before administering gadolinium chelates: assessment of the Choyke questionnaire. AJR Am J Roentgenol. 2010;195(2):424–8.

95. US Food and Drug Administration. FDA Drug Safety Communication: New warnings for using gadolinium-based contrast agents in patients with kidney dysfunction 09-09-2010. https://www.fda.gov/Drugs/DrugSafety/ucm223966.htm. Accessed 19 Feb 2017.

96. Kanal E, Tweedle MF. Residual or retained gadolinium: practical implications for radiologists and our patients. Radiology. 2015;275(3):630–4.

97. Morrison WB, Schweitzer ME, Wapner KL, Hecht PJ, Gannon FH, Behm WR. Osteomyelitis in feet of diabetics: clinical accuracy, surgical utility, and cost-effectiveness of MR imaging. Radiology. 1995;196(2):557–64.

98. Miller TT, Randolph DA Jr, Staron RB, Feldman F, Cushin S. Fat-suppressed MRI of musculoskeletal infection: fast T2-weighted techniques versus gadolinium-enhanced T1-weighted images. Skeletal Radiol. 1997;26(11):654–8.

99. Morrison WB, Schweitzer ME, Batte WG, Radack DP, Russel KM. Osteomyelitis of the foot: relative importance of primary and secondary MR imaging signs. Radiology. 1998;207(3):625–32.

100. Horowitz SH. Diabetic neuropathy. Clin Orthop Relat Res. 1993;296:78–85.

101. Nigro ND, Bartynski WS, Grossman SJ, Kruljac S. Clinical impact of magnetic resonance imaging in foot osteomyelitis. J Am Podiatr Med Assoc. 1992;82(12):603–15.

102. Wang A, Weinstein D, Greenfield L, Chiu L, Chambers R, Stewart C, et al. MRI and diabetic foot infections. Magn Reson Imaging. 1990;8(6):805–9.

103. Yu JS. Diabetic foot and neuroarthropathy: magnetic resonance imaging evaluation. Top Magn Reson Imaging. 1998;9(5):295–310.

104. Weinstein D, Wang A, Chambers R, Stewart CA, Motz HA. Evaluation of magnetic resonance imaging in the diagnosis of osteomyelitis in diabetic foot infections. Foot Ankle. 1993;14(1):18–22.

105. Berquist TH. Infection. In: Berquist TH, editor. Imaging of the

foot and ankle. Philadelphia, PA: Wolters Kluwer/Lippincott Williams & Wilkins; 2011. p. 436–86.

106. Ahmadi ME, Morrison WB, Carrino JA, Schweitzer ME, Raikin SM, Ledermann HP. Neuropathic arthropathy of the foot with and without superimposed osteomyelitis: MR imaging characteristics. Radiology. 2006;238(2):622–31.

107. Ledermann HP, Schweitzer ME, Morrison WB. Nonenhancing tissue on MR imaging of pedal infection: characterization of necrotic tissue and associated limitations for diagnosis of osteomyelitis and abscess. AJR Am J Roentgenol. 2002;178(1):215–22.

108. Bus SA, Maas M, Cavanagh PR, Michels RP, Levi M. Plantar fat-pad displacement in neuropathic diabetic patients with toe deformity: a magnetic resonance imaging study. Diabetes Care. 2004;27(10):2376–81.

109. Andreassen CS, Jakobsen J, Ringgaard S, Ejskjaer N, Andersen H. Accelerated atrophy of lower leg and foot muscles–a follow-up study of long-term diabetic polyneuropathy using magnetic resonance imaging (MRI). Diabetologia. 2009;52(6):1182–91.

110. Brash PD, Foster J, Vennart W, Anthony P, Tooke JE. Magnetic resonance imaging techniques demonstrate soft tissue damage in the diabetic foot. Diabet Med. 1999;16(1):55–61.

111. Dinh T, Doupis J, Lyons TE, Kuchibhotla S, Julliard W, Gnardellis C, et al. Foot muscle energy reserves in diabetic patients without and with clinical peripheral neuropathy. Diabetes Care. 2009;32(8):1521–4.

112. Greenman RL, Panasyuk S, Wang X, Lyons TE, Dinh T, Longoria L, et al. Early changes in the skin microcirculation and muscle metabolism of the diabetic foot. Lancet. 2005;366(9498):1711–7.

113. Suzuki E, Kashiwagi A, Hidaka H, Maegawa H, Nishio Y, Kojima H, et al. 1H- and 31P-magnetic resonance spectroscopy and imaging as a new diagnostic tool to evaluate neuropathic foot ulcers in type II diabetic patients. Diabetologia. 2000;43(2):165–72.

114. Weaver JB, Doyley M, Cheung Y, Kennedy F, Madsen EL, Van Houten EE, et al. Imaging the shear modulus of the heel fat pads. Clin Biomech. 2005;20(3):312–9.

115. Pomposelli FB Jr, Marcaccio EJ, Gibbons GW, Campbell DR, Freeman DV, Burgess AM, et al. Dorsalis pedis arterial bypass: durable limb salvage for foot ischemia in patients with diabetes mellitus. J Vasc Surg. 1995;21(3):375–84.

116. Owen AR, Roditi GH. Peripheral arterial disease: the evolving role of non-invasive imaging. Postgrad Med J. 2011;87(1025):189–98.

117. Bradbury AW, Adam DJ. Diagnosis of peripheral arterial disease of the lower limb. BMJ. 2007;334(7606):1229–30.

118. Sze D. Conventional angiography in the noninvasive era. In: Rubin GD, Rofsky NM, editors. CT and MR angiography:comprehensive vascular assessment. Philadelphia, PA: Wolters Kluwer/Lippincott, Williams & Wilkins; 2009. p. 87–127.

119. Lindholt JS. Radiocontrast induced nephropathy. Eur J Vasc Endovasc Surg. 2003;25(4):296–304.

120. Altaha MA, Jaskolka JD, Tan K, Rick M, Schmitt P, Menezes RJ, et al. Non-contrast-enhanced MR angiography in critical limb ischemia: performance of quiescent-interval single-shot (QISS) and TSE-based subtraction techniques. Eur Radiol. 2017;27(3):1218–26.

121. Cotroneo AR, Manfredi R, Settecasi C, Prudenzano R, Di Stasi C. Angiography and MR-angiography in the diagnosis of peripheral arterial occlusive disease in diabetic patients. Rays. 1997;22(4):579–90.

122. Kreitner KF, Kalden P, Neufang A, Duber C, Krummenauer F, Kustner E, et al. Diabetes and peripheral arterial occlusive disease: prospective comparison of contrast-enhanced three-dimensional MR angiography with conventional digital subtraction angiography. AJR Am J Roentgenol. 2000;174(1):171–9.

123. Pandey S, Hakky M, Kwak E, Jara H, Geyer CA, Erbay SH. Application of basic principles of physics to head and neck MR angiography: troubleshooting for artifacts. Radiographics. 2013;33(3):E113–23.

124. Owen RS, Carpenter JP, Baum RA, Perloff LJ, Cope C. Magnetic resonance imaging of angiographically occult run-off vessels in peripheral arterial occlusive disease. N Engl J Med. 1992;326(24):1577–81.

125. McCauley TR, Monib A, Dickey KW, Clemett J, Meier GH, Egglin TK, et al. Peripheral vascular occlusive disease: accuracy and reliability of time-of-flight MR angiography. Radiology. 1994;192(2):351–7.

126. Meaney JF. Magnetic resonance angiography of the peripheral arteries: current status. Eur Radiol. 2003;13(4):836–52.

127. Sharafuddin MJ, Stolpen AH, Sun S, Leusner CR, Safvi AA, Hoballah JJ, et al. High-resolution multiphase contrast-enhanced three-dimensional MR angiography compared with two-dimensional time-of-flight MR angiography for the identification of pedal vessels. J Vasc Interv Radiol. 2002;13(7):695–702.

128. Grist TM, Mistretta CA, Strother CM, Turski PA. Time-resolved angiography: past, present, and future. J Magn Reson Imaging. 2012;36(6):1273–86.

129. Berquist TH. Bone and soft tissue ischemia. In: Berquist TH, editor. Imaging of the foot and ankle. Philadelphia, PA: Wolters Kluwer/Lippincott, Williams, & Williams; 2011. p. 375–435.

130. Herborn CU, Goyen M, Quick HH, Bosk S, Massing S, Kroeger K, et al. Whole-body 3D MR angiography of patients with peripheral arterial occlusive disease. AJR Am J Roentgenol. 2004;182(6):1427–34.

131. Leiner T, Fleischmann D, Rofsky NM. Conventional angiography in the noninvasive era. In: Rubin GD, Rofsky NM, editors. CT and MR angiography: comprehensive vascular assessment. Philadelphia, PA: Wolters Kluwer/Lippincott, Williams & Wilkins; 2009. p. 921–1016.

132. Nelemans PJ, Leiner T, de Vet HC, van Engelshoven JM. Peripheral arterial disease: meta-analysis of the diagnostic performance of MR angiography. Radiology. 2000;217(1):105–14.

133. Dorweiler B, Neufang A, Kreitner KF, Schmiedt W, Oelert H. Magnetic resonance angiography unmasks reliable target vessels for pedal bypass grafting in patients with diabetes mellitus. J Vasc Surg. 2002;35(4):766–72.

134. Deutschmann HA, Schoellnast H, Portugaller HR, Preidler KW, Reittner P, Tillich M, et al. Routine use of three-dimensional contrast-enhanced moving-table MR angiography in patients with peripheral arterial occlusive disease: comparison with selective digital subtraction angiography. Cardiovasc Intervent Radiol. 2006;29(5):762–70.

135. Pereles FS, Collins JD, Carr JC, Francois C, Morasch MD, McCarthy RM, et al. Accuracy of stepping-table lower extremity MR angiography with dual-level bolus timing and separate calf acquisition: hybrid peripheral MR angiography. Radiology. 2006;240(1):283–90.

136. Owen AR, Robertson IR, Annamalai G, Roditi GH, Edwards RD, Murray LS, et al. Critical lower-limb ischemia: the diagnostic performance of dual-phase injection MR angiography (including high-resolution distal imaging) compared with digital subtraction angiography. J Vasc Interv Radiol. 2009;20(2):165–72.

137. Andros G. Diagnostic and therapeutic arterial interventions in the ulcerated diabetic foot. Diabetes Metab Res Rev. 2004;20(Suppl 1):S29–33.

138. Hodnett PA, Koktzoglou I, Davarpanah AH, Scanlon TG, Collins JD, Sheehan JJ, et al. Evaluation of peripheral arterial disease with nonenhanced quiescent-interval single-shot MR angiography. Radiology. 2011;260(1):282–93.

139. Miyazaki M, Takai H, Sugiura S, Wada H, Kuwahara R, Urata J. Peripheral MR angiography: separation of arteries from veins with flow-spoiled gradient pulses in electrocardiography-triggered three-dimensional half-Fourier fast spin-echo imaging. Radiology. 2003;227(3):890–6.

140. Roos JE, Hellinger JC, Hallet R, Fleischmann D, Zarins CK, Rubin GD. Detection of endograft fractures with multidetector row computed tomography. J Vasc Surg. 2005;42(5):1002–6.

141. Kock MC, Dijkshoorn ML, Pattynama PM, Myriam Hunink MG. Multi-detector row computed tomography angiography of

peripheral arterial disease. Eur Radiol. 2007;17(12):3208–22.

142. Hartnell GG. Contrast angiography and MR angiography: still not optimum. J Vasc Interv Radiol. 1999;10(1):99–100.

143. Brenner DJ, Hall EJ. Computed tomography–an increasing source of radiation exposure. N Engl J Med. 2007;357(22): 2277–84.

144. Hirsch AT, Haskal ZJ, Hertzer NR, Bakal CW, Creager MA, Halperin JL, et al. ACC/AHA 2005 Practice Guidelines for the management of patients with peripheral arterial disease (lower extremity, renal, mesenteric, and abdominal aortic): a collaborative report from the American Association for Vascular Surgery/Society for Vascular Surgery, Society for Cardiovascular Angiography and Interventions, Society for Vascular Medicine and Biology, Society of Interventional Radiology, and the ACC/AHA Task Force on Practice Guidelines (Writing Committee to Develop Guidelines for the Management of Patients With Peripheral Arterial Disease): endorsed by the American Association of Cardiovascular and Pulmonary Rehabilitation; National Heart, Lung, and Blood Institute; Society for Vascular Nursing; TransAtlantic Inter-Society Consensus; and Vascular Disease Foundation. Circulation. 2006;113(11):e463–654.

145. Met R, Bipat S, Legemate DA, Reekers JA, Koelemay MJ. Diagnostic performance of computed tomography angiography in peripheral arterial disease: a systematic review and meta-analysis. JAMA. 2009;301(4):415–24.

146. Ota H, Takase K, Igarashi K, Chiba Y, Haga K, Saito H, et al. MDCT compared with digital subtraction angiography for assessment of lower extremity arterial occlusive disease: importance of reviewing cross-sectional images. AJR Am J Roentgenol. 2004;182(1):201–9.

147. Willmann JK, Baumert B, Schertler T, Wildermuth S, Pfammatter T, Verdun FR, et al. Aortoiliac and lower extremity arteries assessed with 16-detector row CT angiography: prospective comparison with digital subtraction angiography. Radiology. 2005;236(3):1083–93.

148. Schernthaner R, Fleischmann D, Stadler A, Schernthaner M, Lammer J, Loewe C. Value of MDCT angiography in developing treatment strategies for critical limb ischemia. AJR Am J Roentgenol. 2009;192(5):1416–24.

149. Schernthaner R, Fleischmann D, Lomoschitz F, Stadler A, Lammer J, Loewe C. Effect of MDCT angiographic findings on the management of intermittent claudication. AJR Am J Roentgenol. 2007;189(5):1215–22.

150. Field L, Sun Z. Multislice CT angiography of the plantar arch. Biomed Imaging Interv J. 2010;6(1):e10.

151. Xie D, Na J, Zhang M, Dong S, Xiao X. CT angiography of the lower extremity and coronary arteries using 256-section CT: a preliminary study. Clin Radiol. 2015;70(11):1281–8.

152. Ouwendijk R, Kock MC, van Dijk LC, van Sambeek MR, Stijnen T, Hunink MG. Vessel wall calcifications at multi-detector row CT angiography in patients with peripheral arterial disease: effect on clinical utility and clinical predictors. Radiology. 2006;241(2):603–8.

153. Meyer BC, Werncke T, Hopfenmuller W, Raatschen HJ, Wolf KJ, Albrecht T. Dual energy CT of peripheral arteries: effect of automatic bone and plaque removal on image quality and grading of stenoses. Eur J Radiol. 2008;68(3):414–22.

154. Blum MB, Schmook M, Schernthaner R, Edelhauser G, Puchner S, Lammer J, et al. Quantification and detectability of in-stent stenosis with CT angiography and MR angiography in arterial stents in vitro. AJR Am J Roentgenol. 2007;189(5):1238–42.

155. Li XM, Li YH, Tian JM, Xiao Y, Lu JP, Jing ZP, et al. Evaluation of peripheral artery stent with 64-slice multi-detector row CT angiography: prospective comparison with digital subtraction angiography. Eur J Radiol. 2010;75(1):98–103.

156. Zweibel WJ, Pellerito JS. Basic concepts of Doppler frequency spectrum analysis and ultrasound blood flow imaging. In: Zweibel WJ, Pellerito JS, editors. Introduction to vascular ultrasonography. Philadelphia, PA: Elsevier Saunders; 5th edition. 2005. p. 61–89.

157. de Smet AA, Ermers EJ, Kitslaar PJ. Duplex velocity characteristics of aortoiliac stenoses. J Vasc Surg. 1996;23(4):628–36.

158. Ouwendijk R, de Vries M, Stijnen T, Pattynama PM, van Sambeek MR, Buth J, et al. Multicenter randomized controlled trial of the costs and effects of noninvasive diagnostic imaging in patients with peripheral arterial disease: the DIPAD trial. AJR Am J Roentgenol, 2008;190(5):1349–57.

159. Cossman DV, Ellison JE, Wagner WH, Carroll RM, Treiman RL, Foran RF, et al. Comparison of contrast arteriography to arterial mapping with color-flow duplex imaging in the lower extremities. J Vasc Surg. 1989;10(5):522–8. discussion 8-9

160. Dyet JF, Nicholson AA, Ettles DF. Vascular imaging and intervention in peripheral arteries in the diabetic patient. Diabetes Metab Res Rev. 2000;16(Suppl 1):S16–22.

161. Edwards JM, Coldwell DM, Goldman ML, Strandness DE Jr. The role of duplex scanning in the selection of patients for transluminal angioplasty. J Vasc Surg. 1991;13(1):69–74.

162. Collins R, Burch J, Cranny G, Aguiar-Ibanez R, Craig D, Wright K, et al. Duplex ultrasonography, magnetic resonance angiography, and computed tomography angiography for diagnosis and assessment of symptomatic, lower limb peripheral arterial disease: systematic review. BMJ. 2007;334(7606):1257.

163. Larch E, Minar E, Ahmadi R, Schnurer G, Schneider B, Stumpflen A, et al. Value of color duplex sonography for evaluation of tibioperoneal arteries in patients with femoropopliteal obstruction: a prospective comparison with anterograde intraarterial digital subtraction angiography. J Vasc Surg. 1997;25(4):629–36.

164. Hofmann WJ, Walter J, Ugurluoglu A, Czerny M, Forstner R, Magometschnigg H. Preoperative high-frequency duplex scanning of potential pedal target vessels. J Vasc Surg. 2004;39(1):169–75.

165. Levy MM, Baum RA, Carpenter JP. Endovascular surgery based solely on noninvasive preprocedural imaging. J Vasc Surg. 1998;28(6):995–1003; discussion 1003-5

166. Ergen FB, Sanverdi SE, Oznur A. Charcot foot in diabetes and an update on imaging. Diabet Foot Ankle. 2013;4(1):21884.

167. Beltran J. MR imaging of soft-tissue infection. Magn Reson Imaging Clin N Am. 1995;3(4):743–51.

168. Sequeira W. The neuropathic joint. Clin Exp Rheumatol. 1994;12(3):325–37.

169. Zlatkin MB, Pathria M, Sartoris DJ, Resnick D. The diabetic foot. Radiol Clin North Am. 1987;25(6):1095–105.

170. Brower AC, Allman RM. Pathogenesis of the neurotrophic joint: neurotraumatic vs. neurovascular. Radiology. 1981;139(2):349–54.

171. Yablon CM, Duggal N, Wu JS, Shetty SK, Dawson F, Hochman MG. A review of Charcot neuroarthropathy of the midfoot and hindfoot: what every radiologist needs to know. Curr Probl Diagn Radiol. 2010;39(5):187–99.

172. Leone A, Cassar-Pullicino VN, Semprini A, Tonetti L, Magarelli N, Colosimo C. Neuropathic osteoarthropathy with and without superimposed osteomyelitis in patients with a diabetic foot. Skeletal Radiol. 2016;45(6):735–54.

173. Ertugrul BM, Lipsky BA, Savk O. Osteomyelitis or Charcot neuro-osteoarthropathy? Differentiating these disorders in diabetic patients with a foot problem. Diabet Foot Ankle. 2013;4(1):21855.

174. Jones EA, Manaster BJ, May DA, Disler DG. Neuropathic osteoarthropathy: diagnostic dilemmas and differential diagnosis. Radiographics. 2000;20 Spec No:S279–93.

175. Bevan WP, Tomlinson MP. Radiographic measures as a predictor of ulcer formation in diabetic charcot midfoot. Foot Ankle Int. 2008;29(6):568–73.

176. Wukich DK, Raspovic KM, Hobizal KB, Rosario B. Radiographic analysis of diabetic midfoot charcot neuroarthropathy with and without midfoot ulceration. Foot Ankle Int. 2014;35(11):1108–15.

177. Rogers LC, Bevilacqua NJ. The diagnosis of Charcot foot. Clin Podiatr Med Surg. 2008;25(1):43–51. vi

178. Rogers LC, Bevilacqua NJ. Imaging of the Charcot foot. Clin Podiatr Med Surg. 2008;25(2):263–74. vii

179. McCarthy E, Morrison WB, Zoga AC. MR imaging of the diabetic foot. Magn Reson Imaging Clin N Am. 2017;25(1):183–94.

180. Basu S, Chryssikos T, Houseni M, Scot Malay D, Shah J, Zhuang H, et al. Potential role of FDG PET in the setting of diabetic neuro-osteoarthropathy: can it differentiate uncomplicated Charcot's neuroarthropathy from osteomyelitis and soft-tissue infection? Nucl Med Commun. 2007;28(6):465–72.

181. Pickwell KM, van Kroonenburgh MJ, Weijers RE, van Hirtum PV, Huijberts MS, Schaper NC. F-18 FDG PET/CT scanning in Charcot disease: a brief report. Clin Nucl Med. 2011;36(1):8–10.

182. Israel O, Sconfienza LM, Lipsky BA. Diagnosing diabetic foot infection: the role of imaging and a proposed flow chart for assessment. Q J Nucl Med Mol Imaging. 2014;58(1):33–45.

第六章

糖尿病外科手术患者的管理原则

Natasha Khazai and Osama Hamdy

摘要

目前,美国约有 2 900 万或 11% 的成年人患有糖尿病、8 600 万人患有糖尿病前期。据估计,糖尿病的医疗保健支出已经猛增到 2 500 亿美元,其中 43% 是花在糖尿病及其并发症的住院治疗上。糖尿病患者常常被送进医院进行手术治疗。手术原因与糖尿病有关的包括糖尿病足的问题、血管手术、冠状动脉搭桥术、肾脏移植术和眼科手术;同时,与糖尿病无关的其他问题也常存在。住院期间糖尿病的管理会根据患者的情况不同而不同,例如患者是住在外科重症监护病房、还是常规病房,营养方式是常规口服营养、肠道营养、肠外营养或单纯静脉输液。糖尿病控制良好可缩短住院时间、减少并发症、降低住院死亡率以及出院后 30 天和 90 天的再住院率。通常门诊可使用口服降糖药和/或胰岛素,但手术期间仅推荐使用胰岛素。不同的个体之间,胰岛素给药方法、剂型和剂量差异很大,例如,类固醇使用可能使得胰岛素方案复杂化;需要特别关注使用胰岛素泵的患者;胰岛素使用的主要风险是低血糖,但多数情况下并不严重。本章全面介绍了住院期间糖尿病管理的原则。

基本原理

高血糖和低血糖都与住院患者的不良预后相关。高血糖增加了感染风险[1,2]、心血管事件[3-5]和死亡率[6,7]。这也与住院时间较长有关[3,8,9];低血糖也与死亡风险增加有关[10]。因此,目前证据支持无论是重症监护病房还是非重症监护病房的住院患者都要避免上述两种情况发生[5,9,11]。

非重症患者的血糖目标

不幸的是,由于实验数量不足,目前人们对最佳血糖(blood glucose,BG)目标仍存有争议[12]。表 6.1 显示了由美国糖尿病学会(American Diabetes Association,ADA)和美国临床内分泌医师协会(American Association of Clinical Endocrinologists,AACE)共同发布[9]以及内分泌学会独立发布[5]的共识性指南。对于那些容易低血糖又存在严重合并症或者终末期的患者,可以为其设定较高的血糖目标值[11]。然而,即使这样,为了避免症状性高血糖,仍建议将血糖保持在 200mg/dL(11.1mmol/L)以下[11]。如果血糖低于 100mg/dL(5.6mmol/L),除非患者临床状况稳定且入院前血糖控制就严格,否则就应该减少基础胰岛素用量[11]。

表 6.1　根据 ADA 和 AACE 的共识,非危重患者的住院血糖目标[9]

随机或睡前	空腹和餐前	低血糖
<180mg/dL	100~140mg/dL	<70mg/dL

非重症住院患者的糖尿病管理

所有糖尿病患者在入院时均应检查糖化血红蛋白(glycosylated hemoglobin,HbA1c),那些在过去 3 个月内曾经查过的人除外[5,9,11]。无论是在急诊室还是住院期间,无糖尿病的患者,如果随机血糖超过 140mg/dL(7.8mmol/L),均应检查A1C。如果 A1C≥6.5%,强烈提示住院前患有糖尿病[11]。如果随机血糖>140mg/dL(7.8mmol/L),但 A1C 为≤6.4,不能完全排除糖尿病诊断,应该在出院后进行口服葡萄糖耐量试验。

在入院早期让糖尿病教育者参与可能有助于新诊断患者学习一些基本技能,如血糖监测、低血糖预防和治疗以及正确服用口服降糖药物等[9,11]。对于首次开始使用胰岛素的患者,情况也是如此,糖尿病教育护士的参与不仅可以确保患者能接受指导并掌握适当的胰岛素注射技术和实际操作经验,还可能会识别患者由灵活性差导致胰岛素自我给药障碍等自我管理的问题。以上这些,不仅能允许患者护理人员早期参与和进行指导;或者如果需要,还可以将患者糖尿病出院计划,更改为由患者或其护理人员来执行的计划。及早发现和处理这些问题能确保患者安全及时地出院[13]。

医学营养疗法

医学营养治疗对于门诊和住院糖尿病患者管理都很重要。所有糖尿病患者均应采取一个均衡、低热量和每餐等量碳水化合物的饮食。如果使用的是肠内营养,则应选择糖尿病专用配方,而不是标准配方。根据碳水化合物浓度计算出所给膳食中的碳水化合物含量,有助于匹配适当剂量的餐时胰岛素[8]。碳水化合物应来自全谷类、蔬菜、水果和低脂乳制品,并限制糖和含蔗糖食物量的增加[14]。

口服降糖药物和胰高血糖素样肽 1 受体激动剂

ADA、AACE 和内分泌学会的最新指南建议,由于缺乏有效性研究和安全性问题,不要给住院患者使用口服降糖药或胰高血糖素样肽 1 受体激动剂(glucagon-like peptide-1 receptor agonists,GLP-1-RA)[5,9,11]。如果住院手术患者在肾功能不全、脓毒症、低血压或心力衰竭等低氧状态期间继续使用二甲双胍,可能会导致乳酸酸中毒发生。磺脲类药物与低血糖风险增加有关，特别是在患者口服进餐（NPD）突然被中断时。在肾功能下降的情况下，磺脲类药物引起的低血糖症可能会更严重和持久。少量研究调查了住院 2 型糖尿病患者使用 GLP-1RA 的情况，认为其血糖控制和低血糖事件的概率均非劣效于基础胰岛素注射[15]。然而，这些疗法通常还需要另外再注射基础胰岛素才能维持最佳血糖控制。此外，超过 66% 的患者 GLP-1RA 治疗与恶心和呕吐等早期胃肠道副作用相关。这些副作用在已经有厌食症或被镇静的患者中尤其不受欢迎，因为这些副作用会增加吸入性肺炎的风险[16]。住院手术患者只有在满足方框中列出的所有条件后才能继续口服药物和/或 GLP-1RA（框6.1），同时要考虑到框 6.2 中列出的所有预防措施。一些早期迹象表明，DPP-4 抑制剂等耐受性良好的非降糖药可用于住院患者。所有其他患者均应使用胰岛素治疗。需要注意的是，如果有口服药物，主治医师应在出院前 1~2 天制订计划去恢复它们，以确保药物的有效性和安全性[11]。

框 6.1　住院期间继续口服降糖药和 GLP-1 RA 的标准

- 低风险、稳定患者
- 血红蛋白 A1C<8%
- 饮食量>50%
- 预计在 24~48 小时内出院
- 无造影剂检查计划
- 无急性肾功能衰竭
- 无类固醇治疗
- 无感染

框 6.2　住院期间口服降糖药和 GLP-1 RA 的注意事项

二甲双胍

- 如果 Cr>1.4mg/dL 和/或 eGFR<60mL/（min·1.73m²），中止治疗
- 静脉造影检查后暂停 48 小时，且每天检查肾功能，连续 2 天[17]
- 在缺氧状态（慢性心力衰竭，慢性阻塞性肺病恶化和脓毒症）下，中止治疗
- 如果患者有肝病，中止治疗

磺脲类

- 如果患者有急性或慢性肾功能不全，中止治疗
- 如果患者口服进餐被停止，中止治疗

吡格列酮

- 如果患者有充血性心力衰竭或下肢浮肿，中止治疗

GLP-1-RA

- 如果患者有胰腺炎，恶心或呕吐，中止治疗

胰岛素

已确诊或新诊断的糖尿病患者，如果有良好的营养计划，住院期间应该起始就使用长效胰岛素加速效（餐时）胰岛素，以及校正剂量的相同速效胰岛素[5,9]。营养摄入不足或禁食患者应接受基础胰岛素联合校正剂量的短效胰岛素方案[9,15]。一旦患者恢复营养摄入，餐后立即给予速效胰岛素，以使胰岛素与实际碳水化合物摄入量更好地匹配，这是一种安全的方法[11]。受过良好训练并使用碳水化合物计算的患者应该选择继续使用和门诊相同的胰岛素/碳水化合物比率来计算他们每

餐的胰岛素需求量。强烈不支持在无基础和餐时胰岛素的情况下，单独使用"滑尺法"（校正）胰岛素（某些情况除外，见表 6.2），有力证据显示它的作用不及基础-餐时-校正方案[18]。患者的基础-餐时大剂量和校正胰岛素剂量取决于其是否存在糖尿病、糖尿病类型、入院时 A1c 水平以及入院前糖尿病治疗方案等很多因素。预计入院前门诊用口服药物就能让血糖达标的 2 型糖尿病人群，胰岛素的总每日剂量（total daily dose，TDD），会比那些门诊用胰岛素都不能良好控制血糖的人群更少。表 6.2 中总结了几个指南推荐的胰岛素 TDD 计算方法[5,9,19,20]。需要强调的是，类似于门诊管理，住院患者的糖尿病管理也需要个性化，推荐的计算结果仅作为起点。值得注意的是，对于那些门诊用口服降糖药（有/无 GLP-1-RA）而血糖控制不佳（A1c>10%）的患者，出院方案中可以增加基础胰岛素。强烈建议，糖尿病教育护士尽早参与到患者胰岛素教学中来。在门诊用基础胰岛素和餐时胰岛素而血糖控制良好的患者，可以继续用他们的基础胰岛素剂量。在医院饮食碳水化合物量明显低于家里的患者，为防止低血糖，建议起始餐时胰岛素剂量比在家时的剂量减少 25%~50%。另一方面，在家中坚持胰岛素治疗方案但血糖控制不佳（A1c>10%）的患者（通常与他们饮食依从性差有关）应根据下表6.2 计算其 TDD。如果计算得出的 TDD 低于他们在家中使用的 TDD，则从门诊剂量开始，并根据医院的血糖监测结果每天调整 TDD。通常，这些患者的门诊控制不佳与饮食依从性差有关。在医院，通过限制热量和碳水化合物序贯饮食能极大地消除这种差的饮食依从性。表 6.3 概述了基于 TDD 的基础、餐时和校正胰岛素剂量的计算。结果显示，肾功能不全（eGFR<60mL/min/1.73m²）患者用体重×0.2（而不是×0.5）来计算甘精胰岛素或地特胰岛素的起始剂量，能降低患者低血糖发生率约 50%[21]。

调节基础和大剂量（餐时）胰岛素

在调整胰岛素剂量时，必须考虑患者的临床状况、伴随用药（参见糖皮质激素部分）、血糖值、个体化血糖目标、营养状况（参见肠胃和肠胃外部分）以及其他因素[9]。因此，胰岛素调节是一个高度个性化的过程。表 6.4 中显示了一些常用于调节基础和餐时胰岛素的方法，以及有助于突出这些方法的示例。

表 6.2　胰岛素 TDD 的计算

患者和血糖方面	TDD U/kg 体重
门诊口服药物或生活方式治疗，A1C<7%	如果血糖持续>140mg/d，才考虑校正胰岛素，增加基础胰岛素（0.1U/kg 体重）
新诊断患者，A1C<7%	
门诊口服药物，A1C 7%~7.9% 任何治疗和年龄≥70 岁和/或 eGFR<60mL/（min·1.73m²）[21]	0.2~0.3U/kg 体重
血糖 140~200mg/dL 或入院 A1C<10% 的任何糖尿病	0.4U/kg 体重
血糖 200~400mg/dL 或入院 A1C≥10% 的任何糖尿病	0.5U/kg 体重

表 6.3　基础-餐时(营养性)和校正胰岛素剂量计算

基础胰岛素	起始剂量 = TDD^a×0.5
	－ 甘精胰岛素:睡前 1 次或
	－ 地特胰岛素:睡前 1 次(2 型),或分成 2 个相等剂量上午和睡前(1 型)或
	－ 中效胰岛素:上午 2/3 剂量和睡前 1/3 剂量
	－ 院内通常不推荐预混胰岛素 70/30、75/25 或 50/50,除非患者需要采用这种方案出院
	注意 1:在临床实践中,因为低血糖风险较低,甘精胰岛素和地特胰岛素要优于中效胰岛素(当患者因手术或其他原因禁食时,中效胰岛素峰值可能会导致严重的低血糖)
	注意 2:如果预计住院时间短且出院时患者无法耐受/更换至甘精胰岛素/地特胰岛素,则使用中效胰岛素。口服类固醇治疗的患者可选用中效胰岛素
餐时(大剂量)胰岛素	起始剂量 = TDD^a×0.5,每餐前平均分配
	－ 住院患者,赖脯胰岛素、门冬胰岛素和赖谷胰岛素优于常规胰岛素(低血糖风险低)
	注意 3:如果患者进食少,餐时胰岛素注射≤50%计算餐时剂量
	注意 4:如果患者无法进食,则中止餐时胰岛素
校正胰岛素	**校正因子**(correction factor, CF) = 1 700/TDD^a
	这意味着,胰岛素 1U 将通过 CF mg/dL 来降低血糖,因此:
	校正胰岛素剂量或 STAT 剂量 = (当前血糖−100)/CF
	－ 对于每个 CF,通过按 1U 胰岛素剂量增加来建立量表
	－ 随餐提供 1 次注射的餐时和校正剂量
	举例:一名体重 80kg,A1c 11% 的 2 型糖尿病需要:
	TDD = 60kg×0.5 = 40U
	基础胰岛素 = TDD×50% = 20U 甘精或地特胰岛素
	餐时胰岛素 = 20÷3 = 约 7U 速效胰岛素,每次进餐
	校正系数 = 1 700÷40 = 42mg/dL
	这意味着,1U 胰岛素有望降低约 40mg/dL 血糖,校正胰岛素剂量 = (血糖−100)/CF
	得到如下一个量表:
	餐前校正胰岛素量表(血糖目标<140mg/dL)
	量表:140~180mg/dL = 1U
	181~220mg/dL = 2U
	221~260mg/dL = 3U
	睡前校正胰岛素量表(血糖目标<180mg/dL)
	量表:141~180mg/dL = 0U
	181~220mg/dL = 1U
	221~260mg/dL = 2U

^{a} 使用表 6.2 中的介绍来计算 TDD。

表 6.4　调整基础和餐时胰岛素的一般原则

空腹血糖(FBG)>140mg/dL	－ 增加睡前长效胰岛素。如果是用中效或地特胰岛素 1 次/12 小时,增加睡前剂量:
	● 10%,如果 FBG 140~199mg/dL
	● 20%,如果 FBG 200~299mg/dL
	● 30%,如果 FBG 300~399mg/dL
	举例:FBG 190mg/dL,午餐前 135mg/dL,晚餐前 120mg/dL,睡前 140mg/dL。睡前 40U 甘精胰岛素
	→增加基础甘精胰岛素 10% ,从 40U 到 44U
餐前血糖>140mg/dL 或睡前血糖>180mg/dL 和空腹血糖< 140mg/dL	－ 增加餐时速效胰岛素:
	● 10%,如果血糖 140~199mg/dL
	● 20%,如果血糖 200~299mg/dL
	● 30%,如果血糖 300~399mg/dL
	例如:FBG 120mg/dL,午餐前 200mg/dL,晚餐前 230mg/dL,睡前 280mg/dL
	餐时胰岛素总量为 20U
	→将餐时胰岛素从 20U 增加 20% 至 24U
空腹和餐前血糖>140mg/dL 和睡前血糖>180mg/dL	→如以上所示,增加餐前和基础胰岛素

计算机化医生胰岛素医嘱录入系统

计算机化医生医嘱录入系统（Computerized Provider Order Entry，CPOE）用于胰岛素已显示可明显改善糖尿病患者血糖达标百分率，降低平均血糖而低血糖事件并未增加[22,23]。建立 CPOE 是《健康信息技术和临床卫生法》（Health Information Technology and Clinical health Act，HITECH）的核心要求，也是医学研究所的建议[11]。基础、餐时和校正胰岛素的常规结构化医嘱应作为 CPOE 的一部分。使用患者计算出的校正因子，订制个性化的校正胰岛素量表，在这种电脑医嘱集中成为可能。

血糖监测

应该在饭前和睡前检查血糖。对于禁食患者，清醒时的监测频率可增加到每 4 小时一次。对于有低血糖风险的患者，建议加测凌晨 3 点的血糖[11]。无线连接到医院电子健康记录系统的血糖仪能极大地促进和加快患者在胰岛素医嘱中所需要的更改，并防止反复出现低血糖或高血糖症。连续血糖监测（continuous glucose monitoring，CGM）有望减少糖尿病患者发生严重低血糖症，但需要更多的研究来确定其在医院环境中的准确性和可靠性[11]。因此，目前不建议在医院常规使用 CGM，除了在门诊已经使用并希望在医院中继续谨慎使用的患者。

皮质类固醇

初始糖皮质激素后血糖水平>180mg/dL，被定义为糖皮质激素诱导的高血糖，在 32%[24] 到 52%[25] 的住院患者中存在。这些患者中有 18%[24] 到 25%[25] 被诊断为糖尿病。业已证明这些患者的高血糖与其死亡风险[26]、感染[27] 和住院时间延长[28] 有关。尽管控制高血糖对这些患者很重要，但目前尚无足够的头对头随机对照试验，为某种类固醇激素推荐特定类型或起始剂量的胰岛素。由于早晨口服类固醇引起的高血糖主要在中午到晚上出现，因此与调整基础胰岛素剂量（即使中午和晚饭前剂量有增加）相比[29]，早晨加用单剂量中性鱼精蛋白锌胰岛素（neutral protamine hagedorn，NPH）应该是最有效的[11]。在迄今为止唯一的一项随机对照试验中[19]，与仅调整患者的基础-餐时-校正胰岛素的方案相比，将 NPH 加用到上述方案中更能改善血糖控制趋势且不增加低血糖风险。这似乎很直观，因为 NPH 在注射后 4~10 小时达到峰值，与泼尼松后 4~8 小时产生高血糖作用大致同时；此外，NPH 作用的持续时间约为 12~18 小时，与泼尼松高血糖作用的持续时间相似[30]。表 6.5 展示了 Grommesh 等研究的用于糖皮质激素患者的胰岛素方案的简化版本[19]。在该方案中，NPH 的起始剂量取决于患者的泼尼松剂量以及是否存在糖尿病。需要强调的是，NPH 剂量必须在患者现有的基础-餐时-校正剂量方案中加用。取代用固定剂量的预混 NPH，NPH 剂量可用 0.27U/kg 来计算[31]。

每日多剂量的糖皮质激素（如氢化可的松和甲泼尼龙）和长效糖皮质激素（如地塞米松），甘精胰岛素和地特胰岛素等长效胰岛素更有用[11]。Gosmanov 等的回顾性研究[32] 评估了接受地塞米松的糖尿病和血液系统恶性肿瘤患者的血糖控制，发现与预混胰岛素相比，每日调整的基础-餐时方案更能降低患者的平均血糖水平。对于起始用地塞米松治疗的患者，TDD 在 0.66~1.2U/kg。

表 6.5　糖皮质激素给药[a] 时的 NPH 胰岛素剂量

	泼尼松<40mg/d，单次早晨剂量	泼尼松≥40mg/d，单次早晨剂量
高血糖但无糖尿病病史	5U	10U
确诊糖尿病	10U	20U

- 如果血糖>180mg/dL，将 NPH 增加 25%；如果血糖>300mg/dL，将 NPH 增加 50%
- 将 NPH 与泼尼松相同的百分比逐渐下降
- 当泼尼松剂量被降至<10mg/d 时，NPH 可以停止

[a] 建议在 CPOE 中实施一种机制，将泼尼松医嘱与 NPH 医嘱连接起来，这样如果改变或保持糖皮质激素，就能同步改变或保持 NPH。

对于那些皮下注射胰岛素但血糖仍无法控制（血糖水平>400mg/dL）的患者，应考虑静脉注射胰岛素。

肠内和肠外营养

如果患者病情危重，建议在 24~48 小时内开始接受营养支持；如果病情不危重，但无法食入超过 60% 所需的营养，建议在 7~14 天后开始接受营养支持[33]。推荐的血糖目标是低于 180mg/dL（见表 6.1）；然而观察性研究建议，更低的血糖目标值（<150mg/dL）可以改善接受营养支持患者的预后而不增加低血糖风险[34]。

肠内营养：因为低碳水化合物含量（糖尿病特异性）的肠内配方与降低高血糖有关，多项随机对照试验已经支持其使用[35-39]。在标准的肠内配方中，55%~60% 卡路里由碳水化合物提供，而糖尿病特定配方则减少了碳水化合物配比（最多占总热量的 40%）。这可以通过用单不饱和脂肪酸和膳食纤维代替而实现[40,41]。胃肠外营养患者可使用多种胰岛素治疗方案来控制高血糖。哪一种方案更具优势尚待确定。对此问题迄今为止已经有几个回顾性研究[42]，但随机对照试验（randomized controlled trial，RCT）只有一个[40]。该 RCT[43] 显示，一针甘精胰岛素和校正性常规胰岛素的效果与 NPH 每天 2 次和校正性常规胰岛素，在达标血糖或低血糖事件方面均无差异[44]（请参见方法 1，表 6.6[45]）。

全肠外营养：将胰岛素直接注射到肠外营养溶液中，能降低肠外营养突然中断时的低血糖风险。对于糖尿病患者，如果血糖仍高于 150mg/dL，胰岛素从 0.1U/g 葡萄糖或常规胰岛素的基础上增加 0.05U/g 葡萄糖开始[46]。无糖尿病患者的胰岛素单位/葡萄糖克数比率较低，在 0.1U/2g 葡萄糖[47]。

医院内胰岛素泵的管理

约 30%~40% 的 1 型糖尿病患者和越来越多需要胰岛素的 2 型糖尿病患者正在使用胰岛素泵[48]。大多数胰岛素泵使用者在糖尿病自我管理方面都受过良好的训练，住院期间被要求停止胰岛素泵使用常会让他们感到沮丧。更沮丧的是，医院工作人员无意中拖延了临时大剂量或校正胰岛素的给药。如果胰岛素泵使用者能够有足够技巧和能力来管理自己的泵，并且能够获得耗材，则建议医院允许他们在住院期间自行管理糖尿病[11,49]。"胰岛素泵协议"有助于列出对患者的要求，如报告血糖、胰岛素基础用量、餐时用量或校正的剂量、及时与医院

表6.6　肠内营养和肠外营养患者的糖尿病管理

持续肠内营养	**方法1** 初始TDD＝0.3～0.6U/kg体重 • ½TDD作为基础：甘精胰岛素1次/24小时 • ½TDD作为"餐时"：NPH 1次/8～12小时[a]或常规胰岛素1次/6小时 • 校正性胰岛素：常规胰岛素1次/6小时[b] • 血糖检查1次/6小时 • 如果肠胃外营养停止，要用"餐时"胰岛素 • "餐时"胰岛素是通过将前一天校正胰岛素的80%添加到当前餐时剂量中来调整的[c] **方法2** TDD仅作为基础输出： 中效或地特胰岛素，每日2次 甘精胰岛素，每日1次[d] 校正胰岛素：常规胰岛素1次/6小时[b] • 通过将前一天校正胰岛素的50%，添加到当前基础剂量中作基础胰岛素[c] • 如果肠胃外营养停止，仅给予0.3U/Kg基础胰岛素以及校正胰岛素
循环滴注肠内营养	• 继续使用现有的基础、大剂量和校正胰岛素 • 此外，额外胰岛素剂量＝60%＊(0.3～0.6)U/kg体重 • 管饲(tube feeding，TF)起始时，用的是NPH/常规或预混70/30(或75/25) • 根据午夜3点和6点血糖，进行调节
推注肠内营养	• 继续使用现有的基础、餐时和校正胰岛素 • 每次食物推注时，额外增加大剂量速效胰岛素 • 饭前和睡前，检查血糖
全胃肠外营养(total par- enteral nutrition，TPN)	• 继续使用现有的基础、餐时和校正胰岛素 • 将胰岛素添加到TPN袋中(每1g葡萄糖，0.1U胰岛素) • 如果血糖>150mg/dL，则按照每天每1g葡萄糖增加0.05U胰岛素进行调整 • 血糖检查1次/6小时
肠内营养中断	• 根据计划中剩余肠内营养，适当调整胰岛素 • 如果肠内营养在某个点被停止，应终止"餐时"胰岛素的常规剂量 • 如果肠内营养被意外突然中断超过2小时，则应给予静脉滴注与肠内营养相同速率的10%葡萄糖，以防止低血糖和脱水

[a] 这样可以减少注射频率，但如果突然停止肠内营养，仍然是降低低血糖风险的良好选择。

[b] 请参阅表6.3计算这个剂量。

[c] 如果在基础胰岛素中添加前一天的校正胰岛素，则突然或计划中止肠内营养会导致低血糖风险。前一种情况下，真正的基础胰岛素需求可能会被高估。

[d] 如果肠内营养突然被停止，这种方案使用的低血糖风险更高。

团队进行合作和沟通。需要将这些数据记录在专用的"胰岛素泵记录表"上。医院范围内的胰岛素泵政策能在患者泵故障或出现认知改变妨碍继续自我管理时，帮助其平稳过渡至皮下注射胰岛素。该政策应明确医院团队成员的责任，并确保患者的最终安全。强烈建议，不管是在现场还是通过电话，都要让糖尿病专家参与，以帮助患者在住院期间更改基础-餐时或校正方案[48,50]。

手术中：使用胰岛素泵的患者可以在小手术和持续时间少于6小时的非心脏大手术中，维持通常泵的基础率(只要不引起低血糖)。如果对可能的空腹低血糖有任何担忧，应将临时基础率设定为患者平时基础率的80%。手术前24小时应更换胰岛素泵输液器，并应选择远离手术部位的位置安装。所选位置可以在大腿外侧、上臂或距离脐2英寸的腹部任何部位。手术期间应每小时检查一次血糖。如果血糖持续高于180mg/dL，应考虑过渡到胰岛素输注。

危重症：使用胰岛素泵的患者，在危重症时需要改为胰岛素静脉输注[48]。

围手术期糖尿病的管理

糖尿病患者应优先选择清晨手术。这样做可能会降低由于日常药物和食物中断导致的高血糖和低血糖风险。手术前一天，糖尿病患者应继续医院通常处方规定的热量限制、碳水化合物恒定的糖尿病饮食，以及处方的胰岛素和/或口服降糖药物。表6.7列出了需要对患者糖尿病用药方案进行的更改。医疗团队要确保在预定的长效或中效胰岛素剂量调整到位之前，不将患者转送到麻醉前病房。这在1型糖尿病患者中尤其重要，传统上，如果胰岛素治疗方案被中断，这些患者糖尿病酮症酸中毒的风险会更高。

手术中：麻醉前，糖尿病治疗在很大程度上取决于患者糖尿病的类型、到达时血糖水平和手术类型。围手术期目标血糖范围为80～180mg/dL[11]。严格的围手术期血糖控制并不会改善预后且与低血糖有关[51]。

小型手术：如6.3表中所述，在到达麻醉前病房后，患者血糖可以决定治疗和血糖监测频率。血糖水平>180mg/dL 且 1 小时内对皮下胰岛素无反应的患者可以开始静脉输注胰岛素。另一方面，如表 6.8 中所述，对于血糖低于 100mg/dL 的患者，应开始静脉输注葡萄糖。其他所有患者应接受维持性静脉不含葡萄糖的液体，如乳酸林格液、生理盐水或 0.45% 生理盐水。

表 6.7　手术前或早晨的术前糖尿病管理

糖尿病用药管理

- 长效（甘精或地特）胰岛素：根据患者平时给药时间，在手术前的睡前或早晨，注射原定剂量的 80%
- 中效（NPH）胰岛素：注射通常剂量的 1/2
- 快速（门冬、赖脯、赖谷）或短效（常规）胰岛素：省略早晨剂量（包括吸入胰岛素）
- 预混胰岛素（70/30、75/25、50/50）：注射常用预混胰岛素中 NPH 的 1/2 剂量，且手术早晨停用快速或短效胰岛素
- 口服和非胰岛素注射的糖尿病药物：手术早晨，停用[9]

血糖监测

- 在睡前和手术早晨检查血糖，此后每 4~6 小时检查 1 次
- 如果睡前或夜间低血糖，应输注葡萄糖而不是口服果汁

表 6.8　非大手术的术中糖尿病管理

血糖<80mg/dL	血糖 80~100mg/dL	血糖 101~180mg/dL	血糖>180mg/dL
↓	↓	↓	↓
至少静脉注射 10% 葡萄糖 100mL 或 50% 葡萄糖 25~50mL 注射	从 5% 葡萄糖 40mL/h 或 10% 葡萄糖 20mL/h 开始	连续监测血糖，每 2 小时 1 次	每 4 小时 1 次提供校正的快速胰岛素（表 6.3）或开始胰岛素输注；每小时检查 1 次血糖
↓	↓		
15~30 分钟复测血糖	1 小时内检查血糖		

大型手术：建议对接受胸部、腹腔、血管搭桥、移植、脊柱或脑部手术、全髋关节或膝关节置换手术，或预期持续时间超过 4 小时手术的患者，开始静脉胰岛素输注。而对于开始静脉胰岛素输注的患者，一种含葡萄糖的静脉液体是必要的。应该以 5% 葡萄糖 40mL/h 或 10% 葡萄糖 20mL/h 的速度开始，24 小时内提供约 50g 葡萄糖。

手术后：患者在麻醉后治疗室时，血糖监测的管理和频率与手术期间相似（表 6.8）。如果患者血糖大于 180mg/dL，应每小时检查 1 次血糖；每 4 小时给 1 次校正剂量的速效胰岛素。到普通病房后，建议开始采用基础加餐时，或基础加校正速效胰岛素治疗[52,53]。如果患者不进食，则不应给予餐时大剂量胰岛素；随后，可根据口服营养摄入量，从低剂量起始[9,53]。心脏术后状态的患者应继续用静脉输注胰岛素。

重症住院患者的高血糖管理

众所周知，危重患者血糖水平超过 180~200mg/dL 时，死亡率、发病率和住院时间会提高和增加[5,9]。最近已确定，这些患者的低血糖也与其死亡率上升有关。因此，重要的是，要有

一种起效和清除都快速的胰岛素去迅速纠正和预防高血糖和低血糖。常规胰岛素静脉注射（intravenous, IV）与皮下注射（subcutaneous, SC）相比，胰岛素达峰时间分别在 2 分钟和 60 分钟内，降糖峰值时间分别是在 15 分钟和 180 分钟时。静脉注射胰岛素可导致血糖快速降低和胰岛素快速被清除；如果胰岛素输注停止，血糖能在注射后 30 分钟回到基线水平[54-56]。皮下常规胰岛素给药的作用较慢，是因为常规胰岛素以六聚体形式在锌分子周围形成结晶；这种六聚体解离成二聚体，然后是单体（能迅速穿过毛细血管膜并结合胰岛素受体），需要时间。因此，胰岛素静脉灌注是危重患者的标准治疗，但那些预计将在 24 小时内从 ICU 出院的患者除外（他们可以如先前所讨论的开始或继续皮下胰岛素）。

目标血糖范围：表 6.9 列出了 ADA 与 AACE 共同建议[9]和重症治疗医学会单独建议[57]中的危重患者血糖目标。为了理解这些建议的基本原理，我们将简要回顾得出这些建议的具有里程碑意义的随机对照试验。2001 年的 Leuven 研究[58]是一项单中心试验，比较了在外科 ICU 中血糖目标 80~110mg/dL 与 180~200mg/dL 的区别，结果显示，死亡率降低了 42% 且住院时间减少了 34%。Leuven 研究小组在内科 ICU 中重复了他们的研究，但未能显示出类似的死亡率降低；实际上，发现死亡率却有提高趋势，与低血糖密切相关[59]。VISEP 研究[60]比较了脓毒症休克患者中的两个目标血糖范围组（根据 Leuven 试验确定的）[58,59]，结果显示，相比于 180~200mg/dL 组，80~110mg/dL 组的不良事件明显增加（11% vs 5%），且因其低血糖发生率明显上升（17% vs 4%）导致了该研究被提前终止。NICE-SUGAR 研究[61]是一项大型的跨国研究，在外科 ICU 和内科 ICU 中，比较了 81~108mg/dL 目标范围和 140~180mg/dL 目标范围的不同，结果显示，前者 90 天的死亡率显著提高；尽管无确定因果关系，但死亡率上升与低血糖有关[62]；注意，这是唯一有血糖水平低于 180mg/dL 对照组的研究（远远低于先前研究已经显示的会提高发病率和死亡率的 200mg/dL 阈值）。值得注意的是，110mg/dL 和 140mg/dL 之间血糖水平的安全性尚不知道。ADA/AACE 推荐[9]旨在保持目标血糖，下限处于较高水平（140mg/dL），能预防经验不足的 ICU 团队将患者带入到血糖<110mg/dL 的危险境地（NICE-SUGAR 研究显示[61]，低血糖与死亡率较高相关）；上限<180mg/dL，能避免患者落入血糖>200mg/dL 的"危险区"；同时推荐，将血糖保持在此范围的下限[9]。但是，某些低血糖发生率较低的医院已经选择了较严格的目标范围（如 120~160mg/dL），假设未经检验的 110~140mg/dL 是安全的，并试图让目标上限远离 200mg/dL。

表 6.9　有和无糖尿病的重症患者的血糖目标

确诊糖尿病	无糖尿病
	• 心脏手术后的状态
	• 或缺血性心脏或神经系统事件后的状态
140~180mg/dL	100~150mg/dL

对于心脏手术后状态的患者，重症医学会推荐的血糖目标范围为 100~150mg/dL[57]（请参见表 6.9）。但是，心脏手术后患者用静脉输注胰岛素严格血糖控制（100~140mg/dL），对无

糖尿病的患者不良预后较少。与 100~140mg/dL 目标人群相比,140~180mg/dL 目标人群糖尿病并发症并无增加[63,64]。那些因急性缺血性心脏病[65]或神经系统事件入院的患者可能会从较严格血糖控制中受益,但前提是这些血糖目标要在无明显低血糖的情况下实现[57]。

当推荐新的胰岛素输注率时,与静态算法相反,有效的胰岛素输注方案必须使用动态算法,包括使用最后血糖、血糖变化率以及当前胰岛素输注速率[11]。如果校正速率太慢,则将有助于防止高血糖;如果校正速率太快,则可以防止低血糖。有许多不同的基于论文和计算机的动态算法可供使用;并且对于实现和维持葡萄糖目标、或实现最低低血糖发生率来说,并不能确定任何单一方案或算法是最有效的[66,67]。重要的是,医院选择的方案必须经过验证且安全性和有效性被证实[67]。框 6.3 列出了静脉内胰岛素输注方案的关键要素[66-68]。通常,应预见潜在的低血糖或高血糖情况,并在方案中有明确指导原则去积极处理。例如,如果突然停用 TPN/PPN、类固醇,或升压药中断,应将胰岛素输注速度降低 50%,重新每小时监测 1 次血糖,直到血糖稳定为止。需要指出,要对糖尿病酮症酸中毒和高血糖高渗综合征患者的胰岛素输注方案进行改良,以防止高血糖被过快纠正。

> **框 6.3　静脉注射胰岛素方案的关键要素**
> 1. 明确静脉胰岛素输注起始标准
> 2. 明确血糖目标值
> 3. 明确如何计算初始静脉胰岛素输注率
> 4. 明确血糖监测的频率
> 5. 明确低血糖的治疗
> 6. 指导如何处理 TPN、PPN、类固醇或升压药被添加或撤去的情况
> 7. 指导如何从静脉胰岛素过渡到皮下胰岛素治疗
> 8. 有关如何更改胰岛素输注率的说明

停止胰岛素滴注

一旦重症患者临床稳定并准备转出 ICU,并且可以耐受至少 50% 饮食,或者采用稳定的肠外营养(TPN/PPN)方案,就可以准备停止胰岛素输注。并非所有在 ICU 接受胰岛素输注的患者都需要转换为皮下胰岛素。需要转换的患者是患有 1 型糖尿病、2 型糖尿病或无糖尿病但胰岛素需求量超过 1~2 单位/小时的患者[69]。框 6.4 列出了乔斯林糖尿病中心关于将患者从静脉注射胰岛素转变为皮下注射胰岛素的建议[69,70]。

> **框 6.4　从静脉注射胰岛素到皮下注射胰岛素过渡的指南**
> 1. 确定过去 8 小时的平均每小时胰岛素注射率
> 2. 将该数字乘以 24,以确定过去 24 小时内总的静脉胰岛素需求量(TDD-IV)
> 3. 使用总 TDD-IV 的 60%~80%[71,72],得出皮下胰岛素的 TDD(TDD-SC)
> 4. 如果患者是禁食,TDD-SC 等于患者的基础胰岛素
> 5. 如果患者在过去 24 小时内进食,TDD-SC 的 1/2 是餐时,其余 1/2 是基础
> 6. 如果皮下注射甘精胰岛素而未给速效胰岛素,静脉胰岛素重叠输注至少 4 小时

低血糖症

利用医院内由护士主导的方案进行低血糖的早期识别和治疗,可显著减少不良预后[73,74]。低血糖的治疗取决于发作的严重程度和患者是否有意识。表 6.10 列出了乔斯林糖尿病中心的低血糖治疗指南[75]。低血糖复发很常见,一项研究显示,84% 严重低血糖患者都曾发生过 1 次低血糖[11]。发生低血糖事件后未能调整胰岛素治疗方案很普遍[11],这是低血糖复发和肾功能下降的有力预测指标[9]。因此,医护人员需要复习患者的胰岛素方案,并在空腹低血糖事件中调整基础或校正睡前胰岛素剂量,或在餐后低血糖事件中调整餐时和/或校正胰岛素剂量,这非常重要[5]。框 6.5 详细列出了乔斯林糖尿病中心关于低血糖胰岛素调整的指南[75]。大约 20% 的患者在低血糖事件后出现了反弹性的高血糖。

表 6.10　低血糖治疗(非重症患者)

治疗		
有意识进食	血糖:50~69mg/dL	简单碳水化合物 15~20g
	血糖<50mg/dL	简单碳水化合物 20~30g
有意识但禁食	静脉输注胰岛素	• 停止胰岛素输注 • 推注大剂量 50% 葡萄糖,剂量(mL)=(100-血糖)×0.4 • 开始 10% 葡萄糖滴注,25mL/小时 • 一旦血糖恢复>100mg/dL,停止给予 10% 葡萄糖,并恢复 50% 先前胰岛素输注率
	皮下注射胰岛素	• 推注大剂量 50% 葡萄糖,剂量(mL)=(100-血糖)×0.4 • 开始 10% 葡萄糖滴注,25mL/h • 一旦血糖恢复>100mg/d,停止给予 10% 葡萄糖,并恢复经过合适调整的胰岛素方案
无意识	无静脉通路	• 立即给予 1mg 或 0.5mg(体重<50kg 的患者)胰高血糖素肌注 • 一旦静脉通道建立,按照有意识患者的步骤执行
胰岛素调节		
空腹低血糖		• 如果血糖 50~70mg/dL,减少 20% 长效基础胰岛素 • 如果血糖<50mg/dL,减少 30% 长效基础胰岛素 • 如果患者在事件发生前接受了校正胰岛素,考虑增加校正胰岛素的敏感性因素(sensitivity factor,SF)
餐后低血糖		• 在患者食物摄入量低于基线期间,减少 20%~50% 大剂量(餐时)胰岛素 • 如果患者在事件发生前接受了校正胰岛素,考虑增加校正胰岛素的敏感性因素(SF)

框 6.5　15g 碳水化合物的例子
● 4 片葡萄糖片
● 1 管葡萄糖凝胶
● 4 盎司(果汁或普通苏打水的 1/2 杯)
● 4 茶匙糖

在对患者的胰岛素治疗方案进行任何更改之前,医生与护理人员密切沟通非常重要。碳水化合物过度矫正常是反弹性高血糖的主要原因(例如,血糖 50~70mg/dL 之间,给予的碳水化合物不要超过 20g,并根据低血糖发作时的血糖读数来计算 D50 剂量,而不是注射全量)。框 6.5 列出了用于治疗低血糖的简单碳水化合物示例和分量。需要注意的是,胃轻瘫患者由于胃肠道吸收延迟,应接受葡萄糖液治疗。15 分钟后检查血糖,如果仍<70mg/dL,应另加 15g 简单碳水化合物。如上一节所述,对于重症患者,低血糖的共识标准为 100mg/dL。

总结

住院期间,无论是在外科病房或内科病房,对重症和非重症糖尿病患者进行积极的血糖控制,对于预防和降低其院内并发症和死亡率都很重要。需要用长效基础胰岛素加餐时和校正速效胰岛素来避免高血糖,而不仅仅是调整校正的短效胰岛素。及时察觉低血糖和由护士主导治疗方案已经成为一种治疗标准。通过无线连接到医院电子健康记录系统的血糖仪,以及通过使用计算机化胰岛素输入系统,均极大地促进了治疗方案的及时调整。这种组合使医生可以从医院的任何地方快速获取患者血糖读数,并立即进行干预。医院团队与经过认证的糖尿病教育者之间良好沟通可以改善患者住院期间的糖尿病控制,并确保出院后患者的安全。由于严格的血糖控制可能会增加低血糖风险,未来仍需要进一步研究去确定重症患者和非重症患者的理想血糖目标。随着对医院内的医疗差错和医源性并发症的日益关注,让血糖安全达标将尤其重要。

(陈金安　刘凌岳 译)

参考文献

1. Pomposelli JJ, Baxter JK 3rd, Babineau TJ, et al. Early postoperative glucose control predicts nosocomial infection rate in diabetic patients. JPEN J Parenter Enteral Nutr. 1998;22(2):77–81.

2. Baker EH, Janaway CH, Philips BJ, et al. Hyperglycaemia is associated with poor outcomes in patients admitted to hospital with acute exacerbations of chronic obstructive pulmonary disease. Thorax. 2006;61(4):284–9.

3. McAlister FA, Majumdar SR, Blitz S, Rowe BH, Romney J, Marrie TJ. The relation between hyperglycemia and outcomes in 2,471 patients admitted to the hospital with community-acquired pneumonia. Diabetes Care. 2005;28(4):810–5.

4. McAlister FA, Man J, Bistritz L, Amad H, Tandon P. Diabetes and coronary artery bypass surgery: an examination of perioperative glycemic control and outcomes. Diabetes Care. 2003;26(5):1518–24.

5. Umpierrez GE, Hellman R, Korytkowski MT, et al. Management of hyperglycemia in hospitalized patients in non-critical care setting: an endocrine society clinical practice guideline. J Clin Endocrinol Metab. 2012;97(1):16–38.

6. Umpierrez GE, Isaacs SD, Bazargan N, You X, Thaler LM, Kitabchi AE. Hyperglycemia: an independent marker of in-hospital mortality in patients with undiagnosed diabetes. J Clin Endocrinol Metab. 2002;87(3):978–82.

7. Ainla T, Baburin A, Teesalu R, Rahu M. The association between hyperglycaemia on admission and 180-day mortality in acute myocardial infarction patients with and without diabetes. Diabet Med. 2005;22(10):1321–5.

8. Clement S, Braithwaite SS, Magee MF, et al. Management of diabetes and hyperglycemia in hospitals. Diabetes Care. 2004;27(2):553–91.

9. Moghissi ES, Korytkowski MT, DiNardo M, et al. American Association of Clinical Endocrinologists and American Diabetes Association consensus statement on inpatient glycemic control. Diabetes Care. 2009;32(6):1119–31.

10. Seaquist ER, Anderson J, Childs B, et al. Hypoglycemia and diabetes: a report of a workgroup of the American Diabetes Association and the Endocrine Society. Diabetes Care. 2013;36(5):1384–95.

11. American Diabetes A. Standards of medical care in diabetes-2016 abridged for primary care providers. Clin Diabetes. 2016;34(1):3–21.

12. Draznin B, Gilden J, Golden SH, et al. Pathways to quality inpatient management of hyperglycemia and diabetes: a call to action. Diabetes Care. 2013;36(7):1807–14.

13. Healy SJ, Black D, Harris C, Lorenz A, Dungan KM. Inpatient diabetes education is associated with less frequent hospital readmission among patients with poor glycemic control. Diabetes Care. 2013;36(10):2960–7.

14. Curll M, Dinardo M, Noschese M, Korytkowski MT. Menu selection, glycaemic control and satisfaction with standard and patient-controlled consistent carbohydrate meal plans in hospitalised patients with diabetes. Qual Saf Health Care. 2010;19(4):355–9.

15. Umpierrez GE, Gianchandani R, Smiley D, et al. Safety and efficacy of sitagliptin therapy for the inpatient management of general medicine and surgery patients with type 2 diabetes: a pilot, randomized, controlled study. Diabetes Care. 2013;36(11):3430–5.

16. Umpierrez GE, Korytkowski M. Is incretin-based therapy ready for the care of hospitalized patients with type 2 diabetes?: Insulin therapy has proven itself and is considered the mainstay of treatment. Diabetes Care. 2013;36(7):2112–7.

17. Thomsen HS. European Society of Urogenital R. European Society of Urogenital Radiology guidelines on contrast media application. Curr Opin Urol. 2007;17(1):70–6.

18. McDonnell ME, Umpierrez GE. Insulin therapy for the management of hyperglycemia in hospitalized patients. Endocrinol Metab Clin N Am. 2012;41(1):175–201.

19. Grommesh B, Lausch MJ, Vannelli AJ, et al. Hospital Insulin Protocol Aims for Glucose Control in Glucocorticoid-Induced Hyperglycemia. Endocr Pract. 2016;22(2):180–9.

20. Joslin Diabetes Center Inpatient Hyperglycemia Protocol. 2016.

21. Baldwin D, Zander J, Munoz C, et al. A randomized trial of two weight-based doses of insulin glargine and glulisine in hospitalized subjects with type 2 diabetes and renal insufficiency. Diabetes Care. 2012;35(10):1970–4.

22. Gillaizeau F, Chan E, Trinquart L, et al. Computerized advice on drug dosage to improve prescribing practice. Cochrane Database Syst Rev. 2013;11:CD002894.

23. Kennihan M, Zohra T, Devi R, et al. Individualization through standardization: electronic orders for subcutaneous insulin in the hospital. Endocr Pract. 2012;18(6):976–87.

24. Liu XX, Zhu XM, Miao Q, Ye HY, Zhang ZY, Li YM. Hyperglycemia induced by glucocorticoids in nondiabetic patients: a meta-analysis. Ann Nutr Metab. 2014;65(4):324–32.

25. Donihi AC, Raval D, Saul M, Korytkowski MT, DeVita MA. Prevalence and predictors of corticosteroid-related hyperglycemia in hospitalized patients. Endocr Pract. 2006;12(4):358–62.

26. Ali NA, O'Brien JM Jr, Blum W, et al. Hyperglycemia in patients with acute myeloid leukemia is associated with increased hospital

mortality. Cancer. 2007;110(1):96–102.

27. Derr RL, Hsiao VC, Saudek CD. Antecedent hyperglycemia is associated with an increased risk of neutropenic infections during bone marrow transplantation. Diabetes Care. 2008;31(10):1972–7.

28. Garg R, Bhutani H, Alyea E, Pendergrass M. Hyperglycemia and length of stay in patients hospitalized for bone marrow transplantation. Diabetes Care. 2007;30(4):993–4.

29. Burt MG, Drake SM, Aguilar-Loza NR, Esterman A, Stranks SN, Roberts GW. Efficacy of a basal bolus insulin protocol to treat prednisolone-induced hyperglycaemia in hospitalised patients. Intern Med J. 2015;45(3):261–6.

30. Low Wang CC, Draznin B. Use of Nph Insulin for Glucocorticoid-Induced Hyperglycemia. Endocr Pract. 2016;22(2):271–3.

31. Dhital SM, Shenker Y, Meredith M, Davis DB. A retrospective study comparing neutral protamine hagedorn insulin with glargine as basal therapy in prednisone-associated diabetes mellitus in hospitalized patients. Endocr Pract. 2012;18(5):712–9.

32. Gosmanov AR, Goorha S, Stelts S, Peng L, Umpierrez GE. Management of hyperglycemia in diabetic patients with hematologic malignancies during dexamethasone therapy. Endocr Pract. 2013;19(2):231–5.

33. Dhaliwal R, Cahill N, Lemieux M, Heyland DK. The Canadian critical care nutrition guidelines in 2013: an update on current recommendations and implementation strategies. Nutr Clin Pract. 2014;29(1):29–43.

34. Marik PE, Preiser JC. Toward understanding tight glycemic control in the ICU: a systematic review and metaanalysis. Chest. 2010;137(3):544–51.

35. Leon-Sanz M, Garcia-Luna PP, Sanz-Paris A, et al. Glycemic and lipid control in hospitalized type 2 diabetic patients: evaluation of 2 enteral nutrition formulas (low carbohydrate-high monounsaturated fat vs high carbohydrate). JPEN J Parenter Enteral Nutr. 2005;29(1):21–9.

36. Elia M, Ceriello A, Laube H, Sinclair AJ, Engfer M, Stratton RJ. Enteral nutritional support and use of diabetes-specific formulas for patients with diabetes: a systematic review and meta-analysis. Diabetes Care. 2005;28(9):2267–79.

37. Alish CJ, Garvey WT, Maki KC, et al. A diabetes-specific enteral formula improves glycemic variability in patients with type 2 diabetes. Diabetes Technol Ther. 2010;12(6):419–25.

38. Vaisman N, Lansink M, Rouws CH, et al. Tube feeding with a diabetes-specific feed for 12 weeks improves glycaemic control in type 2 diabetes patients. Clin Nutr. 2009;28(5):549–55.

39. Pohl M, Mayr P, Mertl-Roetzer M, et al. Glycemic control in patients with type 2 diabetes mellitus with a disease-specific enteral formula: stage II of a randomized, controlled multicenter trial. JPEN J Parenter Enteral Nutr. 2009;33(1):37–49.

40. Gosmanov AR, Umpierrez GE. Management of hyperglycemia during enteral and parenteral nutrition therapy. Curr Diab Rep. 2013;13(1):155–62.

41. Malone A. Enteral formula selection: a review of selected product categories. Pract Gastroenterol. 2005;28:44–74.

42. Hsia E, Seggelke SA, Gibbs J, Rasouli N, Draznin B. Comparison of 70/30 biphasic insulin with glargine/lispro regimen in non-critically ill diabetic patients on continuous enteral nutrition therapy. Nutr Clin Pract. 2011;26(6):714–7.

43. Dickerson RN, Wilson VC, Maish GO 3rd, Croce MA, Minard G, Brown RO. Transitional NPH insulin therapy for critically ill patients receiving continuous enteral nutrition and intravenous regular human insulin. JPEN J Parenter Enteral Nutr. 2013;37(4):506–16.

44. Korytkowski MT, Salata RJ, Koerbel GL, et al. Insulin therapy and glycemic control in hospitalized patients with diabetes during enteral nutrition therapy: a randomized controlled clinical trial. Diabetes Care. 2009;32(4):594–6.

45. Joslin Diabetes Center Enteral and Parenteral Nutrition Protocol. 2015.

46. Hongsermeier T, Bistrian BR. Evaluation of a practical technique for determining insulin requirements in diabetic patients receiving total parenteral nutrition. JPEN J Parenter Enteral Nutr. 1993;17(1):16–9.

47. Jakoby MG, Nannapaneni N. An insulin protocol for management of hyperglycemia in patients receiving parenteral nutrition is superior to ad hoc management. JPEN J Parenter Enteral Nutr. 2012;36(2):183–8.

48. Grunberger G, Abelseth JM, Bailey TS, et al. Consensus statement by the american association of clinical endocrinologists/american college of endocrinology insulin pump management task force. Endocr Pract. 2014;20(5):463–89.

49. Houlden RL, Moore S. In-hospital management of adults using insulin pump therapy. Can J Diabetes. 2014;38(2):126–33.

50. Bhatt D, Reynolds LR. Keep your hands off my insulin pump! The dilemma of the hospitalized insulin pump patient. Am J Med. 2015;128(9):936–7.

51. Buchleitner AM, Martinez-Alonso M, Hernandez M, Sola I, Mauricio D. Perioperative glycaemic control for diabetic patients undergoing surgery. Cochrane Database Syst Rev. 2012;9:CD007315.

52. Umpierrez GE, Smiley D, Jacobs S, et al. Randomized study of basal-bolus insulin therapy in the inpatient management of patients with type 2 diabetes undergoing general surgery (RABBIT 2 surgery). Diabetes Care. 2011;34(2):256–61.

53. Umpierrez GE, Smiley D, Hermayer K, et al. Randomized study comparing a Basal-bolus with a basal plus correction insulin regimen for the hospital management of medical and surgical patients with type 2 diabetes: basal plus trial. Diabetes Care. 2013;36(8):2169–74.

54. Guerra SM, Kitabchi AE. Comparison of the effectiveness of various routes of insulin injection: insulin levels and glucose response in normal subjects. J Clin Endocrinol Metab. 1976;42(5):869–74.

55. Shahshahani MN, Kitabchi. Glucose-lowering effect of insulin by different routes in obese and lean nonketotic diabetic patients. J Clin Endocrinol Metab. 1978;47(1):34–40.

56. Skjaervold NK, Lyng O, Spigset O, Aadahl P. Pharmacology of intravenous insulin administration: implications for future closed-loop glycemic control by the intravenous/intravenous route. Diabetes Technol Ther. 2012;14(1):23–9.

57. Jacobi J, Bircher N, Krinsley J, et al. Guidelines for the use of an insulin infusion for the management of hyperglycemia in critically ill patients. Crit Care Med. 2012;40(12):3251–76.

58. van den Berghe G, Wouters P, Weekers F, et al. Intensive insulin therapy in critically ill patients. N Engl J Med. 2001;345(19):1359–67.

59. Van den Berghe G, Wilmer A, Hermans G, et al. Intensive insulin therapy in the medical ICU. N Engl J Med. 2006;354(5):449–61.

60. Brunkhorst FM, Engel C, Bloos F, et al. Intensive insulin therapy and pentastarch resuscitation in severe sepsis. N Engl J Med. 2008;358(2):125–39.

61. Investigators N-SS, Finfer S, Chittock DR, et al. Intensive versus conventional glucose control in critically ill patients. N Engl J Med. 2009;360(13):1283–97.

62. Investigators N-SS, Finfer S, Liu B, et al. Hypoglycemia and risk of death in critically ill patients. N Engl J Med. 2012;367(12):1108–18.

63. Vellanki P, Bean R, Oyedokun FA, et al. Randomized controlled trial of insulin supplementation for correction of bedtime hyperglycemia in hospitalized patients with type 2 diabetes. Diabetes Care. 2015;38(4):568–74.

64. Umpierrez G, Cardona S, Pasquel F, et al. Randomized controlled trial of intensive versus conservative glucose control in patients undergoing coronary artery bypass graft surgery: GLUCO-CABG trial. Diabetes Care. 2015;38(9):1665–72.

65. Task Force on the management of STseamiotESoC, Steg PG, James SK, et al. ESC Guidelines for the management of acute myocardial infarction in patients presenting with ST-segment elevation. Eur Heart J. 2012;33(20):2569–619.

66. Krikorian A, Ismail-Beigi F, Moghissi ES. Comparisons of different insulin infusion protocols: a review of recent literature. Curr Opin Clin Nutr Metab Care. 2010;13(2):198–204.

67. Steil GM, Deiss D, Shih J, Buckingham B, Weinzimer S, Agus

MS. Intensive care unit insulin delivery algorithms: why so many? How to choose? J Diabetes Sci Technol. 2009;3(1):125–40.

68. Boutin JM, Gauthier L. Insulin infusion therapy in critically ill patients. Can J Diabetes. 2014;38(2):144–50.

69. Joslin Diabetes Center Medical Intensive Care Unit Protocol. 2015.

70. Joslin Diabetes Center Surgical Intensive Care Unit Protocol. 2015.

71. Schmeltz LR, DeSantis AJ, Thiyagarajan V, et al. Reduction of surgical mortality and morbidity in diabetic patients undergoing cardiac surgery with a combined intravenous and subcutaneous insulin glucose management strategy. Diabetes Care. 2007;30(4):823–8.

72. Shomali ME, Herr DL, Hill PC, Pehlivanova M, Sharretts JM, Magee MF. Conversion from intravenous insulin to subcutaneous insulin after cardiovascular surgery: transition to target study. Diabetes Technol Ther. 2011;13(2):121–6.

73. DiNardo M, Noschese M, Korytkowski M, Freeman S. The medical emergency team and rapid response system: finding, treating, and preventing hypoglycemia. Jt Comm J Qual Patient Saf. 2006;32(10):591–5.

74. Siminerio LM, Piatt G, Zgibor JC. Implementing the chronic care model for improvements in diabetes care and education in a rural primary care practice. Diabetes Educ. 2005;31(2):225–34.

75. Joslin Diabetes Center Hypoglycemia Protocol. 2015.

第二部分
病理生理学

第七章
糖尿病创面愈合的生理及病理生理学机制

Irena Pastar, Nkemcho Ojeh, George D. Glinos, Olivera Stojadinovic, and
Marjana Tomic-Canic

摘要

创面愈合是一个涉及多种细胞的动态生理过程,包括止血、炎症、增殖和重塑四个相互重叠的阶段。整个过程高度协调有序,促进组织完整性的修复。正如糖尿病足溃疡(diabetic foot ulcer,DFU)中所见,上述任何一个环节的失调均可导致创面延迟愈合,甚至不愈合。角质形成细胞、成纤维细胞、内皮细胞、中性粒细胞和巨噬细胞等多种细胞参与了创面修复过程。本章对它们的功能、细胞间相互作用以及它们在慢性难愈创面中的功能失调,进行了详细的讨论。生长因子和 microRNA 等基因表达调控因子在内的多种信号因子的平衡和它们的时空调控是创面愈合成功的必要条件,其紊乱是导致 DFU 发生的重要病理生理学机制。此外,糖尿病创面延迟愈合的其他因素,还包括大血管和微血管异常、神经病变、免疫功能紊乱以及微生物组群异常。最后,本文还就细胞治疗、干细胞和微型皮肤移植等新疗法进行了讨论,为有效治疗 DFU 提供了前景。

创面愈合的生理学机制

创面愈合是一种在进化上保守的复杂过程,旨在重建机体与外界环境之间受损的表皮屏障,涉及炎症反应、细胞增殖迁移、血管生成和组织重塑等多种细胞反应。损伤发生后,血液成分立即被释放入创面,激活凝血级联反应形成血凝块,可对创面进行止血、释放趋化因子并为炎性细胞浸润提供基质。炎症反应以白细胞迁移并抵达损伤部位为特征。其中,中性粒细胞首先到达创面,清除细菌并释放促炎细胞因子[1];随后,单核细胞进入创面并分化为巨噬细胞,可在增强炎症反应并清除无活性组织上发挥重要作用。与此同时,角质形成细胞、内皮细胞、外周循环祖细胞和局部祖细胞等多种细胞对始动炎症信号产生应答并迁移至创面。一旦它们到达损伤部位并增殖,再上皮化、血管新生和肉芽组织形成等过程就开始了。肉芽组织在创面炎症期开始形成主要依赖于血管新生,形成“牛肉红”和高度血管化的修复组织区域[1,2]。随着创面闭合,未成熟的纤维蛋白基质和肉芽组织逐渐被胶原蛋白和瘢痕组织所取代。

尽管闭合是创面完全愈合肉眼可见的标志,但愈合并未完成。创面闭合后,重塑阶段开始,表现为持续的胶原沉积和交联。在此阶段,胶原合成和降解之间逐渐建立平衡,从而使瘢痕具有拉伸强度[1,3]。成人创面愈合往往会导致瘢痕形成、纤维化和挛缩;然而,从妊娠开始直到妊娠中、晚期,胎儿的皮肤会用特有的再生方式进行创面修复而无瘢痕形成[4]。

细胞对组织损伤的反应包括直接的细胞-细胞和细胞-基质相互作用,以及通过可溶性介质介导不同细胞间的间接相互作用。因此,创面修复是通过整合多种参与细胞(包括角质形成细胞、成纤维细胞、内皮细胞、中性粒细胞、巨噬细胞和血小板)释放的多种信号分子(生长因子、细胞因子和趋化因子)来实现的。这些信号分子时空调控的平衡对于创面成功修复至关重要[5-9]。下面将更加深入讨论角质形成细胞、成纤维细胞、内皮细胞、中性粒细胞和巨噬细胞等多种参与创面修复的细胞的功能。

创面愈合的细胞构成

角质形成细胞

角质形成细胞在创面修复中起着关键作用,是对损伤作出反应并加速愈合的最重要细胞。在正常生理条件下,角质形成细胞的主要作用是形成皮肤屏障。一旦损伤发生,角质形成细胞在多方面发挥重要作用,包括释放细胞因子和生长因子来募集其他类型细胞、刺激细胞外基质形成和促进血管新生[10,11]。同时,角质形成细胞在创面基底部进行迁移和增殖,以加速创面闭合和恢复皮肤屏障[9]。

在健康皮肤中,角质形成细胞在基底细胞层增殖并在基底层上区进行分化。基底细胞层角质形成细胞的有丝分裂活跃,通过促进与成纤维细胞、黑色素细胞和朗格汉斯细胞间的相互作用来帮助形成基底膜。一旦迁移至基底层上区,角质形成细胞发生表型改变并开始分化。在此过程中,角质形成细胞停止分裂,产生的角蛋白从 K5/K14 逐渐变成 K1/K10,并开始产生其他一些不溶性蛋白[12]。角质形成细胞终末分化,导致细胞核丢失和蛋白质交联,促进角质层形成,从而形成表皮屏障[9,13,14]。角质形成细胞分化和向上迁移的持续过程构成了一个强大的机体对外屏障。

角质形成细胞负责皮肤屏障的维护,有能力对损伤作出快速反应。当表皮屏障被破坏时,角质形成细胞释放预先储存的白细胞介素-1(Interleukin-1,IL-1);IL-1 是警示周围细胞表皮屏障已受损的第一个信号分子[10,15]。除此之外,肿瘤坏死因子α(tumor necrosis factor alpha,TNF-α)和表皮生长因子(epidermal growth factor,EGF)等细胞因子和生长因子也由角质形成细胞释放,和 IL-1 一起以自分泌和旁分泌的方式发挥作用[9,16-19]。此过程也被称为“角质形成细胞激活周期”,其特征是细胞行为的改变(增殖和迁移)、诱导分泌大量生长因子和细胞因子,以及促进 K6、K16 和 K17 角蛋白的表达,而这些蛋白通常被称为是表皮愈合的第一标志物[20,21]。

为了修复表皮缺损,创缘角质形成细胞首先松开细胞-细胞和细胞-基底膜之间的紧密黏附。此外,角质形成细胞表现出显著的灵活性,能够在活化的真皮成纤维细胞沉积的细胞外基质(extracellular matrix,ECM)上迁移。整合素受体重排和肌动蛋白细胞骨架与网状角蛋白丝重组促进了这个迁移过程[14]。EGF、角质形成细胞生长因子(keratinocyte growth factor,KGF)、转化生长因子 α(transforming growth factor alpha,TGF-α)、成纤维细胞生长因子(insulin-like growth factor,FGF)、白细胞介素 1(IL-1)和白细胞介素 6(interleukin-6,IL-6)等多种生长因子和细胞因子也已经被证明是促进角质形成细胞增殖迁移、加速再上皮化以及调控角质形成细胞与其他细胞相互作用的关键分子[7,10,15]。

首先,迁移的"上皮舌"从创缘向中央推进,以薄层覆盖创面。随后,角质形成细胞增殖以确保有足够的细胞供应来封闭创面。一旦创面愈合(被定义为创面完全上皮化、无渗出,且被单层角质形成细胞所覆盖),角质形成细胞变得"失活"而停止增殖,转而恢复至正常的细胞分层分化模式。

成纤维细胞

成纤维细胞、角质形成细胞和参与创面愈合的其他细胞之间复杂的相互作用是创面成功闭合的关键。在正常条件下,成纤维细胞合成胶原蛋白等细胞外基质维持皮肤结构的完整性。成纤维细胞迁移、增殖并为组织修复合成细胞外基质在创面愈合中起着关键作用。成纤维细胞的另一个重要功能是能分化为肌成纤维细胞,使创面具有收缩特性。与角质形成细胞类似,成纤维细胞在创面愈合过程中各种作用的发挥受到多种细胞因子和生长因子信号的紧密调控。

近期,研究已经表明,有多种成纤维细胞谱系,其功能因某些基因的起源和胚胎表达位置而异[22]。已经证明,表达 Engrailed-1(En1)基因的成纤维细胞单谱系,在皮肤创面愈合过程中,可导致大多数纤维化和瘢痕形成[22]。在小鼠中,这些成纤维细胞起源于真皮乳头层,并在受伤后向下迁移至真皮网状层[22]。因此,由于成纤维细胞的定义相当广泛,至少包括了一些形态和功能上的不同表型,未来可能会对这些表型有更好的描述。

作为创面的一种早期反应,损伤部位真皮成纤维细胞开始增殖。数天后,成纤维细胞迁移入创面血凝块的临时基质中,不断分泌细胞外基质,自我形成富含胶原蛋白的基质[23-25]。这种 ECM 在组织修复过程中充当"支架",为细胞表面受体提供结构支撑和附着位点,同时作为信号分子的"蓄水池",调节血管生成、细胞增殖、细胞迁移和炎症反应等多种过程[26,27]。为了迁移至血凝块中,真皮成纤维细胞需下调胶原受体、上调与ECM 蛋白结合的整合素蛋白(如纤维蛋白、纤连蛋白和玻连蛋白等)[28,29]。在迁移过程中,成纤维细胞感知并响应来自局部基质环境和周围生长因子环境的信号。

受伤后约 1 周,活化的成纤维细胞充分侵入创面血凝块中。转化生长因子 β1(transforming growth factor-beta 1,TGF-β1)是一种有效的促纤维化信号分子,与其他生长因子协同作用,刺激成纤维细胞合成和重塑新的富含胶原蛋白的基质[24,25,28]。同时,一部分创面成纤维细胞分化为表达 α-平滑肌肌动蛋白的肌成纤维细胞,产生类似平滑肌细胞的强大收缩力[30,31]。

成纤维细胞向肌成纤维细胞的转化,不仅由生长因子(特别是 TGF-β1[30,32,33])介导,而且还通过机械张力介导[34-37]。肌成纤维细胞与肉芽组织中形成的机械张力平行排列,外观与其强烈的收缩特性一致。胶原凝胶模型有助于研究创面成纤维细胞在收缩前、收缩中和收缩后所受到的各种张力。创面局部某些生长因子在体外能刺激成纤维细胞驱动的凝胶收缩,故推测其在体内可诱导肉芽组织收缩[38,39]。血小板衍生生长因子(platelet-derived growth factor,PDGF)-AA 和-BB 亚型以及 TGF-β1 具有促进胶原凝胶收缩的作用[38-41];而 IL-1α 和 IL-1β 由于会引起基质金属蛋白酶活性上升,被证明具有抑制胶原凝胶收缩的作用[42-43]。

当胶原凝胶与底物分离后,凝胶机械应力消失,包被的成纤维细胞的机械应力也随之消失,用这种方法可模拟创面闭合后的收缩停止信号。在阻力释放的数分钟内,成纤维细胞表面的 PDGF 和 EGF 受体就会失活[44],松弛的细胞会恢复到类似于损伤前的静止状态。创面收缩停止后,局部 TGF-β1 和 FGF 触发了肉芽组织中的成纤维细胞凋亡[45,46]。总之,在创面完全愈合后,这些机制促进了成纤维细胞恢复到正常生理状态和位置。

鉴于成纤维细胞和角质形成细胞在创面修复中的重要性,负载细胞合成的人工皮肤替代物已经成为一种新的创面治疗方式。数种产品已被批准用于 DFU 治疗,其中两款特别利用到了成纤维细胞。Graftskin(Apligraf)是一种皮肤等效物,由人成纤维细胞和结缔组织构成的真皮层,以及角质形成细胞构成的表皮层所组成[47]。同样,Dermagraft 也是一种人工皮肤替代物,由冻存的人成纤维细胞、ECM 和生物可吸收支架构成[48]。因此,角质形成细胞和成纤维细胞对于维持表皮屏障以及促进创面愈合过程至关重要,在临床实际转化中也显示出巨大的前景。请参阅治疗部分以获取更多信息。

内皮细胞

内皮细胞(endothelial cells,ECs)是角质形成细胞和成纤维细胞释放创面愈合信号的额外应答者。正常情况下,内皮细胞位于血管管状结构的内壁,是血液与血管外组织之间的屏障。内皮细胞表达整合素和其他细胞黏附分子,允许血管内外的选择性渗透作用,在血管再生时可上调这些分子[49,50]。生长因子、细胞因子、细胞-细胞和细胞-基质间的相互作用,甚至某些干细胞的外泌体,均可激活内皮细胞促进血管新生[51]。活化的内皮细胞联合血小板、巨噬细胞和成纤维细胞释放的促血管生成细胞因子促进内皮细胞侵袭、增殖并迁移至血管外基质,形成新的未成熟血管[52,53]。在血管生成之前,内皮细胞必须消化基底膜和细胞外基质,从而实现与邻近内皮细胞的分离[53,54],这个过程主要通过激活的内皮细胞释放丝氨酸蛋白酶、尿激酶纤溶酶原激活物和基质金属蛋白酶(matrix metalloproteinases,MMPs)等蛋白水解酶来完成[55]。在体外内皮细胞培养时,加入基质金属蛋白酶合成抑制剂能显著降低内皮细胞成管能力[55],提示基质金属蛋白酶对内皮细胞功能影响的重要性。内皮细胞从血管内壁解离后,可通过血管内皮生长因子(vascular endothelial growth factor,VEGF)的趋化作用迁移至新生血管形成部位并开始细胞增殖[53,55,56]。此外,整合素等黏附分子也参与介导了内皮细胞-基质之间相互作用,以确保内皮细胞迁移至新生血管形成部位[53,56]。

中性粒细胞

炎症反应是创面正常愈合的关键过程,在时间和空间上受多种细胞的严格调控。组织损伤后,凝血级联反应立即被激活,引发血小板聚集并形成纤维蛋白凝块,从而启动止血。此过程可阻止血液和其他液体丢失,并提供临时基质去促进炎症细胞等多种细胞渗出和募集至损伤部位[1,57]。血小板脱颗粒能释放多种生长因子和细胞因子,进而趋化中性粒细胞、巨噬细胞、内皮细胞、成纤维蛋白和角质形成细胞,以启动炎症反应[1,58]。作为首种迁移至创面的炎症细胞,中性粒细胞是损伤后2天内创面的主要细胞类型。中性粒细胞通过吞噬作用、生成活性氧以及释放中性粒细胞胞外捕网(neutrophil extracellular traps,NETs)来清除死细胞和创面感染微生物[59-61]。活性中性粒细胞必须快速消退,以尽量减少对机体的组织损伤、降低创面过度炎症反应。一旦感染得到控制,中性粒细胞将发生凋亡或死于中性粒细胞胞外捕网裂解[62]。数天后中性粒细胞停止渗出并被巨噬细胞所吞噬。

巨噬细胞

巨噬细胞在机体受伤后2天内会出现在创面中,在清除创面基质、细胞碎片和微生物方面起着重要的作用。创面的巨噬细胞有两种来源:一种是骨髓来源的单核细胞,趋化至创面后转变为巨噬细胞;另一种是损伤部位局部组织定居的巨噬细胞[63,64]。在不同的细胞因子和生长因子刺激下,巨噬细胞会发生表型改变[65,66]。在正常的创面愈合过程中,巨噬细胞从促炎型或"M1"型转变为创面愈合型或"M2"型[67,68]。M1型巨噬细胞在损伤早期占主导地位,表达TNF-α、IL-1、IL-6、IL-12和诱导型一氧化氮合酶(inducible nitric oxide synthase,iNOS)等促炎介质和细胞因子;M2型巨噬细胞在损伤晚期占主导地位,主要功能是表达抗炎基因、促进细胞外基质合成和细胞增殖[68-70]。巨噬细胞还能释放一系列生长因子、趋化因子和基质金属蛋白酶[64],促进细胞增殖和细胞外基质合成。

炎症细胞也可通过产生一氧化氮(nitric oxide,NO)和大量活性氧(reactive oxygen species,ROS)对周围组织产生影响[71]。NO和ROS可驱动创面修复[72,73],但同时创面修复细胞也必须通过开启解毒程序、进行自我保护[71,74]。NO是一种短暂存在的分子,在正常创面修复过程中,它的表达水平与iNOS活性表现出独特的时间性[75,76]。尽管炎症细胞是否为创面修复所必需,目前仍存在争议;但确定的是,炎症细胞能对其他创面修复细胞产生较大的影响。与创面细胞及血清来源的信号分子一起作用,共同调控血管生成,是炎性因子的功能之一(见血管生成章节)。然而,难愈创面无法沿着正常创面修复进程发展,表现为持续性的慢性炎症状态。持续产生的炎症介质和持续浸润的炎症细胞导致慢性创面中蛋白酶及其抑制剂表达紊乱,从而阻碍基质的生成和重塑。基质的生成和重塑对正常创面愈合至关重要,受抑制后可使创面演变为慢性创面[77-82]。

目前已有多项研究详细阐述了创面的炎症反应,但多集中于探讨炎症起始信号,而对炎症终止信号知之甚少。进一步明确创面炎症反应如何消退,可以为研发新的慢性创面治疗方法

提供基础。

糖尿病创面病理生理学机制

全球有超过4.15亿人口患有糖尿病,仅在美国就有2 910万左右的人口受累。这导致全球每年超过2 450亿美元的巨额支出,使糖尿病成为重大的公共卫生和社会经济问题[83]。糖尿病的患病率呈逐年上升趋势,截至2030年,大约1/3美国成年人可能会成为糖尿病人群[84]。糖尿病能引发许多严重并发症,DFU就是其中之一,可累及15%的糖尿病患者并导致下肢截肢[1]。截肢后,DFU患者5年死亡率接近50%[85]。DFU常导致住院时间延长、治疗费用大幅增加,引起患者疼痛并降低其生活质量[86,87],是发病和死亡的重要原因[88]。

创面修复是一个涉及多种细胞的动态过程,主要包括止血期、炎症反应期、增殖期和组织重塑期4个阶段,各期相互重叠、无严格界限。这一高度协调组织的过程,帮助重建组织的完整性和功能;任何一个环节失调,都会导致创面愈合延迟或不愈合(如DFU)[1,85]。导致糖尿病创面延迟愈合的因素多样,包括大血管和微血管病变、神经病变、免疫功能和生化异常。近期一项研究,通过基因组比较分析以及详细的组织形态学评价,发现相比于健康非糖尿病患者的足部皮肤,无溃疡无神经性病变的糖尿病患者的足部皮肤仅有细微的不同,提示存在其他因素导致DFU发展[89]。其中,血糖控制不佳和高血糖可能是导致糖尿病相关并发症代谢病理生理学改变的额外的因素[90,91]。DFU的进展涉及外在和内在两大类因素:外在因素包括胼胝体形成、局部压力过高、反复创伤和创面感染[92];而内在因素包括长期炎症反应、持续感染、蛋白水解酶活性紊乱、细胞外基质形成和重塑不良、生长因子减少、血管生成及干细胞功能障碍、细胞衰老和再上皮化减慢[1,93-96]。长期缺氧[97]和神经肽表达降低[98]也被证实可以使得DFU难以愈合。

难愈合创面中的角质形成细胞及成纤维细胞

正常情况下,皮肤损伤后能激活角质形成细胞;但在慢性创面中,角质形成细胞的激活被抑制,导致细胞迁移和增殖均受影响。EGF家族中,有多种参与创面愈合的家族成员,比如EGF、肝素结合EGF(heparin-binding EGF,HB-EGF)和TGF-α,可在结合并激活EGF受体(epidermal growth factor receptor,EGFR)后,刺激角质形成细胞迁移和增殖[15]。Lee等2005年发现糖皮质激素可通过抑制角蛋白K6/K16转录、阻断EGF介导的角质形成细胞迁移[99]。在正常表皮细胞中,EGF受体表达于细胞膜;而在慢性创面边缘,EGF受体表达于细胞质中[100],这可能导致角质形成细胞无法响应EGF刺激,使得局部应用EGF治疗慢性创面成功率有限[101]。难愈合创面中,角质形成细胞在表皮基底层和基底上层区过度增生,引起角化不全和角化过度,这也提示角质形成细胞分化受损(图7.1)[102,103]。

在难愈合静脉溃疡中,表皮细胞分化标志物角蛋白K1/K10、丝聚蛋白和富含脯氨酸的小蛋白亚组表达受到抑制,而晚期分化标志物转谷氨酰胺酶1和内切蛋白被诱导表达[103]。一项前瞻性临床研究发现,慢性难愈创面创缘角质形成细胞迁移受到抑制且增殖过度,这归因于细胞核内过表达的c-myc和

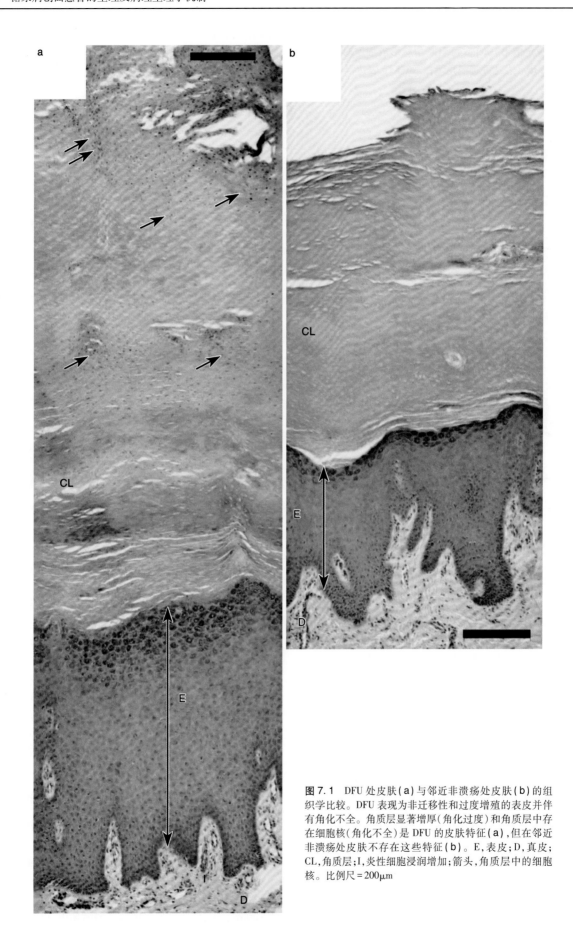

图 7.1　DFU 处皮肤（a）与邻近非溃疡处皮肤（b）的组织学比较。DFU 表现为非迁移性和过度增殖的表皮并伴有角化不全。角质层显著增厚（角化过度）和角质层中存在细胞核（角化不全）是 DFU 的皮肤特征（a），但在邻近非溃疡处皮肤不存在这些特征（b）。E，表皮；D，真皮；CL，角质层；I，炎性细胞浸润增加；箭头，角质层中的细胞核。比例尺 = 200μm β-catenin(图 7.2)导致了表皮干细胞耗竭[93,104]。此外,体外实验发现,核内稳定的 β-catenin 可阻断角质形成细胞对 EGF 的反应性、诱导 c-myc 表达并抑制角蛋白 K6/K16 表达,从而抑制角质形成细胞的迁移和创面愈合[104]。慢性难愈合创面的表皮,显示层粘连蛋白 α3 链前体表达减少[105],这也是抑制角质形成细胞迁移的因素。

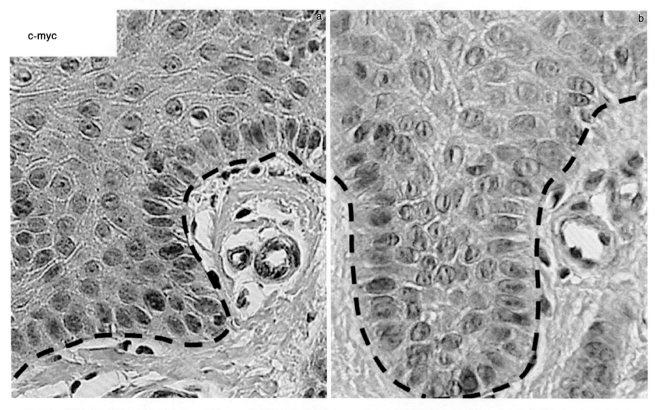

图 7.2 慢性 DFU 创缘 c-myc 过表达。采用 c-myc 特异性抗体对难愈合 DFU(a)和愈合性 DFU(b)进行免疫组织化学染色。细胞核存在且过表达 c-myc(棕色)导致难愈合 DFU 中表皮过度增殖(a)。愈合性 DFU 中 c-myc 阳性细胞核较少(b)

来自糖尿病患者足部皮肤的成纤维细胞与健康人非常相似,表明在皮肤损伤前糖尿病不会影响患者的成纤维细胞功能[89]。检测糖尿病患者和健康人足部皮肤中成纤维细胞的信使核糖核酸(mRNA)和微小核糖核酸(micro-RNA,miRNA)表达谱,发现两者的基因表达水平无显著差异[89]。

然而,在 DFU 中成纤维细胞显示出许多大的改变,包括形态改变、ECM 沉积异常、细胞凋亡增加、对生长因子的反应减弱、细胞增殖和迁移减少[31,96,106-108]。将 DFU 患者来源的成纤维细胞接种到三维模型中,发现其促血管生成能力减弱、合成 ECM 功能受损,并在含有角质形成细胞的器官型模型中展现出非迁移性和过度增殖的表皮细胞表型[107]。使用基因组分析 DFU 中成纤维细胞的病理生理学改变,发现 miR-21-5p、miR-34a-5p 和 miR-145-5p 在 DFU 来源的成纤维细胞中被诱导表达,从而抑制细胞迁移和增殖、诱导细胞分化和细胞衰老[96]。

基质金属蛋白酶及金属蛋白酶组织抑制剂

DFU 中基质金属蛋白酶(MMP)和金属蛋白酶组织抑制剂(tissue inhibitor of metalloproteinase,TIMP)的表达异常导致细胞外基质的合成和重塑紊乱。MMP 表达增加导致细胞外基质降解[109]。在 DFU 中,MMP1、MMP2、MMP8、MMP9、MMP14 和 MMP26 高表达[110-113],而其抑制剂表达减少[77]。高表达的 MMP9 和高 MMP9/TIMP1 比值是创面愈合不良的预测因素[112],而高 MMP1/TIMP1 比值与创面正常愈合相关[114](图 7.3)。Lobmann 等在 2002 年发现,与非糖尿病患者的创伤性创面相比,DFU 患者创面 MMP 表达增加、TIMP-2 表达降低,提示糖尿病创面难愈合,可能是创面蛋白水解环境导致了细胞外基质生成减少所致[115]。MMP 活性升高不仅能降解基质、抑制细胞迁移和胶原沉积,并且能降解生长因子及其受体[15,115]。

慢性创面形成的其他常见因素还包括细胞因子、生长因子及其受体和相应信号分子的失调,例如,包括 TGF-β、FGF、胰岛素样生长因子 1(insulin-like growth factor 1,IGF-1)、白细胞介素、VEGF、TNF-α、PDGF、EGF、EGFR、粒细胞-巨噬细胞集落刺激因子(granulocyte macrophage colony stimulating,GM-CSF)等因子以及其相应的 TGF-β 受体、EGFR 和骨形态发生蛋白受体[10,15,93,116]。

MicroRNA(miRNA)在难愈合创面中的作用

另一类调控分子 miRNA 在急慢性创面愈合中也发挥着重要作用。miRNA 是一种小的非编码核糖核酸,通过结合到 mRNA 的 3' UTR 区于转录后调控基因表达,抑制 mRNA 的翻译或降解[117]。作为基因表达的中心调节因子,miRNA 能调节增生性瘢痕和银屑病等皮肤病[118,119]。miRNA 也可由多种不同的细胞分泌,并通过外泌体转运到循环中,以调控靶细胞活性[120,121]。近期研究发现,来源于骨髓间充质干细胞的外泌体

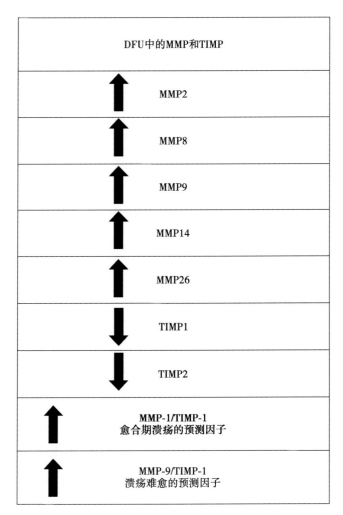

图 7.3 DFU 中 MMP 和 TIMP 失调。上调（箭头向上）和下调（箭头向下）MMP、TIMP 及其比值的示意图

含有丰富的多种 miRNA[122]，能促进正常和糖尿病创面中成纤维细胞的增殖和迁移[51]。此外，miRNA 异常表达也可抑制慢性创面的愈合[123-125]。在慢性静脉性溃疡的表皮中发现 miR-16、miR-20a、miR-21、miR-106a、miR-130a 和 miR-203 的表达发生了改变[125]。过表达的 miR-21 和 miR-130a 通过直接靶向瘦素受体（leptin receptor, LepR）和早期生长反应因子 3（early growth response factor 3, EGR3），抑制体外创面模型及大鼠创面模型的上皮化[125]。miR-198 在 DFU 中也持续表达[126]。采用基因表达分析，发现在 DFU 中诱导 miR-15b-5p 表达，通过抑制核因子 kappa-B 激酶亚单位 β 抑制剂（inhibitor of nuclear factor kappa-B kinase kinase subunit beta, IKBKB），使 DNA 修复机制失调；通过靶向 WEE1 样蛋白激酶基因，导致炎症反应紊乱[127]。也有研究报道，在糖尿病小鼠创面中，miR-146a 表达下调[128]，而 miR-203、miR-483-3p 和 miR-210 表达上调[129,130]。在缺血性小鼠创面模型中发现，低氧诱导 miR-203 和 miR-210 表达，进而抑制角质形成细胞增殖和创面愈合[131]。进一步研究慢性溃疡患者创面中失调的 miRNA，将为发现新的诊断和治疗靶点提供方向。

糖尿病血管生成

在创面愈合过程中，新的毛细血管形成并取代受损的毛细血管，这一过程被称为新生血管化。新生血管化对于创面氧气和营养的供应以及清除代谢废物都十分重要[53]。新生血管化分为血管生成和血管发生：血管生成是在原有血管的基础上形成新的血管，通常是在组织损伤或肿瘤转化时发生[132,133]。在创面愈合的增殖期，内皮细胞受 VEGF、FGF2 或低氧刺激，迁移至创面，诱导血管生成，出芽形成的毛细血管又使正在新生的组织血管化[134,135]。血管生成的过程非常精细，包括促血管生成与抗血管生成介质、细胞外基质、细胞因子和生长因子等多种因素的相互作用；整个过程的平衡被打破，将导致血管生成受损[133,136,137]（表 7.1）。血管发生通过趋化骨髓来源的内皮祖细胞（endothelial progenitor cell, EPC）至创面、形成新生血管[138]，进而成熟为毛细血管、小动脉、动脉、小静脉和静脉。

生长因子及其受体紊乱使血管生成与血管发生受损，导致创面氧合和营养供应不足而使得糖尿病创面难以愈合[136,139]（表 7.1 和表 7.2）。功能异常的血管新生也是糖尿病肾病、糖尿病周围神经病变和糖尿病视网膜病变等糖尿病相关微血管并发症的关键因素[133,136]。

VEGF 为促血管生成的生长因子，在内皮细胞增殖和迁移、细胞外基质降解、血管通透性改变和血管舒张中发挥着重要作用[136]。VEGF 及相关信号通路的紊乱可导致糖尿病相关的病理改变[133,136]。在某些器官中，高表达 VEGF 能病理性刺激血管过度生成（如眼部新生血管形成）；而在其他器官中，VEGF 活性水平降低可导致血管生成不良（例如，肾病、周围神经病变和创面愈合）[133,136,140,141]。

在糖尿病患者中观察到的血管生成受损的另一个因素是骨髓来源的 EPC（表 7.1 和表 7.2），表现为 EPC 功能失调、数量减少和募集障碍，以及 EPC 向促炎表型转化[142-147]。导致糖尿病患者中 EPC 功能障碍和骨髓招募减少的原因很多，包括高血糖、氧化应激增加、慢性炎症和还原型烟酰胺腺嘌呤二核苷酸磷酸（nicotinamide adenine dinucleotide phosphate, NADPH）氧化酶活化[148-150]。有文献报道，在愈合延迟的糖尿病小鼠创面中，EPC 募集、存活和增殖均受到抑制[151]。

更好地理解血管生成障碍的机制至关重要，尤其是鉴于目前糖尿病微血管并发症的发生呈上升趋势。进一步了解血管生成在糖尿病并发症中的作用，对于开发新型疗法非常必要。

糖尿病创面的炎症和感染

在慢性创面中，多种因素引起的持续性炎症反应可导致创面愈合延迟。未控制的炎症反应可诱导 MMP 表达，造成组织损伤、减少胶原合成并抑制上皮化[92,109,152]。在糖尿病患者血清中，晚期糖基化终末产物（advanced glycation end products, AGEs）水平升高导致慢性炎症形成并影响胶原合成[92,152]。研究显示，高血糖可通过 ROS 和 TNF-α 促进氧化和炎症应激，并持续维持炎症反应状态[153,154]。神经病变和未控制的糖尿病可影响皮肤中浸润的炎症细胞数量。神经病变患者的前臂皮肤中，炎症细胞数量增加[155,156]；而无神经病变时，炎症细胞数量无改变[89]。

在正常创面愈合过程中，巨噬细胞从促炎型或"M1"型转变为愈合相关型或"M2"型[67,68]，分别表达促炎和抗炎基

表 7.1　急慢性创面愈合中血管生成概述

正常血管生成	DFU 中血管生成
血小板、单核细胞和成纤维细胞,释放促血管生成细胞因子(包括 VEGF)	在慢性创面中,成纤维细胞可能衰老并失去促进血管生成的能力[53,254]
内皮细胞破坏了与邻近内皮细胞间的相互作用	慢性创面中,固有内皮细胞可能丧失新生血管的能力[136]
内皮细胞通过基质金属蛋白酶消化基底膜和细胞外基质成分	细胞外基质沉积与基质金属蛋白酶重塑之间失衡[115,255]
内皮细胞、成纤维细胞、血小板、平滑肌细胞和单核细胞,释放更多的促血管生成细胞因子	慢性创面环境抑制细胞增殖和血管生成[256]。糖尿病创面中,白细胞功能和增殖受损[158]
内皮细胞侵入血管外基质并迁移/增殖形成新的血管	糖尿病创面中,内皮细胞经细胞外基质黏附和增殖能力受抑制[133,136,257]

表 7.2　DFU 正常血管生成过程及其损害概述

正常血管发生	DFU 中血管发生
多能成体祖细胞在骨髓中分化为造血前体细胞或早期内皮祖细胞	VEGF 诱导的内皮祖细胞增殖受损[257]
VEGF-A 表达增加,诱导血管内皮生长因子受体-1(VEGF-R1)活化,随后增加 MMP-9 分泌	高血糖介导的 VEGF 抑制[149,257]
MMP-9 增加介导膜结合 Kit 配体(mKitL)转化为可溶性 Kit 配体(sKitL),并动员内皮祖细胞从骨髓进入外周循环	循环内皮祖细胞的数量和功能下降,抑制创面愈合[149,150] 外周血中,内皮祖细胞下降与 DFU 难愈合相关,可用于预测创面愈合的潜力[212]
循环中,早期内皮祖细胞进一步分化为晚期内皮祖细胞,并获得特异性内皮细胞表面标志物	外周创面血供减少[149]
晚期,内皮祖细胞到达新血管形成部位,并进一步分化为成熟内皮细胞或作为促血管生成因子的来源	糖尿病患者中,内皮祖细胞动员和归巢机制异常[149-151]

因[69,70]。在愈合与非愈合的 DFU 中,促炎和抗炎基因的表达相对不同[157]。在糖尿病难愈合创面中,巨噬细胞表现出促炎反应的延长,并伴随 TNF-α、IL-1β 和 MMP-9 等促炎因子表达的增加[67,158]。在糖尿病患者和糖尿病小鼠中,巨噬细胞功能障碍可导致创面愈合延迟[158]。也有研究发现,在糖尿病患者和小鼠创面中,Nod 样受体蛋白-3(node-like receptor protein-3,NLRP-3)炎症小体可促进巨噬细胞持续维持促炎反应状态,其中部分由 IL-1β 介导[158,159]。持续性 IL-1β 表达可降低糖尿病创面过氧化物酶体增殖物激活受体 γ(peroxisome proliferator-activated receptor γ,PPARγ)的表达,从而抑制创面愈合[67]。

多种微生物感染可导致创面炎症反应进一步恶化和延长。微生物感染通常伴有生物膜形成,两者共同作用,促进了创面炎症细胞的浸润并阻碍宿主对感染的攻击[160-162]。浸润的中性粒细胞等炎症细胞释放 ROS,通过相关信号通路调控趋化因子、细胞因子、蛋白水解酶及丝氨酸蛋白酶转录因子的激活[163,164],破坏细胞外基质,并造成成纤维细胞和角质形成细胞功能受损[165,166]。

核样因子 2(nuclear factor like 2,Nrf2)介导的氧化应激反应信号通路,在保护细胞免受氧化应激损伤和促进细胞解毒方面发挥着重要作用[167]。Nrf2 通过调控炎症反应和促进应激状态下角质形成细胞的存活,而促进急性创面修复[168]。Nrf2 表达降低与氧化蛋白增加有关;而高糖环境可诱导糖尿病患者细胞内 ROS 生成[169,170];这些结果提示,Nrf2 在糖尿病创面愈合中发挥着重要作用。在链佐星所致糖尿病小鼠模型中,Nrf2 基因敲除小鼠与对照的野生型小鼠相比,创面愈合延迟,其部分

原因是 DNA 氧化损伤增高、MMP9 表达和细胞凋亡增加以及 TGF-β1 表达降低[171]。

约 60% 的小腿截肢是由 DFU 感染所致[172,173]。创面局部感染触发中性粒细胞活化,引起中性粒细胞外捕网(NETs)释放。NETs 是与抗菌分子相关的核染色质结构,用于清除死细胞和感染微生物[59,60]。一旦感染得到控制,中性粒细胞会死于 NETs[62]。然而,失调的 NETs,可导致组织损伤和过度炎症反应[174,175]。在糖尿病患者中,高血糖可增加 NETs 的释放以及 NETs 循环标志物的表达[176,177]。此外,在人和鼠模型中,已证实 NETs 可延迟糖尿病的创面愈合[178]。

DFU 微生物组群

微生物组群的定义为特定环境内所有微生物、微生物间相互作用以及微生物的基因组构成的整体。共生和致病微生物共同组成了人类皮肤的微生物组群。皮肤作为身体屏障与外界直接接触,使得微生物群落在时空上是动态变化的[179,180]。微生物在皮肤屏障受损后侵入和定植于创面,可能影响创面愈合过程[181,182]。慢性创面中,微生物负荷更重且易形成生物膜;这些微生物通常包括葡萄球菌、假单胞菌和棒状杆菌[181,183,184]。近期研究发现,DFU 中创面微生物组群对于创面的难愈性起着重要作用[181],是治疗的潜在修饰靶点。

虽然,目前已认识到健康人皮肤中的微生物多样性[179],但有必要进一步了解微生物及致病菌在 DFU 等难愈合创面中的病理生理作用。受遗传和环境因素影响[185],微生物分布具有较大的个体差异,即使在同一个体不同部位的皮肤微生物也存

在着很大的差异[179]。基于 16S rRNA 的高通量测序技术超越了传统培养方法的局限性，为微生物研究提供了更好的方法，极大地拓展了我们对人类微生物组群的认识[181,186,187]。传统的体外培养方法存在固有偏倚，普遍认为只有在适合的培养基中微生物才能蓬勃生长。此外，不同微生物以不同的速率生长，并在培养基上相互竞争[181]，这可能会影响培养结果。基于 16S rRNA 的高通量测序能更快地得到结果并且不容易因为污染、微生物活力或采样技术而导致误差。该方法的主要局限性是不能区分活菌和死菌[181]。该技术可用于生成创面微生物组群"足迹"，结合先进的计算分析和快速扩展的参考数据库，增强我们对慢性创面（尤其是 DFU）的理解并最终指导临床决策[181,187]。

Wolcott 等近期探究了 2 963 例慢性创面患者的创面微生物组群，其中的创面类型包括 DFU、静脉性溃疡、压疮和难愈合手术切口[188]。尽管这项研究使用了异质性人群且未将微生物组群与临床因素相关联，但这却是我们对慢性创面微生物"足迹"认识的一大步。有趣的是，该研究发现慢性创面微生物组群并未因创面类型或患者人口统计学特征而有显著差异[188]，这表明慢性创面发病机制与微生物组群间有共同的关联性。在大样本的慢性创面研究中发现，最常见的微生物为葡萄球菌，其次是假单胞菌[188]。值得注意的是，许多慢性创面中也含有大量厌氧菌[188]。

为更进一步细化研究，近期 Gardner 等特别分析了 52 例 DFU 患者的微生物组群，发现微生物多样性和数量变化与不同的临床预后相关[187]。有研究发现，与基于 16S rRNA 基因的聚合酶链式反应（polymerase chain reaction，PCR）法对比，基于传统的培养方法低估了 DFU 创面微生物组群的微生物负荷及多样性[187]。例如，40% 的创面培养出葡萄球菌，27% 创面培养出厌氧菌，35% 创面培养出变形菌；而使用基于 16S rRNA 基因的 PCR 法，在 94% 的 DFU 中鉴定出葡萄球菌，在 100% 的 DFU 中鉴定出厌氧菌和变形菌[187]。此外，此项研究发现，深部溃疡和长时间未愈创面的微生物组群更具多样性，厌氧菌和变形菌数量更高[187]；而浅表溃疡和持续时间较短的创面中，葡萄球菌相对丰度更高[187]。然而，这与 DFU 并发骨髓炎的微生物组群结果相反，其溃疡无疑很深，却 100% 鉴定出葡萄球菌[160]。

简而言之，DFU 的微生物组群具有转化潜力，但我们应该注意许多其他因素也可能影响复杂的微生物网络，以及其与临床预后的潜在相关性。为进一步将 DFU 的微生物组群与临床预后充分关联，我们仍需要更多的纵向研究。

创面修复中的干细胞与祖细胞

皮肤自我补充、促进组织更新以及创面愈合的整个过程都依赖于定居的表皮干细胞。它们存在于皮肤的表皮基底层、皮脂腺基部和毛囊的"隆突区"这 3 个不同的干细胞生态位中[189,190]。后者，只存在于小鼠，而在人类中未发现。干细胞生态位的微环境对于干细胞的活性和命运非常重要[191]。研究发现，干细胞可被动员并迁移至损伤和缺血的皮肤组织处，进而促进创面愈合、再上皮化和血管生成[189,192-194]。

干细胞维持健康上皮稳态的机制有 2 种。在经典的分层模型中，由基底层的干细胞扩增而来的子细胞在终末分化前向上推进，并进行有限次数的细胞分裂[189,195,196]。在该模型中，干细胞及其子代有序地排列在表皮增殖单元中。近年来，稳态随机模型开始出现，并对经典的分层模型提出了挑战。在稳态随机模型中，每个表皮干细胞可以进行无限次分裂，变为 2 个未分化的基底细胞、2 个终末分化表皮细胞或每种细胞中的一个[189,192,197,198]。这 2 种模型均能被相关研究所支持，可用不同解剖部位表皮的变化来解释[189,198]。在健康皮肤未受损伤时，皮肤定居的干细胞处于静止状态；但在皮肤受损后，定居干细胞失去静止状态，被招募至损伤部位替换受损组织[199-201]。除了在表皮增殖更新中的作用外，新的研究表明干细胞能够通过生长因子和趋化因子的旁分泌信号间接调控和促进创面愈合[51,189]。间充质干细胞（mesenchymal stem cell，MSC）外泌体已被证明可诱导急慢性创面中成纤维细胞的增殖迁移，并促进血管生成[51]。外泌体是由多种不同细胞分泌的直径 30～120nm 的膜包裹小囊泡，内含转录因子和遗传物质，发挥细胞间的通讯功能[51]。随着对干细胞外泌体介导的旁分泌作用的新认识，我们对新的干细胞疗法和不同递送机制的研究，将会更加深入。

由于在创面愈合中的多种功能和重要作用，干细胞正迅速成为慢性创面潜在的治疗方法，尤其是对于 DFU。干细胞已成功被用于治疗各种急慢性创面，加速创面愈合、促进创面再上皮化及血管新生[202,203]。到目前为止，已鉴定出多种具有治疗潜力的干细胞系，包括骨髓间充质干细胞（bone marrow-derived mesenchymal stem cells，BM-MSCs）、脐带间充质干细胞、脂肪干细胞（adipose-derived stem cell，ASCs）、胎盘干细胞、骨髓源性单核细胞（BM-MNCs）和骨髓内皮祖细胞[51,189,193,202,204-206]。间充质干细胞是目前最受关注和最常用于动物研究、临床前研究和临床试验的一种干细胞[189,202]。在 www. clinicaltrials. gov 网站上注册的、正在进行或已完成的临床试验的概述，见表 7.3。值得注意的是，这是一个快速发展的研究领域，此列表可能很快会得到更新。

尽管具有侵入性且成本较高，骨髓穿刺仍是一种可靠获取优质祖细胞的方法。该过程包括抽吸、离心和进一步维持细胞生长[193]。由于骨髓中富含祖细胞，创面修复领域的许多学者都倾向于使用骨髓，尤其是使用受试者骨髓。研究发现，相对于单独分离出的各干细胞系，自体全骨髓在体内外实验中促进创面愈合的作用最为显著[207]。另有研究显示，使用所有有核骨髓细胞均可改善 DFU 愈合[208]。对分离出的骨髓间充质干细胞或骨髓单个核细胞进行自体移植均被发现可促进上皮化和创面愈合[209,210]。此外，骨髓祖细胞也被证明可改善外周循环并促进血管生成，从而促进创面愈合[210]。有研究发现，骨髓间充质干细胞促进创面愈合的效果要大于骨髓源性单核细胞[211]；但与标准治疗共同作用时，两类骨髓祖细胞均显示出疗效。因此，骨髓中富含的祖细胞及其他成分，具有促进创面愈合的潜力。

表 7.3 截至 2016 年 8 月干细胞治疗 DFU 的临床试验

疾病	干预方法	研究阶段	ClinicalTrials. gov 注册号
DFU，严重肢体缺血	脐带间充质干细胞	Ⅰ 期 Ⅱ 期	NCT01216865
周围血管病，局部缺血，DFU	脂肪干细胞	Ⅰ 期	NCT02831075
周围血管病，局部缺血，DFU	脐带间充质干细胞	Ⅰ 期	NCT02834858
周围性血管病，局部缺血，DFU	间充质干细胞	Ⅰ 期	NCT02796079
DFU，下肢缺血	自体间充质干细胞	Ⅰ 期	NCT02304588
糖尿病严重肢体缺血	自体骨髓干细胞和组织修复细胞	Ⅱ 期	NCT01065337
DFU，严重肢体缺血，腿部溃疡	粒细胞集落因子刺激动员的自体外周血单个核细胞	Ⅰ 期 Ⅱ 期	NCT00922389
DFU	异体间充质干细胞	Ⅱ 期	NCT02619877
DFU，静脉溃疡，压力性溃疡	脂肪干细胞	Ⅱ 期	NCT02092870
严重肢体缺血	自体骨髓干细胞	Ⅱ 期	NCT01232673
1 型和 2 型糖尿病足部溃疡	异体骨髓间充质基质细胞	Ⅰ 期 Ⅱ 期	NCT01686139
DFU	自体内皮祖细胞	未获取	NCT02474381
糖尿病，严重肢体缺血	血管祖细胞	未获取	NCT01269580
创面，DFU，烧伤	含间充质干细胞的医用胶原膜	Ⅰ 期 Ⅱ 期	NCT02672280
DFU，严重肢体缺血	自体骨髓间充质干细胞和单个核细胞	Ⅰ 期	NCT00955669
DFU，腿部溃疡，局部缺血	自体骨髓细胞浓缩液	Ⅱ 期 Ⅲ 期	NCT00434616
DFU	水凝胶片中的异体脂肪来源间充质干细胞	Ⅰ 期	NCT02394886
下肢缺血，腿部溃疡，DFU	自体骨髓来源单个核细胞	Ⅰ 期 Ⅱ 期	NCT01903044
DFU	自体骨髓单个核细胞	Ⅰ 期 Ⅱ 期	NCT00872326
DFU	自体骨髓细胞动脉内输注	Ⅰ 期 Ⅱ 期	NCT00987363

造血干细胞是另一类因在慢性创面治疗中具有潜在应用前景而广受关注的祖细胞，特别是在改善糖尿病肢体循环方面具有潜力。造血干细胞中，CD34 阳性内皮祖细胞数量最多，因此也是研究最多的一种造血干细胞。此外，研究表明在难愈合溃疡中，CD34 阳性祖细胞缺乏或减少[212]，这也进一步支持这些祖细胞在 DFU 中的作用及治疗潜力。在注射粒细胞、巨噬细胞集落刺激因子等细胞因子后，可从骨髓或外周血中分离造血干细胞[193]。目前造血干细胞在动物研究中已显示出广阔的前景，但尚未开展大样本的临床试验。日本一项涉及 5 例患者的小型初探性临床研究发现，在难愈合 DFU 患者的治疗中，CD34 阳性内皮祖细胞具有安全性和可行性[213]，但还需要更大规模的多中心临床研究来评估其在慢性糖尿病创面中的作用。

脂肪组织是另一种祖细胞的来源。脂肪干细胞很具吸引力，能方便地通过抽脂术获得，且脂肪组织比骨髓来源更为丰富[193]。越来越多的研究表明，脂肪干细胞在动物创面模型中有效[193]，但目前仍缺乏相关临床试验。脂肪干细胞的主要瓶

颈，在于很难将周围组织降解，以分离基质血管部分及其中包含的干细胞。

人羊膜和绒毛膜也有改善慢性下肢创面的潜力。尽管确切机制尚不完全清楚，胎儿皮肤创面能快速愈合且无任何瘢痕形成，因此，人羊膜和绒毛膜引起较多关注。研究发现，人羊膜和绒毛膜可促进组织再生、创面愈合及招募常驻干细胞进入创面区域[214]。最近一项随机对照试验发现，含有生长因子、间充质干细胞、成纤维细胞和上皮细胞的胎盘膜，可显著促进 DFU 的创面愈合，且并发症少于标准治疗[215]。尽管这并不能证明胎盘膜或间充质干细胞是否单独有效，但它支持使用联合治疗的理念治疗难愈合创面。胎盘产品和胎盘膜均可通过改善创面愈合本身和通过支持移植的细胞来加速慢性创面愈合，在治疗中具有较大的潜能。

最后，近期研究发现，可将已分化的成体细胞重编程为诱导性多能干细胞（induced pluripotent stem cells，iPSCs）[1,189,216]。角质形成细胞、成纤维细胞、淋巴细胞和肝细胞等多种不同的细胞[189]可作为 iPSCs 的来源，通过逆转录病毒转染对这些细

胞进行重编程[216,217]。iPSCs 可分化为角质形成细胞和成纤维细胞等多种细胞类型，分化制备的角质形成细胞和成纤维细胞已用于构建皮肤替代物[1]。有趣的是，iPSCs 也可从 DFU 的成纤维细胞重编程而来[216,218]，这突显出成纤维细胞在创面修复中的再生潜力。iPSCs 的优点在于来源于自体细胞、可规避排斥反应，可大量分化产生创面愈合的必需细胞，并能重编程出特定的细胞类型。iPSCs 也存在很多缺点，比如逆转录病毒载体导致的癌症风险、无效重编程导致的 iPSCs 产量低下、遗传不稳定性以及潜在的免疫原性[219]。然而，更安全的重编程新技术正在研发中。因此，iPSCs 是一种具有广阔前景的祖细胞来源，有望在未来改善 DFU 的治疗。

干细胞和祖细胞可通过局部给药（例如，喷洒或注射）或全身给药的方式，递送至创面[189,193]。全身给药会增加细胞转运和发生恶性肿瘤的风险，难以使干细胞靶向至创面[193]。干细胞的直接局部应用受限于细胞难以增殖且存活率低，以及干细胞在创面难以持久性作用[220]。因此，我们迫切需要替代策略来优化细胞治疗。到目前为止，已研发出的皮肤支架和真皮基质可用于提高细胞存活率；它们可分为天然材料、合成材料或混合材料，通过提供干细胞生存的时空环境，来促进细胞增殖和存活[189,221]。已有不少成功案例报道，局部直接应用干细胞改善创面愈合，包括在人和小鼠的急慢性创面中使用纤维蛋白喷雾联合自体间充质干细胞治疗[222]，在胶原基质中，包埋骨髓间充质干细胞[223]，以及在无细胞尸体真皮基质中，种植脂肪干细胞[206]。用于改善干细胞存活的静电纺丝和三维生物打印等新型基质设计方法也正在被研究之中。

综上，干细胞和祖细胞在慢性创面和 DFU 治疗中具有巨大的潜力（表 7.3），可加速再上皮化、血管生成和改善整个创面修复过程。尽管干细胞治疗前景巨大，但迄今为止，所有干细胞治疗仍缺乏足够证据让 FDA 来批准支持其用于慢性创面治疗。每种干细胞系和每种给药方式都具有一定的局限性。由于 DFU 发病机制复杂，未来很可能需要一种多模式的方法来治疗这些难愈合创面，也就是利用干细胞联合其他局部和全身治疗。

DFU 的治疗

DFU 的标准治疗包括控制血糖、清除坏死组织、控制感染、使用保湿加压敷料、减压以防止与行走相关的压力或创伤，以及辅助高压氧治疗（hyperbaric oxygen，HBO）[224,225]。在临床严重动脉供血不足的情况下，需要旁路手术或腔内技术进行血运重建，以输送基本的氧气和营养物质来帮助创面修复[224,226]。然而，血管重建术仅能在大动脉和中动脉水平上进行，而许多糖尿病相关的并发症是由微血管循环受损所致，因此临床上，血管重建术仅能有限改善创面愈合[53,226]。目前 FDA 批准的 DFU 治疗产品仅有 4 种（表 7.4），包括 2 种真皮替代物 Dermagraft 和 Integra Omnigraft，1 种双层皮肤替代物 Apligraf，以及重组人血小板衍生生长因子（recombinant human platelet-derived growth factor，rhPDGF）[47,48,227,228]。

减压是一种有效的治疗方式，可将压力重新分布到远离 DFU 的区域，进而更有效地促进创面愈合。减压可通过矫形器、支具、石膏和创面护理敷料来实现[229,230]。近期一篇系统性综述中指出，减压治疗是改善 DFU 的关键，全接触型石膏在

表 7.4 目前 FDA 批准的 DFU 治疗产品

治疗	描述	参考文献
Becaplermin	重组人血小板衍生生长因子，用于无血供障碍的神经病变性 DFU	Wieman et al.（1998）[258] Smiell et al.（1999）[228]
Apligraf	人工双层皮肤替代物，真皮层由人成纤维细胞及结缔组织构成，表皮层由角质形成细胞构成	Falanga et al.（1999）[259] Veves et al.（2001）[47]
Dermagraft	人工真皮替代物，由冻存的人成纤维细胞、细胞外基质和生物可吸收支架构成	Marston et al.（2003）[48]
Integra Omnigraft	人工真皮替代物，上层为硅胶，下层为牛胶原和鲨鱼软骨素	Driver et al.（2015）[227]

促进溃疡愈合方面最为有效[231]。虽然减压治疗已被列为 DFU 的标准治疗手段，但用于减压治疗的新设备和新技术仍在不断被研究和开发中[225]。

多年来，溃疡周围坏死组织的外科手术清创一直是 DFU 的标准治疗方案。坏死组织不利于创面愈合，清创术通过清除无活性的坏死组织来促进创面愈合[232]。通过去除角化过度的表皮（胼胝）、坏死的真皮组织、组织碎片和细菌，慢性难愈合创面可转化为能更好愈合并对局部治疗有反应的急性创面。尽管清创术作为标准治疗在 DFU 治疗中被广泛使用，其背后的基本原理也令人信服，但仍缺乏高质量的临床证据证明它的作用[232,233]。清创术也可与细胞治疗和生长因子治疗等其他方法协同应用。

生长因子是 DFU 的生物治疗方法，可与外科清创术联合使用。Becaplermin 是一种可促进创面愈合的重组人血小板衍生生长因子，已被 FDA 批准用于治疗 DFU[10,228,234]（表 7.4）。血小板衍生生长因子通过刺激中性粒细胞、巨噬细胞、成纤维细胞和平滑肌细胞趋化至损伤部位，以启动创面修复的炎症反应阶段[10]。Becaplermin 的费用较高，在保守治疗无效的情况下是比较合理的选择。重组人表皮生长因子（recombinant human epidermal growth factor，rhEGF）最近也被发现可改善 DFU 愈合[235,236]。也有研究将重组人血管内皮生长因子（recombinant human vascular endothelial growth factor，rhVEGF）用于 DFU 治疗，发现它能促进糖尿病缺血肢体的血管生成[237]。尽管近期已完成一项 II 期临床试验（NCT00351767），但仍缺乏高质量临床证据支持 rhVEGF 用于 DFU 治疗。rhVEGF 可促进紊乱的血管形成并伴有持续的血管渗漏，在创面修复中的作用可能是有限的[10]。对于造血生长因子在创面修复中的作用，有文献发现粒细胞集落刺激因子（granulocyte colony-stimulating factor，G-CSF）可促进感染性 DFU 的创面愈合[10,238]，但目前仅限于小规模临床研究。中性粒细胞反应缺陷是 DFU 的特征，G-CSF 被认为可通过改善中性粒细胞反应缺陷而促进糖尿病创面愈合。最后，GM-CSF 也表现出针对慢性静脉性溃疡治疗的有效性[239,240]。GM-CSF 可通过促进肌成纤维细胞分化、创面收缩、炎性细胞募集和促进表皮增殖而发挥促创面愈合作用[10]。由于慢性创面中，存在高度蛋白水解环境和缺乏相应的生长因子受体[100,116]，生长因子治疗虽最初被认为极具前景，但实际作

用效果可能有限。

细胞治疗在 DFU 治疗中取得了相当大的成功，美国 FDA 已批准 1 种人工双层皮肤替代物和 2 种真皮替代物用于上述难愈性创面的治疗（表 7.4）。Graftskin（又称为 Apligraf）是一种双层人工皮肤替代物，真皮层含人成纤维细胞和结缔组织，无血管、毛囊或汗腺；而表皮层由角质形成细胞构成[47]。高质量临床证据表明，这种双层皮肤替代物可加速 DFU 愈合[47]。Dermagraft 是一种人工真皮替代物，由冻存的人成纤维细胞、细胞外基质和生物可吸收支架组成，已证实可显著改善 DFU 的创面愈合[48]。Integra omnigraft 由上层的硅胶膜和下层的牛胶原及鲨鱼软骨素构成，近期美国 FDA 批准其用于 DFU 治疗（表7.4）[227]。尽管不含活细胞，Integra omnigraft 可促进创面迅速闭合及真皮再生，并作为支架引导自体细胞迁移增殖[227]。总之，细胞治疗是迄今针对顽固性 DFU 治疗取得的最大进展。

多年来，植皮一直是一种成功的烧伤创面治疗方法，尤其是大面积烧伤创面的治疗。目前正在探索将类似的皮肤移植术用于 DFU 等难愈合慢性创面的治疗。培养的角质形成细胞（也称培养的表皮细胞自体移植物）已用于治疗大部分急性全层皮肤缺损创面。这种方法需在体外培养患者自身的角质形成细胞，并能获得较大的扩增比[241,242]。目前仅有少量研究探索该方法在 DFU 治疗中的作用，并初步观察到一定的疗效[243]。在传统植皮中，采用包含表皮层和部分真皮层的刃厚皮。皮肤从供区取下后首先经过网状压皮机处理，然后通过Meek 方法使其覆盖面积扩增至原始面积的 10 倍，并直接移植到创面[244]。刃厚皮的方向性非常重要，需真皮层朝下紧贴创面[242,245,246]。皮肤移植主要用于治疗急性创面和烧伤创面，在DFU 治疗中虽然也显示出一定疗效，但仅有一些小样本研究及病例报告研究进行报道[247-249]。

皮肤移植术的最新一些进展有可能在未来应用于 DFU 治疗。通过将刃厚皮加工为 0.8mm×0.8mm 的微粒，微型皮肤移植可允许 100 倍的扩增比[242,246]。与传统植皮法相比，微型皮肤移植具有多种优势：首先，100 倍扩增比，允许更大面积的创面封闭；其次，微型皮肤的方向（真皮面朝上或朝下）不会影响创面的疗效及外观，可节约手术时间和劳动力[242,245,246]。在糖尿病动物的创面模型中，微型皮肤移植已显示出疗效[246]，但尚未完成大范围的临床试验。像素化皮肤移植是另一种新兴技术，能将刃厚皮加工为更小的 0.3mm×0.3mm 大小，具有更大的扩增比[245]；作为一种新技术，仅有极少数研究探索了像素化皮肤移植在慢性创面中的疗效，这限制了其向临床的转化。

多种创面敷料可用于 DFU 治疗。众所周知，湿性创面环境能为参与创面修复的细胞提供最佳生长条件，并能促进死细胞的清除[250]。因此，保湿敷料是治疗 DFU 的首选。最新一篇系统文献评价概述性地评估了吸水性敷料、藻酸盐、水凝胶、透气膜、膜敷料、软聚合物、泡沫敷料、含碘敷料和含银敷料等多种敷料，结果发现在 DFU 治疗中，目前无高质量证据支持哪种类型的敷料会明显优于其他敷料[250]。因此，在为 DFU 患者选择敷料时，应充分考虑每种敷料的利弊，以及患者偏好、依从性和成本。

对伴微血管受损的 DFU 治疗，高压氧疗法（hyperbaric oxygen therapy，HBO）是一种有效的辅助治疗手段。高压氧疗法可导致组织水平高氧，与角质形成细胞及成纤维细胞产生的趋化因子协同作用，招募循环中的内皮祖细胞至损伤部位，从而改善血流和创面愈合[3]。因此，高压氧疗法的成功与否依赖于溃疡组织是否能产生足够的趋化因子[251]。多项随机对照临床试验发现高压氧疗法作为 DFU 的辅助治疗手段尤为有效[252,253]。高压氧疗法的潜在缺陷在于长期使用可增加局部溃疡组织的氧化应激[253]。

总之，目前 DFU 治疗方法繁多。虽然有许多治疗方法可供选择，但在做临床决策时，必须权衡每种方法的利弊。DFU 的发病机制复杂，且许多治疗方法能够协同作用，故最佳的治疗方式可能是多模式治疗，即在标准治疗的基础上，根据患者情况适度地引入新型辅助治疗手段或细胞治疗。尽管在 DFU 的治疗上已取得了许多进展，但哪种治疗模式最有效，目前仍有待商榷，需要进一步研究以优化治疗这种糖尿病的毁灭性并发症。

（郑勇军　舒付婷　译）

参考文献

1. Eming SA, Martin P, Tomic-Canic M. Wound repair and regeneration: mechanisms, signaling, and translation. Sci Transl Med. 2014;6(265):265sr6.
2. Singer AJ, Clark RA. Cutaneous wound healing. N Engl J Med. 1999;341(10):738–46.
3. Brem H, Tomic-Canic M. Cellular and molecular basis of wound healing in diabetes. J Clin Invest. 2007;117(5):1219–22.
4. Larson BJ, Longaker MT, Lorenz HP. Scarless fetal wound healing: a basic science review. Plast Reconstr Surg. 2010;126(4):1172–80.
5. Behm B, Babilas P, Landthaler M, Schreml S. Cytokines, chemokines and growth factors in wound healing. J Eur Acad Dermatol Venereol. 2012;26(7):812–20.
6. Werner S, Grose R. Regulation of wound healing by growth factors and cytokines. Physiol Rev. 2003;83(3):835–70.
7. Werner S, Krieg T, Smola H. Keratinocyte-fibroblast interactions in wound healing. J Invest Dermatol. 2007;127(5):998–1008.
8. Fu X, Li X, Cheng B, Chen W, Sheng Z. Engineered growth factors and cutaneous wound healing: success and possible questions in the past 10 years. Wound Repair Regen. 2005;13(2):122–30.
9. Pastar I, Stojadinovic O, Yin NC, Ramirez H, Nusbaum AG, Sawaya A, et al. Epithelialization in wound healing: a comprehensive review. Adv Wound Care (New Rochelle). 2014;3(7):445–64.
10. Barrientos S, Brem H, Stojadinovic O, Tomic-Canic M. Clinical application of growth factors and cytokines in wound healing. Wound Repair Regen. 2014;22(5):569–78.
11. Pastar I, Stojadinovic O, Tomic-Canic M. Role of keratinocytes in healing of chronic wounds. Surg Technol Int. 2008;17:105–12.
12. Wikramanayake TC, Stojadinovic O, Tomic-Canic M. Epidermal differentiation in barrier maintenance and wound healing. Adv Wound Care (New Rochelle). 2014;3(3):272–80.
13. Blumenberg M, Tomic-Canic M. Human epidermal keratinocyte: keratinization processes. EXS. 1997;78:1–29.
14. Raja, Sivamani K, Garcia MS, Isseroff RR. Wound re-epithelialization: modulating keratinocyte migration in wound healing. Front Biosci. 2007;12:2849–68.
15. Barrientos S, Stojadinovic O, Golinko MS, Brem H, Tomic-Canic M. Growth factors and cytokines in wound healing. Wound Repair Regen. 2008;16(5):585–601.
16. Werner S, Smola H. Paracrine regulation of keratinocyte proliferation and differentiation. Trends Cell Biol. 2001;11(4):143–6.
17. Barker JN, Mitra RS, Griffiths CE, Dixit VM, Nickoloff BJ. Keratinocytes as initiators of inflammation. Lancet. 1991;337(8735):211–4.
18. Pastar I, Stojadinovic O, Sawaya AP, Stone RC, Lindley LE, Ojeh N, et al. Skin metabolite, farnesyl pyrophosphate, regulates epidermal response to inflammation, oxidative stress, and migration. J Cell Physiol. 2016;231(11):2452–63.
19. Jozic I, Stojadinovic O, Kirsner RS, Tomic-Canic M. Skin under the (spot)-light: cross-talk with the central hypothalamic-pituitary-

adrenal (HPA) axis. J Invest Dermatol. 2015;135(6):1469–71.

20. Freedberg IM, Tomic-Canic M, Komine M, Blumenberg M. Keratins and the keratinocyte activation cycle. J Invest Dermatol. 2001;116(5):633–40.

21. Kupper TS. The activated keratinocyte: a model for inducible cytokine production by non-bone marrow-derived cells in cutaneous inflammatory and immune responses. J Invest Dermatol. 1990;94(6 Suppl):146S–50S.

22. Rinkevich Y, Walmsley GG, Hu MS, Maan ZN, Newman AM, Drukker M, et al. Skin fibrosis. Identification and isolation of a dermal lineage with intrinsic fibrogenic potential. Science. 2015;348(6232):aaa2151.

23. Bainbridge P. Wound healing and the role of fibroblasts. J Wound Care. 2013;22(8):407–8. 10-12

24. Martin P. Wound healing--aiming for perfect skin regeneration. Science. 1997;276(5309):75–81.

25. Heng MC. Wound healing in adult skin: aiming for perfect regeneration. Int J Dermatol. 2011;50(9):1058–66.

26. Brown BN, Badylak SF. Extracellular matrix as an inductive scaffold for functional tissue reconstruction. Transl Res. 2014;163(4):268–85.

27. Badylak SF. The extracellular matrix as a scaffold for tissue reconstruction. Semin Cell Dev Biol. 2002;13(5):377–83.

28. Tracy LE, Minasian RA, Caterson EJ. Extracellular matrix and dermal fibroblast function in the healing wound. Adv Wound Care (New Rochelle). 2016;5(3):119–36.

29. Ffrench-Constant C, Van de Water L, Dvorak HF, Hynes RO. Reappearance of an embryonic pattern of fibronectin splicing during wound healing in the adult rat. J Cell Biol. 1989;109(2):903–14.

30. Desmouliere A, Geinoz A, Gabbiani F, Gabbiani G. Transforming growth factor-beta 1 induces alpha-smooth muscle actin expression in granulation tissue myofibroblasts and in quiescent and growing cultured fibroblasts. J Cell Biol. 1993;122(1):103–11.

31. Maione AG, Smith A, Kashpur O, Yanez V, Knight E, Mooney DJ, et al. Altered ECM deposition by diabetic foot ulcer-derived fibroblasts implicates fibronectin in chronic wound repair. Wound Repair Regen. 2016;24(4):630–43.

32. Stone RC, Pastar I, Ojeh N, Chen V, Liu S, Garzon KI, et al. Epithelial-mesenchymal transition in tissue repair and fibrosis. Cell Tissue Res. 2016;365(3):495–506.

33. Cheng F, Shen Y, Mohanasundaram P, Lindstrom M, Ivaska J, Ny T, et al. Vimentin coordinates fibroblast proliferation and keratinocyte differentiation in wound healing via TGF-beta-slug signaling. Proc Natl Acad Sci U S A. 2016;113(30):E4320–7.

34. Rolin GL, Binda D, Tissot M, Viennet C, Saas P, Muret P, et al. In vitro study of the impact of mechanical tension on the dermal fibroblast phenotype in the context of skin wound healing. J Biomech. 2014;47(14):3555–61.

35. Junker JP, Kratz C, Tollback A, Kratz G. Mechanical tension stimulates the transdifferentiation of fibroblasts into myofibroblasts in human burn scars. Burns. 2008;34(7):942–6.

36. Hinz B, Mastrangelo D, Iselin CE, Chaponnier C, Gabbiani G. Mechanical tension controls granulation tissue contractile activity and myofibroblast differentiation. Am J Pathol. 2001;159(3):1009–20.

37. Tomasek JJ, Gabbiani G, Hinz B, Chaponnier C, Brown RA. Myofibroblasts and mechano-regulation of connective tissue remodelling. Nat Rev Mol Cell Biol. 2002;3(5):349–63.

38. Hinz B. Myofibroblasts. Exp Eye Res. 2016;142:56–70.

39. Montesano R, Orci L. Transforming growth factor beta stimulates collagen-matrix contraction by fibroblasts: implications for wound healing. Proc Natl Acad Sci U S A. 1988;85(13):4894–7.

40. Clark RA, Folkvord JM, Hart CE, Murray MJ, McPherson JM. Platelet isoforms of platelet-derived growth factor stimulate fibroblasts to contract collagen matrices. J Clin Invest. 1989;84(3):1036–40.

41. Jiang H, Rhee S, Ho CH, Grinnell F. Distinguishing fibroblast promigratory and procontractile growth factor envi-ronments in 3-D collagen matrices. FASEB J. 2008;22(7): 2151–60.

42. Mia MM, Boersema M, Bank RA. Interleukin-1beta attenuates myofibroblast formation and extracellular matrix production in dermal and lung fibroblasts exposed to transforming growth factor-beta1. PLoS One. 2014;9(3):e91559.

43. Tingstrom A, Heldin CH, Rubin K. Regulation of fibroblast-mediated collagen gel contraction by platelet-derived growth factor, interleukin-1 alpha and transforming growth factor-beta 1. J Cell Sci. 1992;102(Pt 2):315–22.

44. Lin YC, Grinnell F. Treatment of human fibroblasts with vanadate and platelet-derived growth factor in the presence of serum inhibits collagen matrix contraction. Exp Cell Res. 1995;221(1):73–82.

45. Akasaka Y, Ono I, Kamiya T, Ishikawa Y, Kinoshita T, Ishiguro S, et al. The mechanisms underlying fibroblast apoptosis regulated by growth factors during wound healing. J Pathol. 2010;221(3):285–99.

46. Desmouliere A, Redard M, Darby I, Gabbiani G. Apoptosis mediates the decrease in cellularity during the transition between granulation tissue and scar. Am J Pathol. 1995;146(1):56–66.

47. Veves A, Falanga V, Armstrong DG, Sabolinski ML, Apligraf Diabetic Foot Ulcer S. Graftskin, a human skin equivalent, is effective in the management of noninfected neuropathic diabetic foot ulcers: a prospective randomized multicenter clinical trial. Diabetes Care. 2001;24(2):290–5.

48. Marston WA, Hanft J, Norwood P, Pollak R, Dermagraft Diabetic Foot Ulcer Study G. The efficacy and safety of Dermagraft in improving the healing of chronic diabetic foot ulcers: results of a prospective randomized trial. Diabetes Care. 2003;26(6):1701–5.

49. Brooks PC, Clark RA, Cheresh DA. Requirement of vascular integrin alpha v beta 3 for angiogenesis. Science. 1994;264(5158):569–71.

50. Hynes RO, Bader BL, Hodivala-Dilke K. Integrins in vascular development. Braz J Med Biol Res. 1999;32(5):501–10.

51. Shabbir A, Cox A, Rodriguez-Menocal L, Salgado M, Van Badiavas E. Mesenchymal stem cell exosomes induce proliferation and migration of normal and chronic wound fibroblasts, and enhance angiogenesis in vitro. Stem Cells Dev. 2015;24(14):1635–47.

52. Wong VW, Crawford JD. Vasculogenic cytokines in wound healing. Biomed Res Int. 2013;2013:190486.

53. Bauer SM, Bauer RJ, Velazquez OC. Angiogenesis, vasculogenesis, and induction of healing in chronic wounds. Vasc Endovascular Surg. 2005;39(4):293–306.

54. Sephel GC, Kennedy R, Kudravi S. Expression of capillary basement membrane components during sequential phases of wound angiogenesis. Matrix Biol. 1996;15(4):263–79.

55. Burbridge MF, Coge F, Galizzi JP, Boutin JA, West DC, Tucker GC. The role of the matrix metalloproteinases during in vitro vessel formation. Angiogenesis. 2002;5(3):215–26.

56. Czirok A. Endothelial cell motility, coordination and pattern formation during vasculogenesis. Wiley Interdiscip Rev Syst Biol Med. 2013;5(5):587–602.

57. Versteeg HH, Heemskerk JW, Levi M, Reitsma PH. New fundamentals in hemostasis. Physiol Rev. 2013;93(1):327–58.

58. Cazander G, Jukema GN, Nibbering PH. Complement activation and inhibition in wound healing. Clin Dev Immunol. 2012;2012:534291.

59. Remijsen Q, Kuijpers TW, Wirawan E, Lippens S, Vandenabeele P, Vanden Berghe T. Dying for a cause: NETosis, mechanisms behind an antimicrobial cell death modality. Cell Death Differ. 2011;18(4):581–8.

60. von Bruhl ML, Stark K, Steinhart A, Chandraratne S, Konrad I, Lorenz M, et al. Monocytes, neutrophils, and platelets cooperate to initiate and propagate venous thrombosis in mice in vivo. J Exp Med. 2012;209(4):819–35.

61. Winterbourn CC, Kettle AJ. Redox reactions and microbial killing in the neutrophil phagosome. Antioxid Redox Signal. 2013;18(6):642–60.

62. Zawrotniak M, Rapala-Kozik M. Neutrophil extracellular traps (NETs) - formation and implications. Acta Biochim Pol. 2013;60(3):277–84.

63. Davies LC, Jenkins SJ, Allen JE, Taylor PR. Tissue-resident macrophages. Nat Immunol. 2013;14(10):986–95.

64. Wynn TA, Vannella KM. Macrophages in tissue repair, regeneration, and fibrosis. Immunity. 2016;44(3):450–62.

65. Jenkins SJ, Ruckerl D, Cook PC, Jones LH, Finkelman FD, van Rooijen N, et al. Local macrophage proliferation, rather than recruitment from the blood, is a signature of TH2 inflammation. Science. 2011;332(6035):1284–8.

66. Jenkins SJ, Ruckerl D, Thomas GD, Hewitson JP, Duncan S, Brombacher F, et al. IL-4 directly signals tissue-resident macrophages to proliferate beyond homeostatic levels controlled by CSF-1. J Exp Med. 2013;210(11):2477–91.

67. Mirza RE, Fang MM, Novak ML, Urao N, Sui A, Ennis WJ, et al. Macrophage PPARgamma and impaired wound healing in type 2 diabetes. J Pathol. 2015;236(4):433–44.

68. Koh TJ, DiPietro LA. Inflammation and wound healing: the role of the macrophage. Expert Rev Mol Med. 2011;13:e23.

69. Spiller KL, Anfang RR, Spiller KJ, Ng J, Nakazawa KR, Daulton JW, et al. The role of macrophage phenotype in vascularization of tissue engineering scaffolds. Biomaterials. 2014;35(15):4477–88.

70. Spiller KL, Nassiri S, Witherel CE, Anfang RR, Ng J, Nakazawa KR, et al. Sequential delivery of immunomodulatory cytokines to facilitate the M1-to-M2 transition of macrophages and enhance vascularization of bone scaffolds. Biomaterials. 2015;37:194–207.

71. Schafer M, Werner S. Oxidative stress in normal and impaired wound repair. Pharmacol Res. 2008;58(2):165–71.

72. Sen CK, Roy S. Redox signals in wound healing. Biochim Biophys Acta. 2008;1780(11):1348–61.

73. Soares MA, Cohen OD, Low YC, Sartor RA, Ellison T, Anil U, et al. Restoration of Nrf2 signaling normalizes the regenerative niche. Diabetes. 2016;65(3):633–46.

74. Schafer M, Werner S. Nrf2—a regulator of keratinocyte redox signaling. Free Radic Biol Med. 2015;88(Pt B):243–52.

75. Reichner JS, Meszaros AJ, Louis CA, Henry WL Jr, Mastrofrancesco B, Martin BA, et al. Molecular and metabolic evidence for the restricted expression of inducible nitric oxide synthase in healing wounds. Am J Pathol. 1999;154(4):1097–104.

76. Lee RH, Efron D, Tantry U, Barbul A. Nitric oxide in the healing wound: a time-course study. J Surg Res. 2001;101(1):104–8.

77. Lindley LE, Stojadinovic O, Pastar I, Tomic-Canic M. Biology and biomarkers for wound healing. Plast Reconstr Surg. 2016;138(3 Suppl):18S–28S.

78. Pilcher BK, Wang M, Qin XJ, Parks WC, Senior RM, Welgus HG. Role of matrix metalloproteinases and their inhibition in cutaneous wound healing and allergic contact hypersensitivity. Ann N Y Acad Sci. 1999;878:12–24.

79. Nagaoka T, Kaburagi Y, Hamaguchi Y, Hasegawa M, Takehara K, Steeber DA, et al. Delayed wound healing in the absence of intercellular adhesion molecule-1 or L-selectin expression. Am J Pathol. 2000;157(1):237–47.

80. Madlener M, Parks WC, Werner S. Matrix metalloproteinases (MMPs) and their physiological inhibitors (TIMPs) are differentially expressed during excisional skin wound repair. Exp Cell Res. 1998;242(1):201–10.

81. Parks WC. Matrix metalloproteinases in repair. Wound Repair Regen. 1999;7(6):423–32.

82. Mast BA, Schultz GS. Interactions of cytokines, growth factors, and proteases in acute and chronic wounds. Wound Repair Regen. 1996;4(4):411–20.

83. CDC. 2014 National Diabetes Statistics Report. 2014.

84. Whiting DR, Guariguata L, Weil C, Shaw J. IDF diabetes atlas: global estimates of the prevalence of diabetes for 2011 and 2030. Diabetes Res Clin Pract. 2011;94(3):311–21.

85. Sargen MR, Hoffstad O, Margolis DJ. Geographic variation in Medicare spending and mortality for diabetic patients with foot ulcers and amputations. J Diabetes Complications. 2013;27(2):128–33.

86. Goodridge D, Trepman E, Sloan J, Guse L, Strain LA, McIntyre J, et al. Quality of life of adults with unhealed and healed diabetic foot ulcers. Foot Ankle Int. 2006;27(4):274–80.

87. Frykberg RG, Banks J. Challenges in the treatment of chronic wounds. Adv Wound Care (New Rochelle). 2015;4(9):560–82.

88. Noor S, Zubair M, Ahmad J. Diabetic foot ulcer—a review on pathophysiology, classification and microbial etiology. Diabetes Metab Syndr. 2015;9(3):192–9.

89. Ramirez HA, Liang L, Pastar I, Rosa AM, Stojadinovic O, Zwick TG, et al. Comparative genomic, MicroRNA, and tissue analyses reveal subtle differences between non-diabetic and diabetic foot skin. PLoS One. 2015;10(8):e0137133.

90. Bettahi I, Sun H, Gao N, Wang F, Mi X, Chen W, et al. Genome-wide transcriptional analysis of differentially expressed genes in diabetic, healing corneal epithelial cells: hyperglycemia-suppressed TGFbeta3 expression contributes to the delay of epithelial wound healing in diabetic corneas. Diabetes. 2014;63(2):715–27.

91. Sun H, Mi X, Gao N, Yan C, Yu FS. Hyperglycemia-suppressed expression of Serpine1 contributes to delayed epithelial wound healing in diabetic mouse corneas. Invest Ophthalmol Vis Sci. 2015;56(5):3383–92.

92. Tsourdi E, Barthel A, Rietzsch H, Reichel A, Bornstein SR. Current aspects in the pathophysiology and treatment of chronic wounds in diabetes mellitus. Biomed Res Int. 2013;2013:385641.

93. Stojadinovic O, Pastar I, Nusbaum AG, Vukelic S, Krzyzanowska A, Tomic-Canic M. Deregulation of epidermal stem cell niche contributes to pathogenesis of nonhealing venous ulcers. Wound Repair Regen. 2014;22(2):220–7.

94. Stojadinovic O, Yin N, Lehmann J, Pastar I, Kirsner RS, Tomic-Canic M. Increased number of Langerhans cells in the epidermis of diabetic foot ulcers correlates with healing outcome. Immunol Res. 2013;57(1–3):222–8.

95. Yager DR, Zhang LY, Liang HX, Diegelmann RF, Cohen IK. Wound fluids from human pressure ulcers contain elevated matrix metalloproteinase levels and activity compared to surgical wound fluids. J Invest Dermatol. 1996;107(5):743–8.

96. Liang L, Stone RC, Stojadinovic O, Ramirez H, Pastar I, Maione AG, Smith A, Yanez V, Veves A, Kirsner RS, Garlick JA, Tomic-Canic M. Integrative analysis of miRNA and mRNA paired expression profiling of primary fibroblast derived from diabetic foot ulcers reveals multiple impaired cellular functions. Wound Repair Regen. 2016;24(6):943–53.

97. Catrina SB, Zheng X. Disturbed hypoxic responses as a pathogenic mechanism of diabetic foot ulcers. Diabetes Metab Res Rev. 2016;32(Suppl 1):179–85.

98. Leal EC, Carvalho E, Tellechea A, Kafanas A, Tecilazich F, Kearney C, et al. Substance P promotes wound healing in diabetes by modulating inflammation and macrophage phenotype. Am J Pathol. 2015;185(6):1638–48.

99. Lee B, Vouthounis C, Stojadinovic O, Brem H, Im M, Tomic-Canic M. From an enhanceosome to a repressosome: molecular antagonism between glucocorticoids and EGF leads to inhibition of wound healing. J Mol Biol. 2005;345(5):1083–97.

100. Brem H, Stojadinovic O, Diegelmann RF, Entero H, Lee B, Pastar I, et al. Molecular markers in patients with chronic wounds to guide surgical debridement. Mol Med. 2007;13(1–2):30–9.

101. Falanga V, Eaglstein WH, Bucalo B, Katz MH, Harris B, Carson P. Topical use of human recombinant epidermal growth factor (h-EGF) in venous ulcers. J Dermatol Surg Oncol. 1992;18(7):604–6.

102. Stojadinovic O, Landon JN, Gordon KA, Pastar I, Escandon J, Vivas A, et al. Quality assessment of tissue specimens for studies of diabetic foot ulcers. Exp Dermatol. 2013;22(3):216–8.

103. Stojadinovic O, Pastar I, Vukelic S, Mahoney MG, Brennan D, Krzyzanowska A, et al. Deregulation of keratinocyte differentiation and activation: a hallmark of venous ulcers. J Cell Mol Med. 2008;12(6B):2675–90.

104. Stojadinovic O, Brem H, Vouthounis C, Lee B, Fallon J, Stallcup M, et al. Molecular pathogenesis of chronic wounds: the role of beta-catenin and c-myc in the inhibition of epithelialization and wound healing. Am J Pathol. 2005;167(1):59–69.

105. Usui ML, Mansbridge JN, Carter WG, Fujita M, Olerud JE. Keratinocyte migration, proliferation, and differentiation in chronic ulcers from patients with diabetes and normal wounds. J Histochem Cytochem. 2008;56(7):687–96.

106. Velander P, Theopold C, Bleiziffer O, Bergmann J, Svensson H, Feng Y, et al. Cell suspensions of autologous keratinocytes or autologous fibroblasts accelerate the healing of full thickness skin wounds in a diabetic porcine wound healing model. J Surg Res. 2009;157(1):14–20.

107. Maione AG, Brudno Y, Stojadinovic O, Park LK, Smith A, Tellechea A, et al. Three-dimensional human tissue models that incorporate diabetic foot ulcer-derived fibroblasts mimic in vivo features of chronic wounds. Tissue Eng Part C Methods. 2015;21(5):499–508.

108. Berlanga-Acosta J, Mendoza-Mari Y, Martinez MD, Valdes-Perez C, Ojalvo AG, Armstrong DG. Expression of cell proliferation cycle negative regulators in fibroblasts of an ischemic diabetic foot ulcer. A clinical case report. Int Wound J. 2013;10(2):232–6.

109. Yang M, Sheng L, Zhang TR, Li Q. Stem cell therapy for lower extremity diabetic ulcers: where do we stand? Biomed Res Int. 2013;2013:462179.

110. Pirila E, Korpi JT, Korkiamaki T, Jahkola T, Gutierrez-Fernandez A, Lopez-Otin C, et al. Collagenase-2 (MMP-8) and matrilysin-2 (MMP-26) expression in human wounds of different etiologies. Wound Repair Regen. 2007;15(1):47–57.

111. Wysocki AB, Staiano-Coico L, Grinnell F. Wound fluid from chronic leg ulcers contains elevated levels of metalloproteinases MMP-2 and MMP-9. J Invest Dermatol. 1993;101(1):64–8.

112. Liu Y, Min D, Bolton T, Nube V, Twigg SM, Yue DK, et al. Increased matrix metalloproteinase-9 predicts poor wound healing in diabetic foot ulcers. Diabetes Care. 2009;32(1):117–9.

113. Krisp C, Jacobsen F, McKay MJ, Molloy MP, Steinstraesser L, Wolters DA. Proteome analysis reveals antiangiogenic environments in chronic wounds of diabetes mellitus type 2 patients. Proteomics. 2013;13(17):2670–81.

114. Muller M, Trocme C, Lardy B, Morel F, Halimi S, Benhamou PY. Matrix metalloproteinases and diabetic foot ulcers: the ratio of MMP-1 to TIMP-1 is a predictor of wound healing. Diabet Med. 2008;25(4):419–26.

115. Lobmann R, Ambrosch A, Schultz G, Waldmann K, Schiweck S, Lehnert H. Expression of matrix-metalloproteinases and their inhibitors in the wounds of diabetic and non-diabetic patients. Diabetologia. 2002;45(7):1011–6.

116. Pastar I, Stojadinovic O, Krzyzanowska A, Barrientos S, Stuelten C, Zimmerman K, et al. Attenuation of the transforming growth factor beta-signaling pathway in chronic venous ulcers. Mol Med. 2010;16(3–4):92–101.

117. Ambros V. The functions of animal microRNAs. Nature. 2004;431(7006):350–5.

118. Gras C, Ratuszny D, Hadamitzky C, Zhang H, Blasczyk R, Figueiredo C. miR-145 contributes to hypertrophic scarring of the skin by inducing myofibroblast activity. Mol Med. 2015;21:296–304.

119. Huang RY, Li L, Wang MJ, Chen XM, Huang QC, Lu CJ. An exploration of the role of MicroRNAs in psoriasis: a systematic review of the literature. Medicine (Baltimore). 2015;94(45):e2030.

120. Hu G, Drescher KM, Chen XM. Exosomal miRNAs: biological properties and therapeutic potential. Front Genet. 2012;3:56.

121. Zhang J, Li S, Li L, Li M, Guo C, Yao J, et al. Exosome and exosomal microRNA: trafficking, sorting, and function. Genomics Proteomics Bioinformatics. 2015;13(1):17–24.

122. Baglio SR, Rooijers K, Koppers-Lalic D, Verweij FJ, Perez Lanzon M, Zini N, et al. Human bone marrow- and adipose-mesenchymal stem cells secrete exosomes enriched in distinctive miRNA and tRNA species. Stem Cell Res Ther. 2015;6:127.

123. Pastar I, Ramirez H, Stojadinovic O, Brem H, Kirsner RS, Tomic-Canic M. Micro-RNAs: new regulators of wound healing. Surg

124. Moura J, Borsheim E, Carvalho E. The role of MicroRNAs in diabetic complications-special emphasis on wound healing. Genes (Basel). 2014;5(4):926–56.

125. Pastar I, Khan AA, Stojadinovic O, Lebrun EA, Medina MC, Brem H, et al. Induction of specific microRNAs inhibits cutaneous wound healing. J Biol Chem. 2012;287(35):29324–35.

126. Sundaram GM, Common JE, Gopal FE, Srikanta S, Lakshman K, Lunny DP, et al. 'See-saw' expression of microRNA-198 and FSTL1 from a single transcript in wound healing. Nature. 2013;495(7439):103–6.

127. Ramirez H, Pastar I, Stojadinovic O, Jozic I, Stone RC, Rosa A, Kirsner RS, Tomic-Canic M. Diabetic foot ulcers versus acute wounds: sub-obtimal inflammatory response regulated by mir-15b-5p. Wound Repair Regen. 2016;24(2):A9.

128. Xu J, Wu W, Zhang L, Dorset-Martin W, Morris MW, Mitchell ME, et al. The role of microRNA-146a in the pathogenesis of the diabetic wound-healing impairment: correction with mesenchymal stem cell treatment. Diabetes. 2012;61(11):2906–12.

129. Nesca V, Guay C, Jacovetti C, Menoud V, Peyot ML, Laybutt DR, et al. Identification of particular groups of microRNAs that positively or negatively impact on beta cell function in obese models of type 2 diabetes. Diabetologia. 2013;56(10):2203–12.

130. Ferland-McCollough D, Fernandez-Twinn DS, Cannell IG, David H, Warner M, Vaag AA, et al. Programming of adipose tissue miR-483-3p and GDF-3 expression by maternal diet in type 2 diabetes. Cell Death Differ. 2012;19(6):1003–12.

131. Deppe J, Steinritz D, Santovito D, Egea V, Schmidt A, Weber C, et al. Upregulation of miR-203 and miR-210 affect growth and differentiation of keratinocytes after exposure to sulfur mustard in normoxia and hypoxia. Toxicol Lett. 2016;244:81–7.

132. Demidova-Rice TN, Durham JT, Herman IM. Wound healing angiogenesis: innovations and challenges in acute and chronic wound healing. Adv Wound Care (New Rochelle). 2012;1(1):17–22.

133. Xu L, Kanasaki K, Kitada M, Koya D. Diabetic angiopathy and angiogenic defects. Fibrogenesis Tissue Repair. 2012;5(1):13.

134. Gurtner GC, Werner S, Barrandon Y, Longaker MT. Wound repair and regeneration. Nature. 2008;453(7193):314–21.

135. Demidova-Rice TN, Hamblin MR, Herman IM. Acute and impaired wound healing: pathophysiology and current methods for drug delivery, part 1: normal and chronic wounds: biology, causes, and approaches to care. Adv Skin Wound Care. 2012;25(7):304–14.

136. Costa PZ, Soares R. Neovascularization in diabetes and its complications. Unraveling the angiogenic paradox. Life Sci. 2013;92(22):1037–45.

137. Kota SK, Meher LK, Jammula S, Kota SK, Krishna SV, Modi KD. Aberrant angiogenesis: the gateway to diabetic complications. Indian J Endocrinol Metab. 2012;16(6):918–30.

138. Boltin D, Kamenetsky Z, Perets TT, Snir Y, Sapoznikov B, Schmilovitz-Weiss H, et al. Circulating bone marrow-derived CD45-/CD34+/CD133+/VEGF+ endothelial progenitor cells in adults with Crohn's disease. Dig Dis Sci. 2017;62(3):633–8.

139. Lauer G, Sollberg S, Cole M, Flamme I, Sturzebecher J, Mann K, et al. Expression and proteolysis of vascular endothelial growth factor is increased in chronic wounds. J Invest Dermatol. 2000;115(1):12–8.

140. Behl T, Kotwani A. Exploring the various aspects of the pathological role of vascular endothelial growth factor (VEGF) in diabetic retinopathy. Pharmacol Res. 2015;99:137–48.

141. Nakagawa T, Sato W, Kosugi T, Johnson RJ. Uncoupling of VEGF with endothelial NO as a potential mechanism for abnormal angiogenesis in the diabetic nephropathy. J Diabetes Res. 2013;2013:184539.

142. Tecilazich F, Dinh TL, Veves A. Emerging drugs for the treatment of diabetic ulcers. Expert Opin Emerg Drugs. 2013;18(2):207–17.

143. Georgescu A, Alexandru N, Constantinescu A, Titorencu I, Popov

D. The promise of EPC-based therapies on vascular dysfunction in diabetes. Eur J Pharmacol. 2011;669(1–3):1–6.

144. Liu ZJ, Velazquez OC. Hyperoxia, endothelial progenitor cell mobilization, and diabetic wound healing. Antioxid Redox Signal. 2008;10(11):1869–82.

145. Caballero S, Sengupta N, Afzal A, Chang KH, Li Calzi S, Guberski DL, et al. Ischemic vascular damage can be repaired by healthy, but not diabetic, endothelial progenitor cells. Diabetes. 2007;56(4):960–7.

146. Brunner S, Hoellerl F, Schmid-Kubista KE, Zeiler F, Schernthaner G, Binder S, et al. Circulating angiopoietic cells and diabetic retinopathy in type 2 diabetes mellitus, with or without macrovascular disease. Invest Ophthalmol Vis Sci. 2011;52(7):4655–62.

147. Loomans CJ, van Haperen R, Duijs JM, Verseyden C, de Crom R, Leenen PJ, et al. Differentiation of bone marrow-derived endothelial progenitor cells is shifted into a proinflammatory phenotype by hyperglycemia. Mol Med. 2009;15(5–6):152–9.

148. Yu CG, Zhang N, Yuan SS, Ma Y, Yang LY, Feng YM, et al. Endothelial progenitor cells in diabetic microvascular complications: friends or foes? Stem Cells Int. 2016;2016:1803989.

149. Drela E, Stankowska K, Kulwas A, Rosc D. Endothelial progenitor cells in diabetic foot syndrome. Adv Clin Exp Med. 2012;21(2):249–54.

150. Kim KA, Shin YJ, Kim JH, Lee H, Noh SY, Jang SH, et al. Dysfunction of endothelial progenitor cells under diabetic conditions and its underlying mechanisms. Arch Pharm Res. 2012;35(2):223–34.

151. Albiero M, Menegazzo L, Boscaro E, Agostini C, Avogaro A, Fadini GP. Defective recruitment, survival and proliferation of bone marrow-derived progenitor cells at sites of delayed diabetic wound healing in mice. Diabetologia. 2011;54(4):945–53.

152. Hu H, Jiang H, Ren H, Hu X, Wang X, Han C. AGEs and chronic subclinical inflammation in diabetes: disorders of immune system. Diabetes Metab Res Rev. 2015;31(2):127–37.

153. Aljada A, Friedman J, Ghanim H, Mohanty P, Hofmeyer D, Chaudhuri A, et al. Glucose ingestion induces an increase in intranuclear nuclear factor kappaB, a fall in cellular inhibitor kappaB, and an increase in tumor necrosis factor alpha messenger RNA by mononuclear cells in healthy human subjects. Metabolism. 2006;55(9):1177–85.

154. Mohanty P, Hamouda W, Garg R, Aljada A, Ghanim H, Dandona P. Glucose challenge stimulates reactive oxygen species (ROS) generation by leucocytes. J Clin Endocrinol Metab. 2000;85(8):2970–3.

155. Tellechea A, Kafanas A, Leal EC, Tecilazich F, Kuchibhotla S, Auster ME, et al. Increased skin inflammation and blood vessel density in human and experimental diabetes. Int J Low Extrem Wounds. 2013;12(1):4–11.

156. Dinh T, Tecilazich F, Kafanas A, Doupis J, Gnardellis C, Leal E, et al. Mechanisms involved in the development and healing of diabetic foot ulceration. Diabetes. 2012;61(11):2937–47.

157. Nassiri S, Zakeri I, Weingarten MS, Spiller KL. Relative expression of proinflammatory and antiinflammatory genes reveals differences between healing and nonhealing human chronic diabetic foot ulcers. J Invest Dermatol. 2015;135(6):1700–3.

158. Mirza RE, Fang MM, Weinheimer-Haus EM, Ennis WJ, Koh TJ. Sustained inflammasome activity in macrophages impairs wound healing in type 2 diabetic humans and mice. Diabetes. 2014;63(3):1103–14.

159. Mirza RE, Fang MM, Ennis WJ, Koh TJ. Blocking interleukin-1beta induces a healing-associated wound macrophage phenotype and improves healing in type 2 diabetes. Diabetes. 2013;62(7):2579–87.

160. van Asten SA, La Fontaine J, Peters EJ, Bhavan K, Kim PJ, Lavery LA. The microbiome of diabetic foot osteomyelitis. Eur J Clin Microbiol Infect Dis. 2016;35(2):293–8.

161. Pastar I, Nusbaum AG, Gil J, Patel SB, Chen J, Valdes J, et al. Interactions of methicillin resistant Staphylococcus aureus USA300 and Pseudomonas aeruginosa in polymicrobial wound infection. PLoS One. 2013;8(2):e56846.

162. Messad N, Prajsnar TK, Lina G, O'Callaghan D, Foster SJ, Renshaw SA, et al. Existence of a colonizing Staphylococcus aureus strain isolated in diabetic foot ulcers. Diabetes. 2015;64(8):2991–5.

163. Eming SA, Krieg T, Davidson JM. Inflammation in wound repair: molecular and cellular mechanisms. J Invest Dermatol. 2007;127(3):514–25.

164. Wenk J, Foitzik A, Achterberg V, Sabiwalsky A, Dissemond J, Meewes C, et al. Selective pick-up of increased iron by deferoxamine-coupled cellulose abrogates the iron-driven induction of matrix-degrading metalloproteinase 1 and lipid peroxidation in human dermal fibroblasts in vitro: a new dressing concept. J Invest Dermatol. 2001;116(6):833–9.

165. Dhall S, Do D, Garcia M, Wijesinghe DS, Brandon A, Kim J, et al. A novel model of chronic wounds: importance of redox imbalance and biofilm-forming bacteria for establishment of chronicity. PLoS One. 2014;9(10):e109848.

166. Dunnill C, Patton T, Brennan J, Barrett J, Dryden M, Cooke J, et al. Reactive oxygen species (ROS) and wound healing: the functional role of ROS and emerging ROS-modulating technologies for augmentation of the healing process. Int Wound J. 2017;14(1):89–96.

167. Cordova EJ, Martinez-Hernandez A, Uribe-Figueroa L, Centeno F, Morales-Marin M, Koneru H, et al. The NRF2-KEAP1 pathway is an early responsive gene network in arsenic exposed lymphoblastoid cells. PLoS One. 2014;9(2):e88069.

168. Braun S, Hanselmann C, Gassmann MG, auf dem Keller U, Born-Berclaz C, Chan K, et al. Nrf2 transcription factor, a novel target of keratinocyte growth factor action which regulates gene expression and inflammation in the healing skin wound. Mol Cell Biol. 2002;22(15):5492–505.

169. Li H, Wang F, Zhang L, Cao Y, Liu W, Hao J, et al. Modulation of Nrf2 expression alters high glucose-induced oxidative stress and antioxidant gene expression in mouse mesangial cells. Cell Signal. 2011;23(10):1625–32.

170. Lee YJ, Kwon SB, An JM, Kim CH, Lee SH, Choi CY, et al. Increased protein oxidation and decreased expression of nuclear factor E2-related factor 2 protein in skin tissue of patients with diabetes. Clin Exp Dermatol. 2015;40(2):192–200.

171. Long M, Rojo de la Vega M, Wen Q, Bharara M, Jiang T, Zhang R, et al. An essential role of NRF2 in diabetic wound healing. Diabetes. 2016;65(3):780–93.

172. Noor S, Khan RU, Ahmad J. Understanding diabetic foot infection and its management. Diabetes Metab Syndr. 2017;11(2):149–56.

173. Richard JL, Lavigne JP, Got I, Hartemann A, Malgrange D, Tsirtsikolou D, et al. Management of patients hospitalized for diabetic foot infection: results of the French OPIDIA study. Diabetes Metab. 2011;37(3):208–15.

174. Villanueva E, Yalavarthi S, Berthier CC, Hodgin JB, Khandpur R, Lin AM, et al. Netting neutrophils induce endothelial damage, infiltrate tissues, and expose immunostimulatory molecules in systemic lupus erythematosus. J Immunol. 2011;187(1):538–52.

175. Martinod K, Fuchs TA, Zitomersky NL, Wong SL, Demers M, Gallant M, et al. PAD4-deficiency does not affect bacteremia in polymicrobial sepsis and ameliorates endotoxemic shock. Blood. 2015;125(12):1948–56.

176. Menegazzo L, Ciciliot S, Poncina N, Mazzucato M, Persano M, Bonora B, et al. NETosis is induced by high glucose and associated with type 2 diabetes. Acta Diabetol. 2015;52(3):497–503.

177. Fadini GP, Menegazzo L, Scattolini V, Gintoli M, Albiero M, Avogaro A. A perspective on NETosis in diabetes and cardiometabolic disorders. Nutr Metab Cardiovasc Dis. 2016;26(1):1–8.

178. Fadini GP, Menegazzo L, Rigato M, Scattolini V, Poncina N, Bruttocao A, et al. NETosis delays diabetic wound healing in mice and humans. Diabetes. 2016;65(4):1061–71.

179. Grice EA, Kong HH, Conlan S, Deming CB, Davis J, Young AC, et al. Topographical and temporal diversity of the human skin microbiome. Science. 2009;324(5931):1190–2.

180. Gao Z, Tseng CH, Pei Z, Blaser MJ. Molecular analysis of human forearm superficial skin bacterial biota. Proc Natl Acad Sci U S A. 2007;104(8):2927–32.

181. Misic AM, Gardner SE, Grice EA. The wound microbiome: modern approaches to examining the role of microorganisms in impaired chronic wound healing. Adv Wound Care (New Rochelle). 2014;3(7):502–10.

182. Zeeuwen PL, Boekhorst J, van den Bogaard EH, de Koning HD, van de Kerkhof PM, Saulnier DM, et al. Microbiome dynamics of human epidermis following skin barrier disruption. Genome Biol. 2012;13(11):R101.

183. Redel H, Gao Z, Li H, Alekseyenko AV, Zhou Y, Perez-Perez GI, et al. Quantitation and composition of cutaneous microbiota in diabetic and nondiabetic men. J Infect Dis. 2013;207(7):1105–14.

184. Malik A, Mohammad Z, Ahmad J. The diabetic foot infections: biofilms and antimicrobial resistance. Diabetes Metab Syndr. 2013;7(2):101–7.

185. Schommer NN, Gallo RL. Structure and function of the human skin microbiome. Trends Microbiol. 2013;21(12):660–8.

186. Group NHW, Peterson J, Garges S, Giovanni M, McInnes P, Wang L, et al. The NIH Human Microbiome Project. Genome Res. 2009;19(12):2317–23.

187. Gardner SE, Hillis SL, Heilmann K, Segre JA, Grice EA. The neuropathic diabetic foot ulcer microbiome is associated with clinical factors. Diabetes. 2013;62(3):923–30.

188. Wolcott RD, Hanson JD, Rees EJ, Koenig LD, Phillips CD, Wolcott RA, et al. Analysis of the chronic wound microbiota of 2,963 patients by 16S rDNA pyrosequencing. Wound Repair Regen. 2016;24(1):163–74.

189. Ojeh N, Pastar I, Tomic-Canic M, Stojadinovic O. Stem cells in skin regeneration, wound healing, and their clinical applications. Int J Mol Sci. 2015;16(10):25476–501.

190. Fuchs E. Cell biology: more than skin deep. J Cell Biol. 2015;209(5):629–31.

191. Braun KM, Prowse DM. Distinct epidermal stem cell compartments are maintained by independent niche microenvironments. Stem Cell Rev. 2006;2(3):221–31.

192. Hsu YC, Li L, Fuchs E. Emerging interactions between skin stem cells and their niches. Nat Med. 2014;20(8):847–56.

193. Blumberg SN, Berger A, Hwang L, Pastar I, Warren SM, Chen W. The role of stem cells in the treatment of diabetic foot ulcers. Diabetes Res Clin Pract. 2012;96(1):1–9.

194. Wu Y, Chen L, Scott PG, Tredget EE. Mesenchymal stem cells enhance wound healing through differentiation and angiogenesis. Stem Cells. 2007;25(10):2648–59.

195. Potten CS. The epidermal proliferative unit: the possible role of the central basal cell. Cell Tissue Kinet. 1974;7(1):77–88.

196. Fuchs E. Skin stem cells: rising to the surface. J Cell Biol. 2008;180(2):273–84.

197. Mascre G, Dekoninck S, Drogat B, Youssef KK, Brohee S, Sotiropoulou PA, et al. Distinct contribution of stem and progenitor cells to epidermal maintenance. Nature. 2012;489(7415):257–62.

198. Clayton E, Doupe DP, Klein AM, Winton DJ, Simons BD, Jones PH. A single type of progenitor cell maintains normal epidermis. Nature. 2007;446(7132):185–9.

199. Walker MR, Patel KK, Stappenbeck TS. The stem cell niche. J Pathol. 2009;217(2):169–80.

200. Blanpain C, Lowry WE, Geoghegan A, Polak L, Fuchs E. Self-renewal, multipotency, and the existence of two cell populations within an epithelial stem cell niche. Cell. 2004;118(5):635–48.

201. Ciompi L. Affect logic: an integrative model of the psyche and its relations to schizophrenia. Br J Psychiatry Suppl. 1994;23:51–5.

202. Heublein H, Bader A, Giri S. Preclinical and clinical evidence for stem cell therapies as treatment for diabetic wounds. Drug Discov Today. 2015;20(6):703–17.

203. Teng M, Huang Y, Zhang H. Application of stems cells in wound healing--an update. Wound Repair Regen. 2014;22(2):151–60.

204. Yoshikawa T, Mitsuno H, Nonaka I, Sen Y, Kawanishi K, Inada Y, et al. Wound therapy by marrow mesenchymal cell transplanta-

tion. Plast Reconstr Surg. 2008;121(3):860–77.

205. Quesenberry P, Colvin G, Lambert JF, Abedi M, Cerny J, Dooner M, et al. Marrow stem cell potential within a continuum. Ann N Y Acad Sci. 2003;996:209–21.

206. Altman AM, Matthias N, Yan Y, Song YH, Bai X, Chiu ES, et al. Dermal matrix as a carrier for in vivo delivery of human adipose-derived stem cells. Biomaterials. 2008;29(10):1431–42.

207. Rodriguez-Menocal L, Shareef S, Salgado M, Shabbir A, Van Badiavas E. Role of whole bone marrow, whole bone marrow cultured cells, and mesenchymal stem cells in chronic wound healing. Stem Cell Res Ther. 2015;6:24.

208. Ravari H, Hamidi-Almadari D, Salimifar M, Bonakdaran S, Parizadeh MR, Koliakos G. Treatment of non-healing wounds with autologous bone marrow cells, platelets, fibrin glue and collagen matrix. Cytotherapy. 2011;13(6):705–11.

209. Dash NR, Dash SN, Routray P, Mohapatra S, Mohapatra PC. Targeting nonhealing ulcers of lower extremity in human through autologous bone marrow-derived mesenchymal stem cells. Rejuvenation Res. 2009;12(5):359–66.

210. Kirana S, Stratmann B, Prante C, Prohaska W, Koerperich H, Lammers D, et al. Autologous stem cell therapy in the treatment of limb ischaemia induced chronic tissue ulcers of diabetic foot patients. Int J Clin Pract. 2012;66(4):384–93.

211. Lu D, Chen B, Liang Z, Deng W, Jiang Y, Li S, et al. Comparison of bone marrow mesenchymal stem cells with bone marrow-derived mononuclear cells for treatment of diabetic critical limb ischemia and foot ulcer: a double-blind, randomized, controlled trial. Diabetes Res Clin Pract. 2011;92(1):26–36.

212. Thom SR, Hampton M, Troiano MA, Mirza Z, Malay DS, Shannon S, et al. Measurements of CD34+/CD45-dim stem cells predict healing of diabetic neuropathic wounds. Diabetes. 2016;65(2):486–97.

213. Tanaka R, Masuda H, Kato S, Imagawa K, Kanabuchi K, Nakashioya C, et al. Autologous G-CSF-mobilized peripheral blood CD34+ cell therapy for diabetic patients with chronic non-healing ulcer. Cell Transplant. 2014;23(2):167–79.

214. Zelen CM, Snyder RJ, Serena TE, Li WW. The use of human amnion/chorion membrane in the clinical setting for lower extremity repair: a review. Clin Podiatr Med Surg. 2015;32(1):135–46.

215. Lavery LA, Fulmer J, Shebetka KA, Regulski M, Vayser D, Fried D, et al. The efficacy and safety of Grafix((R)) for the treatment of chronic diabetic foot ulcers: results of a multi-centre, controlled, randomised, blinded, clinical trial. Int Wound J. 2014;11(5):554–60.

216. Gerami-Naini B, Smith A, Maione AG, Kashpur O, Carpinito G, Veves A, et al. Generation of induced pluripotent stem cells from diabetic foot ulcer fibroblasts using a nonintegrative Sendai virus. Cell Reprogram. 2016;18(4):214–23.

217. Hewitt KJ, Garlick JA. Cellular reprogramming to reset epigenetic signatures. Mol Aspects Med. 2013;34(4):841–8.

218. Shamis Y, Hewitt KJ, Bear SE, Alt-Holland A, Qari H, Margvelashvilli M, et al. iPSC-derived fibroblasts demonstrate augmented production and assembly of extracellular matrix proteins. In Vitro Cell Dev Biol Anim. 2012;48(2):112–22.

219. Okano H, Nakamura M, Yoshida K, Okada Y, Tsuji O, Nori S, et al. Steps toward safe cell therapy using induced pluripotent stem cells. Circ Res. 2013;112(3):523–33.

220. Griffiths M, Ojeh N, Livingstone R, Price R, Navsaria H. Survival of Apligraf in acute human wounds. Tissue Eng. 2004;10(7–8):1180–95.

221. Oliveira SM, Reis RL, Mano JF. Towards the design of 3D multi-scale instructive tissue engineering constructs: current approaches and trends. Biotechnol Adv. 2015;33(6 Pt 1):842–55.

222. Falanga V, Iwamoto S, Chartier M, Yufit T, Butmarc J, Kouttab N, et al. Autologous bone marrow-derived cultured mesenchymal stem cells delivered in a fibrin spray accelerate healing in murine and human cutaneous wounds. Tissue Eng. 2007;13(6):1299–312.

223. Badiavas EV, Falanga V. Treatment of chronic wounds with bone marrow-derived cells. Arch Dermatol. 2003;139(4):510–6.

224. Hingorani A, LaMuraglia GM, Henke P, Meissner MH, Loretz L, Zinszer KM, et al. The management of diabetic foot: a clinical practice guideline by the Society for Vascular Surgery in collaboration with the American Podiatric Medical Association and the Society for Vascular Medicine. J Vasc Surg. 2016;63(2 Suppl):3S–21S.

225. Braun LR, Fisk WA, Lev-Tov H, Kirsner RS, Isseroff RR. Diabetic foot ulcer: an evidence-based treatment update. Am J Clin Dermatol. 2014;15(3):267–81.

226. Forsythe RO, Brownrigg J, Hinchliffe RJ. Peripheral arterial disease and revascularization of the diabetic foot. Diabetes Obes Metab. 2015;17(5):435–44.

227. Driver VR, Lavery LA, Reyzelman AM, Dutra TG, Dove CR, Kotsis SV, et al. A clinical trial of integra template for diabetic foot ulcer treatment. Wound Repair Regen. 2015;23(6):891–900.

228. Smiell JM, Wieman TJ, Steed DL, Perry BH, Sampson AR, Schwab BH. Efficacy and safety of becaplermin (recombinant human platelet-derived growth factor-BB) in patients with non-healing, lower extremity diabetic ulcers: a combined analysis of four randomized studies. Wound Repair Regen. 1999;7(5):335–46.

229. McCartan BL, Rosenblum BI. Offloading of the diabetic foot: orthotic and pedorthic strategies. Clin Podiatr Med Surg. 2014;31(1):71–88.

230. van Schie CH, Rawat F, Boulton AJ. Reduction of plantar pressure using a prototype pressure-relieving dressing. Diabetes Care. 2005;28(9):2236–7.

231. de Oliveira AL, Moore Z. Treatment of the diabetic foot by offloading: a systematic review. J Wound Care. 2015;24(12):560–70.

232. Lebrun E, Tomic-Canic M, Kirsner RS. The role of surgical debridement in healing of diabetic foot ulcers. Wound Repair Regen. 2010;18(5):433–8.

233. Lebrun E, Kirsner RS. Frequent debridement for healing of chronic wounds. JAMA Dermatol. 2013;149(9):1059.

234. Richmond NA, Vivas AC, Kirsner RS. Topical and biologic therapies for diabetic foot ulcers. Med Clin North Am. 2013;97(5):883–98.

235. Yang S, Geng Z, Ma K, Sun X, Fu X. Efficacy of topical recombinant human epidermal growth factor for treatment of diabetic foot ulcer: a systematic review and meta-analysis. Int J Low Extrem Wounds. 2016;15(2):120–5.

236. Gomez-Villa R, Aguilar-Rebolledo F, Lozano-Platonoff A, Teran-Soto JM, Fabian-Victoriano MR, Kresch-Tronik NS, et al. Efficacy of intralesional recombinant human epidermal growth factor in diabetic foot ulcers in Mexican patients: a randomized double-blinded controlled trial. Wound Repair Regen. 2014;22(4):497–503.

237. Bauters C, Asahara T, Zheng LP, Takeshita S, Bunting S, Ferrara N, et al. Site-specific therapeutic angiogenesis after systemic administration of vascular endothelial growth factor. J Vasc Surg. 1995;21(2):314–24. discussion 24-5

238. Gough A, Clapperton M, Rolando N, Foster AV, Philpott-Howard J, Edmonds ME. Randomised placebo-controlled trial of granulocyte-colony stimulating factor in diabetic foot infection. Lancet. 1997;350(9081):855–9.

239. Da Costa RM, Ribeiro Jesus FM, Aniceto C, Mendes M. Randomized, double-blind, placebo-controlled, dose-ranging study of granulocyte-macrophage colony stimulating factor in patients with chronic venous leg ulcers. Wound Repair Regen. 1999;7(1):17–25.

240. Marques da Costa R, Jesus FM, Aniceto C, Mendes M. Double-blind randomized placebo-controlled trial of the use of granulocyte-macrophage colony-stimulating factor in chronic leg ulcers. Am J Surg. 1997;173(3):165–8.

241. Green H. Cultured cells for the treatment of disease. Sci Am. 1991;265(5):96–102.

242. Kiwanuka E, Hackl F, Philip J, Caterson EJ, Junker JP, Eriksson E. Comparison of healing parameters in porcine full-thickness wounds transplanted with skin micrografts, split-thickness skin grafts, and cultured keratinocytes. J Am Coll Surg. 2011;213(6):728–35.

243. You HJ, Han SK, Lee JW, Chang H. Treatment of diabetic foot ulcers using cultured allogeneic keratinocytes—a pilot study. Wound Repair Regen. 2012;20(4):491–9.

244. Meek CP. Successful microdermagrafting using the Meek-Wall microdermatome. Am J Surg. 1958;96(4):557–8.

245. Singh M, Nuutila K, Kruse C, Dermietzel A, Caterson EJ, Eriksson E. Pixel grafting: an evolution of mincing for transplantation of full-thickness wounds. Plast Reconstr Surg. 2016;137(1):92e–9e.

246. Hackl F, Bergmann J, Granter SR, Koyama T, Kiwanuka E, Zuhaili B, et al. Epidermal regeneration by micrograft transplantation with immediate 100-fold expansion. Plast Reconstr Surg. 2012;129(3):443e–52e.

247. Mahmoud SM, Mohamed AA, Mahdi SE, Ahmed ME. Split-skin graft in the management of diabetic foot ulcers. J Wound Care. 2008;17(7):303–6.

248. Rose JF, Giovinco N, Mills JL, Najafi B, Pappalardo J, Armstrong DG. Split-thickness skin grafting the high-risk diabetic foot. J Vasc Surg. 2014;59(6):1657–63.

249. Tzeng YS, Deng SC, Wang CH, Tsai JC, Chen TM, Burnouf T. Treatment of nonhealing diabetic lower extremity ulcers with skin graft and autologous platelet gel: a case series. Biomed Res Int. 2013;2013:837620.

250. Wu L, Norman G, Dumville JC, O'Meara S, Bell-Syer SE. Dressings for treating foot ulcers in people with diabetes: an overview of systematic reviews. Cochrane Database Syst Rev. 2015;7:CD010471.

251. Waltenberger J. Impaired collateral vessel development in diabetes: potential cellular mechanisms and therapeutic implications. Cardiovasc Res. 2001;49(3):554–60.

252. Abidia A, Laden G, Kuhan G, Johnson BF, Wilkinson AR, Renwick PM, et al. The role of hyperbaric oxygen therapy in ischaemic diabetic lower extremity ulcers: a double-blind randomised-controlled trial. Eur J Vasc Endovasc Surg. 2003;25(6):513–8.

253. Ma L, Li P, Shi Z, Hou T, Chen X, Du J. A prospective, randomized, controlled study of hyperbaric oxygen therapy: effects on healing and oxidative stress of ulcer tissue in patients with a diabetic foot ulcer. Ostomy Wound Manage. 2013;59(3):18–24.

254. Harding KG, Moore K, Phillips TJ. Wound chronicity and fibroblast senescence--implications for treatment. Int Wound J. 2005;2(4):364–8.

255. Lazaro JL, Izzo V, Meaume S, Davies AH, Lobmann R, Uccioli L. Elevated levels of matrix metalloproteinases and chronic wound healing: an updated review of clinical evidence. J Wound Care. 2016;25(5):277–87.

256. Bodnar RJ. Chemokine regulation of angiogenesis during wound healing. Adv Wound Care (New Rochelle). 2015;4(11):641–50.

257. Kulwas A, Drela E, Jundzill W, Goralczyk B, Ruszkowska-Ciastek B, Rosc D. Circulating endothelial progenitor cells and angiogenic factors in diabetes complicated diabetic foot and without foot complications. J Diabetes Complications. 2015;29(5):686–90.

258. Wieman TJ, Smiell JM, Su Y. Efficacy and safety of a topical gel formulation of recombinant human platelet-derived growth factor-BB (becaplermin) in patients with chronic neuropathic diabetic ulcers. A phase III randomized placebo-controlled double-blind study. Diabetes Care. 1998;21(5):822–7.

259. Falanga V, Sabolinski M. A bilayered living skin construct (APLIGRAF) accelerates complete closure of hard-to-heal venous ulcers. Wound Repair Regen. 1999;7(4):201–7.

第八章
神经肽、炎症和糖尿病创面愈合：来自实验模型和人类受试者的经验

Ana Tellechea，Leena Pradhan-Nabzdyk，Frank W. LoGerfo，and Aristidis Veves

摘要

糖尿病周围神经病变（diabetic peripheral neuropathy，DPN）、血管病变及创伤一直被认为是糖尿病足溃疡（diabetic foot ulcer，DFU）发生的主要危险因素。近期，细胞因子、基质金属蛋白酶和生长因子分泌不平衡导致细胞功能失调，引起慢性炎症、细胞外基质（extracellular cell matrix，ECM）重塑异常和创面新生血管化生成减少，与 DFU 愈合失败有关。因此，研究者正致力于进一步了解糖尿病相关创面愈合障碍的细胞和分子机制，试图为临床需求仍严重未得到满足的 DFU 治疗找到新靶点和新的潜在治疗方法。越来越多的证据表明，神经肽在皮肤修复中起着重要作用，特别是在神经肽水平降低的糖尿病中。另一方面，对糖尿病创面愈合过程中，巨噬细胞和肥大细胞（mast cells，MCs）等免疫细胞的变化，即失调性炎症机制的研究，也逐渐引起人们的兴趣。体内和体外糖尿病创面模型研究已经大大加深了我们对创面愈合过程的理解。但是，目前可用的模型有一些重要的注意事项，且对于研究慢性、复杂和多因素的创面（如 DFU）并不理想。在本章中，我们总结了神经肽和肥大细胞在糖尿病创面愈合中的作用，重点介绍了最新的发现。我们还讨论了目前创面愈合模型的优点和局限性，强调需要在多个模型和/或人体组织样本中进行确认和/或验证。

神经肽和糖尿病创面愈合

据估计，高达 85% 的 DFU 与 DPN 有关[1]。DPN 不仅与疼痛敏感性有关，特别是在下肢，使得糖尿病患者容易忽视这些部位的创伤；而且，还与神经肽水平的降低有关。神经肽是由感觉和自主的小神经纤维以及真皮和表皮细胞分泌的[2,3]；它们不仅将疼痛信号等信息传递给中枢神经系统，还通过与各种皮肤细胞（包括免疫细胞，如 MCs）以及内皮细胞、成纤维细胞和角质形成细胞中的特定受体结合，参与创面愈合的炎症期和增殖期[4]。事实上，神经肽可以调节多种细胞因子和生长因子的释放；这些细胞因子和生长因子包括白细胞介素-1（Interleukin-1，IL-1）、IL-6、IL-8、肿瘤坏死因子 α（tumor necrosis factor alpha，TNF-α）和血管内皮生长因子（vascular endothelial growth factor，VEGF），对糖尿病患者创面的修复和失衡至关重要[2]。因此，人们越来越关注神经肽，即 P 物质（Substance P，SP）、神经肽 Y（neuropeptide Y，NPY）、神经降压素（neurotensin，NT）、降钙素基因相关肽（calcitonin gene-related peptide，CGRP）和 α-黑素细胞刺激素（alpha-melanocyte-stimulating hormone，α-MSH）在糖尿病创面愈合中的潜在作用[2,3,5]。作为双向神经-免疫/神经-炎症轴[2,4]的关键参与者，神经肽被预测参与了 DFU（其中，存在感觉神经丧失、无效免疫和炎症反应，以及失调的炎症）的愈合。我们的研究主要集中在 SP 上，同时也研究了 NPY 和 NT 在糖尿病创面愈合中的作用。

P 物质和糖尿病创面愈合

SP 是一个 11 个氨基酸的多肽，属于速激肽神经肽家族，由 TAC1 基因编码。SP 通过激活 3 种神经激肽（neurokinin，NK）受体（NK1R、NK2R 和 NK3R）发挥作用；其中，NK1R 为其主要作用受体、亲和力最高，且会被中性内肽酶（neutral endo-peptidase，NEP）降解。

数十年来，报道已经建议和/或确定 SP 参与了急性非复杂创面的愈合。SP 引起血管扩张[6,7]、刺激内皮细胞[8,9]、成纤维细胞[10,11]和角质细胞[12]的增殖和迁移，也募集和激活免疫细胞[13-15]。除了营养和化学吸引作用，体内和体外均证明 SP 也可以促进血管形成[16-18]。基于 SP 在皮肤受损的时候可以快速被释放的特点和事实，预测它可以促进创面愈合。事实上，SP 可以促进啮齿动物急性创面的愈合[19]。有趣的是，研究已经报道，糖尿病受试者皮肤活检中 SP 表达下降[20]。因此，新兴研究正开始探索 SP 在糖尿病创面愈合中的作用——在糖尿病角膜创面中[21,22]，上皮细胞是主要的效应细胞；并且也在糖尿病皮肤创面中[3,23]涉及真皮和表皮细胞之间复杂的相互作用，特点是慢性炎症和高蛋白水解环境。

我们研究发现，与非糖尿病兔相比，糖尿病兔未破损皮肤中 SP 的基因和蛋白表达减少，以及主要 SP 受体——神经激肽-1 受体（NK1R）——的基因表达减少[24,25]。这种 SP 皮肤表达减少伴随着局部慢性炎症状态，表现为基础促炎细胞因子表达增加，而对损伤反应未进一步增加，并导致了创面的延迟愈合[6]。

在急性非复杂的愈合过程中，炎症期是 M1 型活化的巨噬细胞占主导地位，因为它们对损伤产生了急性炎症应答；而增殖期则由 M2 型活化的巨噬细胞占主导地位，发挥促进血管生成和肉芽组织形成的作用[25-28]。然而，糖尿病兔的研究显示，皮肤 M1/M2 巨噬细胞比例的增高可以从基线水平持续到创面愈合后期（创面形成后 10 天），提示一个慢性的促炎环境。

与糖尿病兔耳模型的发现一致,我们发现糖尿病小鼠皮肤上 SP 表达下降、NEP 表达升高(图 8.1)[29]。重要的是,与健康对照组相比,糖尿病患者的 SP 循环水平降低、SP 皮肤基因表达降低、NEP 皮肤基因和蛋白表达增加,提示糖尿病患者 SP 生物利用度严重降低。而且,糖尿病中 SP 受体 NK1R 的皮肤基因表达下降。与糖尿病兔类似,糖尿病鼠创面愈合模型的特点是在基线时,促炎细胞因子表达增加、M1/M2 巨噬细胞比例

升高;在愈合早期(创面形成后 3 天),缺乏强而有力的炎症反应;在后期(创面形成后 10 天),炎症消退缺陷、巨噬细胞从促炎的 M1 到促再生的 M2 表型转变失败,创面闭合延迟[29]。而且,与野生型对照组相比,在 SP 和相关速激肽(TAC1KO 小鼠)或 SP 受体 NK1R(NK1RKO 小鼠)缺陷的转基因小鼠,也延迟了创面闭合,并且表现为慢性低度炎症,伴随促炎症标志物的基线皮肤表达升高、M1/M2 比值升高。

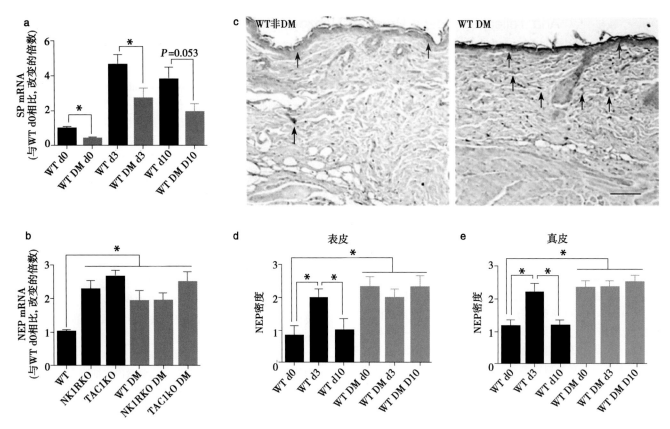

图 8.1 糖尿病小鼠皮肤中 SP 表达下降,NEP 表达升高。(a)与野生型非糖尿病对照(WT)相比,野生型糖尿病(WT DM)皮肤的 SP 基因表达下降。(b)在 WT DM 小鼠中,还有神经激肽 1 受体敲除(NK1RKO)和 TAC1KO 小鼠的基线时(0 天)皮肤 NEP 基因表达增加。(c)在 WT 非 DM 和 WT DM 小鼠的 NEP 染色的基线(0 天)图。与 WT 非 DM 小鼠相比,DM 小鼠的 NEP 密度在表皮增高(红色箭头),NEP 阳性的细胞在真皮增多(黑色箭头)比例尺:100μm。在基线(0 天),WT DM 小鼠的 NEP 染色密度在表皮增加和真皮(e)增加。在 WT 非 DM 小鼠,NEP 密度在创伤后的第 3 天增加,但是到第 10 天又回到基线水平。然而在 WT DM 小鼠,在整个愈合过程中,NEP 一直增高。数据以均数±标准差表示。* $P<0.05$。引自 Leal,Carvalho,Tellechea et al,Substance P promotes wound healing in diabetes by modulating inflammation and macrophage phenotype,American Journal of Pathology 2015 Jun;185(6):1638-48。获得 Elsevier 允许。

特别的是,在 NK1R 缺陷(NK1RKO)小鼠中,糖尿病存在并不会进一步延迟创面闭合[29]。此外,利用兔假手术/缺血/神经缺血耳模型,我们的研究小组已经证明糖尿病在假手术和缺血条件下都会损害创面愈合,但不会对神经缺血创面的愈合产生额外的负面影响。总之,这些结果提示,神经肽(特别是 SP)功能的丧失是糖尿病相关愈合不良的重要因素之一。有趣的是,愈合最慢的神经缺血创面,基线时,皮肤巨噬细胞浸润最多;在愈合后期(创面形成后 10 天),M1/M2 比例最高[25]。

重要的是,我们发现局部使用 SP 在糖尿病鼠背部创面和糖尿病神经缺血兔耳创面都加速闭合和改善愈合(图 8.2)[29]。局部使用 SP 可以诱导单核细胞趋化蛋白-1(monocyte chemoat-tractant protein-1,MCP-1)、IL-6 和 KC(鼠与人的 IL-8 同源体)等促炎症因子的表达,并且在愈合早期(炎症阶段)增加了 M1

型巨噬细胞的数量;然而,它在愈合晚期,降低了促炎细胞因子的表达,使巨噬细胞极化为 M2 表型,从而促进炎症消散和发展到增殖期(图 8.3)。

与人类研究所显示的糖尿病受试者皮肤中,以及糖尿病和其他慢性创面中基质金属蛋白酶-9(matrix metallopro-teinase-9,MMP-9)水平增加一致[30-33],我们糖尿病创面愈合小鼠模型的未愈合皮肤和创面中,MMP-9 表达也增加[29]。有趣的是,TAC1KO 和 NKC1KO 小鼠 MMP-9 的基线表达水平增加,然而局部给予 SP 治疗可以降低糖尿病小鼠创伤后的 MMP-9 表达。这就提示,SP 功能丧失可能会导致糖尿病皮肤及创面中 MMP-9 表达的慢性升高,而 SP 的治疗可能减轻该变化。

近期,其他研究者探究了全身给予 SP 对于糖尿病小鼠皮肤创面的作用。正如预期,他们的结果确认了 SP 加速糖尿病

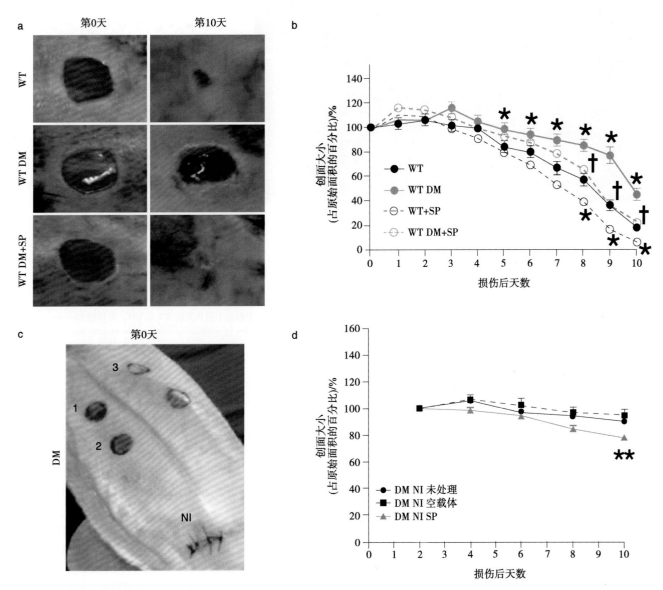

图 8.2　SP 局部使用加速糖尿病小鼠和兔模型的创面愈合。(a)野生型非糖尿病(WT)、WT 糖尿病(WT DM)和 WT DM 使用 SP 治疗的小鼠背部皮肤创面在基线(0 天)和 10 天的图。(b)WT DM 小鼠与 WT 非 DM 小鼠相比,愈合延迟。局部使用 SP 以后加速了糖尿病和非糖尿病创面的愈合。数据用均数±标准差表示。$^*P<0.05$,与 WT 相比。$^†P<0.05$,与 DM 相比。(c)神经缺血兔耳创面在 0 天的图像:1,未处理;2,空载体;3,SP 治疗;NI,神经缺血。(d)在 DM NI 兔创面局部使用 SP 促进创面愈合。数据以均数±标准差表示。$^{**}P<0.01$ 与未治疗和空载体相比。版权归 Elsevier。经 Elsevier 许可引自 Leal,Carvalho,Tellechea et al.,Substance P promotes wound healing in diabetes by modulating inflammation and macrophage phenotype,American Journal of Pathology 2015 Jun;185(6):1638-48.

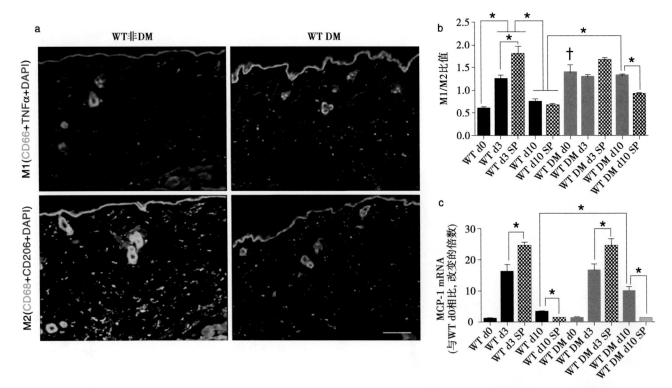

图 8.3　在创面愈合过程中,SP 调节巨噬细胞表型。(a)野生型非糖尿病(WT 非 DM)小鼠和糖尿病(WT DM)小鼠皮肤巨噬细胞的 M1 和 M2 表型的图像。比例尺:100μm。M1(上排)M2(下排)呈黄-橙色,均被三重染色标记,M1 为 CD68,TNF-α 和 DAPI,M2 为 CD68,CD206 和 DAPI。(b)在 0 天,DM 小鼠 M1/M2 更高。非 DM 小鼠,M1/M2 在第 3 天达峰,在第 10 天回到基线,而 DM 小鼠持续升高。(c)WT 非 DM 小鼠皮肤 MCP-1 基因在第 3 天达峰在第 10 天回到基线,但 DM 小鼠在第 10 天仍然升高。WT 非 DM 小鼠与 DM 小鼠,经过 SP 处理,MCP-1 均在第 3 天进一步增加,在第 10 天降低。数据以均数±标准差表示。$^*P<0.05$;$^\dagger P<0.05$ 指相比于第 0 天的 WT 非 DM。版权归 Elsevier。经 Elsevier 许可引自 Leal,Carvalho,Tellechea et al.,Substance P promotes wound healing in diabetes by modulating inflammation and macrophage phenotype,American Journal of Pathology 2015 Jun;185(6):1638-48.

创面愈合和防止对损伤的持续炎性反应[34]。有趣的是,创面愈合后期,在糖尿病小鼠血清中观察到全身系统给予 SP 作用和局部使用 SP 作用类似,均可导致外周血单个核细胞中 M2 型单核细胞数量增多,创面边缘的 M2 型巨噬细胞增多,同时导致循环中的以及创面中的 TNF-α 水平下降。

SP 诱导巨噬细胞由 M1 型向 M2 型转变的能力也已经在体外得到证实[35,36]。所以,SP 治疗可促进巨噬细胞的 M2 型极化,在成纤维细胞和静息态的巨噬细胞共培养模型中,通过激活 NF-κB 途径释放促炎因子[35];然而,在脂多糖(lipopolysaccharide,LPS)刺激的小鼠巨噬细胞中,SP 抑制了 NF-κB 通路的活化并降低促炎细胞因子和酶类的产生[36],再次表明它可能根据环境/实验条件来发挥促炎或抗炎的作用。

总之,SP 可以作为一种对损伤炎性应答的调节剂,在糖尿病皮肤创面中可能尤为重要,可以把慢性程度较低的炎性反应转化为早期的急性炎症反应,随后炎症消退并进展到增殖期,促进创面愈合。NEP 抑制剂被认为是 DFU 潜在的治疗方法,但血管性水肿等严重副作用阻碍了它的应用[37,38]。或者,通过逐渐释放 SP[39]的生物材料进行 SP 的局部给药,防止其快速降解;或使用更易耐降解的 SP 类似物局部治疗,有可能促进糖尿病患者创面愈合,而不会产生预期的重大非靶向效应。

神经肽 Y 和糖尿病创面愈合

36 个氨基酸的神经肽 Y(NPY)属于胰腺多肽家族,是哺乳动物中最丰富的神经多肽之一[2]。NPY 通过与其 G 蛋白耦联受体——Y1、Y2、Y4、Y5 和 Y6 结合发挥作用,广泛分布于中枢和外周神经系统,但也可在包括胃肠道和皮肤在内的其他组织中被发现[40-42]。

大多数关于 NPY 的研究都与它对中枢神经系统的神经内分泌作用有关;在中枢神经系统中,NPY 是一种调节食欲、能量代谢和体重的有效促食欲肽[43]。然而,有证据表明 NPY 也影响外周组织的代谢功能。NPY 具有抑制脂肪分解和促进脂肪生成的作用[44,45],提示 NPY 对脂肪组织中的脂肪吸收和储存产生有益的影响。因此,在高脂喂养以后,NPY 或其受体 Y1 基因缺陷的小鼠会发展为胰岛素抵抗和脂肪组织炎症[46,47]。另一项研究证实 NPY 可以调节肥胖诱导的炎症,造血细胞 NPY 表达减少,会增加脂肪组织中巨噬细胞的数量,NPY 受体阻断会诱导树突状细胞成熟并分泌 IL-6 和 TNF-α[48]。然而,在慢性应激和饮食诱导肥胖的联合模型中,NPY 和 Y2 受体的表达与胰岛素抵抗和脂肪组织巨噬细胞数量增加有关[49,50]。

与肥胖相似,糖尿病以复杂的方式影响 NPY 水平、分布和作用。尽管 NPY 的循环水平升高与 2 型糖尿病相关[51],且最近 NPY 被认为是 1 型糖尿病的一种次要自身抗原[52,53]，但在 1 型和 2 型糖尿病中，这种神经肽的皮肤表达均降低[54,55]。

NPY 在体内、体外都参与了血管生成、刺激和免疫反应。也就是说，NPY 诱导内皮细胞增殖、迁移和成管[56]，促进血管生成[57]；并调节免疫反应，包括白细胞运输、巨噬细胞功能、吞噬和细胞因子释放以及抗原呈现和抗体生成[58-61]，所有这些对创面愈合都很重要。NPY 对免疫细胞的作用是复杂的，与 SP 类似，NPY 可以诱导促炎或抗炎活性。例如，NPY 激活成年小鼠的巨噬细胞，但抑制老年小鼠的趋化和吞噬能力[62,63]。同样，NPY 诱导年轻大鼠 LPS 刺激的腹腔巨噬细胞释放一氧化氮（nitric oxide，NO），但老年大鼠中无此作用[64]。这些发现表明 NPY 在慢性炎症条件下可能增强急性炎症反应，同时抵抗炎症。

NPY 在愈合作用中的研究主要集中在韧带和肌腱断裂[65-67]以及血管重建中[68-70]，但最近研究人员开始探索 NPY 在皮肤创面愈合中的作用。也就是说，缺乏 Y2 受体的小鼠显示出创面愈合延迟和皮肤新生血管减少[71]。我们小组的研究表明与 SP 类似，糖尿病兔耳模型中 NPY 的基因和蛋白表达失调[24,25]。尤其是糖尿病动物的 NPY 皮肤中蛋白表达降低，而其基因表达在损伤后降低。此外，与非糖尿病患者相比，糖尿病缺血性和糖尿病性心功能损伤患者的 NPY 基因表达较低[25]。有趣的是，在受体 Y2 和 Y5 的基因表达上未观察到差异，它们以促血管生成作用而闻名。以上结果提示，NPY 参与了糖尿病创面的愈合。然而，还需要通过进一步的研究来揭示其中的机制。

神经降压素与糖尿病创面愈合

神经降压素（NT）是一种由 13 个氨基酸组成的生物活性肽，主要分布在中枢神经系统和胃肠道[72,73]。NT 通过与两种 G 蛋白耦联受体结合发挥作用；神经降压素受体 1（neurotensin receptor 1，NTR1）具有高亲和力且是最主要的一种受体，神经降压素受体 2（neurotensin receptor 2，NTR2）是一种低亲和力的受体，神经降压素受体 3（neurotensin receptor 3，NTR3）是一种细胞内 I 型受体[74]。

NT 通过刺激血管舒张、血管通透性、免疫细胞迁移和吞噬作用来发挥促炎作用[75-77]。此外，NT 能够通过 NF-κB 和 ERK 信号通路，诱导人结肠形成细胞中 IL-8 表达[78]，并参与急性结肠炎症和肠血管生成的病理生理学[79-81]。然而，NT 在刺激条件下也表现出保护作用，体现在其调节肠刺激和促进实验性结肠炎愈合的能力上[82,83]。总之，这些发现表明这种神经肽具有重要的免疫调节作用。此外，在体外脑创伤愈合模型中，NT 可促进小胶质细胞的迁移[84]。而且，NT 对正常细胞和恶性细胞均有增殖作用。

大多数针对 NT 的研究都集中在中枢神经系统或胃肠道，而对糖尿病，特别是糖尿病皮肤和/或创面，研究者们对其中 NT 信号的了解甚少。有趣的是，最近的研究表明 NT 在糖尿病的发生发展中起作用。空腹血浆前神经降压素水平与人类受试者糖尿病发病风险增加相关[85]，在肥胖和胰岛素抵抗受试者中也有所升高[86]。此外，肥胖（ob/ob）小鼠的胰腺以及 ob/ob 和糖尿病（db/db）小鼠的肠道内 NT 水平均升高，并与胰岛素缺乏相关[87,88]。然而，其他研究表明非糖尿病、糖尿病瘦的受试者和糖尿病肥胖受试者之间，或肥胖的 2 型糖尿病小鼠与其各自的瘦对照组之间的 NT 水平无差异[89,90]。

最近的研究表明，当 NT 在稳态条件下诱导炎症时，当细胞先前暴露于促炎和/或高血糖条件下时，NT 下调了皮肤树突状细胞、巨噬细胞和成纤维细胞的炎症反应[91-93]。

这些发现强调了 NT 作为免疫和炎症调节因子的作用。此外，对先前暴露于 LPS 的细胞进行 NT 处理，其结果与 NT 预处理和 LPS 处理后的结果不同[91]，这表明及时释放内源性 NT 对于适当的创面愈合反应至关重要。值得注意的是，高血糖条件降低了小鼠巨噬细胞内源性 NT 及其细胞表面受体 NTR1 和 NTR2 的表达，这与巨噬细胞迁移能力降低有关；而 NT 治疗能够部分逆转高血糖诱导的受损细胞迁移[92]。此外，高血糖显著降低了人角质形成细胞系中 NT 和 NTR 的表达[94]。然而，用 NT 处理高糖条件下培养的人角质形成细胞并未显著影响细胞增殖、迁移或细胞因子释放。这些结果表明 NT 对角质形成细胞无直接作用，但可能通过旁分泌和/或自分泌对巨噬细胞、树突状细胞和成纤维细胞起作用。

更重要的是，体内研究表明当被局部应用于糖尿病（和/或非糖尿病）小鼠创面时，壳聚糖、胶原或海藻酸钠基生物材料单独或与 SP 联合递送 NT 能显著加速创面愈合[39,95,96]。与 SP 治疗相似，NT 治疗可诱导糖尿病小鼠第 3 天创面中促炎性细胞因子 TNF-α、IL-6 和 KC（人 IL-8 的小鼠同源物）的表达；而在伤后第 10 天，这些表达降低。此外，在糖尿病小鼠创面愈合的后期，NT 治疗降低了 MMP-9 基因和蛋白的表达，这与成纤维细胞迁移增加，以及胶原的表达和沉积增加有关[95,96]。

综上所述，NT 通过抑制长期和不受控制的炎症反应，以及随后愈合增殖阶段的诱导，改善糖尿病创面的愈合。这似乎是通过调节促炎细胞因子的及时表达、刺激成纤维细胞迁移和调节细胞外基质（ECM）重塑（所有这些，在糖尿病创面中都受到损害，而适当愈合又需要）来实现的。

降钙素基因相关肽和糖尿病创面愈合

降钙素基因相关肽（CGRP）是一种广泛分布于中枢和外周神经系统的 37 个氨基酸的神经肽，也存在于非神经组织中。CGRP 和相关肽的受体是降钙素受体样受体（calcitonin receptor-like receptors，CLR），它与一种必需的受体活性修饰蛋白（receptor activity modifying protein，RAMP）相连，这是保证功能完整所必需的。在外周神经系统中，CGRP 与 SP 共定位，由辣椒素敏感的外周传入神经元释放，因此与疼痛信号有关。此外，CGRP 是最有效的外周微血管扩张剂之一，已被证明具有心脏保护作用[97-99]。

大多数涉及糖尿病和 CGRP 的研究集中在心血管系统。糖尿病可降低啮齿动物中 CGRP 及其受体的表达，并降低

CGRP 介导的大鼠血管舒张作用[100-107]。此外,对于患有糖尿病和心血管疾病的人类受试者,CRGP 循环水平降低[108]。为了支持这些发现,在糖尿病小鼠缺血再灌注损伤模型中,CGRP 基因转移具有保护作用[109]。相反,一项针对人类肥胖非糖尿病受试者的研究发现与瘦型对照组相比,CGRP 水平略有提高[110],且在肥胖前期 Zucker 大鼠中也观察到类似的提高[111]。此外,αCGRP 基因缺陷的小鼠得到保护免于饮食诱导的肥胖,表现出葡萄糖耐量改善和胰岛素敏感性增加[112],这表明 CGRP 抑制可能在肥胖和胰岛素抵抗治疗中的有效性。总之,糖尿病对 CGRP 的影响以及 CGRP 在糖尿病中的作用是复杂的,需要进一步研究。尽管如此,DPN 导致含有 CGRP 的感觉神经丧失[113-115]。

CGRP 从感觉传入释放到皮肤中,也可以由角质形成细胞和免疫细胞(包括单核细胞/巨噬细胞和朗格汉斯细胞)分泌[4]。有证据表明,CGRP 参与创面愈合,因为 CGRP 给药增加和提高了大鼠皮瓣模型的血流量和皮瓣存活率[116],加速了大鼠后足垫水疱模型的愈合[117];而 CGRP 缺乏、CGRP 受体缺乏或 CGRP 的药理拮抗作用损害了创面愈合[118-121]。CGRP 在创面愈合中的有益作用可能与血管舒张、VEGF 释放的诱导和血管生成有关[117,121-123]。此外,CGRP 通过激活蛋白激酶 C (protein kinase C,PKC)和促分裂原活化的蛋白激酶(mitogen-activated protein kinase,MAPK)途径刺激细胞存活、增殖和迁移,促进人支气管上皮细胞创面愈合[124]。

CGRP 在炎症和免疫中的作用也很复杂,因为它可能会使血管舒张后免疫和炎症细胞流向损伤部位的流量增加,从而刺激促炎细胞因子释放;或者通过环磷酸腺苷(cyclic adenosine monophosphate,cAMP),抑制促炎介质释放[119]。也就是说,CGRP 可以增加包括 IL-1、IL-8、IL-6 和 TNF-α 在内的促炎细胞因子释放[125-128],并刺激巨噬细胞吞噬活性[129],它还具有抑制淋巴细胞分化、增殖和 IL-2 生成的能力[130-132],调节朗格汉斯细胞抗原递呈功能[133],抑制促炎性 Th1、并诱导调节性 Th2 反应[134]。有趣的是,最近的一项研究表明 CGRP 在 TLR4 刺激的巨噬细胞中诱导了一种调节表型[135]。

总之,这些发现清楚地表明 CGRP 作为免疫调节剂和兴奋调节剂的作用。虽然 CGRP 的特性表明它有可能成为治疗糖尿病创面的候选药物,但对这一课题的了解非常有限,需要新的研究来验证这一假设。

α 黑素细胞刺激素和糖尿病创面愈合

α 黑素细胞刺激素(α-MSH)是一种 13 个氨基酸的多肽,属于促黑细胞激素家族,由阿黑皮素原前体(pro-opiomelanocor-tin,POMC)衍生而来;它主要表达在垂体,但也可见于其他组织[136]。目前已经识别的促黑细胞激素受体有 5 个(MC1-5R),参与多个生理过程,包括皮肤色素化(MC1R)、皮质醇产生(MC2R)、食物摄取和能量代谢(MCR3 和 MCR4)、体温调节

(MCR5)[137-143]。包括黑素细胞、角质细胞、成纤维细胞和内皮细胞在内的各种细胞都可以产生 α-MSH 及其受体[144-146]。与 α-MSH 一样,催化其降解的酶——脯氨酸羧肽酶(prolylcarbox-peptidase,PRCP),表达在中枢神经系统和外周组织(包括皮肤)中。

在糖尿病患者中,α-MSH 似乎具有保护作用。尤其是在肥胖小鼠模型[147,148]中,它在刺激肌肉葡萄糖摄取和增加能量消耗的同时,减少体重增加、肥胖和肝脂肪堆积;并在糖尿病大鼠模型中,保护视网膜血管内皮细胞免受氧化应激和凋亡[149]。值得关注的是,研究表明链脲佐菌素诱导的糖尿病大鼠下丘脑和垂体中 POMC 的表达减少[150,151],肥胖和/或糖尿病人类受试者血浆中 PRCP 酶水平升高[152],甚至表明,α-MSH 缺乏在 2 型糖尿病的发展中起作用[153]。

已知 α-MSH 在炎症条件下,对结肠炎、脑和肺部炎症、移植以及荨麻疹和银屑病等炎性疾病中的皮肤发挥着保护作用[154-164]。其抗炎特性广泛,指向淋巴细胞、单核细胞和巨噬细胞、肥大细胞、内皮细胞、成纤维细胞和角质形成细胞等多种细胞,其中 α-MSH 抑制 NF-κB 途径。也就是说,α-MSH 抑制受刺激淋巴细胞的增殖并调节其活性,诱导调节表型[165,166]。此外,α-MSH 抑制单核细胞黏附到血管内皮细胞,减少 LPS 刺激的人单核细胞释放的 TNF-α,同时增加人外周血单个核细胞和培养的单核细胞中的 IL-10[167-169]。值得注意的是,这些效应可在低剂量($10^{-10} \sim 10^{-17}$M)下实现。α-MSH 还可减弱 LPS 刺激的小鼠巨噬细胞中 IFN-γ 和一氧化氮的表达[170,171],并减少 IgE 刺激的骨髓来源的小鼠肥大细胞释放组胺、IL-1β 和 TNF-α[172]。在人真皮成纤维细胞和内皮细胞中,它调节 IL-8 的表达[173,174];在人角质形成细胞中,增加抗炎 IL-10 的表达[175]。

一项研究表明 α-MSH 抑制血管生成[176],这对创面的正常愈合至关重要。然而,在大鼠肠上皮细胞刮伤模型中,α-MSH 恢复了过氧化氢诱导的对创面修复的抑制作用,这表明其在受累的上皮细胞愈合中有潜在的作用[177]。事实上,局部应用 α-MSH 的 C-末端三肽(KPV)序列在兔角膜创伤模型中被证实有阳性的愈合结果[178]。

更重要的是,最近的一项研究表明腹腔注射 α-MSH 可以改善成年小鼠的皮肤创面愈合[179]。它伴随在伤后 3 天和 7 天,白细胞和肥大细胞数量减少;在伤后 40 天和 60 天,瘢痕面积减少、真皮结构改善[179]。尽管 α-MSH 具有明显的抗血管生成作用,但其在急性非复杂创面愈合中的有益作用,以及对炎症和糖尿病的保护作用,使其成为治疗糖尿病创面有前途的候选药物。

上述研究表明神经肽在创伤愈合过程中起着重要作用,主要是通过促进血管生成和调节机体对损伤的免疫和炎症反应。由于糖尿病降低了神经肽的皮肤表达、损伤了创面新生血管,导致创面在炎症期停滞;这些神经肽对改善糖尿病创面的愈合具有很大的潜力。虽然一些神经肽(例如 SP 和 NT)的有益作用已经在糖尿病创面愈合的实验模型中得到证实,但其他的仍然需要研究(表 8.1)。

表 8.1 神经肽对血管生成和炎症,以及对非糖尿病和糖尿病皮肤创面愈合作用的总结

神经肽作用	血管生成	炎症	非糖尿病皮肤创面愈合	糖尿病皮肤创面愈合
P 物质(SP)	促进血管生成[16-18]	调节炎症[13-15,29,34-36]	促进愈合[19,29]	促进愈合[23,29,34]
神经肽 Y(NPY)	促进血管生成[56,57]	调节炎症[58-64]	尚需要观察	尚需要观察
神经降压素(NT)	促进血管生成[80,81]	调节炎症[75-79,82,83,91-93]	促进愈合[95]	促进愈合[95,96]
降钙素基因相关肽(CGRP)	促进血管生成[117,121-123]	调节炎症[119,125-135]	促进愈合[116,117,121]	尚需要观察
α 黑素细胞刺激素(α-MSH)	抑制血管生成[176]	抑制炎症[154-175]	促进愈合[179]	尚需要观察

炎症和糖尿病创面愈合

在创面愈合的过程中,炎症至关重要;但是为了取得合适的愈合,炎症反应必须在时间、空间和程度上被严格的控制。在生理条件下,皮肤损伤会导致急性炎症和自溶性炎症的快速发作,及时从循环中募集中性粒细胞和单核细胞来源的巨噬细胞等免疫细胞,并控制组织内肥大细胞(MCs)、T 细胞和朗格汉斯细胞等免疫细胞激活[180-184]。除了发挥吞噬作用或抗原递呈作用以控制和抵抗感染外,免疫细胞还释放细胞因子、趋化因子和生长因子的混合物,这些因子对成纤维细胞和内皮细胞的增殖和迁移、细胞外基质的产生、肉芽组织的形成和血管生成至关重要[181,185-190]。因此,这种炎性细胞的急性募集对于进展期到愈合至关重要,而干扰这种自我限制过程的病理条件可导致慢性不愈合创面。

由于细胞因子、基质金属蛋白酶(MMPs)和生长因子的不平衡分泌,全身和局部慢性炎症、ECM 沉积改变和创面新生血管受损与 DFU 的病理生理学有关[30,191]。糖尿病的特点是持续的高血糖和促炎介质慢性升高,导致慢性低度炎症、细胞防御机制受损,无法对损伤产生急性反应。这会延迟成熟肉芽组织的形成,并降低创面拉伸强度[192]。由于慢性促炎环境,创面基质金属蛋白酶及其抑制剂之间存在不平衡,这也导致新生结缔组织形成不良[32,193-195]。此外,对来自动物模型和人类受试者的糖尿病创面液体的分析表明,胰岛素降解活性与糖化血红蛋白(glycosylated hemoglobin,HbA1c)水平相关[196],持续高血糖与创面蛋白水解环境之间存在直接关系。此外,糖尿病创面中巨噬细胞活性受到损害,导致细胞凋亡负担增加、炎症状态不平衡、促炎细胞因子水平升高和抗炎介质水平降低[197,198]。中性粒细胞也显示出趋化和吞噬活性降低,使创面更容易感染[199,200]。事实上,与非糖尿病患者相比,糖尿病患者的创面感染风险高出 50% 以上,并且更容易形成生物膜[201-204]。感染和生物膜的形成进一步阻碍了愈合过程。

总之,与正常创面愈合相比,糖尿病创面的免疫和炎症反应持续且无效。正常创面愈合时,炎症以有序、调节和自我解决的方式发生。糖尿病创面在慢性炎症状态下停滞,无法进入增生和修复阶段。进一步了解这一过程有助于确定和发展新的治疗策略。

正如本章前面所强调的,虽然神经肽在创面愈合中起着重要作用,即通过调节对损伤的炎症反应,它们在糖尿病患者中的皮肤表达减少,因此外源性应用神经肽可能是治疗糖尿病创面的有益策略。然而,由于糖尿病创面的高蛋白水解环境,神经肽传递应避免快速失活。例如,以海藻酸钠、壳聚糖和胶原为基础的生物材料可作为向创面持续输送神经肽的载体,并可防止创面处神经肽的快速降解[39,95,96]。糖尿病创面治疗另一种可供选择的策略是直接靶向免疫细胞:①防止基底部皮肤炎症加重;②促进急性炎症反应;和/或③有助于炎症的适当消退和进展到增殖期。

肥大细胞与糖尿病创面

肥大细胞(MCs)是来源于骨髓多能造血干细胞的免疫细胞[205-208]。定向 MC 祖细胞被释放到血液中,然后在身体几乎每个器官定植,在组织特异性的生长因子和细胞因子作用下分化和成熟,在不同组织中形成不同表型[206,207,209]。成熟的 MCs 在与外部环境相连接的组织中更为丰富,包括皮肤、呼吸道和胃肠道,以及与血管相邻的组织[210,211]。

成熟 MCs 的一个重要特征,尤其对于那些存在于皮肤和其他结缔组织中的 MCs 而言,是它们的细胞质中充满了大量的颗粒、储存着预制的介质[212]。MC 活化导致快速脱颗粒(5~30分钟)[213]伴随各种预制介质的胞吐,包括生物胺(主要是组胺和 5-羟色胺)、酶(β-己糖胺酶、胰蛋白酶和糜蛋白酶)、蛋白多糖-甘氨酸蛋白多糖(serglycin proteoglycan,SGPG)、肝素、硫酸软骨素和透明质酸,以及预制的细胞因子 TNF-α[214,215]。MC激活还可诱导各种细胞因子和趋化因子的从头合成和延迟释放(12~24 小时后)[214,216],包括干扰素-α(interferon-α,IFN-α)、TNF-α、几种白细胞介素(IL-1β、IL-3、IL-4、IL-5、IL-6、IL-8、IL-13)和趋化因子 MCP-1,以及干细胞因子(stem cell factor,SCF)、粒细胞-巨噬细胞集落刺激因子(granulocyte macrophage colony stimulating,GM-CSF)、神经生长因子(nerve growth factor,NGF)和 VEGF[214,217]。值得注意的是,有些生物介质可以通过选择性或差异性释放被分泌到细胞外环境中,这一过程独立于脱颗粒[218]。

MCs 主要作为免疫球蛋白 E(immunoglobulin E,IgE)介导的过敏反应中的效应细胞被熟知[219-222]。然而,它们也参与了其他一些生理和病理生理过程,并且人们越来越关注 MCs 在非

特异性免疫和炎症反应中的作用，包括皮肤创面愈合[211,223-231]。在皮肤中，MCs 含量丰富，且战略性地定位于血管和感觉神经附近[232]。其实，MC 与初级感觉神经元有双向的交流。神经肽，例如 SP[233] 和 NT[234] 刺激/激活 MCs，MC 介质又可反过来调节神经肽的释放[235]。不像 IgE 介导的过程，神经肽介导的 MC 激活通过不同的 G 蛋白耦联受体发生[236,237]，而且也可通过直接或间接激活 G 蛋白的受体独立机制发生[238-240]。有趣的是，促肾上腺皮质激素释放激素（corticotropin-releasing hormone，CRH）和 SP 等神经肽，可导致 MCs 选择性释放 VEGF 而无脱颗粒作用[241,242]。

在组织损伤发生后，皮肤的 MC 即被活化，但这种活化的具体机制尚不明确[243,244]。病原体、脂多糖（LPS）、其他病原体产物、细胞因子[211,245]、SP 等疼痛信号[246]以及机械应力[247]等均可参与该调控过程。MCs 参与创面愈合的各个阶段[217,231,244,247-250]。更具体来说，MCs 可以诱导血管渗透性增强，参与纤维斑块形成；同时由于它们可以分泌类胰蛋白酶肝素复合物来分解过多的纤维蛋白原，可发挥防止过度斑块化的作用[251,252]。此外，MCs 还可以募集中性粒细胞至创面周围[183,253-255]，释放化学因子、细胞因子、组胺和其他介质来激活组织中的巨噬细胞[256]。而且，MCs 可以在增殖期促进成纤维细胞、内皮细胞和角质细胞等多种皮肤细胞增殖和迁移[253,257-259]，介导血管生长和血管生成[260-263]，参与 ECM 的重塑[248]。最后，MCs 可在愈合期刺激创面收缩[264-270]和瘢痕形成[271-273]。

虽然大多数体内研究报告了 MCs 在创面正常愈合中的重要作用[247,248,253,255,260]，但其他研究未能证实这一点[274-276]。虽然造成这种差异的原因尚不清楚，但不同小鼠模型或不同创面愈合模型的使用可能起到一定的作用。

鉴于成熟 MCs 的异质性，可能一些 MC 缺陷模型并不缺乏 MCs 的全谱系，而其他模型可能有额外潜在的缺陷。另一方面，夹板创面的使用[275]可以解释观察到的矛盾结果。另一项使用夹板的研究显示，尽管创面闭合没有差异，但创面愈合的重要参数（包括细胞增殖、血管生成、组织肉芽形成和胶原成熟）出现了严重异常[247]。此外，其他作者也担心夹板可能由于机械变化而改变创面愈合表型[277]。

尽管有大量关于肥大细胞和正常创面愈合的报道，但很少有研究探讨 MCs 在糖尿病创面愈合中的作用。有趣的是，MCs 与胰岛素诱导的脂肪萎缩[278]、肥胖和 2 型糖尿病[279,280]有关，即通过 IL-6 和 IFN-γ 释放发挥作用。此外，血浆中 MC 蛋白酶和 MC 脱颗粒激活物 IgE 水平升高被认为是炎症标志物和人类

糖尿病前期及糖尿病的危险因素[281]。其他研究表明 MCs 在 1 型糖尿病的病理生理学中起作用。更具体地说，MCs 参与了自发性糖尿病生物繁殖大鼠中 1 型糖尿病的发生[282]，以及人类 1 型糖尿病中免疫介导 β 细胞的改变[283]。然而，MCs 也对链脲佐菌素所致糖尿病的小鼠具有保护作用，即通过增加调节性 T 细胞池和减少胰腺淋巴结中产生 IL-17 的 T 细胞[284]，而 MC 缺乏已被证明会加重 1 型糖尿病及其并发症[284,285]。

最近的一项研究使用链脲佐菌素所致糖尿病小鼠和非糖尿病小鼠，进行切除创面造模，以 MC 细胞数为重要关注点评估愈合过程[286]。尽管糖尿病组和非糖尿病组在创面愈合方面未发现显著差异，可能是由于糖尿病病程短（4 周）；但糖尿病小鼠增殖期新生血管和重塑期血管退行性受到损害。值得注意的是，与非糖尿病患者相比，糖尿病患者创面中 MC 聚集产生了延迟[286]。

我们最近的研究发现糖尿病患者非创面的前臂和足皮肤中 MC 脱颗粒增强，这与局部和全身炎症反应增加相关（图 8.4）[287]。同样，与非糖尿病对照相比，链脲佐菌素诱导的糖尿病小鼠背部皮肤也被发现 MC 脱颗粒增加。而且，我们与其他研究者[243,244,247,255]都发现，非糖尿病小鼠皮肤在发生创伤以后，MC 会经历脱颗粒，糖尿病小鼠创面不会因为创伤而进一步增加 MC 的脱颗粒（图 8.5）。损伤后未能诱导 MC 脱颗粒，与在糖尿病动物中观察到的对损伤不能产生急性炎症反应一致[25,29]，而且可能导致愈合不良。

更重要的是，在有创面之前使用 MC 脱颗粒抑制剂色甘酸钠（disodium cromoglycate，DSCG）能显著加速糖尿病小鼠创面闭合，取得了与非糖尿病小鼠相当的预后（图 8.6）。

观察到的创面愈合改善，与伤后第 10 天 M2 型巨噬细胞极化、创面新生血管刺激，以及 VEGF 升高（已知糖尿病创面中被降低）、MMP-9（慢性创面升高）局部表达降低有关[287]。这些结果表明，创伤前阻断 MC 脱颗粒可以通过抑制糖尿病慢性炎症反应和促进血管生成来改善糖尿病创面愈合。

有趣的是，虽然局部应用 SP 加速了非糖尿病和糖尿病小鼠的创面愈合，证实了先前的研究结果[29]，但它并不影响 MC 缺陷小鼠的创面愈合[287]，这表明 SP 在创面愈合中的有益作用至少部分由 MCs 介导。

总之，本研究的结果表明，预防/抑制慢性 MC 脱颗粒的策略可以改善糖尿病患者的创面愈合。鉴于最近关于 MCs 在正常、非复杂创面修复中作用的争论，进一步研究 MC 在糖尿病创面修复中的作用对于检验上述结果的有效性并进一步探讨其机制具有重要意义。

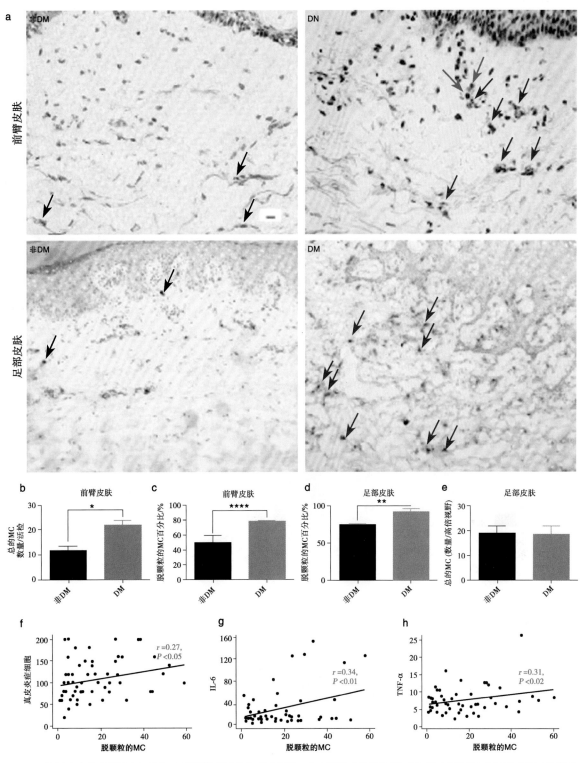

图8.4 糖尿病患者皮肤肥大细胞（MC）脱颗粒增多并与炎症相关。（a）糖尿病患者（DM）或非糖尿病患者（非DM）前臂皮肤甲苯氨蓝染色的MC（上排）和足部皮肤标本中类胰蛋白酶染色的MC（下排）。比例尺：10μm。黑色箭头所示为非脱颗粒的MC，红色箭头所示为脱颗粒的MC。脱颗粒的MC靠近炎症细胞（蓝色箭头）。糖尿病患者前臂皮肤甲苯氨蓝染色的脱颗粒的MC总数（b）和百分比（c）。足部皮肤标本中类胰蛋白酶染色的脱颗粒MC增加（d），但是MC总数没有差别（e）。* P<0.05，** P<0.01，**** P<0.0001。脱颗粒的MC与真皮的炎症细胞（f）、血浆的IL-6（g）及TNF-α（h）正相关。经美国糖尿病学会许可摘自Tellechea et al.，Mast Cells Regulate Wound Healing in Diabetes，Diabetes 2016 Jul；65（7）：2006-2019。

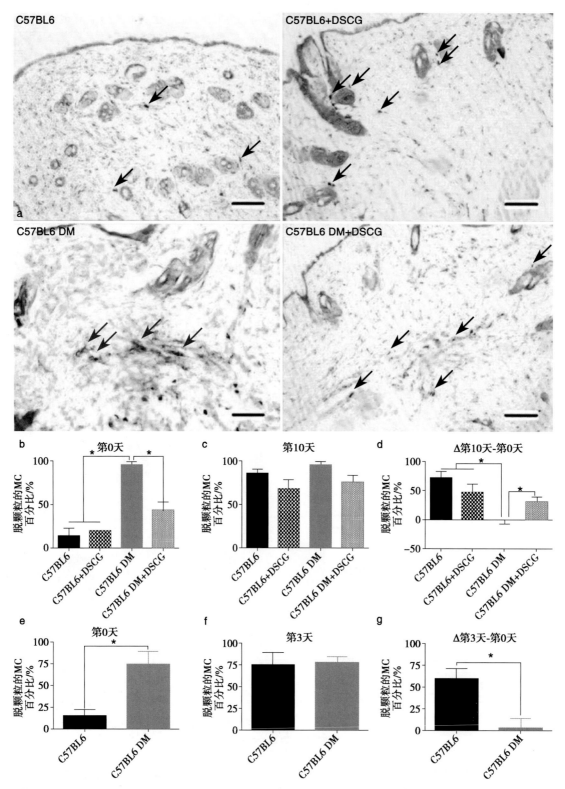

图 8.5　在糖尿病小鼠非创伤的皮肤上 MC 脱颗粒增加,但出现创面后,不能进一步增加。(a)野生型 C57BL/6J 非糖尿病小鼠与糖尿病(DM)小鼠第 0 天的皮肤活检,黑色箭头所指为未脱颗粒的 MCs,红色箭头所指为脱颗粒的 MCs。这些小鼠包括未处理和用 MC 脱颗粒抑制剂 DSCG 预处理。比例尺:100μm。(b)糖尿病小鼠第 0 天,MC 脱颗粒增加,DSCG 预处理以后下降。(c)非糖尿病小鼠第 10 天与第 1 天相比,MC 脱颗粒增加,但是糖尿病小鼠第 10 天和第 1 天相比没有变化。各组结果之间无差异。(d)计算第 10 天和第 0 天之间的差值在非糖尿病小鼠很明显,与治疗与否无关。在糖尿病小鼠差值为 0。但经过 DSCG 处理糖尿病小鼠以后,就恢复了差值。(e~g)类似的结果见于创面形成后第 3 天的糖尿病与非糖尿病小鼠。因此(e)糖尿病小鼠第 0 天的皮肤上 MC 脱颗粒增加,(f)但是到第 3 天,没有变化,结果就是(g)糖尿病小鼠第 0 天和创面第 3 天 MC 脱颗粒没有增加。* P<0.05。经美国糖尿病学会许可 Tellechea et al. ,Mast Cells Regulate Wound Healing in Diabetes,Diabetes 2016 Jul;65(7):2006-2019.

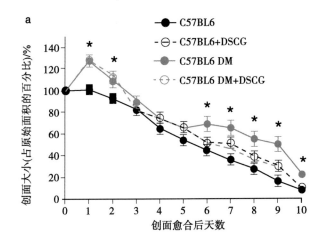

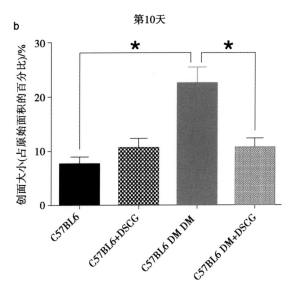

图 8.6　形成创面前用 DSCG 阻滞肥大细胞(MC)脱颗粒,加快糖尿病(DM)小鼠创面愈合。(a)野生型(WT)C57BL6 非糖尿病小鼠和糖尿病小鼠,不处理或者 DSCG 预处理,第 10 天的创面愈合情况。与非糖尿病小鼠相比,糖尿病小鼠愈合延迟,DSCG 预处理以后,从第 6 天到第 10 天,可以加速创面愈合。DSCG 在非糖尿病小鼠创面没有看到这个效果。(b)在第 10 天,DSCG 预处理的糖尿病小鼠与非糖尿病小鼠达到类似的创面愈合。数据以均数±标准差表示。* $P<0.05$。经美国糖尿病学会许可 Tellechea et al. ,Mast Cells Regulate Wound Healing in Diabetes,Diabetes 2016 Jul;65(7):2006-2019.

糖尿病创面愈合的体内模型: 聚焦神经肽与肥大细胞

本章的前面部分强调了神经肽和肥大细胞在创面愈合中的作用。体外系统和动物模型都是评估其作为糖尿病创面愈合治疗靶点潜力的有用工具,因为它们有助于我们了解其作用机制并测试其疗效。

创面修复是一个高度复杂的动态过程,包含一系列相互协调和相互重叠现象,涉及多种具有自分泌和旁分泌的细胞,并受细胞外环境的影响。因此,不能通过简单的单细胞分析来概括。为了克服这类分析的某些局限性,我们制作了体外器官型模型,包括一个三维全层皮肤等效物,它不仅由表皮和真皮组成,还包括一层包含血管、神经和成纤维细胞的皮下组织,为表皮和真皮提供支持[288]。尽管这些模型能够探索不同细胞类型(主要是成纤维细胞和角质形成细胞)之间的相互作用,但它们仍然缺乏体内模型的复杂性,即创面愈合的免疫和炎症成分。体外皮肤外植体也已得到开发和优化,用以研究创面愈合过程[289-291]。但是,他们再一次未能完全重建体内对应物中的创面环境,也无法识别受试药物的潜在靶外或全身效应。因此,尽管研究中继续努力使用替代的实验模型,但目前需要动物模型来更好地了解愈合过程。

因其经济可行、操作简便、繁殖时间相对较短,啮齿动物是目前应用最为广泛的糖尿病创面愈合模型。啮齿动物(特别是老鼠)另一个优点是可以利用基因改造模型来研究特定细胞类型或分子的作用。小鼠和大鼠可以通过链脲佐菌素(streptozotocin,STZ)或更不常见的四氧嘧啶(alloxan monohydrate),破坏胰腺中 β 细胞并导致 1 型糖尿病的药物),来诱导糖尿病。瘦素受体缺陷(db/db)小鼠是另一种常用的糖尿病创面愈合模型[292,293]。db/db 小鼠在 4~6 周龄时自发展为肥胖,随后为 2 型糖尿病伴有高胰岛素血症和高脂血症。

重要的是,慢性糖尿病及其并发症,即 DPN(糖尿病最常见的并发症,影响约 50% 患者[294-296]和人类 DFU 的主要危险因素[1,297])在造成皮肤创伤之前已经出现,尤其是在研究神经肽的时候。糖尿病的最短病程取决于动物模型和待研究的神经病变特征。对于 STZ 诱导的糖尿病大鼠,神经传导速度减慢和感觉反应受损,最早发生在 STZ 治疗后 2~4 周;在 STZ 糖尿病小鼠中,这种变化发生在糖尿病后 2~8 周内;然而在 db/db 小鼠中,这些变化始于糖尿病后 4~8 周,并随着时间推移而进展[298]。非肥胖糖尿病(nonobese diabetic,NOD)小鼠和秋田小鼠是两种 1 型糖尿病转基因小鼠模型,也被用于创面愈合研究[299-302];但是,这些模型中,关于神经病变状态的信息不一致[298]。

尽管 STZ 诱导的糖尿病模型和 db/db 小鼠模型是目前研究最多的糖尿病创面愈合模型,但都存在一定的局限性。虽然一些作者,认为 1 型糖尿病模型不适合研究 DFU;但其他人认为,在 db/db 小鼠中观察到的创面愈合损伤可能更多地与其他潜在的异常有关,例如肥胖、不同的皮肤特性和瘦素途径破裂,而不是糖尿病本身。其他多基因 2 型糖尿病模型,即 NONcNZO10[303]和 TALLYHO[304]小鼠模型,已经被开发并报告有创面愈合缺陷。

转基因糖尿病大鼠创面愈合模型也可用。它们包括 2 型糖尿病的模型,例如 Goto-Kakizaki(GK)非肥胖和 JCR:LA-cp/cp 肥胖大鼠[305-307]。虽然大冢长德岛脂肪(Otsuka Long-Evans Tokushima Fatty,OLETF)大鼠是典型的角膜糖尿病创面愈合模型,他们也能被用来研究皮肤糖尿病创面[308]。

有趣的是,如本章前面所述,多种神经肽、神经肽受体、肥大细胞缺陷的小鼠模型已经被建立并用于创面愈合的研究。缺乏特异性的神经肽或者神经肽受体的小鼠模型用于创面愈合过程,这些模型有神经激肽 1 敲除(TAC1KO)小鼠,这种小鼠缺乏 P 物质或神经激肽 A[29],速激肽 1 受体敲除(NK1RKO)小鼠缺乏高亲和力的 SP 受体[29],还有神经肽 Y(NPY)2 受体敲除小鼠[71]。其他的神经肽缺陷模型有,但还未用于创面愈合的研究。

多个肥大细胞(MC)缺陷模型可用于研究 MCs 在创伤愈合中的作用。研究最多的 MC 缺陷模型包括 Kit$^{W/Wv}$ 和 Kit$^{W-sh/W-sh}$ 小鼠[247,253,260,275,287]。Kit$^{W/Wv}$ 小鼠模型截短了 W 和点突变的 Wv 等位基因，导致 Kit 表达减少、MC 严重缺乏和其他非 MC 相关的异常，包括中性粒细胞减少、贫血和某些生殖细胞和黑素细胞亚群缺乏。Kit$^{W-sh/W-sh}$ 模型具有 c-kit 启动子区上游的反转突变，导致 Kit 表达的选择性减少。因此，与 Kit$^{W/Wv}$ 株相比，Kit$^{W-sh/W-sh}$ 小鼠的其他分化造血和淋巴细胞水平正常[309,310]。

然而，这些小鼠也存在其他问题，可能与 kit 表达减少有关，例如脾髓样细胞和巨核细胞增生。为了克服这些限制，研究人员要么进行 MC 重组实验[253]，要么开发和使用了新的 Kit 非依赖性 MC 缺陷小鼠株，包括 Cre 重组酶介导的羧肽酶 A3(Cpa3Cre)[274] 或肥大细胞蛋白酶 5(Mcpt5Cre)根除[276]。然而，观察到的创面修复表型在所用模型之间存在差异。

然而，尽管在正常非复杂创面愈合中结果不一致，我们最近发现糖尿病受试者和 STZ 诱导糖尿病小鼠的皮肤 MC 脱颗粒都增加，表明 MCs 参与了糖尿病创面的愈合[287]。值得注意的是，同一研究也表明慢性 MC 脱颗粒的药物阻断、而不是 MCs 的清除，可能是进一步评估糖尿病创面愈合和潜在开发新疗法的一种有力工具。

小鼠模型的不同、创面模型的不同，以及已经导致了创面愈合的结果不同，均使转化到人的可预测性变得复杂。最常见的创面模型是在动物剃光的背部皮肤上进行全层切除或全层切口。随后，对创面可采用暴露(包括创面收缩更明显的二期愈合)、包扎(敷料，具有防止过度"干燥"条件和创造"潮湿"环境的特殊性[311])、使用夹板(以最小收缩为目的[312])或缝合(通常是在切口后)等处理方法进行造模。虽然不同的模型被用来解决不同的科学问题，例如，切口缝合创面经常被用作研究瘢痕形成的工具；但对于研究糖尿病创面愈合的理想模型，目前还没有达成共识。

啮齿动物模型主要受限于它们与人类皮肤和创面修复之间内在的解剖和生理差异。与人类相比，啮齿动物具有更高的表皮附属物密度、不同毛囊和不同毛发生长周期，有更薄表皮和真皮，是"松皮"动物，愈合更快，主要是通过收缩而较少地再上皮化[313-315]。虽然夹板已被开发作为一种策略，尽量去减少啮齿动物的创面收缩[312]，达到愈合更接近人类的目的；但人们担心，夹板可能由于外部机械张力而改变创面的愈合表型[277]。使用小鼠和大鼠模型的另一个缺点是每只动物能造成的创面数量是有限的，每个实验条件下常需要使用大量的动物。

在创面愈合研究中，最常用的大型动物是兔子和猪模型，而不是啮齿动物；兔子和猪的愈合方式与人类相似。通常通过对兔注射四氧嘧啶、对猪注射 STZ，来诱导糖尿病。随后，在兔耳朵和猪背部可以创造多个创面。兔耳朵的皮肤高度血管化，且参与温度调节[316-319]。与小鼠和大鼠相比，兔耳的皮肤缺乏肌腱膜，因此创面愈合主要依靠再上皮化而不是收缩。另外，当进行创面造模时，其软骨通常保持完整有利于支撑开创面、减少进一步收缩[24]。用兔耳朵模型研究 DFU 的另一个优点是，兔耳朵上的大血管和神经易见，进入和操作容易，使缺血性、神经性和神经缺血性创面的制备相对简单。缺血是通过结

扎中央和吻侧动脉，使尾动脉和所有静脉保持完整来实现；而神经缺血性是通过结扎中央和吻侧动脉，以及切除中央和吻侧神经来实现[25]。这就允许了人们去研究糖尿病创面，这些创面存在两种最常见的长期糖尿病并发症，也是 DFU 进展最危险的因素——神经病变和缺血。

猪背部皮肤在更新时间、表皮和真皮层厚度、皮肤附属物(局泌汗腺除外)、清晰网栓和毛乳头、致密弹性纤维、相似胶原结构、丰富皮下脂肪组织和缺少肌腱膜方面均与人的皮肤类似[314,320,321]。不同之处在于猪的真皮血管减少、无外泌汗腺，以及猪顶泌汗腺的不同分布[320]。最近已经产生了转基因猪系，包括通过在胰岛素基因中引入突变来建立永久性新生儿糖尿病猪模型[322]。

通过诱导胰岛素基因突变产生永久性的先天糖尿病的转基因猪已经产生[322]。INS^{C94Y} 糖尿病猪在出生后不久就表现为高血糖；4.5 个月时，β 细胞数量减少；然而，第 1 年中，未观察到神经组织改变[322]，提示 STZ 诱导的糖尿病猪模型更适合进行糖尿病创面愈合的研究。

很明显，动物物种之间存在着皮肤和创面修复的高度异质性，糖尿病创面愈合的理想模型尚未被开发出来。尽管有其局限性，小鼠可能仍然是研究糖尿病创面愈合机制的重要工具[323,324]。然而，人们一致认为这些发现应该在多种动物模型中被验证。此外，在人类试验对象中验证显著增加了转化的潜力，但也带来了伦理的问题。

随着糖尿病流行性持续增强，其并发症，即慢性难愈合 DFU 在数量上、严重性上和经济负担上也在增加。神经病变和炎症越来越受到人们的关注；有关神经肽和免疫细胞(如肥大细胞和巨噬细胞)在糖尿病、肥胖、皮肤炎症和创面修复中作用的研究也正在兴起。转基因小鼠模型和体外研究有助于研究人员探索糖尿病创面愈合过程的机制，并在不同动物模型(如兔耳模型)和人类皮肤标本中加以证实，这对于评估临床前研究结果的相关性极为重要。神经肽和肥大细胞脱颗粒抑制剂是开发糖尿病创面愈合新治疗策略有希望的靶点，但需要进一步的临床驱动转化研究来验证。

(徐俊　译)

参考文献

1. Ndip A, Ebah L, Mbako A. Neuropathic diabetic foot ulcers - evidence-to-practice. Int J Gen Med. 2012;5:129–34.
2. Pradhan L, Nabzdyk C, Andersen ND, LoGerfo FW, Veves A. Inflammation and neuropeptides: the connection in diabetic wound healing. Expert Rev Mol Med. 2009;11:e2.
3. Gibran NS, Jang YC, Isik FF, Greenhalgh DG, Muffley LA, Underwood RA, et al. Diminished neuropeptide levels contribute to the impaired cutaneous healing response associated with diabetes mellitus. J Surg Res. 2002;108(1):122–8.
4. Roosterman D, Goerge T, Schneider SW, Bunnett NW, Steinhoff M. Neuronal control of skin function: the skin as a neuroimmuno-endocrine organ. Physiol Rev. 2006;86(4):1309–79.
5. da Silva L, Carvalho E, Cruz MT. Role of neuropeptides in skin inflammation and its involvement in diabetic wound healing. Expert Opin Biol Ther. 2010;10(10):1427–39.
6. Bolton TB, Clapp LH. Endothelial-dependent relaxant actions of carbachol and substance P in arterial smooth muscle. Br J Pharmacol. 1986;87(4):713–23.

7. Hokfelt T, Kellerth JO, Nilsson G, Pernow B. Experimental immunohistochemical studies on the localization and distribution of substance P in cat primary sensory neurons. Brain Res. 1975;100(2):235–52.

8. Ziche M, Morbidelli L, Pacini M, Geppetti P, Alessandri G, Maggi CA. Substance P stimulates neovascularization in vivo and proliferation of cultured endothelial cells. Microvasc Res. 1990;40(2):264–78.

9. Villablanca AC, Murphy CJ, Reid TW. Growth-promoting effects of substance P on endothelial cells in vitro. Synergism with calcitonin gene-related peptide, insulin, and plasma factors. Circ Res. 1994;75(6):1113–20.

10. Kahler CM, Sitte BA, Reinisch N, Wiedermann CJ. Stimulation of the chemotactic migration of human fibroblasts by substance P. Eur J Pharmacol. 1993;249(3):281–6.

11. Nilsson J, von Euler AM, Dalsgaard CJ. Stimulation of connective tissue cell growth by substance P and substance K. Nature. 1985;315(6014):61–3.

12. Paus R, Heinzelmann T, Robicsek S, Czarnetzki BM, Maurer M. Substance P stimulates murine epidermal keratinocyte proliferation and dermal mast cell degranulation in situ. Arch Dermatol Res. 1995;287(5):500–2.

13. Ansel JC, Brown JR, Payan DG, Brown MA. Substance P selectively activates TNF-alpha gene expression in murine mast cells. J Immunol. 1993;150(10):4478–85.

14. Mathers AR, Tckacheva OA, Janelsins BM, Shufesky WJ, Morelli AE, Larregina AT. In vivo signaling through the neurokinin 1 receptor favors transgene expression by Langerhans cells and promotes the generation of Th1- and Tc1-biased immune responses. J Immunol. 2007;178(11):7006–17.

15. Smith CH, Barker JN, Morris RW, MacDonald DM, Lee TH. Neuropeptides induce rapid expression of endothelial cell adhesion molecules and elicit granulocytic infiltration in human skin. J Immunol. 1993;151(6):3274–82.

16. Wiedermann CJ, Auer B, Sitte B, Reinisch N, Schratzberger P, Kahler CM. Induction of endothelial cell differentiation into capillary-like structures by substance P. Eur J Pharmacol. 1996;298(3):335–8.

17. Amadesi S, Reni C, Katare R, Meloni M, Oikawa A, Beltrami AP, et al. Role for substance p-based nociceptive signaling in progenitor cell activation and angiogenesis during ischemia in mice and in human subjects. Circulation. 2012;125(14):1774–86. S1-19

18. Fan TP, Hu DE, Guard S, Gresham GA, Watling KJ. Stimulation of angiogenesis by substance P and interleukin-1 in the rat and its inhibition by NK1 or interleukin-1 receptor antagonists. Br J Pharmacol. 1993;110(1):43–9.

19. Kant V, Gopal A, Kumar D, Bag S, Kurade NP, Kumar A, et al. Topically applied substance P enhanced healing of open excision wound in rats. Eur J Pharmacol. 2013;715(1–3):345–53.

20. Lindberger M, Schroder HD, Schultzberg M, Kristensson K, Persson A, Ostman J, et al. Nerve fibre studies in skin biopsies in peripheral neuropathies. I. Immunohistochemical analysis of neuropeptides in diabetes mellitus. J Neurol Sci. 1989;93(2–3):289–96.

21. Nakamura M, Kawahara M, Morishige N, Chikama T, Nakata K, Nishida T. Promotion of corneal epithelial wound healing in diabetic rats by the combination of a substance P-derived peptide (FGLM-NH2) and insulin-like growth factor-1. Diabetologia. 2003;46(6):839–42.

22. Yang L, Di G, Qi X, Qu M, Wang Y, Duan H, et al. Substance P promotes diabetic corneal epithelial wound healing through molecular mechanisms mediated via the neurokinin-1 receptor. Diabetes. 2014;63(12):4262–74.

23. Kant V, Kumar D, Kumar D, Prasad R, Gopal A, Pathak NN, et al. Topical application of substance P promotes wound healing in streptozotocin-induced diabetic rats. Cytokine. 2015;73(1):144–55.

24. Pradhan L, Cai X, Wu S, Andersen ND, Martin M, Malek J, et al. Gene expression of pro-inflammatory cytokines and neuropeptides in diabetic wound healing. J Surg Res. 2011;167(2):336–42.

25. Pradhan Nabzdyk L, Kuchibhotla S, Guthrie P, Chun M, Auster ME, Nabzdyk C, et al. Expression of neuropeptides and cytokines in a rabbit model of diabetic neuroischemic wound healing. J Vasc Surg. 2013;58(3):766–75. e12

26. Gordon S, Martinez FO. Alternative activation of macrophages: mechanism and functions. Immunity. 2010;32(5):593–604.

27. Lucas T, Waisman A, Ranjan R, Roes J, Krieg T, Muller W, et al. Differential roles of macrophages in diverse phases of skin repair. J Immunol. 2010;184(7):3964–77.

28. Sica A, Mantovani A. Macrophage plasticity and polarization: in vivo veritas. J Clin Invest. 2012;122(3):787–95.

29. Leal EC, Carvalho E, Tellechea A, Kafanas A, Tecilazich F, Kearney C, et al. Substance P promotes wound healing in diabetes by modulating inflammation and macrophage phenotype. Am J Pathol. 2015;185(6):1638–48.

30. Dinh T, Tecilazich F, Kafanas A, Doupis J, Gnardellis C, Leal E, et al. Mechanisms involved in the development and healing of diabetic foot ulceration. Diabetes. 2012;61(11):2937–47.

31. Lobmann R, Ambrosch A, Schultz G, Waldmann K, Schiweck S, Lehnert H. Expression of matrix-metalloproteinases and their inhibitors in the wounds of diabetic and non-diabetic patients. Diabetologia. 2002;45(7):1011–6.

32. Liu Y, Min D, Bolton T, Nube V, Twigg SM, Yue DK, et al. Increased matrix metalloproteinase-9 predicts poor wound healing in diabetic foot ulcers. Diabetes Care. 2009;32(1):117–9.

33. Rayment EA, Upton Z, Shooter GK. Increased matrix metalloproteinase-9 (MMP-9) activity observed in chronic wound fluid is related to the clinical severity of the ulcer. Br J Dermatol. 2008;158(5):951–61.

34. Park JH, Kim S, Hong HS, Son Y. Substance P promotes diabetic wound healing by modulating inflammation and restoring cellular activity of mesenchymal stem cells. Wound Repair Regen. 2016;24(2):337–48.

35. Ni T, Liu Y, Peng Y, Li M, Fang Y, Yao M. Substance P induces inflammatory responses involving NF-kappaB in genetically diabetic mice skin fibroblasts co-cultured with macrophages. Am J Transl Res. 2016;8(5):2179–88.

36. Montana G, Lampiasi N. Substance P induces HO-1 expression in RAW 264.7 cells promoting switch towards M2-like macrophages. PLoS One. 2016;11(12):e0167420.

37. Spenny ML, Muangman P, Sullivan SR, Bunnett NW, Ansel JC, Olerud JE, et al. Neutral endopeptidase inhibition in diabetic wound repair. Wound Repair Regen. 2002;10(5):295–301.

38. Mangiafico S, Costello-Boerrigter LC, Andersen IA, Cataliotti A, Burnett JC Jr. Neutral endopeptidase inhibition and the natriuretic peptide system: an evolving strategy in cardiovascular therapeutics. Eur Heart J. 2013;34(12):886–93c.

39. Tellechea A, Silva EA, Min J, Leal EC, Auster ME, Pradhan-Nabzdyk L, et al. Alginate and DNA gels are suitable delivery systems for diabetic wound healing. Int J Low Extrem Wounds. 2015;14(2):146–53.

40. Gehlert DR. Introduction to the reviews on neuropeptide Y. Neuropeptides. 2004;38(4):135–40.

41. Wolak ML, DeJoseph MR, Cator AD, Mokashi AS, Brownfield MS, Urban JH. Comparative distribution of neuropeptide Y Y1 and Y5 receptors in the rat brain by using immunohistochemistry. J Comp Neurol. 2003;464(3):285–311.

42. Matsuda H, Brumovsky PR, Kopp J, Pedrazzini T, Hokfelt T. Distribution of neuropeptide Y Y1 receptors in rodent peripheral tissues. J Comp Neurol. 2002;449(4):390–404.

43. Kalra SP, Dube MG, Sahu A, Phelps CP, Kalra PS. Neuropeptide Y secretion increases in the paraventricular nucleus in association with increased appetite for food. Proc Natl Acad Sci U S A. 1991;88(23):10931–5.

44. Kos K, Baker AR, Jernas M, Harte AL, Clapham JC, O'Hare JP, et al. DPP-IV inhibition enhances the antilipolytic action of NPY in human adipose tissue. Diabetes Obes Metab. 2009;11(4):285–92.

45. Yang K, Guan H, Arany E, Hill DJ, Cao X. Neuropeptide Y is produced in visceral adipose tissue and promotes proliferation of adipocyte precursor cells via the Y1 receptor. FASEB J. 2008;22(7):2452–64.

46. Segal-Lieberman G, Trombly DJ, Juthani V, Wang X, Maratos-Flier E. NPY ablation in C57BL/6 mice leads to mild obesity and to an impaired refeeding response to fasting. Am J Physiol Endocrinol Metab. 2003;284(6):E1131–9.

47. Macia L, Yulyaningsih E, Pangon L, Nguyen AD, Lin S, Shi YC, et al. Neuropeptide Y1 receptor in immune cells regulates inflammation and insulin resistance associated with diet-induced obesity. Diabetes. 2012;61(12):3228–38.

48. Singer K, Morris DL, Oatmen KE, Wang T, DelProposto J, Mergian T, et al. Neuropeptide Y is produced by adipose tissue macrophages and regulates obesity-induced inflammation. PLoS One. 2013;8(3):e57929.

49. Kuo LE, Czarnecka M, Kitlinska JB, Tilan JU, Kvetnansky R, Zukowska Z. Chronic stress, combined with a high-fat/high-sugar diet, shifts sympathetic signaling toward neuropeptide Y and leads to obesity and the metabolic syndrome. Ann N Y Acad Sci. 2008;1148:232–7.

50. Kuo LE, Kitlinska JB, Tilan JU, Li L, Baker SB, Johnson MD, et al. Neuropeptide Y acts directly in the periphery on fat tissue and mediates stress-induced obesity and metabolic syndrome. Nat Med. 2007;13(7):803–11.

51. Ilhan A, Rasul S, Dimitrov A, Handisurya A, Gartner W, Baumgartner-Parzer S, et al. Plasma neuropeptide Y levels differ in distinct diabetic conditions. Neuropeptides. 2010;44(6):485–9.

52. Skarstrand H, Vaziri-Sani F, Delli AJ, Torn C, Elding Larsson H, Ivarsson S, et al. Neuropeptide Y is a minor autoantigen in newly diagnosed type 1 diabetes patients. Pediatr Diabetes. 2015;16(8):621–8.

53. Hirai H, Miura J, Hu Y, Larsson H, Larsson K, Lernmark A, et al. Selective screening of secretory vesicle-associated proteins for autoantigens in type 1 diabetes: VAMP2 and NPY are new minor autoantigens. Clin Immunol. 2008;127(3):366–74.

54. Wallengren J, Badendick K, Sundler F, Hakanson R, Zander E. Innervation of the skin of the forearm in diabetic patients: relation to nerve function. Acta Derm Venereol. 1995;75(1):37–42.

55. Levy DM, Karanth SS, Springall DR, Polak JM. Depletion of cutaneous nerves and neuropeptides in diabetes mellitus: an immunocytochemical study. Diabetologia. 1989;32(7):427–33.

56. Movafagh S, Hobson JP, Spiegel S, Kleinman HK, Zukowska Z. Neuropeptide Y induces migration, proliferation, and tube formation of endothelial cells bimodally via Y1, Y2, and Y5 receptors. FASEB J. 2006;20(11):1924–6.

57. Lee EW, Grant DS, Movafagh S, Zukowska Z. Impaired angiogenesis in neuropeptide Y (NPY)-Y2 receptor knockout mice. Peptides. 2003;24(1):99–106.

58. Wheway J, Herzog H, Mackay F. NPY and receptors in immune and inflammatory diseases. Curr Top Med Chem. 2007;7(17):1743–52.

59. Groneberg DA, Folkerts G, Peiser C, Chung KF, Fischer A. Neuropeptide Y (NPY). Pulm Pharmacol Ther. 2004;17(4):173–80.

60. Bedoui S, Kawamura N, Straub RH, Pabst R, Yamamura T, von Horsten S. Relevance of neuropeptide Y for the neuroimmune crosstalk. J Neuroimmunol. 2003;134(1–2):1–11.

61. Bedoui S, von Horsten S, Gebhardt T. A role for neuropeptide Y (NPY) in phagocytosis: implications for innate and adaptive immunity. Peptides. 2007;28(2):373–6.

62. De la Fuente M, Del Rio M, Medina S. Changes with aging in the modulation by neuropeptide Y of murine peritoneal macrophage functions. J Neuroimmunol. 2001;116(2):156–67.

63. De la Fuente M, Medina S, Del Rio M, Ferrandez MD, Hernanz A. Effect of aging on the modulation of macrophage functions by neuropeptides. Life Sci. 2000;67(17):2125–35.

64. Dimitrijevic M, Stanojevic S, Mitic K, Kustrimovic N, Vujic V, Miletic T, et al. The anti-inflammatory effect of neuropeptide Y

(NPY) in rats is dependent on dipeptidyl peptidase 4 (DP4) activity and age. Peptides. 2008;29(12):2179–87.

65. Salo P, Bray R, Seerattan R, Reno C, McDougall J, Hart DA. Neuropeptides regulate expression of matrix molecule, growth factor and inflammatory mediator mRNA in explants of normal and healing medial collateral ligament. Regul Pept. 2007;142(1–2):1–6.

66. Salo PT, Beye JA, Seerattan RA, Leonard CA, Ivie TJ, Bray RC. Plasticity of peptidergic innervation in healing rabbit medial collateral ligament. Can J Surg. 2008;51(3):167–72.

67. Ackermann PW, Ahmed M, Kreicbergs A. Early nerve regeneration after achilles tendon rupture—a prerequisite for healing? A study in the rat. J Orthop Res. 2002;20(4):849–56.

68. Kuo LE, Abe K, Zukowska Z. Stress, NPY and vascular remodeling: implications for stress-related diseases. Peptides. 2007;28(2):435–40.

69. Abe K, Tilan JU, Zukowska Z. NPY and NPY receptors in vascular remodeling. Curr Top Med Chem. 2007;7(17):1704–9.

70. Wang Y, Zhang D, Ashraf M, Zhao T, Huang W, Ashraf A, et al. Combining neuropeptide Y and mesenchymal stem cells reverses remodeling after myocardial infarction. Am J Physiol Heart Circ Physiol. 2010;298(1):H275–86.

71. Ekstrand AJ, Cao R, Bjorndahl M, Nystrom S, Jonsson-Rylander AC, Hassani H, et al. Deletion of neuropeptide Y (NPY) 2 receptor in mice results in blockage of NPY-induced angiogenesis and delayed wound healing. Proc Natl Acad Sci U S A. 2003;100(10):6033–8.

72. Uhl GR, Kuhar MJ, Snyder SH. Neurotensin: immunohistochemical localization in rat central nervous system. Proc Natl Acad Sci U S A. 1977;74(9):4059–63.

73. Helmstaedter V, Taugner C, Feurle GE, Forssmann WG. Localization of neurotensin-immunoreactive cells in the small intestine of man and various mammals. Histochemistry. 1977;53(1):35–41.

74. Vincent JP, Mazella J, Kitabgi P. Neurotensin and neurotensin receptors. Trends Pharmacol Sci. 1999;20(7):302–9.

75. Goldman R, Bar-Shavit Z, Romeo D. Neurotensin modulates human neutrophil locomotion and phagocytic capability. FEBS Lett. 1983;159(1–2):63–7.

76. Goldman R, Bar-Shavit Z. On the mechanism of the augmentation of the phagocytic capability of phagocytic cells by Tuftsin, substance P, neurotensin, and kentsin and the interrelationship between their receptors. Ann N Y Acad Sci. 1983;419:143–55.

77. De la Fuente M, Garrido JJ, Arahuetes RM, Hernanz A. Stimulation of phagocytic function in mouse macrophages by neurotensin and neuromedin N. J Neuroimmunol. 1993;42(1):97–104.

78. Zhao D, Zhan Y, Zeng H, Koon HW, Moyer MP, Pothoulakis C. Neurotensin stimulates interleukin-8 expression through modulation of I kappa B alpha phosphorylation and p65 transcriptional activity: involvement of protein kinase C alpha. Mol Pharmacol. 2005;67(6):2025–31.

79. Castagliuolo I, Wang CC, Valenick L, Pasha A, Nikulasson S, Carraway RE, et al. Neurotensin is a proinflammatory neuropeptide in colonic inflammation. J Clin Invest. 1999;103(6):843–9.

80. Bakirtzi K, Law IK, Xue X, Iliopoulos D, Shah YM, Pothoulakis C. Neurotensin promotes the development of colitis and intestinal angiogenesis via Hif-1alpha-miR-210 signaling. J Immunol. 2016;196(10):4311–21.

81. Bakirtzi K, West G, Fiocchi C, Law IK, Iliopoulos D, Pothoulakis C. The neurotensin-HIF-1alpha-VEGFalpha axis orchestrates hypoxia, colonic inflammation, and intestinal angiogenesis. Am J Pathol. 2014;184(12):3405–14.

82. Brun P, Mastrotto C, Beggiao E, Stefani A, Barzon L, Sturniolo GC, et al. Neuropeptide neurotensin stimulates intestinal wound healing following chronic intestinal inflammation. Am J Physiol Gastrointest Liver Physiol. 2005;288(4):G621–9.

83. Zhao D, Bakirtzi K, Zhan Y, Zeng H, Koon HW, Pothoulakis C. Insulin-like growth factor-1 receptor transactivation modulates the inflammatory and proliferative responses of neurotensin in human colonic epithelial cells. J Biol Chem. 2011;286(8):6092–9.

84. Martin S, Vincent JP, Mazella J. Involvement of the neurotensin receptor-3 in the neurotensin-induced migration of human microglia. J Neurosci. 2003;23(4):1198–205.

85. Melander O, Maisel AS, Almgren P, Manjer J, Belting M, Hedblad B, et al. Plasma proneurotensin and incidence of diabetes, cardiovascular disease, breast cancer, and mortality. JAMA. 2012;308(14):1469–75.

86. Li J, Song J, Zaytseva YY, Liu Y, Rychahou P, Jiang K, et al. An obligatory role for neurotensin in high-fat-diet-induced obesity. Nature. 2016;533(7603):411–5.

87. Sheppard MC, Bailey CJ, Flatt PR, Swanston-Flatt SK, Shennan KI. Immunoreactive neurotensin in spontaneous syndromes of obesity and diabetes in mice. Acta Endocrinol. 1985;108(4):532–6.

88. Berelowitz M, Frohman LA. The role of neurotensin in the regulation of carbohydrate metabolism and in diabetes. Ann N Y Acad Sci. 1982;400:150–9.

89. El-Salhy M. Neuroendocrine peptides of the gastrointestinal tract of an animal model of human type 2 diabetes mellitus. Acta Diabetol. 1998;35(4):194–8.

90. Service FJ, Jay JM, Rizza RA, O'Brien PC, Go VL. Neurotensin in diabetes and obesity. Regul Pept. 1986;14(1):85–92.

91. da Silva L, Neves BM, Moura L, Cruz MT, Carvalho E. Neurotensin downregulates the pro-inflammatory properties of skin dendritic cells and increases epidermal growth factor expression. Biochim Biophys Acta. 2011;1813(10):1863–71.

92. Moura LI, Silva L, Leal EC, Tellechea A, Cruz MT, Carvalho E. Neurotensin modulates the migratory and inflammatory response of macrophages under hyperglycemic conditions. Biomed Res Int. 2013;2013:941764.

93. Pereira da Silva L, Miguel Neves B, Moura L, Cruz MT, Carvalho E. Neurotensin decreases the proinflammatory status of human skin fibroblasts and increases epidermal growth factor expression. Int J Inflamm. 2014;2014:248240.

94. Moura LI, Cruz MT, Carvalho E. The effect of neurotensin in human keratinocytes--implication on impaired wound healing in diabetes. Exp Biol Med. 2014;239(1):6–12.

95. Moura LI, Dias AM, Leal EC, Carvalho L, de Sousa HC, Carvalho E. Chitosan-based dressings loaded with neurotensin--an efficient strategy to improve early diabetic wound healing. Acta Biomater. 2014;10(2):843–57.

96. Moura LI, Dias AM, Suesca E, Casadiegos S, Leal EC, Fontanilla MR, et al. Neurotensin-loaded collagen dressings reduce inflammation and improve wound healing in diabetic mice. Biochim Biophys Acta. 2014;1842(1):32–43.

97. van Rossum D, Hanisch UK, Quirion R. Neuroanatomical localization, pharmacological characterization and functions of CGRP, related peptides and their receptors. Neurosci Biobehav Rev. 1997;21(5):649–78.

98. Holzer P. Local effector functions of capsaicin-sensitive sensory nerve endings: involvement of tachykinins, calcitonin gene-related peptide and other neuropeptides. Neuroscience. 1988;24(3):739–68.

99. Maggi CA. Tachykinins and calcitonin gene-related peptide (CGRP) as co-transmitters released from peripheral endings of sensory nerves. Prog Neurobiol. 1995;45(1):1–98.

100. Chottova Dvorakova M, Kuncova J, Pfeil U, McGregor GP, Sviglerova J, Slavikova J, et al. Cardiomyopathy in streptozotocin-induced diabetes involves intra-axonal accumulation of calcitonin gene-related peptide and altered expression of its receptor in rats. Neuroscience. 2005;134(1):51–8.

101. Yorek MA, Coppey LJ, Gellett JS, Davidson EP. Sensory nerve innervation of epineurial arterioles of the sciatic nerve containing calcitonin gene-related peptide: effect of streptozotocin-induced diabetes. Exp Diabesity Res. 2004;5(3):187–93.

102. Oltman CL, Davidson EP, Coppey LJ, Kleinschmidt TL, Lund DD, Adebara ET, et al. Vascular and neural dysfunction in Zucker diabetic fatty rats: a difficult condition to reverse. Diabetes Obes Metab. 2008;10(1):64–74.

103. Oltman CL, Davidson EP, Coppey LJ, Kleinschmidt TL, Yorek MA. Treatment of Zucker diabetic fatty rats with AVE7688 improves vascular and neural dysfunction. Diabetes Obes Metab. 2009;11(3):223–33.

104. Sheykhzade M, Dalsgaard GT, Johansen T, Nyborg NC. The effect of long-term streptozotocin-induced diabetes on contractile and relaxation responses of coronary arteries: selective attenuation of CGRP-induced relaxations. Br J Pharmacol. 2000;129(6):1212–8.

105. Song JX, Wang LH, Yao L, Xu C, Wei ZH, Zheng LR. Impaired transient receptor potential vanilloid 1 in streptozotocin-induced diabetic hearts. Int J Cardiol. 2009;134(2):290–2.

106. Dux M, Rosta J, Pinter S, Santha P, Jancso G. Loss of capsaicin-induced meningeal neurogenic sensory vasodilatation in diabetic rats. Neuroscience. 2007;150(1):194–201.

107. Adeghate E, Rashed H, Rajbandari S, Singh J. Pattern of distribution of calcitonin gene-related peptide in the dorsal root ganglion of animal models of diabetes mellitus. Ann N Y Acad Sci. 2006;1084:296–303.

108. Wang LH, Zhou SX, Li RC, Zheng LR, Zhu JH, Hu SJ, et al. Serum levels of calcitonin gene-related peptide and substance P are decreased in patients with diabetes mellitus and coronary artery disease. J Int Med Res. 2012;40(1):134–40.

109. Zheng LR, Han J, Yao L, Sun YL, Jiang DM, Hu SJ, et al. Up-regulation of calcitonin gene-related peptide protects streptozotocin-induced diabetic hearts from ischemia/reperfusion injury. Int J Cardiol. 2012;156(2):192–8.

110. Zelissen PM, Koppeschaar HP, Lips CJ, Hackeng WH. Calcitonin gene-related peptide in human obesity. Peptides. 1991;12(4):861–3.

111. Gram DX, Hansen AJ, Wilken M, Elm T, Svendsen O, Carr RD, et al. Plasma calcitonin gene-related peptide is increased prior to obesity, and sensory nerve desensitization by capsaicin improves oral glucose tolerance in obese Zucker rats. Eur J Endocrinol. 2005;153(6):963–9.

112. Walker CS, Li X, Whiting L, Glyn-Jones S, Zhang S, Hickey AJ, et al. Mice lacking the neuropeptide alpha-calcitonin gene-related peptide are protected against diet-induced obesity. Endocrinology. 2010;151(9):4257–69.

113. Bennett GS, Garrett NE, Diemel LT, Brain SD, Tomlinson DR. Neurogenic cutaneous vasodilatation and plasma extravasation in diabetic rats: effect of insulin and nerve growth factor. Br J Pharmacol. 1998;124(7):1573–9.

114. Tomlinson DR, Fernyhough P, Diemel LT. Neurotrophins and peripheral neuropathy. Philos Trans R Soc Lond B Biol Sci. 1996;351(1338):455–62.

115. Jiang Y, Nyengaard JR, Zhang JS, Jakobsen J. Selective loss of calcitonin gene-related peptide-expressing primary sensory neurons of the a-cell phenotype in early experimental diabetes. Diabetes. 2004;53(10):2669–75.

116. Kjartansson J, Dalsgaard CJ. Calcitonin gene-related peptide increases survival of a musculocutaneous critical flap in the rat. Eur J Pharmacol. 1987;142(3):355–8.

117. Khalil Z, Helme R. Sensory peptides as neuromodulators of wound healing in aged rats. J Gerontol A Biol Sci Med Sci. 1996;51(5):B354–61.

118. Brain SD, Cox HM. Neuropeptides and their receptors: innovative science providing novel therapeutic targets. Br J Pharmacol. 2006;147(Suppl 1):S202–11.

119. Brain SD. Sensory neuropeptides: their role in inflammation and wound healing. Immunopharmacology. 1997;37(2–3):133–52.

120. Brain SD, Grant AD. Vascular actions of calcitonin gene-related peptide and adrenomedullin. Physiol Rev. 2004;84(3):903–34.

121. Toda M, Suzuki T, Hosono K, Kurihara Y, Kurihara H, Hayashi I, et al. Roles of calcitonin gene-related peptide in facilitation of wound healing and angiogenesis. Biomed Pharmacother. 2008;62(6):352–9.

122. Mishima T, Ito Y, Hosono K, Tamura Y, Uchida Y, Hirata M, et al. Calcitonin gene-related peptide facilitates revascularization during hindlimb ischemia in mice. Am J Physiol Heart Circ Physiol. 2011;300(2):H431–9.

123. Haegerstrand A, Dalsgaard CJ, Jonzon B, Larsson O, Nilsson J. Calcitonin gene-related peptide stimulates proliferation of human endothelial cells. Proc Natl Acad Sci U S A. 1990;87(9):3299–303.

124. Zhou Y, Zhang M, Sun GY, Liu YP, Ran WZ, Peng L, et al. Calcitonin gene-related peptide promotes the wound healing of human bronchial epithelial cells via PKC and MAPK pathways. Regul Pept. 2013;184:22–9.

125. Tran MT, Ritchie MH, Lausch RN, Oakes JE. Calcitonin gene-related peptide induces IL-8 synthesis in human corneal epithelial cells. J Immunol. 2000;164(8):4307–12.

126. Yaraee R, Ebtekar M, Ahmadiani A, Sabahi F. Neuropeptides (SP and CGRP) augment pro-inflammatory cytokine production in HSV-infected macrophages. Int Immunopharmacol. 2003;3(13–14):1883–7.

127. Yamaguchi M, Kojima T, Kanekawa M, Aihara N, Nogimura A, Kasai K. Neuropeptides stimulate production of interleukin-1 beta, interleukin-6, and tumor necrosis factor-alpha in human dental pulp cells. Inflamm Res. 2004;53(5):199–204.

128. Dallos A, Kiss M, Polyanka H, Dobozy A, Kemeny L, Husz S. Effects of the neuropeptides substance P, calcitonin gene-related peptide, vasoactive intestinal polypeptide and galanin on the production of nerve growth factor and inflammatory cytokines in cultured human keratinocytes. Neuropeptides. 2006;40(4): 251–63.

129. Ichinose M, Sawada M. Enhancement of phagocytosis by calcitonin gene-related peptide (CGRP) in cultured mouse peritoneal macrophages. Peptides. 1996;17(8):1405–14.

130. Wang F, Millet I, Bottomly K, Vignery A. Calcitonin gene-related peptide inhibits interleukin 2 production by murine T lymphocytes. J Biol Chem. 1992;267(29):21052–7.

131. Umeda Y, Takamiya M, Yoshizaki H, Arisawa M. Inhibition of mitogen-stimulated T lymphocyte proliferation by calcitonin gene-related peptide. Biochem Biophys Res Commun. 1988;154(1):227–35.

132. McGillis JP, Humphreys S, Rangnekar V, Ciallella J. Modulation of B lymphocyte differentiation by calcitonin gene-related peptide (CGRP). I. Characterization of high-affinity CGRP receptors on murine 70Z/3 cells. Cell Immunol. 1993;150(2):391–404.

133. Asahina A, Hosoi J, Murphy GF, Granstein RD. Calcitonin gene-related peptide modulates Langerhans cell antigen-presenting function. Proc Assoc Am Physicians. 1995;107(2):242–4.

134. Sun W, Wang L, Zhang Z, Chen M, Wang X. Intramuscular transfer of naked calcitonin gene-related peptide gene prevents autoimmune diabetes induced by multiple low-dose streptozotocin in C57BL mice. Eur J Immunol. 2003;33(1):233–42.

135. Baliu-Pique M, Jusek G, Holzmann B. Neuroimmunological communication via CGRP promotes the development of a regulatory phenotype in TLR4-stimulated macrophages. Eur J Immunol. 2014;44(12):3708–16.

136. Bertolini A, Tacchi R, Vergoni AV. Brain effects of melanocortins. Pharmacol Res. 2009;59(1):13–47.

137. Robbins LS, Nadeau JH, Johnson KR, Kelly MA, Roselli-Rehfuss L, Baack E, et al. Pigmentation phenotypes of variant extension locus alleles result from point mutations that alter MSH receptor function. Cell. 1993;72(6):827–34.

138. Seeley RJ, Yagaloff KA, Fisher SL, Burn P, Thiele TE, van Dijk G, et al. Melanocortin receptors in leptin effects. Nature. 1997;390(6658):349.

139. Clark AJ, McLoughlin L, Grossman A. Familial glucocorticoid deficiency associated with point mutation in the adrenocorticotropin receptor. Lancet. 1993;341(8843):461–2.

140. Marks DL, Hruby V, Brookhart G, Cone RD. The regulation of food intake by selective stimulation of the type 3 melanocortin receptor (MC3R). Peptides. 2006;27(2):259–64.

141. Chen KY, Muniyappa R, Abel BS, Mullins KP, Staker P, Brychta RJ, et al. RM-493, a melanocortin-4 receptor (MC4R) agonist, increases resting energy expenditure in obese individuals. J Clin Endocrinol Metab. 2015;100(4):1639–45.

142. Chen W, Kelly MA, Opitz-Araya X, Thomas RE, Low MJ, Cone RD. Exocrine gland dysfunction in MC5-R-deficient mice: evidence for coordinated regulation of exocrine gland function by melanocortin peptides. Cell. 1997;91(6):789–98.

143. Huszar D, Lynch CA, Fairchild-Huntress V, Dunmore JH, Fang Q, Berkemeier LR, et al. Targeted disruption of the melanocortin-4 receptor results in obesity in mice. Cell. 1997;88(1):131–41.

144. Thody AJ, Ridley K, Penny RJ, Chalmers R, Fisher C, Shuster S. MSH peptides are present in mammalian skin. Peptides. 1983;4(6):813–6.

145. Slominski A, Wortsman J, Mazurkiewicz JE, Matsuoka L, Dietrich J, Lawrence K, et al. Detection of proopiomelanocortin-derived antigens in normal and pathologic human skin. J Lab Clin Med. 1993;122(6):658–66.

146. Mazurkiewicz JE, Corliss D, Slominski A. Spatiotemporal expression, distribution, and processing of POMC and POMC-derived peptides in murine skin. J Histochem Cytochem. 2000;48(7):905–14.

147. Lee M, Kim A, Chua SC Jr, Obici S, Wardlaw SL. Transgenic MSH overexpression attenuates the metabolic effects of a high-fat diet. Am J Physiol Endocrinol Metab. 2007;293(1):E121–31.

148. Enriori PJ, Chen W, Garcia-Rudaz MC, Grayson BE, Evans AE, Comstock SM, et al. Alpha-melanocyte stimulating hormone promotes muscle glucose uptake via melanocortin 5 receptors. Mol Metab. 2016;5(10):807–22.

149. Zhang L, Dong L, Liu X, Jiang Y, Zhang L, Zhang X, et al. Alpha-melanocyte-stimulating hormone protects retinal vascular endothelial cells from oxidative stress and apoptosis in a rat model of diabetes. PLoS One. 2014;9(4):e93433.

150. Havel PJ, Hahn TM, Sindelar DK, Baskin DG, Dallman MF, Weigle DS, et al. Effects of streptozotocin-induced diabetes and insulin treatment on the hypothalamic melanocortin system and muscle uncoupling protein 3 expression in rats. Diabetes. 2000;49(2):244–52.

151. Kim EM, Grace MK, Welch CC, Billington CJ, Levine AS. STZ-induced diabetes decreases and insulin normalizes POMC mRNA in arcuate nucleus and pituitary in rats. Am J Physiol. 1999;276(5 Pt 2):R1320–6.

152. Xu S, Lind L, Zhao L, Lindahl B, Venge P. Plasma prolylcarboxypeptidase (angiotensinase C) is increased in obesity and diabetes mellitus and related to cardiovascular dysfunction. Clin Chem. 2012;58(7):1110–5.

153. Schneeberger M, Gomez-Valades AG, Altirriba J, Sebastian D, Ramirez S, Garcia A, et al. Reduced alpha-MSH underlies hypothalamic ER-stress-induced hepatic gluconeogenesis. Cell Rep. 2015;12(3):361–70.

154. Abou-Mohamed G, Papapetropoulos A, Ulrich D, Catravas JD, Tuttle RR, Caldwell RW. HP-228, a novel synthetic peptide, inhibits the induction of nitric oxide synthase in vivo but not in vitro. J Pharmacol Exp Ther. 1995;275(2):584–91.

155. Rajora N, Boccoli G, Burns D, Sharma S, Catania AP, Lipton JM. Alpha-MSH modulates local and circulating tumor necrosis factor-alpha in experimental brain inflammation. J Neurosci. 1997;17(6):2181–6.

156. Rajora N, Boccoli G, Catania A, Lipton JM. alpha-MSH modulates experimental inflammatory bowel disease. Peptides. 1997;18(3):381–5.

157. Catania A, Delgado R, Airaghi L, Cutuli M, Garofalo L. Carlin A, et al. alpha-MSH in systemic inflammation. Central and peripheral actions. Ann N Y Acad Sci. 1999;885:183–7.

158. Gatti S, Colombo G, Buffa R, Turcatti F, Garofalo L. Carboni N, et al. alpha-Melanocyte-stimulating hormone protects the allograft in experimental heart transplantation. Transplantation. 2002;74(12):1678–84.

159. Catania A, Gatti S, Colombo G, Lipton JM. Targeting melanocortin receptors as a novel strategy to control inflammation. Pharmacol Rev. 2004;56(1):1–29.

160. Xu PB, Mao YF, Meng HB, Tian YP, Deng XM. STY39, a novel alpha-melanocyte-stimulating hormone analogue, attenuates

bleomycin-induced pulmonary inflammation and fibrosis in mice. Shock. 2011;35(3):308–14.

161. Jung EJ, Kim SC, Jeong SH, Lee JY, Han DJ. Alpha-melanocyte stimulating hormone preserves islet graft survival through down-regulation of Toll-like receptors. Transplant Proc. 2012;44(4):1086–90.

162. Hamrah P, Haskova Z, Taylor AW, Zhang Q, Ksander BR, Dana MR. Local treatment with alpha-melanocyte stimulating hormone reduces corneal allorejection. Transplantation. 2009;88(2):180–7.

163. Shah PP, Desai PR, Boakye CH, Patlolla R, Kikwai LC, Babu RJ, et al. Percutaneous delivery of alpha-melanocyte-stimulating hormone for the treatment of imiquimod-induced psoriasis. J Drug Target. 2016;24(6):537–47.

164. Haylett AK, Nie Z, Brownrigg M, Taylor R, Rhodes LE. Systemic photoprotection in solar urticaria with alpha-melanocyte-stimulating hormone analogue [Nle4-D-Phe7]-alpha-MSH. Br J Dermatol. 2011;164(2):407–14.

165. Cooper A, Robinson SJ, Pickard C, Jackson CL, Friedmann PS, Healy E. Alpha-melanocyte-stimulating hormone suppresses antigen-induced lymphocyte proliferation in humans independently of melanocortin 1 receptor gene status. J Immunol. 2005;175(7):4806–13.

166. Nishida T, Taylor AW. Specific aqueous humor factors induce activation of regulatory T cells. Invest Ophthalmol Vis Sci. 1999;40(10):2268–74.

167. Bhardwaj R, Becher E, Mahnke K, Hartmeyer M, Schwarz T, Scholzen T, et al. Evidence for the differential expression of the functional alpha-melanocyte-stimulating hormone receptor MC-1 on human monocytes. J Immunol. 1997;158(7):3378–84.

168. Yang Y, Zhang W, Meng L, Yu H, Lu N, Fu G, et al. Alpha-melanocyte stimulating hormone inhibits monocytes adhesion to vascular endothelium. Exp Biol Med. 2015;240(11):1537–42.

169. Taherzadeh S, Sharma S, Chhajlani V, Gantz I, Rajora N. Demitri MT, et al. alpha-MSH and its receptors in regulation of tumor necrosis factor-alpha production by human monocyte/macrophages. Am J Physiol. 1999;276(5 Pt 2):R1289–94.

170. Star RA, Rajora N, Huang J, Stock RC, Catania A, Lipton JM. Evidence of autocrine modulation of macrophage nitric oxide synthase by alpha-melanocyte-stimulating hormone. Proc Natl Acad Sci U S A. 1995;92(17):8016–20.

171. Mandrika I, Muceniece R, Wikberg JE. Effects of melanocortin peptides on lipopolysaccharide/interferon-gamma-induced NF-kappaB DNA binding and nitric oxide production in macrophage-like RAW 264.7 cells: evidence for dual mechanisms of action. Biochem Pharmacol. 2001;61(5):613–21.

172. Adachi S, Nakano T, Vliagoftis H, Metcalfe DD. Receptor-mediated modulation of murine mast cell function by alpha-melanocyte stimulating hormone. J Immunol. 1999;163(6):3363–8.

173. Bohm M, Schulte U, Kalden H, Luger TA. Alpha-melanocyte-stimulating hormone modulates activation of NF-kappa B and AP-1 and secretion of interleukin-8 in human dermal fibroblasts. Ann N Y Acad Sci. 1999;885:277–86.

174. Hartmeyer M, Scholzen T, Becher E, Bhardwaj RS, Schwarz T, Luger TA. Human dermal microvascular endothelial cells express the melanocortin receptor type 1 and produce increased levels of IL-8 upon stimulation with alpha-melanocyte-stimulating hormone. J Immunol. 1997;159(4):1930–7.

175. Redondo P, Garcia-Foncillas J, Okroujnov I, Bandres E. Alpha-MSH regulates interleukin-10 expression by human keratinocytes. Arch Dermatol Res. 1998;290(8):425–8.

176. Weng WT, Huang SC, Ma YL, Chan HH, Lin SW. Wu JC, et al. alpha-Melanocyte-stimulating hormone inhibits angiogenesis through attenuation of VEGF/VEGFR2 signaling pathway. Biochim Biophys Acta. 2014;1840(6):1850–60.

177. Zou L, Sato N, Kone BC. Alpha-melanocyte stimulating hormone protects against H2O2-induced inhibition of wound restitution in IEC-6 cells via a Syk kinase- and NF-kappabeta-dependent mechanism. Shock. 2004;22(5):453–9.

178. Bonfiglio V, Camillieri G, Avitabile T, Leggio GM, Drago F. Effects of the COOH-terminal tripeptide alpha-MSH(11-13) on corneal epithelial wound healing: role of nitric oxide. Exp Eye Res. 2006;83(6):1366–72.

179. de Souza KS, Cantaruti TA, Azevedo GM Jr, Galdino DA, Rodrigues CM, Costa RA, et al. Improved cutaneous wound healing after intraperitoneal injection of alpha-melanocyte-stimulating hormone. Exp Dermatol. 2015;24(3):198–203.

180. Eming SA, Krieg T, Davidson JM. Inflammation in wound repair: molecular and cellular mechanisms. J Invest Dermatol. 2007;127(3):514–25.

181. Singer AJ, Clark RA. Cutaneous wound healing. N Engl J Med. 1999;341(10):738–46.

182. Jameson JM, Sharp LL, Witherden DA, Havran WL. Regulation of skin cell homeostasis by gamma delta T cells. Front Biosci. 2004;9:2640–51.

183. Noli C, Miolo A. The mast cell in wound healing. Vet Dermatol. 2001;12(6):303–13.

184. Cumberbatch M, Dearman RJ, Griffiths CE, Kimber I. Langerhans cell migration. Clin Exp Dermatol. 2000;25(5):413–8.

185. Deonarine K, Panelli MC, Stashower ME, Jin P, Smith K, Slade HB, et al. Gene expression profiling of cutaneous wound healing. J Transl Med. 2007;5:11.

186. Shaw TJ, Martin P. Wound repair at a glance. J Cell Sci. 2009;122(Pt 18):3209–13.

187. Gillitzer R, Goebeler M. Chemokines in cutaneous wound healing. J Leukoc Biol. 2001;69(4):513–21.

188. Steed DL. The role of growth factors in wound healing. Surg Clin North Am. 1997;77(3):575–86.

189. Poncet P, Arock M, David B. MHC class II-dependent activation of CD4+ T cell hybridomas by human mast cells through superantigen presentation. J Leukoc Biol. 1999;66(1):105–12.

190. Stelekati E, Bahri R, D'Orlando O, Orinska Z, Mittrucker HW, Langenhaun R, et al. Mast cell-mediated antigen presentation regulates CD8+ T cell effector functions. Immunity. 2009;31(4):665–76.

191. Maione AG, Smith A, Kashpur O, Yanez V, Knight E, Mooney DJ, et al. Altered ECM deposition by diabetic foot ulcer-derived fibroblasts implicates fibronectin in chronic wound repair. Wound Repair Regen. 2016;24(4):630–43.

192. Acosta JB, del Barco DG, Vera DC, Savigne W, Lopez-Saura P, Guillen Nieto G, et al. The pro-inflammatory environment in recalcitrant diabetic foot wounds. Int Wound J. 2008;5(4):530–9.

193. Vaalamo M, Leivo T, Saarialho-Kere U. Differential expression of tissue inhibitors of metalloproteinases (TIMP-1, -2, -3, and -4) in normal and aberrant wound healing. Hum Pathol. 1999;30(7):795–802.

194. Pirila E, Korpi JT, Korkiamaki T, Jahkola T, Gutierrez-Fernandez A, Lopez-Otin C, et al. Collagenase-2 (MMP-8) and matrilysin-2 (MMP-26) expression in human wounds of different etiologies. Wound Repair Regen. 2007;15(1):47–57.

195. Wysocki AB, Staiano-Coico L, Grinnell F. Wound fluid from chronic leg ulcers contains elevated levels of metalloproteinases MMP-2 and MMP-9. J Invest Dermatol. 1993;101(1):64–8.

196. Duckworth WC, Fawcett J, Reddy S, Page JC. Insulin-degrading activity in wound fluid. J Clin Endocrinol Metab. 2004;89(2):847–51.

197. Khanna S, Biswas S, Shang Y, Collard E, Azad A, Kauh C, et al. Macrophage dysfunction impairs resolution of inflammation in the wounds of diabetic mice. PLoS One. 2010;5(3):e9539.

198. Siqueira MF, Li J, Chehab L, Desta T, Chino T, Krothpali N, et al. Impaired wound healing in mouse models of diabetes is mediated by TNF-alpha dysregulation and associated with enhanced activation of forkhead box O1 (FOXO1). Diabetologia. 2010;53(2):378–88.

199. Alba-Loureiro TC, Hirabara SM, Mendonca JR, Curi R, Pithon-Curi TC. Diabetes causes marked changes in function and metabolism of rat neutrophils. J Endocrinol. 2006;188(2):295–303.

200. Marhoffer W, Stein M, Schleinkofer L, Federlin K. Evidence of ex vivo and in vitro impaired neutrophil oxidative burst and

phagocytic capacity in type 1 diabetes mellitus. Diabetes Res Clin Pract. 1993;19(3):183–8.

201. Fitzgerald RH, Mills JL, Joseph W, Armstrong DG. The diabetic rapid response acute foot team: 7 essential skills for targeted limb salvage. Eplasty. 2009;9:e15.

202. Boulton AJ, Armstrong DG, Albert SF, Frykberg RG, Hellman R, Kirkman MS, et al. Comprehensive foot examination and risk assessment. A report of the Task Force of the Foot Care Interest Group of the American Diabetes Association, with endorsement by the American Association of Clinical Endocrinologists. Phys Ther. 2008;88(11):1436–43.

203. Bjarnsholt T, Kirketerp-Moller K, Jensen PO, Madsen KG, Phipps R, Krogfelt K, et al. Why chronic wounds will not heal: a novel hypothesis. Wound Repair Regen. 2008;16(1):2–10.

204. Costerton JW, Lewandowski Z, Caldwell DE, Korber DR, Lappin-Scott HM. Microbial biofilms. Annu Rev Microbiol. 1995;49:711–45.

205. Kirshenbaum AS, Kessler SW, Goff JP, Metcalfe DD. Demonstration of the origin of human mast cells from CD34+ bone marrow progenitor cells. J Immunol. 1991;146(5):1410–5.

206. Rodewald HR, Dessing M, Dvorak AM, Galli SJ. Identification of a committed precursor for the mast cell lineage. Science. 1996;271(5250):818–22.

207. Chen CC, Grimbaldeston MA, Tsai M, Weissman IL, Galli SJ. Identification of mast cell progenitors in adult mice. Proc Natl Acad Sci U S A. 2005;102(32):11408–13.

208. Arinobu Y, Iwasaki H, Gurish MF, Mizuno S, Shigematsu H, Ozawa H, et al. Developmental checkpoints of the basophil/mast cell lineages in adult murine hematopoiesis. Proc Natl Acad Sci U S A. 2005;102(50):18105–10.

209. Gurish MF, Pear WS, Stevens RL, Scott ML, Sokol K, Ghildyal N, et al. Tissue-regulated differentiation and maturation of a v-abl-immortalized mast cell-committed progenitor. Immunity. 1995;3(2):175–86.

210. Kube P, Audige L, Kuther K, Welle M. Distribution, density and heterogeneity of canine mast cells and influence of fixation techniques. Histochem Cell Biol. 1998;110(2):129–35.

211. Theoharides TC, Alysandratos KD, Angelidou A, Delivanis DA, Sismanopoulos N, Zhang B, et al. Mast cells and inflammation. Biochim Biophys Acta. 2012;1822(1):21–33.

212. Metcalfe DD. Mast cells and mastocytosis. Blood. 2008;112(4):946–56.

213. Nishida K, Yamasaki S, Ito Y, Kabu K, Hattori K, Tezuka T, et al. Fc{epsilon}RI-mediated mast cell degranulation requires calcium-independent microtubule-dependent translocation of granules to the plasma membrane. J Cell Biol. 2005;170(1):115–26.

214. Lundequist A, Pejler G. Biological implications of preformed mast cell mediators. Cell Mol Life Sci. 2011;68(6):965–75.

215. Zhang B, Weng Z, Sismanopoulos N, Asadi S, Therianou A, Alysandratos KD, et al. Mitochondria distinguish granule-stored from de novo synthesized tumor necrosis factor secretion in human mast cells. Int Arch Allergy Immunol. 2012;159(1):23–32.

216. Theoharides TC, Bielory L. Mast cells and mast cell mediators as targets of dietary supplements. Ann Allergy Asthma Immunol. 2004;93(2 Suppl 1):S24–34.

217. Douaiher J, Succar J, Lancerotto L, Gurish MF, Orgill DP, Hamilton MJ, et al. Development of mast cells and importance of their tryptase and chymase serine proteases in inflammation and wound healing. Adv Immunol. 2014;122:211–52.

218. Theoharides TC, Kempuraj D, Tagen M, Conti P, Kalogeromitros D. Differential release of mast cell mediators and the pathogenesis of inflammation. Immunol Rev. 2007;217:65–78.

219. Galli SJ. New concepts about the mast cell. N Engl J Med. 1993;328(4):257–65.

220. Siraganian RP. Mast cell signal transduction from the high-affinity IgE receptor. Curr Opin Immunol. 2003;15(6):639–46.

221. Blank U, Rivera J. The ins and outs of IgE-dependent mast-cell exocytosis. Trends Immunol. 2004;25(5):266–73.

222. Kraft S, Rana S, Jouvin MH, Kinet JP. The role of the FcepsilonRI beta-chain in allergic diseases. Int Arch Allergy Immunol. 2004;135(1):62–72.

223. Metz M, Siebenhaar F, Maurer M. Mast cell functions in the innate skin immune system. Immunobiology. 2008;213(3-4):251–60.

224. Abraham SN, St John AL. Mast cell-orchestrated immunity to pathogens. Nat Rev Immunol. 2010;10(6):440–52.

225. Gordon JR, Galli SJ. Mast cells as a source of both preformed and immunologically inducible TNF-alpha/cachectin. Nature. 1990;346(6281):274–6.

226. Galli SJ, Nakae S, Tsai M. Mast cells in the development of adaptive immune responses. Nat Immunol. 2005;6(2):135–42.

227. Mekori YA, Metcalfe DD. Mast cells in innate immunity. Immunol Rev. 2000;173:131–40.

228. Benoist C, Mathis D. Mast cells in autoimmune disease. Nature. 2002;420(6917):875–8.

229. Rottem M, Mekori YA. Mast cells and autoimmunity. Autoimmun Rev. 2005;4(1):21–7.

230. Oskeritzian CA. Mast cell plasticity and sphingosine-1-phosphate in immunity, inflammation and cancer. Mol Immunol. 2015;63(1):104–12.

231. Ng MF. The role of mast cells in wound healing. Int Wound J. 2010;7(1):55–61.

232. Weber A, Knop J, Maurer M. Pattern analysis of human cutaneous mast cell populations by total body surface mapping. Br J Dermatol. 2003;148(2):224–8.

233. Fewtrell CM, Foreman JC, Jordan CC, Oehme P, Renner H, Stewart JM. The effects of substance P on histamine and 5-hydroxytryptamine release in the rat. J Physiol. 1982;330:393–411.

234. Carraway R, Cochrane DE, Lansman JB, Leeman SE, Paterson BM, Welch HJ. Neurotensin stimulates exocytotic histamine secretion from rat mast cells and elevates plasma histamine levels. J Physiol. 1982;323:403–14.

235. Goetzl EJ, Cheng PP, Hassner A, Adelman DC, Frick OL, Sreedharan SP. Neuropeptides, mast cells and allergy: novel mechanisms and therapeutic possibilities. Clin Exp Allergy. 1990;20(Suppl 4):3–7.

236. Chahdi A, Mousli M, Landry Y. Substance P-related inhibitors of mast cell exocytosis act on G-proteins or on the cell surface. Eur J Pharmacol. 1998;341(2-3):329–35.

237. Barrocas AM, Cochrane DE, Carraway RE, Feldberg RS. Neurotensin stimulation of mast cell secretion is receptor-mediated, pertussis-toxin sensitive and requires activation of phospholipase C. Immunopharmacology. 1999;41(2):131–7.

238. Mousli M, Hugli TE, Landry Y, Bronner C. Peptidergic pathway in human skin and rat peritoneal mast cell activation. Immunopharmacology. 1994;27(1):1–11.

239. Palomaki VA, Laitinen JT. The basic secretagogue compound 48/80 activates G proteins indirectly via stimulation of phospholipase D-lysophosphatidic acid receptor axis and 5-HT1A receptors in rat brain sections. Br J Pharmacol. 2006;147(6):596–606.

240. Chahdi A, Fraundorfer PF, Beaven MA. Compound 48/80 activates mast cell phospholipase D via heterotrimeric GTP-binding proteins. J Pharmacol Exp Ther. 2000;292(1):122–30.

241. Cao J, Papadopoulou N, Kempuraj D, Boucher WS, Sugimoto K, Cetrulo CL, et al. Human mast cells express corticotropin-releasing hormone (CRH) receptors and CRH leads to selective secretion of vascular endothelial growth factor. J Immunol. 2005;174(12):7665–75.

242. Theoharides TC, Zhang B, Kempuraj D, Tagen M, Vasiadi M, Angelidou A, et al. IL-33 augments substance P-induced VEGF secretion from human mast cells and is increased in psoriatic skin. Proc Natl Acad Sci U S A. 2010;107(9):4448–53.

243. el Sayed SO, Dyson M. Responses of dermal mast cells to injury. J Anat. 1993;182(Pt 3):369–76.

244. Wulff BC, Wilgus TA. Mast cell activity in the healing wound: more than meets the eye? Exp Dermatol. 2013;22(8):507–10.

245. Rao KN, Brown MA. Mast cells: multifaceted immune cells with diverse roles in health and disease. Ann N Y Acad Sci.

2008;1143:83–104.

246. Dunnick CA, Gibran NS, Heimbach DM. Substance P has a role in neurogenic mediation of human burn wound healing. J Burn Care Rehabil. 1996;17(5):390–6.

247. Younan GJ, Heit YI, Dastouri P, Kekhia H, Xing W, Gurish MF, et al. Mast cells are required in the proliferation and remodeling phases of microdeformational wound therapy. Plast Reconstr Surg. 2011;128(6):649e–58e.

248. Nishikori Y, Kakizoe E, Kobayashi Y, Shimoura K, Okunishi H, Dekio S. Skin mast cell promotion of matrix remodeling in burn wound healing in mice: relevance of chymase. Arch Dermatol Res. 1998;290(10):553–60.

249. Noli C, Miolo A. The role of mast cells in the early stages of wound healing. Int Wound J. 2010;7(6):540.

250. Wulff BC, Parent AE, Meleski MA, DiPietro LA, Schrementi ME, Wilgus TA. Mast cells contribute to scar formation during fetal wound healing. J Invest Dermatol. 2012;132(2):458–65.

251. Mekori YA, Zeidan Z. Mast cells in nonallergic immune responses in vivo. Isr J Med Sci. 1990;26(6):337–41.

252. Prieto-Garcia A, Zheng D, Adachi R, Xing W, Lane WS, Chung K, et al. Mast cell restricted mouse and human tryptase.heparin complexes hinder thrombin-induced coagulation of plasma and the generation of fibrin by proteolytically destroying fibrinogen. J Biol Chem. 2012;287(11):7834–44.

253. Weller K, Foitzik K, Paus R, Syska W, Maurer M. Mast cells are required for normal healing of skin wounds in mice. FASEB J. 2006;20(13):2366–8.

254. Egozi EI, Ferreira AM, Burns AL, Gamelli RL, Dipietro LA. Mast cells modulate the inflammatory but not the proliferative response in healing wounds. Wound Repair Regen. 2003;11(1):46–54.

255. Younan G, Suber F, Xing W, Shi T, Kunori Y, Abrink M, et al. The inflammatory response after an epidermal burn depends on the activities of mouse mast cell proteases 4 and 5. J Immunol. 2010;185(12):7681–90.

256. Chen R, Fairley JA, Zhao ML, Giudice GJ, Zillikens D, Diaz LA, et al. Macrophages, but not T and B lymphocytes, are critical for subepidermal blister formation in experimental bullous pemphigoid: macrophage-mediated neutrophil infiltration depends on mast cell activation. J Immunol. 2002;169(7):3987–92.

257. Qu Z, Huang X, Ahmadi P, Stenberg P, Liebler JM, Le AC, et al. Synthesis of basic fibroblast growth factor by murine mast cells. Regulation by transforming growth factor beta, tumor necrosis factor alpha, and stem cell factor. Int Arch Allergy Immunol. 1998;115(1):47–54.

258. Katayama I, Yokozeki H, Nishioka K. Mast-cell-derived mediators induce epidermal cell proliferation: clue for lichenified skin lesion formation in atopic dermatitis. Int Arch Allergy Immunol. 1992;98(4):410–4.

259. Cairns JA, Walls AF. Mast cell tryptase is a mitogen for epithelial cells. Stimulation of IL-8 production and intercellular adhesion molecule-1 expression. J Immunol. 1996;156(1):275–83.

260. Shiota N, Nishikori Y, Kakizoe E, Shimoura K, Niibayashi T, Shimbori C, et al. Pathophysiological role of skin mast cells in wound healing after scald injury: study with mast cell-deficient W/W(V) mice. Int Arch Allergy Immunol. 2010;151(1):80–8.

261. Puxeddu I, Piliponsky AM, Bachelet I, Levi-Schaffer F. Mast cells in allergy and beyond. Int J Biochem Cell Biol. 2003;35(12):1601–7.

262. Azizkhan RG, Azizkhan JC, Zetter BR, Folkman J. Mast cell heparin stimulates migration of capillary endothelial cells in vitro. J Exp Med. 1980;152(4):931–44.

263. Norrby K, Sorbo J. Heparin enhances angiogenesis by a systemic mode of action. Int J Exp Pathol. 1992;73(2):147–55.

264. Gailit J, Marchese MJ, Kew RR, Gruber BL. The differentiation and function of myofibroblasts is regulated by mast cell mediators. J Invest Dermatol. 2001;117(5):1113–9.

265. Kupietzky A, Levi-Schaffer F. The role of mast cell-derived histamine in the closure of an in vitro wound. Inflamm Res.

1996;45(4):176–80.

266. Yamamoto T, Hartmann K, Eckes B, Krieg T. Mast cells enhance contraction of three-dimensional collagen lattices by fibroblasts by cell-cell interaction: role of stem cell factor/c-kit. Immunology. 2000;99(3):435–9.

267. Moyer KE, Saggers GC, Ehrlich HP. Mast cells promote fibroblast populated collagen lattice contraction through gap junction intercellular communication. Wound Repair Regen. 2004;12(3):269–75.

268. Pistorio AL, Ehrlich HP. Modulatory effects of connexin-43 expression on gap junction intercellular communications with mast cells and fibroblasts. J Cell Biochem. 2011;112(5):1441–9.

269. Au SR, Au K, Saggers GC, Karne N, Ehrlich HP. Rat mast cells communicate with fibroblasts via gap junction intercellular communications. J Cell Biochem. 2007;100(5):1170–7.

270. Foley TT, Saggers GC, Moyer KE, Ehrlich HP. Rat mast cells enhance fibroblast proliferation and fibroblast-populated collagen lattice contraction through gap junctional intercellular communications. Plast Reconstr Surg. 2011;127(4):1478–86.

271. Harunari N, Zhu KQ, Armendariz RT, Deubner H, Muangman P, Carrougher GJ, et al. Histology of the thick scar on the female, red Duroc pig: final similarities to human hypertrophic scar. Burns. 2006;32(6):669–77.

272. Kischer CW, Bunce H 3rd, Shetlah MR. Mast cell analyses in hypertrophic scars, hypertrophic scars treated with pressure and mature scars. J Invest Dermatol. 1978;70(6):355–7.

273. Smith CJ, Smith JC, Finn MC. The possible role of mast cells (allergy) in the production of keloid and hypertrophic scarring. J Burn Care Rehabil. 1987;8(2):126–31.

274. Antsiferova M, Martin C, Huber M, Feyerabend TB, Forster A, Hartmann K, et al. Mast cells are dispensable for normal and activin-promoted wound healing and skin carcinogenesis. J Immunol. 2013;191(12):6147–55.

275. Nauta AC, Grova M, Montoro DT, Zimmermann A, Tsai M, Gurtner GC, et al. Evidence that mast cells are not required for healing of splinted cutaneous excisional wounds in mice. PLoS One. 2013;8(3):e59167.

276. Willenborg S, Eckes B, Brinckmann J, Krieg T, Waisman A, Hartmann K, et al. Genetic ablation of mast cells redefines the role of mast cells in skin wound healing and bleomycin-induced fibrosis. J Invest Dermatol. 2014;134(7):2005–15.

277. Hinz B, Mastrangelo D, Iselin CE, Chaponnier C, Gabbiani G. Mechanical tension controls granulation tissue contractile activity and myofibroblast differentiation. Am J Pathol. 2001;159(3):1009–20.

278. Lopez X, Castells M, Ricker A, Velazquez EF, Mun E, Goldfine AB. Human insulin analog--induced lipoatrophy. Diabetes Care. 2008;31(3):442–4.

279. Liu J, Divoux A, Sun J, Zhang J, Clement K, Glickman JN, et al. Genetic deficiency and pharmacological stabilization of mast cells reduce diet-induced obesity and diabetes in mice. Nat Med. 2009;15(8):940–5.

280. Divoux A, Moutel S, Poitou C, Lacasa D, Veyrie N, Aissat A, et al. Mast cells in human adipose tissue: link with morbid obesity, inflammatory status, and diabetes. J Clin Endocrinol Metab. 2012;97(9):E1677–85.

281. Wang Z, Zhang H, Shen XH, Jin KL, Ye GF, Qian L, et al. Immunoglobulin E and mast cell proteases are potential risk factors of human pre-diabetes and diabetes mellitus. PLoS One. 2011;6(12):e28962.

282. Geoffrey R, Jia S, Kwitek AE, Woodliff J, Ghosh S, Lernmark A, et al. Evidence of a functional role for mast cells in the development of type 1 diabetes mellitus in the BioBreeding rat. J Immunol. 2006;177(10):7275–86.

283. Martino L, Masini M, Bugliani M, Marselli L, Suleiman M, Boggi U, et al. Mast cells infiltrate pancreatic islets in human type 1 diabetes. Diabetologia. 2015;58(11):2554–62.

284. Carlos D, Yaochite JN, Rocha FA, Toso VD, Malmegrim KC, Ramos SG, et al. Mast cells control insulitis and increase Treg cells to confer protection against STZ-induced type 1 diabetes in

mice. Eur J Immunol. 2015;45(10):2873–85.

285. Shi MA, Shi GP. Different roles of mast cells in obesity and diabetes: lessons from experimental animals and humans. Front Immunol. 2012;3:7.

286. Nishikori Y, Shiota N, Okunishi H. The role of mast cells in cutaneous wound healing in streptozotocin-induced diabetic mice. Arch Dermatol Res. 2014;306(9):823–35.

287. Tellechea A, Leal EC, Kafanas A, Auster ME, Kuchibhotla S, Ostrovsky Y, et al. Mast cells regulate wound healing in diabetes. Diabetes. 2016;65(7):2006–19.

288. Bellas E, Seiberg M, Garlick J, Kaplan DL. In vitro 3D full-thickness skin-equivalent tissue model using silk and collagen biomaterials. Macromol Biosci. 2012;12(12):1627–36.

289. Xie Y, Rizzi SC, Dawson R, Lynam E, Richards S, Leavesley DI, et al. Development of a three-dimensional human skin equivalent wound model for investigating novel wound healing therapies. Tissue Eng Part C Methods. 2010;16(5):1111–23.

290. Stojadinovic O, Tomic-Canic M. Human ex vivo wound healing model. Methods Mol Biol. 2013;1037:255–64.

291. Mendoza-Garcia J, Sebastian A, Alonso-Rasgado T, Bayat A. Optimization of an ex vivo wound healing model in the adult human skin: functional evaluation using photodynamic therapy. Wound Repair Regen. 2015;23(5):685–702.

292. Sullivan SR, Underwood RA, Gibran NS, Sigle RO, Usui ML, Carter WG, et al. Validation of a model for the study of multiple wounds in the diabetic mouse (db/db). Plast Reconstr Surg. 2004;113(3):953–60.

293. Trousdale RK, Jacobs S, Simhaee DA, Wu JK, Lustbader JW. Wound closure and metabolic parameter variability in a db/db mouse model for diabetic ulcers. J Surg Res. 2009;151(1):100–7.

294. Vinik AI, Holland MT, Le Beau JM, Liuzzi FJ, Stansberry KB, Colen LB. Diabetic neuropathies. Diabetes Care. 1992;15(12):1926–75.

295. Walters DP, Gatling W, Mullee MA, Hill RD. The prevalence of diabetic distal sensory neuropathy in an English community. Diabet Med. 1992;9(4):349–53.

296. Rathur HM, Boulton AJ. Recent advances in the diagnosis and management of diabetic neuropathy. J Bone Joint Surg. 2005;87(12):1605–10.

297. Pham H, Armstrong DG, Harvey C, Harkless LB, Giurini JM, Veves A. Screening techniques to identify people at high risk for diabetic foot ulceration: a prospective multicenter trial. Diabetes Care. 2000;23(5):606–11.

298. Biessels GJ, Bril V, Calcutt NA, Cameron NE, Cotter MA, Dobrowsky R, et al. Phenotyping animal models of diabetic neuropathy: a consensus statement of the diabetic neuropathy study group of the EASD (Neurodiab). J Peripher Nerv Syst. 2014;19(2):77–87.

299. Keswani SG, Katz AB, Lim FY, Zoltick P, Radu A, Alaee D, et al. Adenoviral mediated gene transfer of PDGF-B enhances wound healing in type I and type II diabetic wounds. Wound Repair Regen. 2004;12(5):497–504.

300. McBride JD, Jenkins AJ, Liu X, Zhang B, Lee K, Berry WL, et al. Elevated circulation levels of an antiangiogenic SERPIN in patients with diabetic microvascular complications impair wound healing through suppression of Wnt signaling. J Invest Dermatol. 2014;134(6):1725–34.

301. Luo JD, Wang YY, Fu WL, Wu J, Chen AF. Gene therapy of endothelial nitric oxide synthase and manganese superoxide dismutase restores delayed wound healing in type 1 diabetic mice. Circulation. 2004;110(16):2484–93.

302. Michaels JT, Churgin SS, Blechman KM, Greives MR, Aarabi S, Galiano RD, et al. db/db mice exhibit severe wound-healing impairments compared with other murine diabetic strains in a silicone-splinted excisional wound model. Wound Repair Regen. 2007;15(5):665–70.

303. Fang RC, Kryger ZB, Buck DW 2nd, De la Garza M, Galiano RD, Mustoe TA. Limitations of the db/db mouse in translational

wound healing research: is the NONcNZO10 polygenic mouse model superior? Wound Repair Regen. 2010;18(6):605–13.

304. Buck DW 2nd, Jin DP, Geringer M, Hong SJ, Galiano RD, Mustoe TA. The TallyHo polygenic mouse model of diabetes: implications in wound healing. Plast Reconstr Surg. 2011;128(5):427e–37e.

305. Bauer BS, Ghahary A, Scott PG, Iwashina T, Demare J, Russell JC, et al. The JCR:LA-cp rat: a novel model for impaired wound healing. Wound Repair Regen. 2004;12(1):86–92.

306. Kong P, Xie X, Li F, Liu Y, Lu Y. Placenta mesenchymal stem cell accelerates wound healing by enhancing angiogenesis in diabetic Goto-Kakizaki (GK) rats. Biochem Biophys Res Commun. 2013;438(2):410–9.

307. Wang H, Chen L, Liu Y, Luo B, Xie N, Tan T, et al. Implantation of placenta-derived mesenchymal stem cells accelerates murine dermal wound closure through immunomodulation. Am J Transl Res. 2016;8(11):4912–21.

308. Shin HS, Oh HY. The effect of platelet-rich plasma on wounds of OLETF rats using expression of matrix metalloproteinase-2 and -9 mRNA. Archiv Plast Surg. 2012;39(2):106–12.

309. Duttlinger R, Manova K, Chu TY, Gyssler C, Zelenetz AD, Bachvarova RF, et al. W-sash affects positive and negative elements controlling c-kit expression: ectopic c-kit expression at sites of kit-ligand expression affects melanogenesis. Development. 1993;118(3):705–17.

310. Grimbaldeston MA, Chen CC, Piliponsky AM, Tsai M, Tam SY, Galli SJ. Mast cell-deficient W-sash c-kit mutant Kit W-sh/W-sh mice as a model for investigating mast cell biology in vivo. Am J Pathol. 2005;167(3):835–48.

311. Dyson M, Young S, Pendle CL, Webster DF, Lang SM. Comparison of the effects of moist and dry conditions on dermal repair. J Invest Dermatol. 1988;91(5):434–9.

312. Galiano RD, Michaels J, Dobryansky M, Levine JP, Gurtner GC. Quantitative and reproducible murine model of excisional wound healing. Wound Repair Regen. 2004;12(4):485–92.

313. Perez R, Davis SC. Relevance of animal models for wound healing. Wounds. 2008;1:3–8.

314. Davidson JM. Animal models for wound repair. Arch Dermatol Res. 1998;290(Suppl):S1–11.

315. Wong VW, Sorkin M, Glotzbach JP, Longaker MT, Gurtner GC. Surgical approaches to create murine models of human wound healing. J Biomed Biotechnol. 2011;2011:969618.

316. Harada E, Kanno T. Rabbit's ear in cold acclimation studied on the change in ear temperature. J Appl Physiol. 1975;38(3):389–94.

317. Hill RW, Veghte JH. Jackrabbit ears: surface temperatures and vascular responses. Science. 1976;194(4263):436–8.

318. Slepchuk NA, Rumiantsev GV. Role of a decrease in the body's heat content on the thermoregulatory reaction of the vessels of the external ear. Fiziol Zh SSSR Im I M Sechenova. 1978;64(6):843–9.

319. Smith TL, Gordon S, Holden MB, Smith BP, Russell GB, Koman LA. A rabbit ear model for cold stress testing. Microsurgery. 1994;15(8):563–7.

320. Sullivan TP, Eaglstein WH, Davis SC, Mertz P. The pig as a model for human wound healing. Wound Repair Regen. 2001;9(2):66–76.

321. Lindblad WJ. Considerations for selecting the correct animal model for dermal wound-healing studies. J Biomater Sci Polym Ed. 2008;19(8):1087–96.

322. Renner S, Braun-Reichhart C, Blutke A, Herbach N, Emrich D, Streckel E, et al. Permanent neonatal diabetes in INS(C94Y) transgenic pigs. Diabetes. 2013;62(5):1505–11.

323. Gordillo GM, Bernatchez SF, Diegelmann R, Di Pietro LA, Eriksson E, Hinz B, et al. Preclinical models of wound healing: is man the model? proceedings of the wound healing society symposium. Adv Wound Care. 2013;2(1):1–4.

324. Ansell DM, Holden KA, Hardman MJ. Animal models of wound repair: are they cutting it? Exp Dermatol. 2012;21(8):581–5.

第九章
糖尿病创面中真皮再生和创面愈合的诱导

Giorgio Giatsidis，Dennis P. Orgill，and Ioannis V. Yannas

摘要

本章综述了细胞外基质（extracellular cell matrix，ECM）在皮肤创伤愈合中的生物学和力学作用。文献中观点多样、评估研究和手术结果的标准又缺乏，而且数据质量差，使得我们的分析具有挑战性。考虑到这些限制，我们试图提供一个清晰、客观的分析。强调慢性创面如何损害 ECM 结构，导致结构和生化信号的丢失，并停止愈合。还讨论了治疗上如何使用 ECM 支架来修复或临时替换丢失的 ECM，从而触发愈合、组织再生并最终实现有效的创面闭合。本章还进一步分析了利用 ECM 支架治疗慢性（糖尿病）创面的生物学特性、设计原则、科学依据和未来的挑战。特别是讨论了生物活性 ECM 支架与生物基质之间的区别，前者作为独立产品具有再生能力、不需要预先应用（或同时应用）细胞，后者被设计作为细胞和生长因子之间的递送方法。讨论了器官非特异性"诱导再生"理论的要素。最后，我们回顾了目前被成功应用于糖尿病慢性创面治疗的 ECM 支架的概念和发展过程。

ECM 在创面愈合中的作用

创面愈合是一个复杂的过程，涉及一系列高度协调的事件：止血、炎症、增殖、血管生成和重塑[1-5]。真皮 ECM 在整个愈合过程每个阶段的调节和协调中起着关键作用[6-10]。原本 ECM 被认为是一种被动结构，对于细胞无激活功能。然而，数十年的临床和临床前研究都强调 ECM 作为关键调解者和参与者，在组织形态发生、生理重塑和损伤反应活动过程中的作用[6-14]。ECM 是组织重塑的天然模板，为细胞提供结构和支持、提供生化和生物力学提示、诱导细胞增殖和分化，促进细胞间交流[6-14]。在创面愈合过程中，ECM 充当一个动态微环境，调节一系列细胞过程[6-14]。

真皮 ECM 是蛋白多糖（如硫酸乙酰肝素）[15-17]、蛋白质（如胶原）[18-22]、糖蛋白（如纤维连接蛋白和层粘连蛋白）[23,24]和多糖（如透明质酸）[25,26]精确组合的结果。这些成分定义了 ECM 的生物学特性，并决定了其对生理和病理刺激的反应。ECM 成分和结构调节了炎性细胞（巨噬细胞和中性粒细胞）的黏附和迁移或血管组织（血管生成）的生长[6-26]。例如，层粘连蛋白能调节细胞的黏附、迁移、增殖、分化和血管生成[23]；硫酸乙酰肝素能诱导成纤维细胞和内皮细胞的增殖，作为多种生长因子和趋化因子的内源性受体，进一步调节细胞分化或白细胞迁移和脱颗粒[17]；纤维胶原控制成纤维细胞迁移、增殖和活化[18-22]；非纤维胶原使角质形成细胞和成纤维细胞迁移并黏附于基底膜[18-22]；纤维连接蛋白通过结合肌成纤维细胞和胶原纤维，促进血小板聚集和黏附于受损内皮表面、调节巨噬细胞活化、增强细胞迁移、并介导 ECM 收缩[24]；蛋白多糖和糖胺聚糖调节 ECM 的弹性和强度，作为信号转导分子的功能并控制炎症；基质细胞蛋白在创面愈合期间提供自分泌和旁分泌信号[15-17]。

ECM 在生物机械特性方面的定量和定性差异，可以为局部或循环中的干细胞分化或自我更新，提供各种诱导信号。ECM 通过直接结合配体、释放被隔离生长因子（蓄水池）或保护它们免于被降解的能力，在时间和空间上调节生长因子信号[6-14]。

在慢性创面和糖尿病中 ECM 受损

ECM 的产生和重塑是创面愈合中的关键过程。损伤后，组织修复与闭合依赖于 ECM 和局部/循环细胞之间的动态相互作用[6-14]。这种相互作用会导致短暂的炎性反应、成纤维细胞和角质形成细胞增殖、血管生成，并最终导致永久功能性愈合。慢性创面缺乏功能性 ECM，且这种情况阻碍了愈合过程[11,27-34]。在慢性创面中存在功能失调的 ECM，表明需要适当的治疗策略来恢复愈合和组织成功再生所需的结构和生化信号：天然 ECM 恢复能够刺激愈合反应和创面的成功闭合[11,27-34]。

糖尿病患者创面中，高浓度的蛋白酶会导致 ECM 成分的降解，结果导致调节 ECM 生物效应的微妙平衡被破坏[11,27-34]。最近研究表明，在损伤前发生的 ECM 改变，易使患者进入慢性修复过程[11,27-34]。例如，糖尿病诱导 ECM 的生化异常，维持持续/慢性的炎症[35,36]。在糖尿病创面中，胶原被糖基化、在创面中沉积减少，ECM 的几种其他蛋白质被糖基化、降低了细胞黏附的能力[35,36]。

糖尿病患者的细胞也存在异常[37-39]。例如，成纤维细胞产生的胶原和血管内皮生长因子（vascular endothelial growth factor，VEGF）等促血管生成因子较少，并且缺乏纤维结合蛋白的表面受体（这有助于细胞迁移）。在慢性创面中，有功能的 ECM 缺乏限制了创面角质细胞（成功再上皮化所必需的）和毛细血管萌芽端部内皮细胞（新生血管形成所必需）的迁移与增殖。ECM 还通过调节肌成纤维细胞的活性来控制创面的收缩和瘢痕的形成。

基质金属蛋白酶（matrix metalloproteinases，MMPs）通常在愈合过程中负责 ECM 的降解/重塑，在糖尿病创面中也不受调节[40,41]。MMPs（例如，MMP-9）水平升高，与创面愈合不良、角质细胞迁移减少和上皮再生有关。其他 MMPs 下调（糖尿病创面 MMP-2 和 MMP-14 缺乏）也会导致 ECM 受损，表现为炎症的高水平、血管生成和再上皮化降低。此外，MMPs 高水平及与其抑制剂之间的不平衡，导致 ECM 和 ECM 结合信号分子/生长因子的异常丢失。

糖尿病创面中，生长因子异常表达；它们与 ECM 间的相互作用也被破坏[35,36,42]。

慢性（糖尿病）创面 ECM 的整体功能障碍是多方面的；由于存在不平衡的 ECM 和不利于细胞复制/迁移的环境，创面无法愈合。

生物活性 ECM 支架的治疗潜力

利用 ECM 能引导修复性细胞过程的生物学特性，对开发不愈合创面的有效治疗策略至关重要。在创面愈合过程中，ECM 具有内在的影响和调节细胞活动的能力，故其已成为一个有吸引力的治疗靶点/工具[6-14,35,36]。在糖尿病创面中 ECM 被广泛破坏，我们强调了通过补充、替换或调节受损的天然 ECM 治疗，从而促进愈合的重要性（图9.1）。已经有临床前和临床研究调查了组织工程生物活性 ECM 支架与负责皮肤修复和再生的细胞（成纤维细胞、角质细胞、内皮细胞和炎性细胞）之间的相互作用[43-49]。这些发现提示，生物活性 ECM 应用大多有利于愈合。一直以来，因为生长因子或其他疗法对那些 ECM 已无法功能性重建的创面收效甚微，单一细胞因子/药物治疗方法在慢性创面临床疗效方面已经显示出其局限性[50,51]。

在慢性创面中，使用结构完整、有功能的 ECM 可以诱导愈合[43-49]。这种通过 ECM 支架生物诱导机制来促进结构和功能修复，已经被描述为"结构性重塑"。这种生物学现象，更像是再生过程而非修复过程；与默认的组织愈合反应相反，后者的特征是瘢痕形成和组织功能丧失。相反，组织工程生物活性 ECM 支架提供适当信号，通过一个三维结构，引导了细胞再增殖和内皮血管重建[43-49]。通过这样，这些支架就为内在的再生做好了准备，并导致创面形成正常生理组织且闭合。现在，组织工程生物活性 ECM 支架在损伤创面愈合中的临床应用，代表了治疗的标准：生物活性 ECM 支架，无论单独使用还是联合使用，都能消除慢性愈合受损创面、逆转持续性炎症和促进创面闭合。

生物活性 ECM 支架

定义与一般特点

生物活性 ECM 支架被宿主组织重新血管化，为细胞生长提供条件；且随着时间的推移，被降解并被宿主生物分子取代，形成结构和功能的组织[43-49]。我们将集中讨论生物活性半合成支架和脱细胞支架，并简要介绍创面基质和生物敷料（例如，来源于胎盘组织的材料）。并非所有生物材料都具备作为生物活性支架的条件。生物活性支架通过为再生过程提供结构、机械和化学支持，来实现创面愈合[43-49,52-55]：特定的物理化学特性包括化学成分、表面张力、交联密度、孔隙率和生物降解率，对实现这些功能至关重要。即使未能将创面基质和生物敷料定义为支架，它们也得到了大力推广。相比之下，针对减少细菌负荷和控制液体流失或输送高浓度生长因子等修复基本功能，它们却很少能完成：因

而，这些产品不能替代丢失的 ECM，也不能积极促进 ECM 最佳再生。

由于天然 ECM 的结构和生化特性相当复杂，在人工合成支架中重新复制其精确结构是非常困难的。在超微结构水平对 ECM 的结构、生物学功能和组成有更好的理解，对确定能协助高级生物活性 ECM 支架设计的生物学原则有帮助。生物支架的制备方法和策略决定着它如何发挥临床效果。生物活性 ECM 支架通常被设计为一种可再生而后可降解的临时性结构：降解过程的动力学也是一种控制嵌入信号分子/生长因子释放和 ECM 再生的关键因素。

临床上采用的一些其他生物活性支架来源于天然 ECM（人尸体供体或动物来源）。在这些病例中，天然 ECM 生物学的特性（例如，促进表皮迁移、调节细胞增殖和动员、诱导干细胞和祖细胞分化、调节血管生成和控制炎症）能被保留，只是用组织脱细胞等特殊方法消除了免疫原性的成分。

合成的生物活性 ECM 支架的生物学特性

20 世纪 70 年代初，开始于麻省理工学院纤维和聚合物实验室的研究表明，成年哺乳动物意外丢失或被切除的皮肤是可以被诱导再生的。先前已经证实，在每个病例中被切除的成人皮肤是不会自发再生，而是通过收缩和瘢痕形成来闭合的。然而，在缺乏预播种细胞的情况下，仍具有生物活性再生潜能的某些不溶性基质（支架）可以帮助部分诱导皮肤再生。再生皮肤与瘢痕在组织学和功能上都不同；与生理性皮肤则几乎在所有方面都相同，包括生理性表皮、形态良好的基底膜、真皮-表皮交界处的网脊处形态良好的毛细血管环、触觉和冷热感觉良好的神经末梢以及生理真皮。早期的真皮再生模板（dermis regeneration template, DRT）缺乏细胞器（毛囊、汗腺等），但后来 Steve Boyce 和他的同事们解决了这个缺陷[56]。

已经被解剖学明确定义为缺损（真皮未受损）的创面，涉及其不同的修复（闭合）过程不会超过 3 种：缺损边缘收缩、基质成纤维细胞形成痂（随后，痂上皮化）和再生。必须控制成人愈合反应（收缩或结痂，或两者均有）的特征性元素，诱导再生才行。大量的证据已经表明，无论是在未经治疗的标准创面（皮肤和周围创面），还是在用生物活性支架（DRT）治疗的创面，均可以对这 3 种愈合过程的相对重要性进行直接比较。这样的比较可以清楚地描述未经治疗创面和通过再生愈合创面中的收缩和瘢痕愈合机制[56]。

动物创面愈合的标准模型是未经治疗而正常愈合的创面。当周围神经（Peripheral nerve, PN）创面是大鼠坐骨神经完全切断时，皮肤创面则是几类全层厚的创伤。若不进行治疗，这些创面通常经收缩和瘢痕闭合，未观察到有再生。

通过收缩和瘢痕来闭合创面的相对重要性，在不同物种之间有很大差异，并且被定量地列为皮肤创面中几个物种的表[56]。简单地说，啮齿动物的皮肤创面主要通过收缩可移动的表皮来闭合；而在皮肤更牢固地附着在皮下组织的物种（如猪、人）中，皮肤创面很大程度上通过瘢痕形成来闭合。在这些未经治疗的皮肤和外周神经创面中观察到，当收缩被阻断时，瘢痕形成被阻断，相反情况未见。由此得出结论，瘢痕形成是收缩的衍生过程。这些观察结果与通常的观点相矛

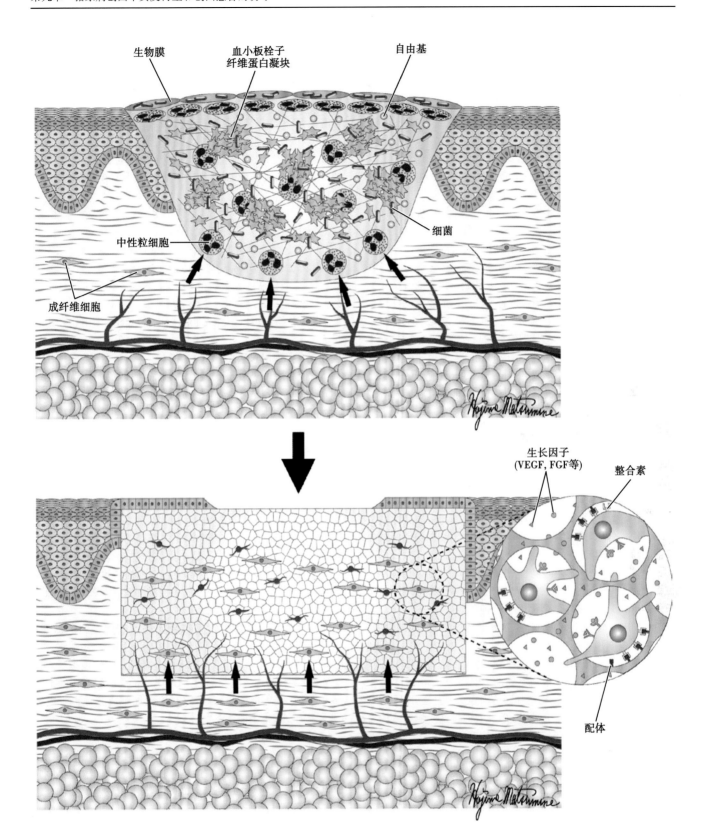

图9.1 创面中真皮基质的作用。(上图)慢性创面停滞在愈合过程的炎症期。在有毒素的环境中,中性粒细胞浸润。创面内包括细菌、自由基,自溶酶和抑制愈合的炎症调节因子。创面没有过渡到增殖期,这样成纤维细胞就不能分泌新的 ECM,也不能出现血管,导致不能上皮化。(下图)生物调节因子激活真皮基质,然后就会产生 ECM,同时细胞在其中生长,血管形成,毒素降解及清除,并转向愈合期。真皮基质通过提供细胞的配体促进细胞在其内生长。而且,真皮基质还包含有调节愈合的生长因子。VEGF,血管内皮生长因子;FGF,成纤维细胞生长因子。(经许可引自 Mihail Climov,Lauren Bayer,Andrea Moscos,et al. The Role of Dermal Matrices in Treating Inflammatory and Diabetic Wounds,Plastic and Reconstructive Surgery:September 2016,Volume 138,Issue 3S,p 148S-157S.)

盾，即瘢痕形成可以用来解释为什么成年人会通过修复而不是通过再生来自发愈合创面。考虑到可用于创面闭合的过程只有 3 个，即收缩、瘢痕和再生，而且瘢痕形成是收缩的衍生；因此，成年人通过再生来关闭创面，主要是阻止收缩、而非瘢痕形成[56]。

两组独立的数据描述了创面收缩和再生之间的拮抗关系。第一组数据是基于对不同物种的损伤模型的观察，这些损伤模型是通过再生自发愈合的，包括青蛙、兔耳、成人口腔黏膜，甚至轴突（完美再生的典型模型）中的皮肤创面；在所有这些自发愈合的例子中，再生发生在几乎无创面收缩的情况下[56]。第二组数据是在 DRT 研究中获得的，DRT 被称为有效的创面收缩阻断剂。胶原支架可以被制备成一系列同源的紧密匹配物，其结构特征有明确的变化，可用作 DRT 的内部对照。这些支架是诱导再生机制的理想探索，其中一些支架（包括 DRTs）作为阻止收缩同时也诱导再生的反应物，特别有用。通过数年的动物模型研究观察到，当具有高度特异性结构的胶原支架与创面接触时，皮肤[57-60]和周围神经[61]创面的收缩几乎完全被阻断。但当使用其他胶原支架（即使结构只有轻微改变）时，并未观察到有效的收缩抑制。适当结构的胶原支架用于皮肤和周围神经性创面再生，瘢痕形成会被抑制。尽管现有的数据不足以说明收缩阻止和再生之间的因果关系，却能支持它们两者之间有拮抗关系的假设。

再生性 DRT 激活的分子生物学机制是对肌成纤维细胞（myofibroblasts，MFB）收缩表型的动态修饰，这种收缩型成纤维细胞可持续参与创面收缩。经研究，在 DRT 治疗创面的过程中，表型修饰可导致显著的 MFB 密度降低、MFB 组分分散和 MFB 长轴方向随机化。每一种改变都与宏观收缩力明显下降有关，后者通过表皮层拉伸变形而关闭创面。周围神经性创面（例如，由于横切导致的神经残端）通常通过沿切断神经的径向施加圆周压力而闭合[62]。

MFB 的表型修饰发生在其广泛接触 DRT 表面之后。MFB 整合素 α1β1 和 α2β1，与天然存在于胶原支架表面的配体（例如，GFOFER）的特异性结合促进了这种接触[63]。这一新发现阐明了 DRT 再生活性的机制，并突出了其与其他生物材料的显著区别。

为了对已知的 DRT 再生活性机制的现有信息做出可信性的总结，我们回顾了已经被观察到的 DRT 至少存在的 3 个关键性结构特征。当这些结构特征到达临界水平时，创面收缩阻断达到最大化，与再生发生率相一致。我们将这些临界值称为最优值。DRT 的最佳孔径应该是 $20 \sim 125 \mu m$[64]，最佳的降解半衰期是 14 ± 7 天[61]。对于整合素 α1β1 和 α2β1 配体密度的最佳值，尚缺乏充分数据。但有限的证据提示了，配体密度超过 $200 \mu M$ 的 α1β1 或 α2β1 配体的指导密度[62,63]。对前 2 个结构特征中的任何一个以及最有可能的第 3 个进行实质性修改，几乎完全能使 DRT 失效。迄今为止，再生活性尚不清楚，这要求我们关注 DRT 的表面化学；但大量基于合成聚合物的支架（已被引入作为 DRT 潜在替代物）会部分或完全缺乏这个特征。

皮肤和神经研究的综合数据支持了对生物活性（表现为细胞表型变化）的新观点；这些生物活性不存在于可溶性物质（如酶）中，而是存在于暂时的不溶性表面上。这种表面生物活性的新模式解释了目前的证据，并允许随后对 DRT 再生活性机制路径的描述。DRT 存在的创面愈合过程中，肌成纤维细胞迁移进多孔支架中，并与支架表面的配体结合。要求孔径足够大，以便于细胞迁移；但又要足够小，以使特定表面最大化而能够结合创面中几乎所有的 MFB。如上文所述，在支架表面的结合需要 MFB 整合素的特殊配体。最后，要求将支架的不溶性状态（以保证将要发生的细胞支架结合）保持一段时间，以确保 MFB 分化已经完成、适当的结合系统已经到位；除此之外，支架的不溶性状态又必须足够短，以确保 MFB 凋亡尚未发生、仍能有特异性结合。

DRT 在愈合过程中的另一个作用是显著降低 MFB 密度，推测是由转化生长因子 β1（transforming growth factor-beta 1，TGF-β1）在支架表面的非特异性高亲和力结合所致。这种结合在体外已经被观察到[62]。

总之，我们从 3 项关键的结构特征来描述 DRT 的再生活性。这些特征可以解释各种现象和数据。MFB 表型改变所带来的机械性事件可以解释皮肤和周围神经的收缩阻止和再生开始。

生物活性 ECM 支架的类型

目前临床可供且被美国食品药品管理局（Food and Drug Administration，FDA）批准的生物活性 ECM 支架包括工程半合成支架和脱细胞支架[43-49,52-55]。前者是由一种或多种特殊的天然材料（例如，胶原、纤连蛋白和透明质酸）生产而成。来自脱细胞组织的支架通常保留了天然 ECMs 的大部分生化和生物力学特性[63-67]。然而，它们在来源材料、制备和加工方面可能存在很大差异：这些差异显著影响它们在体内的行为和再生潜力[63-67]。脱细胞支架中，保留的生长因子百分比和绝对数量，以及 ECM 结构保存，在很大程度上取决于脱细胞的方法[63-67]。脱细胞 ECM 支架来源于人或猪的真皮、猪小肠黏膜下组织及其他组织。这些产品中大部分包含高比例的胶原（I 型胶原最常见）、纤连蛋白、层粘连蛋白和糖胺聚糖（glycosaminoglycans，GAGs）（例如，肝素、硫酸乙酰肝素、硫酸软骨素和透明质酸）[63-67]。

生物活性 ECM 支架与创面基质或天然衍生敷料的区别

生物活性 ECM 支架不需要预先应用或同时应用细胞来诱导再生：再生潜力取决于其结构和生化特性。它们模拟了天然 ECM 的再生能力，这种 ECM 主动地影响了受体组织中的细胞行为，且不一定需要同时有效存在给药细胞或其他再生因子（生长因子或细胞因子）[43-49,52-55,63-67]。

生物活性 ECM 支架与创面治疗中使用的其他产品（如细胞化创面基质和天然衍生敷料）存在本质的区别。第一组包括所有那些不具有内在再生潜能、但可作为供者细胞（角质形成细胞、成纤维细胞等）到受体创面的三维传递载体的基质。这些产品的修复能力更多地取决于传递细胞的生物学效应，而不是它们自身的结构[43-49,52-55]。鉴于 ECM 在创面愈合中的基本功能，大多数这些产品在临床应用中的疗效都不一致，可能是由于缺乏足够的基础设施来支持和优化移植细胞的功能。类似地，除非用复杂组织工程方法与细胞结合，否则由合成聚合物制成的创面基质（如基于 PLA-PGA 或 HA 的构建物）无法诱导生理性再生[43-49,52-55]。

第二组产品包括天然来源的敷料，这些敷料无内在生物活性,但可作为生长因子或再生细胞因子的传递方法[43-49,52-55]。与创面基质类似,这些构造物无法重建天然 ECM,且尽管它们对愈合有促进作用,但再生能力有限。胎盘膜是自然衍生敷料的一种:它们能传递多种促进创面愈合的因子,但不能作为皮肤支架来代替 ECM[68-71]。

生物活性 ECM 支架在糖尿病创面中的应用

基于生物活性 ECM 支架的半合成胶原

真皮再生模板(DRT)

Integra 真皮再生模板® 自 1996 年上市以来:已经通过了 FDA 的上市前批准和上市前通告 510(k)的批准[72-75]。

麻省总医院(波士顿,马萨诸塞州)和圣地兄弟会烧伤研究所在支架发展为实际商业化产品之前,首次将其临床应用于烧伤相关损伤的治疗。当时使用的支架,由麻省理工学院(剑桥,马萨诸塞州)为每一位患者专门制备。在一项多中心研究中,216 位患者 841 处严重烧伤部位,平均 76.2%(中位数为 98%)使用 DRT 治疗,平均 87.5%(中位数 95%)使用薄表皮移植物[76]。1996 年,FDA 批准了 Integra 真皮再生模板®(DRT,前面简要介绍过)作为严重烧伤患者的紧急治疗方法。从那以后,DRT 已经被几个其他国家的监管机构批准[72-75]。

DRT 已在世界各地的临床病例中得到广泛应用,用于创伤、烧伤、手术和慢性病造成的创面重建,显示了其安全性和有效性[72-76]。DRT 使用减少了对其他手术的需要(例如,局部皮瓣或游离组织转移手术),并且导致了重建外科医生采用的经典“重建阶梯”原则有了实质性修订[72-75]。在已经报告的临床研究中,至少有 600 例(包括儿科患者)患者使用了这种支架[72-75]。在 2002 年,FDA 批准 DRT 用于瘢痕重建手术。DRT 在诱导皮肤再生和治疗慢性皮肤创面方面的有效性也已被证实,并且为了达到疗效、专门对 DRT 进行了改进[72-75]。

大量分散的临床研究已经调查了 DRT 在治疗慢性创面,特别是 DFU 方面的有效性[64,77-80]。最近一项对 30 名糖尿病患者进行的研究表明足部创面在清创术后再接受 DRT 移植,治愈率为 86.7%,且截肢平面明显降低[78]。另一项针对 105 例 DFU 患者的回顾性研究证实 DRT 有助于挽救肢体[80],但其作用似乎更局限于截肢高危患者[80]。在另一项慢性创面的研究中,111 例用 DRT 治疗的患者,最终创面都得到了闭合[81]。其他病例报告观察到 DRT 使皮肤的弹性和机械特点与正常皮肤类似,但是这个结果还未取得统一认识,且需要通过定量分析来确定。

最近,2015 年,Driver 等针对 307 名患者进行的一项前瞻性随机研究,证实 DRT 应用后的愈合率是标准治疗的 1.59 倍[82]。足溃疡新真皮替代物研究(Foot Ulcer New Dermal Replacement Study,FUNDER)是一项在研究器械豁免(Investigational Device Exemption,IDE)下的多中心随机对照平行组临床试验;研究人员发现,在 16 周随访中,使用 DRT 的患者创面痊愈率(51%)明显高于对照组(32%)、创面痊愈中位时间是 43 天/对照组是 78 天;新形成的胶原与正常的真皮胶原无区别,并且支持创面细胞迁移和上皮化。总体来说,这种方法不仅

可以改善创面的相关预后,还可以改善患者的生活质量。根据上面这项研究结果,FDA 于 2016 年 1 月批准了一种新设计的 DRT 的 PMA 补充剂(市场上被称作 Integra 全植皮真皮再生基质)用于治疗 DFU。

DRT 也被成功用于其他严重皮肤损伤的治疗,包括创伤后暴露骨组织的创伤性损伤、脱套伤、肿瘤切除后软组织丢失或溃疡性辐射损伤[72-75]。病例报告和病例系列表明将 DRT 移植到血管化的骨头上,1 或 2 个月内可以形成新的有效骨覆盖物[72-75]。毛囊也已经可用微嫁接技术来移植[83]。创伤或手术后暴露的肌腱,也可采取类似性的方法进行有效保护[84]。

DRT 的其他应用包括增生性瘢痕和瘢痕疙瘩、癌症切除后头颈部手术后创面的表面修复[85,86]。DRT 还可与其他(如负压治疗)旨在支持和加速创面愈合的治疗方法联合使用[87,88]。联合使用负压疗法和 DRT 似乎有助于获得积极的结果。INTEGRA™ 网状双层创面基质是专门为此目的设计的,因为它允许创面渗出液流引流,并为创面表面提供一个可黏附覆盖物。Molnar 等在 8 个有复杂创面的患者中采用了这种支架,93% 的创面得以闭合[89]。

近期生产的还有可注射泡沫(商品名为 Integra Flowable)形式的 DRT,适用于非真皮创面。

DRT 使用的病例研究

慢性创面会被锁定在慢性炎性过程,而生物活性支架能够打开这个过程并引导创面有效修复、再生和闭合。为了强调这个机制,我们报道了几例临床病例[90]。

一例心胸外科手术后的胸部创面、出现坏疽性脓皮病的患者,用 DRT 成功治愈。多次外科清创和负压联合全身抗生素和糖皮质激素达到了充分的创面床准备,随后使用 DRT 联合抗菌敷料并辅助负压治疗,最终使创面安全和完全闭合,而无任何并发症或无需皮肤移植(图 9.2a,b)。

另一例有结节病病史的患者左踝部慢性创面反复发作,多次治疗不愈合。先进行广泛清创,随后进行 DRT 联合抗菌敷料覆盖创面,并多层加压包扎;45 天后,创面床准备良好,再用一个中厚皮片覆盖,最终创面完全闭合而且未复发。

一位镰状细胞病的年轻女性患者小腿慢性创面用标准治疗无效。手术清创后,我们选择联合应用 DRT、抗菌敷料和负压治疗。30 天后,最佳创面床准备完成:进行中厚皮片移植,最终创面闭合而且不再复发(图 9.3a,b)。

其他以生物活性 ECM 为基础的半合成胶原

目前市场上生物活性 ECM 支架既有优势也有局限性。尽管有一些随机对照试验,但许多产品的实质性证据仅基于小规模研究,而这些研究的预后测量和方法都是可变的。作者希望将来有更强有力对比不同产品的随机对照试验,能为每种治疗策略对慢性创面的有效性提供证据。特别要指出的是,尽管这些支架在临床已经得到广泛应用,但它们用于慢性糖尿病创面治疗的文献很有限。生物活性 ECM 支架是由合成或天然的三维 ECM 构成。大部分产品是无细胞、无免疫源性和现成的,能够提供有效的创面闭合和组织再生而不需要额外治疗。

Matriderm®

Matriderm® 是一种由牛 I 型胶原和弹力蛋白构成的 1mm 厚的半合成生物活性 ECM 支架,它已经显示了在体内通过促进细胞增殖、细胞迁移和血管生成诱导真皮再生的能

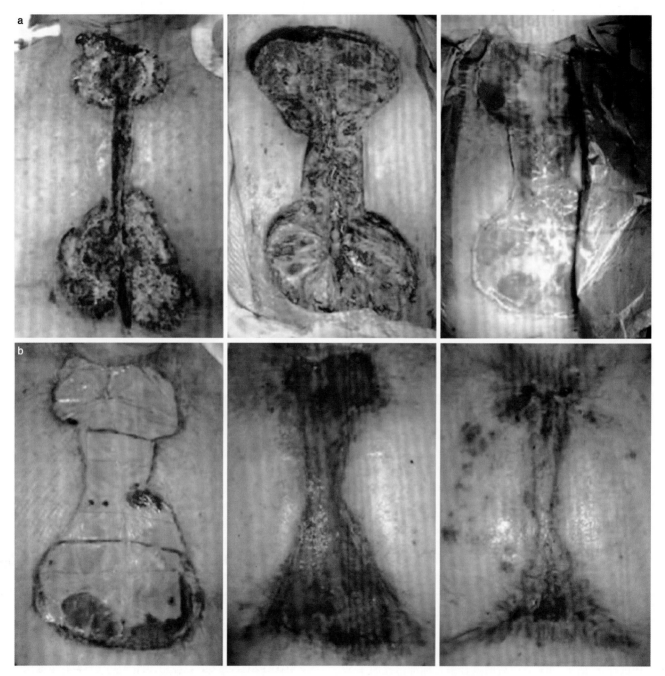

图 9.2 用真皮基质（Integra）治疗坏疽性脓皮病。（左上）胸骨切开术后患者出现坏疽性脓皮病，清创前（中上）和清创后（右上）。Integra 和 Acticoat 在清创第 9 天后放置于创面中（左下）。放置 4 周后，硅酮层开始脱落（中下），28 周后创面完全愈合（右下）。（经许可引自 Mihail Climov，Lauren Bayer，Andrea Moscoso，et al. The Role of Dermal Matrices in Treating Inflammatory and Diabetic Wounds，Plastic and Reconstructive Surgery：September 2016，Volume 138，Issue 3S，p 148S-157S. ）

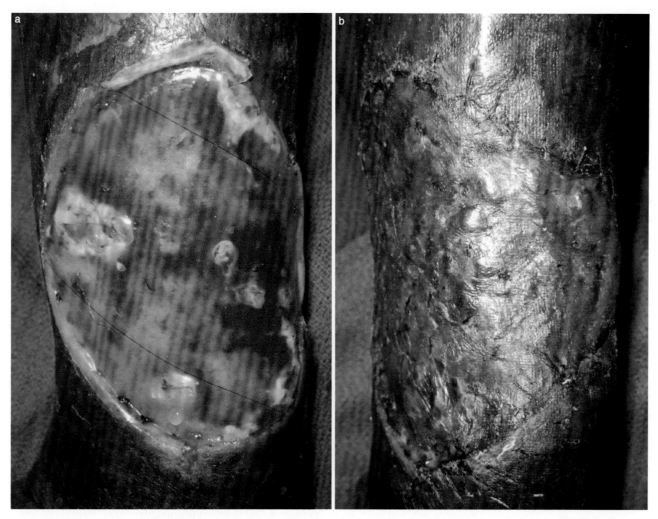

图9.3　(a)用真皮基质治疗镰状细胞疾病溃疡(左)创面放置 Integra 后 3 周。(b)中厚皮瓣放置后 2 周。(经许可引自 Mihail Climov, Lauren Bayer, Andrea Moscoso ,et al. The Role of Dermal Matrices in Treating Inflammatory and Diabetic Wounds, Plastic and Reconstructive Surgery：September 2016, Volume 138, Issue 3S, p 148S-157S.)

力[91-93]。它是天然的结构未修饰的牛 ECM 衍生物(不会发生交联),涂有弹力蛋白水解物,并且冻干备用。支架在被宿主细胞诱导再生后,会随着时间推移而降解。该产品主要用于全层深度烧伤或慢性创面皮肤缺损的修复[91-93]。与其他产品不同,弹力蛋白存在改善了支架的弹性力学性能。不同的临床前和临床研究已经显示 Matriderm® 和 Integra® 具有类似的生物学行为和生物学特性,包括诱导血管再生的能力、在长期随访中由于新形成的胶原纤维随机沉积而导致无瘢痕愈合的能力[91-94]。此外,初步临床试验已经报告基质皮肤(Matriderm)和中厚皮肤移植,两者对瘢痕质量无差异[95]。然而,关于这类支架的使用仍然缺乏足够的临床数据,大多数研究都只集中在烧伤的治疗上。

Pelnac

Pelnac 是一种由胶原制成的生物活性半合成 ECM 支架[96-98]。Pelnac 为双层结构,由外部硅胶层和内部胶原海绵层(来自猪肌腱的交联不动胶原)组成。Pelnac 是冻干的,室温干燥环境下可保存 3 年,厚度约为 3mm,多孔直径约 60~110μm。Pelnac 有两种不同的规格:标准型和强化网格型;后者有一个非黏附的硅酮纱布(TREX),可以给材料提供额外的机械压力。在体外,该支架显示出促进细胞增殖、迁移和分化的强大能力[96-98]。Pelnac 的临床经验主要是指严重的全层烧伤或术后的皮肤缺损(皮肤肿瘤切除、供区皮瓣修复、下肢重建)与中厚皮片移植相结合的治疗[96-98]。一些研究表明 Pelnac 在长期随访中有促进无瘢痕愈合的能力[96-98]。它也被用于自身免疫性慢性创面治疗。一项研究比较了 Pelnac 和 Terudermis 的使用,但只有初步临床结果,不足以区别两者的不同[99]。

Terudermis

Terudermis 是另一种双层半合成生物学活性 ECM 支架[100-102]。和前面描述的产品一样,它也有一个外部保护性硅胶层,能限制细菌污染和控制渗透性;和一个内部冻干胶原蛋白(来自交联纤维和热变性的牛胶原)海绵层。与 Pelnac、Matriderm 及 Integra 类似,Terudermis 也主要用于严重烧伤、皮瓣供应区缺损和创伤后皮肤创面的治疗[100-102]。除了临床报告外,在动物模型中的体外和体内研究表明 Terudermis 促进多种细胞类型的增殖,这些细胞类型在创面愈合(例如,成纤维细胞和内皮细胞)中起着关键作用,从而促进血管生成和加快创面闭合[100-102]。有关 Terudermis 临床经验的文献仍然有限,特别是在治疗慢性创面方面,大量的前瞻性研究将有助于该产品的使用和开发。

脱细胞组织

人体真皮

2003 年一种名为 Graftjacket 的无细胞人真皮基质得到开发,2004 年首次被应用于糖尿病创面的治疗[103-106]。Graftjacket® 来源于经过处理的人体尸体真皮,其中细胞和端肽被移除,同时保留了 ECM 的生化和结构特征,以帮助刺激宿主组织愈合。该产品有片状和微粉化可流动(Graftjacket Xpress,一种可注射使用的粉状人体胶原蛋白支架)两种形式,最长保质期为 2 年[103-107]。在一项对 40 名糖尿病慢性创面患者进行的试验研究中,接受 Graftjacket 治疗的创面愈合率明显高于对照组(73% vs. 34%)。2005 年 Martin 等的另一项研究显示 17 位患者使用后 14 位完全愈合,平均愈合时间是 8.9 周并且无并发症[104]。Brigido 等进行的一项随机对照研究得出了类似并且更高的愈合率,在治疗 16 周后,治疗组 12/14 愈合、对照组仅 4/14 愈合[105]。2008 年 Winters 等报道了一项大型回顾性研究,75 位糖尿病患者中有 100 个 DFU,使用 Graftjacket 治疗完全愈合率为 91%、平均愈合时间为 13.8 周[106]。类似的阳性结果后来也被其他研究所证实,例如,Reyzelman 的前瞻性随机多中心试验[107]。

异体或异体再生组织基质是另一种非常流行的无细胞生物活性 ECM 支架(可能是美国临床实践中最广泛采用的脱细胞组织),是该领域最早开发的产品之一[108-113]。1996 年,首次报道它被用于治疗急性全层烧伤[108]。它是人源性、无细胞,分为即用型(ready-to-use,RTU)或冻干型(freeze-dried,FD)两种类型:通过设计良好的临床研究,比较了两类型产品之间仅有很小差别。临床前(体外和体内)和临床研究已经证实异体真皮(Alloderm)可以促进创面的再上皮化、新生血管形成和成纤维细胞浸润[108-113]。临床上,该产品已被广泛应用于各种病理状态,应用范围包括慢性创面(包括糖尿病和辐射引起的创面)、创伤后软组织重建、腹壁重建和异体乳房重建[108-113]。也可以使用可注射的微粉化异体皮(Cymetra)[114]。

异体移植真皮

异种来源(动物)也被研究作为生物活性 ECM 支架的来源。异种支架除了具有促进愈合的生物学效应外,还具有止血特性,并且通过尚未完全了解的机制有助于减轻创面疼痛。

PriMatrix® 是一种来源于环氧乙烷处理后胎牛真皮的异体 ECM 支架[115-118]。它包含 III 型胶原,这种胶原在胎儿胚胎无瘢痕创面中含量丰富。在一些研究中,PriMatrix® 已经显示了其治疗慢性糖尿病创面的有效性[115-118]。Karr 等在一项 40 名患者的回顾性队列研究中报告,PriMatrix® 比 Apligraf® 诱导愈合更快[115]。Kavros 等进行的一个前瞻性多中心病例系列认为,使用 PriMatrix® 治疗,76% 的糖尿病创面可完全愈合[116]。

鉴于猪与人皮肤的相似性,猪生物活性支架是目前在创面治疗中应用最广泛的异种产品。目前可用的猪衍生产品包括以下几种形式:新鲜、新鲜冷冻、冻干、辐照和醛交联形式。新鲜冷冻制剂、冻干和辐照形式的产品需要冷藏。醛交联形式缺乏所有细胞内容物,仅保留下无菌脱细胞支架,故可以室温保存。EZ-Derm® 是一种醛交联生物活性支架,自从 20 世纪 80 年代中期就开始临床应用于部分厚度烧伤治疗[119-122]。交联增加了支架的拉伸强度,并允许常温下储存 18 个月以上[119-122]。在一项涉及非全层厚烧伤的研究中,84.7% 的用 EZ Derm 治疗的患者取得了创面痊愈,疼痛、液体丢失和感染减少,且并发症率很低[119]。该支架还提供了一个湿润的创面环境,并且具有止血作用;然而,它未融入进创面,必须在治疗结束时将其移除。有些研究强调了新鲜猪皮上有 II 型体液免疫反应(可能与 Gal 表位相关)的存在,并已经证实了人们对关于猪支架免疫原性的关注。然而,只有在使用新鲜和新鲜冷冻制剂时才会出现并发症,而在与醛交联的产品中则没有。

小肠黏膜下层

单层猪小肠黏膜下层(small intestine submucosa,SIS)已经被成功地用于静脉性/动脉性及糖尿病性慢性创面的治疗[123-128]。它是一种由交联胶原(主要是 I、III 和 V 型)、蛋白多糖和糖胺聚糖组成的 0.10mm 脱细胞生物活性支架。更具体地说,它是去除猪空肠的黏膜层和肌肉层后,从黏膜下层获得的[123-128]。支架的胶原成分能提供机械(强度和拉伸)和再生的性能。在去除细胞内容物的脱细胞处理后,产品进一步被灭菌、冻干以长期储存。该产品通常每 3~7 天敷在创面上直到完全愈合[123-128]。最近,还提出了一种约 0.30mm 厚的三层变体,商品名叫 OASIS® Ultra。支架厚度越大,其机械性能越好、越容易固定、耐久性越长。该产品具有保质期长(可室温储存)和免疫反应风险低的特点。SIS 的再生能力跟它与皮肤 ECM 的相似性和多种生长因子的存在有关[123-128]。此外,SIS 具有低孔隙率,可以保持创面水分。多种体外研究表明 SIS 为成纤维细胞和角质形成细胞的增殖和迁移创造了理想的微生态环境[129,130]。此外,研究还表明 SIS 在调节创面床中的 MMPs 活性、降低其对创面愈合的抑制作用,以及调节创面炎症方面起着关键作用[123-130]。单层和三层 SIS 在临床上都已经被用于慢性创面、术后缺损和外伤创面的修复[123-128]。特别是,在一项前瞻性、随机、研究者盲的对照临床试验中,与采用标准压迫治疗相比,慢性静脉溃疡患者中采用 SIS 治疗创面治愈率能提高 3~4 倍;随访 6 个月,未观察到复发[123]。另一项针对慢性糖尿病创面治疗的随机、非盲研究比较了 SIS 与细胞化创面基质:两种治疗方法均显示出明显地促进生长和有效闭合创面的诱导能力,但两种方法之间未能观察到差异[124]。总体上,与标准治疗相比,SIS 似乎能使慢性创面愈合率提高约 55%[123-130]。

其他

尽管已经显示细胞化的支架可以快速血管化和促进创面愈合,但临床上不常采用脱细胞支架与细胞联合使用。即使这样,无足够临床证据表明生物活性 ECM 支架和细胞结合能更好地促进创面愈合。Gammagraft® 是一种特殊类型的细胞化支架,因为它实际上是一种经过伽马射线照射的异体皮肤,故可以在室温下保存 2 年[131-133]。几个慢性静脉性创面、糖尿病溃疡、烧伤和其他慢性创面治疗的病例系列报道了 Gammagraft® 的使用[131-133]。然而,它们的有效性证据仍然是有限的,尚需要大量前瞻性随机对照试验去分析。另一种异体脱细胞支架是 Matristem Wound Matrix[134-136],这种冻干支架来源于猪膀胱基底膜和固有层,在文献中被称为膀胱基质(urinary bladder matrix,UBM),有单层片、多层片和网格片。一种颗粒式 MatriStem MicroMatrix® 也已经被生产出来,用于窦道/从根基部位被破坏的创面[137]。

其他创面基质与天然衍生敷料概述

大部分生物活性 ECM 支架被加工成无细胞,且只含蛋白复合物。细胞支架富含促进创面愈合的细胞因子和生长因子,但也可能引发对其细胞内容物的免疫反应[138-141]。为了避免这个问题,一些支架用免疫原性很低的胎儿细胞,或不表达主要组织相容性 II 类 HLA-DR 抗原的培养上皮细胞[138-141]。然而,明确细胞化生物活性 ECM 支架和细胞化创面基质之间的差别很重要[138-141]。

复杂的再生创面基质和天然衍生敷料都是组织工程的产物都保留了天然皮肤的双层结构[138-141]。这类产品主要包括细胞及促进创面愈合的特异性生长因子。尽管双层创面基质(特别是含有细胞的创面基质)具有临床疗效,但通常难以生产和储存(保质期非常有限),而且价格昂贵[138-141]。

Permaderm 和 Tissuetech 含有活的角质细胞和成纤维胞[142,143]。研究显示,这些细胞的存在提高了血管生成作用、早期再血管化和良好创面炎性调节。

Apligraf® 外层是人新生儿包皮角质细胞,内层是牛衍生胶原基质并种植了人新生儿包皮成纤维细胞(neonatal human foreskin fibroblasts,NHFFs)[144-149]。这个产品同时提供了细胞和基质来促进创面愈合。Apligraf 是第一个被 FDA 批准用于慢性创面的工程皮肤(1998 年:静脉创面;2000 年:糖尿病创面)[144-149]。它已经成功被用于治疗急性创面、慢性创面和烧伤[144-149]。在临床前和临床研究中,它显示了将细胞因子(干扰素-α、干扰素-β、白细胞介素-1、白细胞介素-6 和白细胞介素-8)、生长因子(如 PGDF)和 ECM 成分输送到创面床的能力[144-149]。FDA 根据一项涉及美国 24 个中心 208 名患者的随机试验结果,批准了 Apligraf 在慢性糖尿病创面中的使用[144];12 周随访,Apligraf 导致 56% 创面完全闭合,而对照组仅为 38%,降低了骨髓炎发病率和截肢率。Falanga 等在一项涉及 293 例慢性静脉创面患者的多中心随机试验中也证明了 Apligraf 和加压疗法,比单纯加压疗法更有效地诱导愈合[145];Sabolinski 等的后续研究证实了这些结果[146]。

Dermagraft 是 FDA 批准用于治疗慢性糖尿病创面的另一种活体皮肤等效物(连同 Apligraf)[148-150]。它含有附着在可吸收基质上的成纤维细胞[148-150]。在一项涉及 281 位患者的多中心、对照单盲研究中,Dermagraft 治疗组的创面愈合率,比对照组高(38.5% vs 31.7%)[148]。作者多个其他研究也显示了 Dermagraft 治疗糖尿病创面的有效性[149,150]。

OrCel 是另一种将成纤维细胞和角质形成细胞整合到冻干胶原支架中的产品[151-153]。基质主要被用于烧伤治疗[151]。在一个有 120 名患者的临床试验中,OrCel 能有效诱导慢性静脉创面闭合(59% vs 36% 对照组)[152]。

观察研究、随机对照试验和回顾性研究都已经显示 Tissuetech 治疗慢性糖尿病创面(愈合率:65% ~ 91%)与 Apligraf 使用具有相似的结果[154-156]。

胎盘膜

胎盘膜用于创面有效治疗已有 100 多年历史(文献首次报告可追溯到 1910 年)。胎盘膜主要用于治疗烧伤,偶尔用于治疗慢性创面[69,157-161]。众所周知,胎盘膜是一种非常丰富的生长因子和细胞[间充质干细胞(mesenchymal stem cells,MSCs)、新生芽成纤维细胞和上皮细胞]的来源[69,157-161]。胎盘膜的低免疫原性允许其异源性的应用[69,157-161]。尽管这些产品在文献中被称为支架,但越来越多的证据表明它们主要作为创面基质和自然衍生敷料。它们的再生能力与其 ECM 结构无关,而是与其细胞、生长因子和细胞因子(传递装置)含量有关[69,157-161]。所有这些特性协同作用去促进和加速创面愈合、组织再生和修复。胎盘膜具有强烈的抗炎、抗菌、抗瘢痕和促血管生成特性[69,157-161]。目前,已开发出了不同的产品并投放市场供临床使用。因为保质期短、并且有传播疾病风险,新鲜组织的使用已经受到限制[69,157-161]。胎盘膜也能被冷冻或脱水,以更好地保存;然而,脱水产品已经显示出较低(低至脱水前产品作用的七分之一)的血管生成、抗炎和抗氧化作用[69,157-161]。

目前,美国已有 25 种以上的商业胎盘产品,它们都是失活产品。根据美国《公共卫生服务(Public Health Services,PHS)法》第 361 节第 1271 部分第 21 节的规定,胎盘膜被作为人体细胞、组织或细胞/组织制品(HCT/P)进行调节[69,157-161]。与其他同种异体移植物一样,它们不需要上市前批准,从而可以更快地进入市场。文献已经报道了利用市售胎盘膜进行得非常有限的同行评审案例研究,并且大多只涉及两种产品:Epi-Fix® 和 Grafix。EpiFix 是一种脱水羊膜绒毛膜,也被称为 dHACM[68,162-164]。在一项较小的研究中,3 名慢性糖尿病创面的患者接受了 EpiFix 治疗:其中 2 名患者(66.7%)在治疗后 5.5 周内完成创面闭合[68]。还有 3 个使用 EpiFix 治疗慢性糖尿病创面开展的前瞻性随机对照试验:2 个单中心和 1 个多中心研究[162-164]。在一项研究(共 25 名患者)中,EpiFix 导致 6 周后 92% 的创面完全闭合,而对照组为 8%[162];其他 2 项研究基本证实了这些发现,其中一项研究中,EpiFix 组 95% 患者实现了创面完全闭合,而对照组仅为 35%[163]。结果令人鼓舞,但这些研究的结果仍然是初步的,而且应该用大样本、多中心的研究加以确认。Grafix Prime® 是一种旨在以冷冻形式保存人胎盘膜的天然成分,以便在治疗上能被按需使用的产品;使用前,必须储存在 -80℃、保质期为 2 年[165-167]。它是市面上唯一一种含有活细胞和 Core® 绒毛膜间质的胎盘膜产品。Grafix 已经被用于治疗急性和慢性创面(包括糖尿病创面)或烧伤[165-167]。在最近的一项多中心随机对照试验中,与标准治疗相比,Grafix 已经显示其能提高慢性糖尿病创面的愈合率(12 周随访,总治愈率为 62%),并且减少与治疗相关的并发症[165]。另外,在对照组治疗失败后转到 Grafix 组的患者,创面闭合的概率为 67.8%;这些发现,证实了先前在静脉溃疡治疗中使用同一产品所获得的结果[166]。在另一项对各种病因的慢性创面进行的回顾性、单中心研究中,随访 12 周,Grafix 使用的创面闭合率为 76.1%,无不良事件发生[167];然而,由于缺乏合适的对照组,这项研究受到了限制。

总之,胎盘膜作为创面基质/天然来源敷料在治疗慢性糖尿病创面中已经显示出良好效果,并且似乎具有促进复杂创面愈合所需的一些特性。然而,缺乏有效 ECM 再生是这些产品的主要限制点。需要进一步研究来证实早期的报告。市场上可买到的产品数量正在迅速增长,优先需要取得精准科学和临床数据来支持它们的使用。

讨论和结论

未来发展方向和生物活性 ECM 支架的优化

临床医生希望通过一种性价比高的局部用生物活性 ECM 支架来促进迅速、完全的皮肤再生而无并发症。生物活性 ECM 支架的发展将取决于对个体 ECM 成分在未损伤/损伤组织的再生生态位中所起作用的进一步了解。在过去的几十年里,组织工程已经取得了重大进展和重要里程碑:今天,组织工程正朝着这个理想的目标快速前进。该领域中主要的趋势之一是从人/动物组织使用到半合成产品使用之间的逐步和不断的转换。人/动物源性产品具有疾病传播和免疫反应的理论潜力;此外,脱细胞生物活性 ECM 支架受尺寸、形状、降解率、物理形态或机械强度以及可用性的限制。另一方面,仅仅使用合成成分的产品已经显示出不充分的生物有效性。

理想的标准似乎是使用混合半合成的生物活性 ECM 支架;该支架由合成和纯化的生物成分制成,具有可定制、可调节的生物活性。如本章所述,这些材料除了具有生物化学和结构再生潜力外,还具有作为细胞治疗、控制释放药物递送和传感器技术结合平台的潜力。特别是在过去几年里,人们越来越关注开发先进的生物活性 ECM 支架[168-170]。这些可能会提供附加功能,例如再生特性(嵌入生长因子)、止血、局部镇痛或控制感染的增强。通过"功能化"生物活性 ECM 支架或调整其物理性质,有可能提供具有最佳抗菌、抗炎和黏附性能的治疗。生物活性 ECM 支架也可以通过特定的生长因子结合位点进行功能化:揭示 ECM 调节生长因子活性的确切机制,将促使去设计更有效的 ECM-生长因子综合疗法。例如,有人提出通过向生物活性 ECM 支架中添加 TGF-β,可以实现无瘢痕愈合[171]。其他生长因子,例如表皮生长因子或 FGF,也被认为是嵌入高级功能化生物活性 ECM 支架的候选因子[172,173]。另一个例子涉及使用基质细胞衍生因子、VEGF 或血小板衍生生长因子(platelet-derived growth factor,PDGF)去诱导内皮细胞迁移和血管形成,并最终促进血管生成[174-176]。生物活性 ECM 支架中,生长因子的空间和时间顺序释放可通过 ECM 的生物物理性质(例如,密度、孔隙率、电荷和疏水性)的变化来调节。把抗生素颗粒或镇痛剂包埋在生物活性 ECM 支架中也正在被研究。最后,下一代仿生/生物活性 ECM 支架的开发还将吸取细胞和干细胞在组织修复和再生应用中不断增长的知识:生物活性 ECM 支架将越来越成为一种集成的再生工具,能够传递 ECM 生化/生物力学线索、生长因子、再生颗粒和(干)细胞,通过它们的协同能力,来重建再生生态位的各个方面,从而增强创面的愈合潜力。

利益冲突:I. V. Y. 参与了新泽西州普兰斯伯罗市 Integra LifeSciences 的创建。他目前与该公司无财务关系,也无 Integra LifeSciences 的股份。

(徐俊 译)

参考文献

1. Zielins ER, Atashroo DA, Maan ZN, Duscher D, Walmsley GG, Hu M, Senarath-Yapa K, McArdle A, Tevlin R, Wearda T, Paik KJ, Duldulao C, Hong WX, Gurtner GC, Longaker MT. Wound healing: an update. Regen Med. 2014;9(6):817–30.
2. Gurtner GC, Werner S, Barrandon Y, Longaker MT. Wound repair and regeneration. Nature. 2008;453(7193):314–21.
3. Rittié L. Cellular mechanisms of skin repair in humans and other mammals. J Cell Commun Signal. 2016;10(2):103–20.
4. Leavitt T, Hu MS, Marshall CD, Barnes LA, Lorenz HP, Longaker MT. Scarless wound healing: finding the right cells and signals. Cell Tissue Res. 2016;365(3):483–93.
5. Stappenbeck TS, Miyoshi H. The role of stromal stem cells in tissue regeneration and wound repair. Science. 2009;324(5935):1666–9.
6. Tracy LE, Minasian RA, Caterson EJ. Extracellular matrix and dermal fibroblast function in the healing wound. Adv Wound Care (New Rochelle). 2016;5(3):119–36.
7. Maquart FX, Monboisse JC. Extracellular matrix and wound healing. Pathol Biol (Paris). 2014;62(2):91–5.
8. Pellowe AS, Gonzalez AL. Extracellular matrix biomimicry for the creation of investigational and therapeutic devices. Wiley Interdiscip Rev Nanomed Nanobiotechnol. 2016;8(1):5–22.
9. Xue M, Jackson CJ. Extracellular matrix reorganization during wound healing and its impact on abnormal scarring. Adv Wound Care (New Rochelle). 2015;4(3):119–36.
10. Godwin J, Kuraitis D, Rosenthal N. Extracellular matrix considerations for scar-free repair and regeneration: insights from regenerative diversity among vertebrates. Int J Biochem Cell Biol. 2014;56:47–55.
11. Zgheib C, Xu J, Liechty KW. Targeting inflammatory cytokines and extracellular matrix composition to promote wound regeneration. Adv Wound Care (New Rochelle). 2014;3(4):344–55.
12. Volk SW, Iqbal SA, Bayat A. Interactions of the extracellular matrix and progenitor cells in cutaneous wound healing. Adv Wound Care (New Rochelle). 2013;2(6):261–72.
13. Wilgus TA. Growth factor-extracellular matrix interactions regulate wound repair. Adv Wound Care (New Rochelle). 2012;1(6):249–54.
14. Schultz GS, Wysocki A. Interactions between extracellular matrix and growth factors in wound healing. Wound Repair Regen. 2009;17(2):153–62.
15. Ghatak S, Maytin EV, Mack JA, Hascall VC, Atanelishvili I, Moreno Rodriguez R, Markwald RR, Misra S. Roles of proteoglycans and glycosaminoglycans in wound healing and fibrosis. Int J Cell Biol. 2015;2015:834893.
16. Kirn-Safran C, Farach-Carson MC, Carson DD. Multifunctionality of extracellular and cell surface heparan sulfate proteoglycans. Cell Mol Life Sci. 2009;66(21):3421–34.
17. Olczyk P, Mencner Ł, Komosinska-Vassev K. Diverse roles of heparan sulfate and heparin in wound repair. Biomed Res Int. 2015;2015:549417.
18. Coelho NM, McCulloch CA. Contribution of collagen adhesion receptors to tissue fibrosis. Cell Tissue Res. 2016;365(3):521–38.
19. Law JX, Musa F, Ruszymah BH, El Haj AJ, Yang Y. A comparative study of skin cell activities in collagen and fibrin constructs. Med Eng Phys. 2016;38(9):854–61.
20. Theocharidis G, Drymoussi Z, Kao AP, Barber AH, Lee DA, Braun KM, Connelly JT. Type VI collagen regulates dermal matrix assembly and fibroblast motility. J Invest Dermatol. 2016;136(1):74–83.
21. Egbert M, Ruetze M, Sattler M, Wenck H, Gallinat S, Lucius R, Weise JM. The matricellular protein periostin contributes to proper collagen function and is downregulated during skin aging. J Dermatol Sci. 2014;73(1):40–8.
22. Volk SW, Wang Y, Mauldin EA, Liechty KW, Adams

SL. Diminished type III collagen promotes myofibroblast differentiation and increases scar deposition in cutaneous wound healing. Cells Tissues Organs. 2011;194(1):25–37.

23. Iorio V, Troughton LD, Hamill KJ. Laminins: roles and utility in wound repair. Adv Wound Care (New Rochelle). 2015;4(4):250–63.

24. Sawicka KM, Seeliger M, Musaev T, Macri LK, Clark RA. Fibronectin interaction and enhancement of growth factors: importance for wound healing. Adv Wound Care (New Rochelle). 2015;4(8):469–78.

25. Neuman MG, Nanau RM, Oruña-Sanchez L, Coto G. Hyaluronic acid and wound healing. J Pharm Pharm Sci. 2015;18(1):53–60.

26. Aya KL, Stern R. Hyaluronan in wound healing: rediscovering a major player. Wound Repair Regen. 2014;22(5):579–93.

27. McCarty SM, Percival SL. Proteases and delayed wound healing. Adv Wound Care (New Rochelle). 2013;2(8):438–47.

28. Jones EM, Cochrane CA, Percival SL. The effect of pH on the extracellular matrix and biofilms. Adv Wound Care (New Rochelle). 2015;4(7):431–9.

29. McCarty SM, Cochrane CA, Clegg PD, Percival SL. The role of endogenous and exogenous enzymes in chronic wounds: a focus on the implications of aberrant levels of both host and bacterial proteases in wound healing. Wound Repair Regen. 2012;20(2):125–36.

30. Agren MS, Werthén M. The extracellular matrix in wound healing: a closer look at therapeutics for chronic wounds. Int J Low Extrem Wounds. 2007;6(2):82–97.

31. Xue M, Le NT, Jackson CJ. Targeting matrix metalloproteases to improve cutaneous wound healing. Expert Opin Ther Targets. 2006;10(1):143–55.

32. Moseley R, Stewart JE, Stephens P, Waddington RJ, Thomas DW. Extracellular matrix metabolites as potential biomarkers of disease activity in wound fluid: lessons learned from other inflammatory diseases? Br J Dermatol. 2004;150(3):401–13.

33. Ravanti L, Kähäri VM. Matrix metalloproteinases in wound repair (review). Int J Mol Med. 2000;6(4):391–407.

34. Wells A, Nuschke A, Yates CC. Skin tissue repair: matrix microenvironmental influences. Matrix Biol. 2016;49:25–36.

35. Arya AK, Tripathi R, Kumar S, Tripathi K. Recent advances on the association of apoptosis in chronic non healing diabetic wound. World J Diabetes. 2014;5(6):756–62.

36. Baltzis D, Eleftheriadou I, Veves A. Pathogenesis and treatment of impaired wound healing in diabetes mellitus: new insights. Adv Ther. 2014;31(8):817–36.

37. Jhamb S, Vangaveti VN, Malabu UH. Genetic and molecular basis of diabetic foot ulcers: Clinical review. J Tissue Viability. 2016;25(4):229–36.

38. Lioupis C. Effects of diabetes mellitus on wound healing: an update. J Wound Care. 2005;14(2):84–6.

39. Xu F, Zhang C, Graves DT. Abnormal cell responses and role of TNF-α in impaired diabetic wound healing. Biomed Res Int. 2013;2013:754802.

40. Ayuk SM, Abrahamse H, Houreld NN. The role of matrix metalloproteinases in diabetic wound healing in relation to photobiomodulation. J Diabetes Res. 2016;2016:2897656.

41. Tsioufis C, Bafakis I, Kasiakogias A, Stefanadis C. The role of matrix metalloproteinases in diabetes mellitus. Curr Top Med Chem. 2012;12(10):1159–65.

42. Falanga V. Wound healing and its impairment in the diabetic foot. Lancet. 2005;366(9498):1736–43.

43. Turner NJ, Badylak SF. The use of biologic scaffolds in the treatment of chronic nonhealing wounds. Adv Wound Care (New Rochelle). 2015;4(8):490–500.

44. Chaudhary C, Garg T. Scaffolds: a novel carrier and potential wound healer. Crit Rev Ther Drug Carrier Syst. 2015;32(4):277–321.

45. Nicholas MN, Jeschke MG, Amini-Nik S. Methodologies in creating skin substitutes. Cell Mol Life Sci. 2016;73(18):3453–72.

46. Widgerow AD. Bioengineered skin substitute considerations in the diabetic foot ulcer. Ann Plast Surg. 2014;73(2):239–44.

47. Greaves NS, Iqbal SA, Baguneid M, Bayat A. The role of skin substitutes in the management of chronic cutaneous wounds. Wound Repair Regen. 2013;21(2):194–210.

48. Yildirimer L, Thanh NT, Seifalian AM. Skin regeneration scaffolds: a multimodal bottom-up approach. Trends Biotechnol. 2012;30(12):638–48.

49. Poinern GE, Fawcett D, Ng YJ, Ali N, Brundavanam RK, Jiang ZT. Nanoengineering a biocompatible inorganic scaffold for skin wound healing. J Biomed Nanotechnol. 2010;6(5):497–510.

50. Langer A, Rogowski W. Systematic review of economic evaluations of human cell-derived wound care products for the treatment of venous leg and diabetic foot ulcers. BMC Health Serv Res. 2009;9:115.

51. Fang RC, Galiano RD. A review of becaplermin gel in the treatment of diabetic neuropathic foot ulcers. Biologics. 2008;2(1):1–12.

52. Zhong SP, Zhang YZ, Lim CT. Tissue scaffolds for skin wound healing and dermal reconstruction. Wiley Interdiscip Rev Nanomed Nanobiotechnol. 2010;2(5):510–25.

53. Yannas IV, Tzeranis DS, Harley BA, So PT. Biologically active collagen-based scaffolds: advances in processing and characterization. Philos Trans A Math Phys Eng Sci. 2010;368(1917):2123–39.

54. Badylak SF. The extracellular matrix as a scaffold for tissue reconstruction. Semin Cell Dev Biol. 2002;13(5):377–83.

55. Bello YM, Falabella AF, Eaglstein WH. Tissue-engineered skin. Current status in wound healing. Am J Clin Dermatol. 2001;2(5):305–13.

56. Yannas IV. Tissue and organ regeneration in adults. 2nd ed. New York: Springer; 2015.

57. Yannas IV. Tissue and organ regeneration in adults. New York: Springer; 2001.

58. Butler CE, Orgill DP. Simultaneous in vivo regeneration of neodermis, epidermis, and basement membrane. Adv Biochem Eng Biotechnol. 2005;94:23–41.

59. Hatton MP, Rubin PA. Conjunctival regeneration. Adv Biochem Eng Biotechnol. 2005;94:125–40.

60. Zhang M, Yannas IV. Peripheral nerve regeneration. Adv Biochem Eng Biotechnol. 2005;94:67–89.

61. Soller EC, Tzeranis DS, Miu K, So PT, Yannas IV. Common features of optimal collagen scaffolds that disrupt wound contraction and enhance regeneration both in peripheral nerves and in skin. Biomaterials. 2012;33(19):4783–91.

62. Yannas IV, Tzeranis D, So PT. Surface biology of collagen scaffold explains blocking of wound contraction and regeneration of skin and peripheral nerves. Biomed Mater. 2015;11(1):014106.

63. Tzeranis DS, Soller EC, Buydash MC, So PT, Yannas IV. In situ quantification of surface chemistry in porous collagen biomaterials. Ann Biomed Eng. 2016;44(3):803–15.

64. Yannas IV, Lee E, Orgill DP, Skrabut EM, Murphy GF. Synthesis and characterization of a model extracellular matrix which induces partial regeneration of adult mammalian skin. Proc Natl Acad Sci U S A. 1989;86:933–7.

65. Yannas IV. Emerging rules for inducing organ regeneration. Biomaterials. 2013;34(2):321–30.

66. Golas AR, Hernandez KA, Spector JA. Tissue engineering for plastic surgeons: a primer. Aesthetic Plast Surg. 2014;38(1):207–21.

67. Nyame TT, Chiang HA, Leavitt T, Ozambela M, Orgill DP. Tissue-engineered skin substitutes. Plast Reconstr Surg. 2015;136(6):1379–88.

68. Brantley JN, Verla TD. Use of placental membranes for the treatment of chronic diabetic foot ulcers. Adv Wound Care (New Rochelle). 2015;4(9):545–59.

69. Litwiniuk M, Grzela T. Amniotic membrane: new concepts for an old dressing. Wound Repair Regen. 2014;22(4):451–6.

70. Silini AR, Cargnoni A, Magatti M, Pianta S, Parolini O. The long path of human placenta, and its derivatives, in regenerative medicine. Front Bioeng Biotechnol. 2015;3:162.

71. Peters WJ. Biological dressings in burns--a review. Ann Plast Surg. 1980;4(2):133–7.

72. Iorio ML, Shuck J, Attinger CE. Wound healing in the upper and lower extremities: a systematic review on the use of acellular dermal matrices. Plast Reconstr Surg. 2012;130(5 Suppl 2):232S–41S.

73. Yannas IV, Orgill DP, Burke JF. Template for skin regeneration. Plast Reconstr Surg. 2011;127(Suppl 1):60S–70S.

74. Garfein ES, Orgill DP, Pribaz JJ. Clinical applications of tissue engineered constructs. Clin Plast Surg. 2003;30(4):485–98.

75. Nyame TT, Chiang HA, Orgill DP. Clinical applications of skin substitutes. Surg Clin North Am. 2014;94(4):839–50.

76. Heimbach DM, Warden GD, Luterman A, Jordan MH, Ozobia N, Ryan CM, Voigt DW, Hickerson WL, Saffle JR, DeClement FA, Sheridan RL, Dimick AR. Multicenter postapproval clinical trial of Integra dermal regeneration template for burn treatment. J Burn Care Rehabil. 2003;24(1):42–8.

77. Yannas IV, Burke JF, Orgill DP, Skrabut EM. Wound tissue can utilize a polymeric template to synthesise a functional extension of skin. Science. 1982;215:174–6.

78. Yannas IV, Burke JF, Orgill DP, Skrabut EM. Regeneration of skin following closure of deep wounds with a biodegradable template. Trans Soc Biomater. 1982;5:24–7.

79. Yannas IV, Orgill DP, Skrabut EM, Burke JF. Skin regeneration with a bioreplaceable polymeric template. In: Gebelein CG, editor. Polymeric materials and artificial organs. Washington, DC: American Chemical Society; 1984. p. 191–7.

80. Burke JF, Yannas IV, Quniby WC Jr, Bondoc CC, Jung WK. Successful use of a physiologically acceptable artificial skin in the treatment of extensive burn injury. Ann Surg. 1981;194:413–28.

81. Gottlieb ME. 127 in situ tissue engineering with Integra®-a new paradigm of surgical wound repair. Wound Repair Regen. 2005;13:A28–48.

82. Driver VR, Lavery LA, Reyzelman AM, Dutra TG, Dove CR, Kotsis SV, Kim HM, Chung KC. A clinical trial of Integra template for diabetic foot ulcer treatment. Wound Repair Regen. 2015;23(6):891–900.

83. Spector JA, Glat PM. Hair-bearing scalp reconstruction using a dermal regeneration template and micrograft hair transplantation. Ann Plast Surg. 2007;59(1):63–6.

84. Shores JT, Hiersche M, Gabriel A, Gupta S. Tendon coverage using an artificial skin substitute. J Plast Reconstr Aesthet Surg. 2012;65(11):1544–50.

85. Davison SP, Sobanko JF, Clemens MW. Use of a collagen-glycosaminoglycan copolymer (Integra) in combination with adjuvant treatments for reconstruction of severe chest keloids. J Drugs Dermatol. 2010;9(5):542–8.

86. Stiefel D, Schiestl C, Meuli M. Integra artificial skin for burn scar revision in adolescents and children. Burns. 2010;36(1):114–20.

87. González Alaña I, Torrero López JV, Martín Playá P, Gabilondo Zubizarreta FJ. Combined use of negative pressure wound therapy and Integra® to treat complex defects in lower extremities after burns. Ann Burns Fire Disasters. 2013;26(2):90–3.

88. Menn ZK, Lee E, Klebuc MJ. Acellular dermal matrix and negative pressure wound therapy: a tissue-engineered alternative to free tissue transfer in the compromised host. J Reconstr Microsurg. 2012;28(2):139–44.

89. Molnar JA, DeFranzo AJ, Hadaegh A, Morykwas MJ, Shen P, Argenta LC. Acceleration of Integra incorporation in complex tissue defects with subatmospheric pressure. Plast Reconstr Surg. 2004;113(5):1339–46.

90. Climov M, Bayer LR, Moscoso AV, Matsumine H, Orgill DP. The role of dermal matrices in treating inflammatory and diabetic wounds. Plast Reconstr Surg. 2016;138(3 Suppl):148S–57S.

91. Min JH, Yun IS, Lew DH, Roh TS, Lee WJ. The use of matriderm and autologous skin graft in the treatment of full thickness skin defects. Arch Plast Surg. 2014;41(4):330–6.

92. Bertolli E, Campagnari M, Molina AS, Macedo MP, Pinto CA, Cunha IW, Duprat Neto JP. Artificial dermis (Matriderm®) followed by skin graft as an option in dermatofibrosarcoma protuberans with complete circumferential and peripheral deep margin assessment. Int Wound J. 2015;12(5):545–7.

93. De Angelis B, Gentile P, Agovino A, Migner A, Orlandi F, Delogu P, Cervelli V. Chronic ulcers: MATRIDERM(®) system in smoker, cardiopathic, and diabetic patients. J Tissue Eng. 2013;4:2041731413502663.

94. Böttcher-Haberzeth S, Biedermann T, Schiestl C, Hartmann-Fritsch F, Schneider J, Reichmann E, Meuli M. Matriderm® 1 mm versus Integra® Single Layer 1.3 mm for one-step closure of full thickness skin defects: a comparative experimental study in rats. Pediatr Surg Int. 2012;28(2):171–7.

95. Schneider J, Biedermann T, Widmer D, Montano I, Meuli M, Reichmann E, Schiestl C. Matriderm versus Integra: a comparative experimental study. Burns. 2009;35(1):51–7.

96. Harish V, Raymond AP, Maitz PK. Reconstruction of soft tissue necrosis secondary to cryoglobulinaemia. J Plast Reconstr Aesthet Surg. 2014;67(8):1151–4.

97. Wosgrau AC, Jeremias Tda S, Leonardi DF, Pereima MJ, Di Giunta G, Trentin AG. Comparative experimental study of wound healing in mice: pelnac versus integra. PLoS One. 2015;10(3):e0120322.

98. Jeremias Tda S, Machado RG, Visoni SB, Pereima MJ, Leonardi DF, Trentin AG. Dermal substitutes support the growth of human skin-derived mesenchymal stromal cells: potential tool for skin regeneration. PLoS One. 2014;9(2):e89542.

99. Eo S, Kim Y, Cho S. Vacuum-assisted closure improves the incorporation of artificial dermis in soft tissue defects: Terudermis(®) and Pelnac(®). Int Wound J. 2011;8(3):261–7.

100. Lee JW, Jang YC, Oh SJ. Use of the artificial dermis for free radial forearm flap donor site. Ann Plast Surg. 2005;55(5):500–2.

101. Matsumoto Y, Ikeda K, Yamaya Y, Yamashita K, Saito T, Hoshino Y, Koga T, Enari H, Suto S, Yotsuyanagi T. The usefulness of the collagen and elastin sponge derived from salmon as an artificial dermis and scaffold for tissue engineering. Biomed Res. 2011;32(1):29–36.

102. Tanihara M, Kajiwara K, Ida K, Suzuki Y, Kamitakahara M, Ogata S. The biodegradability of poly(Pro-Hyp-Gly) synthetic polypeptide and the promotion of a dermal wound epithelialization using a poly(Pro-Hyp-Gly) sponge. J Biomed Mater Res A. 2008;85((1)):133–9.

103. Brigido SA, Boc SF, Lopez RC. Effective management of major lower extremity wounds using an acellular regenerative tissue matrix: a pilot study. Orthopedics. 2004;27(1 Suppl):s145–9.

104. Martin BR, Sangalang M, Wu S, Armstrong DG. Outcomes of allogenic acellular matrix therapy in treatment of diabetic foot wounds: an initial experience. Int Wound J. 2005;2(2):161–5.

105. Brigido SA. The use of an acellular dermal regenerative tissue matrix in the treatment of lower extremity wounds: a prospective 16-week pilot study. Int Wound J. 2006;3(3):181–7.

106. Winters CL, Brigido SA, Liden BA, Simmons M, Hartman JF, Wright ML. A multicenter study involving the use of a human acellular dermal regenerative tissue matrix for the treatment of diabetic lower extremity wounds. Adv Skin Wound Care. 2008;21(8):375–81.

107. Reyzelman A, Crews RT, Moore JC, Moore L, Mukker JS, Offutt S, Tallis A, Turner WB, Vayser D, Winters C, Armstrong DG. Clinical effectiveness of an acellular dermal regenerative tissue matrix compared to standard wound management in healing diabetic foot ulcers: a prospective, randomised, multicentre study. Int Wound J. 2009;6(3):196–208.

108. Wainwright DJ, Bury SB. Acellular dermal matrix in the management of the burn patient. Aesthet Surg J. 2011;31(7 Suppl):13S–23S.

109. Jung SN, Chung JW, Yim YM, Kwon H. One-stage skin grafting of the exposed skull with acellular human dermis (AlloDerm). J Craniofac Surg. 2008;19(6):1660–2.

110. Deneve JL, Turaga KK, Marzban SS, Puleo CA, Sarnaik AA, Gonzalez RJ, Sondak VK, Zager JS. Single-institution outcome experience using AlloDerm® as temporary coverage or definitive reconstruction for cutaneous and soft tissue malignancy defects. Am Surg. 2013;79(5):476–82.

111. Carlson TL, Lee KW, Pierce LM. Effect of cross-linked and

non-cross-linked acellular dermal matrices on the expression of mediators involved in wound healing and matrix remodeling. Plast Reconstr Surg. 2013;131(4):697–705.

112. Askari M, Cohen MJ, Grossman PH, Kulber DA. The use of acellular dermal matrix in release of burn contracture scars in the hand. Plast Reconstr Surg. 2011;127(4):1593–9.

113. Oh SJ, Kim Y. Combined AlloDerm® and thin skin grafting for the treatment of postburn dyspigmented scar contracture of the upper extremity. J Plast Reconstr Aesthet Surg. 2011;64(2):229–33.

114. Maloney BP, Murphy BA, Cole HP 3rd. Cymetra. Facial Plast Surg. 2004;20(2):129–34.

115. Karr JC. Retrospective comparison of diabetic foot ulcer and venous stasis ulcer healing outcome between a dermal repair scaffold (PriMatrix) and a bilayered living cell therapy (Apligraf). Adv Skin Wound Care. 2011;24(3):119–25.

116. Kavros SJ, Dutra T, Gonzalez-Cruz R, Liden B, Marcus B, McGuire J, Nazario-Guirau L. The use of PriMatrix, a fetal bovine acellular dermal matrix, in healing chronic diabetic foot ulcers: a prospective multicenter study. Adv Skin Wound Care. 2014;27(8):356–62.

117. Lullove E. Acellular fetal bovine dermal matrix in the treatment of nonhealing wounds in patients with complex comorbidities. J Am Podiatr Med Assoc. 2012;102(3):233–9.

118. Rennert RC, Sorkin M, Garg RK, Januszyk M, Gurtner GC. Cellular response to a novel fetal acellular collagen matrix: implications for tissue regeneration. Int J Biomater. 2013;2013:527957.

119. Troy J, Karlnoski R, Downes K, Brown KS, Cruse CW, Smith DJ, Payne WG. The use of EZ Derm® in partial-thickness burns: an institutional review of 157 patients. Eplasty. 2013;13:e14.

120. Esteban-Vives R, Young MT, Ziembicki J, Corcos A, Gerlach JC. Effects of wound dressings on cultured primary keratinocytes. Burns. 2016;42(1):81–90.

121. Burkey B, Davis W 3rd, Glat PM. Porcine xenograft treatment of superficial partial-thickness burns in paediatric patients. J Wound Care. 2016;25(2):S10–5.

122. El-Khatib HA, Hammouda A, Al-Ghol A, Habib B. Al-Basti. Aldehyde-treated porcine skin versus biobrane as biosynthetic skin substitutes for excised burn wounds: case series and review of the literature. Ann Burns Fire Disasters. 2007;20(2):78–82.

123. Mostow EN, Haraway GD, Dalsing M, Hodde JP, King D, OASIS Venus Ulcer Study Group. Effectiveness of an extracellular matrix graft (OASIS Wound Matrix) in the treatment of chronic leg ulcers: a randomized clinical trial. J Vasc Surg. 2005;41(5):837–43.

124. Cazzell SM, Lange DL, Dickerson JE Jr, Slade HB. The management of diabetic foot ulcers with porcine small intestine submucosa tri-layer matrix: a randomized controlled trial. Adv Wound Care (New Rochelle). 2015;4(12):711–9.

125. Shi L, Ronfard V. Biochemical and biomechanical characterization of porcine small intestinal submucosa (SIS): a mini review. Int J Burns Trauma. 2013;3(4):173–9.

126. Kim MS, Hong KD, Shin HW, Kim SH, Kim SH, Lee MS, Jang WY, Khang G, Lee HB. Preparation of porcine small intestinal submucosa sponge and their application as a wound dressing in full-thickness skin defect of rat. Int J Biol Macromol. 2005;36(1–2):54–60.

127. Parmaksiz M, Elcin AE, Elcin YM. Decellularization of bovine small intestinal submucosa and its use for the healing of a critical-sized full-thickness skin defect, alone and in combination with stem cells, in a small rodent model. J Tissue Eng Regen Med. 2017;11(6):1754–65.

128. Salgado RM, Bravo L, García M, Melchor JM, Krötzsch E. Histomorphometric analysis of early epithelialization and dermal changes in mid-partial-thickness burn wounds in humans treated with porcine small intestinal submucosa and silver-containing hydrofiber. J Burn Care Res. 2014;35(5):e330–7.

129. Luo X, Kulig KM, Finkelstein EB, Nicholson MF, Liu XH, Goldman SM, Vacanti JP, Grottkau BE, Pomerantseva I, Sundback CA, Neville CM. In vitro evaluation of decellularized ECM-derived surgical scaffold biomaterials. J Biomed Mater Res B Appl Biomater. 2017;105(3):585–93.

130. Rong JJ, Sang HF, Qian AM, Meng QY, Zhao TJ, Li XQ. Biocompatibility of porcine small intestinal submucosa and rat endothelial progenitor cells in vitro. Int J Clin Exp Pathol. 2015;8(2):1282–91.

131. Rosales MA, Bruntz M, Armstrong DG. Gamma-irradiated human skin allograft: a potential treatment modality for lower extremity ulcers. Int Wound J. 2004;1(3):201–6.

132. Cancio LC, Horvath EE, Barillo DJ, Kopchinski BJ, Charter KR, Montalvo AE, Buescher TM, Brengman ML, Brandt MM, Holcomb JB. Burn support for Operation Iraqi Freedom and related operations, 2003 to 2004. J Burn Care Rehabil. 2005;26(2):151–61.

133. http://pl-s.com/WhatisGammaGraft.html.

134. Kimmel H, Rahn M, Gilbert TW. The clinical effectiveness in wound healing with extracellular matrix derived from porcine urinary bladder matrix: a case series on severe chronic wounds. J Am Col Certif Wound Spec. 2010;2(3):55–9.

135. Rommer EA, Peric M, Wong A. Urinary bladder matrix for the treatment of recalcitrant nonhealing radiation wounds. Adv Skin Wound Care. 2013;26(10):450–5.

136. Iorio T, Blumberg D. Short-term results of treating primary and recurrent anal fistulas with a novel extracellular matrix derived from porcine urinary bladder. Am Surg. 2015;81(5):498–502.

137. Dorman RM, Bass KD. Novel use of porcine urinary bladder matrix for pediatric pilonidal wound care: preliminary experience. Pediatr Surg Int. 2016;32(10):997–1002.

138. Monteiro IP, Gabriel D, Timko BP, Hashimoto M, Karajanagi S, Tong R, Marques AP, Reis RL, Kohane DS. A two-component pre-seeded dermal-epidermal scaffold. Acta Biomater. 2014;10(12):4928–38.

139. Navone SE, Pascucci L, Dossena M, Ferri A, Invernici G, Acerbi F, Cristini S, Bedini G, Tosetti V, Ceserani V, Bonomi A, Pessina A, Freddi G, Alessandrino A, Ceccarelli P, Campanella R, Marfia G, Alessandri G, Parati EA. Decellularized silk fibroin scaffold primed with adipose mesenchymal stromal cells improves wound healing in diabetic mice. Stem Cell Res Ther. 2014;5(1):7.

140. Greer N, Foman NA, MacDonald R, Dorrian J, Fitzgerald P, Rutks I, Wilt TJ. Advanced wound care therapies for nonhealing diabetic, venous, and arterial ulcers: a systematic review. Ann Intern Med. 2013;159(8):532–42.

141. Landsman A, Taft D, Riemer K. The role of collagen bioscaffolds, foamed collagen, and living skin equivalents in wound healing. Clin Podiatr Med Surg. 2009;26(4):525–33.

142. Woodroof A, Phipps R, Woeller C, Rodeheaver G, Naughton GK, Piney E, Hickerson W, Branski L, Holmes JH 4th. Evolution of a biosynthetic temporary skin substitute: a preliminary study. Eplasty. 2015;15:e30. eCollection 2015

143. Uccioli L, TissueTech Autograft System Italian Study Group. A clinical investigation on the characteristics and outcomes of treating chronic lower extremity wounds using the tissuetech autograft system. Int J Low Extrem Wounds. 2003;2(3):140–51.

144. Veves A, Falanga V, Armstrong DG, Sabolinski ML, Apligraf Diabetic Foot Ulcer Study. Graftskin, a human skin equivalent, is effective in the management of noninfected neuropathic diabetic foot ulcers: a prospective randomized multicenter clinical trial. Diabetes Care. 2001;24(2):290–5.

145. Falanga V, Margolis D, Alvarez O, Auletta M, Maggiacomo F, Altman M, Jensen J, Sabolinski M, Hardin-Young J. Rapid healing of venous ulcers and lack of clinical rejection with an allogeneic cultured human skin equivalent. Human Skin Equivalent Investigators Group. Arch Dermatol. 1998;134(3):293–300.

146. Sabolinski ML, Alvarez O, Auletta M, Mulder G, Parenteau NL. Cultured skin as a 'smart material' for healing wounds: experience in venous ulcers. Biomaterials. 1996;17(3):311–20.

147. Zelen CM, Serena TE, Gould L, Le L, Carter MJ, Keller J, Li WW. Treatment of chronic diabetic lower extremity ulcers with advanced therapies: a prospective, randomised, controlled, multi-centre comparative study examining clinical efficacy and cost. Int

Wound J. 2016;13(2):272–82.

148. Bowering CK. Dermagraft in the treatment of diabetic foot ulcers. J Cutan Med Surg. 1998;3(Suppl 1):S1–29–32.

149. Marston WA. Dermagraft, a bioengineered human dermal equivalent for the treatment of chronic nonhealing diabetic foot ulcer. Expert Rev Med Devices. 2004;1(1):21–31.

150. Papanas N, Eleftheriadou I, Tentolouris N, Maltezos E. Advances in the topical treatment of diabetic foot ulcers. Curr Diabetes Rev. 2012;8(3):209–18.

151. Still J, Glat P, Silverstein P, Griswold J, Mozingo D. The use of a collagen sponge/living cell composite material to treat donor sites in burn patients. Burns. 2003;29(8):837–41.

152. Santema TB, Poyck PP, Ubbink DT. Skin grafting and tissue replacement for treating foot ulcers in people with diabetes. Cochrane Database Syst Rev. 2016;2:CD011255.

153. Ehrenreich M, Ruszczak Z. Update on tissue-engineered biological dressings. Tissue Eng. 2006;12(9):2407–24.

154. Faglia E, Mantero M, Gino M, et al. A combined conservative approach in the treatment of a severe Achilles tendon region ulcer in a diabetic patient: a case report. Wounds. 1999;11(5):105–9.

155. Dalla Paola L, Cogo A, Deanesi W, Stocchiero C, Colletta VC. Using hyaluronic acid derivatives and cultured autologous fibroblasts and keratinocytes in a lower limb wound in a patient with diabetes: a case report. Ostomy Wound Manage. 2002;48(9):46–9.

156. Harris PA, di Francesco F, Barisoni D, Leigh IM, Navsaria HA. Use of hyaluronic acid and cultured autologous keratinocytes and fibroblasts in extensive burns. Lancet. 1999;353(9146):35–6.

157. Ilancheran S, Moodley Y, Manuelpillai U. Human fetal membranes: a source of stem cells for tissue regeneration and repair? Placenta. 2009;30(1):2–10.

158. May SR. The effects of biological wound dressings on the healing process. Clin Mater. 1991;8(3–4):243–9.

159. Zelen CM, Snyder RJ, Serena TE, Li WW. The use of human amnion/chorion membrane in the clinical setting for lower extremity repair: a review. Clin Podiatr Med Surg. 2015;32(1):135–46.

160. Kesting MR, Wolff KD, Hohlweg-Majert B, Steinstraesser L. The role of allogenic amniotic membrane in burn treatment. J Burn Care Res. 2008;29(6):907–16.

161. Lineen E, Namias N. Biologic dressing in burns. J Craniofac Surg. 2008;19(4):923–8.

162. Zelen CM, Serena TE, Denoziere G, Fetterolf DE. A prospective randomised comparative parallel study of amniotic membrane wound graft in the management of diabetic foot ulcers. Int Wound J. 2013;10(5):502–7.

163. Zelen CM, Gould L, Serena TE, Carter MJ, Keller J, Li WW. A prospective, randomised, controlled, multi-centre comparative effectiveness study of healing using dehydrated human amnion/chorion membrane allograft, bioengineered skin substitute or standard of care for treatment of chronic lower extremity diabetic ulcers. Int Wound J. 2015;12(6):724–32.

164. Penny H, Rifkah M, Weaver A, Zaki P, Young A, Meloy G, Flores R. Dehydrated human amnion/chorion tissue in difficult-to-heal DFUs: a case series. J Wound Care. 2015;24(3):104; 106–9; 111.

165. Lavery LA, Fulmer J, Shebetka KA, Regulski M, Vayser D, Fried D, Kashefsky H, Owings TM, Nadarajah J, Grafix Diabetic Foot Ulcer Study Group. The efficacy and safety of Grafix(®) for the treatment of chronic diabetic foot ulcers: results of a multi-centre, controlled, randomised, blinded, clinical trial. Int Wound J. 2014;11(5):554–60. https://doi.org/10.1111/iwj.12329.

166. Gibbons GW. Grafix®, a cryopreserved placental membrane, for the treatment of chronic/stalled wounds. Adv Wound Care (New Rochelle). 2015;4(9):534–44.

167. Regulski M, Jacobstein DA, Petranto RD, Migliori VJ, Nair G, Pfeiffer D. A retrospective analysis of a human cellular repair matrix for the treatment of chronic wounds. Ostomy Wound Manage. 2013;59(12):38–43.

168. Kampmann A, Lindhorst D, Schumann P, Zimmerer R, Kokemüller H, Rücker M, Gellrich NC, Tavassol F. Additive effect of mesenchymal stem cells and VEGF to vascularization of PLGA scaffolds. Microvasc Res. 2013;90:71–9. https://doi.org/10.1016/j.mvr.2013.07.006.

169. Gelain F. Novel opportunities and challenges offered by nanobiomaterials in tissue engineering. Int J Nanomedicine. 2008;3(4):415–24.

170. Gil ES, Panilaitis B, Bellas E, Kaplan DL. Functionalized silk biomaterials for wound healing. Adv Healthc Mater. 2013;2(1):206–17.

171. Liu X, Ma L, Gao C. RNAi functionalized scaffold for scarless skin regeneration. Organogenesis. 2013;9(2):76–8.

172. Norouzi M, Shabani I, Ahvaz HH, Soleimani M. PLGA/gelatin hybrid nanofibrous scaffolds encapsulating EGF for skin regeneration. J Biomed Mater Res A. 2015;103(7):2225–35.

173. Mirdailami O, Soleimani M, Dinarvand R, Khoshayand MR, Norouzi M, Hajarizadeh A, Dodel M, Atyabi F. Controlled release of rhEGF and rhbFGF from electrospun scaffolds for skin regeneration. J Biomed Mater Res A. 2015;103(10):3374–85.

174. Li B, Davidson JM, Guelcher SA. The effect of the local delivery of platelet-derived growth factor from reactive two-component polyurethane scaffolds on the healing in rat skin excisional wounds. Biomaterials. 2009;30(20):3486–94.

175. Sarkar A, Tatlidede S, Scherer SS, Orgill DP, Berthiaume F. Combination of stromal cell-derived factor-1 and collagen-glycosaminoglycan scaffold delays contraction and accelerates reepithelialization of dermal wounds in wild-type mice. Wound Repair Regen. 2011;19(1):71–9.

176. Losi P, Briganti E, Errico C, Lisella A, Sanguinetti E, Chiellini F, Soldani G. Fibrin-based scaffold incorporating VEGF- and bFGF-loaded nanoparticles stimulates wound healing in diabetic mice. Acta Biomater. 2013;9(8):7814–21.

第十章
糖尿病足的微血管病变

Matthieu Roustit, Jordan Loader, Dimitrios Baltzis,
Wanni Zhao, and Aristidis Veves

摘要

　　糖尿病通过多种病理机制影响微循环,包括内皮功能障碍和神经血管反应异常。这些微血管功能的变化与糖尿病足皮肤微循环结构的变化有着复杂的关系。最终,这些微循环功能和结构的改变会导致糖尿病足并发症的形成(如足溃疡)并且更严重情况下会导致截肢。糖尿病及其相关并发症给全球公共卫生系统带来了巨大的经济负担,凸显了早期干预和预防的必要性。近几十年来,一些无创成像技术和微血管反应检测的发展,使临床医生能更准确地去预测糖尿病患者发生足溃疡的风险,并监测溃疡的愈合率和确定干预治疗是否成功。本章将综述评估皮肤微循环的这些方法;同时,介绍高血糖、胰岛素抵抗和炎症在内皮功能障碍中的各自作用及其与神经血管功能间的复杂关系。

引言

　　糖尿病微血管病的概念出现于 20 世纪上半叶,当时描述 3 种主要的并发症即神经病变、视网膜病变和肾病与微动脉、毛细血管和微静脉的病变有关[1]。同时,尽管存在外周动脉搏动,糖尿病足溃疡(diabetic foot ulceration,DFU)仍然可以发生,这说明微循环病变在此类并发症的病理生理学中起着核心作用。有关糖尿病患者截肢标本中的内皮细胞增殖的研究证明,闭塞的"小血管疾病"会引起微动脉闭塞。尽管这种闭塞性微血管病变的理论随后被推翻,而神经病变、异常压力负荷和易感性等其他因素被认为是 DFU 的主要危险因素,但皮肤微循环受损仍然是糖尿病足坏死的基本原因[2]。

　　近几十年来,在糖尿病患者中观察到大量的皮肤微循环结构和功能的异常,揭示了不同毛细血管床在疾病病程中影响微循环病理过程的多样性。这就是为什么术语"糖尿病微循环病"并不是指某种一致性的东西[3];而这种复杂性可能解释了导致微血管功能受损机制的原因,以及仅仅部分阐明了这种功能障碍在 DFU 的发生和愈合中是否有直接或间接的作用。归根结底,更好地理解糖尿病足微血管变化的特殊性及其与糖尿病周围神经病变(diabetic peripheral neuropathy,DPN)的密切关系,对于研究新的治疗方法以满足临床需要至关重要。最后,皮肤微血管功能是否可以作为一个可靠的生物标志物来预测溃疡愈合,这是另一个需要深入研究的重要问题。

皮肤微循环

　　近年来,皮肤微循环以其良好的可视性成为反映全身微血管功能和病理性微血管功能障碍的独特指标。然而,鉴于微循环负责血液和组织之间营养物质和氧气的充分交换,许多关于糖尿病足及其相关并发症(如 DFU)的临床和探索性研究也使用了微血管评估,来直接反应皮肤组织随时间变化的情况。

皮肤微循环解剖

　　微循环包括阻力血管,例如小动脉、微动脉和微静脉,其直径通常在 10 至 300μm 之间,以及毛细血管(≈6μm)[4]。在皮肤微循环中,这些小动脉、微动脉和微静脉在真皮中共同形成

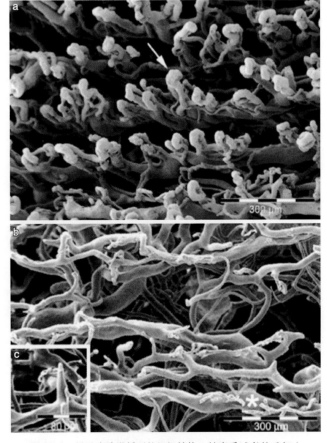

图 10.1 足趾皮肤微循环的组织结构。健康受试者的毛细血管环起源于上丛(a),而糖尿病患者的营养微血管受损(b,高倍 c)。经参考文献[119]许可

两个脉络丛。真皮乳头上血管丛来源于营养毛细血管环(图
10.1),由上升的微动脉和下降的微静脉连接到真皮-皮下层面
的一个较低的血管丛[5]。动静脉吻合(arteriovenous anastomoses,AVAs)是动静脉网的直接连接。

每根血管都有 3 个不同层面,分别是外膜、中膜和内膜。
外膜在血管壁中的比例因血管床不同而异,由弹性蛋白、胶原、
成纤维细胞、肥大细胞和巨噬细胞组成[6]。与其他组织相比,
皮肤微循环的血管外膜也具有高密度的感觉、交感和副交感神
经轴突,这些神经轴突无法穿透外膜[7]。然而,这些神经纤维
可以靠近主要由血管平滑肌(vascular smooth muscle,VSM)细
胞组成的中膜,显示出自主神经对皮肤微血管功能的重要调控
作用[8]。

随着血管直径的缩小,VSM 细胞在血管壁中的比例保持相
似,这是由于微动脉中 VSM 细胞层的数量减少到只有一层。
然而,VSM 细胞在中膜中的实际体积分数通常增加到总外膜体
积的 70% ~ 85%,这表明微循环控制血管直径的能力增强,从
而能保持最佳的皮肤灌注[6]。内弹力层和单层内皮细胞组成
的内膜形成连续的血管壁内被膜。内皮细胞可形成突起、伸入
管腔,也可通过内弹力层开窗、突出腔外,从而与外膜的 VSM
细胞保持接触[6]。这个重要的解剖学特征使内皮细胞和 VSM
细胞相互作用,对维持正常的血管张力至关重要。

皮肤微循环生理学

除了神经调节外,血管张力还受剪切应力、代谢机制和微
动脉肌源性反应的调节[9]。剪切应力是血管内血流对内皮细

胞壁的作用力,被认为是血管运动的主要调节因素[10]。与其
他激动剂(如胰岛素、乙酰胆碱、三磷酸腺苷、腺苷、缓激肽和组
胺)(图 10.2)一起,剪切应力作用于内皮细胞,刺激多种血管
舒张因子[一氧化氮(nitric oxide,NO)、前列环素(prostacyclin,
PGI₂)和内皮源性超极化因子]和血管收缩因子(内皮素-1、血
管紧张素Ⅱ、前列腺素,例如血栓素 A₂ 和异前列腺素)物质的
合成,被释放到 VSM,分别介导血管的扩张和收缩[10,11]。这种
平衡机制不仅对维持正常的血管张力至关重要,而且在调节促
炎细胞因子、白细胞募集、血小板聚集和黏附、血管生成和 VSM
细胞增殖以维持微血管和皮肤的最佳状态中,同样发挥重要
作用[10]。

鉴于胰岛素在糖尿病中的地位,胰岛素血管活性作用对于
皮肤微血管病变潜在机制的研究非常重要。胰岛素代谢作用
的关键是扩张阻力血管和毛细血管前微动脉,增加总血流量和
骨骼肌表面微循环的交换[12],使优质的餐后营养物质能被输
送到最远端的血管床(如皮肤微循环)。胰岛素与其他激动剂
不同,它通过非钙依赖性途径、合成 NO,发挥血管舒张作
用[13]。简言之,循环中的胰岛素信号、内皮细胞的胰岛素受体
激活 G 蛋白磷脂酶,使之相互作用,刺激磷脂酰肌醇 3 激酶途
径[13,14]。这种信号级联激活蛋白激酶 B、使之磷酸化,并激活
内皮型一氧化氮合酶(endothelial NO synthase,eNOS),最终从
氨基酸 L-精氨酸合成 NO[14,15]。除了血管舒张作用外,胰岛素
还通过丝裂原活化蛋白激酶刺激内皮素-1 分泌,诱导血管收缩
机制[12]。

剪切应力和血管运动激动剂(如乙酰胆碱、三磷酸腺苷、腺

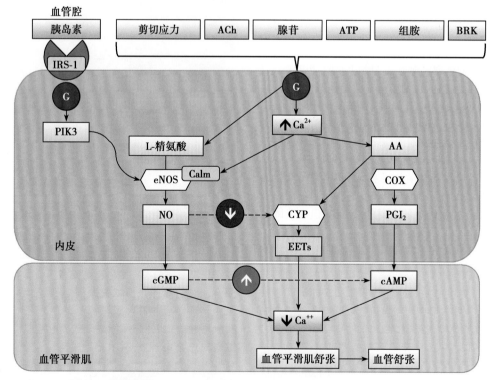

图 10.2　正常健康血管功能中,3 种主要的血管舒张途径(NO、PGI₂ 和 EETs)之间的相互作用。改编自
Loader J,et al. ;in Diabetes and Exercise,Springer,2017。Ach,乙酰胆碱;ATP,腺苷三磷酸;BRK,缓激肽;IRS-
1,胰岛素受体底物-1;G,蛋白磷脂酶;PIK3,磷脂酰肌醇 3-激酶;Ca²⁺,细胞内游离钙;eNOS,内皮型一氧化氮合
酶;NO,一氧化氮;CYP,细胞色素代谢物;EETs,环氧二十碳三烯酸;AA,花生四烯酸;COX,环氧化酶;
Calm,钙调素;PGI₂,前列环素;cGMP,环磷酸鸟苷;cAMP,环磷酸腺苷;↑,上调;↓,下调

苷、缓激肽和组胺）也通过磷脂酰肌醇激酶-3、非钙依赖途径，刺激 NO 合成[10]。然而，与胰岛素不同的是，这些激动剂也通过钙依赖途径和 PGI_2，刺激 NO 的合成。简言之，激动剂介导的 G 蛋白磷脂酶相互作用，消耗了内皮细胞钙离子浓度；通过钙池调控钙离子通道和钾通道活性，诱发钙离子内流[16]。细胞内游离钙与钙调蛋白结合，激活 eNOS 合成 NO，释放花生四烯酸，启动环氧化酶途径来合成 PGI_2[16,17]。NO 和 PGI_2 在内皮细胞中合成后，扩散到 VSM 细胞，在那里分别使环磷酸鸟苷（cyclic guanosine monophosphate，cGMP）和环磷酸腺苷（cyclic adenosine monophosphate，cAMP）合成增加。cGMP 和 cAMP 具有相同的作用，可以使细胞内钙离子浓度降低，从而引起 VSM 舒张。值得注意的是，cGMP 能同时增强 cAMP 的活性，使机体敏感性增加，表明 NO 和 PGI_2 能够协同调节皮肤微血管张力[10]。

在健康状况下，NO 和 PGI_2 是微血管扩张的主要介质。然而，包括环氧二十碳三烯酸（epoxyeicosatrienoic acids，EETs）在内的内皮源性超极化因子（endothelium-derived hyperpolarizing factors，EDHFs）也可诱导血管舒张[8]。简言之，通过增加内皮细胞内钙离子浓度、释放花生四烯酸，也可刺激多种细胞色素系合成内皮细胞 EETs[18]。钾离子通道开放和钙离子通道关闭，引起 VSM 细胞内钙离子浓度的降低，使 EETs 向 VSM 细胞扩散，从而引起超极化和 VSM 舒张。通常，NO 生物利用的确会抑制细胞色素活性和 EETs 合成。然而，当 NO 反应受到干扰时，EETs 产生可能会增加，其血管舒张作用也可能会增强，以维持正常的血管功能[18]。即使在血管活性降低的情况下，由于有多种调控因子的动态调节，血管舒张和收缩仍能正常进行；但当机体发生严重功能障碍（例如，糖尿病）时，整体血管功能仍可能产生严重障碍[10]。

糖尿病足皮肤微循环的检查方法

近期技术的进步，使研究人员能够对足部特定区域的皮肤微循环情况，进行无创评估，并提高了准确性。鉴于微血管灌注的整体测量可能并不能反映糖尿病患者明显的区域性缺陷，因此，这一进步就具有相当重要的意义[19]。

激光多普勒

最近几十年来，研究人员最常采用的量化皮肤微血管功能变化的方法是激光多普勒血流测定法（laser Doppler flowmetry，LDF）。激光多普勒的原理是基于这样一种现象：当成像设备发射的激光束击中皮肤血管中移动的红细胞时，光的波长会发生变化（多普勒频移），设备就会检测到后向散射[20]。激光多普勒信号用平均红细胞速度和浓度的乘积来量化，它提供了一个称为流量的皮肤灌注指数，而不是皮肤血流量的直接测量参数[21]。使用单点激光探针和大约 32Hz 的高采样频率，LDF 能够精确地量化 $1mm^3$ 或更小体积的皮肤血流的快速变化。然而，考虑到能被评估的皮肤微循环和相对小血管区域的解剖结构异性性，LDF 倾向受到空间变异性增加的影响，因此不同测量之间的可重复性相对较差[21]。

激光多普勒成像（laser Doppler imaging，LDI）是一种替代激光多普勒成像技术，扫描感兴趣的组织床（如前臂的掌侧面）、生成二维图像并绘制该区域的皮肤血流图，每个像素代表 1 个独立的灌注值[21]。与激光装置直接接触皮肤的 LDF 不同，LDI 是在皮肤表面上方设定距离处发射激光束。因此，鉴于 LDI 能够在一次扫描中评估大面积的皮肤微血管，与 LDF 相关的空间变异性就降低了。然而，LDI 的成像速度比 LDF 慢得多，因此不可能检测到皮肤灌注的快速变化。此外，研究通常进行一次单独扫描以获得基线值和干预后的灌注值，从而得到微血管功能评估期间，与一个简要时间点相对应的图像。因此，这种检测方法可能会完全忽略关键事件（如对血管反应性测试的峰值反应），从而引入瞬时变异性、并严重限制了 LDI 数据的可重复性和理解。

毛细血管镜

尽管激光多普勒提供了一个全身皮肤灌注的指标，但毛细血管镜，允许研究人员在体内对毛细血管的密度、募集和血流速度直接进行无创评估[21]；它的正常功能，对于维持微循环和组织之间充分的气体和营养交换以促进最佳组织健康至关重要。借助自带光源和成像系统的显微镜，通常在甲襞毛细血管环平行于皮肤的甲周区域，进行毛细血管镜检查，成像宽度为几毫米[22]。由于毛细血管镜检查显示红细胞，而不是提供毛细血管壁的图像，因此在评估时会捕捉到循环红细胞的毛细血管环[23]。直径范围从 6 至 $15\mu m$ 的毛细血管环被均匀地分布，被认为是甲襞毛细血管的正常状态[23]。尽管甲襞毛细血管镜已被证明在影响远端皮肤微循环的疾病中有诊断性应用，但尚未发现毛细血管镜已被临床应用在甲襞区域之外。事实上，这些其他皮肤区域的毛细血管环垂直于皮肤，因此，毛细血管灌注的可视化仅限于环的顶部，仅为每个兴趣区域的功能毛细血管密度提供一个参数。

经皮氧分压

鉴于氧气对维持组织最佳健康状态和促进溃疡愈合至关重要，评估皮肤微循环中的氧合状态被视为皮肤血流灌注的重要指标。经皮氧分压（transcutaneous oxygen tension，$TcPO_2$）是一种公认的无创评价皮肤组织氧分压的技术。$TcPO_2$ 与外周动脉疾病（peripheral artery disease，PAD）关系紧密，在预测 DFU 患者的治愈率和 PAD 或缺血性溃疡患者的截肢率方面也有价值[24]。简言之，$TcPO_2$ 技术将探针置于皮肤表面并加热至 45℃ 以诱导血管舒张，测量氧分子从血管到皮肤表面的扩散情况；$TcPO_2$ 读数降低，表明氧合减少[24]。鉴于 $TcPO_2$ 只评估在探头正下方的组织区域，故在不同区域进行多次测量而不是进行单一评估，可能更具有临床意义。事实上，将足部 $TcPO_2$ 值除以胸部测定的基线 $TcPO_2$ 值，得到的局部灌注指数可以提供更可靠的数据[19]。必须注意的是，$TcPO_2$ 值在温暖环境、经常吸烟人群、有自主神经病变或血管钙化、合并或不合并 PAD 中可能不准确；在有活动性感染、水肿或骨痂的患者中，微动脉分流现象会导致 $TcPO_2$ 读数不能代表真实的微血管健康状况[19,25]。"氧气挑战"，是指患者在 $TcPO_2$ 评估期间，吸入 100% 的氧气；这种方法可以更准确地检测出这种情况下 PAD 的真实情况[19]。

近红外光谱

皮肤氧浓度也可以使用近红外光谱技术来进行无创性评估，这是一种传统上最流行的估计或测量组织氧合的方法[26]。近红外光谱法也可以提供一种间接评估线粒体功能的方法[27]，它使用放置在皮肤上的探头发出的近红外光，原理是特定波长的红光和近红外光能够穿透生物组织；这些特定波长的红光和近红外光的吸收,主要由血红蛋白控制;氧合血红蛋白和脱氧血红蛋白的吸收不同[28]。探头发出的光通常可穿透2cm 厚的组织,并由光电探测器探测,再估算出总血红蛋白、氧合血红蛋白、脱氧血红蛋白和组织氧饱和度的值[28]。

传统上,DFU 的评估和愈合率监测是基于溃疡表面的评估,包括一位临床医生手动测量溃疡的长度和宽度;不规则溃疡形状,可能使溃疡大小估计不准确、并对溃疡治疗给出不恰当的建议,这一事实限制了这种方法的应用[29]。近红外光谱的漫射光子密度波法允许在深达3cm 的组织处测量氧合血红蛋白和脱氧血红蛋白,因此可以提供关于皮下溃疡的更具临床价值的信息(例如,血运重建)和评估DFU 演变的更先进方法[30]。最近的一项研究对漫反射近红外光谱法的疗效进行了评估,对人类DFU 的进展进行了24 周的纵向监测,结果发现在溃疡监测的4 周内,这项技术对DFU 的预后具有82% 的预测值[29]。

糖尿病足微循环的结构变化

20 世纪中叶,人们在视网膜和肾脏中观察到小动脉的结构异常。有研究描述了与截肢的糖尿病肢体中动脉壁增厚相对应的微动脉玻璃样变性[1]。几十年后,小动脉重构在2 型糖尿病患者中得到了证实,他们的皮下小阻力动脉有系统性结构的改变,表现为壁/腔比值增加。这些异常以肥厚性重塑为特征,与内皮依赖性血管舒张功能受损有关。值得注意的是,不管有无高血压,他们都会影响患者[31]。另一种结构异常是,与对照组相比,在糖尿病患者下肢肌肉中观察到的皮肤毛细血管密度降低,这与已有的文献报道并不一致[32]。此外,还发现糖尿病神经病变患者的神经滋养毛细血管密度降低[33]。然而,在1 型糖尿病患者足背的皮肤活检中,与年龄匹配的对照组相比,未观察到血管密度下降,并且密度与糖尿病并发症无关[34]。除了密度之外,也有报道发现足背皮肤毛细血管的异常形态(如毛细血管扩张、缺氧征象)[2]。

糖尿病微血管最显著的结构改变之一是毛细血管基底膜增厚。这些异常在腿部更为明显,可能是因为糖尿病患者较高的静脉压和皮肤微血管无法对体位变化作出充分反应[35]。有趣的是,1 型糖尿病患者通过强化胰岛素治疗改善血糖控制,有助于减少骨骼肌毛细血管基底膜的宽度,同时降低糖化血红蛋白(glycosylated hemoglobin,HbA1c)[36]。下肢神经和皮肤的毛细血管基底膜厚度与糖尿病神经病变的程度相关[33]。这种基底膜增厚,可能会影响氧气和营养物质的交换。此外,它还可以限制代偿性小动脉扩张对灌注压降低的反应[2]。尽管存在这些有害的适应性反应,但结构性微循环改变不太可能在DFU 的病理生理学中起主要作用;相反,它们加重了影响皮肤微循环不同部分的功能损害,最显著的是,小动脉和AVAs。

糖尿病足皮肤微血管功能障碍

在糖尿病患者中,由于体温调节紊乱,皮肤微循环对刺激的反应能力丧失。在热中性区,AVAs 在温度调节中起主要作

用。然而,在热刺激中,有更多的浅表循环血管扩张以散发体温,后者约占总皮肤血流量的90%[37]。由于皮肤小动脉的微血管反应性受损,1 型或2 型糖尿病患者在运动时散热有改变[38,39]。尽管皮肤微血管功能障碍可能是全身性的,下面将重点介绍糖尿病足的特殊性,最后与上肢进行比较。

内皮依赖性微血管反应

在体外,1 型糖尿病患者皮下阻力动脉的离体血管对乙酰胆碱(acetylcholine,ACh)的舒张反应降低,表明内皮功能受损[40]。这体内,通过静脉阻塞应力容积描记法进一步得到证实显示,1 型和2 型糖尿病患者的慢性高血糖和内皮依赖性血管舒张功能受损之间存在关联[41,42]。由于用于评估皮肤血流的技术仅量化相对信号,因此通常结合血管反应性测试来提供血管健康指数并深入了解血管功能的潜在机制。闭塞后反应性充血(post-occlusive reactive hyperemia,PORH)是皮肤微循环毛细血管前水平的内皮依赖性血管舒张的指标。在1 型糖尿病患者的足部,在PORH 期间,用活体视频显微镜观察到毛细血管募集减弱。这与静止状态下的毛细血管表观密度(自发灌注的毛细血管)增加有关,表明糖尿病患者足部毛细血管已经被最大限度地招募[43]。

局部加热是一种易行的血管反应性测试,允许探索神经血管依赖性(初始峰值)和内皮依赖性血管舒张(延迟高峰)。早期研究显示,与对照组相比,1 型糖尿病患者的足部皮肤血管舒张功能障碍。此外,血管舒张反应也与糖尿病病程呈负相关[44]。尽管当时尚不清楚局部加热的潜在生理途径,但这项研究提供了糖尿病患者内皮功能障碍的证据。这些结果后来被在1 型糖尿病的儿童/青少年[45]、2 型糖尿病患者[46],以及空腹血糖浓度升高、有2 型糖尿病风险的患者中进行的其他研究所证实[47]。另一项研究观察到,与无神经病变的糖尿病患者相比,糖尿病和神经病变的患者的足部局部发热引起的充血反应减弱,这与皮肤微循环中eNOS 的表达下降有关[48]。然而,溃疡出现与局部热充血的任何进一步损害无关[49]。其他的研究侧重于局部加热的早期反应,为神经血管功能异常对糖尿病患者皮肤微血管功能障碍的作用提供了证据(见下文)。

研究皮肤微循环内皮功能最常用的方法之一是ACh 经皮离子导入结合激光多普勒。与健康对照组相比,1 型或2 型糖尿病合并神经病变的患者足部用LDI 测量的ACh 对离子导入的反应降低。这种异常反应在存在或不存在周围血管疾病(peripheral vascular disease,PVD)的情况下都可以被观察到[48]。2005 年另一项研究进一步证实了这些发现。该研究比较了52 名2 型糖尿病患者,在足背和前臂进行ACh 离子导入后,用LDF 评估皮肤血流量变化。其中,有神经病变患者的微血管反应性显著降低[50]。事实上,在ACh 离子导入过程中,这种异常的血管扩张似乎发生在糖尿病的病理生理改变早期,因为已经证明在有2 型糖尿病风险和糖尿病溃疡低风险的患者中存在这种异常[51,52]。相似的情况出现在56 名1 型糖尿病年轻患者(9~22 岁)中,通过LDF 检测的ACh 诱导的血管扩张与糖尿病病程和HbA1c 水平呈负相关[45]。除ACh 外,硝普钠的离子导入常被用来评估内皮依赖性血管舒张反应,许多研究也报道了糖尿病的异常反应。然而,注意到硝普钠离子导入是一种限制于电流诱导的血管舒张,而这本身就是一个重要的混杂

因素,因此,对这些数据的解释应谨慎。

尽管大量的研究已经证实,糖尿病足的微循环中存在皮肤内皮损伤,但很少有研究能够控制影响内皮功能的潜在混杂因素,例如年龄、心血管疾病或影响微循环的药物。最后,因为很难区分内皮功能障碍和神经血管异常,涉及内皮和感觉神经的上述试验(即,局部加热和离子导入)的性质,限制了数据的解释。

神经血管功能

皮肤在温度变化或各种机械和化学刺激下,充分调节血流的能力高度依赖于完整的神经血管功能的存在。事实上,糖尿病还与神经功能障碍有关,神经功能障碍导致皮肤微血管反应性受损,并且长期以来通过冷热痛阈的紊乱被观察到[53]。皮肤微血管反应,涉及神经系统的不同组成部分。神经源性血管反应是其中之一,通常被称为"轴突反射",依赖于辣椒素敏感的感受痛觉的初级神经元。这些神经元共同表达瞬时受体电位香草-1(transient receptor potential vanilloid-1,TRPV1)等感觉传感器,以及P物质和降钙素基因相关肽(calcitonin gene-related peptide,CGRP)等血管舒张性神经肽[54,55]。因此,这种双重感觉传出功能发生在同一神经末梢,不涉及任何轴突传导。而皮肤中的大多数神经是感觉神经,自主神经也很丰富。特别是,皮肤血管和汗腺受到交感去甲肾上腺素能和交感胆碱能纤维的双重自主神经支配[56]。虽然皮肤节后自主神经含有去甲肾上腺素或乙酰胆碱等经典的神经递质,但它们也会释放CGRP、神经肽Y或血管活性肠肽(vasoactive intestinal polypeptide,VIP)等共同递质[56]。

初级感觉神经

在1型糖尿病和微血管病变患者中,即使非临床神经病变,也会检测到小C纤维功能障碍。事实上,与无微血管病变的患者相比,存在微量蛋白尿或视网膜病变的患者对用LDI测量足背局部加热有异常的早期反应。此外,它与HbA1c水平呈负相关,提示感觉神经功能障碍与血糖控制有关[57]。当在离子导入部位近距离测量血流量时,经皮离子导入也部分依赖于完整的功能性感觉神经。在无神经病变的糖尿病患者和健康对照组中,局部麻醉可以减少足部和前臂的充血。然而,在DPN患者中,局部麻醉可减少前臂充血,但对足背无影响,表明感觉神经依赖性微血管反应异常主要影响下肢[58]。在一组糖尿病患者队列研究3年随访中,这种足背的感觉神经依赖性血管扩张也显示出一种监测DPN进展的高度敏感性[59]。

交感糖尿病神经病变

有或无临床神经病变的糖尿病患者均表现出体温调节受损[60]。在那些无任何并发症的2型糖尿病患者中,全身发热引起的血管舒张功能受损,提示胆碱能交感功能异常和/或胆碱能共转运受损(可能涉及P物质)[61]。在静息状态,与对照组相比,受损的去甲肾上腺素能提高交感神经张力,使皮肤血管导电增加[61],这很可能是由于AVAs功能的改变。事实上,AVAs的血管收缩主要受去甲肾上腺素能张力的控制,交感神经病变可能导致动静脉分流的开放增加,从而使血液通过一个低阻力、高流速的血管网从小动脉流向小静脉床。尽管如此,通过腓神经显微神经造影记录的全身降温过程中,患者皮肤的交感神经活动与健康参与者相比并无受损。同时,两组的冷诱导反射性血管收缩也相似[62]。

总之,在1型或2型糖尿病患者中,与辣椒素不敏感性感受痛觉的初级传入神经元相关的微血管反应性受损主要发生在下肢。这种功能障碍似乎先于明显的临床神经病变;然而,由于研究的样本量相对较小以及用于定义DPN标准的异质性,部分研究结果相互矛盾。交感神经病变也很常见,会影响小动脉和AVAs,后者是导致糖尿病患者静息时皮肤血管传导率上升的原因。这种功能障碍先于器质性结构损伤和表皮内神经密度的进行性降低[63]。

上肢与下肢的差异

搜索了糖尿病患者前臂上皮肤微血管功能的许多研究,证实1型和2型糖尿病患者均表现出全身性微血管功能障碍(表10.1)。在一项有181名1型糖尿病的青少年和年轻成人以及96名年龄、种族和性别匹配的对照组的队列研究中,LDF显示糖尿病患者局部热充血减少,提示内皮功能早期受损。重要的是,局部加热微血管反应的最强预测因子是HbA1c,这突出了血糖控制对全身微血管功能的重要性[64]。相比之下,关于ACh离子导入等其他实验结果却存在矛盾。虽然一些报告得出结论,1型糖尿病患者和对照组之间无差异[65,66];但一项研究发现,离子导入方案的差异(例如,电流给药量的变化)可能会改变结论[67]。因此,实验方法缺乏标准化是一个主要问题,而研究人群差异是另一个可能的解释。事实上,伴发病、糖尿病病程、药物和对照人群之间的差异都会影响微血管反应性测试,使得交叉研究比较困难。例如,在糖尿病患者中使用低剂量阿司匹林非常普遍,这可能会干扰至少部分依赖于前列腺素的ACh离子导入[68]。因此,把不同的功能反应性测试和其他生物标志物结合起来可能是必要的。

表10.1　1型和2型糖尿病患者上下肢皮肤微血管功能的差异

	1型		2型	
	上肢	下肢	上肢	下肢
内皮依赖性				
LTH 平台	↓	↓ *	↓	↓
PORH	?	↓ ↓	↓	-
直接 ACh 离子导入	?	↓ ↓ *	↓ *	↓ ↓ *
神经血管				
LTH 图	↓	↓	↓	↓
间接 ACh 离子导入	↓ *	↓ ↓ *	↓ *	↓ ↓ *

? 相互矛盾的结果;存在 DPN 时,微血管反应性进一步受损。

然而,在2型糖尿病患者中,与年龄匹配的对照组相比,前臂ACh离子导入后皮肤血流量的变化减少[69]。这些结果后来通过各种反应性试验,例如闭塞后反应性充血、局部加热或ACh和硝普钠离子导入,在有或无血管并发症的2型糖尿病患者中得到证实[70]。同时,所有患者的内皮功能障碍标志物,例如纤溶酶原激活物-1(plasminogen activator-1,PAI-1)和组织纤溶酶原激活物(tissue plasminogen activator,tPA)均升高。相比之下,血管性血友病因子(von Willebrand factor,vWF)、游离组织因子途径抑制物(free tissue factor pathway inhibitor,f-TFPI)

和可溶性血栓调节蛋白（soluble form of thrombomodulin, s-TM）仅在有血管并发症的患者中增加[70]。类似地，动脉硬化的标志脉搏波速仅在临床微血管和/或大血管病变的患者中增加，这表明内皮细胞的功能改变先于动脉壁的结构改变，即使在得到妥善治疗的患者中也是如此[70]。

上下肢皮肤微循环的差异可能解释了糖尿病溃疡在足部形成的原因。在健康受试者中，有汗毛的皮肤的绝对灌注值和 $TcPO_2$ 在上下肢之间相似[71]。然而，测量从基线水平到反应性测试的百分比变化，足部微血管的反应性变化小于前臂，这种差异在有或无 DPN 的糖尿病患者中是一致的[71]。在 2 型糖尿病患者中，当存在神经病变时，足部对 ACh 离子导入的血管舒张反应比前臂更为明显，而 DPN 与足部和前臂微血管反应性降低有关[50]。同样，局部麻醉在评估感觉神经依赖性血管舒张时，对 DPN 患者足部微血管的反应性无影响，表明这些患者的损伤加重[58]。上肢和下肢之间的差异可以通过下肢较高的静水压来解释，静水压导致微血管重塑，随后，血管对刺激的反应能力下降。此外，足部和前臂之间 AVA 的密度差异可能是另一个原因[37]。

糖尿病相关微血管功能障碍的机制

糖尿病微血管功能障碍的机制无论是内皮依赖性的、还是神经血管性的，都是复杂、多因素的，直接受血糖控制、胰岛素抵抗、肥胖和轻度炎症等因素的影响。这些不同的因素可能解释了 1 型和 2 型糖尿病患者在病程中微血管功能障碍进展的差异性[72]。在本节中，我们将简要总结糖尿病微血管损伤的细胞和分子机制，这些机制并不特定于皮肤，而是与所有微血管并发症相关。

高血糖对内皮功能的影响

自 20 世纪 60 年代以来，人们通过 3 种经典途径来阐述高血糖损伤血管的机制，即醛糖还原酶和多元醇途径的激活、晚期糖基化终产物（advanced glycation end products, AGEs）和蛋白激酶 C（protein kinase C, PKC）激活[73]。所有这些途径都有助于血管壁产生活性氧（reactive oxygen species, ROS），例如超氧化物，并参与糖尿病神经损伤；而糖尿病本身就损害微血管反应性，这种反应性又依赖于感觉神经完整性[12]。

PKC 是一类广泛表达的参与细胞信号转导的调节酶。它在一些血管功能中起中心作用，例如调节血管细胞通透性、细胞外基质合成、血管生成和调节血管平滑肌收缩性[74]。脂肪二酰甘油（diacylglycerol, DAG）的增加导致糖尿病患者 PKC 的持续激活。此外，高血糖是上调转录、增加 PKC 激活的原因[75]。这种内皮 PKC 的激活通过抑制 NO 和 EDHF 途径，导致内皮依赖性微血管功能障碍。此外，它激活内皮素-1 途径、增强 ROS 的产生，从而增加血管张力[74]。红霉素是一种 PKCβ 的抑制剂，在微血管并发症治疗中有趣的初步结果，已经在一个随机临床试验中得到评估，发现它可以防止肾小球滤过率下降[76]，并降低视力丧失的发生率[77]。与 DFU 关系更密切的是，最近的一项研究表明 1 型糖尿病患者的皮肤成纤维细胞表现出 PKCδ 水平升高，这与胰岛素信号和功能的抑制相关，

从而使得溃疡愈合受损[78]。

另一个导致内皮功能障碍的机制是多元醇途径流量的增加。在非糖尿病患者中，通过多元醇途径的葡萄糖代谢非常低。然而，在高血糖条件下，利用还原型烟酰胺腺嘌呤二核苷酸磷酸（nicotinamide adenine dinucleotide phosphate, NADPH）作为辅助因子可以通过醛糖还原酶，将葡萄糖转化为多元醇山梨醇。这可能会耗尽胞浆 NADPH，而它是还原型谷胱甘肽（glutathione, GSH）再生所必需的、是一种有效的细胞抗氧化剂[79]。NADPH 也是一氧化氮合酶（nitric oxide synthase, NOS）的一种辅助因子，因此，内皮细胞内的胞浆耗竭可能会降低 NOS 的活性。抗氧化能力的降低有利于 eNOS 解偶联，使 NOS 活性降低、NO 生成减少，超氧化物（superoxide, $O_2^{\cdot-}$）生成增加。

高血糖还可通过酶和非酶反应，诱导细胞内和细胞外 AGEs 的形成。在内皮细胞中，AGEs 改变了细胞内和细胞外基质蛋白的结构和功能，导致与其他基质蛋白和整合素的相互作用异常[79]。细胞外 AGE 受体（receptors for AGEs, RAGE）的激活，导致信号级联反应的发生，刺激 NADPH 氧化酶（NADPH oxidase, NOX）生成。这增加了 ROS，并促使 eNOS 解偶联。NOX 衍生氧化应激在糖尿病肾病和 DPN 中的作用已经被确定[80]。RAGE 信号转导的另一个靶点，是 NF-κB 向细胞核的易位，它增加了包括内皮素-1 和 ICAM-1 在内的蛋白质转录，并激活炎症途径[81]。

ROS 的产生似乎是高血糖和内皮功能障碍之间的一个共同通路，也是内皮细胞损伤的关键因素（图 10.3）。事实上，除了降低 NO 的生物利用度外，超氧化物与 NO 迅速反应，形成的过氧亚硝基（peroxynitrite, $ONOO^-$）在内皮细胞中产生多种有害作用。过氧化亚硝酸盐介导的改变，包括 eNOS 辅助因子四氢生物蝶呤（tetrahydrobiopterin, BH4）耗尽，使得 eNOS 解偶联、DNA 损伤和多腺苷二磷酸核糖聚合酶（poly ADP-ribose polymerases, PARP）的活化进一步增强[82]。除在 DNA 修复中的作用外，PARP 还参与了内皮细胞的促炎症反应［例如，由于肿瘤坏死因子 α（tumor necrosis factor alpha, TNF-α）产生的 ICAM-1］。过氧亚硝基对 PARP 的过度激活，耗尽了细胞的 NAD^+，从而损害了线粒体的电子转运，导致细胞坏死、凋亡[73]。在多种实验模型中，中和过氧化亚硝酸盐或抑制 PARP，在微血管并发症的治疗中，显示出有趣的作用[73]。值得关注的是，抑制 PARP，能促进糖尿病小鼠的溃疡愈合[83]。

保护氧化应激的机制也可能在内皮细胞中自然发生。在下肢皮肤里，将超氧化物转化为 H_2O_2（依赖于 EDHF 依赖性血管舒张因子）的线粒体超氧化物歧化酶（mitochondrial superoxide dismutase, SOD），在新诊断的 2 型糖尿病患者中被过度表达，而表皮下的内皮细胞区域被保护[84]。这表明，SOD 的增加是防止线粒体 ROS 形成的早期机制。然而，血清 SOD 水平的降低与微血管并发症的发生率提高有关[85-87]。

最近的实验数据表明，抑制基于 EDHF 活性的 EETs 降解，可以防止在 NO 缺乏状态下，超重高血糖小鼠模型的微量蛋白尿和肾炎的发生[88]。总之，这表明当 NO 依赖性通路受损时，EDHF 通路在维持糖尿病微血管功能中起代偿作用。通过阻断可溶性环氧化物水解酶（一种参与降解的酶）来恢复 EETs 的生物利用度，已被提出作为治疗糖尿病血管并发症的方

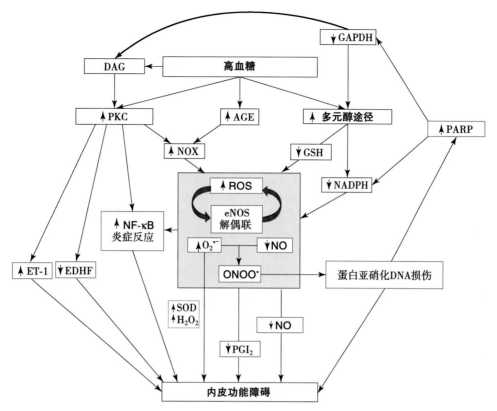

图 10.3　ROS 在高血糖与内皮功能障碍相关的机制中为关键因子。损伤途径呈红色，而保护机制呈蓝色。AGE,晚期糖基化终产物;DAG,二酰甘油;EDHF,内皮源性超极化因子;eNOS,内皮型 NO 合酶;ET-1,内皮素-1;GAPDH,甘油醛 3-磷酸脱氢酶;GSH,谷胱甘肽;NADPH,还原型烟酰胺腺嘌呤二核苷酸磷酸;NF-κB,核因子 κB;NO,一氧化氮,NOX, NADPH 氧化酶;O$_2^-$,超氧化物;ONOO,过氧化亚硝基;PARP,多腺苷二磷酸核糖聚合酶;PKC,蛋白激酶 C;SOD,超氧化物歧化酶

法[89]。目前正在进行临床试验,在患者中验证这一假设。

胰岛素抵抗、肥胖和炎症在内皮功能障碍中的作用

　　胰岛素,除了在调节细胞代谢中起关键作用外,还具有广泛的血流动力学效应,包括增加 NO 依赖性血管舒张和毛细血管募集[90]。在内皮细胞中,胰岛素上调 eNOS、血管内皮生长因子(vascular endothelial growth factor, VEGF)和 ET-1,下调血管细胞黏附分子-1(vascular cell adhesion molecule-1, VCAM-1)的基因表达。尽管上调 ET-1,对内皮功能没有显著影响;但值得注意的是,其涉及不同的信号转导途径。虽然 IRS/PI3K/Akt 信号因子介导胰岛素的保护作用,但 ET-1 的上调依赖于 MAPK 途径[75]。有趣的是,小鼠血管内皮中,胰岛素受体的靶向敲除加速了动脉粥样硬化的发生,而胰岛素水平和敏感性未发生变化,这表明从总体上,胰岛素对内皮功能的益处与其代谢作用无关[91]。

　　在肥胖患者中,胰岛素加剧了下肢内皮依赖性血管舒张能力的受损;在注射乙酰胆碱时,腿部血流量与体脂百分比呈负相关[92]。有趣的是,在合并或不合并 2 型糖尿病的肥胖患者中,内皮依赖性血管舒张功能都降低了 40% ~ 50%,而内皮依赖性反应仍然保持不变[92]。相比之下,2 型糖尿病患者的胰岛素抵抗与内皮依赖性和内皮非依赖性功能受损相关,与肥胖无关,同时伴有轻度炎症[93]。这表明肥胖在胰岛素抵抗的进展中起关键作用,它增强了胰岛素抵抗对血管功能的有害影响。事实上,在体型瘦削的受试者皮肤中,游离脂肪酸的升高会减少毛细血管的募集,并降低 ACh 介导的血管舒张;而在肥胖受试者中,当游离脂肪酸降低后,相应情况会得到增强[94]。其主要机制是游离脂肪酸与 Toll 样受体(Toll-like receptors, TLR)结合增加,通过激活 NF-kB、启动炎症反应。并且,它们还激活 PKC,抑制 IRS/PI3K/Akt 的信号转导,从而下调 eNOS,使 MAPK 通路得以保留。因此,NO 的减少和 ET-1 的增加降低了受刺激时内皮细胞扩张血管的能力。最后,游离脂肪酸在细胞内氧化产生 ROS,放大了上述损伤的机制[95]。

　　免疫系统在胰岛素抵抗引起的轻度炎症中起重要作用。近来研究表明,与对照组相比,糖尿病患者皮肤中的肥大细胞增多,而肥大细胞脱颗粒与白细胞介素-6(Interleukin-6,IL-6)或 TNF-α 等炎症生物标志物相关。同时观察到,在糖尿病患者的足部皮肤中巨噬细胞向 M1"促炎"表型分化[96]。在糖尿病溃疡小鼠模型中,肥大细胞缺乏与溃疡愈合受损相关。此外,P 物质仅在肥大细胞存在的情况下才能促进溃疡愈合,这表明 P 物质至少在一定程度上是通过肥大细胞发挥其促进溃疡愈合的作用[96]。神经肽和肥大细胞在溃疡愈合中的作用,已在另一章详细阐明(第 8 章)。

神经病变的作用

　　虽然糖尿病神经病变的经典定义为一种微血管并发症,但皮肤微血管功能障碍与糖尿病神经病变之间的关系是复杂的,而且尚未被完全阐明。从机制的角度看,外周神经病变和内皮功能障碍具有相似的病理生理途径。事实上,上述与内皮细胞

有关的一些机制也存在于神经元中[97]。例如,细胞内葡萄糖增多,提高了多元醇途径的流量。除了消耗细胞 NADPH 储备,葡萄糖醛糖还原酶转化增加,可导致山梨醇积累,从而使施万细胞去分化为未成熟细胞[98]。氧化应激和 AGEs 在 DPN 的病理生理过程中起重要作用[97]。因此,我们很容易认为内皮功能障碍和 DPN 是同一来源的两种伴随现象。

利用腓肠神经毛细血管的电镜图像进行的前期工作表明了神经内微血管病变与神经病变严重程度的相关性,从而支持微血管受损与糖尿病神经病变之间存在因果关系[99]。最新的实验数据进一步揭示了内皮功能与神经病变之间的复杂关系,表明内皮损伤通过沙漠刺猬信号(desert hedgehog,Dhh)途径足以引起神经病变[100]。这与在糖尿病前期、合并或不合并神经病变的糖尿病患者以及对照组中进行的大型观察性研究一致,表明内皮功能是 DPN 的一个强有力的独立预测因子。这进一步说明,内皮功能障碍在糖尿病心血管风险和 DPN 中产生负性作用[101]。

一个相同的假设可能涉及同样存在于内皮细胞表面的神经元传感器。近年来,越来越多证据表明瞬时受体电位香豆素亚家族成员 1(transient receptor potential vanilloid subfamily member 1,TRPV1)可能在血管健康和代谢中发挥关键作用,并可能参与糖尿病的发病机制[102]。这可能也涉及其他传感器。事实上,压力引起的血管舒张是一种早期微血管反应,可延迟局部低压引起的皮肤血流量减少,这是有或无 DPN 糖尿病患者足部的异常反应[103,104]。它反映了皮肤微血管的脆弱性,涉及酸敏感离子通道-3(acid sensing ion channel-3,ASIC3),这是一种电压不敏感的阳离子通道,已被证明是一种神经元传感器,有适当调整皮肤微循环中压力变化的作用[105]。

微血管异常与溃疡风险

皮肤微血管功能是溃疡愈合的预测因子吗?

因为与糖尿病足相关的个人和政府财务支出高昂,因而提高预测和预防这种并发症的能力是非常必要的。许多研究试图将微血管并发症与 DFU 或 DFU 愈合联系起来。虽然 DFU 发生率预测的主要因素之一是糖尿病神经病变[106,107],但其他微血管并发症(视网膜病变、肾病)病史也与糖尿病溃疡的发生显著相关[107]。然而,皮肤微血管功能受损作为 DFU 和/或溃疡愈合预测因子的作用尚不清楚。在一项对 20 名患有 DFU 的 2 型糖尿病患者和 20 名无溃疡患者进行的研究中,与对照组 18 名受试者相比,两组患者对局部加热的微血管反应无差别。在这项研究中,TcPO$_2$ 也不能区分有溃疡或无溃疡的个体[46]。然而,这些数据与其他报告的数据有不一致之处;其他报告认为,与无 DFU 的糖尿病患者相比,DFU 患者的 TcPO$_2$ 和 PORH(微血管功能通用的标志物)均受损[108]。事实上,最近一项预测溃疡愈合的荟萃分析表明现有证据的总体质量很低。尽管 TcPO$_2$ 是溃疡愈合或截肢的最强预测因子,但因数据有限,无法获取关于疗效的结论[109]。这可能是因为纳入研究的样本量相对较小,突出表明微血管反应性作为 DFU 和溃疡愈合的预测因子,需要有进一步的研究对其进行测试。

血运重建对皮肤微循环的影响

年龄在 45~75 岁糖尿病患者 PAD 发病率是无糖尿病患者的 4~6 倍,男女比例接近 1。因为 PAD 存在,氧气、营养和局部因子供应受限,直接导致溃疡愈合过程大大延缓;根据目前的指南,血管外科干预是 DFU 和 PAD 患者实现溃疡愈合的主要措施[110]。然而,即使纠正缺氧可以改善神经病理性糖尿病足的皮肤微循环;但成功重建下肢动脉血运对糖尿病足微循环障碍的影响尚不清楚[111]。一项研究表明,糖尿病神经病变,下肢血管舒张功能受损,导致功能性缺血;成功的血管旁路移植手术可以明显改善功能性缺血,但缺血并不能完全被纠正。这可能可以解释,为什么糖尿病和神经病变的患者,即使进行了大血管血流的重建,在足溃疡进展中的高风险仍然存在、溃疡仍不能愈合[112]。然而,很明显,本课题缺乏相关文献,需要更多的研究才能得出进一步的结论。

最新进展

迄今为止,大多数评估糖尿病相关微血管功能障碍的研究都采用离子导入结合激光多普勒技术。除其具有巨大的可变性外,在处理离子导入时,还应考虑一些方法学问题。首先,长期以来对 ACh 离子导入的反应主要归因于 NO 依赖性内皮反应,而 COX 依赖性途径可能参与其中[8]。最近,ACh 介导的人体皮肤血管舒张也被证明与 EDHFs 有关[113]。有趣的是,NOS/COX 对 ACh 介导的血管舒张的相对影响,随着 ACh 浓度和输注时间而变化[113]。这表明用 ACh 离子导入检测非依赖性血管舒张有些过于简单。此外,其他方法学问题与非特异性、电流诱导的血管舒张有关。糖尿病患者尤其如此,神经病变可降低对 C-纤维活化(轴突反射)的血管舒张反应。然而,不同的离子导入方案在 1 型糖尿病患者中得到了不同的结果,强调对这些方法学问题进行分析性思考的重要性[67]。

近年来,评估皮肤微循环新的无创方法的发展为预测或评估溃疡愈合过程提供了具有潜在价值的工具[19]。其中,高光谱成像(hyperspectral imaging,HSI)可以测量大面积皮肤的血氧饱和度(图 10.4)。在糖尿病和 DFU 患者的下肢,HSI 在基线时评估的组织氧合与 12 周时的愈合情况呈负相关[114]。HSI 测量的数据表明其对于预测小样本量的 1 型糖尿病患者的溃疡愈合能力具有很好的敏感性和特异性[115],这还需要在更大范围内进行验证。

激光散斑衬比成像(laser speckle contrast imaging,LSCI)是最近发展起来的基于激光的成像技术,允许对皮肤血液灌注进行近实时分析[8]。基于与 LDF 和 LDI 相同的基本工作原理,LSCI 探头在皮肤表面上方发射激光束,从中获取斑点图案图像,以提供与红细胞平均速度成比例的灌注指数[116]。鉴于 LSCI 使用高采样频率连续测量大面积(>100cm^2)的皮肤微血管血流灌注,理论上它结合了 LDF 和 LDI 的主要优点,分别降低了与每种技术相关的空间变异性和时间变异性(图 10.5)。最近的研究已经确定了 LSCI 在压力性溃疡动物模型中监测浅表微血管健康的相关性[117],以及在镰状细胞病患者中评估慢性腿部溃疡的疗效[118]。有关 DFU 的进一步数据会在未来几

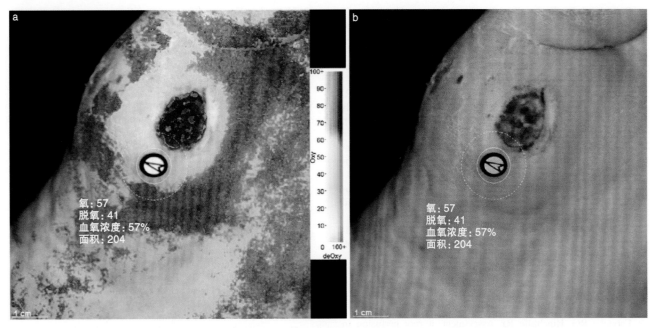

图 10.4 使用高光谱成像（a）和对应的溃疡照片（b）测量溃疡周围区域的皮肤氧合。图像显示溃疡周围皮肤氧合不良

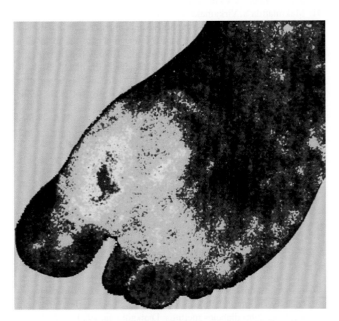

图 10.5 应用激光散斑造影，测量糖尿病活动性溃疡患者足底区域皮肤灌注，显示溃疡愈合良好。颜色范围示从深蓝色（无灌注）到红色（高灌注）

年内公布。

结论

总之，糖尿病患者皮肤微循环的结构和功能损害可导致足溃疡等并发症。尽管最近在评估皮肤血流量的方法上取得了进展，但对人类皮肤微血管功能的研究仍然存在挑战。实际上，病理过程似乎是随着疾病的发展而演变的。此外，不同血管床之间存在异质性（例如，无汗毛与有汗毛的皮肤、下肢与上肢的皮肤）。到目前为止，大多数研究都依赖于激光多普勒结合血管舒张物质的离子导入。这种技术不能区分内皮

和神经血管的功能障碍。感觉神经与内皮依赖性血管舒张之间的复杂关系涉及最近发现的可能在糖尿病皮肤微血管功能障碍中起作用的通路。需要进一步的研究来阐明其作用，并确定其是否可以作为预防 DFU 或提高溃疡治愈率的潜在治疗靶点。

（赵婉妮 译）

参考文献

1. McMillan DE. Deterioration of the microcirculation in diabetes. Diabetes. 1975;24(10):944–57.
2. Flynn M d., Tooke J e. Aetiology of diabetic foot ulceration: a role for the microcirculation? Diabet Med. 1992;9(4):320–9.
3. Tooke JE. Microvascular function in human diabetes: a physiological perspective. Diabetes. 1995;44(7):721–6.
4. Thijssen DH, Black MA, Pyke KE, Padilla J, Atkinson G, Harris RA, et al. Assessment of flow-mediated dilation in humans: a methodological and physiological guideline. Am J Physiol Heart Circ Physiol. 2011;300:H2–12.
5. Braverman IM. The cutaneous microcirculation. J Investig Dermatol Symp Proc. 2000;5:3–9.
6. Mulvany MJ, Aalkjaer C. Structure and function of small arteries. Physiol Rev. 1990;70(4):921–61.
7. Oaklander AL, Siegel SM. Cutaneous innervation: form and function. J Am Acad Dermatol. 2005;53(6):1027–37.
8. Roustit M, Cracowski J-L. Assessment of endothelial and neurovascular function in human skin microcirculation. Trends Pharmacol Sci. 2013;34(7):373–84.
9. Karaca Ü, Schram MT, Houben AJHM, Muris DMJ, Stehouwer CDA. Microvascular dysfunction as a link between obesity, insulin resistance and hypertension. Diabetes Res Clin Pract. 2014;103(3):382–7.
10. Hellsten Y, Nyberg M, Jensen LG, Mortensen SP. Vasodilator interactions in skeletal muscle blood flow regulation. J Physiol. 2012;590(24):6297–305.
11. Gutiérrez E, Flammer AJ, Lerman LO, Elízaga J, Lerman A, Fernández-Avilés F. Endothelial dysfunction over the course of coronary artery disease. Eur Heart J. 2013;34(41):3175–81.

12. Rajendran P, Rengarajan T, Thangavel J, Nishigaki Y, Sakthisekaran D, Sethi G, et al. The vascular endothelium and human diseases. Int J Biol Sci. 2013;9(10):1057–69.

13. Jia G, Aroor AR, DeMarco VG, Martinez-Lemus LA, Meininger GA, Sowers JR. Vascular stiffness in insulin resistance and obesity. Front Physiol. 2015;6:231.

14. Dimmeler S, Fleming I, Fisslthaler B, Hermann C, Busse R, Zeiher AM. Activation of nitric oxide synthase in endothelial cells by Akt-dependent phosphorylation. Nature. 1999;399(6736):601–5.

15. Geiger M, Stone A, Mason SN, Oldham KT, Guice KS. Differential nitric oxide production by microvascular and macrovascular endothelial cells. Am J Phys. 1997;273(1 Pt 1):L275–81.

16. Fleming I, Busse R. Molecular mechanisms involved in the regulation of the endothelial nitric oxide synthase. Am J Physiol Regul Integr Comp Physiol. 2003;284(1):R1–12.

17. Félétou M, Huang Y, Vanhoutte PM. Endothelium-mediated control of vascular tone: COX-1 and COX-2 products. Br J Pharmacol. 2011;164(3):894–912.

18. Bellien J, Joannides R, Richard V, Thuillez C. Modulation of cytochrome-derived epoxyeicosatrienoic acids pathway: a promising pharmacological approach to prevent endothelial dysfunction in cardiovascular diseases? Pharmacol Ther. 2011;131:1–17.

19. Forsythe RO, Hinchliffe RJ. Assessment of foot perfusion in patients with a diabetic foot ulcer. Diabetes Metab Res Rev. 2016;32:232–8.

20. Stern MD. In vivo evaluation of microcirculation by coherent light scattering. Nature. 1975;254(5495):56–8.

21. Roustit M, Cracowski JL. Non-invasive assessment of skin microvascular function in humans: an insight into methods. Microcirculation. 2012;19(1):47–64.

22. Allen J, Howell K. Microvascular imaging: techniques and opportunities for clinical physiological measurements. Physiol Meas. 2014;35(7):R91.

23. Carpentier PH. New techniques for clinical assessment of the peripheral microcirculation. Drugs. 1999;59 Spec No:17–22.

24. Yip WL. Evaluation of the clinimetrics of transcutaneous oxygen measurement and its application in wound care. Int Wound J. 2015;12(6):625–9.

25. Williams DT, Price P, Harding KG. The influence of diabetes and lower limb arterial disease on cutaneous foot perfusion. J Vasc Surg. 2006;44(4):770–5.

26. Scheeren TWL. Journal of clinical monitoring and computing 2015 end of year summary: tissue oxygenation and microcirculation. J Clin Monit Comput. 2016;30(2):141–6.

27. Pedersen BL, Baekgaard N, Quistorff B. Muscle mitochondrial function in patients with type 2 diabetes mellitus and peripheral arterial disease: implications in vascular surgery. Eur J Vasc Endovasc Surg. 2009;38(3):356–64.

28. Boezeman RPE, Moll FL, Ünlü Ç, de Vries J-PPM. Systematic review of clinical applications of monitoring muscle tissue oxygenation with near-infrared spectroscopy in vascular disease. Microvasc Res. 2016;104:11–22.

29. Weingarten MS, Samuels JA, Neidrauer M, Mao X, Diaz D, McGuire J, et al. Diffuse near-infrared spectroscopy prediction of healing in diabetic foot ulcers: a human study and cost analysis. Wound Repair Regen. 2012;20(6):911–7.

30. Neidrauer M, Zubkov L, Weingarten MS, Pourrezaei K, Papazoglou ES. Near infrared wound monitor helps clinical assessment of diabetic foot ulcers. J Diabetes Sci Technol. 2010;4(4):792–8.

31. Rizzoni D, Porteri E, Guelfi D, Muiesan ML, Valentini U, Cimino A, et al. Structural alterations in subcutaneous small arteries of normotensive and hypertensive patients with non–insulin-dependent diabetes mellitus. Circulation. 2001;103(9):1238–44.

32. Mårin P, Andersson B, Krotkiewski M, Björntorp P. Muscle fiber composition and capillary density in women and men with NIDDM. Diabetes Care. 1994;17(5):382–6.

33. Malik RA, Newrick PG, Sharma AK, Jennings A, Ah-See AK, Mayhew TM, et al. Microangiopathy in human diabetic neuropathy: relationship between capillary abnormalities and the severity of neuropathy. Diabetologia. 1989;32(2):92–102.

34. Malik RA, Metcalfe J, Sharma AK, Day JL, Rayman G. Skin epidermal thickness and vascular density in type 1 diabetes. Diabet Med. 1992;9(3):263–7.

35. Khodabandehlou T, Zhao H, Vimeux M, Le Dévéhat C. The autoregulation of the skin microcirculation in healthy subjects and diabetic patients with and without vascular complications. Clin Hemorheol Microcirc. 1997;17(5):357–62.

36. Raskin P, Pietri AO, Unger R, Shannon WAJ. The effect of diabetic control on the width of skeletal-muscle capillary basement membrane in patients with type I diabetes mellitus. N Engl J Med. 1983;309(25):1546–50.

37. Walløe L. Arterio-venous anastomoses in the human skin and their role in temperature control. Temperature. 2016;3(1):92–103.

38. Kenny GP, Stapleton JM, Yardley JE, Boulay P, Sigal RJ. Older adults with type 2 diabetes store more heat during exercise. Med Sci Sports Exerc. 2013;45(10):1906–14.

39. Carter MR, McGinn R, Barrera-Ramirez J, Sigal RJ, Kenny GP. Impairments in local heat loss in type 1 diabetes during exercise in the heat. Med Sci Sports Exerc. 2014;46(12):2224–33.

40. McNally PG, Watt PAC, Rimmer T, Burden AC, Hearnshaw JR, Thurston H. Impaired contraction and endothelium-dependent relaxation in isolated resistance vessels from patients with insulin-dependent diabetes mellitus. Clin Sci. 1994;87(1):31–6.

41. Makimattila S, Virkamaki A, Groop P-H, Cockcroft J, Utriainen T, Fagerudd J, et al. Chronic hyperglycemia impairs endothelial function and insulin sensitivity via different mechanisms in insulin-dependent diabetes mellitus. Circulation. 1996;94(6):1276–82.

42. Hogikyan RV, Galecki AT, Pitt B, Halter JB, Greene DA, Supiano MA. Specific impairment of endothelium-dependent vasodilation in subjects with type 2 diabetes independent of obesity. J Clin Endocrinol Metab. 1998;83(6):1946–52.

43. Tibiriçá E, Rodrigues E, Cobas R, Gomes MB. Increased functional and structural skin capillary density in type 1 diabetes patients with vascular complications. Diabetol Metab Syndr. 2009;1:24.

44. Rayman G, Williams SA, Spencer PD, Smaje LH, Wise PH, Tooke JE. Impaired microvascular hyperaemic response to minor skin trauma in type I diabetes. Br Med J (Clin Res Ed). 1986;292(6531):1295.

45. Khan F, Elhadd TA, Greene SA, Belch JJ. Impaired skin microvascular function in children, adolescents, and young adults with type 1 diabetes. Diabetes Care. 2000;23(2):215–20.

46. Krishnan STM, Baker NR, Carrington AL, Rayman G. Comparative roles of microvascular and nerve function in foot ulceration in type 2 diabetes. Diabetes Care. 2004;27(6):1343–8.

47. Jaap AJ, Hammersley MS, Shore AC, Tooke JE. Reduced microvascular hyperaemia in subjects at risk of developing type 2 (non-insulin-dependent) diabetes mellitus. Diabetologia. 1994;37(2):214–6.

48. Veves A, Akbari CM, Primavera J, Donaghue VM, Zacharoulis D, Chrzan JS, et al. Endothelial dysfunction and the expression of endothelial nitric oxide synthetase in diabetic neuropathy, vascular disease, and foot ulceration. Diabetes. 1998;47(3):457–63.

49. Krishnan STM, Rayman G. The LDIflare: a novel test of C-fiber function demonstrates early neuropathy in type 2 diabetes. Diabetes Care. 2004;27(12):2930–5.

50. Tomešová J, Gruberova J, Lacigova S, Cechurova D, Jankovec Z, Rusavy Z. Differences in skin microcirculation on the upper and lower extremities in patients with diabetes mellitus: relationship of diabetic neuropathy and skin microcirculation. Diabetes Technol Ther. 2013;15(11):968–75.

51. Caballero AE, Arora S, Saouaf R, Lim SC, Smakowski P, Park JY, et al. Microvascular and macrovascular reactivity is reduced in subjects at risk for type 2 diabetes. Diabetes. 1999;48(9):1856–62.

52. Dinh T, Tecilazich F, Kafanas A, Doupis J, Gnardellis C, Leal E, et al. Mechanisms involved in the development and healing of diabetic foot ulceration. Diabetes. 2012;61(11):2937–47.

53. Vinik AI, Erbas T, Park TS, Stansberry KB, Scanelli JA, Pittenger GL. Dermal neurovascular dysfunction in type 2 diabetes. Diabetes Care. 2001;24(8):1468–75.

54. Szolcsányi J, Sándor Z. Multisteric TRPV1 nocisensor: a target for analgesics. Trends Pharmacol Sci. 2012;33(12):646–55.

55. Tóth BI, Oláh A, Szöllősi AG, Bíró T. TRP channels in the skin. Br J Pharmacol. 2014;171(10):2568–81.

56. Johnson JM, Minson CT, Kellogg DL. Cutaneous vasodilator and vasoconstrictor mechanisms in temperature regulation. In: Terjung R, editor. Comprehensive physiology [Internet]. Hoboken, NJ: John Wiley & Sons, Inc.; 2014. p. 33–89. [cited 2016 Jul 26]. http://doi.wiley.com/10.1002/cphy.c130015.

57. Vas PRJ, Green AQ, Rayman G. Small fibre dysfunction, microvascular complications and glycaemic control in type 1 diabetes: a case–control study. Diabetologia. 2011;55(3):795–800.

58. Caselli A, Uccioli L, Khaodhiar L, Veves A. Local anesthesia reduces the maximal skin vasodilation during iontophoresis of sodium nitroprusside and heating. Microvasc Res. 2003;66(2):134–9.

59. Gibbons CH, Freeman R, Tecilazich F, Dinh T, Lyons TE, Gnardellis C, et al. The evolving natural history of neurophysiologic function in patients with well-controlled diabetes. J Peripher Nerv Syst. 2013;18(2):153–61.

60. Rutkove SB, Veves A, Mitsa T, Nie R, Fogerson PM, Garmirian LP, et al. Impaired distal thermoregulation in diabetes and diabetic polyneuropathy. Diabetes Care. 2009;32(4):671–6.

61. Charkoudian N. Mechanisms and modifiers of reflex induced cutaneous vasodilation and vasoconstriction in humans. J Appl Physiol. 2010;109:1221–8.

62. Strom NA, Meuchel LW, Mundy DW, Sawyer JR, Roberts SK, Kingsley-Berg SM, et al. Cutaneous sympathetic neural responses to body cooling in type 2 diabetes mellitus. Auton Neurosci. 2011;159(1–2):15–9.

63. Quattrini C, Jeziorska M, Boulton AJM, Malik RA. Reduced vascular endothelial growth factor expression and intra-epidermal nerve fiber loss in human diabetic neuropathy. Diabetes Care. 2008;31(1):140–5.

64. Shah AS, Gao Z, Dolan LM, Dabelea D, D'Agostino RB, Urbina EM. Assessing endothelial dysfunction in adolescents and young adults with type 1 diabetes mellitus using a non-invasive heat stimulus. Pediatr Diabetes. 2015;16(6):434–40.

65. Heimhalt-El Hamriti M, Schreiver C, Noerenberg A, Scheffler J, Jacoby U, Haffner D, et al. Impaired skin microcirculation in paediatric patients with type 1 diabetes mellitus. Cardiovasc Diabetol. 2013;12:115.

66. Kilo S, Berghoff M, Hilz M, Freeman R. Neural and endothelial control of the microcirculation in diabetic peripheral neuropathy. Neurology. 2000;54(6):1246–52.

67. Gomes MB, Matheus AS, Tibirica E. Evaluation of microvascular endothelial function in patients with type 1 diabetes using laser-Doppler perfusion monitoring: which method to choose? Microvasc Res. 2008;76(2):132–3.

68. Durand S, Tartas M, Bouye P, Koitka A, Saumet JL, Abraham P. Prostaglandins participate in the late phase of the vascular response to acetylcholine iontophoresis in humans. J Physiol. 2004;561(Pt 3):811–9.

69. Morris SJ, Shore AC, Tooke JE. Responses of the skin microcirculation to acetylcholine and sodium nitroprusside in patients with NIDDM. Diabetologia. 1995;38(11):1337–44.

70. Beer S, Feihl F, Ruiz J, Juhan-Vague I, Aillaud M-F, Wetzel SG, et al. Comparison of skin microvascular reactivity with hemostatic markers of endothelial dysfunction and damage in type 2 diabetes. Vasc Health Risk Manag. 2008;4(6):1449–58.

71. Arora S, Smakowski P, Frykberg RG, Simeone LR, Freeman R, LoGerfo FW, et al. Differences in foot and forearm skin microcirculation in diabetic patients with and without neuropathy. Diabetes Care. 1998;21(8):1339–44.

72. Saad MI, Abdelkhalek TM, Saleh MM, Kamel MA, Youssef M, Tawfik SH, et al. Insights into the molecular mechanisms of diabetes-induced endothelial dysfunction: focus on oxidative stress and endothelial progenitor cells. Endocrine. 2015;50(3):537–67.

73. Szabo C. Role of nitrosative stress in the pathogenesis of diabetic vascular dysfunction. Br J Pharmacol. 2009;156(5):713–27.

74. Kizub IV, Klymenko KI, Soloviev AI. Protein kinase C in enhanced vascular tone in diabetes mellitus. Int J Cardiol. 2014;174(2):230–42.

75. Rask-Madsen C, King GL. Vascular complications of diabetes: mechanisms of injury and protective factors. Cell Metab. 2013;17(1):20–33.

76. Tuttle KR, McGill JB, Bastyr EJ III, Poi KK, Shahri N, Anderson PW. Effect of ruboxistaurin on albuminuria and estimated GFR in people with diabetic peripheral neuropathy: results from a randomized trial. Am J Kidney Dis. 2015;65(4):634–6.

77. Sheetz MJ, Aiello LP, Davis MD, Danis R, Bek T, Cunha-Vaz J, et al. The effect of the oral PKC β inhibitor ruboxistaurin on vision loss in two phase 3 studies. Invest Opthalmol Vis Sci. 2013;54(3):1750.

78. Khamaisi M, Katagiri S, Keenan H, Park K, Maeda Y, Li Q, et al. PKCδ inhibition normalizes the wound-healing capacity of diabetic human fibroblasts. J Clin Invest. 2016;126(3):837–53.

79. Brownlee M. Biochemistry and molecular cell biology of diabetic complications. Nature. 2001;414(6865):813–20.

80. Bedard K, Krause K-H. The NOX family of ROS-generating NADPH oxidases: physiology and pathophysiology. Physiol Rev. 2007;87(1):245–313.

81. Goldin A, Beckman JA, Schmidt AM, Creager MA. Advanced glycation end products. Circulation. 2006;114(6):597–605.

82. Garcia Soriano F, Virág L, Jagtap P, Szabó É, Mabley JG, Liaudet L, et al. Diabetic endothelial dysfunction: the role of poly(ADP-ribose) polymerase activation. Nat Med. 2001;7(1):108–13.

83. Zhou X, Patel D, Sen S, Shanmugam V, Sidawy A, Mishra L, et al. Poly-ADP-ribose polymerase inhibition enhances ischemic and diabetic wound healing by promoting angiogenesis. J Vasc Surg. 2016;65(4):1161–9.

84. Ziegler D, Strom A, Brüggemann J, Ziegler I, Ringel B, Püttgen S, et al. Overexpression of cutaneous mitochondrial superoxide dismutase in recent-onset type 2 diabetes. Diabetologia. 2015;58(7):1621–5.

85. Kimura F, Hasegawa G, Obayashi H, Adachi T, Hara H, Ohta M, et al. Serum extracellular superoxide dismutase in patients with type 2 diabetes. Diabetes Care. 2003;26(4):1246–50.

86. Al-Kateb H, Boright AP, Mirea L, Xie X, Sutradhar R, Mowjoodi A, et al. Multiple superoxide dismutase 1/splicing factor serine alanine 15 variants are associated with the development and progression of diabetic nephropathy. Diabetes. 2008;57(1):218–28.

87. Mohammedi K, Bellili-Muñoz N, Driss F, Roussel R, Seta N, Fumeron F, et al. Manganese superoxide dismutase (SOD2) polymorphisms, plasma advanced oxidation protein products (AOPP) concentration and risk of kidney complications in subjects with type 1 diabetes. PLoS One. 2014;9(5):e96916.

88. Roche C, Guerrot D, Harouki N, Duflot T, Besnier M, Rémy-Jouet I, et al. Impact of soluble epoxide hydrolase inhibition on early kidney damage in hyperglycemic overweight mice. Prostaglandins Other Lipid Mediat. 2015;120:148–54.

89. Lorthioir A, Guerrot D, Joannides R, Bellien J. Diabetic CVD—soluble epoxide hydrolase as a target. Cardiovasc Hematol Agents Med Chem. 2012;10(3):212–22.

90. Kim J, Montagnani M, Koh KK, Quon MJ. Reciprocal relationships between insulin resistance and endothelial dysfunction. Circulation. 2006;113(15):1888–904.

91. Rask-Madsen C, Li Q, Freund B, Feather D, Abramov R, Wu I-H, et al. Loss of insulin signaling in vascular endothelial cells accelerates atherosclerosis in apolipoprotein E null mice. Cell Metab. 2010;11(5):379–89.

92. Steinberg HO, Chaker H, Leaming R, Johnson A, Brechtel G, Baron AD. Obesity/insulin resistance is associated with endothelial dysfunction. Implications for the syndrome of insulin resistance. J Clin Invest. 1996;97(11):2601–10.

93. Natali A, Toschi E, Baldeweg S, Ciociaro D, Favilla S, Saccà L, et al. Clustering of insulin resistance with vascular dysfunction and low-grade inflammation in type 2 diabetes. Diabetes. 2006;55(4):1133–40.

94. de Jongh RT, Serné EH, Ijzerman RG, de Vries G, Stehouwer CDA. Free fatty acid levels modulate microvascular function. Diabetes. 2004;53(11):2873–82.

95. Paneni F, Beckman JA, Creager MA, Cosentino F. Diabetes and vascular disease: pathophysiology, clinical consequences, and medical therapy: part I. Eur Heart J. 2013;34(31):2436–43.

96. Tellechea A, Leal EC, Kafanas A, Auster ME, Kuchibhotla S, Ostrovsky Y, et al. Mast cells regulate wound healing in diabetes. Diabetes. 2016;65(7):2006–19.

97. Vincent AM, Callaghan BC, Smith AL, Feldman EL. Diabetic neuropathy: cellular mechanisms as therapeutic targets. Nat Rev Neurol. 2011;7(10):573–83.

98. Hao W, Tashiro S, Hasegawa T, Sato Y, Kobayashi T, Tando T, et al. Hyperglycemia promotes Schwann cell de-differentiation and de-myelination via sorbitol accumulation and Igf1 protein down-regulation. J Biol Chem. 2015;290(28):17106–15.

99. Malik RA, Tesfaye S, Thompson SD, Veves A, Sharma AK, Boulton AJM, et al. Endoneurial localisation of microvascular damage in human diabetic neuropathy. Diabetologia. 1993;36(5):454–9.

100. Chapouly C, Yao Q, Vandierdonck S, Larrieu-Lahargue F, Mariani JN, Gadeau A-P, et al. Impaired Hedgehog signalling-induced endothelial dysfunction is sufficient to induce neuropathy: implication in diabetes. Cardiovasc Res. 2016;109(2):217–27.

101. Roustit M, Loader J, Deusenbery C, Baltzis D, Veves A. Endothelial dysfunction as a link between cardiovascular risk factors and peripheral neuropathy in diabetes. J Clin Endocrinol Metab. 2016;101(9):3401–8.

102. Suri A, Szallasi A. The emerging role of TRPV1 in diabetes and obesity. Trends Pharmacol Sci. 2008;29(1):29–36.

103. Koitka A, Abraham P, Bouhanick B, Sigaudo-Roussel D, Demiot C, Saumet JL. Impaired pressure-induced vasodilation at the foot in young adults with type 1 diabetes. Diabetes. 2004;53(3):721–5.

104. Fromy B, Abraham P, Bouvet C, Bouhanick B, Fressinaud P, Saumet JL. Early decrease of skin blood flow in response to locally applied pressure in diabetic subjects. Diabetes. 2002;51(4):1214–7.

105. Fromy B, Lingueglia E, Sigaudo-Roussel D, Saumet JL, Lazdunski M. Asic3 is a neuronal mechanosensor for pressure-induced vasodilation that protects against pressure ulcers. Nat Med. 2012;18(8):1205–7.

106. Crawford F, Cezard G, Chappell FM, Murray GD, Price JF, Sheikh A, et al. A systematic review and individual patient data meta-analysis of prognostic factors for foot ulceration in people with diabetes: the international research collaboration for the prediction of diabetic foot ulcerations (PODUS). Health Technol Assess. 2015;19(57):1–210.

107. Monteiro-Soares M, Boyko EJ, Ribeiro J, Ribeiro I, Dinis-Ribeiro M. Predictive factors for diabetic foot ulceration: a systematic review. Diabetes Metab Res Rev. 2012;28(7):574–600.

108. Chabbert-Buffet N, LeDevehat C, Khodabandhelou T, Allaire E, Gaitz JP, Tribout L, et al. Evidence for associated cutaneous microangiopathy in diabetic patients with neuropathic foot ulceration. Diabetes Care. 2003;26(3):960–1.

109. Wang Z, Hasan R, Firwana B, Elraiyah T, Tsapas A, Prokop L, et al. A systematic review and meta-analysis of tests to predict wound healing in diabetic foot. J Vasc Surg. 2016;63(2 Suppl):29S–36S.e2.

110. Hingorani A, LaMuraglia GM, Henke P, Meissner MH, Loretz L, Zinszer KM, et al. The management of diabetic foot: a clinical practice guideline by the Society for Vascular Surgery in collaboration with the American Podiatric Medical Association and the Society for Vascular Medicine. J Vasc Surg. 2016;63(2 Suppl):3S–21S.

111. Vouillarmet J, Bourron O, Gaudric J, Lermusiaux P, Millon A, Hartemann A. Lower-extremity arterial revascularization: is there any evidence for diabetic foot ulcer-healing? Diabetes Metab. 2016;42(1):4–15.

112. Arora S, Pomposelli F, LoGerfo FW, Veves A. Cutaneous microcirculation in the neuropathic diabetic foot improves significantly but not completely after successful lower extremity revascularization. J Vasc Surg. 2002;35(3):501–5.

113. Brunt VE, Fujii N, Minson CT. Endothelial-derived hyperpolarization contributes to acetylcholine-mediated vasodilation in human skin in a dose-dependent manner. J Appl Physiol. 2015;119(9):1015–22.

114. Jeffcoate WJ, Clark DJ, Savic N, Rodmell PI, Hinchliffe RJ, Musgrove A, et al. Use of HSI to measure oxygen saturation in the lower limb and its correlation with healing of foot ulcers in diabetes. Diabet Med. 2015;32(6):798–802.

115. Khaodhiar L, Dinh T, Schomacker KT, Panasyuk SV, Freeman JE, Lew R, et al. The use of medical hyperspectral technology to evaluate microcirculatory changes in diabetic foot ulcers and to predict clinical outcomes. Diabetes Care. 2007;30(4):903–10.

116. Roustit M, Millet C, Blaise S, Dufournet B, Cracowski JL. Excellent reproducibility of laser speckle contrast imaging to assess skin microvascular reactivity. Microvasc Res. 2010;80(3):505–11.

117. Nakagami G, Sari Y, Nagase T, Iizaka S, Ohta Y, Sanada H. Evaluation of the usefulness of skin blood flow measurements by laser speckle flowgraphy in pressure-induced ischemic wounds in rats. Ann Plast Surg. 2010;64(3):351–4.

118. Minniti CP, Gorbach AM, Xu D, Hon YY, Delaney K-M, Seidel M, et al. Topical sodium nitrite for chronic leg ulcers in patients with sickle cell anaemia: a phase 1 dose-finding safety and tolerability trial. Lancet Haematol. 2014;1(3):e95.

119. Sangiorgi S, Manelli A, Reguzzoni M, Ronga M, Protasoni M, Dell'Orbo C. The cutaneous microvascular architecture of human diabetic toe studied by corrosion casting and scanning electron microscopy analysis. Anat Rec Adv Integr Anat Evol Biol. 2010;293(10):1639–45.

第十一章
糖尿病足皮肤结构和功能改变

YongJun Zheng，Bin Shu，Jianfang Fu，Antonios Kafanas，and Aristidis Veves

摘要

糖尿病,尤其是 2 型糖尿病,以全身炎症为特征,皮肤会出现炎症细胞浸润增加和巨噬细胞向炎性 M1 型极化。此外,基质金属蛋白酶-9(matrix metalloproteinase 9,MMP-9)和蛋白酪氨酸磷酸酶-1B(protein tyrosine phosphatase 1B,PTP1B)表达增加。以色素沉着、天鹅绒样皮肤增厚为特征的黑棘皮病等其他皮肤病,主要出现在颈部、腋窝和腹股沟区域;脂质渐进性坏死(necrobiosis lipoidica,NL)是一种慢性、坏死性、肉芽肿性皮肤病;环状肉芽肿;糖尿病大疱和糖尿病皮肤病变。由于这些皮肤病多存在于下肢,因此应由管理糖尿病患者下肢的医护人员进行识别。

糖尿病真皮细胞外基质

真皮层由薄的上层(又称为真皮乳头层)和较厚的深层区域(又称为真皮网状层)组成。真皮乳头层向上结合表皮层,侧面结合表皮嵴,下方与位于真皮乳头层和皮下脂肪之间的上血管丛及真皮网状层相结合。

真皮乳头层和网状层含有胶原纤维、网状纤维和弹性纤维,嵌入到真皮基质中,由糖蛋白、水、电解质和血浆蛋白等物质填充纤维之间的间隙(图 11.1)。胶原为皮肤提供抗张强度,在人体中已发现 29 种不同类型的胶原蛋白,其中超过 90%

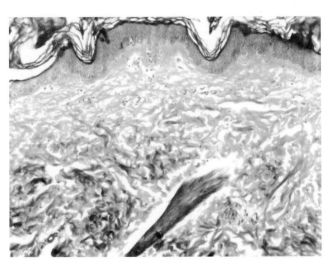

图 11.1　正常皮肤。100 倍镜下的 Masson 三色染色显示真皮胶原束粗大

的胶原由 I 型、II 型、III 型、IV 型及 V 型胶原构成。I 型胶原约占真皮胶原总量的 80%,存在于真皮网状层的大纤维束中。糖尿病患者尤论是否存在并发症,腿部皮肤中 I 型前胶原均存在耗竭,且在溃疡患者中更为严重[1]。另外,不同于无并发症的糖尿病患者,足溃疡患者光学显微镜下可以观察到明显排列紊乱的真皮胶原束[1]。通过扫描电子显微镜观察 12 周龄 Tsumura-Suzuki 肥胖糖尿病小鼠的糖尿病皮肤,可观察到普遍排列紊乱的真皮,其纤维较小且密度较低[2]。这些数据除了表明纤维的病理性沉积,还表明糖尿病皮肤的胶原减少。在四氧嘧啶处理的显性糖尿病小鼠和血糖波动小鼠中,也观察到真皮 I 型胶原的表达和生成减少[3]。III 型胶原又被称为胎儿胶原或网状纤维,总量占真皮胶原的 10%,其在胎儿期普遍存在,但此后作为合成 I 型胶原的框架仅在真皮乳头层和外膜层中表达。在糖尿病皮肤中,I 型和 III 型胶原含量减少,且 I 型/III 型胶原比值降低,但参与胶原合成的酶的基因表达增加,并促进了胶原降解的酶的基因表达减少,这提示糖尿病皮肤胶原含量在基线时的缺陷可能发生在转录后水平[4]。I 型/III 型胶原的比值降低,与结缔组织稳定性下降相关[5],这可能解释了糖尿病皮肤机械稳定性较低的原因。

人类真皮基质的另一个重要成分,即透明质酸,已经在 1 型糖尿病患者的人体皮肤中得到了研究。关节活动度低的患者的真皮中,已经发现透明质酸显著减少,特别是在真皮-表皮交界处,然而在关节活动度几乎无损伤的患者中,透明质酸的分布主要与正常情况相似[6]。

糖尿病中的皮肤炎症

哺乳动物皮肤损伤后的正常反应包括 3 个重叠但不同的阶段:炎症、新生组织形成和重塑。作为溃疡修复的起始阶段,炎症反应在组织损伤后立即发生,通过凝血级联反应、炎症信号通路和免疫系统在内的多系统共同作用来防止持续的血液和液体损失、清除坏死和失活组织并预防感染。炎症失调是慢性溃疡相关的主要病理机制之一,因此了解糖尿病炎症反应紊乱的原因和后果是研发糖尿病溃疡有效治疗方法的关键。目前对炎症在糖尿病溃疡中作用的研究,主要集中在真皮层内的两种皮肤炎症细胞(巨噬细胞和肥大细胞),以及患者血清和皮肤中的全身或局部炎症细胞因子。

巨噬细胞

在溃疡愈合的炎症阶段，巨噬细胞被募集到溃疡部位，参与宿主防御、炎症的启动和消退、生长因子的产生、吞噬作用、细胞增殖和组织修复。巨噬细胞具有极强的可塑性，表现为经典活化的 M1 型巨噬细胞和替代活化的 M2 型巨噬细胞之间的相互转化，整个过程由细胞因子、氧化剂、脂质和生长因子所介导[7]。在正常溃疡愈合过程中，巨噬细胞表现出表型和功能的转变，但调节这些转变的因素目前仍不明确。M1 型巨噬细胞启动急性炎症反应，而在增殖期 M2 型巨噬细胞可促进血管生成和肉芽组织形成[8]。相反，糖尿病小鼠溃疡表现为组织修复早期必需的巨噬细胞炎症反应延迟，而在后期巨噬细胞持续性聚集并伴随促炎细胞因子释放、蛋白酶表达升高及各种生长因子表达降低[9,10]，最终导致糖尿病溃疡难以愈合。我们的研究发现，在溃疡形成之前，糖尿病兔皮肤的 M1 型巨噬细胞基线数量增多，M2 型巨噬细胞基线数量减少；在溃疡形成之后，尽管非糖尿病和糖尿病（缺血性和神经缺血性）溃疡的 M1 型巨噬细胞数量无差异，但所有糖尿病溃疡的 M2 型巨噬细胞数量减少，导致 M1/M2 比值整体较高，从而形成慢性溃疡的炎性微环境[11]。在糖尿病小鼠模型中，也发现了类似的结果，表现为未损伤皮肤中 M1/M2 比值的升高[12]。而特别的是，我们发现在糖尿病患者前臂未损伤的皮肤中，M1 型巨噬细胞数量增加，而 M2 型巨噬细胞数量及 M1/M2 比值无明显差异；糖尿病患者足部皮肤中，M1 型巨噬细胞数量增加，M2 型巨噬细胞数量减少，导致 M1/M2 比值明显升高，且 M1 型巨噬细胞相关的促炎细胞因子肿瘤坏死因子 α（tumor necrosis factor-α，TNF-α）、白细胞介素-1β（interleukin-1β，IL-1β）的信使核糖核酸（messenger ribonucleic acid，mRNA）表达升高，而 M2 型巨噬细胞相关的抗炎细胞因子 IL-10 的 mRNA 表达降低（图 11.2）[13]。

已有研究对使用巨噬细胞治疗慢性溃疡的可行性进行了探索，比如通过原位激活、募集巨噬细胞或将外源性巨噬细胞应用于溃疡，进而刺激细胞增殖、增加血管生成、调整溃疡失衡的蛋白酶表达以及增强巨噬细胞吞噬作用[14]。目前对应用巨噬细胞治疗溃疡的研究趋势，也从单纯抑制溃疡巨噬细胞数量发展到了调控溃疡巨噬细胞的可控性募集。在溃疡早期阶段，急速募集巨噬细胞或使巨噬细胞从 M1 型极化为 M2 型，均可有效促进糖尿病小鼠溃疡愈合[10,15]。在人和小鼠的糖尿病溃疡中，M1 型巨噬细胞分泌 IL-1β 并阻止 M2 型巨噬细胞激活，使用抗体中和溃疡 IL-1β 的作用可下调促炎细胞因子表达、上调促愈合相关因子表达并促进溃疡巨噬细胞向 M2 型极化，最终促进溃疡愈合[15]。我们发现，在糖尿病小鼠溃疡局部使用 P 物质可诱导溃疡急性炎症反应，使得早期 M1 型巨噬细胞活化增加，随后溃疡进展至增殖期，调控巨噬细胞向 M2 型转化，最终促进溃疡愈合[12]。此外，我们还发现，使用肥大细胞稳定剂色甘酸钠（disodium cromoglycate，DSCG）可促进糖尿病小鼠溃疡愈合，诱导溃疡巨噬细胞转变为

M2 型[13]。

炎症细胞因子

糖尿病（尤其是 2 型糖尿病）和肥胖与全身炎症反应增加相关，如前述的循环炎性细胞因子升高[16]。脂肪组织中的过度炎症是导致胰岛素抵抗和 2 型糖尿病发生的主要因素之一[17]，但对于全身及皮肤局部炎症水平与糖尿病足溃疡（diabetic foot ulcer，DFU）之间的关系仍知之甚少。为了研究血管功能和炎症在 DFU 发生及溃疡难愈合中的作用，我们对一组糖尿病患者进行了平均 18 个月的随访[18]，发现 29% 的糖尿病患者发生了 DFU；与未发生溃疡的患者相比，所有发生溃疡的患者神经病变更重、肌酐和白细胞计数更高、大血管内皮依赖性和非依赖性血管舒张功能更低；在 12 周内，53% 的患者 DFU 完全愈合，其余 47% 的患者未愈合，这两组患者的上述指标均无差异，但溃疡未愈患者血清中肿瘤坏死因子 α（tumor necrosis factor-α，TNF-α）、单核细胞趋化蛋白-1（monocyte chemoattractant protein-1，MCP-1）、MMP-9 以及成纤维细胞生长因子-2（fibroblast growth factor-2，FGF-2）表达水平更高。

前臂和足部皮肤活检发现，与对照组相比，糖尿病患者皮肤免疫细胞浸润增加，MMP-9 和 PTP1B 的表达水平增高。MMP-9 主要由炎症细胞释放，参与基质蛋白和生长因子的降解[19]。在皮肤水平，糖尿病患者炎症基质细胞表达 MMP-9 也更高，提示这些细胞可能是全身 MMP-9 升高的来源。PTP1B 是一种广泛表达的蛋白酪氨酸磷酸酶，定位于内质网，可被炎症反应上调，并负向调控胰岛素、瘦素和参与溃疡愈合的多种因子（如血管内皮生长因子、表皮生长因子、血小板衍生生长因子和转化生长因子 β）的信号转导[20]。在所有糖尿病患者皮肤的主要细胞群中，PTP1B 表达增加，而溃疡未能愈合患者与溃疡愈合患者相比，PTP1B 表达仅少量增加。这些结果表明，细胞外 MMP-9 和细胞内 PTP1B 的表达增加，可导致参与局部溃疡愈合的多种生长因子作用的失活与抵抗。此外，这也导致循环中的各生长因子水平升高，这种情况与胰岛素抵抗时全身胰岛素水平升高类似。

在另一项研究中我们发现，处于活动期的 DFU 患者血清中，生长相关癌基因（growth-related oncogene，GRO）、IL-8、巨噬细胞源性趋化因子（macrophage-derived chemokine，MDC）、TNF-α、C 反应蛋白（c-reactive protein，CRP）、基质细胞衍生因子-1（stromal cell-derived factor 1，SDF-1）和干细胞因子（stem cell factor，SCF）等多种因子表达升高[21]。此外，溃疡愈合的患者，在研究开始时，CRP 和粒细胞-巨噬细胞集落刺激因子（granulocyte macrophage-colony stimulating factor，GM-CSF）的基线值表达较低；在研究开始和研究结束时，血清白细胞介素-1α（IL-1α）的表达也较低。DFU 患者血清中 SDF-1 表达升高；但无论是否合并 DFU，糖尿病患者前臂皮肤活检发现 SDF-1 表达升高，前臂和足部皮肤中 SDF-1 的受体 CXCR4 的表达无明显变化。这些结果表明，CRP、IL-1α 和 GM-CSF 可作为判断 DFU 是否能愈合的预测指标。

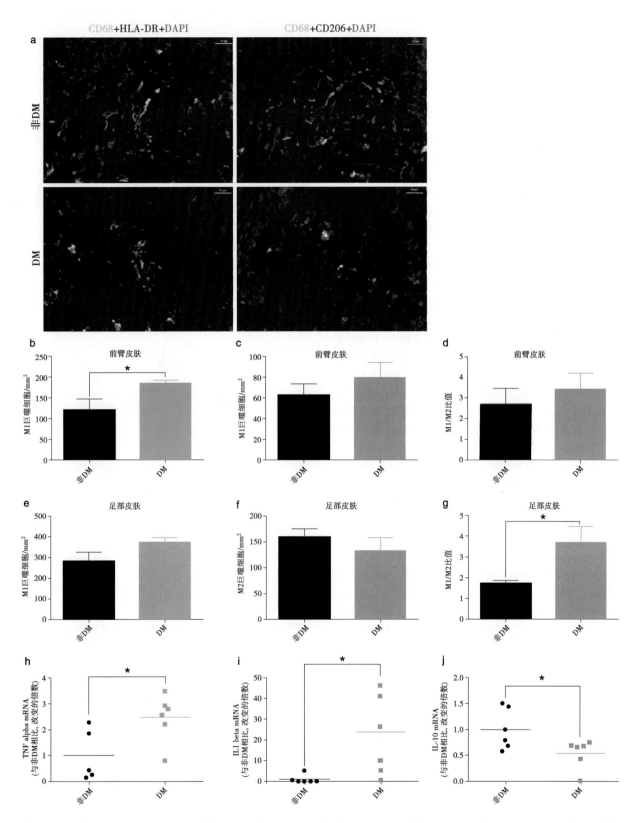

图 11.2　糖尿病患者皮肤巨噬细胞表型[13]。(a)糖尿病(DM)和非糖尿病(非 DM)志愿者足部皮肤活检 M1 型和 M2 型巨噬细胞的代表性图片(比例尺:20μm)。三阳性染色的黄橙色 M1 型巨噬细胞(左列)和 M2 型巨噬细胞(右列)。(b~d)糖尿病患者前臂皮肤中 M1 型巨噬细胞数量增加(b),而 M2 型巨噬细胞数量(c)及 M1/M2 比值(d)没有差异。(e~g)糖尿病患者足部皮肤中 M1 型巨噬细胞数量增加(e),而 M2 型巨噬细胞数量减少(f),导致 M1/M2 比值明显增高(g)。(h~j)在糖尿病患者足部皮肤中 M1 型巨噬细胞标志物 TNF-α(h)和 IL-1β(i)的信使核糖核酸表达增加,而 M2 型巨噬细胞标志物 IL-10(j)的信使核糖核酸表达减少。* $P < 0.05$

糖尿病皮肤病

黑棘皮病

黑棘皮病(acanthosis nigricans,AN)是糖尿病最具辨识性的皮肤表现之一。在74%的肥胖患者中,可观察到黑棘皮病的出现,因此,它可作为肥胖伴高胰岛素血症可靠的皮肤标志物[22]。黑棘皮病,是一种对称性皮疹,特征为色素沉着、天鹅绒样皮肤增厚,主要出现在颈部、腋窝和腹股沟区域;组织学表现,为乳头瘤样增生和角化过度,以不规则褶曲的表皮为特征,出现不同程度的棘层增厚;真皮乳头向上突出,与其相连的凹陷表皮呈轻度至中度棘层增厚并充满角化物质,而真皮乳头顶部和侧面的表皮较薄,含角蛋白的浅表上皮增厚使皮损处呈棕色。黑棘皮病有7种类型:遗传性良性黑棘皮病、肥胖相关性黑棘皮病、症状性黑棘皮病、与多种腺癌(胃癌多见)相关的恶性黑棘皮病、肢端或良性黑棘皮病、药物诱导性(烟酸和皮质类固醇)黑棘皮病和混合性黑棘皮病。黑棘皮病是一种慢性、可逆的皮肤疾病。在肥胖相关性黑棘皮病中,其发病机制与循环中的胰岛素样生长因子水平升高有关,胰岛素样生长因子与受体结合后刺激表皮细胞和真皮成纤维细胞生长。在恶性黑棘皮病中,潜在恶性肿瘤分泌的相关生长因子被认为是导致黑棘皮病皮肤改变的主要原因。黑棘皮病的治疗首先是基础病因的处理,比如在糖尿病患者中控制体重、限制饮食和增加体力活动至关重要并且是最有效的方法[23]。局部角质剥脱剂(如水杨酸、维甲酸和乳酸铵)和口服维甲酸,也可减少浸渍区角质增厚,减少异味和不适[24]。其他治疗还包括激光和手术切除。

脂质渐进性坏死

脂质渐进性坏死是一种慢性、坏死性和肉芽肿性的皮肤病,主要发生于糖尿病患者。它的临床表现为红色非鳞屑性斑片或斑块,边界清楚,轮廓不规则;边缘隆起,红斑,稍硬结;皮损中心萎缩,呈黄褐色,可破溃(图11.3)。皮损通常起始较小,但有生长至直径数厘米的倾向;如果病变较大,溃疡相对常见,但通常罕见穿孔;可单发或多发,最常分布于双侧下肢,特别是胫前区,但也可发生于面部、躯干和上肢。组织学上表现为真皮全层栅栏状肉芽肿性炎症,但表皮很少受累。炎症常扩散至皮下浅层,造成皮下脂膜炎的假象。病变中央可见无黏蛋白成分的胶原变性,外周通常有硬化、有时明显可见与泡沫组织细胞相关的脂滴。真皮深层可出现淋巴滤泡和浆细胞,浆细胞出现是组织学上诊断脂质渐进性坏死的强力证据。脂质渐进性坏死需与栅栏状肉芽肿性皮炎相鉴别,后者包括环状肉芽肿、类风湿结节和坏死性黄色肉芽肿。在脂质渐进性坏死中,变性的胶原蛋白苍白、无细胞并呈水平分布(图11.4)。类风湿结节性肉芽肿往往更大,通常位于靠近关节的骨突处;组织学上,位于真皮深层或中心区域含纤维蛋白的皮下组织中,纤维蛋白为均匀的嗜酸性黏蛋白。坏死性黄色肉芽肿,一般好发于眶周,组织学表现为含Touton型巨细胞、泡沫状组织细胞的炎性混合细胞群和累及真皮和皮下组织的含中性粒细胞碎片的坏死区域[25]。脂质渐进性坏死的发病原因尚不清楚,但有

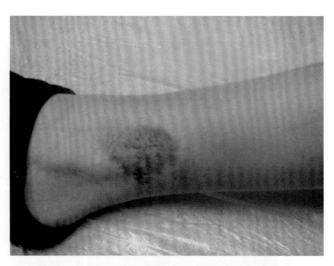

图11.3　一名16岁1型糖尿病女性患者皮肤脂质渐进性坏死,表现为腿部斑块,中心萎缩、凹陷、略带黄色,边缘明显紫色凸起

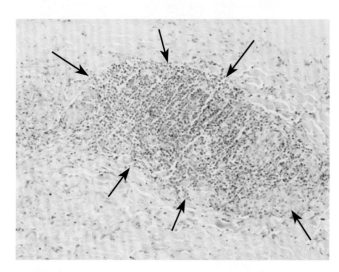

图11.4　脂质渐进性坏死。200倍镜下H&E染色显示血管周围片状浆细胞浸润(箭头指向浆细胞)

学者基于脂质渐进性坏死的病理生理表现提出了微血管改变、胶原异常、脂质代谢改变、免疫受损等几种假说。微血管病变、神经病变和炎性细胞因子的释放,共同导致胶原基质的破坏,进一步形成硬化和肉芽肿,而真皮中过量的脂质沉积导致外观呈黄色[26]。目前,脂质渐进性坏死的主要治疗方法是应用价格低且副作用较小的类固醇,主要通过局部或皮损内给药,很少全身应用。其他治疗方法,包括全身应用环孢素或噻氯匹定[27]、CO_2激光治疗[28]以及富血小板血浆治疗[29]。皮损处,也可以手术切除后植皮,但这种治疗方式一般不适合于糖尿病患者。最近还有报道称TNF-α拮抗剂(比如enteracept和infliximab)可用于脂质渐进性坏死的治疗[30,31]。

全身性环状肉芽肿

环状肉芽肿(granuloma annulare,GA)是一种特发性、良性、无症状的肉芽肿性疾病,女性多于男性。环状肉芽肿的确切病因和发病机制仍不清楚,推测与多种机制相关,例如细胞介导的免疫、血管炎、巨噬细胞功能异常和原发性胶原变性;可能的

诱发因素,包括感染、日光暴露和接种乙肝疫苗。临床上,环状肉芽肿包括局限型、皮下型、穿孔型、全身型和丘疹型几个亚型。大部分研究发现,仅全身型与糖尿病发病显著相关,21% ~77% 全身型环状肉芽肿患者患有糖尿病(主要为 2 型糖尿病)[32]。全身型环状肉芽肿是一种炎症性病变,通常表现为多发性、小而坚硬,颜色为正常肤色或红色的丘疹,呈环形排列,易见于四肢远端(图 11.5)。环状肉芽肿皮损与脂质渐进性坏死相似,但无表皮萎缩、皮损处也无黄色外观改变。环状肉芽肿组织病理学表现为真皮层内淋巴组织细胞肉芽肿性炎症以及胶原变性(图 11.6),胶体铁染色后可见大量黏蛋白沉积。黏蛋白的沉积和浆细胞的缺失,有助于从组织学上区分环状肉芽肿和脂质渐进性坏死。环状肉芽肿的治疗与脂质渐进性坏死类似。

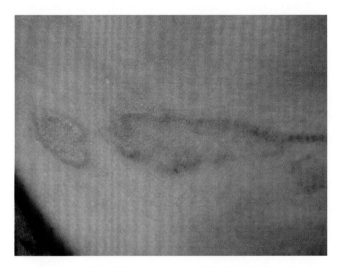

图 11.5 环状肉芽肿。一名 40 岁 2 型糖尿病女性患者腹部皮肤(红色环状斑块)

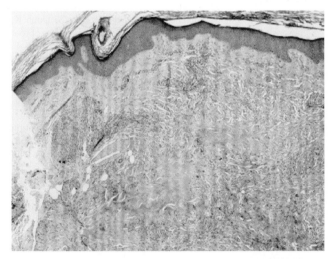

图 11.6 环状肉芽肿。100 倍镜下 H & E 染色显示坏死性肉芽肿,周围淋巴细胞和组织细胞包绕

糖尿病性大疱

糖尿病性大疱(diabetic bullae,DB),又称糖尿病性大疱病,是一种罕见的非炎症性大疱性疾病,其特征为外观正常的皮肤上突然出现张力性无痛性大疱,主要分布于小腿和足部,较少累及手或前臂。水疱一般为非炎性,数周后无瘢痕愈合。糖尿病性大疱形成的病因尚不清楚,但可能与创伤、紫外线暴露、低血糖或血糖高度波动、自身免疫性疾病、血管功能不全、神经病变以及钙或镁代谢改变等因素有关[33,34]。糖尿病性大疱的镜下表现无特异性,大疱形成程度不一。大疱中含有纤维蛋白,偶见炎性细胞,但表皮下的大疱腔内充满红细胞。免疫荧光无法确诊糖尿病性大疱,仅有助于排除其他大疱性疾病。糖尿病性大疱需与大疱性类天疱疮、卟啉症和假性卟啉病等相鉴别;鉴别方法为,病理活检后进行免疫荧光染色,排除其他大疱性疾病[25]。糖尿病性大疱的治疗重点是保护皮肤完整及预防继发感染,大疱常会在数周内未经干预而自行愈合。一般对于小的水疱应完整保留,但大的水疱需无菌抽吸以防止水疱破裂,水疱破裂后的溃疡应积极处理[35]。

糖尿病皮肤病变

糖尿病性皮肤病变(diabetic dermopathy,DD),又称斑纹腿综合征,是糖尿病最常见的皮肤表现,见于约 40% 的糖尿病患者[24,36];以萎缩、色素沉着和形状不规则的丘疹或斑块为特征,主要好发于胫前皮肤。病变无症状,可无限期持续存在,也可不经治疗而消失。糖尿病性皮肤病变是一种临床诊断,皮损处的组织病理相对无特异性,而进展完全的皮损表现为表皮萎缩、伴轻度血管周围淋巴组织细胞浸润及真皮乳头层出血。糖尿病性皮肤病变的发病机制尚不清楚,有研究认为创伤和伴有毛细血管改变的微血管病变是糖尿病性皮肤病的成因,但亦有文献反驳了这些潜在因素[36,37]。由于病变无症状且可能自行消退,目前不建议对糖尿病性皮肤病变进行干预治疗,但需注意继发感染的可能。另外,发生糖尿病性皮肤病的患者,也可能易合并其他微血管病变及冠状动脉病变,在临床上应该引起重视[38]。

获得性穿孔性皮肤病

获得性穿孔性皮肤病(aquired perforating dermatosis,APD)是一组以经表皮穿孔和真皮成分消除为特征的慢性皮肤病[39]。以显微镜下鉴定的主要真皮物质(如角蛋白、胶原蛋白或弹性组织)进行分类,可有 4 种亚型:①匐行穿孔性弹性组织变性;②反应性穿孔性胶原病(图 11.7);③Kyrle 病;④穿孔性毛囊炎。获得性穿孔性皮肤病的发病与糖尿病、慢性肾衰竭、透析或这些因素的组合相关[40-42],临床表现为瘙痒、角化过度、圆顶状的丘疹和结节,常有中央脐状凹陷,主要发生于四肢伸侧,也可发生于躯干、手、面部。组织学上表现为皮损通道经表皮角质层穿过棘层,通道内充满角蛋白、固缩核碎片、炎性细胞、弹性蛋白和胶原。在匐行穿孔性弹性组织变性中,变性的弹性纤维经过通道从真皮至表皮排出。获得性穿孔性皮肤病的发病机制尚不清楚,可能包括搔抓引起的轻微皮肤创伤、微血管病变、代谢疾病引起表皮或真皮的改变以及一些未被透析清除的物质的沉积,这些可能作为外源性物质被免疫系统攻击[43]。在合并糖尿病时,获得性穿孔性皮肤病对治疗相对无反应,但创伤和搔抓停止后皮损可能会缓慢消退。因此,治疗的关键是缓解瘙痒症状。也有文献报道了其他一些可能有效的治疗方法,包括局部外用角质层剥脱剂、局部和全身性维 A

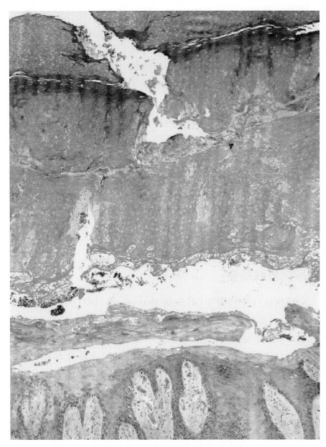

图 11.7　穿孔性胶原病。足部皮肤活检，100 倍镜下 H & E 染色显示变性的胶原蛋白从表皮基底层至角质层排出

酸使用、别嘌呤醇、光化学疗法、紫外线光疗、局部外用及皮损内注射类固醇、抗生素（多西环素）、口服抗组胺药、冷冻疗法和肾移植等[39,44]。

糖尿病皮肤增厚

　　糖尿病患者常出现由异常胶原蛋白过度沉积所引起的皮肤增厚。临床上将增厚的皮肤分为 3 类：①无症状良性皮肤增厚；②手指硬皮病样皮肤改变伴关节活动受限，又称糖尿病手综合征或关节活动受限综合征；③糖尿病性硬肿病。皮肤增厚，被认为是高糖环境下胶原蛋白异常糖基化的表现，导致胶原纤维交联增加并抵抗胶原酶的降解[45]；也有研究推测，糖尿病患者高胰岛素水平促进了胶原蛋白的增生[46]。

　　8% ~ 50% 的糖尿病患者可发生硬皮病样综合征，表现为手背皮肤增厚，首先导致掌指关节和近端指间关节僵硬[45]。手指皮肤的增厚，又被称为 Huntley 丘疹或卵石指，表现为手指伸侧面、指关节或甲周成群硬结性丘疹。关节活动度降低，表现为主动伸展能力受限，但在后期也可出现屈曲受限。有文献报道，糖尿病手综合征可能是糖尿病微血管并发症的皮肤表现[37,45]。

　　糖尿病性硬肿病是一种主要与 2 型糖尿病有关的罕见慢性结缔组织病，表现为真皮网状层厚度急剧增加，从面部到后颈部及上背部进行延伸。糖尿病性硬肿病通常无症状，但可能发生颈部不适和背部疼痛，尤其是在严重病例中常见[47]。受累皮肤硬、厚、硬结，有时红斑，可呈橘黄色外观。硬肿症确诊，

需取全层皮肤活检行组织学检查来镜下观察真皮，表现为真皮网状层明显增厚、肥大细胞增多、胶原束粗大以及胶原束间透明质酸聚集，但无水肿或硬化表现[48]。糖尿病性硬肿病，通常根据病史和体格检查可诊断，组织学上通过阿辛蓝染色和胶体铁染色可发现胶原束之间黏蛋白沉积。糖尿病性硬肿病，目前尚无特效治疗方法，但某些方法可一定程度上改善症状，主要包括皮损内注射糖皮质激素、低剂量氨甲蝶呤治疗和紫外光光疗。虽然严格血糖控制对糖尿病性硬肿症是否有效，目前学术上存在争议，但仍不失为一种有效的预防措施[49-51]。

疹样黄色瘤

　　疹样黄色瘤病较为罕见，常发生于血糖控制不佳的 2 型糖尿病患者，以皮肤内脂质沉积为特征。疹样黄色瘤临床表现为突然成群出现的多个黄色丘疹，周围有红斑，常见于四肢伸肌表面及臀部。组织病理学显示，真皮层内含脂泡沫细胞聚集，伴淋巴细胞和中性粒细胞混合浸润。疹样黄色瘤病可为糖尿病的首发皮损改变，在糖尿病患者中发病率更高的原因已被很好阐明。胰岛素是脂蛋白脂肪酶维持正常活性的关键刺激因子；1 型糖尿病患者，胰岛素缺乏可导致脂蛋白脂肪酶活性降低，进而引起血清甘油三酯蓄积。当血清甘油三酯水平达到 2 000mg/dL 时，脂质将会在皮肤沉积[52]。疹样黄色瘤是高脂血症（尤其是高甘油三酯血症）患者的皮肤表现；早期识别黄色瘤有助于黄色瘤的及时治疗及避免更严重的动脉粥样硬化病和胰腺炎的发生。降脂药物有助于疹样黄色瘤样皮损的消退、预防高脂血症以及其他并发症的发生，例如冠状动脉病变和胰腺炎[33,47]。

　　　　　　　　　　　　　　（郑勇军　舒付婷　译）

参考文献

1. Tahrani AA, Zeng W, Shakher J, Piya MK, Hughes S, Dubb K, Stevens MJ. Cutaneous structural and biochemical correlates of foot complications in high-risk diabetes. Diabetes Care. 2012;35:1913–8.
2. Ibuki A, Akase T, Nagase T, Minematsu T, Nakagami G, Horii M, Sagara H, Komeda T, Kobayashi M, Shimada T, Aburada M, Yoshimura K, Sugama J, Sanada H. Skin fragility in obese diabetic mice: possible involvement of elevated oxidative stress and upregulation of matrix metalloproteinases. Exp Dermatol. 2012;21:178–83.
3. Ye X, Cheng X, Liu L, Zhao D, Dang Y. Blood glucose fluctuation affects skin collagen metabolism in the diabetic mouse by inhibiting the mitogen-activated protein kinase and Smad pathways. Clin Exp Dermatol. 2013;38:530–7.
4. Bermudez DM, Herdrich BJ, Xu J, Lind R, Beason DP, Mitchell ME, Soslowsky LJ, Liechty KW. Impaired biomechanical properties of diabetic skin implications in pathogenesis of diabetic wound complications. Am J Pathol. 2011;178:2215–23.
5. Klinge U, Binnebosel M, Mertens PR. Are collagens the culprits in the development of incisional and inguinal hernia disease? Hernia. 2006;10:472–7.
6. Bertheim U, Engstrom-Laurent A, Hofer PA, Hallgren P, Asplund J, Hellstrom S. Loss of hyaluronan in the basement membrane zone of the skin correlates to the degree of stiff hands in diabetic patients. Acta Derm Venereol. 2002;82:329–34.
7. Brancato SK, Albina JE. Wound macrophages as key regulators of repair: origin, phenotype, and function. Am J Pathol. 2011;178:19–25.
8. Lucas T, Waisman A, Ranjan R, Roes J, Krieg T, Muller W, Roers

A, Eming SA. Differential roles of macrophages in diverse phases of skin repair. J Immunol. 2010;184:3964–77.

9. Blakytny R, Jude E. The molecular biology of chronic wounds and delayed healing in diabetes. Diabet Med. 2006;23:594–608.

10. Wood S, Jayaraman V, Huelsmann EJ, Bonish B, Burgad D, Sivaramakrishnan G, Qin S, DiPietro LA, Zloza A, Zhang C, Shafikhani SH. Pro-inflammatory chemokine CCL2 (MCP-1) promotes healing in diabetic wounds by restoring the macrophage response. PLoS One. 2014;9:e91574.

11. Pradhan Nabzdyk L, Kuchibhotla S, Guthrie P, Chun M, Auster ME, Nabzdyk C, Deso S, Andersen N, Gnardellis C, LoGerfo FW, Veves A. Expression of neuropeptides and cytokines in a rabbit model of diabetic neuroischemic wound healing. J Vasc Surg. 2013;58:766–75. e712

12. Leal EC, Carvalho E, Tellechea A, Kafanas A, Tecilazich F, Kearney C, Kuchibhotla S, Auster ME, Kokkotou E, Mooney DJ, LoGerfo FW, Pradhan-Nabzdyk L, Veves A. Substance P promotes wound healing in diabetes by modulating inflammation and macrophage phenotype. Am J Pathol. 2015;185:1638–48.

13. Tellechea A, Leal EC, Kafanas A, Auster ME, Kuchibhotla S, Ostrovsky Y, Tecilazich F, Baltzis D, Zheng Y, Carvalho E, Zabolotny JM, Weng Z, Petra A, Patel A, Panagiotidou S, Pradhan-Nabzdyk L, Theoharides TC, Veves A. Mast cells regulate wound healing in diabetes. Diabetes. 2016;65:2006–19.

14. Zykova SN, Balandina KA, Vorokhobina NV, Kuznetsova AV, Engstad R, Zykova TA. Macrophage stimulating agent soluble yeast beta-1,3/1,6-glucan as a topical treatment of diabetic foot and leg ulcers: a randomized, double blind, placebo-controlled phase II study. J Diabetes Investig. 2014;5:392–9.

15. Mirza RE, Fang MM, Ennis WJ, Koh TJ. Blocking interleukin-1beta induces a healing-associated wound macrophage phenotype and improves healing in type 2 diabetes. Diabetes. 2013;62:2579–87.

16. Shoelson SE, Lee J, Goldfine AB. Inflammation and insulin resistance. J Clin Invest. 2006;116:1793–801.

17. Lumeng CN, Bodzin JL, Saltiel AR. Obesity induces a phenotypic switch in adipose tissue macrophage polarization. J Clin Invest. 2007;117:175–84.

18. Dinh T, Tecilazich F, Kafanas A, Doupis J, Gnardellis C, Leal E, Tellechea A, Pradhan L, Lyons TE, Giurini JM, Veves A. Mechanisms involved in the development and healing of diabetic foot ulceration. Diabetes. 2012;61:2937–47.

19. Falanga V. Wound healing and its impairment in the diabetic foot. Lancet. 2005;366:1736–43.

20. Zabolotny JM, Kim YB, Welsh LA, Kershaw EE, Neel BG, Kahn BB. Protein-tyrosine phosphatase 1B expression is induced by inflammation in vivo. J Biol Chem. 2008;283:14230–41.

21. Tecilazich F, Dinh T, Pradhan-Nabzdyk L, Leal E, Tellechea A, Kafanas A, Gnardellis C, Magargee ML, Dejam A, Toxavidis V, Tigges JC, Carvalho E, Lyons TE, Veves A. Role of endothelial progenitor cells and inflammatory cytokines in healing diabetic foot ulcers. PLoS One. 2013;8:e83314.

22. Hud JA Jr, Cohen JB, Wagner JM, Cruz PD Jr. Prevalence and significance of acanthosis nigricans in an adult obese population. Arch Dermatol. 1992;128:941–4.

23. Kuroki R, Sadamoto Y, Imamura M, Abe Y, Higuchi K, Kato K, Koga T, Furue M. Acanthosis nigricans with severe obesity, insulin resistance and hypothyroidism: improvement by diet control. Dermatology. 1999;198:164–6.

24. Ahmed I, Goldstein B. Diabetes mellitus. Clin Dermatol. 2006;24:237–46.

25. Tecilazich F, Kafanas A, Veves A. Cutaneous alterations in diabetes mellitus. Wounds. 2011;23:192–203.

26. Ngo BT, Hayes KD, DiMiao DJ, Srinivasan SK, Huerter CJ, Rendell MS. Manifestations of cutaneous diabetic microangiopathy. Am J Clin Dermatol. 2005;6:225–37.

27. Stanway A, Rademaker M, Newman P. Healing of severe ulcerative necrobiosis lipoidica with cyclosporin. Australas J Dermatol. 2004;45:119–22.

28. Buggiani G, Tsampau D, Krysenka A, De Giorgi V, Hercogova J. Fractional CO2 laser: a novel therapeutic device for refractory necrobiosis lipoidica. Dermatol Ther. 2012;25:612–4.

29. Motolese A, Vignati F, Antelmi A, Saturni V. Effectiveness of platelet-rich plasma in healing necrobiosis lipoidica diabeticorum ulcers. Clin Exp Dermatol. 2015;40:39–41.

30. Hu SW, Bevona C, Winterfield L, Qureshi AA, Li VW. Treatment of refractory ulcerative necrobiosis lipoidica diabeticorum with infliximab: report of a case. Arch Dermatol. 2009;145:437–9.

31. Suarez-Amor O, Perez-Bustillo A, Ruiz-Gonzalez I, Rodriguez-Prieto MA. Necrobiosis lipoidica therapy with biologicals: an ulcerated case responding to etanercept and a review of the literature. Dermatology. 2010;221:117–21.

32. Dabski K, Winkelmann RK. Generalized granuloma annulare: clinical and laboratory findings in 100 patients. J Am Acad Dermatol. 1989;20:39–47.

33. Levy L, Zeichner JA. Dermatologic manifestation of diabetes. J Diabetes. 2012;4:68–76.

34. Lipsky BA, Baker PD, Ahroni JH. Diabetic bullae: 12 cases of a purportedly rare cutaneous disorder. Int J Dermatol. 2000;39:196–200.

35. Murphy-Chutorian B, Han G, Cohen SR. Dermatologic manifestations of diabetes mellitus: a review. Endocrinol Metab Clin North Am. 2013;42:869–98.

36. Shemer A, Bergman R, Linn S, Kantor Y, Friedman-Birnbaum R. Diabetic dermopathy and internal complications in diabetes mellitus. Int J Dermatol. 1998;37:113–5.

37. Yosipovitch G, Hodak E, Vardi P, Shraga I, Karp M, Sprecher E, David M. The prevalence of cutaneous manifestations in IDDM patients and their association with diabetes risk factors and microvascular complications. Diabetes Care. 1998;21:506–9.

38. Morgan AJ, Schwartz RA. Diabetic dermopathy: a subtle sign with grave implications. J Am Acad Dermatol. 2008;58:447–51.

39. Karpouzis A, Giatromanolaki A, Sivridis E, Kouskoukis C. Acquired reactive perforating collagenosis: current status. J Dermatol. 2010;37:585–92.

40. Faver IR, Daoud MS, Su WP. Acquired reactive perforating collagenosis. Report of six cases and review of the literature. J Am Acad Dermatol. 1994;30:575–80.

41. Morton CA, Henderson IS, Jones MC, Lowe JG. Acquired perforating dermatosis in a British dialysis population. Br J Dermatol. 1996;135:671–7.

42. Nebel R, Fiedler E, Danz B, Marsch WC, Kreft B. Acquired reactive perforating collagenosis associated with diabetes mellitus and renal insufficiency requiring dialysis. Dtsch Med Wochenschr. 2007;132:2624–6.

43. Saray Y, Seckin D, Bilezikci B. Acquired perforating dermatosis: clinicopathological features in twenty-two cases. J Eur Acad Dermatol Venereol. 2006;20:679–88.

44. Farrell AM. Acquired perforating dermatosis in renal and diabetic patients. Lancet. 1997;349:895–6.

45. Brik R, Berant M, Vardi P. The scleroderma-like syndrome of insulin-dependent diabetes mellitus. Diabetes Metab Rev. 1991;7:120–8.

46. Wilson BE, Newmark JJ. Severe scleredema diabeticorum and insulin resistance. J Am Board Fam Pract. 1995;8:55–7.

47. Ferringer T, Miller F 3rd. Cutaneous manifestations of diabetes mellitus. Dermatol Clin. 2002;20:483–92.

48. Cole GW, Headley J, Skowsky R. Scleredema diabeticorum: a common and distinct cutaneous manifestation of diabetes mellitus. Diabetes Care. 1983;6:189–92.

49. Martin C, Requena L, Manrique K, Manzarbeitia FD, Rovira A. Scleredema diabeticorum in a patient with type 2 diabetes mellitus. Case Rep Endocrinol. 2011;2011:560273.

50. Seyger MM, van den Hoogen FH, de Mare S, van Haelst U, de Jong EM. A patient with a severe scleroedema diabeticorum, partially responding to low-dose methotrexate. Dermatology. 1999;198:177–9.

51. Gruson LM, Franks A Jr. Scleredema and diabetic sclerodactyly. Dermatol Online J. 2005;11:3.

52. Martinez DP, Diaz JO, Bobes CM. Eruptive xanthomas and acute pancreatitis in a patient with hypertriglyceridemia. Int Arch Med. 2008;1:6.

第十二章
糖尿病足的生物力学：通往足溃疡之路

Panagiotis V. Tsaklis and Nikolaos Tentolouris

摘要

生物力学是生命科学的一个分支,其主要通过力学的方法研究包括人在内的生物系统的结构和功能。糖尿病足显然与生物力学有关,因为大多数足部损伤与它所承受的机械应力有关。因此,当足部承受长时间、较高压力时,会形成胼胝;如果减压不充分,足溃疡难以愈合;如果足的易患部位未能得到适当减压,胼胝或溃疡将会复发。因此,掌握足部的基本生物力学,对于了解溃疡的发病机制、制定相应的预防方法、治疗溃疡以及预防溃疡复发是很重要的。我们需要用一个整体方法来评估糖尿病足的生物力学和功能以及一般活动的能力,包括:足部形态学研究;足关节活动度测量(关节活动范围);足底周围压力和两腿重量的分布(重量转移%)记录与评价;通过足部和其他身体部分(如骨盆和躯干)的运动学和动力学分析,进行步态的评估和评价,以及静态和动态平衡评估。

与生物力学相关的足部解剖和功能

人类的足是一个复杂而坚固的机械结构,包括 26 块骨头、33 个关节和 100 多块的肌肉、肌腱和韧带。足支撑体重、维持站立,并提供行走支撑点。足的主要功能之一是在行走或跑步时具有减震能力。此外,足具有形成足弓的特殊性,即使在不平整的地面上也有助于行走[1]。

踝关节是控制腿部相对于足进行矢状面运动的主要点,这是两足行走的基础[1]。距下关节允许 3 个平面的运动,被称为旋前(内翻外展和背屈的组合)和旋后(内翻,内收和足底屈曲的组合)[2,3]。中跗关节代表后足和中足之间的功能性关节。距下关节和中跗关节的相互联动保证了整个足部的旋前和旋后运动。第 1 跖趾关节(metatarsophalangeal joint, MTPJ)是指在一个关节囊内包括第 1 跖骨头(metatarsal head, MTH)、近节指骨的基部和内外侧籽骨的上表面。第 1MTPJ 和较小的 MTPJ 的主要运动是在矢状面进行(背屈和足底屈曲)(图 12.1)。

在行走过程中,当身体的重量转移到姆趾上时,第 1MTPJ 背屈。这发生在姆趾紧贴地面,同时足跟提起,蹬地前进的时候。作用在第 1MTPJ 上的压力约等于体重,而作用在其他 MTPJ 上的压力较小[4]。在正常步态中,站立位时,第 1 跖骨头和姆趾的最大负荷几乎同时发生,表明这两处在负重上具有重要意义。

步态或步行周期是一个重复的模式,包括步和步幅。一步是指一个单步;一步幅是指一个完整的步态周期。单步时间是从一只足跟着地到另一只足跟着地的时间。步宽是指双足中

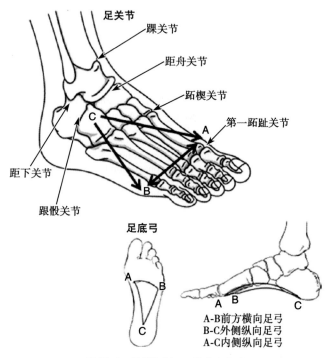

图 12.1　足部解剖——关节和足弓

线之间的宽度(图 12.2b)。步态是指腿部在行走过程中所经历的一系列活动。为分析步态周期,以单足为参考,研究了足的运动规律。每条腿都有自己的步态模式,包括 2 个主要阶段:站立期(周期的 68%)和迈步期(周期的 38%)(图 12.2a)。

在步态中,为了减震和适应地形,足部不稳定;而在推进阶段,为了发挥杠杆作用,足部必须是稳定的。足的柔韧性和僵硬性主要通过距下关节和中跗关节的内旋和外旋来控制。足跟着地后,距下关节内旋是一种主要的减震机制;关节活动受限(limited joint mobility, LJM)或结构异常可能会损害柔韧性和减震效果,从而增加足底皮肤表面的压力[5,6]。例如,第 1MTPJ 活动受限是姆趾下复发性溃疡最常见的原因。此外,踝关节背屈受限可能导致前足压力增加,特别是在步态后期,由足跟抬高过早或代偿性内旋而造成[5,7,8]。

除了要承受的压力,另一个导致足溃疡发生的重要机械变量是足底的剪切应力,它是由平行于皮肤的力所致、容易产生足部撕裂[9,10]。在运动时,地面反作用力作用于足底所有三维空间;其中,垂直应力(压力)可通过商业化的足底压力测量系统轻松地进行量化[11];但由于技术上的困难,水平剪切应力很难进行测定。在过去的几十年里,人们开发了各种方法来测量压力[12]。数据表明,足底压力和剪切应力的峰值可能发生在

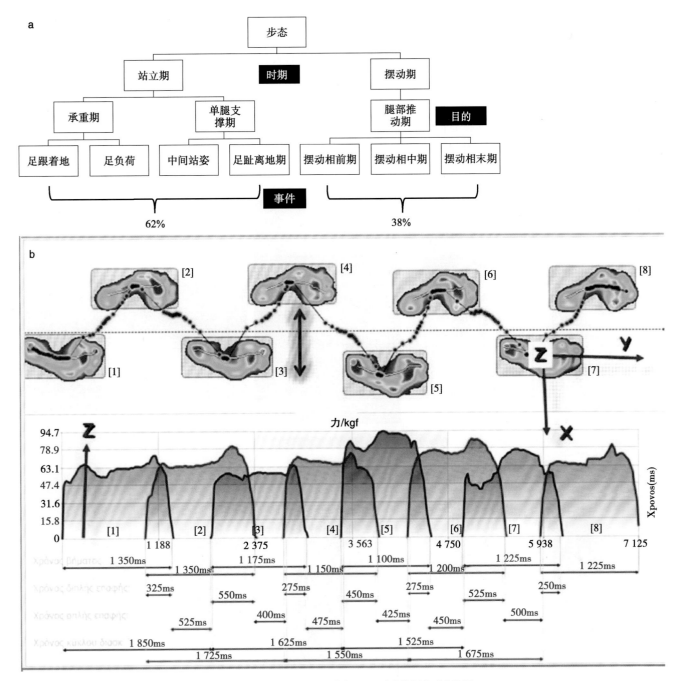

图 12.2 (a)步态周期和事件。(b)步态期间的时空数据

糖尿病足的不同解剖部位,并可能用于解释有些非高压部位也会发生溃疡的原因[13,14](见图 12.8)。

[一个人必须能够:支撑或保持直立姿势;在这种动态过程中,保持直立平衡;从静态(零速度的位置)启动步态并控制行走;向前迈一步;产生肌肉力量;预测重力;控制动量;维持和分配地面反作用力]

糖尿病引起足部的变化

糖尿病影响足部的结构和功能。糖尿病导致的病变包括慢性感觉运动神经病变、足部畸形、胼胝组织形成、LJM、足底高

压和自主神经功能障碍,相互作用并导致足溃疡恶化。此外,糖尿病还会影响皮肤、肌腱、肌肉和关节周围组织。

足部畸形

即使没有特定的病理改变,足部形态也能决定足的生物力学行为和功能。为了减少足底溃疡形成、避免糖尿病患者截肢,在计划使用矫形器和/或特殊鞋进行足部减压时,必须要考虑足部生物力学和形态学[15]。

神经病变会使保护性感觉丧失,此时,异常机械力会对皮肤造成无痛性损伤或导致无症状性骨折[13,16]。运动神经受累会导致肌肉无力和萎缩、足部不稳、爪形趾、高弓足或足底高压[17-19]。肌萎缩是指由于去神经导致的正常肌肉组织被脂肪

细胞替代[20]。Suzuki 等发现神经源性萎缩与溃疡患者足底肌肉的脂肪浸润和能量代谢异常有关[21]。此外,足畸形与足底压力升高和足溃疡有关,并能预测它们的发生[22,23]。传统上认为,跖骨头突出是足内肌薄弱所致的足趾畸形[19]。此外,跖骨头下方、位于屈肌腱内的脂肪垫随着足趾运动会向远端移位[24],使得跖骨头相对得不到保护[24]。与无足趾畸形的患者相比,有足趾畸形的糖尿病神经病变患者跖骨头下的脂肪垫减少得更多,表明在这些部位发生高压的可能性和足溃疡的风险都增加[25]。糖尿病足的病理学研究经常强调感觉神经病变;然而,

内在肌肉萎缩并不一定意味着足趾畸形,说明足部肌肉丧失先于足趾畸形,或者内在肌肉萎缩并不是主因[25]。

夏科关节病导致的足部严重变形会影响足的功能,并在行走过程中引起异常的压力负荷。与神经性溃疡患者相比,夏科关节病患者骨突处的足底压力峰值更高[26]。小截肢患者的患足和对侧足都会有异常压力负荷[27]。此外,蹲趾切除会大大增加跖骨头的压力[28,29]。足底压力增加是足溃疡发生的高危因素[13,30]。除足畸形外,胼胝形成也已被证明与足底高压有关,是足溃疡发生的高预测性因素[31](图 12.3)。

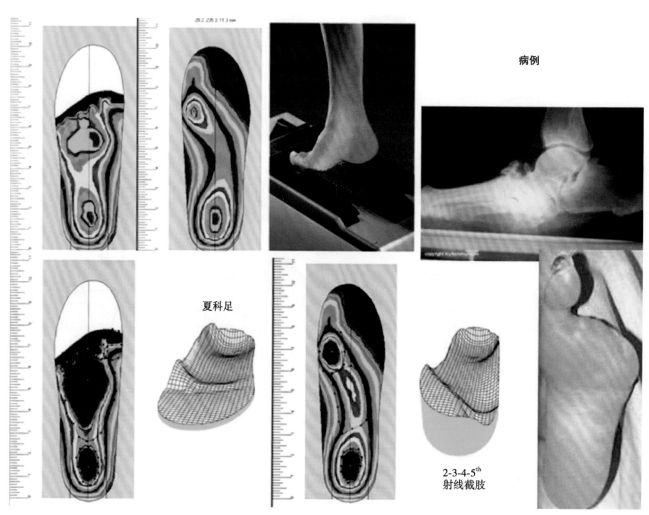

图 12.3   用于 GAIT 期间减压和支撑的矫形设计——案例:左足患有夏科关节病,且右足第 2-3-4-5 跖列截肢

因此,由于神经病变和胼胝所致足畸形与行走时的足部负荷异常有关,会引起足底压力升高。使用可调节鞋(包括合适的鞋和鞋垫)来缓解这些高压区,能避免 DFU 的形成。

汗腺分泌功能障碍

支配汗腺的节后交感神经纤维(C 纤维)损伤导致泌汗功能障碍,引起足部皮肤干燥。与糖尿病伴神经病变但无足溃疡的患者及糖尿病无神经病变患者相比,有足溃疡病史的糖尿病患者发生泌汗功能障碍比例较高[32]。与无足溃疡的糖尿病患者相比,大多数有足溃疡的糖尿病患者足部皮肤干燥,引起皲裂,再加上足底压力增加,促进胼胝形成[33]。自主神经病变使动静脉交通支异常开放[34],可能会影响毛细血管的血流量、向

组织输送的氧气减少,动静脉血氧差变小,不利于皮肤氧合和创面愈合[35]。

肌腱、肌肉和骨骼的变化

一些研究探讨了糖尿病引起的肌腱变化。与非糖尿病患者相比,神经病变患者的足底筋膜和蹲长屈肌腱更厚[36]。随着糖尿病病情加重,足底筋膜和跟腱厚度有增加趋势,导致地面反作用力、力×时间积分以及等效最大负荷时间的变化。因此,足溃疡患者的地面反作用力要大于非糖尿病患者,在所有方向(垂直、前后和中外侧)的等效最大足负荷时间也较高[37]。由于能量产生依赖于氧化磷酸化,葡萄糖调节受损时,肌肉(机械性和代谢性)功能会受到严重影响[38]。在糖尿病患者中,肌

肉力量减少,从而导致小腿力量减少,步态减慢。因此,神经通路减少将导致运动能力的改变,这些通路是与肌肉运动单元和纤维类型补充和失活相关的[39,40]。因此,在糖尿病中用等速测力计测量的平均足底屈曲峰值扭矩是降低的[41]。神经性糖尿病患者中踝关节和膝关节的肌肉体积以及最大等速肌力是降低的[17]。因此,糖尿病和神经病变患者表现出肌电图反应延迟、等速肌力降低和萎缩。

肌肉僵硬是一个与之前描述的肌肉无力、萎缩和肌腱增厚相关的概念。被动肌肉硬度与肌肉抵抗伸长的阻力有关。在一项研究中,研究者检查了神经病变组患者的肌肉硬度与力量、关节活动范围(range of motion, ROM)与步态损伤之间的关系,发现所有被动峰值扭矩变量都与同心峰值扭矩有关,这表明肌肉内的结构对强度和硬度都有影响[42,43]。神经病变患者也使用被动扭矩来获得更大比例的总扭矩输出。向心跖屈肌的峰值扭矩显著降低,当重心通过踝关节前方时可能导致不稳定,但被动硬度与 ROM 之间无显著相关性[43]。因此,肌肉力量和敏感性可能与踝关节的背屈更相关[42]。与非糖尿病周围神经病变(diabetic peripheral neuropathy, DPN)糖尿病患者相比,被动硬度无明显差异。数据表明,被动硬度解释了步行速度的显著差异。因此,对使用支具的人群,增加被动硬度可能具有一定的临床意义[44]。

在动态肌电图研究报告中,与健康对照组相比,DPN 患者胫骨前肌(负责反向控制,避免足跟着地后足被压扁)的活动时间更长[39]。股外侧肌在行走时滞后使得足跟着地时产生的压力更大,随后腓肠肌的活动时间将更短。腓肠三头肌过早活动,最终导致前足和更多足区与地面接触过早[39]。

在这种情况下,站立位时,从足跟到跖骨头和踇趾的足底表面,跟地面接触都遵循了一条不正常的路径和推进。因此,由于最初足跟过早触地,高峰值压力发生在前足底区域、并被累加至前足,随后又将在足趾离地阶段负重。在整个足部行进过程中(站立早期和晚期),这种与敏感性降低相关的持续负荷过重将会增加糖尿病神经病变足组织损伤的风险[39]。

关于糖尿病对骨骼的影响是有争议的。在一项妇女健康倡议的观察研究中发现,绝经后糖尿病妇女的髋骨和脊柱骨密度高于非糖尿病妇女[45]。一项小型研究表明,与非糖尿病患者相比,糖尿病神经病变患者和糖尿病足畸形者跟骨的骨密度较低[46]。

关节活动性受限

在非糖尿病人群中,限制踝关节背屈的因素有解剖学、生理学以及骨科原因;而在糖尿病患者中,糖基化可能是改变关节活动的一个重要因素。糖尿病与足部形态异常之间存在着明显的线性关系,尤其是在有神经病变的情况下。慢性增加的暴露于高血糖的组织会发生成分和功能的改变。蛋白质非酶不可逆糖基化和晚期糖基化终产物(advanced glycation end products, AGEs)形成改变了组织力学性质,常导致弹性下降[47,48]。与健康人相比,糖尿病患者的皮肤较厚、弹性较低[49,50]。由于胶原的不可逆糖基化,糖尿病患者真皮中的胶原束变得增厚而杂乱。胶原蛋白的转换率很低,AGEs 形成损害了蛋白质本身,还降低了胶原酶重塑胶原纤维的能力[47]。一项研究发现,与非糖尿病患者的皮肤相比,糖尿病患者足部角质

层中的角蛋白是糖基化的[51],这可能会损害皮肤压力分布的能力。

AGEs 形成的另一个后果是导致糖尿病患者多关节活动范围受限[21]。大多数证据表明,LJM 的病因是与糖尿病患者软组织的胶原异常和非酶糖基化,肌腱、韧带和关节囊增厚,导致组织的弹性降低有关[47,52-54]。LJM 首先被描述为手不能平放在桌面上,或者手指张开、手腕最大限度弯曲时,两侧手掌不能靠拢(祈祷征)的现象[52]。据报道,1 型糖尿病患者 LJM 患病率(诊断为"祈祷征"阳性率)在 49% 到 58% 之间,2 型糖尿病患者 LJM 患病率在 45% 到 52% 之间[54-56]。

行走时,第 1MTPJ 在足趾离地时对身体推进起着强大的第二类杠杆作用。DPN 患者出现严重的生物力学功能障碍导致在步态期间足底压力的升高[39]。踇趾下溃疡常与第 1MTPJ 的 ROM 有关[8]。有第 1MTH 溃疡病史的患者,第 1MTPJ 的背屈能力明显低下,同时第 1MTH 下的足峰值压力增加;近 50% 第 1MTH 足底压力峰值的变化,能用第 1MTPJ 的 ROM 来解释[8]。

ROM 与足底压力异常升高有关,并且能导致糖尿病神经病变患者足溃疡的发生[57]。Veves 等发现,与非糖尿病对照组相比,糖尿病患者的距下关节活动度降低、足部压力增加;与非裔美国人相比,高加索人患糖尿病时关节活动度降低、足底压力升高,表明 ROM 存在种族差异、对足部压力有影响[58]。糖尿病患者距下关节和踝关节的 LJM,与足底压力上升之间存在显著关系[41]。对于有长期 1 型糖尿病的患者,踝关节的最大运动被延迟和减慢,且 ROM 与糖尿病神经病变的严重程度呈线性相关[59]。对于有足溃疡的糖尿病患者,与非糖尿病对照组和无溃疡的糖尿病患者相比,距下关节的 ROM 明显受损[60]。此外,在印度发现 1 型糖尿病患者的足部 LJM,随着糖尿病病程的延长而进一步降低[61]。

在一项含糖尿病患者、糖尿病神经病变患者、糖尿病足溃疡患者和非糖尿病对照组的横断面研究中,踝关节和第 1MTP 的被动和主动活动范围被评估。作者们发现,与对照组相比,用两种方法测量溃疡组第 1MTP 关节的背屈均有明显降低[62]。在 2 型糖尿病患者中,神经指标和前足畸形以及第 1MTP 关节活动受限之间可能关联[63]。相比于 1 型和 2 型糖尿病患者以及健康对照组,足溃疡高危患者踝关节和第 1MTP 的 ROM,均比糖尿病非高风险和对照组的患者要低。在那些病例中,足高危患者的压力-时间积分明显高于其他人,并且糖尿病患者踝关节或第 1MTP 的 ROM,与压力-时间积分之间存在强烈的负相关[64]。

另一个影响因素是老龄化。老年化和糖尿病引起跖屈和背屈中足踝关节的活动度显著降低;尽管年龄调整后,糖尿病只明显降低了跖屈[65]。

首次溃疡多见于踝关节活动度较低的足部,并且最终先前有足溃疡病史患者的踝关节活动度保留较低[65]。

针对糖尿病患者中 ROM 改善的干预措施效果数据是有限的,并且无与足溃疡相关性的数据。在足溃疡患者中,被动理疗可以改善关节活动性并降低足底压力[66]。更积极的运动疗法必须注重改善糖尿病患者的关节活动度、肌肉性能和步行速度[67]。

经常使用石膏进行减压来治愈足溃疡,此外,建议患者尽

量在溃疡愈合过程中减少体力活动水平;这两个因素可能影响关节活动性。N-苯甲酰噻唑溴化物(一种能分解胶原交联的物质)使用结合被动活动,能有助于提高关节活动[68,69]。

糖尿病患者在行走过程中的负重发生了变化,这是由于大多发生在 MTP 和距下关节的 LJM 所致。这种转移需要姿势的调整,并且对于促进行走和保持动作平衡是至关重要的。双下肢之间的体重分配(体重转换)是一个重要的参数,并且可以在完全双足站立的情况下,使用力和压力平台进行测量(见图12.5)。DPN 患者每条腿的体重分布不均,尤其是在有溃疡或有溃疡病史的患者中。当两条腿之间的差异超过 5% ~ 8% 时,体重分布不均会明显。在这些患者中,通常有长短腿等解剖学差异的存在可能需要定制的足部矫形器。在腿长度无差异的患者中,其他功能性原因,例如躯干排列受累(例如,脊柱侧凸)、臀中肌无力、骨盆和核心肌群缩短和/或无力、髋关节囊和韧带僵硬,以及双足之间形态差异(如足弓的高度)可能是主要的病因。

在步态站立阶段,保持动态活动的主要足部关节,例如第1跖趾关节(第1MTPJ)、踝关节和距下关节,它们的主动和被动关节活动范围(ROM)可以用一种特殊的测角器(手持或数字)来测量(图12.4)。

综上所述,糖尿病可能会加剧关节活动性的降低,这通常是随着年龄的增长而发生的;并且许多研究发现,糖尿病神经

病变的严重程度和既往足溃疡有关。然而,值得注意的是,大多数关于 LJM 与足溃疡之间关系的证据来自横断面研究。有必要进行前瞻性研究去检查 LJM 与足溃疡之间的关系,以及检查旨在增加关节活动度的干预措施是否影响足溃疡的发生率。

脂肪垫和足底筋膜的改变

许多研究描述了糖尿病患者脂肪垫中萎缩、移位,以及吸收和剪切特性的变化[25,70]。与伴和不伴足溃疡的糖尿病患者相比,非糖尿病人群的足跟、第1和第2跖骨头处的脂肪垫更厚[71]。与神经病变的对照组相比,在有畸形的神经病变患者中,跖骨下脂肪垫明显变薄,并且趾骨下脂肪垫明显变厚,表明足趾挛缩导致脂肪垫变薄并向远端移位[25]。脂肪垫减少与骨畸形和足底压力峰值升高有关[71]。类风湿关节炎和糖尿病可导致足畸形、脂肪垫减少和足部异常高压。糖尿病性神经病变患者和类风湿关节炎患者足畸形程度相似、足底压力均较高,但只有糖尿病神经病变患者才发生足溃疡[71];这强调了在 DFU 的发病机制中感觉丧失的重要性,并提示单纯高压并不是溃疡的直接病因[72]。脂肪垫的减少在某些爪形趾畸形的患者中非常明显,以至于可以在皮下触摸到 MTH 的髁突。此外,由于压力高度集中,在爪形趾尖处会形成胼胝。

足底筋膜是通过足趾传递力量的关键因素。糖尿病患者的足底筋膜增厚。因此,结合 MTP 的关节活动和距骨头下所

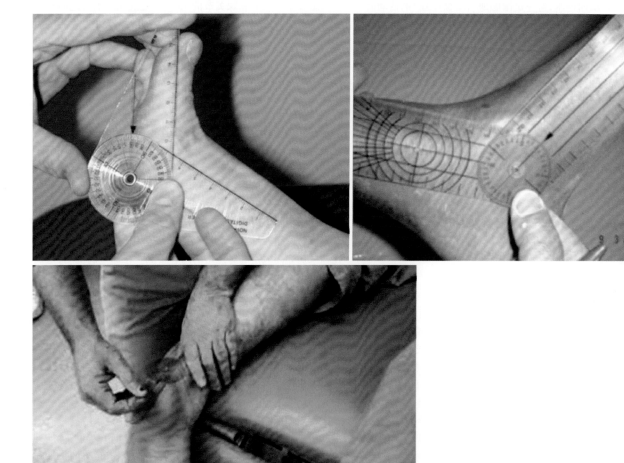

图 12.4　用测角仪测量踝-距下关节和第一跖趾关节活动范围

示的力,与非糖尿病患者相比,足溃疡患者 MTP 的 ROM 明显降低并且垂直和中外侧力增加[73]。有限证据显示,足底筋膜在反复慢性压力后破裂可导致足趾畸形的进展[74]。

这些数据表明,有神经病变和足畸形的糖尿病患者脂肪垫减少,且与足底压力增加有关。糖尿病患者的足底筋膜增厚与活动度降低和足底高压有关。

高足底压力

如前所述,糖尿病患者的很多足部改变会引起足底压力增加。早期研究表明,大多数神经性溃疡发生在足趾(39%)、跟趾(30%)和跖骨头(24%)[75]。在解释压力升高的原因时,这些区域是主要的关注点。Veves 等描述了在 2.5 年的随访期内,赤脚行走时需要超过 1 000kPa 的压力值才能出现溃疡;相反,足底压力较低的患者未出现溃疡。同时发现这些溃疡主要发生在像 MTH 这样的高压区[13]。700kPa 的阈值对预测足病有较高的敏感性和特异性[76],而且峰值压力超过 875kPa 似乎能够预测足溃疡进展[77]。

单次测量峰值压力不包含时间维度。探讨压力-时间积分和足底压力在溃疡发生发展中的作用非常重要。相比于无神经病变的糖尿病患者,有神经病变和溃疡的糖尿病患者具有更高的前足压力峰值和压力-时间积分[78]。

与无神经病变的糖尿病患者和非糖尿病的对照组相比,复发性溃疡患者活动少、日常压力更少,用平均每日步幅和前足压力-时间积分的乘积来表达。即使活动水平和累积组织压力

相对都较低,有溃疡病史的患者仍可能更易于发生足底组织损伤[79]。尽管 DFU 患者的总体活动量要小于无溃疡患者,但是差异也很大,尤其在溃疡发生前几周会增加[80]。

赤足行走被认为是足溃疡发生的主要原因。有些患者可能一天都穿着鞋子保护双足,但是在家里却赤足引发了溃疡。鞋子的类型很重要,穿皮鞋走路几乎相当于赤足走路,而穿简单运动鞋(训练者)走路能降低 50% 的压力[9]。单纯减压方法对防止溃疡复发无明显的影响。治疗鞋具和矫形装置可显著降低足底压力(50% ~ 80%),但其中许多(26% ~ 42%)患者在12 ~ 18 个月内再发溃疡[81,82]。研究表明,只有 22% ~ 29% 的人在 80% 的白天时间内穿着他们的定制鞋[83]。坚持穿定制鞋的患者在 18 个月平均随访期内很少有复发[84]。尽管每日在家中行走的步数要超过每日总步数的 50%,糖尿病患者仍然将自己的家视为安全区域、很少在家中穿定制鞋。影响依从性的另一个因素是知晓鞋在足溃疡预防上的益处[85]。

另一个重要的问题是压力梯度在足溃疡发病中的作用。压力梯度是指足底压力峰值位置附近的空间变化。前足平均峰值压力梯度高于后足,而前足平均峰值压力仅比后足高36%。此外,峰值压力梯度前足/后足比率几乎是峰值压力前足/后足比率的 2 倍。因此,峰值压力梯度似乎提供了有关足软组织(尤其是前足)所承受压力的附加信息[86]。此外,前足最大剪切应力比后足高 1.29 倍且更接近表面;最大剪应力与最大压力峰值以及最大压力梯度之间有显著相关性[87]。

"摇杆底"畸形的夏科足与足底压力增加有关[88]。许多有

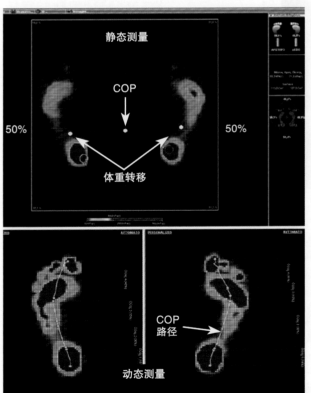

动力学数据:

- 双足站立时,足底周围的压力分布

- 双足站立时,在横断面上的COP方向

- 双足站立时,下肢体重百分比分布(重心转移)

- 双足站立时,COP动力学数据(静态平衡)

- 步态站姿阶段,足底压力分布(动态)

- 步态站姿阶段,COP动力学数据

- 步态站姿阶段的时空数据

图 12.5　用一个足压力平台(足电图)进行静态和动态测量。静态测量数据:足底区域周围的压力分布;横向平面上的压力中心(COP)定向;在两腿之间的体重% 分布(体重转移);COP 动力学数据(COP 摇摆速度和面积)。动态测量数据:步态的站立阶段,足底周围区域的压力分布;从足跟着地到足趾离地的 COP 路线;行走时的时空数据,包括步态-步数-步幅的距离(厘米),以及两腿间的横向宽度和相关时间(秒)

这种畸形的人骨性突起处会发展成反复的溃疡。夏科足畸形很少累及踝关节或后足，通常是多平面的，使得矢状位、额位和旋转位不平衡[89]。此外，由于胫骨远端、距骨和跟骨塌陷，通常会引起肢体缩短[90]。这些畸形还会使足部生物力学发生改变，例如踝内翻或后足内翻、足底外侧柱压力增加，易引发足底外侧溃疡。由缺血坏死或神经性骨折所致的距骨塌陷会进一步加重这些畸形，引起肢体长度不等[90]。

足底周围压力的测量与评估

在研究和临床实践中，用足底压力测量去比较不同临床组的步态模式，并评估鞋类、矫形器和外科干预的效果[91]。

人在直立行走或跑步时，足部会承受很大的压力。压力被定义为足表面单位面积所承受的压力（包括体重和肌肉力量），用 kg/cm^2 或 kPa 表示。成人男性足部总面积约 $130cm^2$，因此体重 100kg 人的平均足底压力约为 $0.77kg/cm^2$ 或 75kPa。据估计，跑步时的足底压力比走路时的压力高 40%。此外，胼胝或溃疡愈合后的瘢痕组织在行走期间所承受的压力比健康人群的几乎高 10~15 倍[9]。

足电图评估

目前有一种用来记录和评估足底压力分布的特殊平台式仪器（足电图或 FPPs）；它由数字传感器组成，并计算每平方面积的力（N/cm^2）（压力单位为 kPa）。作用力的振幅通过 RGB 色阶（最高压力为红色，最低压力为蓝色）进行类比。可以获得足底负重区域的完整图像，并根据记录的压力进行特殊着色（图 12.5）。受试者采用直立（静态）姿势（通常是双足站立）、赤足站立几秒钟来测定压力分布。

最常见的足畸形和高危压力分布

足部结构在预测峰值压力方面占主导地位[13,26]（图 12.6）。

如果脚印的中间 1/3 小于前足印宽度 2/3，可以将足描述为高足弓；如果前足印中间 1/3 的宽度超过整足宽度的 1/3 则为扁平足。足跟偏斜（外翻-内翻）可以通过比较 Helbing 线（沿着跟腱画）和垂直线来评估。外翻偏斜大于 38° 被视作外翻足跟（外翻——峰值压力位于足跟的内侧面）。内翻偏斜被视作内翻足跟（内翻——峰值压力位于足跟的外侧面）[15]。另外，踇外翻被定义为踇趾向足外侧偏移，并在第 1MTH 内侧处形成突起。在这种情况下，足部滚动过程期间的 COP 路径受到高度影响，并且导致跖骨外侧超负荷和足趾离地阶段步态的不稳定[15]（图 12.7）。

当与正常足的人群相比时，有高足弓糖尿病足的患者前足区域有着较高的峰值压力和平均峰值压力值。这种现象也与

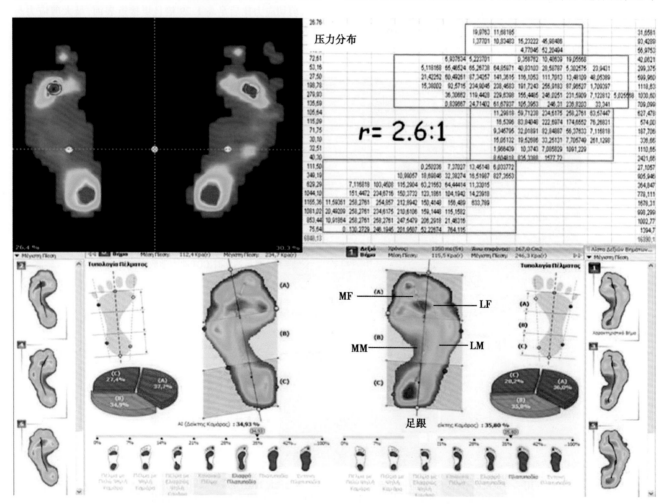

图 12.6　足底区域的压力分布。根据鲍恩 Bowen 的模型，我们可以将足底区域分为 5 个部分：MF（前足内侧-前足）、MM（中足内侧）；LF（前足外侧）、LM（中足外侧）和足跟

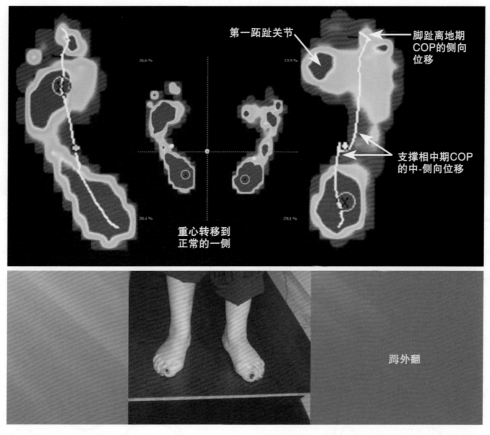

图 12.7　病例:跗外翻,静态和动态测量。体重移动在正常一侧。第 1MTH 内侧面的突起。外侧跗骨超负荷和足趾离地阶段步态不稳定

非 DPN 和 DPN 患者中跗骨下脂肪垫移位和/或硬度增加有关[15,92]。

如果前足内翻或前足外翻(内翻或外翻的前足)失代偿足的对线异常,高压会分别出现在第 1 或第 5MTH 处。出于同样的动力学原因,足跟内翻和负重与外侧足跟高压力有关,而外翻足跟姿势会产生内侧的足跟高压[93]。

行走过程中的时空和动力学参数

与非 DPN 糖尿病患者和健康人相比,DPN 患者的时空参数降低。下肢 DPN 相关的变化导致步态变化和缺陷,DPN 患者走路比健康人慢且步幅较小。研究还报道,与非 DPN 患者相比,DPN 患者的步行速度较慢,步态的站立阶段持续时间百分比更长,且站立时间更长[39]。其中一种假设是基于肢体运动链的动力学,为了屈曲运动和伸展运动,DPN 患者在髋关节、膝关节和踝关节处产生的力量明显增加。髋关节屈曲过度也是 DPN 患者提高步态稳定性、调整受损踝关节背屈的另一种代偿机制[39]。

糖尿病足步态动力学

与非 DPN 糖尿病患者和健康人相比,DPN 患者在足跟接触和足趾离地阶段产生的力量较小[94]。与非 DPN 糖尿病患者相比,DPN 患者的第 1 个最大支撑力矩(髋-膝和踝关节伸肌力矩的组合)和中间站姿最小支撑力矩出现升高(这表明与其他患者相比,DPN 患者在站立阶段髋关节、膝关节和踝关节的合力更大);然而,与 DPN 患者相比,非 DPN 糖尿病患者的第 2 个

最大支持力矩似乎略高[94,95]。此外,随着 DPN 运动异常表现为袜子和手套样分布并首先影响远端关节,相比于与非糖尿病患者和健康人,DPN 患者产生了更大的膝关节屈曲力矩[94],这可能是因为膝关节屈曲也许是 DPN 患者的一种重要代偿策略[39]。它们还会产生更大的髋关节伸展力矩和更小的髋关节屈曲力矩[95]。

由于神经功能缺陷和本体感觉降低,DPN 患者在初次触地(足跟着地)和某些情况下在足趾离开时的地面反作用力(ground reaction force,GRF)(Z 轴)高于非 DPN 糖尿病患者和健康人[39]。前后方向的地面反作用力(Y 轴)组分中的向前峰值和向后峰值,在站立阶段出现降低。既往有神经性溃疡的 DPNs 表现出中外侧应力(X 轴)显著增加,尤其是跗骨下[91](图 12.8)。

在足部有溃疡或溃疡病史的情况下,DPN 患者会继续表现出类似的异常下肢生物力学特征,像减少的时空参数,例如步行速度和步幅长度、受限的运动学、延迟的肌肉活动,以及改变的力(动力学),这可能导致步态期间的足底压力升高并使患者陷入反复病变的恶性循环中[96]。

简而言之,相比于正常步态,DPN 患者的 4 种生物力学差异是异常的时空输出,例如步行速度和步幅长度、受限的运动学(运动模式)、改变的动力学(改变的力)以及溃疡足和非溃疡足上升的足底压力。

足底胼胝组织

足底胼胝主要发生在像 MTH 和跗趾这样的高垂直压力区

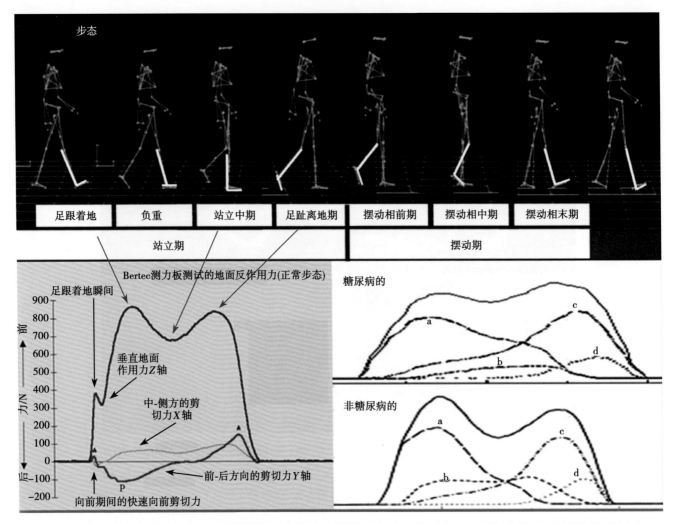

图 12.8   站立阶段的地面反作用力。病例:糖尿病神经病变的与非糖尿病的站立期之间,垂直 GRF(Z 轴)差异。(a)足跟负荷;(b)中足负荷;(c)前足负荷;(d)足趾负荷。在糖尿病患者站立期,中足负荷(b)减少且时间短,我们在前足上观察到一种快速过渡和超负荷

域[97]。胼胝起着异物的作用并且让压力进一步提高,从而对胼胝的形成产生正反馈。胼胝如果被保留,在保护性感觉丧失的情况下,会造成组织下层的损伤[97];然而,将其去除可降低足底压力并防止溃疡[98]。Delbridge 等认为,在神经性足底溃疡形成中,始动因素是胼胝进展[31];然后在胼胝下方发生组织损伤,形成一个充满血液的空洞(出血性胼胝或溃疡前期)。这个空洞随着进一步的行走而扩大,直到它导致皮肤表面破裂、形成溃疡。前瞻性研究表明,足底胼胝的存在高度预测了随后的溃疡,并且胼胝被认为是足溃疡的“高危”因素[99]。

既往足溃疡

既往溃疡是未来溃疡的主要危险因素。除了那些导致患者发生第一次足溃疡的危险因素外,在创面愈合过程中产生的新组织的机械性能改变可能会进一步增加风险[100]。实际上,我们对创面修复过程中组织形成的特性知之甚少[101]。据信,形成的硬瘢痕组织的作用方式可能与胼胝通过将增加的压力转移到底层软组织上而起作用大致相同。事实上,Murray 等证明,既往溃疡病史为溃疡再发提供的相对风险(56.8)最高;相比之下,在胼胝区域下发展为溃疡的相对风险(11.0)要低得多[31]。与之前所认为的相反,与无溃疡 DPN 患者相比,活动性

溃疡患者的足底压力降低可能是因为他们采用了一种更为“保守且有意识地依赖步态策略”。当然,这最终会影响对侧足并使其负荷过重。

与生理、习惯和生物力学改变有关的 DFU 发展

传统认为,糖尿病足发生是由周围神经病变和周围血管病变所致。如前所述,其他因素,例如关节活动受限、足底高压、畸形、自主神经病变和心理因素,也与之有关。外周血管病变和外周神经病变的作用将分别在第 3 章和第 4 章中被详细讨论。

即使很严重的周围血管疾病也不会导致足溃疡。轻伤和/或感染将增加超出循环能力的血供需求。在外周血管疾病存在的情况下,该区域循环血流减少会导致缺血和缺氧,引起组织破坏并发展为缺血性溃疡或坏疽[102](表 12.1)。

许多研究证实了糖尿病神经病变在足溃疡发病机制中的作用。横断面数据证实,90% 的足溃疡有单纯神经病变/或合并外周血管病变[103]。EURODIALE 研究包括了 10 个欧洲国家 1 229 名连续出现的新发足溃疡患者;在基线时,49% 的受试

表 12.1 足溃疡的途径[10]

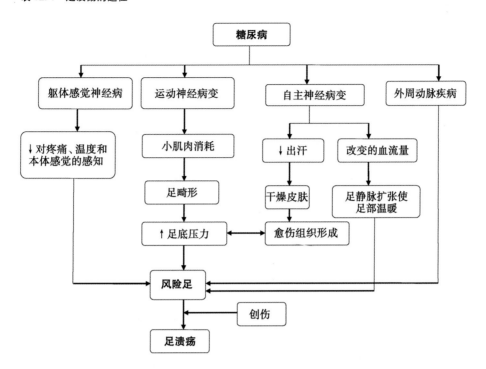

者被诊断为外周血管疾病,且 86% 的受试者被诊断为糖尿病神经病变[104]。前瞻性数据显示,在 3 年随访期内,通过振动觉超过 25V 评估的神经病变,与溃疡发生风险相关,每年增加 7 倍[105,106]。另一项大型前瞻性研究表明,除了既往溃疡、足畸形、足脉搏减弱等其他因素,神经学表现,比如对 10g 单丝不敏感,和神经病变残疾评分≥6,与足部溃疡风险在 2 年内几乎高出 2 倍独立相关[23]。上述数据清楚地表明神经病变是足溃疡的一个重要危险因素。然而,神经病变足不会自发地形成溃疡,而是要结合导致皮肤破裂的其他因素。神经病变导致足溃疡的路径在表 12.1 中有描述。

Reiber 等使用 Rothman 模型进行病因分析并将其应用于溃疡形成[107]。该模型是基于这样一个概念,即一种病因(神经病变或周围血管疾病)本身并不足以导致溃疡;但当多种病因共同作用时,它们可能会产生一个充分的原因,最终导致溃疡形成。他们发现 63% 的溃疡中最常见的 3 种病因是神经病变、足畸形和创伤[107]。创伤可能是内的,例如来自高压和/或胼胝的重复压力;也可能是外在的,例如不合适的鞋子摩擦皮肤或者鞋内异物(例如,图钉和鹅卵石)。溃疡形成双重原因的例子如:因穿着不合适的鞋或胼胝或畸形引起的神经病变和机械性外伤;热水或加热设备引起的神经病变和热损伤;"鸡眼治疗"引起的神经病变和化学损伤[23]。由于创伤在溃疡发病机制中起着关键的作用,因此重要的是尽量降低失去保护性感觉的患者的创伤风险,实施预防性治疗。例如,提供适当的足部护理、教育和转诊进行足病治疗。

在糖尿病神经病变患者中,大多数溃疡发生在高足底压力或应变力的部位[9,11,13]。在健康人身上通常不会发现高压,并且对于有足够感觉的人来说,高压会导致行走时疼痛。例如,类风湿性关节炎导致足部严重畸形患者就不会出现足溃疡,因为他们能感觉到疼痛并调整步态以避免疼痛部位负重[72]。在

神经病变存在的情况下,对同一区域(通常覆盖在骨突起上)重复施加高压力和应变力会导致组织损伤,这种损伤从骨骼附近开始[9,88]。胼胝是由于表面压力增加而形成的,目的是保护皮肤免受进一步的损伤;在神经病变存在的情况下,持续活动的患者无法察觉胼胝,并且如果胼胝形成过多将会导致更高压力[90]。足畸形、LJM 和脂肪垫减少通常是造成压力过大的原因。由于压力集中,爪形趾的尖端本身也可能是溃疡的部位[108,109]。

此外,只要患者继续用伤足走路,足底溃疡就不能愈合,因此突出了机械性减压的关键话题。因此,过度和/或重复的压力似乎是导致皮肤受损的主要原因。

有 3 种主要机制解释了这些压力的发生:①压力持续时间增加;②压力幅度增加,或③压力数量增加[110]。第一种机制包括长时间施加相对较低的压力导致缺血;长时间缺血又导致细胞死亡和创面形成,这已经在一个经典的实验中得到证实[111]。需要注意的是,在站立和行走过程中,足底组织的某些区域变得缺血。行走时,前足的足底压力比动脉弯曲处的收缩压至少高 30 倍,在小动脉处甚至更高,这意味着在步态周期中血流将被阻断[13]。糖尿病早期阶段、营养状况和动脉疾病引起的微循环变化,可能会影响这种短暂缺血的恢复[112]。

高压引起溃疡的时间相对较短,而低压引起溃疡的时间相对较长。因此,溃疡可以在非常低的压力下发生,但可能需要几天的时间。这种侵犯的压力类型和由此导致的溃疡可以发生在不合适的鞋具、不合适的矫形器,或长时间休息时足跟放在床上或足凳上[113]。组织损伤的第二种机制包括短期高压作用。只有在把较大的力施加于相对较小的皮肤区域时,才会发生这种损伤,例如当一个人踩到了钉子上时,就会发生这种情况[111]。或者"脚拍打"也可能符合这种机制。"脚拍打"表示在足跟着地后,由于背屈肌无力而导致的一种前足减速功能减弱[113]。因此,通过使用踝-足矫形器控制足跟着地后前足的

下降速度可能有助于预防 DFU[114]。第三种损伤机制来自重复的压力,这将导致等效的机械疲劳综合征[114]。机械疲劳被定义为结构或生物组织在次最高水平上因反复负重而导致的维持完整性的失效。这类损伤似乎发生在神经病变足的不敏感皮肤和皮下组织中[114]。

因此,不仅足底压力的大小在引起足溃疡中是重要的,其他一些因素也应该被考虑,例如压力增加的速率、高压的持续时间和对皮肤施加压力的频率。此外,尽管在赤足压力评估期间,足部压力可能很高;但必须记住,鞋具、生活方式因素、组织特征、足部压力和体力活动水平的综合作用导致了足溃疡的发生。体力活动对足溃疡形成的影响是一个值得进一步探索的领域。

足部受伤的另一个重要问题是鞋具。虽然合适的鞋具可以在预防溃疡方面大有益处,但不合适的鞋具实际上会引起溃疡[9]。对于保护感觉丧失的患者来说,穿一双小 3 号的鞋并不少见,因为非常紧的鞋刺激压力神经末梢,并且被患者视作正好合脚[9,108]。EURODIALE 的研究表明,大多数溃疡(52%)位于足部的非足底表面,最常见的溃疡部位是足趾背侧或趾间区域(32%),而典型的足底前足或中足溃疡仅在 22% 的患者中出现[98]。这一发现意味着大量的溃疡是由不合适的鞋具造成的,并强调了鞋类教育预防足溃疡的必要性。

运动控制与糖尿病周围神经病变患者的平衡和活动能力

肌肉骨骼运动控制是一个过程,通过这个过程,人们能够在任何给定的任务或日常活动中满足运动要求,如步态和平衡,适应和同步其神经-肌肉-骨骼系统组件。为了管理日常生活活动,中枢神经系统根据身体姿势的内部表现,协调稳定身体的姿势组成部分和与特定运动任务相关的原动机组成部分,包括身体几何模型、身体动力学模型和相对于重力的身体方向。因此,为了在日常生活中发挥作用,个体必须能够保持和采取各种姿势,对外界干扰作出反应,并在自愿运动前使用自动姿势反应。

对于糖尿病神经病变患者来说,平衡受损是与跌倒相关最常见的危险因素之一[38]。因为运动控制及其调节本体感觉系统的完整性是姿势稳定性的关键因素,故糖尿病神经病变可能损害姿势稳定性。平衡能力是一个复杂的结果,需要综合多种感觉运动和认知过程[96]。长期以来,DPN 一直被认为是糖尿病和跌倒之间最主要的媒介,因为下肢躯体感觉下降,降低了察觉平衡变化并做出适当调整以避免跌倒的能力[38,115]。此外,这些系统中与年龄有关的退化会破坏维持平衡的能力[38,96]。

运动控制和平衡是基于 3 个感觉系统(躯体感觉、视觉和前庭),它们提供了平衡控制所需的感觉信息。周围神经病变影响神经系统的感觉、运动和自主成分,表现为感觉丧失、足部内在肌肉萎缩和皮肤脱水[39]。这是 2 型糖尿病血糖控制不良导致微循环受损的长期结果,最终损害了这些系统。

体感系统通过使用本体感觉(关节位置/运动觉)和皮肤(触觉和振动敏感性)输入,提供有关身体各节段相互之间的位置和运动以及支撑面的信息。长期高血糖可导致躯体感觉系统中感觉神经纤维的进行性退化,最终发展为 DPN。同时,提供肌肉长度变化快速信息的肌梭、感知肌肉张力变化的肌腱高尔基体,以及能提供振动和压力感觉信息的皮肤机械感受器也受到影响[38]。因此,关节处运动误差越大(g 力越大),越容易

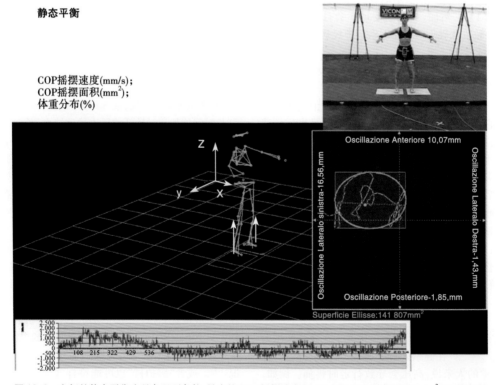

图 12.9　良好的静态平衡应具备以下条件:最小的 COP 摇摆速度(mm/s)和 COP 摇摆面积(mm²)且均匀的体重分布(%)

导致运动控制缺陷。

视觉系统提供有关环境和身体方位的信息。长期高血糖影响视网膜循环系统可导致糖尿病视网膜病变。据报道,与未患 2 型糖尿病的老年人相比,患有 2 型糖尿病和对比敏感度降低的老年人,跌倒可能性要高 1.41 倍。

前庭系统提供有关头部位置(这样,调整身体姿势)、空间方向和时空输入的信息,尤其是速度/加速度的感觉。长期高血糖导致内耳中的炎症和高活性代谢血管系统敏感性的降低[115]。据报道,糖尿病患者前庭功能障碍的可能性是非糖尿病患者的 2.3 倍[115]。内耳(迷路)和神经突触中的前庭装置具有高度的血管化,缺氧会降低自主神经和躯体反射。最终,这些感觉系统中的一个或多个的退化降低了周围信息和中枢神经系统补偿和组织个体运动策略的能力,从而影响平衡并增加跌倒风险。因此,不仅要评估 DPN 相关的躯体感觉功能,还要评估视觉和前庭功能,它们可能导致平衡受损和跌倒[38]。

在站姿和步态期间,对姿势稳定性*的影响是非常有害的,对活动和生活质量有很大的负面影响[114,115]。静态和动态平衡的评估通常是基于使用一种动力测量平台(测力板、步态图等)对压力中心(COP)测量的解释[115](图 12.9 和图 12.10)。

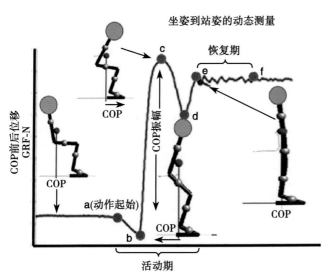

图 12.10 良好的动态平衡应具备以下条件:案例:以坐姿起立为例,尽可能大的 COP 前后、侧向、对角的位移(mm),以及在活动(a~e)以及恢复(e~f)阶段尽可能小的响应时间(s)。COP,压力中心;GRF,地面反作用力

许多研究表明,DPN 患者的稳定性低于非神经病变的糖尿病患者和健康人,也低于无症状期受神经病变影响的患者。因为他们显示出更远的 COP 稳定点(摆动增加),并在较短时间内保持稳定状态[114,115]。静态和动态平衡能力都受到 DPN 的影响,结合步态运动学和动力学特性进行评估是非常重要的。

(王伟 高春辰 译)

---

*姿势稳定性或平衡是指在承重姿势下保持或移动而不摔倒的能力。静态平衡(稳定)和动态平衡分别是指在 COP 最小摆动的情况下,保持一个既定姿势的能力,以及在既定位置内移动而不失去平衡控制的能力。

参考文献

1. Wernick J, Volpe RG. Lower extremity function and normal mechanics. In: Valmassy RL, editor. Clinical biomechanics of the lower extremities. St Louis, MO: Mosby Year Book; 1996. p. 2–57.
2. Nester CJ. Review of literature on the axis of rotation at the subtalar joint. Foot. 1998;8:111–8.
3. Sarrafian SK. Biomechanics of the subtalar joint complex. Clin Orthop Res. 1993;290:17–26.
4. Hutton WC, Dhanendran M. The mechanics of normal and hallux valgus feet—a quantitative study. Clin Orthop Relat Res. 1981;157:7–13.
5. Root ML, Orien WP, Weed JH. Clinical biomechanics: normal and abnormal function of thefoot. Los Angeles, CA: Clinical Biomechanics Corp.; 1977. p. 2.
6. Nack JD, Phillips RD. Shock absorption. Clin Podiatr Med Surg. 1990;7:391–7.
7. Gibbs RC, Boxer MC. Abnormal biomechanics of feet and their cause of hyperkeratoses. J Am Acad Dermatol. 1982;6:1061–9.
8. Birke JA, Franks BD, Foto JG. First ray joint limitation, pressure, and ulceration of the first metatarsal head in diabetes mellitus. Foot Ankle. 1995;16:277–84.
9. Cavanagh P, Ulbrecht JS. What the practicing clinician should know about foot biomechanics. In: Boulton AJM, Cavanagh P, Rayman G, editors. The foot in diabetes. 4th ed. Chichester: John Wiley and Sons Ltd.; 2006. p. 68–91.
10. Perry JE, Hall JO, Davis BL. Simultaneous measurement of plantar pressure and shear forces in diabetic individuals. Gait Posture. 2002;15:101–7.
11. Cavanagh PR, Ulbrecht JS, Caputo GM. New developments in the biomechanics of the diabetic foot. Diabetes Metab Res Rev. 2000;16(Suppl 1):S6–S10.
12. Rajala S, Lekkala J. Plantar shear stress measurements - a review. Clin Biomech (Bristol, Avon). 2014;29:475–83.
13. Veves A, Murray HJ, Young MJ, Boulton AJ. The risk of foot ulceration in diabetic patients with high foot pressure: a prospective study. Diabetologia. 1992;35:660–3.
14. Ledoux WR, Shofer JB, Cowley MS, Ahroni JH, Cohen V, Boyko EJ. Diabetic foot ulcer incidence in relation to plantar pressure magnitude and measurement location. J Diabetes Complications. 2013;27:621–6.
15. Guiotto A, Sawacha Z, Guarneri G, Cristoferi G, Avogaro A, Cobelli C. The role of foot morphology on foot function in diabetic subjects with or without neuropathy. Gait Posture. 2013;37:603–10.
16. Cavanagh PR, Young MJ, Adams JE, Vickers KL, Boulton AJ. Radiographic abnormalities in the feet of patients with diabetic neuropathy. Diabetes Care. 1994;17:201–9.
17. Andersen H, Gadeberg PC, Brock B, Jakobsen J. Muscular atrophy in diabetic neuropathy: a stereological magnetic resonance imaging study. Diabetologia. 1997;40:1062–9.
18. Andersen H, Gjerstad MD, Jakobsen J. Atrophy of foot muscles. A measure of diabetic neuropathy. Diabetes Care. 2004;27:2382–5.
19. Bus SA, Yang QX, Wang JH, Smith MB, Wunderlich R, Cavanagh PR. Intrinsic muscle atrophy and toe deformity in the diabetic neuropathic foot. A magnetic resonance imaging study. Diabetes Care. 2002;25:1444–50.
20. Fleckenstein JL, Watumull D, Conner KE, Ezaki M, Greenlee RG Jr, Bryan WW, Chason DP, Parkey RW, Peshock RM, Purdy PD. Denervated human skeletal muscle: MR imaging evaluation. Radiology. 1993;187:213–8.
21. Suzuki E, Kashiwagi A, Hidaka H, Maegawa H, Nishio Y, Kojima H, Haneda M, Yasuda H, Morikawa S, Inubushi T, Kikkawa R. 1H- and 31P-magnetic resonance spectroscopy and imaging as a new diagnostic tool to evaluate neuropathic foot ulcers in type II diabetic patients. Diabetologia. 2000;43:165–72.

22. Boyko EJ, Ahroni JH, Stensel V, Forsberg RC, Davignon DR, Smith DG. A prospective study of risk factors for diabetic foot ulcer. Diabetes Care. 1999;22:1036–42.

23. Reiber GE, Vileikyte L, Boyko EJ, Del Aguila M, Smith DG, Lavery LA, Boulton AJM. Causal pathways for incident lower-extremity ulcers in patients with diabetes from two settings. Diabetes Care. 1999;22:157–62.

24. Myerson MS, Shereff MJ. The pathological anatomy of claw and hammer toes. J Bone Joint Surg. 1989;71-A:45–9.

25. Bus SA, Maas M, Cavanagh PR, Michels RPJ, Levi M. Plantar fat-pad displacement in neuropathic diabetic patients with toe deformity. A magnetic resonance imaging study. Diabetes Care. 2004;27:2376–81.

26. Armstrong DG, Lavery LA. Elevated peak plantar pressures in patients who have Charcot arthropathy. J Bone Joint Surg Am. 1998;80:365–9.

27. Garbalosa JC, Cavanagh PR, Wu G, et al. Foot function in diabetic patients after partial amputation. Foot Ankle Int. 1996;17:43–8.

28. Lavery LA, Lavery DC, Quebedaux-Farnham TL. Increased foot pressures after great toe amputation in diabetes. Diabetes Care. 1995;18:1460–2.

29. Quebedeaux T, Lavery LA, Lavery DC. The development of foot deformities and ulcers after great toe amputation in diabetes. Diabetes Care. 1996;19:165–7.

30. Pham H, Armstrong DG, Harvey C, Harkless LB, Giurini JM, Veves A. Screening techniques to identify people at high risk for diabetic foot ulceration. A prospective multicenter trial. Diabetes Care. 2000;23:606–11.

31. Murray HJ, Young MJ, Hollis S, Boulton AJM. The association between callus formation, high pressures and neuropathy in diabetic foot ulceration. Diabet Med. 1996;13:979–82.

32. Tentolouris N, Marinou K, Kokotis P, Karanti A, Diakoumopoulou E, Katsilambros N. Sudomotor dysfunction is associated with foot ulceration in diabetes. Diabet Med. 2009;26:302–5.

33. Tentolouris N, Voulgari C, Liatis S, Kokkinos A, Eleftheriadou I, Makrilakis K, Marinou K, Katsilambros N. Moisture status of the skin of the feet assessed by the visual test neuropad correlates with foot ulceration in diabetes. Diabetes Care. 2010;33:1112–4.

34. Gilmore JE, Allen JA, Hayes JR. Autonomic function in neuropathic diabetic patients with foot ulceration. Diabetes Care. 1993;16:61–7.

35. Kida Y, Kashiwagi A, Nishio Y, Kodama M, Abe N, Shigeta Y. Is difference of arterial and venous oxygen content a possible marker for diabetic foot? Diabetes Care. 1988;11:515–6.

36. Bolton NR, Smith KE, Pilgram TK, Mueller MJ, Bae KT. Computed tomography to visualize and quantify the plantar aponeurosis and flexor hallucis longus tendon in the diabetic foot. Clin Biomech (Bristol, Avon). 2005;20:540–6.

37. Giacomozzi C, D'Ambrogi E, Uccioli L, Macellari V. Does the thickening of Achilles tendon and plantar fascia contribute to the alteration of diabetic foot loading? Clin Biomech (Bristol, Avon). 2005;20:532–9.

38. Hewston Pand Deshpande N. Falls and balance impairments in older adults with type 2 diabetes: thinking beyond diabetic peripheral neuropathy. Can J Diabetes. 2016;40:6–9.

39. Fernando M, Crowther R, Lazzarini P, Sangla K, Cunningham M, Buttner P, Golledge J. Biomechanical characteristics of peripheral diabetic neuropathy: a systematic review and meta-analysis of findings from the gait cycle, muscle activity and dynamic barefoot plantar pressure. Clin Biomech. 2013;28:831–45.

40. Sacco IC, Amadio AC. Influence of the diabetic neuropathy on the behavior of electromyographic and sensorial responses in treadmill gait. Clin Biomech (Bristol, Avon). 2003;18:426–34.

41. Mueller MJ, Minor SD, Sahrmann SA, Schaaf JA, Strube MJ. Differences in the gait characteristics of patients with diabetes and peripheral neuropathy compared with age-matched controls. Phys Ther. 1994;74:299–308. discussion 309-313

42. Salsich GB, Brown M, Mueller MJ. Relationships between plantar flexor muscle stiffness, strength, and range of motion in subjects with diabetes-peripheral neuropathy compared to age-matched controls. J Orthop Sports Phys Ther. 2000;30:473–83.

43. Salsich GB, Mueller MJ, Sahrmann SA. Passive ankle stiffness in subjects with diabetes and peripheral neuropathy versus an age-matched comparison group. Phys Ther. 2000;80:352–62.

44. Salsich GB, Mueller MJ. Effect of plantar flexor muscle stiffness on selected gait characteristics. Gait Posture. 2000;11:207–16.

45. Bonds DE, Larson JC, Schwartz AV, Strotmeyer ES, Robbins J, Rodriguez BL, Johnson KC, Margolis KL. Risk of fracture in women with type 2 diabetes: the Women's Health Initiative Observational Study. J Clin Endocrinol Metab. 2006;91:3404–10.

46. Sinacore DR, Bohnert KL, Hastings MK, Johnson JE. Mid foot kinetics characterize structural polymorphism in diabetic foot disease. Clin Biomech (Bristol, Avon). 2008;23:653–61.

47. Vlassara H, Striker GE. Advanced glycation end products in diabetes and diabetic complications. Endocrinol Metab Clin North Am. 2013;42:697–719.

48. Brownlee M. Glycation products and the pathogenesis of diabetic complications. Diabetes Care. 1992;15:1835–43.

49. Sibbald RG, Landolt SJ, Toth D. Skin and diabetes. Endocrinol Metab Clin North Am. 1996;25:463–72.

50. Reihsner R, Melling M, Pfeiler W, Menzel EJ. Alterations of biochemical and two-dimensional biomechanical properties of human skin in diabetes mellitus as compared to effects of in vitro non-enzymatic glycation. Clin Biomech (Bristol, Avon). 2000;15:379–86.

51. Delbridge L, Ellis CS, Robertson K, Lequesne LP. Non-enzymatic glycosylation of keratin from the stratum corneum of the diabetic foot. Br J Dermatol. 1985;112:547–54.

52. Crisp AJ, Heathcote JG. Connective tissue abnormalities in diabetes mellitus. J Roy Coll Phys. 1984;18:132–41.

53. Vlassara H, Brownlee M, Cerami A. Nonenzymatic glycosylation: role in the pathogenesis of diabetic complications. Clin Chem. 1986;32:B37–41.

54. Fitzcharles MA, Duby S, Waddell RW, Banks E, Karsh J. Limitation of joint mobility(cheiroarthropathy) in adult noninsulin-dependent diabetic patients. Ann Rheum Dis. 1984;43:251–7.

55. Mueller MJ, Diamond JE, Delitto A, Sinacore DR. Insensitivity, limited joint mobility, and plantar ulcers in patients with diabetes mellitus. Phys Ther. 1989;69:453–62.

56. Pal B, Anderson J, Dick WC, Griffiths ID. Limitation of joint mobility and shoulder capsulitis in insulin- and non-insulin-dependent diabetes mellitus. Br J Rheumatol. 1986;25:147–51.

57. Fernando DJ, Masson EA, Veves A, Boulton AJ. Relationship of limited joint mobility to abnormal foot pressures and diabetic foot ulceration. Diabetes Care. 1991;14:8–11.

58. Veves A, Sarnow MR, Giurini JM, Rosenblum BI, Lyons TE, Chrzan JS, Habershaw GM. Differences in joint mobility and foot pressure between black and white diabetic patients. Diabet Med. 1995;12:585–9.

59. Andersen H, Mogensen PH. Disordered mobility of large joints in association with neuropathy in patients with long-standing insulin-dependent diabetes mellitus. Diabet Med. 1997;14:221–7.

60. Delbridge L, Perry P, Marr S, et al. Limited joint mobility in the diabetic foot: relationship to neuropathic ulceration. Diabet Med. 1988;5:333–7.

61. Viswanathan V, Madhavan S, Rajasekar S, Kumpatla S. Limited joint mobility and plantar pressure in type 1 diabetic subjects in India. J Assoc Physicians India. 2008;56:509–12.

62. Turner DE, Helliwell PS, Burton AK, Woodburn J. The relationship between passive range of motion and range of motion during gait and plantar pressure measurements. Diabet Med. 2007;24:1240–6.

63. Sanz-Corbalán I, Lázaro-Martínez JL, García-Morales E, Aragón-Sánchez J, Carabantes-Alarcón D, García-Álvarez Y. Relationship of limited joint mobility and foot deformities with neurological examination in patients with diabetes. Exp Clin Endocrinol Diabetes. 2013;121:239–43.

64. Zimny S, Schatz H, Pfohl M. The role of limited joint mobility in diabetic patients with an at-risk foot. Diabetes Care. 2004;27:942–6.

65. Francia P, Seghieri G, Gulisano M, De Bellis A, Toni S, Tedeschi A, Anichini R. The role of joint mobility in evaluating and monitoring the risk of diabetic foot ulcer. Diabetes Res Clin Pract. 2015;108:398–404.

66. Armstrong DG, Steinberg JS, Stacpoole-Shea S, et al. The potential benefit of passive range of motion exercise to reduce peak plantar pressure in the diabetic foot. Proceedings from the 3rd International Symposium on the Diabetic Foot. 1999; p. 76.

67. Francia P, Anichini R, De Bellis A, Seghieri G, Lazzeri R, Paternostro F, Gulisano M. Diabetic foot prevention: the role of exercise therapy in the treatment of limitedjointmobility, muscle weakness and reduced gait speed. Ital J Anat Embryol. 2015;120:21–32.

68. Nargi SE, Colen LB, Liuzzi FJ, et al. PTB treatment restores joint mobility in a new model of diabetic cheiroarthropathy. Diabetes. 1999;48(Suppl. 1):A17.

69. Diamond JE, Mueller MJ, Delitto A. Effect of total contact cast immobilization on subtalar and talocrural joint motion in patients with diabetes mellitus. Phys Ther. 1993;73:310–5.

70. Gooding GA, Stess RM, Graf PM, Moss KM, Louie KS, Grunfeld C. Sonography of the sole of the foot. Evidence for loss of foot pad thickness in diabetes and its relationship to ulceration of the foot. Invest Radiol. 1986;21:45–8.

71. Mueller MJ, Smith KE, Commean PK, Robertson DD, Johnson JE. Use of computed tomography and plantar pressure measurement for management of neuropathic ulcers in patients with diabetes. Phys Ther. 1999;79:296–307.

72. Masson EA, Hay EM, Stockley I, Veves A, Betts RP, Boulton AJ. Abnormal foot pressures alone may not cause ulceration. Diabet Med. 1989;6:426–8.

73. D'Ambrogi E, Giurato L, D'Agostino MA, Giacomozzi C, Macellari V, Caselli A, Uccioli L. Contribution of plantar fascia to the increased forefoot pressures in diabetic patients. Diabetes Care. 2003;26:1525–9.

74. Taylor R, Stainsby GD, Richardson DL. Rupture of the plantar fascia in the diabetic foot leads to toe dorsiflexion deformity [abstract 1071]. Diabetologia. 1998;41(Suppl. 1):A277.

75. Edmonds ME, Blundell MP, Morris ME, Thomas EM, Cotton LT, Watkins PJ. Improved survival of the diabetic foot: the role of a specialized foot clinic. Q J Med. 1986;60:763–71.

76. Armstrong DG, Peters EJ, Athanasiou KA, Lavery LA. Is there a critical level of plantar foot pressure to identify patients at risk for neuropathic foot ulceration? J Foot Ankle Surg. 1998;37:303–7.

77. Lavery LA, Armstrong DG, Wunderlich RP, Tredwell J, Boulton AJ. Predictive value of foot pressure assessment as part of a population-based diabetes disease management program. Diabetes Care. 2003;26:1069–73.

78. Stess RM, Jensen SR, Mirmiran R. The role of dynamic plantar pressures in diabetic foot ulcers. Diabetes Care. 1997;20:855–8.

79. Maluf KS, Mueller MJ. Novel Award 2002. Comparison of physical activity and cumulative plantar tissue stress among subjects with and without diabetes mellitus and a history of recurrent plantar ulcers. Clin Biomech (Bristol, Avon). 2003;18:567–75.

80. Armstrong DG, Lavery LA, Holtz-Neiderer K, Mohler MJ, Wendel CS, Nixon BP, Boulton AJ. Variability in activity may precede diabetic foot ulceration. Diabetes Care. 2004;27:1980–4.

81. Busch K, Chantelau E. Effectiveness of a new brand of stock "diabetic" shoes to protect against diabetic foot ulcer relapse. A prospective cohort study. Diabet Med. 2003;20:665–9.

82. Uccioli L, Faglia E, Monticone G, Favales F, Durola L, Aldeghi A, Quarantiello A, Calia P, Menzinger G. Manufactured shoes in the prevention of diabetic foot ulcers. Diabetes Care. 1995;18:1376–8.

83. Waaijman R, Keukenkamp R, de Haart M, Polomski WP, Nollet F, Bus SA. Adherence to wearing prescription custom-made footwear in patients with diabetes at high risk for plantar foot ulceration. Diabetes Care. 2013;36:1613–8.

84. Bus SA, Waaijman R, Arts M, de Haart M, Busch-Westbroek T, van Baal J, Nollet F. Effect of custom-made footwear on foot ulcer recurrence in diabetes: a multicenter randomized controlled trial. Diabetes Care. 2013;36:4109–16.

85. Bus SA, Valk GD, van Deursen RW, Armstrong DG, Caravaggi C, Hlaváček P, Bakker K, Cavanagh PR. The effectiveness of footwear and offloading interventions to prevent and heal foot ulcers and reduce plantar pressure in diabetes: a systematic review. Diabetes Metab Res Rev. 2008;24(Suppl 1):S162–80.

86. Mueller MJ, Zou D, Lott DJ. "Pressure gradient" as an indicator of plantar skin injury. Diabetes Care. 2005;28:2908–12.

87. Zou D, Mueller MJ, Lott DJ. Effect of peak pressure and pressure gradient on subsurface shear stresses in the neuropathic foot. J Biomech. 2007;40:883–90.

88. Barn R, Waaijman R, Nollet F, Woodburn J, Bus SA. Predictors of barefoot plantar pressure during walking in patients with diabetes, peripheral neuropathy and a history of ulceration. PLoS One. 2015;10(2):e0117443.

89. Wukich DK, Raspovic KM, Hobizal KB, Sadoskas D. Surgical management of Charcot neuroarthropathy of the ankle and hindfoot in patients with diabetes. Diabetes Metab Res Rev. 2016;32(Suppl 1):292–6.

90. Wrobel JS, Najafi B. Diabetic foot biomechanics and gait dysfunction. J Diabetes Sci Technol. 2010;4:833–45.

91. Muhammad AR, Zulkarnain A, Rajendra A, Tan PH, Kannathal N, Ng EYK, Law C, Tavintharan S, Wong YS, Sum CF. Analysis of plantar pressure in diabetic type 2 subjects with and without neuropathy. ITBM-RBM. 2006;27:46–55.

92. Lamola G, Venturi M, Martelli D, Iacopi E, Fanciullacci C, Coppelli A, Rossi B, Piaggesi A, Chisari C. Quantitative assessment of early biomechanical modifications in diabetic foot patients: the role of foot kinematics and step width. J Neuroeng Rehabil. 2015;12:98.

93. Sawacha Z, Cristoferi G, Guarneri G, Corazza S, Donà G, Denti P, Facchinetti A, Avogaro A, Cobelli C. Characterizing multisegment foot kinematics during gait in diabetic foot patients. J Neuroeng Rehabil. 2009;6:37.

94. Savelberg HH, Schaper NC, Willems PJ, de lange TL, Meijer K. Redistribution of joint moments is associated with changed plantar pressure in diabetic polyneuropathy. BMC Musculoskelet Disord. 2009;10:16.

95. Sawacha Z, Gabriella G, Cristoferi G, Guiotto A, Avogaro A, Cobelli C. Diabetic gait and posture abnormalities: a biomechanical investigation through three dimensional gait analysis. Clin Biomech. 2009b;24:722–8.

96. Morag E, Cavanagh PR. Structural and functional predictors of regional peak pressures under the foot during walking. J Biomech. 1999;32:359–70.

97. Young MJ, Cavanagh PR, Thomas G, Johnson MM, Murray H, Boulton AJ. The effect of callus removal on dynamic plantar foot pressures in diabetic patients. Diabet Med. 1992;9:55–7.

98. Delbridge L, Ctercteko G, Fowler C, Reeve TS, Le Quesne LP. The aetiology of diabetic neuropathic ulceration of the foot. Br J Surg. 1985;72:1–6.

99. Brown GL, Curtsinger LJ, White M, Mitchell RO, Pietsch J, Nordquist R, von Fraunhofer A, Schultz GS. Acceleration of tensile strength of incisions treated with EGF and TGF-beta. Ann Surg. 1988;208:788–94.

100. Holm-Pedersen P, Viidik A. Tensile properties and morphology of healing wounds in young and old rats. Scand J Plast Reconstr Surg. 1972;6:624–35.

101. Schaper NC, Andros G, Apelqvist J, Bakker K, Lammer J, Lepantalo M, Mills JL, Reekers J, Shearman CP, Zierler RE, Hinchliffe RJ, International Working Group on Diabetic Foot. Specific guidelines for the diagnosis and treatment of peripheral arterial disease in a patient with diabetes and ulceration of the foot 2011. Diabetes Metab Res Rev. 2012;28(Suppl 1):236–7.

102. Kumar S, Ashe HA, Parnell LN, Fernando DJ, Tsigos C, Young RJ, Ward JD, Boulton AJ. The prevalence of foot ulceration and its correlates in type 2 diabetic patients: a population-based study. Diabet Med. 1994;11:480–4.

103. Prompers L, Huijberts M, Apelqvist J, Jude E, Piaggesi A, Bakker K, Edmonds M, Holstein P, Jirkovska A, Mauricio D, Ragnarson Tennvall G, Reike H, Spraul M, Uccioli L, Urbancic V, Van Acker K, van Baal J, van Merode F, Schaper N. High prevalence of ischaemia, infection and serious comorbidity in patients with diabetic foot disease in Europe. Baseline results from the Eurodiale study. Diabetologia. 2007;50:18–25.

104. Young MJ, Breddy JL, Veves A, Boulton AJ. The prediction of diabetic neuropathic foot ulceration using vibration perception thresholds. A prospective study. Diabetes Care. 1994;17:557–60.

105. Abbott CA, Vileikyte L, Williamson S, Carrington AL, Boulton AJ. Multicenter study of the incidence of and predictive risk factors for diabetic neuropathic foot ulceration. Diabetes Care. 1998;21:1071–5.

106. Abbott CA, Carrington AL, Ashe H, Bath S, Every LC, Griffiths J, Hann AW, Hussein A, Jackson N, Johnson KE, Ryder CH, Torkington R, Van Ross ER, Whalley AM, Widdows P, Williamson S, Boulton AJ, North-West Diabetes Foot Care Study. The North-West Diabetes Foot Care Study: incidence of, and risk factors for, new diabetic foot ulceration in a community-based patient cohort. Diabet Med. 2002;19:377–84.

107. Boulton AJM. The pathway to ulceration: aetiopathogenesis. In: Boulton AJM, Cavanagh P, Rayman G, editors. The foot in diabetes. 4th ed. Chichester: John Wiley and Sons Ltd; 2006. p. 51–67.

108. Mueller MJ. Etiology, evaluation, and treatment of the neuropathic foot. Cerit Rev Phys Rehabil Med. 1992;3:289–309.

109. Kosiak M. Etiology and pathology of ischemic ulcers. Arch Phys Med Rehabil. 1959;40:62–9.

110. Tooke JE, Brash PD. Microvascular aspects of diabetic foot disease. Diabet Med. 1996;13(Suppl 1):S26–9.

111. van Schie CHM, Boulton AJM. Biomechanics of the diabetic foot: the road to foot ulceration. In: Veves A, Giurini JM, FW LG, editors. The diabetic foot. 2nd ed. Totowa, NJ: Humana Press Inc.; 2006. p. 185–200.

112. Landsman AS, Meaney DF, Cargill RS II, Macarak EJ, Thibault LE. High strain tissue deformation. A theory on the mechanical etiology of diabetic foot ulcerations. J Am Podiatr Med Assoc. 1995;85:519–27.

113. Sacco ICN, Hamamoto AN, Gomes AA, Onodera AN, Hirata RP, Hennig EM. Role of ankle mobility in foot rollover during gait in individuals with diabetic neuropathy. Clin Biomech. 2009;24:687–92.

114. Lin SI, Chen YR, Liao CF, Chou CW. Association between sensorimotor function and forward reach in patients with diabetes. Gait Posture. 2010;32:581–5.

115. Fioretti S, Scocco M, Ladislao L, Ghetti G, Rabini RA. Identification of peripheral neuropathy in type-2 diabetic subjects by static posturography and linear discriminant analysis. Gait Posture. 2010;32:317–20.

第十三章
细胞治疗：糖尿病足溃疡治疗的新前沿

Olga Kashpur，Avi Smith，Ryan Imbriaco，Bradford Greaves，Behzad Gerami-Naini，and Jonathan A. Garlick

摘要

　　干细胞是目前改善糖尿病足溃疡（diabetic foot ulcer，DFU）的一种有效方法，但是其优势还未得到充分发挥和利用。有必要进一步研发成体干细胞，用于 DFU 创面愈合治疗，并测试了一种新的补充来源的诱导性多能干细胞（induced pluripotent stem cell，iPSC）用于 DFU 创面的修复。本章总结了多种来源的成体干细胞，包括骨髓间充质干细胞、造血干细胞、内皮祖细胞、骨髓和外周血单个核细胞以及脂肪干细胞，在临床前动物模型和人类临床试验中促进 DFU 创面愈合的研究结果。我们同时综述了一些新技术，例如 iPSC 衍生细胞源、CRISPR 基因编辑和三维人体组织模型、生成和改造干细胞、产生 DFU 愈合所需的多种细胞类型并简化其临床前检测。通过进一步了解干细胞和其他新技术如何能更好地刺激组织再生，我们将克服现有的障碍来寻找 DFU 治疗的新策略。

引言

　　糖尿病足溃疡（DFU）的细胞复杂性对于开发用于促进慢性创面愈合的新细胞疗法既是机遇也是挑战。多种细胞类型及其产物，例如细胞外基质（extracellular matrix，ECM）蛋白、可溶性细胞因子和趋化因子，在时间和空间上的协同作用对创面愈合至关重要[1-4]。DFU 的细胞治疗必须解决再生基质激活受限所致的细胞活性受损这一问题。不愈合 DFU 的损伤修复机制表现为新生血管的改变、ECM 的沉积、组织和重塑、生长因子介导的细胞交互作用和受损的再上皮化[5-13]。

　　干细胞治疗是一种富有前景的治疗方法旨在改善 DFU 的病理生理过程。干细胞向创面迁移聚集，在创面部位分泌趋化因子和生长因子，促进血管生成和细胞外基质重塑，从而促进利于创面愈合的局部环境[14-17]。未来细胞治疗是否成功面临的一个关键问题是，将这些细胞输送到 DFU 是否能激活不愈合溃疡中缺乏的修复能力。鉴于导致 DFU 的多种细胞缺陷，识别和研究能够恢复一系列正常细胞功能的细胞源是非常有必要的。很可能需要通过多种细胞类型的移植，然后在创面处持续存在并发挥作用，从而能促进 DFU 治疗启动和维持创面愈合。

　　根据干细胞与供体的关系，将用于促进 DFU 愈合的干细胞分为同种异体和自体细胞来源。同种异体干细胞是指来源于与受者相同物种的细胞，但与受者既不具有基因匹配性，也不具有免疫相容性。同种异体细胞存活的时间有限，在此期间，它们可能募集其他细胞，激活创面修复所需的生物过程[18-20]。相比之下，自体干细胞是从同一个体上收集并使用的细胞。自体细胞已经被证明能够在创面修复过程中存活。这些细胞疗法通常在异种模型中得到评估。在异种模型中，人类细胞经测试可用于其他物种的治疗。

干细胞与 DFU 治疗

　　干细胞用于细胞治疗的例子包括骨髓间充质干细胞（bone marrow-derived mononuclear cells，BM-MSCs）、造血干细胞（hematopoetic stem cells，HSCs）、内皮祖细胞（endothelial progenitor cells，EPCs）、骨髓源性单核细胞（bone marrow-derived mononuclear cells，BM-MNCs）、外周血单个核细胞（peripheral blood mononuclear cells，PBMCs）和脂肪干细胞（adipose-derived stem cells，ASCs）。本章将总结使用这些不同来源的干细胞治疗和修复 DFU 的进展（图 13.1）。我们将综述对异种、同种异体和自体来源的干细胞进行检测和筛选的动物研究，以便将来进行临床试验（表 13.1）。我们还综述了人类临床试验，其中同种异体和自体来源的干细胞已经过治疗试验（表 13.2）。我们将讨论已知的成体干细胞来源的治疗益处，并将讨论使用新型来源的干细胞，如诱导性多能干细胞（iPSCs），治疗 DFU 的未来前景。我们还将通过基因编辑工具（CRISPR/Cas9）检查这些细胞的遗传修饰，以改进对 DFU 的治疗策略。

间充质干细胞

　　间充质干细胞（mesenchymal stem cells，MSCs）存在于多种组织类型中，包括骨髓、脐带血、脂肪组织、皮肤真皮和羊膜[21,22]（图 13.2）。骨髓间充质干细胞（BM-MSCs）又称骨髓基质细胞，是临床用于 DFU 治疗的最常见骨髓间充质干细胞来源[23]。这些临床应用都是基于骨髓间充质干细胞良好的可塑性，例如其具有体外分化为成骨细胞、脂肪细胞和软骨母细胞的能力[24]。另外，Sasaki（2008）等的研究证明，小鼠骨髓间充质干细胞可以分化为非间充质细胞系，包括角质形成细胞、内皮细胞和周细胞[25]。这种多能分化潜能、在组织培养中高效生长和扩展的能力、弱免疫原性和强免疫调节作用使其成为可刺激人类组织再生的有效细胞来源[26]。

　　骨髓间充质干细胞的细胞可塑性在 DFU 治疗中的应用已在临床前动物和临床人体研究中得到证实。这些研究表明，间充质干细胞可通过调节炎症环境、募集炎症细胞、促进新生血管和附属物的再生加速创面愈合[27]。骨髓间充质干细胞似乎对创面修复至关重要，其通过增加促进创面愈合的细胞因子的生成来实现。其中包括表皮生长因子（epidermal growth factor，EGF）、角质形成细胞生长因子（keratinocyte growth factor，

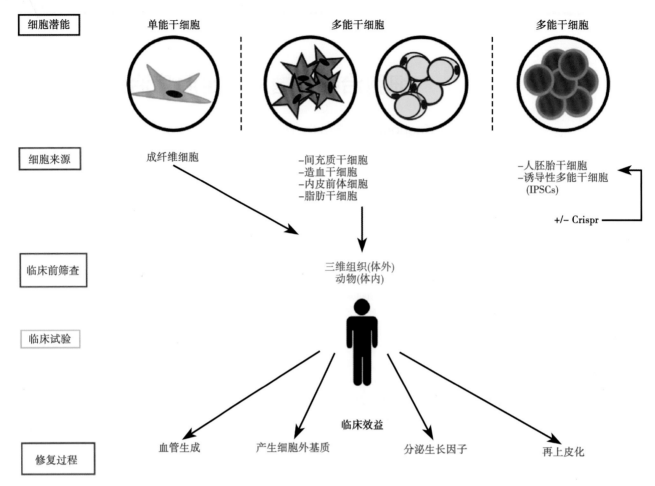

图 13.1 用于治疗 DFU 的干细胞的潜能、来源和功能。多能干细胞和单能干细胞来源于不同的组织,并根据其分化为功能细胞类型的能力进行分类。多能干细胞可以分化为几乎所有类型的细胞,并可以用 CRISPR 进行基因编辑

表 13.1 DFU 治疗的活体动物研究

细胞类型	动物模型	结局	参考文献
骨髓间充质干细胞			
骨髓间充质干细胞	大鼠/非糖尿病	与皮肤来源的成纤维细胞相比,愈合改善	McFarlin et al(2006)[29]
骨髓间充质干细胞	小鼠/糖尿病	骨髓间充质干细胞在损伤部位的再上皮化作用	Javazon et al. (2007)[32]
骨髓间充质干细胞	小鼠/糖尿病	改善血管生成反应	Wu et al. (2007)[33]
骨髓间充质干细胞+细胞因子	小鼠/非糖尿病	骨髓间充质干细胞联合趋化因子具有更好的效果	Sasaki et al. (2008)[25]
骨髓间充质干细胞	小鼠/非糖尿病	趋化因子释放促进创面愈合	Chen et al. (2008)[19]
骨髓间充质干细胞(异种移植)	兔/非糖尿病	抑制瘢痕形成提高全层皮肤创面的抗张强度	Stoff et al. (2009)[30]
骨髓间充质干细胞(自体、异体、异种移植)	猪/非糖尿病	自体、异体或异种细胞诱导皮肤和毛囊的创面愈合和再生	Mansilla et al. (2010)[31]
骨髓间充质干细胞+表皮生长因子	小鼠/糖尿病	与单用骨髓间充质干细胞相比,表皮生长因子增加了血流量(70%)	Amin et al. (2010)[34]
骨髓间充质干细胞	小鼠/糖尿病	用 BM-MSCs 治疗链脲佐菌素诱导的 1 型糖尿病小鼠,其组织再生标志物增加,促炎标志物减少	Kuo et al. (2011)[36]
骨髓间充质干细胞	大鼠/非糖尿病	BM-MSCs 上调基质金属蛋白酶-9(MMP-9)促进三维胶原移植修复	Kim et al. (2011)[55]
骨髓间充质干细胞	大鼠/糖尿病	增加血管内皮生长因子和改善创面肉芽组织	Wan et al. (2013)[35]
内皮祖细胞			
内皮祖细胞	小鼠/非糖尿病	人离体内皮祖细胞全身注射于裸鼠,选择性定位于缺血区,诱导新生血管生长	Park et al. (2004)[50]

续表

细胞类型	动物模型	结局	参考文献
内皮祖细胞	小鼠/非糖尿病	注射内皮祖细胞促进小鼠创面愈合	Suh et al. (2005)[20]
内皮祖细胞传输系统	小鼠/非糖尿病	生物活性物质是改善缺血小鼠后肢血管生成的最有效方法	Silva et al. (2008)[53]
胎主动脉源性内皮祖细胞	小鼠/糖尿病	链脲佐菌素诱导的糖尿病小鼠创面愈合及血管生成	Barcelos et al. (2009)[54]
胚胎内皮祖细胞 CM	小鼠/非糖尿病	人胚上皮前体细胞培养液中促创面愈合的旁分泌因子	Lee et al. (2011)[56]
内皮祖细胞	小鼠/糖尿病	正常糖尿病小鼠自体内皮祖细胞与同种异体内皮祖细胞比较可加速创面愈合	Marrotte et al. (2010)[51]
内皮祖细胞	小鼠/糖尿病	内皮祖细胞局部应用于糖尿病小鼠创面可加速创面愈合	Asai et al. (2013)[52]
内皮祖细胞	小鼠和兔子/糖尿病	在糖尿病人、小鼠和兔3种细胞水平观察到了不一致性	Tecilazich et al. (2013)[15]
单核干细胞			
外周血单个核细胞	小鼠/糖尿病	人外周血单核细胞减少糖尿病小鼠创面大小的实验研究	Sivan-Loukianova et al. (2003)[67]
外周血单个核细胞+成纤维细胞	小鼠/糖尿病	外周血单个核细胞与成纤维细胞复合物可促进小鼠创面愈合	Ueno et al. (2016)[68]
脂肪干细胞			
脂肪干细胞	小鼠/糖尿病	与对照组相比,脂肪干细胞能促进新生血管的形成,促进组织重塑。	Kim et al. (20011)[28]
脂肪干细胞	小鼠/糖尿病	脂肪干细胞高表达基质细胞衍生因子-1(SDF-1)促进链佐星(STZ)诱导的糖尿病小鼠创面愈合	Di Rocco et al. (2010)[80]
脂肪干细胞	大鼠/糖尿病	脂肪干细胞促进 STZ 诱导的糖尿病大鼠创面愈合,但不促进血管生成	Maharlooei et al. (2011)[81]
脂肪干细胞	大鼠/糖尿病	脂肪干细胞促进正常和糖尿病大鼠血管生成和创面愈合	Nie et al. (2011)[82]
脂肪干细胞	大鼠/糖尿病	自体脂肪干细胞移植促进糖尿病大鼠皮肤移植成活,并通过分泌血管内皮生长因子(VEGF)等生长因子促进血管生成	Zografou et al. (2013)[83]
脂肪干细胞	小鼠/糖尿病	与自体糖尿病脂肪干细胞相比,从非糖尿病小鼠获得的脂肪干细胞显著改善了创面愈合效果	Cianfarani et al. (2013)[84]
脂肪干细胞	小鼠/非糖尿病	单层脂肪干细胞创面运输系统	Lin et al. (2013)[85]
脂肪干细胞	小鼠/非糖尿病	多层脂肪干细胞片比单层脂肪干细胞片促进小鼠创面表皮增厚	McLaughlin et al. (2013)[86]
脂肪干细胞	小鼠/糖尿病	用脂肪干细胞和基质治疗创面处显著促进肉芽组织形成、毛细血管形成和上皮化	Nambu et al. (2011)[10]
脂肪干细胞	小鼠/非糖尿病	由于新生血管不良导致的细胞片传递受限	Cerqueira et al. (2013)[87]
脂肪干细胞细胞片	小鼠/糖尿病	脂肪干细胞片联合人工皮肤促进 2 型糖尿病小鼠创面愈合	Kato et al. (2015)[88]
脂肪干细胞	小鼠/糖尿病	与人造皮肤结合的细胞片加速了创面愈合和更快速的血管化	Jiang et al. (2013)[89]

表 13.2 DFU 治疗的人体/临床试验

细胞类型	使用方式	结局	参考文献
骨髓间充质干细胞			
骨髓间充质干细胞	局部纤维蛋白喷雾系统	糖尿病和非糖尿病创面均愈合	Falanga et al. (2007)[37]
骨髓间充质干细胞	人造胶原海绵	20 例中 18 例创面愈合良好	Yoshikawa et al. (2008)[38]
骨髓间充质干细胞	标准创面敷料	改善无痛步行距离和缩小 DFU 的大小	Dash et al. (2009)[39]
骨髓间充质干细胞 vs 外周血单个核细胞	注射	骨髓间充质干细胞治疗 DFU 疗效优于骨髓间充质干细胞	Lu et al. (2011)[40]

续表

细胞类型	使用方式	结局	参考文献
脐带间充质干细胞	血管内输注	28 例 DFU 患者血管成形术后行脐带间充质干细胞治疗,溃疡愈合明显	Qin et al. (2016)[41]
内皮祖细胞			
内皮祖细胞	注射和局部应用	4 名溃疡患者创面完全愈合,其中 1 名是糖尿病所致	Badiava et al. (2007)[57]
粒细胞集落刺激因子刺激外周血 CD34+祖细胞	皮下注射	5 例 DFU 患者创面均闭合	Tanaka et al. (2014)[43]
单核干细胞			
骨髓源性单核细胞	注射	3 例患者均实现了皮肤重建和非愈合性慢性创面的闭合	Badiavas and Falanga (2003)[18]
骨髓源性单核细胞	皮下注射	1 例患者创面缩小及血管化增加	Humpert et al. (2005)[65]
骨髓源性单核细胞	注射	1 例患者创面完全愈合	Kirana et al. (2007)[66]
骨髓源性单核细胞	动脉内植入术	20 例糖尿病患者创面愈合及新生血管的观察	Ruiz-Salmeron et al. (2011)[63]
骨髓源性单核细胞+血小板+纤维蛋白胶+胶原基质	注射和局部应用	3 例创面完全愈合,其余 5 例明显改善	Ravari et al. (2011)[64]
骨髓源性单核细胞与合并骨髓间充质干细胞	肌内注射或动脉内注射	22 例患者中 18 例明显改善	Kirana et al. (2012)[71]
外周血单个核细胞	肌内注射	外周血单个核细胞治疗的患者,血流量增加、血管生成改善	Ozturk et al. (2012)[69]
骨髓源性单核细胞 vs 外周血单个核细胞	注射	骨髓源性单核细胞和外周血单个核细胞治疗 DFU 和严重肢体缺血(CLI)的疗效无显著性差异	Dubsky et al. (2013)[70]
脂肪干细胞			
脂肪干细胞	肌内注射	严重肢体缺血的 DFU 患者显示溃疡愈合率提高	Lee et al. (2012)[90]
脂肪干细胞	注射	3 例经 DFU 治疗的患者均显示出较好的临床疗效	Marino et al. (2013)[91]
脂肪干细胞+增强型富血小板血浆	注射	3 例糖尿病患者中,脂肪干细胞联合增强型富血小板血浆提高溃疡愈合率	Raposio et al. (2016)[92]

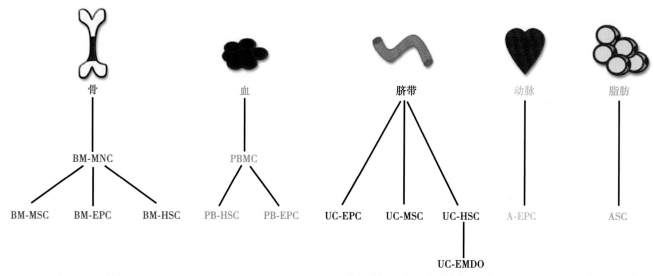

图 13.2 用于治疗 DFU 的成人干细胞来源。成人干细胞可以从多种来源获得,包括骨髓、脐带、外周血、胎儿主动脉和脂肪组织。这些干细胞已经在动物和人类的研究中进行了测试,并显示出可以改善 DFU 修复的细胞功能。BM-MNC,骨髓源性单核细胞;PBMC,外周血单个核细胞;BM-MSC,骨髓间充质干细胞;BM-EPC,骨髓内皮祖细胞;BM-HSC,骨髓造血干细胞;PB-HSC,外周血造血干细胞;PB-EPC,外周血内皮祖细胞;UC-EPC,脐带内皮祖细胞;UC-MSC,脐带间充质干细胞;UC-HSC,脐带造血干细胞;A-EPC,动脉内皮祖细胞;ASC,脂肪干细胞;UC-ENDO,脐带内皮细胞

KGF)、胰岛素样生长因子1(insulin like growth factor,IGF-1)、血管内皮生长因子A(VEGF-A)、促红细胞生成素(erythropoietin,EPO)、基质细胞衍生因子1(SDF-1)、巨噬细胞炎性蛋白1α和β(macrophage inflammatory protein 1 alpha and beta,MIP-1α/β)和转化生长因子β(transforming growth factor-beta,TGF-β)。骨髓间充质干细胞释放这些细胞因子已经被证明可以使更多的骨髓间充质干细胞募集到创面部位,并分化为一系列具有愈合能力的细胞类型[19]。

利用间充质干细胞治疗DFU的潜力,首先是通过正常创面修复的动物模型来建立[28-31]。骨髓间充质干细胞对非糖尿病大鼠急性创面的愈合有一定疗效,与成纤维细胞相比,局部应用骨髓间充质干细胞能显著促进创面的修复。骨髓间充质干细胞增加了胶原蛋白的合成、创面强度和生长因子的分泌[29]。在另一项研究中,骨髓间充质干细胞作为一种胶原移植物应用于大鼠背部的全层创面,刺激了ECM降解酶MMP-9的产生,MMP-9动员血管生成生长因子VEGF促进创面愈合[28]。人骨髓间充质干细胞皮内注射促进兔全层切口创面的修复。研究还表明,这些细胞抑制瘢痕的形成,同时增加急性非糖尿病创面的抗张强度[30]。同样,当与自体、异体和异种骨髓间充质干细胞结合时,使用脱细胞真皮基质改善了猪烧伤创面的皮肤再生,并促进皮肤和附件再生,且几乎没有瘢痕[31]。

这些在非糖尿病动物模型中的研究为糖尿病动物的临床前研究奠定了基础,这些研究表明骨髓间充质干细胞可通过改善再上皮化和肉芽组织形成、基质激活和增加血管生成来促进创面修复[32,33]。在糖尿病小鼠后肢缺血模型中可以看到骨髓间充质干细胞在刺激血管生长中的作用,骨髓间充质干细胞的存在可显著增加血液流量和血管密度,而EGF的存在则进一步增加了血流量和血管密度[34]。在糖尿病大鼠皮下注射骨髓间充质干细胞后也发现了类似的效果,其通过促进血管生成、细胞增殖和增加肉芽组织厚度,促进了创面愈合[35]。此外,当BM-MSCs局部应用于STZ诱导的1型糖尿病小鼠的创面时,它们通过增加血管生成(增加VEGF分泌)、减少炎症(减少白细胞募集)和增加组织重塑显著促进创面愈合[36]。

这些糖尿病动物研究为骨髓间充质干细胞在人类临床试验中的应用提供了理论基础(见表13.2)。使用由纤维蛋白原和凝血酶组成的喷雾给药系统输送人骨髓间充质干细胞,已被证明可有效地治疗DFU[37]。当骨髓间充质干细胞被植入由胶原海绵组成的人工真皮并植入皮下时,DFU患者表现出皮下组织的再生和剧烈的血管反应[38]。我们发现,通过创面敷料递送骨髓间充质干细胞可以有效治疗DFU患者,从而减少皮肤再生后的疼痛和溃疡大小[39]。当骨髓间充质干细胞注射到2型糖尿病患者下肢时,也可以看到由骨髓间充质干细胞诱导的明显改善的血管生成反应[40]。此外,脐带间充质干细胞(umbilical cord mesenchymal stem cells,UC-MSCs)被发现可以降低下肢截肢率并增加血管数,这表明脐带间充质干细胞可改善血管生成反应[41]。

造血干细胞

造血干细胞(HSCs)是CD45阳性和CD34阳性的前体细胞,能产生所有分化的血细胞类型。造血干细胞是骨髓中最丰富的细胞类型,但也可以从外周脐带血(UCB)中分离得到(见图13.2)。在糖尿病创面的炎症期和增殖期,造血干细胞均能促进DFU的愈合[16,42,43]。研究表明,脐带血来源的造血干细胞具有分化为内皮细胞的能力,当与造血干细胞联合应用于局部时,可以促进糖尿病小鼠创面的愈合[44]。脐血来源的造血干细胞与脐血来源的骨髓间充质干细胞结合可增加肉芽组织生成、改善DFU愈合,在人体的研究中也得到了类似的结果[45]。

内皮祖细胞

内皮祖细胞(EPCs)从骨髓中招募到外周循环中,响应特定刺激,从而获得刺激血管生成和创面修复的能力[15,46,47](见图13.2)。这些细胞具有典型的内皮细胞和造血细胞的表面标记,以及对血管发生和血管生成重要的血管结构[48]。在糖尿病患者中,骨髓内皮祖细胞(bone marrow EPCs,BM-EPCs)的数量减少,这表明BM-EPCs减少与DFU之间存在联系[16]。Tecilazich等(2013)同样发现,有DFU风险患者的EPC数量减少[15]。

最近一项糖尿病小鼠的研究表明,EPCs的数量不仅在外周血中,而且在创面床中也是减少的。用其拮抗剂阻断促炎性受体CXCR4后,EPCs数量增加。此外,治疗后的小鼠血管新生和细胞增殖增加,随后创面迅速闭合,提示EPCs数量增加可以增强DFU的愈合能力[49]。将人BM-EPCs注射到裸鼠的血液循环中,发现它们定位于组织缺血区域并诱导血管新生。研究者认为,人BM-EPC移植可能在人类缺血组织再生中发挥潜在作用[50]。在2型糖尿病小鼠中,从正常小鼠收集的BM-EPCs与从糖尿病小鼠收集的BM-EPCs相比,从正常小鼠收集的BM-EPCs可加速创面愈合[51]。BM-EPCs局部应用于糖尿病小鼠背部全层创面可加速创面闭合以及增加血管新生[52]。在缺血小鼠后肢模型,生物活性物质传递的BM-EPCs可加速创面闭合[53]。

其他来源的EPCs也可以促进创面愈合。在STZ诱导的糖尿病裸鼠中,人胎儿主动脉来源的EPCs能够刺激创面愈合和促进血管生成[54],而人脐血来源的EPCs激活角质形成细胞和成纤维细胞增殖以刺激创面闭合[55]。与注射成熟内皮细胞相比,向小鼠注射外周血来源的内皮细胞可加速创面再上皮化、改善巨噬细胞反应[20]。在内皮细胞条件培养基也可观察到这些治疗效果,这表明,旁分泌的生长因子而非细胞才是可行的治疗方式。研究发现,从人胚胎干细胞中提取的EPCs释放到培养基中的分泌生长因子能够使裸鼠模型创面成功闭合[56]。

很少有人进行临床研究来评估EPCs在DFU治疗中的潜在益处。Badiavas等[57]将BM-EPCs局部应用或注射至DFU时,显示血管生长增加和创面闭合加速。在一项前瞻性临床试验中,应用细胞因子-粒细胞集落刺激因子(granulocyte colony-stimulating factor,G-CSF)刺激过的外周血来源的EPCs时,显示出改善DFU创面闭合和血管灌注的效果。此试验表明,CD34阳性干细胞和细胞因子的联合治疗可提供安全有效的DFU治疗[43]。

单核干细胞

来源于骨髓或外周血的单核细胞组分中都有间充质干细胞、造血干细胞和内皮祖细胞的存在[58-61](图13.2)。这种异质性的单核细胞群被收集应用于糖尿病溃疡的细胞治疗[62]。在外周动脉疾病的 DFU 患者中，发现自体骨髓源性单核细胞（BM-MNCs）在动脉内给药后可刺激创面血管化[63]。另一种方法是通过用胶原纤维蛋白凝胶中的 BM-MNCs 来改善难治性的 DFU[64]。多个病例报告显示 BM-MNCs 在促进糖尿病患者 DFU 修复和血管生成方面具有相似的疗效[65,66]。

作为骨髓间充质干细胞的替代物，外周血单个核细胞（PB-MCs）也被证明可以促进创面愈合。单用人源性 PBMCs[67]或者 PBMCs 与成纤维细胞混合使用[68]均能促进小鼠表皮创面愈合。重要的是，DFU 和肢体缺血的 2 型糖尿病患者在使用 PBMCs 治疗时显示出血流量增加和血管生成改善的效果[69]。

由于 PBMCs 和 BM-MNCs 均可有效地治疗 DFU，因此确定两者是否有相关联的益处也是比较重要的。Dubsky 等（2013）比较了 DFU 和严重肢体缺血（CLI）患者的 BM-MNC 和 PBMC 治疗，并报告治疗结果无显著差异[70]，表明其在促进愈合能力方面无差异。此外，Lu 等（2011）探讨了 BM-MNCs 和 BM-MSCs 在安全性和有效性方面的差异。在这项研究中，有 DFU 和 CLI 的 2 型糖尿病患者经 BM-MSCs 治疗后，其治愈率高于 BM-MNCs[40]。相反，当使用两种不同的给药方法（肌内注射与动脉内灌注）比较 BM-MNCs 或 BM-MSCs 的治疗时，发现两种类型的细胞表现出相似的愈合效果[71]。

脂肪组织来源的基质细胞

脂肪组织来源的基质细胞（ASC）是在脂肪组织中发现的间充质细胞，能够分化为一系列类型的细胞，对创面愈合具有重要作用[72]（图 13.2）。当将 ASC 移植到非糖尿病动物创面时，可促进再上皮化和血管生成[73-78]。在糖尿病小鼠和大鼠模型中研究了人源性 ASCs 的反应效果，在这些模型中可以看到血管生成和组织重塑的改善[79]。利用转基因技术构建了过表达趋化因子基质衍生因子-1（SDF-1）的 ASCs 可以促进 STZ 诱导的糖尿病小鼠创面的愈合。Di Rocco 等和 Maharlooei 等[80,81]使用 ASCs 治疗 STZ 诱导的糖尿病大鼠，发现创面愈合的加速与成纤维细胞密度降低有关，这表明糖尿病创面的愈合是其他机制，而不是由成纤维细胞产生的胶原积聚的机制控制。Nie 等[82]研究表明自体 ASC 治疗糖尿病大鼠闭合的创面，可促进血管内皮生长因子（VEGF）、肝细胞生长因子（hepatocyte growth factor，HGF）和成纤维细胞生长因子 2（fibroblast growth factor-2，FGF2）表达升高。在糖尿病大鼠模型中，自体 ASCs 联合全厚皮片移植进一步支持了 ASCs 的应用。ASCs 可使皮肤移植的存活率提高，胶原密度增加，VEGF 水平升高，并促进血管生成[83]。这些研究结果均支持既往的发现，即 ASCs 促进新血管的形成和肉芽组织的生长。

当比较糖尿病和非糖尿病小鼠来源的 ASCs 对糖尿病创面愈合的疗效时，发现与自体糖尿病 ASCs 相比，非糖尿病小鼠的 ASCs 明显改善了创面愈合的效果。来自非糖尿病小鼠的 ASC 可刺激糖尿病创面中大量的肉芽组织增生、增加胶原沉积和血管密度[84]。

现有 ASCs 的多种新方法已经用于创面治疗。Lin 等（2013）通过在温度敏感的 N-异丙基丙烯酰胺（PIPAAm）上单层培养 ASC，形成单 ASC 层，这样形成的 ASCs 膜，可以很容易地从细胞培养表面分离出来，并相互层叠。这些多层细胞片比

单层细胞片在裸鼠的创面中会产生更大的胶原密度[85]。同样，McLaughlin 等（2013）发现，这种与单层 ASC 片和在标准细胞培养表面上生成的 ASCs 片相比，多层 ASCs 片可促进小鼠创面形成更厚的表皮[86]。有研究检测了在人工真皮替代物中植入 ASCs，并将其直接放置在糖尿病小鼠的创面上，可显著促进肉芽组织形成、毛细血管形成和上皮化[10]。然而，这些干细胞皮肤替代物的血管化不佳限制了它的应用[87]。为了攻克细胞传递障碍这一难题，Kato 等（2015）使用与人造皮肤结合的细胞膜中的同种异体 ASC 治疗 2 型糖尿病大鼠的皮肤缺损，研究结果显示与单独使用任何一种治疗方法相比，可加速创面愈合和促进血管生成[88]。同样，Jiang 等（2013）在糖尿病猪创面模型中，发现与单独或局部应用的 ASC 相比，胶原支架和自体 ASC 片的结合使用会产生更好的血管化现象和上调 VEGF 的表达水平[89]。因此，三维支架与 ASC 片的结合为促进创面愈合、血管生成、细胞迁移和增殖提供了一种新的治疗方式。

严重肢体缺血的 DFU 患者肌内注射 ASCs 分化的细胞后，可以改善其临床症状，表现为跛行改善，截肢部位愈合，步行距离延长，溃疡愈合率提高，以及丰富的血管侧支网络的形成[90]。同样，Marino 等（2013）在非糖尿病患者中皮内注射 ASC 后，糖尿病溃疡患者和外周动脉疾病患者的愈合情况均有所改善[91]。ASCs 加用或不加用富含血小板血浆（enhanced Platelet-Rich-Plasma，e-PRP）也可增强对不愈合的慢性溃疡（包括 DFU）的治疗效果[92]。

总之，骨髓源性间充质干细胞、造血干细胞、内皮祖细胞、骨髓源性和外周血单个核细胞以及脂肪组织源性干细胞在临床前动物模型和人类临床试验中均被证明能促进创面愈合。虽然干细胞疗法在治疗 DFU 方面取得了很大的进展，但这些干细胞的作用方式及机制仍有待阐明。这些细胞的来源仍是一个重要的问题，目前仍不能为治疗提供无限量的自体细胞。

未来方向和新技术

诱导性多能干细胞（iPSCs）是对创面愈合有重要意义的多种细胞类型的一种重要补充。此外，基因编辑策略，如 CRISPR/Cas9，是修饰特定基因的新兴技术，可以改变 DFU 患者创面愈合的蛋白质生成。我们将综述这两种新技术的原理，并讨论它们对 DFU 治疗的潜在影响。

诱导性多能干细胞

James Thomson 在 1998 年发现了一种分离人胚胎干细胞（human embryonic stem cells，hESCs）的方法（Thomson 等 1998 年），这一发现具有里程碑式的意义。这些多能干细胞已经被证明能从 3 个胚胎生殖层和可能的原始生殖细胞（primordial germ cells，PGCs）中产生细胞[93]。hESCs 具有作为再生医学细胞来源的潜力，但由于人类胚胎研究的伦理和法律问题，它的临床应用进展受限。随后发现了多能干细胞的另一种来源，通过调控四种转录因子[OCT-4、KLF4、SOX2、c-MYC（OKSM）]重新编辑小鼠胚胎成纤维细胞（mouse embryonic fibroblasts，MEFs）使其接近小鼠胚胎干细胞相似的状态[94]。2007 年，该方法成功地实现了将人成纤维细胞重新编程为多能干细胞的

状态。这些细胞被称为"诱导性多能干细胞"(iPSCs),表现出许多与hESCs相同的自我更新和分化的能力。同样的重编程方法现在已经应用于多种体细胞源[95-102]。

将多种类型的体细胞重新编程为iPSCs提示糖尿病患者特异性细胞衍生的应用前景。iPSCs是由青少年发病的成人型糖尿病(maturity onset diabetes of the young,MODY)[103,104]、1型糖尿病患者、2型糖尿病患者[105-107]和儿童糖尿病患者生成的皮肤成纤维细胞[108],或者直接由2型糖尿病患者的DFU来源的成纤维细胞产生[109]。Gerami Naini等[109]成功地将来源于DFU的原代成纤维细胞系重新编程为iPSCs,并将其与来自糖尿病患者非溃疡性足部皮肤和来自非糖尿病患者健康足部皮肤的iPSCs进行比较。这些研究已经证实,原代DFU来源的成纤维细胞可以以类似于非糖尿病对照成纤维细胞的效率重新编程,从而为未来糖尿病患者特异性DFU再生治疗提供希望。

如果iPSCs作为自体和异体细胞治疗的重要细胞来源,那么有必要将其分化为治疗DFU所需的多种细胞类型。这一设想是确实可行的,因为多能干细胞先前已经分化为内皮细胞[110-113]、平滑肌细胞[111,114]、脂肪细胞[115,116]、成纤维细胞[117-119]、角质形成细胞[120-125]、运动和感觉神经元[126-129]和间充质干细胞[117,130-134]。所有这些都与改善DFU患者的创面愈合有关。然而迄今为止,重新编程DFU来源的成纤维细胞的iPSC的细胞仅用于生成成纤维细胞系中的细胞[109](图13.3)。

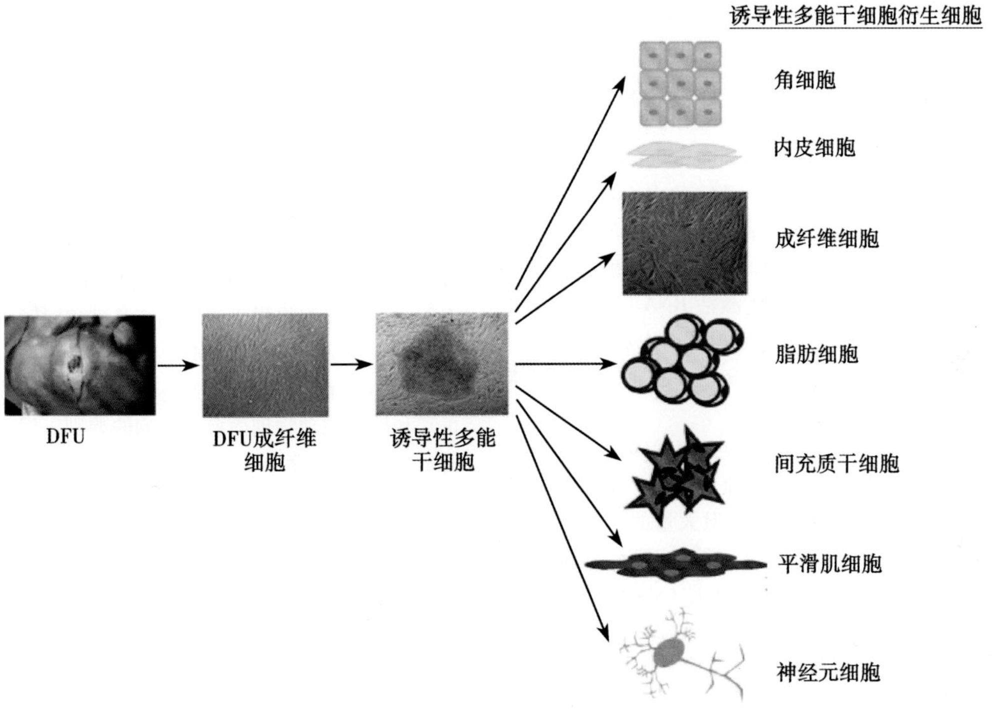

诱导性多能干细胞衍生细胞

角细胞
内皮细胞
成纤维细胞
脂肪细胞
间充质干细胞
平滑肌细胞
神经元细胞

DFU → DFU成纤维细胞 → 诱导性多能干细胞

图13.3 iPSC分化的细胞用作糖尿病足溃疡(DFU)治疗的细胞源。从各类型细胞以及直接从DFU患者体内获得的细胞进行重新编程转化为iPSCs,可分化为DFU治疗所需的多种细胞类型,包括角质形成细胞、内皮细胞、脂肪细胞、间充质干细胞、平滑肌细胞和神经元

为确保临床试验中使用iPSC治疗DFU的安全有效性,需要改进生成iPSC的重新编程方法。其中一个障碍就是iPSCs的安全转化问题[135]:使用慢病毒和逆转录病毒载体在合适的体细胞中表达OKSM重编程因子。这些系统都伴随着转基因整合到基因组中,导致机体获得有害基因表达的风险增加。为了解决这个问题,非整合性病毒方法,如腺病毒和仙台病毒已经被开发出来。然而与慢病毒和逆转录病毒相比,使用腺病毒生成iPSCs的效率要低得多[136]。在过去的十年里,已经建立了几种非病毒的重编程方法。其中包括质粒载体[137],使用胞浆作为"微粒载体"[97,138],表达OKSM mRNA[139],直接传递OKSM蛋白[140]或用microRNA[141]或小分子促进OKSM因子的表达[142-144]。当对这些不同的重编程方法进行比较时,仙台病毒被证明是在不整合的情况下将体细胞重编程到多能状态的最有效方法[145]。

另一个挑战是iPSC衍生细胞的肿瘤形成风险,这关系到DFU治疗的安全问题[146,147]。iPSC移植小鼠后形成畸胎瘤风险的产生源自经过重编程iPSCs的多能性[148,149]。因此可靠的

体外分化方案必须与筛选分析相结合,以确保在DFU治疗中使用前体内没有多能干细胞的残留[150]。无病毒、无转基因的重编程方法,如miRNA、质粒、非整合仙台病毒和重组蛋白方法,可以降低病毒介导的插入性突变导致的肿瘤发生风险。此外,iPSC来源的细胞在临床应用前的体外操作,可能会导致染色体畸变和细胞表型的改变[151,152]。鉴于此,DFU的细胞治疗将需要大量的临床前实验,以确保iPSCs分化的细胞不含基因改变、残留病毒或多能干细胞。

一些iPSC衍生细胞的有效性和安全性目前正在进行临床试验,但是数量不多。最近开展的一项临床试验正在测试同种异体iPSC来源的间充质血管母细胞作为急性移植物抗宿主病(acute graft versus host disease,AGVH)的治疗作用(clinicaltrials. gov编号NCT02923375)。有几项正在进行的临床试验使用同种异体、iPSC和hESC来源的视网膜色素上皮细胞治疗湿性年龄相关性黄斑变性(age-related macular degeneration,AMD)、干性黄斑变性和Stargardt黄斑营养不良(clinicaltrials. gov编号NCT02464956、NCT01691261、NCT01344993、NCT02463344、

NCT02286089、 NCT02755428、 NCT0135006、 NCT1469832、NCT02941991、NCT02445612、NCT02749734）。一项旨在治疗 1 型糖尿病的临床试验目前正在测试一种产品，该产品由 hESC 来源的胰腺内胚层细胞和免疫保护性封装医疗设备（clinicaltrials. gov 编号 NCT02239354）组成。hESC 来源的少突胶质细胞前体细胞也正在被评估用于治疗脊髓损伤（clinicaltrials. gov 编号 NCT01217008 和 NCT02302157）。

DFU 衍生的干细胞治疗的基因编辑

基因组编辑技术，如锌指核酸酶[153]、TALENs[154] 和 CRISPR/Cas9 现在可用于修饰原代 DFU 衍生细胞或 iPSC 中的特定基因，以提高其创面愈合能力[155,156]。近年来，随着一种重要的细菌免疫防御系统——簇状规则间隔的短回文重复序列（Clustered Regularly Interspaced Short Palindromic Repeats, CRISPR）的发现，基因组编辑技术得到了长足的发展[157-159]，已被用于高效地特异性靶向和修饰基因。CRISPR 技术依赖于 CRISPR 相关蛋白 9（CRISPR-associated protein 9, Cas9），它是一种 RNA 引导的 DNA 内切酶[89,160]，以及一种由 CRISPR RNA（crRNA）与反式激活 RNA 融合而成的"引导 RNA"（guide RNA, gRNA）。crRNA 对于 CRISPR/Cas9 复合物精确定位到基因组中的特定序列是必要的。当反式激活 RNA 结合 Cas9 蛋白[155,156,161]进行基因编辑，使得 Cas9 有可能引入双链断裂，干扰目的基因的表达。或者，CRISPR/Cas9 也可以通过插入供体模板上提供的序列来纠正特定的突变。

与糖尿病患者创面愈合不良相关的突变基因被证实的仅有少数，这限制了基因编辑可能针对的基因数量。虽然基因突变在 DFU 发病机制中的作用仍不清楚，但大量的全基因组相关研究（genome-wide association studies, GWAS）已经确定了与 1 型和 2 型糖尿病相关的单核苷酸多态性（single nucleotide polymorohisms, SNPs）[162-165]，这可能在未来被证明是有用的基因编辑靶点。例如，已知与 DFU 相关的基因白细胞介素-6（Interleukin-6, IL-6）、肿瘤坏死因子 α（tumor necrosis factor-α, TNF-α）和 SDF-1 中的 SNP 可能是有效的基因靶点[166]，可以通过 CRISPR 修饰以促进 DFU 的愈合。慢性创面愈合涉及多因素并且是复杂的，这可能需要 CRISPR/Cas9 对多个基因进行编辑，才能达到治疗 DFU 的目的。目前使用 CRISPR/Cas9 在单个细胞中同时定位了 9 种基因组位置[155,167-174]。虽然在同一细胞中修改多个基因靶点是可行的，但改善糖尿病患者创面愈合的确切靶点仍有待确定。CRISPR/Cas9 技术的临床应用还需要考虑可能的非靶向效应，这可能导致基因表达的不连续变化，需要进一步优化和完善 Cas9 的功能[175-180]。目前，CRISPR/Cas9 技术的临床试验仅在中国获得批准，用于治疗癌症（clinicaltrials. gov 编号 NCT02793856、NCT02867345、NCT02863913、NCT02867332）。

作为一种替代方法，Cas9 蛋白可以被用于调节糖尿病患者失调基因的转录。例如，在核酸酶域中有突变的 Cas9 蛋白不能引入双链断裂，但仍然可以使用 gRNA 定位到特定的位点[181,182]。这种突变的 Cas9 可以与酶融合，然后表观遗传调控基因在该位点的表达。或者可逆 CRISPR 干扰技术已经用于将突变的 Cas9 靶向到转录起始位点，从而阻断基因转录[183]。由于基因突变可能不足以作为 DFU 编辑的靶点，因此使用

CRISPR/Cas9 进行转录修饰在未来具有光明的应用前景。

总之，CRISPR/Cas9 技术有望通过纠正致病突变基因或通过表观遗传修饰糖尿病相关基因的表达来改变特定的糖尿病基因特征，从而改善细胞功能，促进创面愈合。此外糖尿病导致的基因表达的调控可能不需要 CRISPR 编辑，只需将原代 DFU 衍生细胞重编程为 iPSCs 即可实现[184]，因为众所周知，细胞在重新编程期间需要经历转录调控和表观遗传重塑[185]。总之，iPSC 技术与 CRISPR/Cas9 基因工程相结合将是一种有效的方法，可以获得具有改善创面修复特性的细胞，对于改善糖尿病创面愈合所需的新细胞疗法具有重要价值。

三维组织模型治疗 DFU 的临床前药物实验

在组织形态形成过程中发生的空间和时间控制的事件需要在生物系统中进行研究，在该生物系统中可以实现高度的组织复杂性以重建体内类似的组织微环境。在生物学上有意义的信号通路，包括那些调控表皮细胞增殖和分化的信号通路，当细胞在三维组织中空间组织而不是在原始的二维单层培养系统中时，具有更佳的功能。因此模拟健康人体皮肤和慢性伤创面的三维组织模型的开发和应用，会在将 DFU 新疗法的发现转化为临床前筛选模式方面发挥重要作用。因此使用生物工程的三维组织将提供实验系统基础，其特征在于生长因子导向的细胞-细胞交联和 ECM 介导的存在，这可以重建像 DFU 这样复杂性的条件。现有的临床前治疗试验涉及及比较干细胞对正常和糖尿病动物创面愈合影响的差别。然而，现在已经清楚的是，干细胞治疗 DFU 的安全性和有效性测试可以使用三维组织使其简化。

一个较好的模型是人体皮肤替代物（HSEs）（图 13.4）。这一组织是在胶原凝胶中添加一层原代成纤维细胞并将其置于在气液界面生长的一层角质形成细胞之上而制成的。基质层中由 I 型胶原组成的功能性成纤维细胞支持原代角质形成细

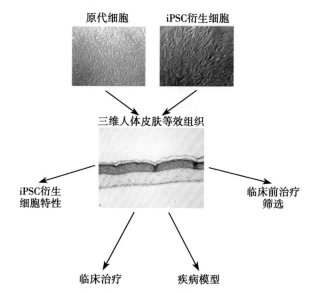

图 13.4　用于 DFU 治疗用细胞的皮肤等效组织模型。从原始细胞和 iPSC 衍生细胞分化出来的细胞可以用来构建具有多种皮肤特征的三维 HSE 组织。这些组织可以包含患者来源的细胞，以及成人或 iPSC 来源的干细胞，用于临床前药物测试、疾病建模和细胞功能表征的分析

胞的增殖和分化,形成完全分化的复层上皮[186,187]。HSEs 已被成功地用于模拟正常皮肤和疾病特异性组织[188]。最近的研究表明,原代 DFU 来源的成纤维细胞可以被整合到模拟的 DFU 组织模型中[189]。Maione 等(2015)比较了健康人、糖尿病或 DFU 患者足部含有细胞的三维组织的表型,并用它们比较了这些来源的成纤维细胞表型的差异。与健康供体相比,DFU 成纤维细胞可促进表皮角质形成细胞的增殖,这与 DFU 在患者中的发现相似[189]。

此外,通过在 HSEs 中创建全层创面并监测从创面边缘到创面中心的表面角质形成细胞的再上皮化,已经开发出应用 HSEs 的急性创面愈合的三维模型(图 13.5)[186]。Maione 等(2015)证明在这个三维创面愈合模型中,DFU 来源的成纤维细胞表现出延迟创面再上皮化的作用[189]。这种使用糖尿病患者特异性 HSEs 的创面愈合模型现在可以在临床试验前这个阶段就有效地测试加速创面修复药物的疗效和安全性。此外,HSE 可以集成到三维微流控设备中,在该设备中生长多种组织类型,称为芯片上的器官,可以更好地模拟不同组织类型之间的相互作用,作为 DFU 细胞疗法临床前测试的更具预测性的模型[190,191]。

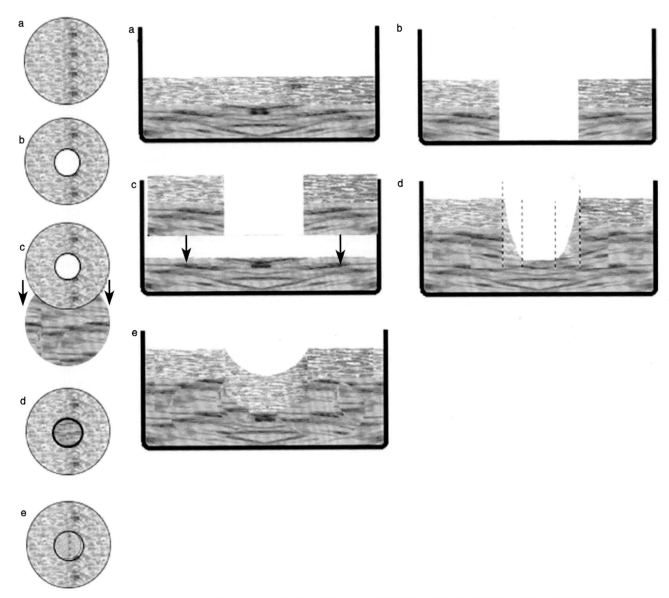

图 13.5　创面愈合的三维皮肤等效组织模型。患者源性细胞和成人或 iPSCs 可用于建立体外人组织创面愈合模型。HSE 组织损伤模型的建立是通过以下步骤进行的:(a)HSE 组织完全发育。(b)用活检冲头在组织中造成全层创面。(c)受伤的组织被放置在第二层真皮上。(d)来自受伤组织的角质形成细胞在创面床上迁移。(e)创面完全再上皮化愈合。俯视图在左边。这个组织模型可以用来测试干细胞是如何刺激创面愈合的

这些现有的皮肤和其他分层上皮组织的三维组织模型对于模拟许多人类疾病状态具有很大的益处,有利于开发更复杂的产品。这种复杂性可以通过纳入其他细胞类型来实现 DFU 治疗,如巨噬细胞和内皮细胞。三维类皮肤组织发展的未来是能够生成个性化的组织,它们是体内同类组织的"替代品"。这将需要在细胞生长过程的二维培养中首先确定原代、患者来源的细胞系,并将这些原代细胞的"身份"在并入三维组织时得以保留。除此之外,三维组织模型能够开发具有基准特征良好的

模型,以确认从 iPSCs 分化出来的细胞获得了最能模拟皮肤特征的细胞表型和功能。这可以通过开发可重复的技术来实现,用于衍生和表征 iPSC 衍生的成纤维细胞和其他细胞类型。这些细胞类型可以组装内源性三维 ECM 或提供优化皮肤制造所必需的可溶性因子。

研究表明,组织微环境在三维组织基因表达的表观遗传调控中起着关键作用[192]。这提示我们,基因表达的表观遗传改变对疾病途径影响的研究最好在复杂的三维组织环境中进行。显然"替代"三维组织将阐明基因表达的表观遗传控制和三维微环境驱动 DFU 发展的机制。这将使糖尿病细胞中表观遗传靶点作为衡量 DFU 创面愈合反应提高程度的读数。

在未来,有必要将这些三维组织发展为高通量模式,以便能够快速、全局地筛选模拟 DFU 的组织反应。通过基因修饰(如 CRISPR/Cas9)来开发和优化治疗 DFU 特定的、定制的三维组织模型将有利于干细胞疗法在人体试验之前的筛选。体外工具和资源的发展将使 DFU 研究受益匪浅,它们可以通过模仿 DFU 的基本特征来提供疾病特异性和途径特异性的皮肤样组织。

临床前的动物和人体研究未证明干细胞疗法为一种治疗 DFU 的有效方法提供了证据。研究证实,成人干细胞(包括骨髓间充质干细胞、造血干细胞、内皮祖细胞、MNCs 和造血干细胞)疗法具有很大的治疗前景,这些研究为 iPSCs 应用效果的对比提供了基线。iPSC 是一种未来用于 DFU 治疗的范例,这种疗法可以通过单一的、自我来源且可分化为多种细胞类型的干细胞促进 DFU 创面修复。用 CRISPR/Cas9 基因编辑技术对成体和多能干细胞进行修饰是促进 DFU 创面修复的又一新方法。为了测试这些新疗法的有效性和安全性,三维人体皮肤等效物可以提供有效的、可定制的模型,以优化这些新的治疗方法。

(王天元 罗莉 译)

参考文献

1. Gurtner GC, Werner S, Barrandon Y, Longaker MT. Wound repair and regeneration. Nature. 2008;453(7193):314–21.
2. Martin P. Wound healing—aiming for perfect skin regeneration. Science. 1997;276(5309):75–81.
3. Blumberg SN, Berger A, Hwang L, Pastar I, Warren SM, Chen W. The role of stem cells in the treatment of diabetic foot ulcers. Diabetes Res Clin Pract. 2012;96(1):1–9.
4. Game FL, Hinchliffe RJ, Apelqvist J, Armstrong DG, Bakker K, Hartemann A, et al. A systematic review of interventions to enhance the healing of chronic ulcers of the foot in diabetes. Diabetes Metab Res. 2012;28:119–41.
5. Ayuk SM, Houreld NN, Abrahamse H. Collagen production in diabetic wounded fibroblasts in response to low-intensity laser irradiation at 660 nm. Diabetes Technol Ther. 2012;14(12):1110–7.
6. Berlanga-Acosta J. Diabetic lower extremity wounds: the rationale for growth factors-based infiltration treatment. Int Wound J. 2011;8(6):612–20.
7. Hehenberger K, Hansson A. High glucose-induced growth factor resistance in human fibroblasts can be reversed by antioxidants and protein kinase C-inhibitors. Cell Biochem Funct. 1997;15(3):197–201.
8. Kolluru GK, Bir SC, Kevil CG. Endothelial dysfunction and diabetes: effects on angiogenesis, vascular remodeling, and wound healing. Int J Vasc Medi. 2012;2012:918267.
9. Mendez MV, Stanley A, Phillips T, Murphy M, Menzoian JO, Park HY. Fibroblasts cultured from distal lower extremities in patients with venous reflux display cellular characteristics of senescence. J Vasc Surg. 1998;28(6):1040–50.
10. Nambu M, Ishihara M, Kishimoto S, Yanagibayashi S, Yamamoto N, Azuma R, et al. Stimulatory effect of autologous adipose tissue-derived stromal cells in an atelocollagen matrix on wound healing in diabetic db/db mice. J Tissue Eng. 2011;2011:158105.
11. Schultz GS, Davidson JM, Kirsner RS, Bornstein P, Herman IM. Dynamic reciprocity in the wound microenvironment. Wound Repair Regen. 2011;19(2):134–48.
12. Usui ML, Mansbridge JN, Carter WG, Fujita M, Olerud JE. Keratinocyte migration, proliferation, and differentiation in chronic ulcers from patients with diabetes and normal wounds. J Histochem Cytochem. 2008;56(7):687–96.
13. Zhong QL, Liu FR, Liu DW, Peng Y, Zhang XR. Expression of beta-catenin and cyclin D1 in epidermal stem cells of diabetic rats. Mol Med Rep. 2011;4(2):377–81.
14. Kataoka K, Medina RJ, Kageyama T, Miyazaki M, Yoshino T, Makino T, et al. Participation of adult mouse bone marrow cells in reconstitution of skin. Am J Pathol. 2003;163(4):1227–31.
15. Tecilazich F, Dinh T, Pradhan-Nabzdyk L, Leal E, Tellechea A, Kafanas A, et al. Role of endothelial progenitor cells and inflammatory cytokines in healing of diabetic foot ulcers. PLoS One. 2013;8(12):e83314.
16. Thom SR, Hampton M, Troiano MA, Mirza Z, Malay DS, Shannon S, et al. Measurements of CD34+/CD45-dim stem cells predict healing of diabetic neuropathic wounds. Diabetes. 2016;65(2):486–97.
17. Wu YJ, Wang JF, Scott PG, Tredget EE. Bone marrow-derived stem cells in wound healing: a review. Wound Repair Regen. 2007;15:S18–26.
18. Badiavas EV, Falanga V. Treatment of chronic wounds with bone marrow-derived cells. Arch Dermatol. 2003;139(4):510–6.
19. Chen LW, Tredget EE, Wu PYG, Wu YJ. Paracrine factors of mesenchymal stem cells recruit macrophages and endothelial lineage cells and enhance wound healing. PLoS One. 2008;3(4):e1886.
20. Suh W, Kim KL, Kim JM, Shin IS, Lee YS, Lee JY, et al. Transplantation of endothelial progenitor cells accelerates dermal wound healing with increased recruitment of monocytes/macrophages and neovascularization. Stem Cells. 2005;23(10):1571–8.
21. Crisan M, Yap S, Casteilla L, Chen CW, Corselli M, Park TS, et al. A perivascular origin for mesenchymal stem cells in multiple human organs. Cell Stem Cell. 2008;3(3):301–13.
22. Dash SN, Dash NR, Guru B, Mohapatra PC. Towards reaching the target: clinical application of mesenchymal stem cells for diabetic foot ulcers. Rejuvenation Res. 2014;17(1):40–53.
23. Jackson WM, Nesti LJ, Tuan RS. Concise review: clinical translation of wound healing therapies based on mesenchymal stem cells. Stem Cells Transl Med. 2012;1(1):44–50.
24. Dominici M, Le Blanc K, Mueller I, Slaper-Cortenbach I, Marini F, Krause D, et al. Minimal criteria for defining multipotent mesenchymal stromal cells. The International Society for Cellular Therapy position statement. Cytotherapy. 2006;8(4):315–7.
25. Sasaki M, Abe R, Fujita Y, Ando S, Inokuma D, Shimizu H. Mesenchymal stem cells are recruited into wounded skin and contribute to wound repair by transdifferentiation into multiple skin cell type. J Immunol. 2008;180(4):2581–7.
26. Sener LT, Albeniz I. Challenge of mesenchymal stem cells against diabetic foot ulcer. Curr Stem Cell Res Ther. 2015;10(6):530–4.
27. Hocking AM, Gibran NS. Mesenchymal stem cells: paracrine signaling and differentiation during cutaneous wound repair. Exp Cell Res. 2010;316(14):2213–9.
28. Kim CH, Lee JH, Won JH, Cho MK. Mesenchymal stem cells improve wound healing in vivo via early activation of matrix metalloproteinase-9 and vascular endothelial growth factor. J Korean Med Sci. 2011;26(6):726–33.
29. McFarlin K, Gao X, Liu YB, Dulchavsky DS, Kwon D, Arbab AS, et al. Bone marrow-derived mesenchymal stromal cells acceler-

ate wound healing in the rat. Wound Repair Regen. 2006;14(4): 471–8.

30. Stoff A, Rivera AA, Banerjee NS, Moore ST, Numnum TM, Espinosa-De-Los-Monteros A, et al. Promotion of incisional wound repair by human mesenchymal stem cell transplantation. Exp Dermatol. 2009;18(4):362–9.

31. Mansilla E, Spretz R, Larsen G, Nunez L, Drago H, Sturla F, et al. Outstanding survival and regeneration process by the use of intelligent acellular dermal matrices and mesenchymal stem cells in a burn pig model. Transpl Proc. 2010;42(10):4275–8.

32. Javazon EH, Keswani SG, Badillo AT, Crombleholme TM, Zoltick PW, Radu AP, et al. Enhanced epithelial gap closure and increased angiogenesis in wounds of diabetic mice treated with adult murine bone marrow stromal progenitor cells. Wound Repair Regen. 2007;15(3):350–9.

33. Wu YJ, Chen L, Scott PG, Tredget EE. Mesenchymal stem cells enhance wound healing through differentiation and angiogenesis. Stem Cells. 2007;25(10):2648–59.

34. Amin AH, Abd Elmageed ZY, Nair D, Partyka MI, Kadowitz PJ, Belmadani S, et al. Modified multipotent stromal cells with epidermal growth factor restore vasculogenesis and blood flow in ischemic hind-limb of type II diabetic mice. Lab Invest. 2010;90(7):985–96.

35. Wan J, Xia L, Liang W, Liu Y, Cai Q. Transplantation of bone marrow-derived mesenchymal stem cells promotes delayed wound healing in diabetic rats. J Diabetes Res. 2013;2013:647107.

36. Kuo YR, Wang CT, Cheng JT, Wang FS, Chiang YC, Wang CJ. Bone marrow-derived mesenchymal stem cells enhanced diabetic wound healing through recruitment of tissue regeneration in a rat model of Streptozotocin-induced diabetes. Plast Reconstr Surg. 2011;128(4):872–80.

37. Falanga V, Iwamoto S, Chartier M, Yufit T, Butmarc J, Kouttab N, et al. Autologous bone marrow-derived cultured mesenchymal stem cells delivered in a fibrin spray accelerate healing in murine and human cutaneous wounds. Tissue Eng. 2007;13(6):1299–312.

38. Yoshikawa T, Mitsuno H, Nonaka I, Sen Y, Kawanishi K, Inada Y, et al. Wound therapy by marrow mesenchymal cell transplantation. Plast Reconstr Surg. 2008;121(3):860–77.

39. Dash NR, Dash SN, Routray P, Mohapatra S, Mohapatra PC. Targeting nonhealing ulcers of lower extremity in human through autologous bone marrow-derived Mesenchymal stem cells. Rejuvenation Res. 2009;12(5):359–66.

40. Lu DB, Chen B, Liang ZW, Deng WQ, Jiang YZ, Li SF, et al. Comparison of bone marrow mesenchymal stem cells with bone marrow-derived mononuclear cells for treatment of diabetic critical limb ischemia and foot ulcer: a double-blind, randomized, controlled trial. Diabetes Res Clin Pract. 2011;92(1):26–36.

41. Qin HL, Zhu XH, Zhang B, Zhou L, Wang WY. Clinical evaluation of human umbilical cord mesenchymal stem cell transplantation after angioplasty for diabetic foot. Exp Clin Endocrinol Diabetes. 2016;124(8):497–503.

42. Awad O, Dedkov EI, Jiao CH, Bloomer S, Tomanek RJ, Schatteman GC. Differential healing activities of CD34(+) and CD14(+) endothelial cell progenitors. Arterioscler Thromb Vasc Biol. 2006;26(4):758–64.

43. Tanaka R, Masuda H, Kato S, Imagawa K, Kanabuchi K, Nakashioya C, et al. Autologous G-CSF-mobilized peripheral blood CD34(+) cell therapy for diabetic patients with chronic nonhealing ulcer. Cell Transplant. 2014;23(2):167–79.

44. Pedroso DCS, Tellechea A, Moura L, Fidalgo-Carvalho I, Duarte J, Carvalho E, et al. Improved survival, vascular differentiation and wound healing potential of stem cells co-cultured with endothelial cells. PLoS One. 2011;6(1):e16114.

45. Viswanathan C, Shetty P, Sarang S, Cooper K, Ghosh D, Bal A. Role of combination cell therapy in non-healing diabetic ulcers in patients with severe peripheral arterial disease – a preliminary report on five cases. J Diabetic Foot Complications. 2013;5(1):1–14.

46. Tam JCW, Ko CH, Lau KM, To MH, Kwok HF, Siu WS, et al. Enumeration and functional investigation of endothelial progenitor cells in neovascularization of diabetic foot ulcer rats with a Chinese 2-herb formula. J Diabetes. 2015;7(5):718–28.

47. Kulwas A, Drela E, Jundzill W, Goralczyk B, Ruszkowska-Ciastek B, Rosc D. Circulating endothelial progenitor cells and angiogenic factors in diabetes complicated diabetic foot and without foot complications. J Diabetes Complications. 2015;29(5):686–90.

48. Drela E, Stankowska K, Kulwas A, Rosc D. Endothelial progenitor cells in diabetic foot syndrome. Adv Clin Exp Med. 2012;21(2):249–54.

49. Nishimura Y, Ii M, Qin G, Hamada H, Asai J, Takenaka H, et al. CXCR4 antagonist AMD3100 accelerates impaired wound healing in diabetic mice. J Invest Dermatol. 2012;132(3 Pt 1): 711–20.

50. Park S, Tepper OM, Galiano RD, Capla JM, Baharestani S, Kleinman ME, et al. Selective recruitment of endothelial progenitor cells to ischemic tissues with increased neovascularization. Plast Reconstr Surg. 2004;113(1):284–93.

51. Marrotte EJ, Chen DD, Hakim JS, Chen AF. Manganese superoxide dismutase expression in endothelial progenitor cells accelerates wound healing in diabetic mice. J Clin Invest. 2010;120(12):4207–19.

52. Asai J, Takenaka H, Ii M, Asahi M, Kishimoto S, Katoh N, et al. Topical application of ex vivo expanded endothelial progenitor cells promotes vascularisation and wound healing in diabetic mice. Int Wound J. 2013;10(5):527–33.

53. Silva EA, Kim ES, Kong HJ, Mooney DJ. Material-based deployment enhances efficacy of endothelial progenitor cells. Proc Natl Acad Sci USA. 2008;105(38):14347–52.

54. Barcelos LS, Duplaa C, Krankel N, Graiani G, Invernici G, Katare R, et al. Human CD133(+) progenitor cells promote the healing of diabetic ischemic ulcers by paracrine stimulation of angiogenesis and activation of Wnt signaling. Circ Res. 2009;104(9):1095–U199.

55. Kim JY, Song SH, Kim KL, Ko JJ, Im JE, Yie SW, et al. Human cord blood-derived endothelial progenitor cells and their conditioned media exhibit therapeutic equivalence for diabetic wound healing. Cell Transplant. 2010;19(12):1635–44.

56. Lee MJ, Kim J, Lee KI, Shin JM, Chae JI, Chung HM. Enhancement of wound healing by secretory factors of endothelial precursor cells derived from human embryonic stem cells. Cytotherapy. 2011;13(2):165–78.

57. Badiavas EV, Ford D, Liu P, Kouttab N, Morgan J, Richards A, et al. Long-term bone marrow culture and its clinical potential in chronic wound healing. Wound Repair Regen. 2007;15(6):856–65.

58. Asahara T, Murohara T, Sullivan A, Silver M, vanderZee R, Li T, et al. Isolation of putative progenitor endothelial cells for angiogenesis. Science. 1997;275(5302):964–7.

59. Zhang M, Huang B. The multi-differentiation potential of peripheral blood mononuclear cells. Stem Cell Res Ther. 2012;3(6):48.

60. Zvaifler NJ, Marinova-Mutafchieva L, Adams G, Edwards CJ, Moss J, Burger JA, et al. Mesenchymal precursor cells in the blood of normal individuals. Arthritis Res. 2000;2(6):477–88.

61. Damon LE, Damon LE. Mobilization of hematopoietic stem cells into the peripheral blood. Expert Rev Hematol. 2009;2(6):717–33.

62. Yang M, Sheng LL, Zhang TR, Li QF. Stem cell therapy for lower extremity diabetic ulcers: where do we stand? Biomed Res Int. 2013;2013:462179.

63. Ruiz-Salmeron R, de la Cuesta-Diaz A, Constantino-Bermejo M, Perez-Camacho I, Marcos-Sanchez F, Hmadcha A, et al. Angiographic demonstration of neoangiogenesis after intra-arterial infusion of autologous bone marrow mononuclear cells in diabetic patients with critical limb ischemia. Cell Transplant. 2011;20(10):1629–39.

64. Ravari H, Hamidi-Almadari D, Salimifar M, Bonakdaran S, Parizadeh MR, Koliakos G. Treatment of non-healing wounds with autologous bone marrow cells, platelets, fibrin glue and collagen matrix. Cytotherapy. 2011;13(6):705–11.

65. Humpert PM, Bartsch U, Konrade I, Hammes HP, Morcos M,

Kasper M, et al. Locally applied mononuclear bone marrow cells restore angiogenesis and promote wound healing in a type 2 diabetic patient. Exp Clin Endocrinol Diabetes. 2005;113(9):538–40.

66. Kirana S, Stratmann B, Lammers D, Negrean M, Stirban A, Minartz P, et al. Wound therapy with autologous bone marrow stem cells in diabetic patients with ischaemia-induced tissue ulcers affecting the lower limbs. Int J Clin Pract. 2007;61(4):690–2.

67. Sivan-Loukianova E, Awad OA, Stepanovic B, Bickenbach J, Schatteman GC. CD34+blood cells accelerate vascularization and healing of diabetic mouse skin wounds. J Vasc Res. 2003;40(4):368–77.

68. Ueno K, Takeuchi Y, Samura M, Tanaka Y, Nakamura T, Nishimoto A, et al. Treatment of refractory cutaneous ulcers with mixed sheets consisting of peripheral blood mononuclear cells and fibroblasts. Sci Rep. 2016;6:28538.

69. Ozturk A, Kucukardali Y, Tangi F, Erikci A, Uzun G, Bashekim C, et al. Therapeutical potential of autologous peripheral blood mononuclear cell transplantation in patients with type 2 diabetic critical limb ischemia. J Diabetes Complications. 2012;26(1):29–33.

70. Dubsky M, Jirkovska A, Bem R, Fejfarova V, Pagacova L, Sixta B, et al. Both autologous bone marrow mononuclear cell and peripheral blood progenitor cell therapies similarly improve ischaemia in patients with diabetic foot in comparison with control treatment. Diabetes Metab Res Rev. 2013;29(5):369–76.

71. Kirana S, Stratmann B, Prante C, Prohaska W, Koerperich H, Lammers D, et al. Autologous stem cell therapy in the treatment of limb ischaemia induced chronic tissue ulcers of diabetic foot patients. Int J Clin Pract. 2012;66(4):384–93.

72. Schaffler A, Buchler C. Concise review: adipose tissue-derived stromal cells - basic and clinical implications for novel cell-based therapies. Stem Cells. 2007;25(4):818–27.

73. Fraser JK, Wulur I, Alfonso Z, Hedrick MH. Fat tissue: an underappreciated source of stem cells for biotechnology. Trends Biotechnol. 2006;24(4):150–4.

74. Koci Z, Turnovcova K, Dubsky M, Baranovicova L, Holan V, Chudickova M, et al. Characterization of human adipose tissue-derived stromal cells isolated from diabetic patient's distal limbs with critical ischemia. Cell Biochem Funct. 2014;32(7):597–604.

75. Zuk PA, Zhu M, Mizuno H, Huang J, Futrell JW, Katz AJ, et al. Multilineage cells from human adipose tissue: implications for cell-based therapies. Tissue Eng. 2001;7(2):211–28.

76. Ebrahimian TG, Pouzoulet F, Squiban C, Buard V, Andre M, Cousin B, et al. Cell therapy based on adipose tissue-derived stromal cells promotes physiological and pathological wound healing. Arterioscler Thromb Vasc Biol. 2009;29(4):503–10.

77. Huang SP, Huang CH, Shyu JF, Lee HS, Chen SG, Chan JYH, et al. Promotion of wound healing using adipose-derived stem cells in radiation ulcer of a rat model. J Biomed Sci. 2013;20(1):51.

78. Hanson SE, Kleinbeck KR, Cantu D, Kim J, Bentz ML, Faucher LD, et al. Local delivery of allogeneic bone marrow and adipose tissue-derived mesenchymal stromal cells for cutaneous wound healing in a porcine model. J Tissue Eng Regen Med. 2016;10(2):E90–E100.

79. Shi RF, Jin YP, Cao CW, Han SL, Shao XW, Meng LY, et al. Localization of human adipose-derived stem cells and their effect in repair of diabetic foot ulcers in rats. Stem Cell Res Ther. 2016;7(1):155.

80. Di Rocco G, Gentile A, Antonini A, Ceradini F, Wu JC, Capogrossi MC, et al. Enhanced healing of diabetic wounds by topical administration of adipose tissue-derived stromal cells overexpressing stromal-derived factor-1: biodistribution and engraftment analysis by bioluminescent imaging. Stem Cells Int. 2010;304562:2011.

81. Maharlooei MK, Bagheri M, Solhjou Z, Jahromi BM, Akrami M, Rohani L, et al. Adipose tissue derived mesenchymal stem cell (AD-MSC) promotes skin wound healing in diabetic rats. Diabetes Res Clin Pract. 2011;93(2):228–34.

82. Nie CL, Yang DP, Xu J, Si ZX, Jin XM, Zhang JW. Locally administered adipose-derived stem cells accelerate wound healing through differentiation and vasculogenesis. Cell Transplant.

2011;20(2):205–16.

83. Zografou A, Papadopoulos O, Tsigris C, Kavantzas N, Michalopoulos E, Chatzistamatiou T, et al. Autologous transplantation of adipose-derived stem cells enhances skin graft survival and wound healing in diabetic rats. Ann Plast Surg. 2013;71(2):225–32.

84. Cianfarani F, Toietta G, Di Rocco G, Cesareo E, Zambruno G, Odorisio T. Diabetes impairs adipose tissue-derived stem cell function and efficiency in promoting wound healing. Wound Repair Regen. 2013;21(4):545–53.

85. Lin YC, Grahovac T, Oh SJ, Ieraci M, Rubin JP, Marra KG. Evaluation of a multi-layer adipose-derived stem cell sheet in a full-thickness wound healing model. Acta Biomater. 2013;9(2):5243–50.

86. McLaughlin MM, Marra KG. The use of adipose-derived stem cells as sheets for wound healing. Organogenesis. 2013;9(2):79–81.

87. Cerqueira MT, Pirraco RP, Santos TC, Rodrigues DB, Frias AM, Martins AR, et al. Human adipose stem cells cell sheet constructs impact epidermal morphogenesis in full-thickness excisional wounds. Biomacromolecules. 2013;14(11):3997–4008.

88. Kato Y, Iwata T, Morikawa S, Yamato M, Okano T, Uchigata Y. Allogeneic transplantation of an adipose-derived stem cell sheet combined with artificial skin accelerates wound healing in a rat wound model of type 2 diabetes and obesity. Diabetes. 2015;64(8):2723–34.

89. Jiang YA, Chen B, Liu YB, Zhufu ZY, Yan X, Hou XL, et al. Effect of collagen scaffold with adipose-derived stromal vascular fraction cells on diabetic wound healing: a study in a diabetic porcine model. Tissue Eng Regen Med. 2013;10(4):192–9.

90. Lee HC, An SG, Lee HW, Park JS, Cha KS, Hong TJ, et al. Safety and effect of adipose tissue-derived stem cell implantation in patients with critical limb ischemia - a pilot study. Circ J. 2012;76(7):1750–60.

91. Marino G, Moraci M, Armenia E, Orabona C, Sergio R, De Sena G, et al. Therapy with autologous adipose-derived regenerative cells for the care of chronic ulcer of lower limbs in patients with peripheral arterial disease. J Surg Res. 2013;185(1):36–44.

92. Raposio E, Bertozzi N, Bonomini S, Bernuzzi G, Formentini A, Grignaffini E, et al. Adipose-derived stem cells added to platelet-rich plasma for chronic skin ulcer therapy. Wounds. 2016;28(4):126–31.

93. Hanna J, Cheng AW, Saha K, Kim J, Lengner CJ, Soldner F, et al. Human embryonic stem cells with biological and epigenetic characteristics similar to those of mouse ESCs. Proc Natl Acad Sci USA. 2010;107(20):9222–7.

94. Takahashi K, Yamanaka S. Induction of pluripotent stem cells from mouse embryonic and adult fibroblast cultures by defined factors. Cell. 2006;126(4):663–76.

95. Aasen T, Raya A, Barrero MJ, Garreta E, Consiglio A, Gonzalez F, et al. Efficient and rapid generation of induced pluripotent stem cells from human keratinocytes. Nat Biotechnol. 2008;26(11):1276–84.

96. Anchan RM, Quaas P, Gerami-Naini B, Bartake H, Griffin A, Zhou YL, et al. Amniocytes can serve a dual function as a source of iPS cells and feeder layers. Hum Mol Genet. 2011;20(5):962–74.

97. Narsinh KH, Jia FJ, Robbins RC, Kay MA, Longaker MT, Wu JC. Generation of adult human induced pluripotent stem cells using nonviral minicircle DNA vectors. Nat Protoc. 2011;6(1):78–88.

98. Ono M, Hamada Y, Horiuchi Y, Matsuo-Takasaki M, Imoto Y, Satomi K, et al. Generation of induced pluripotent stem cells from human nasal epithelial cells using a Sendai virus vector. PLoS One. 2012;7(8):e42855.

99. Takahashi K, Tanabe K, Ohnuki M, Narita M, Ichisaka T, Tomoda K, et al. Induction of pluripotent stem cells from adult human fibroblasts by defined factors. Cell. 2007;131(5):861–72.

100. Utikal J, Maherali N, Kulalert W, Hochedlinger K. Sox2 is dispensable for the reprogramming of melanocytes and melanoma cells into induced pluripotent stem cells. J Cell Sci. 2009;122(19):3502–10.

101. Zhou T, Benda C, Duzinger S, Huang YH, Li XY, Li YH, et al. Generation of induced pluripotent stem cells from urine. J Am Soc Nephrol. 2011;22(7):1221–8.

102. Loh YH, Hartung O, Li H, Guo CG, Sahalie JM, Manos PD, et al. Reprogramming of T cells from human peripheral blood. Cell Stem Cell. 2010;7(1):15–9.

103. Stepniewski J, Kachamakova-Trojanowska N, Ogrocki D, Szopa M, Matlok M, Beilharz M, et al. Induced pluripotent stem cells as a model for diabetes investigation. Sci Rep. 2015;5:8597.

104. Teo AKK, Windmueller R, Johansson BB, Dirice E, Njolstad PR, Tjora E, et al. Derivation of human induced pluripotent stem cells from patients with maturity onset diabetes of the young. J Biol Chem. 2013;288(8):5353–6.

105. Kudva YC, Ohmine S, Greder LV, Dutton JR, Armstrong A, De Lamo JG, et al. Transgene-free disease-specific induced pluripotent stem cells from patients with type 1 and type 2 diabetes. Stem Cells Transl Med. 2012;1(6):451–61.

106. Maehr R, Chen SB, Snitow M, Ludwig T, Yagasaki L, Goland R, et al. Generation of pluripotent stem cells from patients with type 1 diabetes. Proc Natl Acad Sci USA. 2009;106(37):15768–73.

107. Thatava T, Kudva YC, Edukulla R, Squillace K, De Lamo JG, Khan YK, et al. Intrapatient variations in type 1 diabetes-specific iPS cell differentiation into insulin-producing cells. Mol Ther. 2013;21(1):228–39.

108. Park IH, Arora N, Huo H, Maherali N, Ahfeldt T, Shimamura A, et al. Disease-specific induced pluripotent stem cells. Cell. 2008;134(5):877–86.

109. Gerami-Naini B, Smith A, Maione AG, Kashpur O, Carpinito G, Veves A, et al. Generation of induced pluripotent stem cells from diabetic foot ulcer fibroblasts using a nonintegrative Sendai virus. Cell Reprogram. 2016;18(4):214–23.

110. Narazaki G, Uosaki H, Teranishi M, Okita K, Kim B, Matsuoka S, et al. Directed and systematic differentiation of cardiovascular cells from mouse induced pluripotent stem cells. Circulation. 2008;118(5):498–506.

111. Patsch C, Challet-Meylan L, Thoma EC, Urich E, Heckel T, O'Sullivan JF, et al. Generation of vascular endothelial and smooth muscle cells from human pluripotent stem cells. Nat Cell Biol. 2015;17(8):994–U294.

112. Yamashita J, Itoh H, Hirashima M, Ogawa M, Nishikawa S, Yurugi T, et al. Flk1-positive cells derived from embryonic stem cells serve as vascular progenitors. Nature. 2000;408(6808):92–6.

113. Zeng LF, Xiao QZ, Margariti A, Zhang ZY, Zampetaki A, Patel S, et al. HDAC3 is crucial in shear- and VEGF-induced stem cell differentiation toward endothelial cells. J Cell Biol. 2006;174(7):1059–69.

114. Xie CQ, Ritchie RP, Huang HR, Zhang JF, Chen YE. Smooth muscle cell differentiation in vitro models and underlying molecular mechanisms. Arterioscler Thromb Vasc Biol. 2011;31(7):1485–94.

115. Taura D, Noguchi M, Sone M, Hosoda K, Mori E, Okada Y, et al. Adipogenic differentiation of human induced pluripotent stem cells: comparison with that of human embryonic stem cells. FEBS Lett. 2009;583(6):1029–33.

116. van Harmelen V, Astrom G, Stromberg A, Sjolin E, Dicker A, Hovatta O, et al. Differential lipolytic regulation in human embryonic stem cell-derived adipocytes. Obesity. 2007;15(4):846–52.

117. Hematti P. Human embryonic stem cell-derived mesenchymal progenitors: an overview. Embryonic Stem Cell Therapy for Osteo-Degenerative Diseases. 2011;690:163–74.

118. Hewitt KJ, Shamis Y, Carlson MW, Aberdam E, Aberdam D, Garlick JA. Three-dimensional epithelial tissues generated from human embryonic stem cells. Tissue Eng Part A. 2009;15(11):3417–26.

119. Itoh M, Umegaki-Arao N, Guo ZY, Liu L, Higgins CA, Christiano AM. Generation of 3D skin equivalents fully reconstituted from human induced pluripotent stem cells (iPSCs). PLoS One. 2013;8(10):e77673.

120. Aberdam D. Derivation of keratinocyte progenitor cells and skin formation from embryonic stem cells. Int J Dev Biol. 2004;48(2–3):203–6.

121. Green H, Easley K, Iuchi S. Marker succession during the development of keratinocytes from cultured human embryonic stem cells. Proc Natl Acad Sci USA. 2003;100(26):15625–30.

122. Kidwai FK, Liu H, Toh WS, Fu X, Jokhun DS, Movahednia MM, et al. Differentiation of human embryonic stem cells into clinically amenable keratinocytes in an autogenic environment. J Invest Dermatol. 2013;133(3):618–28.

123. Petrova A, Celli A, Jacquet L, Dafou D, Crumrine D, Hupe M, et al. 3D in vitro model of a functional epidermal permeability barrier from human embryonic stem cells and induced pluripotent stem cells. Stem Cell Rep. 2014;2(5):675–89.

124. Sebastiano V, Zhen HH, Haddad B, Bashkirova E, Melo SP, Wang P, et al. Human COL7A1-corrected induced pluripotent stem cells for the treatment of recessive dystrophic epidermolysis bullosa (vol 6, 267er8, 2014). Sci Transl Med. 2014;6(267):264ra163.

125. Itoh M, Kiuru M, Cairo MS, Christiano AM. Generation of keratinocytes from normal and recessive dystrophic epidermolysis bullosa-induced pluripotent stem cells. Proc Natl Acad Sci USA. 2011;108(21):8797–802.

126. Cai S, Han L, Ao Q, Chan YS, Shum DK. Human induced pluripotent cell-derived sensory neurons for fate commitment of bone marrow-derived Schwann cells: implications for remyelination therapy. Stem Cells Transl Med. 2017;6(2):369–81.

127. Chambers SM, Fasano CA, Papapetrou EP, Tomishima M, Sadelain M, Studer L. Highly efficient neural conversion of human ES and iPS cells by dual inhibition of SMAD signaling. Nat Biotechnol. 2009;27(3):275–80.

128. Du ZW, Chen H, Liu H, Lu J, Qian K, Huang CL, et al. Generation and expansion of highly pure motor neuron progenitors from human pluripotent stem cells. Nat Commun. 2015;6:6626.

129. Young GT, Gutteridge A, De Fox H, Wilbrey AL, Cao LS, Cho LT, et al. Characterizing human stem cell-derived sensory neurons at the single-cell level reveals their ion channel expression and utility in pain research. Mol Ther. 2014;22(8):1530–43.

130. Gruenloh W, Kambal A, Sondergaard C, McGee J, Nacey C, Kalomoiris S, et al. Characterization and in vivo testing of mesenchymal stem cells derived from human embryonic stem cells. Tissue Eng Part A. 2011;17(11–12):1517–25.

131. Lian QZ, Zhang YL, Zhang JQ, Zhang HK, Wu XG, Zhang Y, et al. Functional mesenchymal stem cells derived from human induced pluripotent stem cells attenuate limb ischemia in mice. Circulation. 2010;121(9):1113–U91.

132. Barberi T, Willis LM, Socci ND, Studer L. Derivation of multipotent mesenchymal precursors from human embryonic stem cells. PLoS Med. 2005;2(6):554–60.

133. Hynes K, Menicanin D, Mrozik K, Gronthos S, Bartold PM. Generation of functional mesenchymal stem cells from different induced pluripotent stem cell lines. Stem Cells Dev. 2014;23(10):1084–96.

134. Villa-Diaz LG, Brown SE, Liu Y, Ross AM, Lahann J, Parent JM, et al. Derivation of mesenchymal stem cells from human induced pluripotent stem cells cultured on synthetic substrates. Stem Cells. 2012;30(6):1174–81.

135. Yu JY, Vodyanik MA, Smuga-Otto K, Antosiewicz-Bourget J, Frane JL, Tian S, et al. Induced pluripotent stem cell lines derived from human somatic cells. Science. 2007;318(5858):1917–20.

136. Stadtfeld M, Nagaya M, Utikal J, Weir G, Hochedlinger K. Induced pluripotent stem cells generated without viral integration. Science. 2008;322(5903):945–9.

137. Okita K, Matsumura Y, Sato Y, Okada A, Morizane A, Okamoto S, et al. A more efficient method to generate integration-free human iPS cells. Nat Methods. 2011;8(5):409–U52.

138. Yu JY, Hu KJ, Smuga-Otto K, Tian SL, Stewart R, Slukvin II, et al. Human induced pluripotent stem cells free of vector and transgene sequences. Science. 2009;324(5928):797–801.

139. Warren L, Manos PD, Ahfeldt T, Loh YH, Li H, Lau F, et al. Highly efficient reprogramming to pluripotency and directed differentiation of human cells with synthetic modified mRNA. Cell Stem Cell. 2010;7(5):618–30.

140. Gonzalez F, Boue S, Belmonte JCI. Methods for making induced pluripotent stem cells: reprogramming a la carte. Nat Rev Genet. 2011;12(4):231–42.

141. Lin SL, Chang DC, Lin CH, Ying SY, Leu D, Wu DTS. Regulation

of somatic cell reprogramming through inducible mir-302 expression. Nucleic Acids Res. 2011;39(3):1054–65.

142. Huangfu DW, Maehr R, Guo WJ, Eijkelenboom A, Snitow M, Chen AE, et al. Induction of pluripotent stem cells by defined factors is greatly improved by small-molecule compounds. Nat Biotechnol. 2008;26(7):795–7.

143. Huangfu DW, Osafune K, Maehr R, Guo W, Eijkelenboom A, Chen S, et al. Induction of pluripotent stem cells from primary human fibroblasts with only Oct4 and Sox2. Nat Biotechnol. 2008;26(11):1269–75.

144. Zhu S, Li W, Zhou H, Wei W, Ambasudhan R, Lin T, et al. Reprogramming of human primary somatic cells by OCT4 and chemical compounds. Cell Stem Cell. 2010;7(6):651–5.

145. Schlaeger TM, Daheron L, Brickler TR, Entwisle S, Chan K, Cianci A, et al. A comparison of non-integrating reprogramming methods. Nat Biotechnol. 2015;33(1):58–U230.

146. Bailey AM. Balancing tissue and tumor formation in regenerative medicine. Sci Transl Med. 2012;4(147):147fs28.

147. Hatzistergos KE, Blum A, Ince T, Grichnik JM, Hare JM. What is the oncologic risk of stem cell treatment for heart disease? Circ Res. 2011;108(11):1300–3.

148. Brivanlou AH, Gage FH, Jaenisch R, Jessell T, Melton D, Rossant J. Setting standards for human embryonic stem cells. Science. 2003;300(5621):913–6.

149. Thomson JA. Embryonic stem cell lines derived from human blastocysts (vol 282, pg 1147, 1998). Science. 1998;282(5395):1145–7.

150. Carpenter MK, Frey-Vasconcells J, Rao MS. Developing safe therapies from human pluripotent stem cells. Nat Biotechnol. 2009;27(7):606–13.

151. Inzunza J, Sahlen S, Holmberg K, Stromberg AM, Teerijoki H, Blennow E, et al. Comparative genomic hybridization and karyotyping of human embryonic stem cells reveals the occurrence of an isodicentric X chromosome after long-term cultivation. Mol Hum Reprod. 2004;10(6):461–6.

152. Lund RJ, Narva E, Lahesmaa R. Genetic and epigenetic stability of human pluripotent stem cells. Nat Rev Genet. 2012;13(10):732–44.

153. Urnov FD, Rebar EJ, Holmes MC, Zhang HS, Gregory PD. Genome editing with engineered zinc finger nucleases. Nat Rev Genet. 2010;11(9):636–46.

154. Bogdanove AJ, Voytas DF. TAL effectors: customizable proteins for DNA targeting. Science. 2011;333(6051):1843–6.

155. Cong L, Ran FA, Cox D, Lin SL, Barretto R, Habib N, et al. Multiplex genome engineering using CRISPR/Cas systems. Science. 2013;339(6121):819–23.

156. Mali P, Yang LH, Esvelt KM, Aach J, Guell M, DiCarlo JE, et al. RNA-guided human genome engineering via Cas9. Science. 2013;339(6121):823–6.

157. Deveau H, Garneau JE, Moineau S. CRISPR/Cas system and its role in phage-bacteria interactions. Annu Rev Microbiol. 2010;64:475–93.

158. Garneau JE, Dupuis ME, Villion M, Romero DA, Barrangou R, Boyaval P, et al. The CRISPR/Cas bacterial immune system cleaves bacteriophage and plasmid DNA. Nature. 2010;468(7320):67.

159. Horvath P, Barrangou R. CRISPR/Cas, the immune system of bacteria and archaea. Science. 2010;327(5962):167–70.

160. Jinek M, Chylinski K, Fonfara I, Hauer M, Doudna JA, Charpentier E. A programmable dual-RNA-guided DNA endonuclease in adaptive bacterial immunity. Science. 2012;337(6096):816–21.

161. Ran FA, Hsu PD, Wright J, Agarwala V, Scott DA, Zhang F. Genome engineering using the CRISPR-Cas9 system. Nat Protoc. 2013;8(11):2281–308.

162. Bonnefond A, Saulnier PJ, Stathopoulou MG, Grarup N, Ndiaye NC, Roussel R, et al. What is the contribution of two genetic variants regulating VEGF levels to type 2 diabetes risk and to microvascular complications? PLoS One. 2013;8(2):e55921.

163. Debette S, Visvikis-Siest S, Chen MH, Ndiaye NC, Song C, Destefano A, et al. Identification of cis- and trans-acting genetic variants explaining up to half the variation in circulating vascular endothelial growth factor levels. Circ Res. 2011;109(5):554–U245.

164. Lu F, Qian Y, Li HZ, Dong MH, Lin YD, Du JB, et al. Genetic variants on chromosome 6p21.1 and 6p22.3 are associated with type 2 diabetes risk: a case-control study in Han Chinese. J Hum Genet. 2012;57(5):320–5.

165. Teo AKK, Gupta MK, Doria A, Kulkarni RN. Dissecting diabetes/metabolic disease mechanisms using pluripotent stem cells and genome editing tools. Mol Metab. 2015;4(9):593–604.

166. Dhamodharan U, Viswanathan V, Krishnamoorthy E, Rajaram R, Aravindhan V. Genetic association of IL-6, TNF-alpha and SDF-1 polymorphisms with serum cytokine levels in diabetic foot ulcer. Gene. 2015;565(1):62–7.

167. Cao J, Wu L, Zhang SM, Lu M, Cheung WK, Cai W, et al. An easy and efficient inducible CRISPR/Cas9 platform with improved specificity for multiple gene targeting. Nucleic Acids Res. 2016;44(19):e149.

168. Cheng AW, Wang H, Yang H, Shi L, Katz Y, Theunissen TW, et al. Multiplexed activation of endogenous genes by CRISPR-on, an RNA-guided transcriptional activator system. Cell Res. 2013;23(10):1163–71.

169. Kabadi AM, Ousterout DG, Hilton IB, Gersbach CA. Multiplex CRISPR/Cas9-based genome engineering from a single lentiviral vector. Nucleic Acids Res. 2014;42(19):e147.

170. Ousterout DG, Kabadi AM, Thakore PI, Majoros WH, Reddy TE, Gersbach CA. Multiplex CRISPR/Cas9-based genome editing for correction of dystrophin mutations that cause Duchenne muscular dystrophy. Nat Commun. 2015;6:6244.

171. Sakuma T, Nishikawa A, Kume S, Chayama K, Yamamoto T. Multiplex genome engineering in human cells using all-in-one CRISPR/Cas9 vector system. Sci Rep. 2014;4:5400.

172. Sakurai T, Kamiyoshi A, Kawate H, Mori C, Watanabe S, Tanaka M, et al. A non-inheritable maternal Cas9-based multiple-gene editing system in mice. Sci Rep. 2016;6:20011.

173. Shechner DM, Hacisuleyman E, Younger ST, Rinn JL. Multiplexable, locus-specific targeting of long RNAs with CRISPR-display. Nat Methods. 2015;12(7):664.

174. Wang HY, Yang H, Shivalila CS, Dawlaty MM, Cheng AW, Zhang F, et al. One-step generation of mice carrying mutations in multiple genes by CRISPR/Cas-mediated genome engineering. Cell. 2013;153(4):910–8.

175. Cho SW, Kim S, Kim Y, Kweon J, Kim HS, Bae S, et al. Analysis of off-target effects of CRISPR/Cas-derived RNA-guided endonucleases and nickases. Genome Res. 2014;24(1):132–41.

176. Frock RL, Hu JZ, Meyers RM, Ho YJ, Kii E, Alt FW. Genome-wide detection of DNA double-stranded breaks induced by engineered nucleases. Nat Biotechnol. 2015;33(2):179–86.

177. Fu YF, Foden JA, Khayter C, Maeder ML, Reyon D, Joung JK, et al. High-frequency off-target mutagenesis induced by CRISPR-Cas nucleases in human cells. Nat Biotechnol. 2013;31(9):822.

178. Hsu PD, Scott DA, Weinstein JA, Ran FA, Konermann S, Agarwala V, et al. DNA targeting specificity of RNA-guided Cas9 nucleases. Nat Biotechnol. 2013;31(9):827.

179. Lin YN, Cradick TJ, Brown MT, Deshmukh H, Bao G. CRISPR/Cas9 systems have off-target activity with insertions or deletions between target DNA and guide RNA sequences. Mol Ther. 2014;22:S94–S5.

180. Pattanayak V, Lin S, Guilinger JP, Ma EB, Doudna JA, Liu DR. High-throughput profiling of off-target DNA cleavage reveals RNA-programmed Cas9 nuclease specificity. Nat Biotechnol. 2013;31(9):839–43.

181. Liu XS, Wu H, Ji X, Stelzer Y, Wu XB, Czauderna S, et al. Editing DNA methylation in the mammalian genome. Cell. 2016;167(1):233.

182. Qi LS, Larson MH, Gilbert LA, Doudna JA, Weissman JS, Arkin AP, et al. Repurposing CRISPR as an RNA-guided platform for sequence-specific control of gene expression. Cell. 2013;152(5):1173–83.

183. Mandegar MA, Huebsch N, Frolov EB, Shin E, Truong A, Olvera MP, et al. CRISPR interference efficiently induces specific and reversible gene silencing in human iPSCs. Cell Stem Cell. 2016;18(4):541–53.

184. Hewitt KJ, Garlick JA. Cellular reprogramming to reset epigenetic signatures. Mol Aspects Med. 2013;34(4):841–8.

185. Apostolou E, Hochedlinger K. Chromatin dynamics during cel-

lular reprogramming. Nature. 2013;502(7472):462–71.

186. Egles C, Garlick JA, Shamis Y. Three-dimensional human tissue models of wounded skin. Methods Mol Biol. 2010;585:345–59.

187. Wilkins LM, Watson SR, Prosky SJ, Meunier SF, Parenteau NL. Development of a bilayered living skin construct for clinical-applications. Biotechnol Bioeng. 1994;43(8):747–56.

188. Carlson MW, Alt-Holland A, Egles C, Garlick JA. Three-dimensional tissue models of normal and diseased skin. Curr Protoc Cell Biol. 2008;Chapter 19:Unit 19 9.

189. Maione AG, Brudno Y, Stojadinovic O, Park LK, Smith A, Tellechea A, et al. Three-dimensional human tissue models that incorporate diabetic foot ulcer-derived fibroblasts mimic in vivo features of chronic wounds. Tissue Eng Part C Methods. 2015;21(5):499–508.

190. Bhatia SN, Ingber DE. Microfluidic organs-on-chips. Nat Biotechnol. 2014;32(8):760–72.

191. O'Neill AT, Monteiro-Riviere NA, Walker GM. Characterization of microfluidic human epidermal keratinocyte culture. Cytotechnology. 2008;56(3):197–207.

192. DesRochers TM, Shamis Y, Alt-Holland A, Kudo Y, Takata T, Wang GW, et al. The 3D tissue microenvironment modulates DNA methylation and E-cadherin expression in squamous cell carcinoma. Epigenetics. 2012;7(1):34–46.

第十四章
MicroRNAs：糖尿病创面治疗的新靶点

Seema Dangwal, Ariana Foinquinos, and Thomas Thum

摘要

糖尿病足溃疡(diabetic foot ulcer,DFU)是糖尿病并发症中的一个主要临床挑战,它是由多种抑制创面愈合的因素造成的。皮肤创面的愈合是一个复杂的、动态的反应过程,涉及不同细胞类型的时间和空间基因调控等一系列分子事件。糖尿病患者组织修复相关基因表达异常及其引起的细胞功能障碍是糖尿病患者愈合受损的关键因素。因此,要了解DFU延迟愈合的病理生理学,识别不同细胞类型的功能调节因子至关重要。最近的研究表明,细胞转录组的各种遗传和表观遗传调节因子,其中高度保守的微小非编码RNAs,特别是microRNAs(miRs和miRNAs),是调节皮肤创伤愈合所必需的多种细胞功能的重要主调节因子。在此,我们将讨论miRNAs调节组织修复过程的最新进展及其作为促进糖尿病患者创面愈合的新治疗靶点的潜在作用。

DFU是糖尿病并发症中的一个主要临床问题,它是由多种抑制创面愈合的因素所致[1-3]。大约25%的糖尿病患者在他们的一生中会有一段时间出现足部溃疡,超过60%的患者即使在接受医疗治疗后仍会发展成不愈合的创面[4]。皮肤创伤愈合是一个复杂的、动态的皮肤损伤反应过程,涉及一系列的分子事件,这些事件与不同细胞类型的时间和空间调节密切相关[2]。尽管我们知道多种细胞类型(包括血小板、成纤维细胞、角质形成细胞、免疫细胞和内皮细胞)的功能障碍可以抑制创面愈合,但对单个细胞类型作用的认识仍处于初级阶段[5]。糖尿病患者组织修复相关基因表达异常及由此引起的细胞功能障碍是影响糖尿病患者创面愈合障碍的重要因素。因此,了解DFU延迟愈合的病理生物学,识别不同细胞类型的功能调节因子至关重要。最近的研究已经证明细胞转录组中调节基因表达的各种遗传和表观遗传调节因子,以及其中高度保守的、非编码RNA(ncRNAs),特别是microRNAs(miRs和miRNAs)是调控对皮肤创面愈合有重要作用的多种细胞功能的一类重要调节因子[6-12]。在此,我们将详细讨论miRNAs调节组织修复过程的最新进展及其作为促进糖尿病创面愈合新的治疗靶点的潜在作用。

非编码 RNAs：MicroRNA

MiRNAs是曾经被认为是"进化垃圾"的大量非编码RNA的一部分。直到现在,人们仅认识到1%~2%的人类基因组编码蛋白质,这意味着大多数RNA是产生无编码潜力的RNA,通常被称为ncRNAs[13,14]。这些转录物可以在大多数组织和体液中检测到。高通量筛选和表达谱分析的研究也揭示了应对刺激或应激时ncRNA表达和时空变化反应。

根据转录长度,ncRNAs可以大致分为短ncRNAs和长ncRNAs。短ncRNAs(<200个核苷酸)主要包括具有良好特征的高度保守的转录物,其长度约20个核苷酸,在转录后水平调节基因表达[7]。第一个被发现的miRNA叫lin-4,最初被报道对于秀丽隐杆线虫的发育过程是必不可少的[15]。迄今为止,在人类基因组中已经发现大约有两千个miRNAs,并且随着筛选工具的进步,预计将发现更多的miRNA[7,13]。另一方面,长的非编码RNA(lncRNAs,>200个核苷酸)缺乏>100个氨基酸的经典开放阅读框,他的研究仍处于初步阶段[13,16]。线性转录本是形成另一种分类的基础,因此ncRNA转录本可被分类为线性,例如miRNAs和lncRNAs,或环形,即环形RNAs(circRNAs)。线性RNA转录物的3′和5′端连接在一起形成一个环,与线性形式相比,环状转录物具有更高的稳定性[16,17]。由于circRNAs高度的系统发育保守性,可以被用于基于ncRNA水平的治疗。然而,它们在功能上的重要性仍然需要进一步的探索[16]。

miRNAs的基因起源可以是基因间的,即来自两个蛋白质编码基因之间的区域,也可以是基因内的,即来自编码基因序列内的区域。最初RNA聚合酶Ⅱ将其转录为长前体RNA(初级miRNAs：pri-miRNAs)。Pri-miRs在细胞核和细胞质中被RNase-Ⅲ Drosha和其他辅助因子进行剪辑处理,形成发夹状的pre-miRNA(长度约70个核苷酸)[18,19]。Pre-miRs在细胞质中被Dicer进一步剪切缩短,形成成熟的miRNA。一旦经过发夹结构处理[20,21],miRNA就会与沉默复合体(RISC或RNA诱导的沉默复合体)的Argonaute蛋白中的mRNA配对,以指导转录后抑制[22,23](见图14.1)。

MiRNAs通常与位于3′非翻译区(UTRs)的信使RNA(mRNA)碱基配对结合[19,24]。这种miRNA与其mRNA靶点的配对抑制了mRNA的降解和翻译行为,尽管miRNA的绝大多数基因调控作用主要是通过促进靶mRNA的降解而不是通过抑制翻译来实现的[24]。由于靶mRNA的降解或抑制,miRNAs参与了多种病理生理条件,包括创面愈合病理过程。

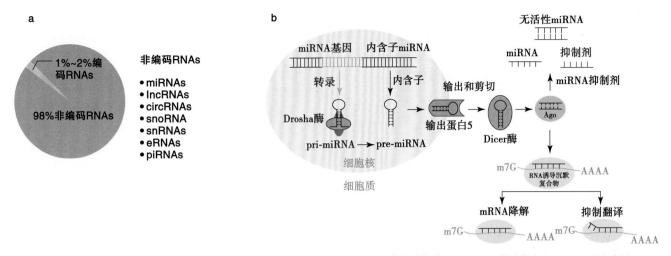

图 14.1 （a）人类基因组：非编码 RNA 占到 98%，而只有 1%~2% 的 RNAs 可以编码蛋白质。（b）miRNA 的生物发生：miRNA 要么来源于内含子，要么来源于较长的转录前体。它们通过内核溶解过程成熟，然后与 RNA 诱导沉默复合物结合，通过降解或抑制翻译来调节目的基因的表达水平。可以通过抑制或模拟 miRNAs 来调节活性

miRNA 疗法

因其在疾病病理学中的作用，miRNAs 已成为一种新型的治疗靶点。靶向 miRNA 功能可分为两种途径：①miR-mimics，使用寡核苷酸序列与载体如 AAVs（腺相关病毒载体）结合的"基因治疗"方法，增强被抑制的 miRNAs 的表达；②使用 miRNA 抑制剂，沉默那些在疾病中呈现高表达的内源性 miRNA。尽管这两种方法都已经进行了体内实验，但迄今为止最优的方法是沉默表达上调的 miRNA[25]。

反义寡核苷酸是具有成熟 miRNA 完整或部分互补序列的反义寡核苷酸，可以减少特异性靶 miRNA 的内源性活性池。反 miRNA 通过空间位阻作用，与 miRNAs 的互补碱基配对，形成高度稳定的 miRNA-反 miR 复合体，使靶 miRNA 处于非活性状态[24,25]。

有人建议进行一些修改，以提高寡核苷酸抗逆设计的结合效率和稳定性[24]。第一个革新是对寡核苷酸治疗领域的合成修饰是在主链水平上使用硫代磷酸酯核苷酸间键而不是磷酸二酯键。目前使用的反义寡核苷酸大多含有硫代磷酸酯键。另一种选择是以糖环为靶点[24]。具有高亲和力的 2′糖修饰化学，如 2′-O-甲基（2′-O-methyl，2′-O-Me）、2′-O-甲氧基乙基（2′-O-methoxyethyl，2′-MOE）和 2′-氟（2′-fluoro，2′-F）的构象限制性核苷酸已经开发和测试。一种连接 2′氧和 4′碳的额外桥梁的修饰被称为锁定核酸（locked nucleoc acid，LNA），它具有良好的性质，并且 LNA 单体已成功应用于生物技术和药物开发的各个领域[24]。

胆固醇类抗 miRs

胆固醇类抗 miRNA 通过 2′-O-Me 键与成熟的 miRNA 序列完全互补结合。miRNA 拮抗剂含有几个硫代磷酸酯部分以增加其稳定性[24]。这类 miRNA 拮抗剂可以很容易被细胞摄取，尤其在肝脏[26]。第一次使用基于胆固醇的 miRNA 拮抗剂来沉默 miRNAs 是在 2005 年。静脉注射抗 miR-16、miR-122、miR-192 和 miR-194 的拮抗剂可明显降低肝、肺、肾、心脏和其他器官中相应的 miRNA 水平，显示了这类抗 miRNA 的沉默效果[27]。在第一次尝试之后，后续又有一些关于拮抗剂成功的其他一些报告。

LNA 寡核苷酸

进一步的研究证据表明，LNA 修饰优于胆固醇类抗 miR-NA，因为它们在热力学上与靶 RNA 形成更强的双链[28]，尽管其他修饰也可提高核酸酶抗性，但 LNA 寡核苷酸仍具有较高的双链变性温度，可有效沉默 miRNA 的表达[24]。以 miR-122 为靶点，研制了一种基于 LNA 的抗丙型肝炎病毒药物。在对非人灵长类动物临床前试验成功后，该药物已经进入临床阶段，并在患者中取得了较好的结果[29]。关于这种化学物质的细胞毒性，有几项研究报告称，LNA 给药后小鼠无肝毒性，天冬氨酸转氨酶（aspartate aminotransferase，AST）水平不变，肝切片无组织学变化，表明具有稳定的化学物质，并且无已知的副作用[30]。

miR 模拟物

miR 模拟物是经化学修饰的外源双链 RNA，在体外或体内补充时可增强特定 miRNA 的表达。然而这种方法有一个局限性，即向靶器官传输的问题不能得到严格的控制；因此，很有可能产生脱靶效应[25]。然而，增强 miRNA 功能最流行和有效的方法是使用腺相关病毒（adeno-associated viruses，AAVs）。由于 miRNA 序列具有定向性和低免疫原性，因此 AAVs 是调节 miR-NA 序列组织特异性摄取的一个极好的选择[25]。例如，AAV-6 和 AAV-9 在啮齿动物体内全身输送时表现出对骨骼肌和心脏的偏好性[31,32]。

所有这些化学物质，不论是模拟物或发挥沉默 miRNA 作用的物质，经测试均可能存在毒性或副作用。事实上，一些方法，例如纳米颗粒和适配体，已经研发出可以为特定细胞类型提供 miRNA 治疗方法[33]。RNA 适配体可识别一种特定的细胞类型，也可将 miRNAs 结合到特定的细胞中。类似地，纳米粒子可被设计成针对特定的细胞类型；例如，呈现特定表面表位的细胞可以很容易地被针对表位的抗体包

裹的纳米粒子定向识别[25,33]。

miRNAs 对皮肤创面愈合的调节作用

皮肤是保护机体免受环境病原体侵害的屏障。在糖尿病患者中,由于任何病理状况或损伤而丧失皮肤屏障的完整性,从而导致糖尿病足发病率很高、下肢截肢和终身残疾[34]。创面修复是一个复杂的过程,需要协调一系列细胞对损伤的反应,包括炎症、上皮化、血管生成和成纤维细胞增殖。异常的创面修复可能导致皮肤结构的不完整和不规则再生[35]。

健康人急性创面的修复过程是一系列细胞和分子事件,而糖尿病患者的慢性创面缺乏协调进展的修复过程[36]。炎症反应通常持续 48 小时到 2 周[37],当免疫细胞识别出感染病原体和受损细胞后,会迁移到受损区域,并清除外来颗粒和细胞碎片。这个阶段将会在损伤后的 4 天出现一系列反应形成新的功能屏障:产生可渗透的屏障(再上皮化),形成新血管(血管生成)和修复受损皮肤组织(纤维增生)[37]。

创面闭合后,组织的成熟和重塑将持续数周。在此阶段,在金属蛋白酶的作用下,调节细胞外基质,形成胶原或弹性蛋白纤维结构,以取代肉芽组织[34]。在糖尿病创面中,细胞外基质蛋白的过度沉积导致患者出现病理状况[36]。皮肤创面的愈合是一个复杂的动态过程,涉及一系列的分子事件,不同的细胞类型中还存在时间和空间的调节。miRNAs 通过调节这些细胞的功能,调控皮肤的损伤后愈合。

miRNAs 对真皮成纤维细胞功能的调节

DFU 成纤维细胞通过刺激角质形成细胞的过度增殖,减少再上皮化和血管生成的刺激,产生受损的细胞外基质,从而保持独特的表型。从 DFU 和健康的非糖尿病个体中分离的原代成纤维细胞已经可以通过 DNA 甲基化[38]和三维组织模型[39]进行区分。一些遗传和表观遗传因素是通过建立其转录组和miRNA 组之间的全局关系来确定的[40]。全基因谱研究显示,与健康足部成纤维细胞相比,糖尿病患者足部成纤维细胞的miRNA 和 mRNA 表达模式无明显差异[11],但与正常健康足部成纤维细胞相比,DFU 来源的成纤维细胞表现出 20 多个 miRNA 的表达水平下调[40]。这些研究还表明,DFU 成纤维细胞miRNA 表达的改变和细胞功能的受损相较于糖尿病,与溃疡的相关性更为明显。

在本研究中,Liang 等利用整合的 miRNA-mRNA 阵列分析鉴定了 331 组表达丰富、高度失调的 miRNA 及其直接靶基因。当基因差异表达时,靶基因被认为是 DFU 成纤维细胞表达谱中的基因子集,直接由差异表达的 miRNA 靶向,而 miRNA-mRNA 对表达则相反。在下调的 miRNAs 中,通过预测性调控网络分析 miR-21-5p、-34a-5p、-143-3p 和-145-5p 有介导细胞功能的多种作用[40]。这些作用对于组织修复是必不可少的,包括减少细胞迁移和增殖,诱导细胞分化和衰老,这是真皮成纤维细胞维持创面正常愈合的关键过程。研究确定了 16 种 miRNA-mRNA 片段,其中 4 种已知并经实验验证,即 miR-21-5p/RECK、SPRY-1、miR-34a-5p/CD-47 和 miR-145-5p/IRS-1[41-43],而另外的 12 种 miRNA 对,即 miR-21-5p/CD-47、S100-A10、

STAT-3、miR-34a-5p/GAS-1、RECK、IRS-1、PDGFRA、miR-145-5p/ABCA-1、GLIS3、PDGFD、PTGFR,miR-143-3p/PDGFRA 是新发现的。有趣的是,CD-47、RECK、IRS-1 和 PDGFRA 这 4 个基因是多种 miRNAs 的共同下游靶点,提示这些上调的 miRNAs 具有协同作用[40]。

一些已鉴定的 miRNAs 及其靶基因可导致组织纤维化,这是 DFU 组织病理学的关键特征。实验证实,DFU 成纤维细胞中的 miR-21-5p 表达显著增加,使得其 5 个靶基因,即整合素相关蛋白(CD-47)、S100 钙结合蛋白 A10(S100-A10)、蛋白芽苗菜同源物-1(SPRY-1)、信号转导和转录激活因子 3(STAT-3)、诱导富含半胱氨酸的逆转含哈萨克基序的蛋白质(RECK)表达下调[40]。miR-21-5p 已知可通过直接靶向 3'-UTR 抑制 RECK 和 SPRY-1 的表达[43]。RECK 是一种膜锚定糖蛋白,可负向调控基质金属蛋白酶(matrix metalloproteinases, MMPs)[44],而 SPRY-1 是 Ras/MEK/ERK 通路的有效抑制剂,介导缺氧诱导的细胞死亡和细胞周期停滞[41]。

MiR-145 调节成纤维细胞分化,转化生长因子 β(transforming growth factor-beta, TGF-β)诱导的 miR-145/-143 簇,抑制已知的 α-SMA 抑制剂 Kruppel 样因子 4(Kruppel-like factor 4, KLF-4)的表达,从而上调皮肤肌成纤维细胞,DFU 来源的成纤维细胞和 α-SMA 的表达和功能[45]。由于肌成纤维细胞促进创面收缩,特别是在急性创面愈合过程中的肉芽组织,因此推测上调的 miR-145-5p 会抑制成纤维细胞的分化。创面愈合过程依赖于适当的时间和适合的细胞功能,那么在错误的时间,成纤维细胞分化能力下降并且肌纤维细胞群增多,不利于创面愈合。在 DFUF 中发现 miR-21-5p 和 miR-145 可能有助于 DFU 中的肌成纤维细胞分化和组织纤维化[40]。

除纤维化外,细胞迁移和增殖的改变也是 DFU 成纤维细胞的特征。这些细胞功能的改变与 miR-21 和 miR-145 等多种 miRNA 的表达增加有关。预测 miR-21-5p:S100-A10、STAT-3 和 CD-47 的下游靶点应该参与了细胞迁移和增殖的调控[40]。此外,miR-145 的多个靶基因也在 DFU 来源的成纤维细胞中差异表达,从而调节细胞的迁移和增殖。经证实,miR-145 通过下调胰岛素样生长因子(insulin like growth factor, IGF)-1 和胰岛素介导的细胞内信号转导中的关键分子胰岛素受体底物-1(insulin receptor sustrate-1, IRS-1)而抑制细胞生长[46]。它同样作用于血小板衍生生长因子 D(platelet-derived growth factor D, PDGFD),PDGFD 作为成纤维细胞有丝分裂原/趋化剂,可以刺激脉络膜成纤维细胞增殖、存活和迁移[40]。

有趣的是,与衰老相关的 miRNA,miR-34a 在 2 型糖尿病患者血清和 DFU 来源的成纤维细胞中上调,但在来自完整足部皮肤的糖尿病成纤维细胞中保持不变[11,47],这表明 miR-34a 在 DFU 成纤维细胞中的表达增加可能与溃疡有关,而非糖尿病。改变 miRNA 介导的 DFU 成纤维细胞基因表达谱可能与不同的成纤维细胞谱系有关。然而,DFU 来源的成纤维细胞尚未表现出明显的谱系表型,在从创面边缘或网状成纤维细胞分离的DFU 成纤维细胞和衰老成纤维细胞中可观察到共同的基因调控[48,49]。这 3 种 miRNAs(miR-21-5p、miR-34a-5p 和 miR-145-5p)的异常表达可能导致 DFU 来源的成纤维细胞和有效组织修复所必需的细胞功能失调:增殖、迁移、分化和衰老。

miRNAs 调节内皮功能和血管生成

血管生成是创面愈合增生期的重要过程,包括新血管的形成,刺激肉芽组织重塑。促炎细胞因子如肿瘤坏死因子 α(tumor necrosis factor-α,TNF-α)的过度激活、促血管生成因子如血管内皮生长因子(vascular endothelial growth factor,VEGF)的减少和微血管形成的减少是糖尿病患者组织修复受损的关键因素[6,10]。在通常的愈合过程中,这些促血管生成基因的表达和功能在空间和时间上受炎症因子和其他基因调控因子的控制,如果受到干扰,这些基因可能会阻碍组织的修复过程。生理小剂量或脉冲的 TNF-α 刺激内皮细胞发芽诱导血管的新生,但是超生理大剂量或持续刺激 TNF-α 则抑制血管生成反应[50,51]。由于糖尿病创面的慢性持续的炎症反应,会使真皮微血管内皮细胞转变为抗血管生成表型。

最近的两项研究表明,除了成纤维细胞凋亡外,促炎性应激因子还可以通过抑制内皮细胞中的 miR-200b 和 miR-191 等的表达水平而发挥关键的抗血管生成作用[6,10]。miR-2b 是已知的缺氧敏感性 miRNA,其在缺氧真皮细胞中可以诱导血管生成[52,53]。在糖尿病皮肤创面中,miR-200b 的表达仍然高于非糖尿病创面,沉默 miR-200b 的表达可促进创面的血管生成[10]。Chan 等报道当体内输入慢病毒介导的 miR-200b 阻断创面的血管新生,损伤介导的 miR-200b 会出现短暂下调。预测分析表明,globin 转录因子结合蛋白 2(globin transcription factor binding protein 2,GATA-2)和血管内皮生长因子受体 2(vascular endothelial growth factor receptor 2,VEGFR-2)是 miR-200b 的直接靶点,靶基因启动子报告实验和 Western blot 实验进一步证实了这一点。此外,在培养的内皮细胞中过表达 GATA-2 或 VEGFR-2 可以逆转 miR-200b 的血管抑制作用,miR-200b 的下调增强了 GATA-2 和 VEGFR-2 的表达,从而激活了糖尿病创面中受损的血管生成功能[10]。

启动子序列分析和染色质免疫沉淀分析表明,转录因子 p53 可以结合并激活 miR-200b-200a-429 簇的启动子[54]。事实上,这个 TNFα 敏感基因 p53 的 mRNA 在糖尿病创面中的表达在损伤后第 3 天会异常增加[55]。p53 沉默导致原发 miR-200b 表达受到抑制,提示 p53 可以刺激 miR-200b 的从头转录[54]。值得注意的是,除了 p53 之外,miR-200b 启动子中还发现了一个功能性 GATA2 结合位点,提示 GATA2 可能是 miR-200b 表达的负调控因子[56]。因此我们认为肿瘤坏死因子 α 介导的 miR-200b 上调抑制了 GATA2 的表达,可能是由于 GATA-2 在长期炎症条件下负性调控被解除,导致 miR-200b 的持续表达。

此外,2 型糖尿病小鼠中 TNF-α 过度表达,而体内抗 miR-200b 则逆转了这种作用。通过纠正 miR-200b 表达的上调和 GATA-2 和 VEGFR-2 的沉默,糖尿病创面中中和 TNFα 可改善创面愈合和血管生成。损伤诱导 miR-200b 的表达抑制促进创面血管生成[10]。

糖尿病患者血浆中应激敏感 miR-191 水平降低,反映了糖尿病患者潜在的内皮功能障碍[6,57,58]。miR-191 的表达变化在各种病理环境下调节细胞凋亡、细胞增殖、迁移和细胞周期[58]。miR-191 簇和 miR-425 在高等真核生物中保守[59]。

MiRNA 阵列分析证实,与没有慢性创面的糖尿病患者相比,创面愈合受损的糖尿病患者的两种簇状 miRNA 的循环血浆水平均呈单向变化。

有证据支持细胞外 miRNA 介导的不同类型细胞在不同病理条件下存在交叉作用,可能对细胞信号和功能发挥旁分泌作用[60,61]。血管内膜细胞分泌的 miRNAs 及其作为循环囊泡的运输与包括创面愈合在内的各种病理学有关[6]。真皮成纤维细胞和微血管内皮细胞可摄取分泌的 miR-191,从而在受体细胞中积聚 miR-191,进而介导有害的细胞效应,如迁移或血管生成反应受损以及凋亡增加。miR-191 以紧密连接蛋白 ZO-1 为靶点,众所周知,ZO-1 在创面愈合过程中会增加细胞的运动表面[62]。当与内皮细胞共同培养时,无论是在促炎性应激下还是短暂过度表达 miR-191,在真皮成纤维细胞或内皮细胞中,ZO-1 的表达与 miR-191 的上调是平行一致的。

在内皮细胞中,ZO-1 介导血管生成,其缺陷导致血管发育缺陷,血管树的形成受损,这对组织的形成和重塑具有很重要的作用[63]。miR-191 摄取介导的皮肤细胞 ZO-1 旁分泌可能有助于减缓糖尿病患者常见的组织修复受损。总之,这些证据表明,非愈合创面下的高炎性应激介导内皮细胞 miR-191 的分泌,以及随后涉及 miR-191 摄取介导的受体真皮细胞靶基因 ZO-1 调节的旁分泌机制最终损害了组织修复所必需的细胞功能。

最近的一项研究表明,miR-26a 的表达在糖尿病创伤后增加,在局部中和 miR-26a 可通过诱导糖尿病小鼠的血管生成(部分通过 SMAD-1 信号途径)促进创面愈合[9]。值得注意的是,在对患有 2 型糖尿病的人类受试者进行的独立检查中,通过血浆样品的微阵列筛查发现,慢性创面的糖尿病患者的血浆中 miR-26a 也是升高的[6]。高糖刺激内皮细胞显著增加 miR-26a 的表达。有趣的是,miR-26a 的抑制挽救了微血管内皮细胞在高糖存在下的生长和迁移受损。

该研究还探讨了 miR-26a 介导的通过从内皮细胞转移对成纤维细胞的作用的旁分泌机制。收集培养 miR-26 短暂敲除后的微血管内皮细胞的条件培养基可显著改善真皮成纤维细胞的迁移,而对角质形成细胞无影响。miR-26a 在糖尿病创面中表达受抑制,增强其靶基因 SMAD-1 的表达。事实上,与使用 LNA 抗 miR 治疗的创面相比,使用基于 LNA 的抗 miR-26a 中和创面的 miR-26a 增加了 SMAD-1 的表达,糖尿病创面口中 SMAD-1 与 CD31 阳性内皮细胞共定位[9]。

miR-26a 介导的作用与促进血管生成的 BMP/SMAD1-ID1 信号和对糖尿病内皮细胞的强大功能作用有关,而与真皮成纤维细胞或巨噬细胞极化无关。SMAD-1 相关转录因子 ID-1 可刺激内皮细胞的迁移和生长[64,65]。此外,在抑制 miR-26a 的情况下,细胞周期抑制基因 p27 的表达减少,同时糖尿病创面 ID-1 的表达增加。这有力地说明 BMP/SMAD1/ID-1 信号增强可能是肉芽组织厚度增加和创面愈合的主要机制[9]。这些证据共同强调 miR-26a 的中和作用主要通过促进内皮细胞增殖和血管生成,从而促进组织再生。

DFU 血管生成受损的另一个原因是内皮祖细胞功能障碍,但 miRNA 在糖尿病血管内皮祖细胞(endothelial progenitor cell,

EPC)功能调控中的作用直到最近才有报道。研究人员已经将干/祖细胞疗法作为解决此类问题的潜在治疗方法,但是临床结果显示,患者来源的 EPC 疗效有限[66]。Wang 等报道称,与对照组相比,新诊断的 2 型糖尿病患者和 db/db 小鼠血管生成细胞中 miR-27b 水平较低,是导致其功能障碍的原因[4]。他们的研究结论是 miR-27b 模拟物可用于改善 BMACs 的血管生成功能。miR-27 属于 miR-23/27/24 簇,据报道,其成员参与内皮功能和器官发育[67,68]。除 miR-23a/b 和 miR-24 外,糖尿病 BMACs 中还检测到其他与血管生成相关的 miRNA,如 let-7f、miR-221 和 miR-222。然而,仅 miR-24 在糖尿病 BMACs 中是升高的。值得注意的是,miR-24 在心肌梗死中诱导内皮细胞凋亡并损害血管生成[53],其在创面愈合中的作用尚不明确。

在这项研究中,miR-27b 模拟物显著增加了纯合子 db/db-BMAC 的增殖,减少了细胞凋亡,提高了血管形成能力和黏附力。相比之下,miR-27b 抑制剂显著抑制了杂合子 db/+BMACs 的增殖、成管和黏附,并增加了细胞凋亡。补充 miR-27b 可通过多种途径改善 BMAC 功能:①抑制抗血管生成分子 TSP-1;②上调血管生成介质,如血管内皮生长因子和基质细胞生长因子-α;③抑制 p66 SHC-介导的线粒体氧化应激。miR-27b 还通过提高糖尿病 BMAC 治疗对创面闭合、灌注和毛细血管形成的疗效,促进组织修复和再生[4]。

影响角质形成细胞功能的 miRNAs

角质形成细胞的增殖和迁移对于充分的再上皮化、创面闭合和恢复皮肤完整性至关重要[69,70]。miR-198 可抑制直接控制角质形成细胞迁移的基因包括 DIAPH1、PLAU 和 LAMC2 的转录,导致角质形成细胞迁移受限。此外,下调 miR-198 也可以减少慢性溃疡的纤溶作用和损害基质的沉积。

Sundaram 等研究了单个转录本中两种不同基因产物的时空表达。miR-198 是一个外显子 miRNA,位于卵泡抑素样-1(follistatin-like 1,FSTL-1)信使 RNA 的 3′非翻译区,在受到损伤时控制 FSLT-1 的表达[71]。FSLT-1 对角质形成细胞具有促迁移作用,而 miR-198 则通过靶向一系列基因发挥抗迁移作用。TGF-β信号通过关闭 miR-198 的表达和促进 FSLT-1 的表达来控制转录的命运。在不愈合的慢性糖尿病溃疡中,这种生理开关的失调导致 miR-198 的持续表达、FSTL-1 的沉默,从而抑制角质形成细胞的迁移以及延迟再上皮化。FSTL1-miR-198 的"交替"表达模式似乎是一种对创面愈合至关重要的独特调节开关,miR-198 可作为一种潜在的非愈合创面的分子生物标志物[71]。

除 miR-198 外,其他 miRNA 包括 miR-132、miR-99 和 miR-27b 也影响角质形成细胞的功能。在创面修复的炎症期 miR-132 的表达高度增强,这在 Li 等的一项关于人类皮肤创面显微组织的研究中有报道[12]。miR-132 主要在表皮角质形成细胞中表达,并在随后的增殖期达到高峰。这种对 TGF-β 敏感的 miRNAs 可以调控一组控制免疫应答和细胞周期的基因。miR-132 通过抑制 NF-κB 途径降低角质形成细胞中趋化因子的产生及其吸引白细胞的能力[12]。相反,miR-132 通过靶向肝素结合的 EGF 样生长因子(heparin-binding EGF-like growth factor,HB-EGF)增加了 STAT3/ERK 途径的活性,促进了角质形成

细胞的生长。此外,利用小鼠和人的离体创伤模型,研究人员证明 miR-132 可以延缓愈合,增强炎症反应,抑制角质形成细胞增殖。综上所述,这些研究表明 miR-132 促进了炎症期向增殖期的转变[12]。

miR-99 家族成员在糖尿病创面中表达减少,miR 家族的过度表达减少了 PI3K/Akt 信号和角质形成细胞的迁移和增殖,提示了它们在再上皮化阶段的潜在作用[72]。同样,补充 miR-27b 可以改善角质形成细胞的迁移,而抑制 miR-27b 可以增加角质形成细胞的凋亡和线粒体活性氧(reactive oxygen species,ROS)。Hildebrand 等的这些观察表明 miR-27 可以改善角质形成细胞功能并调节氧化应激[73]。

MiRNAs 还可能参与免疫细胞的不同病理生理方面,从而影响糖尿病创面愈合的进程。例如,miR-155,一种调节免疫应答的 miRNA,发现在小鼠糖尿病创面中被诱导[74]。这种 miRNA 的缺乏使得炎症反应减轻和创面愈合改善,这种效应与 miR-155 靶基因 BCL6、Rho-a 的表达上调有关[74]。

结论

DFU 的病理生理学还不清楚,这遏制了治疗新技术的发展。事实上,糖尿病皮肤创面显示多个基因的表达改变,导致细胞生长受损、血管生成减少、基质蛋白沉积不规则,这些基因的治疗靶向性可促进和加速糖尿病创面愈合(图 14.2)。与传统基因疗法每次调节一个基因不同,基于 miRNA 的疗法具有靶向一组与共同信号或功能通路相关的功能相关基因的独特优势,只需调节一个共同的调节 miRNA。然而,多目标方法可能会带来一些其他的副作用,需要通过进一步的研究来完善 miRNA 治疗。

除了提供一个开发新疗法的平台外,对血浆中 miRNA 模式的系统研究还可以反映源细胞的健康状况、压力源的存在或药物治疗以及血浆中 miRNA 的水平。因此,miRNA 可作为包括糖尿病和 DFU 在内的各种疾病的潜在生物标志物[6,57,75-77]。事实上,血浆 miRNA 谱代表了血管内皮细胞、血小板和免疫细胞以胞外体或凋亡体形式分泌的 miRNA 库[78-82]。独立研究已经证明了各种 miRNAs 在体内外糖尿病创面愈合中的作用。显然,他们中的包括 miR-191、miR-200 和 miR-26a 在内的多个 miRNAs 在 DFU 患者血浆中的表达也与糖尿病对照组不同[6,9,10]。血浆 miR-191 和 miR-200b 水平与血浆 C-反应蛋白和细胞因子水平呈正相关,这证实了潜在的炎症条件可影响血浆 miRNA 水平[6]。

核苷酸合成和化学方面的最新进展使研究人员能够在体内、外建立有效的 miRNA 治疗方法。miRNA 调控的多种途径已经成功地应用于临床前和临床中[29,83,84]。因此,miRNA 靶向治疗或单独靶向治疗或与常规治疗联合靶向治疗可纠正 miRNA 的异常表达,为促进糖尿病创面愈合提供新的机会。最近关于以 miR-122 为靶点的抗 HCV 药物 miravirsen 的 II 期临床安全性和有效性结果的报告令人鼓舞,这表明 miRNA 疗法有望治疗丙型肝炎感染[85,86]。因此,miRNA 介导的基因调控可能揭示不愈合溃疡的新分子机制,为未来基于 miRNA 疗法加速糖尿病患者组织修复的发展提供实验基础。

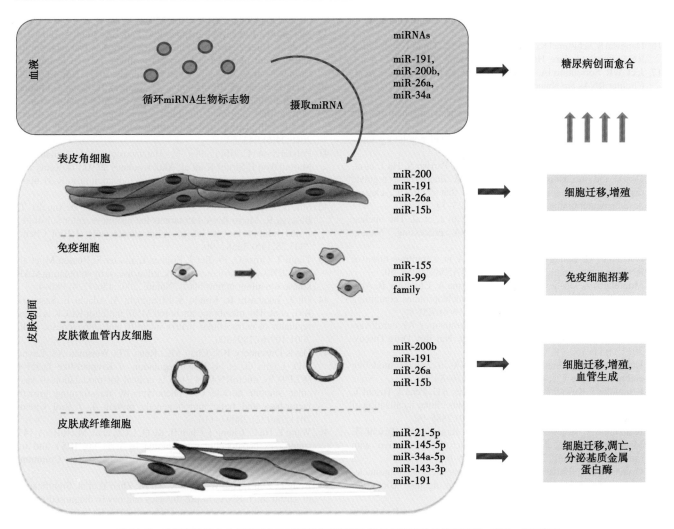

图 14.2　对创面快速愈合必不可少的可调节多种细胞功能的细胞型特异性和循环 miRNAs 的示意图

（王天元　译）

参考文献

1. Boulton AJ, Vileikyte L, Ragnarson-Tennvall G, Apelqvist J. The global burden of diabetic foot disease. Lancet. 2005;366(9498):1719–24.

2. Brem H, Tomic-Canic M. Cellular and molecular basis of wound healing in diabetes. J Clin Invest. 2007;117(5):1219–22.

3. Jeffcoate WJ, Harding KG. Diabetic foot ulcers. Lancet. 2003;361(9368):1545–51.

4. Wang JM, Tao J, Chen DD, Cai JJ, Irani K, Wang Q, et al. MicroRNA miR-27b rescues bone marrow-derived angiogenic cell function and accelerates wound healing in type 2 diabetes mellitus. Arterioscler Thromb Vasc Biol. 2014;34(1):99–109.

5. Barrientos S, Stojadinovic O, Golinko MS, Brem H, Tomic-Canic M. Growth factors and cytokines in wound healing. Wound Repair Regen. 2008;16(5):585–601.

6. Dangwal S, Stratmann B, Bang C, Lorenzen JM, Kumarswamy R, Fiedler J, et al. Impairment of wound healing in patients with type 2 diabetes mellitus influences circulating MicroRNA patterns via inflammatory cytokines. Arterioscler Thromb Vasc Biol. 2015;35(6):1480–8.

7. Dangwal S, Thum T. microRNA therapeutics in cardiovascular disease models. Annu Rev Pharmacol Toxicol. 2014;54:185–203.

8. Bang C, Batkai S, Dangwal S, Gupta SK, Foinquinos A, Holzmann A, et al. Cardiac fibroblast-derived microRNA passenger strand-enriched exosomes mediate cardiomyocyte hypertrophy. J Clin Invest. 2014;124(5):2136–46.

9. Icli B, Nabzdyk CS, Lujan-Hernandez J, Cahill M, Auster ME, Wara AK, et al. Regulation of impaired angiogenesis in diabetic dermal wound healing by microRNA-26a. J Mol Cell Cardiol. 2016;91:151–9.

10. Chan YC, Roy S, Khanna S, Sen CK. Downregulation of endothelial microRNA-200b supports cutaneous wound angiogenesis by desilencing GATA binding protein 2 and vascular endothelial growth factor receptor 2. Arterioscler Thromb Vasc Biol. 2012;32(6):1372–82.

11. Ramirez HA, Liang L, Pastar I, Rosa AM, Stojadinovic O, Zwick TG, et al. Comparative genomic, MicroRNA, and tissue analyses reveal subtle differences between non-diabetic and diabetic foot skin. PLoS One. 2015;10(8):e0137133.

12. Li D, Wang A, Liu X, Meisgen F, Grunler J, Botusan IR, et al. MicroRNA-132 enhances transition from inflammation to proliferation during wound healing. J Clin Invest. 2015;125(8):3008–26.

13. Beermann J, Piccoli MT, Viereck J, Thum T. Non-coding RNAs in development and disease: background, mechanisms, and therapeutic approaches. Physiol Rev. 2016;96(4):1297–325.

14. ENCODE Project Consortium. An integrated encyclopedia of DNA elements in the human genome. Nature. 2012;489(7414):57–74.

15. Lee RC, Feinbaum RL, Ambros V. The C. elegans heterochronic

gene lin-4 encodes small RNAs with antisense complementarity to lin-14. Cell. 1993;75(5):843–54.

16. Dangwal S, Schimmel K, Foinquinos A, Xiao K, Thum T. Noncoding RNAs in heart failure. Handb Exp Pharmacol. 2017;243:423–45.

17. Jeck WR, Sorrentino JA, Wang K, Slevin MK, Burd CE, Liu J, et al. Circular RNAs are abundant, conserved, and associated with ALU repeats. RNA. 2013;19(2):141–57.

18. Bartel DP. MicroRNAs: genomics, biogenesis, mechanism, and function. Cell. 2004;116(2):281–97.

19. Bartel DP. MicroRNAs: target recognition and regulatory functions. Cell. 2009;136(2):215–33.

20. Grishok A, Pasquinelli AE, Conte D, Li N, Parrish S, Ha I, et al. Genes and mechanisms related to RNA interference regulate expression of the small temporal RNAs that control C. elegans developmental timing. Cell. 2001;106(1):23–34.

21. Lee Y, Ahn C, Han J, Choi H, Kim J, Yim J, et al. The nuclear RNase III Drosha initiates microRNA processing. Nature. 2003;425(6956):415–9.

22. Hutvagner G, Zamore PD. A microRNA in a multiple-turnover RNAi enzyme complex. Science. 2002;297(5589):2056–60.

23. Mourelatos Z, Dostie J, Paushkin S, Sharma A, Charroux B, Abel L, et al. miRNPs: a novel class of ribonucleoproteins containing numerous microRNAs. Genes Dev. 2002;16(6):720–8.

24. van Rooij E, Olson EN. MicroRNA therapeutics for cardiovascular disease: opportunities and obstacles. Nat Rev Drug Discov. 2012;11(11):860–72.

25. Kumarswamy R, Thum T. Non-coding RNAs in cardiac remodeling and heart failure. Circ Res. 2013;113(6):676–89.

26. Krutzfeldt J, Kuwajima S, Braich R, Rajeev KG, Pena J, Tuschl T, et al. Specificity, duplex degradation and subcellular localization of antagomirs. Nucleic Acids Res. 2007;35(9):2885–92.

27. Krutzfeldt J, Rajewsky N, Braich R, Rajeev KG, Tuschl T, Manoharan M, et al. Silencing of microRNAs in vivo with 'antagomirs'. Nature. 2005;438(7068):685–9.

28. Grunweller A, Hartmann RK. Locked nucleic acid oligonucleotides: the next generation of antisense agents? BioDrugs. 2007;21(4):235–43.

29. Lanford RE, Hildebrandt-Eriksen ES, Petri A, Persson R, Lindow M, Munk ME, et al. Therapeutic silencing of microRNA-122 in primates with chronic hepatitis C virus infection. Science. 2010;327(5962):198–201.

30. Elmen J, Lindow M, Silahtaroglu A, Bak M, Christensen M, Lind-Thomsen A, et al. Antagonism of microRNA-122 in mice by systemically administered LNA-antimiR leads to up-regulation of a large set of predicted target mRNAs in the liver. Nucleic Acids Res. 2008;36(4):1153–62.

31. Bish LT, Morine K, Sleeper MM, Sanmiguel J, Wu D, Gao G, et al. Adeno-associated virus (AAV) serotype 9 provides global cardiac gene transfer superior to AAV1, AAV6, AAV7, and AAV8 in the mouse and rat. Hum Gene Ther. 2008;19(12):1359–68.

32. Zincarelli C, Soltys S, Rengo G, Rabinowitz JE. Analysis of AAV serotypes 1-9 mediated gene expression and tropism in mice after systemic injection. Mol Ther. 2008;16(6):1073–80.

33. Ni X, Zhang Y, Ribas J, Chowdhury WH, Castanares M, Zhang Z, et al. Prostate-targeted radiosensitization via aptamer-shRNA chimeras in human tumor xenografts. J Clin Invest. 2011;121(6):2383–90.

34. Kondo T, Ishida Y. Molecular pathology of wound healing. Forensic Sci Int. 2010;203(1–3):93–8.

35. Hocking AM, Gibran NS. Mesenchymal stem cells: paracrine signaling and differentiation during cutaneous wound repair. Exp Cell Res. 2010;316(14):2213–9.

36. Falanga V. Wound healing and its impairment in the diabetic foot. Lancet. 2005;366(9498):1736–43.

37. Li J, Chen J, Kirsner R. Pathophysiology of acute wound healing. Clin Dermatol. 2007;25(1):9–18.

38. Park LK, Maione AG, Smith A, Gerami-Naini B, Iyer LK, Mooney DJ, et al. Genome-wide DNA methylation analysis identifies a metabolic memory profile in patient-derived diabetic foot ulcer fibroblasts. Epigenetics. 2014;9(10):1339–49.

39. Maione AG, Brudno Y, Stojadinovic O, Park LK, Smith A, Tellechea A, et al. Three-dimensional human tissue models that incorporate diabetic foot ulcer-derived fibroblasts mimic in vivo features of chronic wounds. Tissue Eng Part C Methods. 2015;21(5):499–508.

40. Liang L, Stone RC, Stojadinovic O, Ramirez H, Pastar I, Maione AG, et al. Integrative analysis of miRNA and mRNA paired expression profiling of primary fibroblast derived from diabetic foot ulcers reveals multiple impaired cellular functions. Wound Repair Regen. 2016;24(6):943–53.

41. Polytarchou C, Iliopoulos D, Hatziapostolou M, Kottakis F, Maroulakou I, Struhl K, et al. Akt2 regulates all Akt isoforms and promotes resistance to hypoxia through induction of miR-21 upon oxygen deprivation. Cancer Res. 2011;71(13):4720–31.

42. Shi B, Sepp-Lorenzino L, Prisco M, Linsley P, deAngelis T, Baserga R. Micro RNA 145 targets the insulin receptor substrate-1 and inhibits the growth of colon cancer cells. J Biol Chem. 2007;282(45):32582–90.

43. Thum T, Gross C, Fiedler J, Fischer T, Kissler S, Bussen M, et al. MicroRNA-21 contributes to myocardial disease by stimulating MAP kinase signalling in fibroblasts. Nature. 2008;456(7224):980–4.

44. Oh J, Takahashi R, Kondo S, Mizoguchi A, Adachi E, Sasahara RM, et al. The membrane-anchored MMP inhibitor RECK is a key regulator of extracellular matrix integrity and angiogenesis. Cell. 2001;107(6):789–800.

45. Davis-Dusenbery BN, Chan MC, Reno KE, Weisman AS, Layne MD, Lagna G, et al. Down-regulation of Kruppel-like factor-4 (KLF4) by microRNA-143/145 is critical for modulation of vascular smooth muscle cell phenotype by transforming growth factor-beta and bone morphogenetic protein 4. J Biol Chem. 2011;286(32):28097–110.

46. Wang Y, Hu C, Cheng J, Chen B, Ke Q, Lv Z, et al. MicroRNA-145 suppresses hepatocellular carcinoma by targeting IRS1 and its downstream Akt signaling. Biochem Biophys Res Commun. 2014;446(4):1255–60.

47. Kong L, Zhu J, Han W, Jiang X, Xu M, Zhao Y, et al. Significance of serum microRNAs in pre-diabetes and newly diagnosed type 2 diabetes: a clinical study. Acta Diabetol. 2011;48(1):61–9.

48. Harper RA, Grove G. Human skin fibroblasts derived from papillary and reticular dermis: differences in growth potential in vitro. Science. 1979;204(4392):526–7.

49. Sorrell JM, Baber MA, Caplan AI. Site-matched papillary and reticular human dermal fibroblasts differ in their release of specific growth factors/cytokines and in their interaction with keratinocytes. J Cell Physiol. 2004;200(1):134–45.

50. Chen JX, Chen Y, DeBusk L, Lin W, Lin PC. Dual functional roles of Tie-2/angiopoietin in TNF-alpha-mediated angiogenesis. Am J Physiol Heart Circ Physiol. 2004;287(1):H187–95.

51. Sainson RC, Johnston DA, Chu HC, Holderfield MT, Nakatsu MN, Crampton SP, et al. TNF primes endothelial cells for angiogenic sprouting by inducing a tip cell phenotype. Blood. 2008;111(10):4997–5007.

52. Pase L, Layton JE, Kloosterman WP, Carradice D, Waterhouse PM, Lieschke GJ. miR-451 regulates zebrafish erythroid maturation in vivo via its target gata2. Blood. 2009;113(8):1794–804.

53. Fiedler J, Jazbutyte V, Kirchmaier BC, Gupta SK, Lorenzen J, Hartmann D, et al. MicroRNA-24 regulates vascularity after myocardial infarction. Circulation. 2011;124(6):720–30.

54. Kim T, Veronese A, Pichiorri F, Lee TJ, Jeon YJ, Volinia S, et al. p53 regulates epithelial-mesenchymal transition through microRNAs targeting ZEB1 and ZEB2. J Exp Med. 2011;208(5):875–83.

55. Kane CD, Greenhalgh DG. Expression and localization of p53 and bcl-2 in healing wounds in diabetic and nondiabetic mice. Wound Repair Regen. 2000;8(1):45–58.

56. Yang Y, Ahn YH, Gibbons DL, Zang Y, Lin W, Thilaganathan N, et al. The Notch ligand Jagged2 promotes lung adenocarcinoma metastasis through a miR-200-dependent pathway in mice. J Clin Invest. 2011;121(4):1373–85.

57. Zampetaki A, Kiechl S, Drozdov I, Willeit P, Mayr U, Prokopi M, et al.

Plasma microRNA profiling reveals loss of endothelial miR-126 and other microRNAs in type 2 diabetes. Circ Res. 2010;107(6):810–7.

58. Nagpal N, Kulshreshtha R. miR-191: an emerging player in disease biology. Front Genet. 2014;5:99.

59. Kiezun A, Artzi S, Modai S, Volk N, Isakov O, Shomron N. miR-viewer: a multispecies microRNA homologous viewer. BMC Res Notes. 2012;5:92. https://doi.org/10.1186/1756-0500-5-92.

60. Hergenreider E, Heydt S, Treguer K, Boettger T, Horrevoets AJ, Zeiher AM, et al. Atheroprotective communication between endothelial cells and smooth muscle cells through miRNAs. Nat Cell Biol. 2012;14(3):249–56.

61. Gupta SK, Bang C, Thum T. Circulating microRNAs as biomarkers and potential paracrine mediators of cardiovascular disease. Circ Cardiovasc Genet. 2010;3(5):484–8.

62. Taliana L, Benezra M, Greenberg RS, Masur SK, Bernstein AM. ZO-1: lamellipodial localization in a corneal fibroblast wound model. Invest Ophthalmol Vis Sci. 2005;46(1):96–103.

63. Katsuno T, Umeda K, Matsui T, Hata M, Tamura A, Itoh M, et al. Deficiency of zonula occludens-1 causes embryonic lethal phenotype associated with defected yolk sac angiogenesis and apoptosis of embryonic cells. Mol Biol Cell. 2008;19(6):2465–75.

64. Goumans MJ, Valdimarsdottir G, Itoh S, Rosendahl A, Sideras P, ten Dijke P. Balancing the activation state of the endothelium via two distinct TGF-beta type I receptors. EMBO J. 2002;21(7):1743–53.

65. Norton JD, Deed RW, Craggs G, Sablitzky F. Id helix-loop-helix proteins in cell growth and differentiation. Trends Cell Biol. 1998;8(2):58–65.

66. Chen L, Wu F, Xia WH, Zhang YY, Xu SY, Cheng F, et al. CXCR4 gene transfer contributes to in vivo reendothelialization capacity of endothelial progenitor cells. Cardiovasc Res. 2010;88(3):462–70.

67. Bang C, Fiedler J, Thum T. Cardiovascular importance of the microRNA-23/27/24 family. Microcirculation. 2012;19(3):208–14.

68. Zhou Q, Gallagher R, Ufret-Vincenty R, Li X, Olson EN, Wang S. Regulation of angiogenesis and choroidal neovascularization by members of microRNA-23~27~24 clusters. Proc Natl Acad Sci U S A. 2011;108(20):8287–92.

69. Usui ML, Underwood RA, Mansbridge JN, Muffley LA, Carter WG, Olerud JE. Morphological evidence for the role of suprabasal keratinocytes in wound reepithelialization. Wound Repair Regen. 2005;13(5):468–79.

70. Ridley AJ, Schwartz MA, Burridge K, Firtel RA, Ginsberg MH, Borisy G, et al. Cell migration: integrating signals from front to back. Science. 2003;302(5651):1704–9.

71. Sundaram GM, Common JE, Gopal FE, Srikanta S, Lakshman K, Lunny DP, et al. 'See-saw' expression of microRNA-198 and FSTL1 from a single transcript in wound healing. Nature. 2013;495(7439):103–6.

72. Jin Y, Tymen SD, Chen D, Fang ZJ, Zhao Y, Dragas D, et al. MicroRNA-99 family targets AKT/mTOR signaling pathway in dermal wound healing. PLoS One. 2013;8(5):e64434.

73. Hildebrand J, Rutze M, Walz N, Gallinat S, Wenck H, Deppert W, et al. A comprehensive analysis of microRNA expression during human keratinocyte differentiation in vitro and in vivo. J Invest Dermatol. 2011;131(1):20–9.

74. van Solingen C, Araldi E, Chamorro-Jorganes A, Fernandez-Hernando C, Suarez Y. Improved repair of dermal wounds in mice lacking microRNA-155. J Cell Mol Med. 2014;18(6):1104–12.

75. de Boer HC, van Solingen C, Prins J, Duijs JM, Huisman MV, Rabelink TJ, et al. Aspirin treatment hampers the use of plasma microRNA-126 as a biomarker for the progression of vascular disease. Eur Heart J. 2013;34(44):3451–7.

76. Lankisch TO, Voigtlander T, Manns MP, Holzmann A, Dangwal S, Thum T. MicroRNAs in the bile of patients with biliary strictures after liver transplantation. Liver Transpl. 2014;20(6):673–8.

77. Osipova J, Fischer DC, Dangwal S, Volkmann I, Widera C, Schwarz K, et al. Diabetes-associated microRNAs in pediatric patients with type 1 diabetes mellitus: a cross-sectional cohort study. J Clin Endocrinol Metab. 2014;99(9):E1661–5.

78. Gidlof O, van der Brug M, Ohman J, Gilje P, Olde B, Wahlestedt C, et al. Platelets activated during myocardial infarction release functional miRNA, which can be taken up by endothelial cells and regulate ICAM1 expression. Blood. 2013;121(19):3908–17. S1-26

79. Willeit P, Zampetaki A, Dudek K, Kaudewitz D, King A, Kirkby NS, et al. Circulating microRNAs as novel biomarkers for platelet activation. Circ Res. 2013;112(4):595–600.

80. Zernecke A, Bidzhekov K, Noels H, Shagdarsuren E, Gan L, Denecke B, et al. Delivery of microRNA-126 by apoptotic bodies induces CXCL12-dependent vascular protection. Sci Signal. 2009;2(100):ra81.

81. Dangwal S, Thum T. MicroRNAs in platelet physiology and pathology. Hamostaseologie. 2013;33(1):17–20.

82. Dangwal S, Thum T. MicroRNAs in platelet biogenesis and function. Thromb Haemost. 2012;108(4):599–604.

83. Hatziapostolou M, Polytarchou C, Aggelidou E, Drakaki A, Poultsides GA, Jaeger SA, et al. An HNF4alpha-miRNA inflammatory feedback circuit regulates hepatocellular oncogenesis. Cell. 2011;147(6):1233–47.

84. Creasey KM, Zhai J, Borges F, Van Ex F, Regulski M, Meyers BC, et al. miRNAs trigger widespread epigenetically activated siRNAs from transposons in Arabidopsis. Nature. 2014;508(7496):411–5.

85. Janssen HL, Reesink HW, Lawitz EJ, Zeuzem S, Rodriguez-Torres M, Patel K, et al. Treatment of HCV infection by targeting microRNA. N Engl J Med. 2013;368(18):1685–94.

86. van der Ree MH, van der Meer AJ, de Bruijne J, Maan R, van Vliet A, Welzel TM, et al. Long-term safety and efficacy of microRNA-targeted therapy in chronic hepatitis C patients. Antivir Res. 2014;111:53–9.

第十五章
组织工程创面敷料治疗糖尿病足溃疡

Sahar Rahmani and David J. Mooney

摘要

随着糖尿病患者人数的增加,糖尿病足溃疡(diabetic foot ulcer,DFU)的发生率也逐年提高。虽然传统的创面治疗方法对于早期发现的轻中度 DFU 有较好的效果,但是对于可能进展为严重溃疡或下肢截肢的患者疗效欠佳。为了解决这一问题,在过去二十多年中,美国食品药品管理局(Food and Drug Administration,FDA)批准了多种疗法,包括通过生物材料和组织工程技术来制造具有特定作用的材料,开发出能够加速创面愈合的活性敷料。尽管有了这些进展,糖尿病患者的创面愈合仍然缓慢,常导致进一步感染、延迟愈合和/或截肢。近年来,在创面愈合领域的研究主要集中在开发具有良好性能的敷料上,特别是能够在较长时间内封装及控释治疗药物方面。这可能是通过潜在的控制细胞迁移和增殖,提供一个有利于创面愈合的理化环境,来增强创面愈合。虽然这些疗法有很多仍在临床试验阶段,或尚未对 DFU 的治疗效果进行验证,但给 DFU 的治疗带来了良好的前景。

背景

糖尿病是全球发病率增加最快的慢性疾病之一,2010 年约有 2.85 亿成年人患糖尿病[1]。在美国,2012 年糖尿病患病率为成年人口的 12%~14%,预计这一数字还将持续增长[2]。糖尿病以代谢紊乱为特点,表现为高血糖、碳水化合物和脂肪代谢紊乱、胰岛素分泌缺陷、胰岛素抵抗和/或由于胰岛 β 细胞丧失而无法分泌胰岛素[3]。糖尿病患者易发生动脉粥样硬化性大血管病变和糖尿病特异性微血管病变,尤其是视网膜、肾脏和周围神经病变,最终可能导致失明、终末期肾病和各种神经病变[4,5]。糖尿病周围神经病变、周围血管疾病以及受损的愈合级联效应常导致 DFU 的发生,糖尿病患者一生中发生 DFU 的风险是 25%[6,7]。DFU 基于其严重程度通常采用 Wagner 溃疡分级系统进行分级,从浅表溃疡(1 级)到足部广泛坏疽(5 级)[8]。如果 DFU 没有得到及时治疗,最终可能导致截肢[1,9]。事实上,15% 的 DFU 导致下肢截肢,占美国截肢总数的 85%,每年大约花费 40 亿美元。

虽然 DFU 预防,特别是由相关专业人员组成的多学科团队(如足病师、内分泌医生、骨科和血管外科医生、微生物学家和创面护士)的介入可以降低溃疡发生率[6,8],但 DFU 仍然是糖尿病患者面临的严重并发症。DFU 的传统治疗方法包括控制血糖(延缓神经病变的进展),改善血供(增加创面,特别是小腿缺血处创面的血流量),创面清创和蛆疗法(去除坏死组织,促进创面愈合),减压(降低创面压力)、负压治疗(通过真空负压去除创面渗液、促进创面愈合和组织再生),抗感染(根据感染严重程度,进行局部和全身治疗)和传统创面敷料(为避免创面被污染及进一步损伤提供屏障)[6-8,10-14]。更为重要的是,在进一步治疗开始前,需对创面进行彻底清创,保证创面清洁,因为清创不彻底不利于创面愈合[8,15-17]。虽然这些步骤是相对有效的,但患者仍然经常面临截肢或溃疡加重。加强 DFU 治疗的另一种可能的方法是使用更先进的创面敷料,这种敷料不仅具有屏障作用,而且在溃疡愈合中发挥积极的作用。

解决活性创面敷料的开发具有挑战性,以其理想治疗的特性和特征作为设计要求,制造出符合这些要求的理想产品。活性创面敷料的主要设计要求可分为 3 类(图 15.1),包括:①材料选择;②创面环境的创造和控制;③药物封装和释放。在选择用于创面愈合的材料时,应考虑几个参数,包括生物相容性、免疫反应性以及在不造成进一步损伤的情况下易于去除。选择的材料应该能够为创面愈合创造合适的环境,并提供气体交换、隔热、保湿、渗出物引流和抗菌能力[1,18]等功能。该材料还可封装和控制用于治疗的从小分子到大分子以及各种类型细胞药物的释放[1,10,18]。

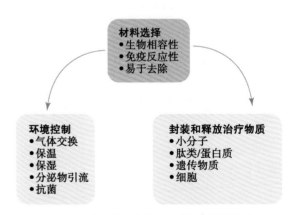

图 15.1 具有代表性的治疗 DFUs 的创面敷料设计要求

此外,在开发新型创面敷料时,必须考虑几个成本相关和监管方面的因素。为了使这些产品有广阔的市场,并考虑与其开发有关的高昂费用,结果必须比目前的标准疗法更为有效,才可能有利润回报。此外,产品必须使患者满意,而且护理人员接受简单培训就可使用。最后,虽然一些有前景的治疗方法正研发,但要获得 FDA 认证所需的漫长监管过程代价昂贵,尤其是对小公司[19]。在这一章中,我们回顾了当前、下一代和未来的创面愈合系统,并讨论了它们在满足这些设计要求方面的潜力。

目前用于创面愈合的材料

目前市场上有多种FDA批准的活性创面敷料可用于DFU患者[1,18]。用于制造这些敷料的材料可大致被分为天然、合成或两者结合这3类。天然创面敷料是天然来源，包括纤维素、胶原/明胶、透明质酸、壳聚糖和海藻酸盐[1,20]。天然材料的优点是生物相容性高，在机械性能上有一些通用性，具有可吸收性、抗菌，某些创面敷料还参与创面自然愈合过程[21]等优点。然而，它们的隔离性、批次间变异性、加工过程以及有限的物理性可能使这些材料的使用出现问题[1,22]。另一方面，合成材料，包括聚乙烯醇、聚氨酯、聚酯、聚环氧乙烷/乙二醇，可以大规模制造，且便宜、批次间差异较小，提供更为广泛的物理特性，并且可以进行化学修饰以更好地解决各种加工和生物学方面的问题[1,18]。然而，合成材料往往缺乏天然产物的一些固有性能，且需要进一步的化学修饰来达到所需的特性，这可能需要更高的制造成本。通常将天然和合成材料结合起来使用，以利用这两种材料的优势性能[18]。

目前使用的创面敷料，根据该领域常用的术语，可分为水胶体、水凝胶、泡沫敷料、薄膜和皮肤替代品[1,6,20]。常用的术语可能有点混淆，例如水胶体，根据科学定义，在有水存在的情况下形成凝胶的一种材料，在这一领域通常被归类为与水凝胶不同的一种敷料。水胶体是一种典型的创面敷料，由黏附、薄膜状敷料和可吸收微粒组成[1]。这些敷料吸收创面渗出物形成凝胶，保护创面，创造湿润环境[6]。不足之处是这种敷料吸收渗出物有限，会导致渗出物积聚或敷料破裂[8]。因此水胶体敷料通常需要每周多次更换，以解决这些问题[23]。

水凝胶的科学定义是一类由亲水性、交联聚合物组成的材料，通常由30%~90%的水组成。在创面敷料的常用术语中，水凝胶敷料比水胶体敷料能吸收更多的液体，并且能为创面创造一个湿润的环境，而不会产生过多的渗出物[3,23]。水凝胶可以通过离子或共价交联来控制其降解和其他化学/物理特性，应用灵活、易于去除，并且可以允许气体/液体/代谢物交换[1,24]。虽然水凝胶敷料通常比水胶体敷料能吸收更多的液体，但是它们能吸收的渗液量都是有限的，如果创面有过多的渗出液，同样需要频繁更换这些敷料[8]。

当创面渗出液过多时，可以使用泡沫型敷料，这种敷料基于其聚合物组成和厚度可以吸收大量渗出液[1,8]。从技术上讲，泡沫是一种胶体，其中不连续的气相分布在连续的液相中。由于这一术语用于创面敷料领域，一旦渗出液被吸收，泡沫敷料就被认为具有凝胶状的质地，能为创面创造一个湿润的环境。泡沫敷料还可以作为创面的缓冲和保护层，可增强其作用和患者的舒适度[1]。由于这种泡沫型敷料具有良极好的吸水性能，可以在创面保留最多1周。

薄膜敷料是典型的透明状、具有弹性、易于黏附于创面的一类敷料，允许气体交换，但是液体和细菌均无法渗透通过[25]。这种敷料不吸收水，通常不用于渗液超过中等量的创面[26]。虽然这可能会限制其单独治疗DFU，但其与上面提到的敷料联合使用可以制造一个更全面的创面环境，可以使敷料更好地固定到周围组织上，形成一个促进液体交换、避免细菌感染的屏障[1]。

目前用于创面治疗最先进的敷料可能是皮肤替代品[11,20,21]。它们通常由天然或合成的支架组成，将创面愈合过程中各种相关的细胞植入这些支架，特别是成纤维细胞和角质形成细胞。这些支架提供细胞支持和结构完整性，以促进创面愈合[23]。这些支架中包含同种异体细胞[20]，虽然它们在患者体内的存活时间通常不会超过6周，但与非细胞性支架相比，它们在临床上的效果往往更好[27-31]。这在一定程度上归因于细胞分泌的细胞因子、蛋白多糖、生长因子和细胞外基质成分，这些成分在正常和非慢性创面愈合级联效应中至关重要[32,33]。一些皮肤替代品被FDA批准用于治疗DFU，并被证实可提高创面愈合率[34,35]。不足之处是这种敷料本身并不能吸收渗出液，对渗液较多的创面需要使用其他敷料。此外，它们通常缺乏真皮结构，如汗腺和毛囊[36]。虽然还需要进一步研究来对比不同类型创面敷料治疗DFU的有效性，但还必须考虑成本和实用性等其他因素，皮肤替代品为更先进的创面治疗方法开拓了新领域，对加强糖尿病患者创面愈合发挥更为积极的作用。表15.1概述了目前FDA批准的各种类型敷料的代表性产品，并概述了它们的临床作用。当前更完整的治疗方法已经在近期的一些综述中发表[16,37]。

表15.1　FDA批准用于DFU治疗的代表性创面敷料列表

敷料类型	产品	公司	简介	参考文献
水胶体	Aquacel	ConvaTec	含羧甲基纤维素和离子银的抗菌水纤维	[38-42]
	Comfeel	Coloplast Corp	一种半透性聚氨酯薄膜，内含海藻酸钙和羧甲基纤维素颗粒	[11,43]
	DuoDerm CGF	ConvaTec	半渗透聚氨酯泡沫敷料	[44,45]
水凝胶	Restore	Hollister Woundcare	海藻酸钙敷料与银衬里抗菌性能	[46-48]
	Carrasyn	Medline Industries	含有芦荟的水凝胶，用于创面部位的简单水合	[11,49]
	Purilon	Coloplast Corp	由海藻酸钙和羧甲基纤维素组成的水凝胶	
泡沫敷料	Tielle	Johnson & Johnson Medical	一种带有丙烯酸黏合剂涂层的半渗透的亲水聚氨酯薄片	[50-52]
	Allevyn	Smith & Nephew, Inc.	由聚氨基甲酸乙酯泡沫和薄膜组成，5%银磺胺嘧啶。含有一种丙烯酸黏合剂，帮助轻松去除绷带	[53-55]
	Lyofoam	Seton Healthcare Group, PLC	半透性聚氨酯泡沫板	[56,57]

续表

敷料类型	产品	公司	简介	参考文献
薄膜敷料	OpSite	Smith & Nephew, Inc.	一种薄的, 带有丙烯酸黏合剂涂层的半渗透聚氨酯泡沫板	[58,59]
	X-Cell	Medline Industries	一种不黏附的纤维素敷料与聚六亚甲基双胍广谱抗菌功能	[25,60]
	Tegaderm	3 M Healthcare	一种薄的、带有丙烯酸黏合剂涂层的半渗透聚氨酯薄膜	[61,62]
皮肤替代品	Apligraf	Organogenesis, Inc.	牛型胶原支架, 由人成纤维细胞和角质形成细胞组成	[63-65]
	Dermagraft	Organogenesis, Inc.	新生儿包皮成纤维细胞生物可吸收乙烯基网	[28,29,66,67]
	Epifix	MiMedx Group Inc.	人羊膜上皮细胞	[65,68,69]

目前 FDA 批准的一系列疗法肯定是对传统疗法的改进, 特别是在本章前面概述的设计参数方面。这里列出的大部分材料都是具有生物相容性, 不会引起过度的免疫反应, 且易于去除, 不会对创面造成进一步的损伤。此外, 它们可以提供气体交换、隔热、潮湿的环境, 并提供感染屏障。不同的材料在吸收和引流创面渗出液方面有所不同, 泡沫敷料能够吸收的渗液量最多, 其次是水凝胶、水胶体和薄膜。由于 DFU 的渗液量根据其严重程度和愈合阶段的不同而有所不同, 这为治疗者提供了一系列的选择, 但是并非千篇一律。此外, 虽然皮肤替代品提供了一种通过其负载细胞的分泌物将各种治疗药物输送到创面进行治疗的方法, 但很少有 FDA 批准的其他创面敷料含有能促进愈合的治疗药物。因此, 虽然目前的创面敷料满足了一些理想系统的设计要求(材料选择和环境控制), 但它们往往在治疗封装性和释放上存在不足, 而这正是促进 DFU 患者溃疡愈合的下一步。

下一代创面愈合材料

为了解决 FDA 批准的创面敷料在治疗上面临的一些弊端, 目前的研究集中在开发能够弥补其物理/化学缺陷并提供药物释放的材料, 包括肽、蛋白质、遗传物质、天然衍生剂和各种细胞[8,10,18]。虽然其中大多数尚未在人类身上进行试验和/或目前正处于临床试验的早期阶段, 或者它们已被用于一般创面愈合试验, 而不是专门用于治疗 DFU, 但肯定有许多能用于促进糖尿病患者创面愈合的新型材料。

目前正在开发的治疗创面的新型材料大多使用本章前面讨论过的天然以及合成材料。然而, 这些新型材料之所以独特, 往往是因为改变了部分化学结构, 从而增强其性能。无论这些变化是由多个聚合物混合、两个或更多多聚体共聚, 还是增加功能基修饰单体/多聚体, 这些化学变化旨在更好地满足设计参数以创造更有效的治疗产品, 例如改变它们的生物相容性/降解性、惰性、膨胀率和黏附性等等[24]。此外, 这些修饰可以增强治疗药物的封装性, 并更好地控制其释放过程。例如, 海藻酸钠是一种天然聚合物, 传统上用作创面敷料, 通过阳离子交联形成海藻酸钠水凝胶。在过去的几十年中, 不同的研究小组对藻酸盐聚合物进行了多种不同的改性, 或者将其用于制备水凝胶, 从提供增强其耐久性, 改善机械特性的共价交联, 修饰聚合物, 到肽或信号分子以增强细胞的负载和传递[24,70]。改性聚合物, 结合适当的有效载荷, 可能是一种能满足所有设

计需求的 DFU 治疗理想创面敷料的制作途径。

基于既往成功的细胞递呈系统, 许多研究小组致力于扩大细胞递呈或其传递载体的范围[16]。尽管已经对成纤维细胞的递呈及其在再生中的作用进行了广泛的研究[71,72], 但是许多研究仍集中在输送干细胞来促进创面愈合[73]。间充质干细胞已被证明可以通过控制炎症期, 为创面提供良好的血管化环境, 诱导角质形成细胞和减少参与创面愈合过程的细胞凋亡来加速 DFU 的创面愈合和防止继发性溃疡的形成[16,74,75]。一些研究将细胞直接应用于创面[73], 另一些研究则使用各种材料, 例如, 释放细胞的纤维蛋白[74]。其中一些策略目前正处于监管审批的阶段[76]。此外, 其他类型的细胞也被纳入皮肤替代品中以促进创面愈合, 包括具有美容作用的黑素细胞[77]、改善血供和淋巴引流的内皮细胞[78-80], 以及促进出汗、创造一个湿润环境以促进愈合的内分泌汗腺细胞[81]。

除传递细胞外, 许多研究表明, 通过提供各种疗法, DFU 的治愈率显著提高(图 15.2)。传统上的疗法是以液体形式局部使用或可作为一种更黏稠的软膏敷在创面上。然而, 由于大多数 DFU 有大量渗出物, 许多生物制剂作用周期短, 而且需要持续应用才能有效果, 因此局部给药通常不成功[82]。为了应对这一挑战, 当前许多的创面愈合体系正在开发药物递送的研究, 将药物融入创面敷料中, 这样就能长时间包封治疗药物, 并在临床需要的时间控制释放。如图 15.2 所示, 包括大分子、细胞、小分子、核酸在内的多种物质, 被封装于敷料中, 随着时间的推移在创面环境中逐渐释放, 以增强敷料的治疗效果。在此, 我们回顾了目前正在被研究用于创面愈合的不同类型创面敷料, 其中包含从小分子到大分子的各种治疗。

一些用于治疗 DFU 的小分子, 包括碘、苯妥英钠、一氧化氮、姜黄素和环丙沙星, 已经成功地通过许多材料体系, 包括聚乙烯醇、各种聚酯、聚乙烯吡咯烷酮、藻酸盐水凝胶, 以及透明质酸, 来帮助创面愈合以及提供抗菌环境[83-88]。多肽、包括生长因子在内的蛋白质、DNA 质粒和 siRNAs 都是促进创面愈合的大分子物质。许多肽类和蛋白质已经被整合到支架中, 以促进愈合前细胞黏附、迁移和增殖到创面床中, 包括整合素结合肽[89]、层粘连蛋白[90-92]、纤维连接蛋白[93-95]和纤维蛋白[96]。生长因子可促进创面愈合的作用已经得到充分的证实[8,11,72,97], 许多研究已用材料来递送这些潜在的疗法以改善创面愈合[98-105]。生长因子, 如成纤维细胞生长因子(fibroblast growth factor, FGF)[106-108]、表皮生长因子(epidermal growth factor, EGF)[99,109]、转化生长因子 β(transforming growth factor-beta, TGF-β)[110]、角质形成细胞生长因子(keratinocyte growth

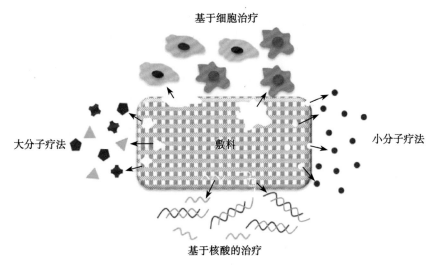

图 15.2　创面敷料中治疗药物的包封和释放

factor, KGF)[111]和血小板衍生生长因子(platelet-derived growth factor, PDGF)[100]也被纳入皮肤替代品中,已成功地促进创面愈合。在基因治疗领域,各种基于核酸的治疗,如 DNA 质粒[112,113]、siRNAs[114]和腺病毒[115,116]已经被研究,其可通过影响创面愈合和再生的靶基因的表达而起作用[82,116-120]。此外,许多天然物质是氨基酸、酶、维生素和多糖的组合,也已经被用创面敷料,并已报道可以改善糖尿病创面的愈合。这些天然物质包括蜂蜜[121,122]、芦荟提取物[123,124]、精油[125,126]和植物提取物[127]。当前对组织工程材料用于创面愈合的研究,解决了目前 FDA 批准的产品所面临的一些缺陷。这些新技术旨在满足材料选择(生物相容性、免疫反应性和易于去除)、环境控制(提供气体交换、隔热、保湿、排出渗出液和抗菌功能),特别是,封装和控制不同物质的释放(从小分子到大分子和不同细胞类型)能力。能够提供广泛的治疗物质材料,才最适合创建下一代促进糖尿病足创面愈合敷料,因为他们可能会影响更为关键的特性,包括细胞迁移和细胞在创面增殖,并通过提供促愈合物前体而不是炎性物质来控制理化环境。然而,仍然需要解决的关键问题,包括制造出既能吸收大量渗液又能以可控方式释放药物的材料。例如,水凝胶在吸收液体时膨胀,这可能会导致药物的大量释放,而不是在一段时间逐渐可控性释放。另外一个挑战是,将多种不同化学成分的疗法(例如,在同一创面敷料中同时输送疏水分子和亲水生长因子)结合起来。一种可能的解决方案,可能是使用具有多种功能或间隔的材料,或者使用组合材料来制造。然而,在这样做时,必须始终考虑每种材料组合在一起时的性能损失。或许更为紧迫的是,虽然本节中提到的所有当前使用的创面敷料都是针对创面愈合的,但并不是所有的方法都必须用于DFUs 的治疗。因此,需要进一步的研究来证明它们在糖尿病患者中的可行性。

创面愈合材料系统的未来方向

为了发展下一代的治疗方法,不妨退一步,重新审视疾病的病理生理学以及当前和潜在的治疗手段。虽然目前的治疗侧重于创造更先进的创面敷料,但仍有可能跳出思维定式并创造一套新的技术,通过其他方法治疗 DFU,而不是扩充创面敷料库,有时它们只是大同小异。在最后一节中,我们将介绍一些潜在的替代方案.

在材料和工程设计方面,处理 DFU 的一种可能方法是使用颗粒物而不是敷料。目前,正在研究负载纳米颗粒治疗DFU,其中许多疗法显示出比传统疗法具有更好的创面闭合性能[128-131]。虽然这有应用前景,但纳米颗粒在创面环境中面临时效性问题,特别是由于某些 DFU 有大量渗出物。一种可能的补救方法是使用靶向纳米颗粒,靶细胞可以很快摄取这些纳米颗粒。这就释放药物至创面特定细胞,并对不同细胞产生不同的影响,从而更全面地促进创面愈合。

从创面愈合的病理生理学角度来看,关于免疫系统在创面愈合中的作用,特别是在糖尿病患者中的作用,已有许多新的研究进展。在健康人群中,免疫系统在创面愈合阶段的各个过程中起着关键作用,在调节机体对损伤反应的各种生长因子、细胞因子和分子方面发挥着重要作用[132]。众所周知,糖尿病患者的免疫系统受损,这通常会改变他们对创面愈合的反应,但糖尿病足的确切机制往往不清楚[133,134]。因此,通过解决免疫反应的损伤来解决创面愈合的问题可能是有用的,而不是解决愈合过程中的下游影响。

另一个需要考虑的是 DFU 的多样性及其特殊需要。如前所述,DFU 根据其严重程度用 Wagner 系统进行分级,但并不能解决它们愈合时的不同阶段,也不能解决其潜在病理差异。制造能够感知环境变化并通过物理/化学改变进行适应的自适应性或"智能"材料可能会解决其中一些问题(例如,不同阶段所需的保湿或治疗药物的量)。然而,这并不一定能解决与患者多样性相关的所有问题。也许这需要更加个体化的治疗系统,来满足每位患者的需求。目前,个体化医疗通常被认为成本太高,但如果能制定出以较低成本实现的个体化治疗策略,这一问题可能会得到解决。

结论

随着糖尿病患者人数的日益增多,DFU 的发生风险亦日益增加。如果在早期被发现,DFU 的治疗可以在没有进一步并发症的情况下完成,但如果不进行治疗,可能导致下肢截肢,从而对患者的生活产生深远的影响。虽然有许多传统的治疗 DFU 的方法,但它们往往不能完全治愈创面。由于组织工程领域的进展,FDA 批准的创面敷料,解决了其中的一些问题,促进了 DFU 的愈合。此外,这一领域的新进展导致了一些潜在的治疗方法在愈合过程中发挥了更积极的作用,未来几年将在监管机构批准之前确定它们的疗效。展望未来,重要的是继续这一领域的工作,或许扩大范围,去开发使用多种技术的疗法,更深入地研究导致糖尿病患者愈合受损的潜在问题,创造个体化的同时保持低成本的治疗方法。在过去的几十年里,该领域在处理创面愈合的方式上发生了巨大的变化,并且随着该领域进入下一个变革阶段,我们期待着同样或更有影响力的改变。

(王椿 译)

参考文献

1. Moura LI, Dias AM, Carvalho E, de Sousa HC. Recent advances on the development of wound dressings for diabetic foot ulcer treatment--a review. Acta Biomater. 2013;9(7):7093–114.
2. Menke A, Casagrande S, Geiss L, Cowie CC. Prevalence of and trends in diabetes among adults in the United States, 1988–2012. JAMA. 2015;314(10):1021–9.
3. Ahmed I, Goldstein B. Diabetes mellitus. Clin Dermatol. 2006;24(4):237–46.
4. Brownlee M. Biochemistry and molecular cell biology of diabetic complications. Nature. 2001;414(6865):813–20.
5. Mangiapane H. Cardiovascular disease and diabetes. Adv Exp Med Biol. 2012;771:219–28.
6. Bowling FL, Rashid ST, Boulton AJ. Preventing and treating foot complications associated with diabetes mellitus. Nat Rev Endocrinol. 2015;11(10):606–16.
7. Gupta SK, Singh SK. Diabetic foot: a continuing challenge. Adv Exp Med Biol. 2012;771:123–38.
8. Lim JZ, Ng NS, Thomas C. Prevention and treatment of diabetic foot ulcers. J R Soc Med. 2017;110(3):104–9.
9. Tabur S, Eren MA, Celik Y, Dag OF, Sabuncu T, Sayiner ZA, et al. The major predictors of amputation and length of stay in diabetic patients with acute foot ulceration. Wien Klin Wochenschr. 2015;127(1–2):45–50.
10. Tecilazich F, Dinh T, Veves A. Treating diabetic ulcers. Expert Opin Pharmacother. 2011;12(4):593–606.
11. Han G, Ceilley R. Chronic wound healing: a review of current management and treatments. Adv Ther. 2017;34(3):599–610.
12. Armstrong DG, Lavery LA, Wu S, Boulton AJ. Evaluation of removable and irremovable cast walkers in the healing of diabetic foot wounds: a randomized controlled trial. Diabetes Care. 2005;28(3):551–4.
13. Cavanagh PR. Therapeutic footwear for people with diabetes. Diabetes Metab Res Rev. 2004;20(Suppl 1):S51–5.
14. Huang C, Leavitt T, Bayer LR, Orgill DP. Effect of negative pressure wound therapy on wound healing. Curr Probl Surg. 2014;51(7):301–31.
15. Hsu CR, Chang CC, Chen YT, Lin WN, Chen MY. Organization of wound healing services: the impact on lowering the diabetes foot amputation rate in a ten-year review and the importance of early debridement. Diabetes Res Clin Pract. 2015;109(1):77–84.
16. Andrews KL, Houdek MT, Kiemele LJ. Wound management of chronic diabetic foot ulcers: from the basics to regenerative medicine. Prosthetics Orthot Int. 2015;39(1):29–39.
17. Steed DL. Debridement. Am J Surg. 2004;187(5A):71S–4S.
18. Boateng J, Catanzano O. Advanced therapeutic dressings for effective wound healing--a review. J Pharm Sci. 2015;104(11):3653–80.
19. MacNeil S. Progress and opportunities for tissue-engineered skin. Nature. 2007;445(7130):874–80.
20. Dickinson LE, Gerecht S. Engineered biopolymeric scaffolds for chronic wound healing. Front Physiol. 2016;7:341.
21. van der Veen VC, van der Wal MB, van Leeuwen MC, Ulrich MM, Middelkoop E. Biological background of dermal substitutes. Burns. 2010;36(3):305–21.
22. Malafaya PB, Silva GA, Reis RL. Natural-origin polymers as carriers and scaffolds for biomolecules and cell delivery in tissue engineering applications. Adv Drug Deliv Rev. 2007;59(4–5):207–33.
23. Caruta BM. Polymeric materials: new research. New York: Nova Science Publishers; 2005. p. 146.
24. Li J, Mooney DJ. Designing hydrogels for controlled drug delivery. Nat Rev Mater. 2016;1:1–17.
25. Fonder MA, Lazarus GS, Cowan DA, Aronson-Cook B, Kohli AR, Mamelak AJ. Treating the chronic wound: a practical approach to the care of nonhealing wounds and wound care dressings. J Am Acad Dermatol. 2008;58(2):185–206.
26. Hilton JR, Williams DT, Beuker B, Miller DR, Harding KG. Wound dressings in diabetic foot disease. Clin Infect Dis. 2004;39(Suppl 2):S100–3.
27. Hu S, Kirsner RS, Falanga V, Phillips T, Eaglstein WH. Evaluation of Apligraf persistence and basement membrane restoration in donor site wounds: a pilot study. Wound Repair Regen. 2006;14(4):427–33.
28. Marston WA, Hanft J, Norwood P, Pollak R, Dermagraft Diabetic Foot Ulcer Study G. The efficacy and safety of dermagraft in improving the healing of chronic diabetic foot ulcers: results of a prospective randomized trial. Diabetes Care. 2003;26(6):1701–5.
29. Hanft JR, Surprenant MS. Healing of chronic foot ulcers in diabetic patients treated with a human fibroblast-derived dermis. J Foot Ankle Surg. 2002;41(5):291–9.
30. Newton DJ, Khan F, Belch JJ, Mitchell MR, Leese GP. Blood flow changes in diabetic foot ulcers treated with dermal replacement therapy. J Foot Ankle Surg. 2002;41(4):233–7.
31. Driver VR, Lavery LA, Reyzelman AM, Dutra TG, Dove CR, Kotsis SV, et al. A clinical trial of Integra template for diabetic foot ulcer treatment. Wound Repair Regen. 2015;23(6):891–900.
32. Naughton G, Mansbridge J, Gentzkow G. A metabolically active human dermal replacement for the treatment of diabetic foot ulcers. Artif Organs. 1997;21(11):1203–10.
33. Falanga V, Isaacs C, Paquette D, Downing G, Kouttab N, Butmarc J, et al. Wounding of bioengineered skin: cellular and molecular aspects after injury. J Invest Dermatol. 2002;119(3):653–60.
34. Veves A, Falanga V, Armstrong DG, Sabolinski ML, Apligraf Diabetic Foot Ulcer Study. Graftskin, a human skin equivalent, is effective in the management of noninfected neuropathic diabetic foot ulcers: a prospective randomized multicenter clinical trial. Diabetes Care. 2001;24(2):290–5.
35. Landsman AS, Cook J, Cook E, Landsman AR, Garrett P, Yoon J, et al. A retrospective clinical study of 188 consecutive patients to examine the effectiveness of a biologically active cryopreserved human skin allograft (TheraSkin(R)) on the treatment of diabetic foot ulcers and venous leg ulcers. Foot Ankle Spec. 2011;4(1):29–41.
36. Kirsner RS, Falanga V, Eaglstein WH. The development of bioengineered skin. Trends Biotechnol. 1998;16(6):246–9.
37. Nicholas MN, Yeung J. Current status and future of skin substitutes for chronic wound healing. J Cutan Med Surg. 2017;21(1):23–30.
38. Armstrong SH, Ruckley CV. Use of a fibrous dressing in exuding leg ulcers. J Wound Care. 1997;6(7):322–4.
39. Foster L, Moore P, Clark S. A comparison of hydrofibre and alginate dressings on open acute surgical wounds. J Wound Care. 2000;9(9):442–5.
40. Bowler PG, Jones SA, Davies BJ, Coyle E. Infection control properties of some wound dressings. J Wound Care. 1999;8(10):499–502.
41. Thomas S, McCubbin P. An in vitro analysis of the antimicro-

bial properties of 10 silver-containing dressings. J Wound Care. 2003;12(8):305–8.

42. Jude EB, Apelqvist J, Spraul M, Martini J, Silver Dressing Study G. Prospective randomized controlled study of hydrofiber dressing containing ionic silver or calcium alginate dressings in non-ischaemic diabetic foot ulcers. Diabet Med. 2007;24(3):280–8.

43. Goodhead A. Clinical efficacy of Comfeel plus transparent dressing. Br J Nurs. 2002;11(4):284. 6-7

44. Apelqvist J, Larsson J, Stenstrom A. Topical treatment of necrotic foot ulcers in diabetic patients: a comparative trial of DuoDerm and MeZinc. Br J Dermatol. 1990;123(6):787–92.

45. Feldman DL, Rogers A, Karpinski RH. A prospective trial comparing biobrane, duoderm and xeroform for skin graft donor sites. Surg Gynecol Obstet. 1991;173(1):1–5.

46. Hogge J, Krasner D, Nguyen H, Harkless LB, Armstrong DG. The potential benefits of advanced therapeutic modalities in the treatment of diabetic foot wounds. J Am Podiatr Med Assoc. 2000;90(2):57–65.

47. Meaume S, Ourabah Z, Cartier H, Granel-Brocard F, Combemale P, Bressieux JM, et al. Evaluation of a lipidocolloid wound dressing in the local management of leg ulcers. J Wound Care. 2005;14(7):329–34.

48. Carter MJ, Tingley-Kelley K, Warriner RA 3rd. Silver treatments and silver-impregnated dressings for the healing of leg wounds and ulcers: a systematic review and meta-analysis. J Am Acad Dermatol. 2010;63(4):668–79.

49. Jensen JL, Seeley J, Gillin B. Diabetic foot ulcerations. A controlled, randomized comparison of two moist wound healing protocols: carrasyn hydrogel wound dressing and wet-to-moist saline gauze. Adv Wound Care. 1998;11(7 Suppl):1–4.

50. Diehm C, Lawall H. Evaluation of Tielle hydropolymer dressings in the management of chronic exuding wounds in primary care. Int Wound J. 2005;2(1):26–35.

51. Schulze HJ. Clinical evaluation of TIELLE* plus dressing in the management of exuding chronic wounds. Br J Community Nurs. 2003;8(11 Suppl):18–22.

52. Mellor J, Boothman S. TIELLE* hydropolymer dressings: wound responsive technology. Br J Community Nurs. 2003;8(11 Suppl):14–7.

53. Williams C, Young T. Allevyn adhesive. Br J Nurs. 1996;5(11):691–3.

54. Amione P, Ricci E, Topo F, Izzo L, Pirovano R, Rega V, et al. Comparison of Allevyn Adhesive and Biatain Adhesive in the management of pressure ulcers. J Wound Care. 2005;14(8):365–70.

55. Dinar S, Sen C, Unal C, Agir H, Iscen D. A new material for the standard burn model: Allevyn adhesive. Plast Reconstr Surg. 2006;117(2):717–8.

56. Winter GD. Epidermal wound healing under a new polyurethane foam dressing (Lyofoam). Plast Reconstr Surg. 1975;56(5):531–7.

57. Williams C. The benefits and application of the Lyofoam product range. Br J Nurs. 1999;8(11):745. 8-9

58. Lasa CI Jr, Kidd RR 3rd, Nunez HA, Drohan WN. Effect of fibrin glue and opsite on open wounds in DB/DB mice. J Surg Res. 1993;54(3):202–6.

59. Foster AV, Eaton C, McConville DO, Edmonds ME. Application of OpSite film: a new and effective treatment of painful diabetic neuropathy. Diabet Med. 1994;11(8):768–72.

60. Czaja W, Krystynowicz A, Bielecki S, Brown RM Jr. Microbial cellulose--the natural power to heal wounds. Biomaterials. 2006;27(2):145–51.

61. Weindorf M, Korber A, Klode J, Dissemond J. Non-interventional study to investigate the efficacy and safety of Tegaderm Matrix in the treatment of patients with therapy-refractory chronic wounds. J Dtsch Dermatol Ges. 2012;10(6):412–20.

62. Ong CT, Zhang Y, Lim R, Samsonraj R, Masilamani J, Phan TH, et al. Preclinical evaluation of tegaderm supported nanofibrous wound matrix dressing on porcine wound healing model. Adv Wound Care (New Rochelle). 2015;4(2):110–8.

63. Falanga V, Sabolinski M. A bilayered living skin construct (APLIGRAF) accelerates complete closure of hard-to-heal venous ulcers. Wound Repair Regen. 1999;7(4):201–7.

64. Edmonds M, European, Australian Apligraf Diabetic Foot Ulcer Study G. Apligraf in the treatment of neuropathic diabetic foot ulcers. Int J Low Extrem Wounds. 2009;8(1):11–8.

65. Zelen CM, Serena TE, Gould L, Le L, Carter MJ, Keller J, et al. Treatment of chronic diabetic lower extremity ulcers with advanced therapies: a prospective, randomised, controlled, multi-centre comparative study examining clinical efficacy and cost. Int Wound J. 2016;13(2):272–82.

66. Gentzkow GD, Iwasaki SD, Hershon KS, Mengel M, Prendergast JJ, Ricotta JJ, et al. Use of dermagraft, a cultured human dermis, to treat diabetic foot ulcers. Diabetes Care. 1996;19(4):350–4.

67. Omar AA, Mavor AI, Jones AM, Homer-Vanniasinkam S. Treatment of venous leg ulcers with dermagraft. Eur J Vasc Endovasc Surg. 2004;27(6):666–72.

68. Zelen CM, Gould L, Serena TE, Carter MJ, Keller J, Li WW. A prospective, randomised, controlled, multi-centre comparative effectiveness study of healing using dehydrated human amnion/chorion membrane allograft, bioengineered skin substitute or standard of care for treatment of chronic lower extremity diabetic ulcers. Int Wound J. 2015;12(6):724–32.

69. Zelen CM, Serena TE, Denoziere G, Fetterolf DE. A prospective randomised comparative parallel study of amniotic membrane wound graft in the management of diabetic foot ulcers. Int Wound J. 2013;10(5):502–7.

70. Lee KY, Mooney DJ. Alginate: properties and biomedical applications. Prog Polym Sci. 2012;37(1):106–26.

71. Wong T, McGrath JA, Navsaria H. The role of fibroblasts in tissue engineering and regeneration. Br J Dermatol. 2007;156(6):1149–55.

72. Mansbridge JN, Liu K, Pinney RE, Patch R, Ratcliffe A, Naughton GK. Growth factors secreted by fibroblasts: role in healing diabetic foot ulcers. Diabetes Obes Metab. 1999;1(5):265–79.

73. Jackson WM, Nesti LJ, Tuan RS. Concise review: clinical translation of wound healing therapies based on mesenchymal stem cells. Stem Cells Transl Med. 2012;1(1):44–50.

74. Falanga V, Iwamoto S, Chartier M, Yufit T, Butmarc J, Kouttab N, et al. Autologous bone marrow-derived cultured mesenchymal stem cells delivered in a fibrin spray accelerate healing in murine and human cutaneous wounds. Tissue Eng. 2007;13(6):1299–312.

75. Maharlooei MK, Bagheri M, Solhjou Z, Jahromi BM, Akrami M, Rohani L, et al. Adipose tissue derived mesenchymal stem cell (AD-MSC) promotes skin wound healing in diabetic rats. Diabetes Res Clin Pract. 2011;93(2):228–34.

76. Ojeh N, Pastar I, Tomic-Canic M, Stojadinovic O. Stem cells in skin regeneration, wound healing, and their clinical applications. Int J Mol Sci. 2015;16(10):25476–501.

77. Hachiya A, Sriwiriyanont P, Kaiho E, Kitahara T, Takema Y, Tsuboi R. An in vivo mouse model of human skin substitute containing spontaneously sorted melanocytes demonstrates physiological changes after UVB irradiation. J Invest Dermatol. 2005;125(2):364–72.

78. Liu Y, Luo H, Wang X, Takemura A, Fang YR, Jin Y, et al. In vitro construction of scaffold-free bilayered tissue-engineered skin containing capillary networks. Biomed Res Int. 2013;2013:561410.

79. Zhang X, Yang J, Li Y, Liu S, Long K, Zhao Q, et al. Functional neovascularization in tissue engineering with porcine acellular dermal matrix and human umbilical vein endothelial cells. Tissue Eng Part C Methods. 2011;17(4):423–33.

80. Marino D, Luginbuhl J, Scola S, Meuli M, Reichmann E. Bioengineering dermo-epidermal skin grafts with blood and lymphatic capillaries. Sci Transl Med. 2014;6(221):221ra14.

81. Huang S, Xu Y, Wu C, Sha D, Fu X. In vitro constitution and in vivo implantation of engineered skin constructs with sweat glands. Biomaterials. 2010;31(21):5520–5.

82. Hamdan S, Pastar I, Drakulich S, Dikici E, Tomic-Canic M, Deo S, et al. Nanotechnology-driven therapeutic interventions in wound healing: potential uses and applications. ACS Cent Sci. 2017;3(3):163–75.

83. Merrell JG, McLaughlin SW, Tie L, Laurencin CT, Chen AF, Nair LS. Curcumin-loaded poly(epsilon-caprolactone) nanofibres: diabetic wound dressing with anti-oxidant and anti-inflammatory properties. Clin Exp Pharmacol Physiol. 2009;36(12):1149–56.

84. Manjunatha K, Poojary B, Lobo PL, Fernandes J, Kumari NS. Synthesis and biological evaluation of some 1,3,4-oxadiazole derivatives. Eur J Med Chem. 2010;45(11):5225–33.

85. Li Y, Lee PI. Controlled nitric oxide delivery platform based on S-nitrosothiol conjugated interpolymer complexes for diabetic wound healing. Mol Pharm. 2010;7(1):254–66.

86. Masters KS, Leibovich SJ, Belem P, West JL, Poole-Warren LA. Effects of nitric oxide releasing poly(vinyl alcohol) hydrogel dressings on dermal wound healing in diabetic mice. Wound Repair Regen. 2002;10(5):286–94.

87. Sobotka L, Smahelova A, Pastorova J, Kusalova M. A case report of the treatment of diabetic foot ulcers using a sodium hyaluronate and iodine complex. Int J Low Extrem Wounds. 2007;6(3):143–7.

88. Shaw J, Hughes CM, Lagan KM, Stevenson MR, Irwin CR, Bell PM. The effect of topical phenytoin on healing in diabetic foot ulcers: a randomized controlled trial. Diabet Med. 2011;28(10):1154–7.

89. Xiao Y, Reis LA, Feric N, Knee EJ, Gu J, Cao S, Laschinger C, Londono C, Antolovich J, McGuigan AP, Radisic M. Diabetic wound regeneration using peptide-modified hydrogels to target re-epithelialization. Proc Natl Acad Sci U S A. 2016;113(40):E5792–E801.

90. Damodaran G, Tiong WH, Collighan R, Griffin M, Navsaria H, Pandit A. In vivo effects of tailored laminin-332 alpha3 conjugated scaffolds enhances wound healing: a histomorphometric analysis. J Biomed Mater Res A. 2013;101(10):2788–95.

91. Masuda R, Mochizuki M, Hozumi K, Takeda A, Uchinuma E, Yamashina S, et al. A novel cell-adhesive scaffold material for delivering keratinocytes reduces granulation tissue in dermal wounds. Wound Repair Regen. 2009;17(1):127–35.

92. Halim AS, Khoo TL, Mohd Yussof SJ. Biologic and synthetic skin substitutes: an overview. Indian J Plast Surg. 2010;43(Suppl):S23–8.

93. Sethi KK, Yannas IV, Mudera V, Eastwood M, McFarland C, Brown RA. Evidence for sequential utilization of fibronectin, vitronectin, and collagen during fibroblast-mediated collagen contraction. Wound Repair Regen. 2002;10(6):397–408.

94. Clark RA, Lin F, Greiling D, An J, Couchman JR. Fibroblast invasive migration into fibronectin/fibrin gels requires a previously uncharacterized dermatan sulfate-CD44 proteoglycan. J Invest Dermatol. 2004;122(2):266–77.

95. Bielefeld KA, Amini-Nik S, Whetstone H, Poon R, Youn A, Wang J, et al. Fibronectin and beta-catenin act in a regulatory loop in dermal fibroblasts to modulate cutaneous healing. J Biol Chem. 2011;286(31):27687–97.

96. Han CM, Zhang LP, Sun JZ, Shi HF, Zhou J, Gao CY. Application of collagen-chitosan/fibrin glue asymmetric scaffolds in skin tissue engineering. J Zhejiang Univ Sci B. 2010;11(7):524–30.

97. Buchberger B, Follmann M, Freyer D, Huppertz H, Ehm A, Wasem J. The evidence for the use of growth factors and active skin substitutes for the treatment of non-infected diabetic foot ulcers (DFU): a health technology assessment (HTA). Exp Clin Endocrinol Diabetes. 2011;119(8):472–9.

98. Nicholas MN, Jeschke MG, Amini-Nik S. Methodologies in creating skin substitutes. Cell Mol Life Sci. 2016;73(18):3453–72.

99. Yamamoto A, Shimizu N, Kuroyanagi Y. Potential of wound dressing composed of hyaluronic acid containing epidermal growth factor to enhance cytokine production by fibroblasts. J Artif Organs. 2013;16(4):489–94.

100. Sun W, Lin H, Xie H, Chen B, Zhao W, Han Q, et al. Collagen membranes loaded with collagen-binding human PDGF-BB accelerate wound healing in a rabbit dermal ischemic ulcer model. Growth Factors. 2007;25(5):309–18.

101. Ulubayram K, Nur Cakar A, Korkusuz P, Ertan C, Hasirci N. EGF containing gelatin-based wound dressings. Biomaterials. 2001;22(11):1345–56.

102. Yang Y, Xia T, Zhi W, Wei L, Weng J, Zhang C, et al. Promotion of skin regeneration in diabetic rats by electrospun core-sheath fibers loaded with basic fibroblast growth factor. Biomaterials. 2011;32(18):4243–54.

103. Choi JS, Leong KW, Yoo HS. In vivo wound healing of diabetic ulcers using electrospun nanofibers immobilized with human epidermal growth factor (EGF). Biomaterials. 2008;29(5):587–96.

104. Kulkarni A, Diehl-Jones W, Ghanbar S, Liu S. Layer-by-layer assembly of epidermal growth factors on polyurethane films for wound closure. J Biomater Appl. 2014;29(2):278–90.

105. Lai HJ, Kuan CH, Wu HC, Tsai JC, Chen TM, Hsieh DJ, et al. Tailored design of electrospun composite nanofibers with staged release of multiple angiogenic growth factors for chronic wound healing. Acta Biomater. 2014;10(10):4156–66.

106. Akasaka Y, Ono I, Tominaga A, Ishikawa Y, Ito K, Suzuki T, et al. Basic fibroblast growth factor in an artificial dermis promotes apoptosis and inhibits expression of alpha-smooth muscle actin, leading to reduction of wound contraction. Wound Repair Regen. 2007;15(3):378–89.

107. Inoue S, Kijima H, Kidokoro M, Tanaka M, Suzuki Y, Motojuku M, et al. The effectiveness of basic fibroblast growth factor in fibrin-based cultured skin substitute in vivo. J Burn Care Res. 2009;30(3):514–9.

108. Tsuji-Saso Y, Kawazoe T, Morimoto N, Tabata Y, Taira T, Tomihata K, et al. Incorporation of basic fibroblast growth factor into preconfluent cultured skin substitute to accelerate neovascularisation and skin reconstruction after transplantation. Scand J Plast Reconstr Surg Hand Surg. 2007;41(5):228–35.

109. Kuroyanagi M, Yamamoto A, Shimizu N, Ishihara E, Ohno H, Takeda A, et al. Development of cultured dermal substitute composed of hyaluronic acid and collagen spongy sheet containing fibroblasts and epidermal growth factor. J Biomater Sci Polym Ed. 2014;25(11):1133–43.

110. Ferguson MW, O'Kane S. Scar-free healing: from embryonic mechanisms to adult therapeutic intervention. Philos Trans R Soc Lond Ser B Biol Sci. 2004;359(1445):839–50.

111. Koria P, Yagi H, Kitagawa Y, Megeed Z, Nahmias Y, Sheridan R, et al. Self-assembling elastin-like peptides growth factor chimeric nanoparticles for the treatment of chronic wounds. Proc Natl Acad Sci U S A. 2011;108(3):1034–9.

112. Kwon MJ, An S, Choi S, Nam K, Jung HS, Yoon CS, et al. Effective healing of diabetic skin wounds by using nonviral gene therapy based on minicircle vascular endothelial growth factor DNA and a cationic dendrimer. J Gene Med. 2012;14(4):272–8.

113. Castleberry SA, Almquist BD, Li W, Reis T, Chow J, Mayner S, et al. Self-assembled wound dressings silence MMP-9 and improve diabetic wound healing in vivo. Adv Mater. 2016;28(9):1809–17.

114. Kim HS, Yoo HS. Matrix metalloproteinase-inspired suicidal treatments of diabetic ulcers with siRNA-decorated nanofibrous meshes. Gene Ther. 2013;20(4):378–85.

115. Breen AM, Dockery P, O'Brien T, Pandit AS. The use of therapeutic gene eNOS delivered via a fibrin scaffold enhances wound healing in a compromised wound model. Biomaterials. 2008;29(21):3143–51.

116. Gu DL, Nguyen T, Gonzalez AM, Printz MA, Pierce GF, Sosnowski BA, et al. Adenovirus encoding human platelet-derived growth factor-B delivered in collagen exhibits safety, biodistribution, and immunogenicity profiles favorable for clinical use. Mol Ther. 2004;9(5):699–711.

117. Choi JS, Kim HS, Yoo HS. Electrospinning strategies of drug-incorporated nanofibrous mats for wound recovery. Drug Deliv Transl Res. 2015;5(2):137–45.

118. Cam C, Segura T. Matrix-based gene delivery for tissue repair. Curr Opin Biotechnol. 2013;24(5):855–63.

119. Chandler LA, Gu DL, Ma C, Gonzalez AM, Doukas J, Nguyen T, et al. Matrix-enabled gene transfer for cutaneous wound repair. Wound Repair Regen. 2000;8(6):473–9.

120. Tellechea A, Silva EA, Min J, Leal EC, Auster ME, Pradhan-Nabzdyk L, et al. Alginate and DNA gels are suitable delivery

systems for diabetic wound healing. Int J Low Extrem Wounds. 2015;14(2):146–53.

121. Guo DD, Hong SH, Jiang HL, Kim JH, Minai-Tehrani A, Kim JE, et al. Synergistic effects of Akt1 shRNA and paclitaxel-incorporated conjugated linoleic acid-coupled poloxamer thermosensitive hydrogel on breast cancer. Biomaterials. 2012;33(7): 2272–81.

122. Molan, P. Honey based wound dressings. USRE42755E1, United States Patent and Trademark Office, December 9, 1999. https://patents.google.com/patent/USRE42755E1/en.

123. Inpanya P, Faikrua A, Ounaroon A, Sittichokechaiwut A, Viyoch J. Effects of the blended fibroin/aloe gel film on wound healing in streptozotocin-induced diabetic rats. Biomed Mater. 2012;7(3):035008.

124. Pereira R, Carvalho A, Vaz DC, Gil MH, Mendes A, Bartolo P. Development of novel alginate based hydrogel films for wound healing applications. Int J Biol Macromol. 2013;52:221–30.

125. Catanzano O, Straccia MC, Miro A, Ungaro F, Romano I, Mazzarella G, et al. Spray-by-spray in situ cross-linking alginate hydrogels delivering a tea tree oil microemulsion. Eur J Pharm Sci. 2015;66:20–8.

126. Altiok D, Altiok E, Tihminlioglu F. Physical, antibacterial and antioxidant properties of chitosan films incorporated with thyme oil for potential wound healing applications. J Mater Sci Mater Med. 2010;21(7):2227–36.

127. Muthukumar T, Prabu P, Ghosh K, Sastry TP. Fish scale collagen sponge incorporated with Macrotyloma uniflorum plant extract as a possible wound/burn dressing material. Colloids Surf B Biointerfaces. 2014;113:207–12.

128. Turner CT, McInnes SJ, Melville E, Cowin AJ, Voelcker NH. Delivery of Flightless I neutralizing antibody from porous silicon nanoparticles improves wound healing in diabetic mice. Adv Healthc Mater. 2017;6(2).

129. Randeria PS, Seeger MA, Wang XQ, Wilson H, Shipp D, Mirkin CA, et al. siRNA-based spherical nucleic acids reverse impaired wound healing in diabetic mice by ganglioside GM3 synthase knockdown. Proc Natl Acad Sci U S A. 2015;112(18):5573–8.

130. Chu Y, Yu D, Wang P, Xu J, Li D, Ding M. Nanotechnology promotes the full-thickness diabetic wound healing effect of recombinant human epidermal growth factor in diabetic rats. Wound Repair Regen. 2010;18(5):499–505.

131. Das S, Singh G, Majid M, Sherman MB, Mukhopadhyay S, Wright CS, et al. Syndesome therapeutics for enhancing diabetic wound healing. Adv Healthc Mater. 2016;5(17):2248–60.

132. Wilgus TA. Immune cells in the healing skin wound: influential players at each stage of repair. Pharmacol Res. 2008;58(2):112–6.

133. Ting C, Bansal V, Batal I, Mounayar M, Chabtini L, El Akiki G, et al. Impairment of immune systems in diabetes. Adv Exp Med Biol. 2012;771:62–75.

134. Ahmed AS, Antonsen EL. Immune and vascular dysfunction in diabetic wound healing. J Wound Care. 2016;25(Suppl 7):S35–46.

第十六章
糖尿病足溃疡创面床的准备

Marta Otero-Viñas and Vincent Falanga

摘要

糖尿病足溃疡是一种慢性创面,尽管最近有了先进的治疗方法,但依然无法愈合,导致感染和截肢率高。高血糖介导了大多数与创面愈合不良相关的微血管和大血管并发症。为加速内源性愈合和/或提高其他疗法的有效性,创面床准备(wound bed preparation,WBP)是糖尿病创面治疗的基础。WBP的目的是去除影响创面愈合的因素,包括创面坏死组织、衰老细胞、变化的细胞外基质、缺氧、高细菌负荷和创面床内的炎性酶。通过清创、减轻细菌负荷、处理水肿和渗出物以及纠正异常自身细胞,进而做好创面床准备。在这里,我们对糖尿病溃疡WBP的现状、作用和关键因素进行概述,还将介绍WBP的重新评估。

糖尿病性溃疡的创面愈合不良

创面愈合需要对细胞增殖、细胞迁移、细胞外基质(extracellular matrix,ECM)沉积和重塑等复杂分子和生物学行为进行有序的整合。细胞对炎症介质、细胞因子和生长因子以及机械力的反应需恰当而精确。然而,存在的病理生理异常的创面(慢性创面,例如糖尿病性溃疡)可能还没有出现进化适应,因此创面愈合不良。

皮肤损伤后的基本生物学和分子行为是一个复杂而动态的多阶段过程,涉及皮肤真皮层和表皮层的重建,并经过4个相互重叠的阶段:凝血、炎症、迁移增殖(包括ECM沉积)和组织重塑[1]。然而,这些阶段可能并不完全适用于慢性创面[2]。临床和实验证据表明,糖尿病性溃疡和其他类型的慢性创面并未遵循有序且可靠的愈合过程[3,4]。其他因素也会影响溃疡愈合。例如,慢性创面的特征是创面驻留细胞已经发生了表型改变,需要对其进行纠正才能实现最佳愈合[5]。

止血和创面保护需要凝血过程。血小板释放多种生长因子和其他介质,以帮助细胞募集和随后的ECM形成。糖尿病患者高血糖状态可引起血小板反应性和血小板活化增加[6]。中性粒细胞和巨噬细胞的聚集有助于创面清创;然而,它们的功能在糖尿病患者中是受损的[7]。此外,糖尿病与氧化应激和炎症有关[6]。一些研究表明,糖尿病创面的巨噬细胞从促炎症表型(macrophages proinflammatory phenotype,M1)向巨噬细胞抗炎和促愈合表型(macrophages anti-inflammatory and prohealing phenotype,M2)转变的过程是存在缺陷的[8]。此外,巨噬细胞

释放的细胞因子和其他介质也会减少。血清中炎症细胞因子、基质金属蛋白酶-9(metalloproteinase-9,MMP-9)水平升高以及对多种生长因子的不适当反应可能是糖尿病性溃疡无法愈合的原因[9]。生长因子介导协调创面愈合过程中的多种细胞间的相互作用。转化生长因子-β(transforming growth factor beta,TGF-β)是贯穿整个创面愈合过程中的关键因素。然而,慢性创面中的细胞可能对TGF-β无反应[10,11]。

包括糖尿病溃疡的慢性创面的一个典型特征是容易被细菌大量定植。即使在创面正常愈合过程中,也可能出现感染并发症[12,13]。感染使得近50%的糖尿病溃疡复杂化,并与显著发病率相关,甚至导致截肢[14,15]。细菌可以在创面内生长,形成多层微生物菌落,即生物膜,由一层多糖保护层包围。生物膜对抗生素具有耐药性,使创面持续感染和愈合延迟[16-18]。特定的微生物群可能与糖尿病创面有关,这可能影响溃疡治疗的有效性[12,14,16,19]。更好地了解糖尿病溃疡微生物群以及这些细菌与其他细菌和宿主如何相互作用,对于制定有效控制多菌种生物膜生长、控制感染和改善愈合的新策略至关重要[12,19]。此外,压力可能有助于细菌的过度生长[20,21]。血管异常在糖尿病溃疡感染的快速传播中起着重要作用。组织低氧与糖尿病高血糖状态及其他代谢作用一起,对中性粒细胞和巨噬细胞功能产生不利影响[22]。

在迁移-增殖和重塑阶段,创面开始收缩。血管生成、ECM形成、创面收缩和角质形成细胞迁移是这些阶段的重要组成部分。创面收缩和依赖于角质形成细胞的创面闭合之间的平衡与创面的深度和位置密切相关,并且该平衡在糖尿病创面中似乎被打破[7]。此外,由于高血糖状态和创面床的慢性炎症,糖尿病创面的角质形成细胞迁移和增殖可能受损[23]。但继而出现的新生血管形成和创面收缩过程,在急性和慢性创面中也起着重要作用[24,25]。内皮细胞需要被快速活化并发生迁移。发生迁移后,它们因血管生成相关因子刺激而增殖形成新生血管[26]。但是,在包括糖尿病创面愈合在内的疾病中,血管生成反应受损[7]。

另一个关键的平衡点是ECM的沉积和动态重塑。据报道,糖尿病创面中的ECM(包括胶原蛋白和纤连蛋白)过度沉积[5]。因此,ECM的重塑可能不足,最终影响细胞迁移,进而可能影响愈合创面的稳定性。基质金属蛋白酶(MMPs)和其他酶是创面的重要组成部分,促进细胞的迁移和ECM的最终重塑。高血糖直接或间接地改变MMPs浓度的平衡;过度的蛋白

水解活性影响糖尿病足溃疡(diabetic foot ulcer,DFU)患者的创面愈合[27]。MMP-9[9,27,28]等 MMP 的过度释放和活化,影响包括 DFU 在内的各种慢性创面不愈合,并可抑制细胞迁移,导致一些必需的 ECM 和生长因子的降解[29]。此外,糖尿病还与尿激酶纤溶酶原激活物浓度降低和组织纤溶酶原激活物抑制剂增加有关,这可能导致纤维蛋白溶解减少和 ECM 沉积减少[7]。创面不能及时、快速收缩似乎是糖尿病性溃疡的主要问题[7]。

越来越多的证据也表明,糖尿病溃疡中的某些驻留细胞会发生表型改变,这可能损害了这些细胞的增殖和移行能力。然而,慢性创面细胞的这些表型变化可能不仅是取决于细胞衰老或它们对生长因子的反应能力,还可能是由创面细胞与慢性创面微环境之间更复杂的相互作用所致[30,31]。

创面床准备

慢性创面治疗的一个主要进展是创面床准备(wound bed preparation,WBP)概念的提出。WBP 的目的是将慢性创面的分子和细胞环境转化为正常的急性创面愈合过程[32]。

在糖尿病性溃疡中,WBP 的目的是消除延迟创面愈合的障碍。这些障碍包括坏死组织、异常改变的 ECM、衰老的创面细胞、细菌负荷、组织缺氧和创面内的炎性酶[32,33]。此外,通过实施 WBP,可以促进健康肉芽组织的形成,优化生物疗法的效率。

WBP 中有几个步骤,包括清创、消除或减少细菌负荷、处理水肿和渗出液、纠正创面内异常细胞,以及改善全身情况[34](图 16.1)。局部和全身治疗方法包括严格控制血糖、改善水肿、减压治疗、控制患者营养状况和戒烟[7]。

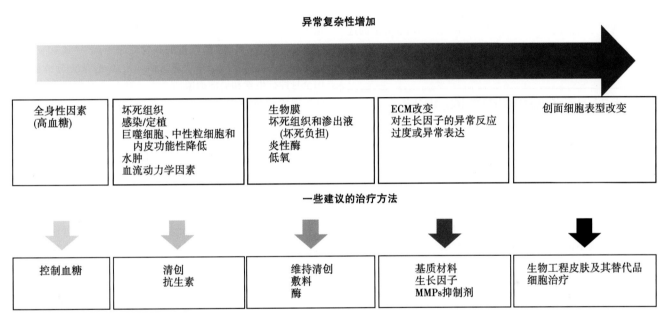

图 16.1 创面床准备:去除影响愈合的障碍

清创的作用

清创是 WBP 的重要组成部分。然而,单纯清创并不足以维持慢性溃疡的愈合。根据 TIME[necrotic tissue,infection/inflammation,moisture balance,healing of edge of wound(坏死组织,感染/炎症,保湿平衡,创面边缘愈合)]原则,清创术有助于清除异常或衰老的细胞、纤维组织(焦痂)的坏死物负担,控制炎症或感染,减少创面过度湿润,并刺激创缘生长[35,36]。清除病变组织,通过对糖尿病性溃疡适当清创可以纠正几种细胞(改变的驻留细胞)和分子(基质材料、生长因子、MMPs 和酶)异常[37](图 16.2)。一种假设是清创术重置了创面正常愈合序列[7]。

在创面愈合的早期,通过中性粒细胞衍生酶的作用,创面出现自溶性清创。创面细胞可释放蛋白酶抑制剂,以限制蛋白酶对创面床的作用,并最大限度地减少对创缘完整组织的损害。尽管清创可能自然发生,并且通常是促进愈合的第一步,

糖尿病性溃疡的治疗中几乎总是需要进行主动清创[38,39]。早期清创可以加快愈合进程,但是通常需要一个维持清创过程以保持创面在愈合模式[40,41]。手术干预期间的维持性清创术,可以通过机械、自溶、化学或生物等多种方法实现[32,36]。然而,这些方法在糖尿病溃疡治疗中的相对疗效尚不明确[37,42]。一般来说,需要机械性清创。

彻底而广泛的创面清创是治疗糖尿病性溃疡的关键[15,38]。DFU 的外科清创,不仅去除坏死组织,而且还去除创面过多的细菌,甚至去除表型异常的创面驻留细胞[5,37]。机械清创术虽然快速,但非组织选择性,可用于坏死组织较多的创面[32]。水刀清创是一种可选择的、高效且快速的清创法[43]。自溶性清创是利用人体自身内源性蛋白水解酶和吞噬细胞清除坏死的碎片。通过使用保湿敷料可促进这一过程,并可保持数周[44]。我们不推荐在糖尿病性溃疡上使用敷料。酶促清创也可有效清除坏死组织[44]。生物外科清创术已用于有明显坏死组织的大溃疡;但由于该方法容易使患者感到不适,导致这种方法应用受限[45]。最近的 Cochrane 研究尚未显示出足够的

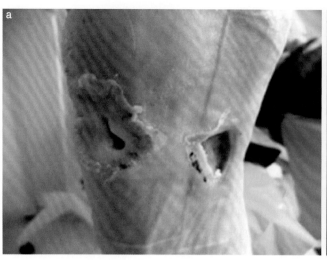
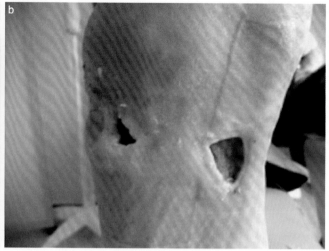

图 16.2　神经性糖尿病足创面周围的胼胝。(a)溃疡被大片厚厚的胼胝围绕；(b)必须清除创面周围的胼胝

证据支持特定的清创方法[46,47]。然而，我们认为清创方法的选择高度依赖于慢性创面的病因。

清创术对创面细胞和创面环境的影响

清创的目的是提高其他疗法的功效，包括生长因子、生物工程皮肤、细胞疗法或其他疗法。因此，了解清创对整个创面床的影响，包括对创面细胞和创面微环境的影响是非常重要的。

一些研究报道生物外科（蛆虫）清创术可通过上调内皮细胞活性来促进 DFU 愈合。然而，生物外科清创增强血管生成的分子途径尚不清楚[48]。此外，其他研究也报道了生物外科清创可以改变成纤维细胞的黏附并通过 ECM 表面扩散，同时保持细胞的活力[49]。通过 ECM 降解酶对 WBP 进行重塑，不仅可以通过消除失活的胶原蛋白来去除坏死组织，还可以刺激细胞对损伤、组织重塑和创面愈合的反应。通过这种方式，ECM 的胶原酶消化产生具有生物活性的创面愈合肽，在体外激活内皮形态形成，可能有助于增强血管生成[50]。此外，据报道，在外科清创术后，角质形成细胞显示出正常的基因表达，这可能会增强生长因子局部应用的反应能力[39]。

在慢性创面中，清创必须在不损伤存活组织的情况下进行，从而使创面内的健康细胞在生物学上能够对治疗作出反应[39]。推荐使用适用于 DFU 的创面床评分临床方法，以判断何时必须停止清创[51]。此外，还有其他技术可以确定清创是否成功，包括组织学分析、免疫组织化学或分子标记[4]。此外，DNA 微阵列或其他基因处理方法或标记可用于鉴定基因表达和指导慢性创面的清创[39]。

创面床准备（WBP）的其他选择

为改善糖尿病溃疡治疗的临床疗效，有一些处理 WBP 的基本和更先进的方法，包括（a）基本治疗（清创、控制细菌负荷、去除水肿和渗出物、高压氧治疗）和（b）高级疗法（生物和组织工程疗法）。

创面感染是 DFU 最严重的并发症之一，常导致截肢。糖尿病溃疡的临床感染必须快速诊断和治疗，包括充分清创、使用全身性抗生素和局部抑菌剂[52,53]。然而，生物膜的存在可以使细菌免受抗生素和抑菌剂的破坏，这可能会降低抗菌疗效[17]。建议在感染性溃疡中使用清创术，甚至超声波，以避免感染出现和扩散[54]。

敷料应用有助于糖尿病足溃疡的治疗。很多敷料是根据"创面保湿时，再上皮化会增加"的假设研制的。然而，在糖尿病足溃疡中创面保湿愈合是很难实现，因为避免组织浸渍、同时防止焦痂形成及促进创面内细胞迁移，需要一个微妙的平衡[55]。目前，没有强有力的证据表明不同敷料对 DFU 的治疗效果存在差异[56]。在糖尿病足溃疡治疗中，水肿的控制和渗出液的清除也是至关重要的。消除水肿可减少创面积液，而这已被证实对创面周围的细胞有害，并可能增强细菌定植[5]。

减压治疗可避免持续的创伤，这对糖尿病创面愈合至关重要。尽管减压装置的类型很多，但许多人认为全接触式石膏（total contact casts，TCC）是治疗糖尿病患者神经性足溃疡的最佳标准方法[57]。然而，这也存在较多争议。

组织缺氧是糖尿病足溃疡中的常见问题。一些研究表明，高压氧治疗（hyperbaric oxygen therapy，HBOT）通过暴露于约 1 个大气压 100% 氧气压力下，可有效降低 DFU 患者的大截肢率[58,59]。

几种生长因子对细胞再生、刺激增殖、角质形成细胞移行、肉芽组织形成和促进成纤维细胞运动有作用。一些研究支持，使用人类重组表皮生长因子（human recombinant epidermal growth factor，rhEGF）治疗糖尿病患者溃疡，因为它可提高创面愈合率[60-64]。然而，血小板衍生生长因子 BB（platelet-derived growth factor BB，PDGF-BB）是美国食品药品管理局（Food and Drug Administration，FDA）批准 DFU 治疗的唯一局部应用重组生长因子[65,66]。在应用生长因子治疗慢性创面前，适当 WBP 有助于提高这些生长因子的疗效。实际上，有证据表明，糖尿病性溃疡彻底清创与 PDGF-BB 应用似乎具有协同作用[38]。值得注意的是，PDGF-BB 在糖尿病性神经性足溃疡中的作用是微乎其微的。

据报道,血小板可释放多种功能性生长因子和细胞因子,包括 PDGF、TGF-β1、血管内皮生长因子(vascular endothelium growth factor,VEGF)、表皮生长因子(epithelial growth factor,EGF)、碱性成纤维细胞生长因子(basic fibroblast growth factor,bFGF)、脑源性神经营养因子和肝细胞生长因子[67]。一些研究表明,富血小板的血浆(plasma rich in platelets,PRP)可以改善 DFU[68]。图 16.3 显示,我们通过局部使用 PRP 加速糖尿病创面闭合的经验。然而,2016 年的一篇 Cochrane 系统评价未发现有确凿证据证明局部应用 PRP 治疗足部溃疡的有效性[69]。

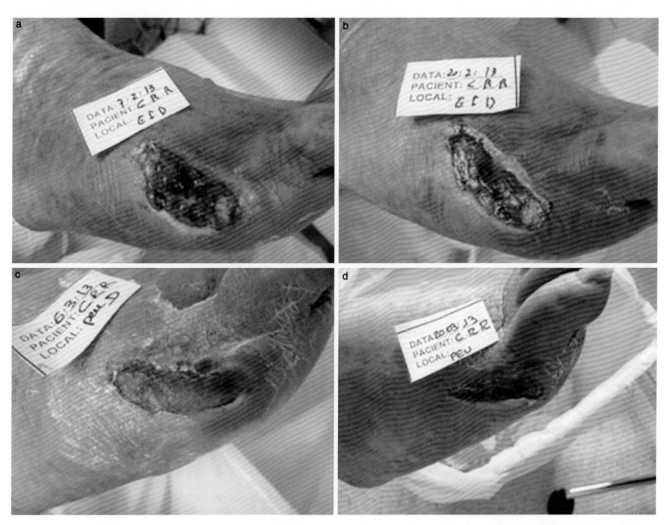

图 16.3 通过局部应用富含血小板的血浆(PRP)治疗糖尿病溃疡。PRP 治疗 DFU 创面愈合过程(a~d)

几种生物工程皮肤替代品已成为治疗急慢性创面的有效方法。有些由复杂基质产物和细胞的结合构成,有些则不含细胞[70]。2016 年 Cochrane 系统评价表明,某些皮肤替代品可以加强标准治疗去促进 DFU 的闭合。然而,需要长期研究来支持这些治疗方法的有效性[71]。

不同的干细胞治疗被认为是治疗不愈合创面的先进手段。间充质干细胞(mesenchymal stem cells,MSCs)因其分化潜力、免疫调节特性和旁分泌作用促进创面愈合而备受关注[72]。基于 MSC 的治疗已成为慢性创面(如糖尿病足溃疡)一种有前途的治疗策略[23,73]。Gallagher 等报道,骨髓源性内皮祖细胞(bone marrow-derived endothelial progenitor cells,BM-EPCs)对缺血条件下的新生血管形成过程发挥了相关作用,糖尿病创面就是如此[74]。一些研究表明,细胞重新编程以产生人诱导性多能干细胞(induced pluripotent stem cells,iPSC)作为基于自体细胞疗法的来源也颇具潜力。Gerami-Naini 等证明,源自糖尿病

性溃疡的成纤维细胞可以有效地重编程为 iPSC,并分化为成纤维细胞。这为使用这些细胞用于纠正创面细胞修复缺陷的治疗方法奠定了基础[75]。但是,更好地了解创面驻留细胞的表型变化、鉴定糖尿病溃疡基因组,以及探究转录谱与临床预后之间的相关性,将有助于确定阻碍创面愈合的特定基因,并应进一步有助于改善生物疗法的疗效。

重新评估创面床准备

我们最近的一些新发现,关于创面细胞表型改变以及这些细胞抵抗压力的能力,让我们重新考虑对 WBP 进行重新评估的必要性。

多年来,研究人员一直接受这样的假设:慢性创面的创面床驻留细胞要么衰老,要么无法对生长因子、其他刺激和介质

作出反应。但是,我们正在进行的皮肤成纤维细胞实验表明,这一假设可能不正确。我们的数据显示,慢性创面成纤维细胞(作为一种典型的驻留创面细胞标志物)可能并不处于"休眠状态",甚至可能在其增殖和移行中过度活跃[64]。这些结果与最近的其他结果一致,后者表明 DFU 衍生的成纤维细胞在三维体外模型中也具有活性,并且在慢性创面愈合的体内动物模型中也是如此[76]。我们的发现表明,溃疡微环境比创面细胞表型更能影响创面床的细胞活性。因此,我们需要进一步研究 WBP 过程对创面床生物学因素的影响。

出于其他原因,TIME 概念和 WBP 方法需要重新评估。具体地说,TIME 没有足够的科学演变来推动该领域的发展。这需要精心计划的实验和临床研究。相反,TIME 可能已经成为一个停滞不前的概念。因此,一些敷料会增加创面边缘的压力,通过组织固定或损伤压力再分布(尤其是在足底溃疡中)。另外,还需要进行一些研究来确定压力是否为另一个可能影响创面细胞功能(迁移和增殖)的微环境因素。

(王椿 译)

参考文献

1. Singer AJ, Clark RA. Cutaneous wound healing. N Engl J Med. 1999;341(10):738–46.
2. Schultz GS, Sibbald RG, Falanga V, Ayello EA, Dowsett C, Harding K, et al. Wound bed preparation: a systematic approach to wound management. Wound Repair Regen. 2003;11(Suppl. 1):S1–28.
3. Baltzis D, Eleftheriadou I, Veves A. Pathogenesis and treatment of impaired wound healing in diabetes mellitus: new insights. Adv Ther. 2014;31:817–36.
4. Brem H, Tomic-Canic M. Cellular and molecular basis of wound healing in diabetes. J Clin Invest. 2007;117(5):1219–22.
5. Falanga V. The chronic wound: impaired healing and solutions in the context of wound bed preparation. Blood Cells Mol Dis. 2004;32(1):88–94.
6. Thushara RM, Hemshekhar M, Basappa KK, Rangappa KS, Girish KS. Biologicals, platelet apoptosis and human diseases: an outlook. Crit Rev Oncol Hematol. 2015;93(3):149–58.
7. Falanga V. Wound healing and its impairment in the diabetic foot. Lancet. 2005;366(9498):1736–43.
8. Nassiri S, Zakeri I, Weingarten MS, Spiller KL. Relative expression of proinflammatory and antiinflammatory genes reveals differences between healing and nonhealing human chronic diabetic foot ulcers. J Invest Dermatol. 2015;135(6):1700–3.
9. Dinh T, Tecilazich F, Kafanas A, Doupis J, Gnardellis C, Leal E, et al. Mechanisms involved in the development and healing of diabetic foot ulceration. Diabetes. 2012;61(11):2937–47.
10. Lichtman MK, Otero-Vinas M, Falanga V. Transforming growth factor beta (TGF-β) isoforms in wound healing and fibrosis. Wound Repair Regen. 2016;24:215–22.
11. Peplow PV, Baxter GD. Gene expression and release of growth factors during delayed wound healing: a review of studies in diabetic animals and possible combined laser phototherapy and growth factor treatment to enhance healing. Photomed Laser Surg. 2012;30(11):617–36.
12. Holmes CJ, Plichta JK, Gamelli RL, Radek KA. Dynamic role of host stress responses in modulating the cutaneous microbiome: implications for wound healing and infection. Adv Wound Care. 2015;4(1):24–37.
13. Leung KP, D'Arpa P, Seth AK, Geringer MR, Jett M, Xu W, et al. Dermal wound transcriptomic responses to infection with Pseudomonas aeruginosa versus Klebsiella pneumoniae in a rabbit ear wound model. BMC Clin Pathol. 2014;14(1):20.
14. Percival SL, Finnegan S, Donelli G, Vuotto C, Rimmer SLB. Antiseptics for treating infected wounds: efficacy on biofilms and effect of pH. Crit Rev Microbiol. 2014 271–17;27:1–17.
15. Davis SC, Martinez L, Kirsner R. The diabetic foot: the importance of biofilms and wound bed preparation. Curr Diab Rep. 2006;6(6):439–45.
16. Shahi SK, Kumar A. Isolation and genetic analysis of multidrug resistant Bacteria from diabetic foot ulcers. Front Microbiol. 2015;6(January):1464.
17. Mah TFC, O'Toole GA. Mechanisms of biofilm resistance to antimicrobial agents. Trends Microbiol. 2001;9(1):34–9.
18. Percival SL, McCarty SM, Lipsky B. Biofilms and wounds: an overview of the evidence. Adv Wound Care. 2014;4(7):373–81.
19. Smith K, Collier A, Townsend EM, O'Donnell LE, Bal AM, Butcher J, et al. One step closer to understanding the role of bacteria in diabetic foot ulcers: characterising the microbiome of ulcers. BMC Microbiol. 2016;16(1):54.
20. Naghibi M, Smith RP, Baltch AL, Gates SA, Wu DH, Hammer MC, et al. The effect of diabetes mellitus on chemotactic and bactericidal activity of human polymorphonuclear leukocytes. Diabetes Res Clin Pract. 1987;4(1):27–35.
21. Zykova SN, Jenssen TG, Berdal M, Olsen R, Myklebust R, Seljelid R. Altered cytokine and nitric oxide secretion in vitro by macrophages from diabetic type II-like db/db mice. Diabetes. 2000;49(1):1451–8.
22. Patel V, Chivukula IV, Roy S, Khanna S, He GL, Ojha N, et al. Oxygen: from the benefits of inducing VEGF expression to managing the risk of hyperbaric stress. Antioxid Redox Signal. 2005;7(9–10):1377–87.
23. Li M, Zhao Y, Hao H, Dai H, Han Q, Tong C, et al. Mesenchymal stem cell-conditioned medium improves the proliferation and migration of keratinocytes in a diabetes-like microenvironment. Int J Low Extrem Wounds. 2015;14(1):73–86.
24. Bodnar RJ. Chemokine regulation of angiogenesis during wound healing. Adv Wound Care. 2014;4(11):641–50.
25. Flegg JA, Menon SN, Maini PK, McElwain DLS. On the mathematical modeling of wound healing angiogenesis in skin as a reaction-transport process. Front Physiol. 2015;6(Sep):1–17.
26. Potente M, Gerhardt H, Carmeliet P. Basic and therapeutic aspects of angiogenesis. Cell. 2011;146(6):873–87.
27. Matabi Ayuk S, Abrahamse HNHN. The role of matrix metalloproteinases in diabetic wound healing in relation to photobiomodulation sandra. J Diabetes Res. 2016;2016:2897656.
28. Lazaro JL, Izzo V, Meaume S, Davies AH, Lobmann R, Uccioli L. Elevated levels of matrix metalloproteinases and chronic wound healing: an updated review of clinical evidence. J Wound Care. 2016;25(5):277–87.
29. Signorelli SS, Malaponte G, Libra M, Di Pino L, Celotta G, Bevelacqua V, et al. Plasma levels and zymographic activities of matrix metalloproteinases 2 and 9 in type II diabetics with peripheral arterial disease. Vasc Med. 2005;10(1):1–6.
30. Loot MA, Kenter SB, Au FL, van Galen WJ, Middelkoop E, Bos JD, Mekkes JR. Fibroblasts derived from chronic diabetic ulcers differ in their response to stimulation with EGF, IGF-I, bFGF and PDGF-AB compared to controls. Eur J Cell Biol. 2002;8(3):153–60.
31. Otero-Viñas M, Lin X, Yufit T, Carson P, Falanga V. Dermal fibroblasts derived from human venous ulcers show high migratory and proliferative activity in vitro. J Invest Dermatol. 2015;135:126.
32. Panuncialman J, Falanga V. The science of wound bed preparation. Surg Clin North Am. 2009;89(3):611–26.
33. Falabella AF. Debridement and wound bed preparation. Dermatol Ther. 2006;19:317–25.
34. Falanga V. Classifications for wound bed preparation and stimulation of chronic wounds. Wound Repair Regen. 2000;8:347–52.
35. Ayello EA, Dowsett C, Schultz GS, Sibbald RG, Falanga V, Harding K, Romanelli M, Stacey M, Teot L, Vanscheidt W. TIME heals all wounds. Nursing (Lond . 2004;34(4):36–41.
36. Smith F, Dryburgh N, Donaldson J, Mitchell M. Debridement for surgical wounds (Review). Cochrane Database Syst Rev.

2013;9:CD006214.

37. Lebrun E, Tomic-Canic M, Kirsner RS. The role of surgical debridement in healing of diabetic foot ulcers. Wound Repair Regen. 2010;18(5):433–8.

38. Steed DL, Donohoe D, Webster MW, Lindsley L. Effect of extensive debridement and treatment on the healing of diabetic foot ulcers. Diabetic Ulcer Study Group. J Am Coll Surg. 1996;183(1):61–4.

39. Brem H, Stojadinovic O, Diegelmann RF, Entero H, Lee B, Pastar I, et al. Molecular markers in patients with chronic wounds to guide surgical debridement. Mol Med. 2007;13(9):30–9.

40. Falanga V, Brem H, Ennis WJ, Wolcott R, Gould LJ, Ayello EA. Maintenance debridement in the treatment of difficult-to-heal chronic wounds. Recommendations of an expert panel. Ostomy Wound Manag. 2008;(Suppl. 2–13):14–5.

41. Hsu C, Chang C, Chen Y, Lin W, Chen MY. Organization of wound healing services: the impact on lowering the diabetes foot amputation rate in a ten-year review and the importance of early debridement. Diabetes Res Clin Pract. 2015;109:77–84.

42. Elraiyah T, Domecq JP, Prutsky G, Tsapas A, Nabhan M, Frykberg RG, et al. A systematic review and meta-analysis of débridement methods for chronic diabetic foot ulcers. J Vasc Surg Elsevier. 2016;63(2):29S–36S.

43. Otero-Viñas M, Ferrer Solà M, Clapera Cros J, González Martinez V, Sureda Vidal H, Espaulella-Panicot J. Hydrosurgery as an efficient debridement method in a clinical wound unit. Wound Repair Regen. 2015;23(2):A34–5.

44. Dabiri G, Damstetter E, Phillips T. Choosing a wound dressing based on common wound characteristics. Adv Wound Care. 2016;5(1):32–41.

45. Sun X, Jiang K, Chen J, et al. A systematic review of maggot debridement therapy for chronically infected wounds and ulcers. Int J Infect Dis. 2014;25:32–7.

46. Smith F, Dryburgh N, Donaldson J, Mitchell M. Debridement for surgical wounds. Cochrane Database Syst Rev. 2013;9:CD006214.

47. Gethin G, Cowman S, Kolbach DN. Debridement for venous leg ulcers. Cochrane Database Syst Rev. 2015;9:CD008599.

48. Sun X, Chen J, Zhang J, Wang W, Sun J, Wang A. Maggot debridement therapy promotes diabetic foot wound healing by up-regulating endothelial cell activity. J Diabetes Complicat. 2015;30:318–22.

49. Horobin AJ, Shakesheff KM, Woodrow S, Robinson C, Pritchard DI. Maggots and wound healing: an investigation of the effects of secretions from Lucilia sericata larvae upon interactions between human dermal fibroblasts and extracellular matrix components. Br J Dermatol. 2003;148(5):923–33.

50. Demidova-rice TN, Geevarghese A, Herman IM. Bioactive peptides derived from vascular endothelial cell extracellular matrices promote microvascular morphogenesis and wound healing in vitro. Wound Repair Regen. 2011;19(1):59–70.

51. Falanga V, Saap LJ, Ozonoff A. Wound bed score and its correlation with healing of chronic wounds. Dermatol Ther. 2006;19(6):383–90.

52. Nicolau DP, Stein GE. Therapeutic options for diabetic foot infections: a review with an emphasis on tissue penetration characteristics. J Am Pod Med Assoc. 2010;100(1):52–63.

53. Amin N, Doupis J. Diabetic foot disease: from the evaluation of the "foot at risk" to the novel diabetic ulcer treatment modalities. World J Diabetes. 2016;7(7):153–64.

54. Jhamb S, Vangaveti VN, Malabu UH. Genetic and molecular basis of diabetic foot ulcers: clinical review. J Tissue Viability. 2016;25(4):229.

55. Hilton JR, Williams DT, Beuker B, Miller DR, Harding KG. Wound dressings in diabetic foot disease. Clin Infect Dis. 2004;39(Suppl 2):S100–3.

56. Wu L, Norman G, Jc D, Meara OS, Sem B, Wu L, et al. Dressings for treating foot ulcers in people with diabetes: an overview of systematic reviews (review) dressings for treating foot ulcers in people with diabetes: an overview of systematic reviews. Cochrane Database Syst Rev. 2015;7:CD010471.

57. Boulton AJM. Pressure and the diabetic foot: Clinical science and offloading techniques. Am J Surg. 2004;187(5 Suppl. 1):17–24.

58. Game FL, Apelqvist J, Attinger C, Hartemann A, Hinchliffe RJ, Löndahl M, Price PE, Jeffcoate WJ. Effectiveness of interventions to enhance healing of chronic ulcers of the foot in diabetes: a systematic review. Diabetes Metab Res Rev. 2016;32(Suppl 1):154–68.

59. Eskes AM, Ubbink DT, Lubbers MJ, Lucas C, Vermeulen H. Hyperbaric oxygen therapy: solution for difficult to heal acute wounds? Systematic review. World J Surg. 2011;35(3):535–42.

60. Falanga V, Eaglstein WH, Bucalo B, Katz MH, Harris B, Carson P. Topical use of human recombinant epidermal growth factor (h-EGF) in venous ulcers. J Dermatol Surg Oncol. 1992;18(7):604–6.

61. Zhang Y, Wang T, He J, Dong J. Growth factor therapy in patients with partial-thickness burns: a systematic review and meta-analysis. Int Wound J. 2014;8:1–13.

62. Gomez-Villa R, Aguilar-Rebolledo F, Lozano-Platonoff A, Teran-Soto JM, Fabian-Victoriano MR, Kresch-Tronik NS, et al. Efficacy of intralesional recombinant human epidermal growth factor in diabetic foot ulcers in Mexican patients: a randomized double-blinded controlled trial. Wound Repair Regen. 2014;22(4):497–503.

63. Singla S, Garg R, Kumar A, Gill C. Efficacy of topical application of beta urogastrone (recombinant human epidermal growth factor) in Wagner's grade 1 and 2 diabetic foot ulcers: comparative analysis of 50 patients. J Nat Sci Biol Med. 2014;5(2):273–7.

64. Yang S, Geng Z, Ma K, Sun X, Fu X. Efficacy of topical recombinant human epidermal growth factor for treatment of diabetic foot ulcer: a systematic review and meta-analysis. Int J Low Extrem Wounds. 2016;15(2):120–5.

65. Fang RC, Galiano RD. A review of becaplermin gel in the treatment of diabetic neuropathic foot ulcers. Biologics. 2008;2(1):1–12.

66. Buchberger B, Follmann M, Freyer D, Huppertz H, Ehm A, Wasem J. The importance of growth factors for the treatment of chronic wounds in the case of diabetic foot ulcers. GMS Heal Technol Assess. 2010;1:6.

67. Martinez-Zapata MJ, Martí-Carvajal AJ, Solà I, et al. Autologous platelet-rich plasma for treating chronic wounds. Cochrane Database Syst Rev. 2012;17:10.

68. Perez-zabala E, Basterretxea A, Larrazabal A, Perez-del-Pecho K, Rubio-Azpeitia E, Andia I. Biological approach for the management of non-healing diabetic foot ulcers. J Tissue Viability. 2016;25:157–63.

69. Martinez-Zapata MJ, Marti-Carvajal AJ, Sola I, Exposito JA, Bolibar I, Rodriguez L, et al. Autologous platelet-rich plasma for treating chronic wounds. Cochrane Database Syst Rev. 2016;5:CD006899.

70. Lazic T, Falanga V. Bioengineered skin constructs and their use in wound healing. Plast Reconstr Surg. 2011;127(Suppl):75S–90S.

71. Santema TKB, Poyck PPC, Ubbink DT. Systematic review and meta-analysis of skin substitutes in the treatment of diabetic foot ulcers: highlights of a Cochrane systematic review. Wound Repair Regen. 2016;24:737.

72. Otero-Viñas M, Falanga V. Mesenchymal stem cells in chronic wounds: the Spectrum from basic to advanced therapy. Adv Wound Care. 2016;5(4):149–63.

73. Şener LT, Albeniz I. Challenge of mesenchymal stem cells against diabetic foot ulcer. Curr Stem Cell Res Ther. 2015;10(6):530–4.

74. Gallagher KA, Liu ZJ, Xiao M, Chen H, Goldstein LJ, Buerk DG, et al. Diabetic impairments in NO-mediated endothelial progenitor cell mobilization and homing are reversed by hyperoxia and SDF-1α. J Clin Invest. 2007;117(5):1249–59.

75. Gerami-Naini B, Smith A, Maione AG, Kashpur O, Carpinito G, Veves A, et al. Generation of induced pluripotent stem cells from diabetic foot ulcer fibroblasts using a nonintegrative Sendai virus. Cell Reprogram. 2016;18(4):214. https://doi.org/10.1089/cell.2015.0087.

76. Maione AG, Brudno Y, Stojadinovic O, Park LK, Smith A, Tellechea A, et al. Three-dimensional human tissue models that incorporate diabetic foot ulcer-derived fibroblasts mimic in vivo features of chronic wounds. Tissue Eng Part C Methods. 2015;21(5):499–508.

第三部分
糖尿病足的治疗

第十七章
糖尿病足感染的微生物学和治疗

Mary T. LaSalvia and Adolf W. Karchmer

摘要

糖尿病患者的足部受到几个过程的影响,这些过程不仅有助于感染的发生和发展,有时还会改变足部外观,从而掩盖局部感染的临床特征。神经病变涉及供应足部肌肉的运动纤维,导致肌肉力量不对称,进而导致足畸形和足部表面重量(或压力)分布不均。供应皮肤和足部深层结构元素的感觉纤维的功能障碍使得这些组织的轻微或严重损伤继续进行而不被患者察觉。由于神经病变,足部可能会严重变形,在未察觉到的创伤(贯通)区域出现溃疡,有时会因深部结构损伤(急性夏科病)而发热和充血。这种热和充血可能被误解为蜂窝织炎和溃疡,但感染的主要入口可能并未被感染。在糖尿病患者中,周围神经病变可单独发生,也可能与动脉粥样硬化性周围血管病变同时发生。后者累及流向下肢的主要血管,但通常与膝关节和踝关节之间的胫和腓动脉闭塞性病变有关。由此引起的动脉供应不足能改变足部外观和隐匿性感染。皮肤发红可能反映出血管功能不全,而不是炎症;相反,苍白可能会使急性感染的红斑减弱。坏疽和坏死可能主要是缺血性的,也可能反映感染时缺血加重。总之,糖尿病患者足部感染的诊断,需要对其下肢及它们的血液供应进行仔细和细致的检查。

足部感染的诊断

诊断糖尿病患者足部感染的第一步是识别那些风险最大的患者并保持对感染的怀疑。由于白细胞功能受损、缺血和周围神经病变,糖尿病患者足部感染的表现往往更为微妙,因此临床医生应评估任何足部创面是否有感染的可能性[1,2]。如果存在与足部感染显著相关的其他临床因素,则应增加对感染的怀疑。这些疾病包括周围动脉疾病(脉搏消失或踝肱指数<0.9)、保护性感觉丧失、反复足溃疡或先前截肢病史、足溃疡病程>30天、创面累及骨质,即骨探针试验阳性(参阅骨髓炎),以及创伤性创面[3,4]。此后,感染被临床诊断,且检查结果也予以不同程度的支持。发现脓性渗出(脓液)2个或2个以上的炎症体征或症状(红斑、硬结、肿胀、疼痛、压痛或热)表明感染。临床症状有时掩盖了感染的重要性和严重性。轻度发炎但较深的溃疡可能与潜在的骨髓炎有关[5]。严重威胁肢体的感染可能不会导致全身毒性。例如,在因威胁肢体的感染而住院的患者中,只有12%~35%的人会有明显的发热[6-8]。实际上,体温超过102°F时,表明感染累及足部较深间隙,伴有坏死组织和未引流的脓液、广泛蜂窝织炎或菌血症,有可能在远处发生血行播散。实验室结果可能有助于这些感染的诊断,但必须结合临床诊断加以解释。感染患者的红细胞沉降率(erythrocyte sedimentation rate,ESR)和C反应蛋白(C-reactive protein,CRP)可能正常,而超过50%足深部感染患者的白细胞(white blood cell,WBC)计数可能是正常的[9,10]。CRP和降钙素原升高有助于区分轻度或中度感染性溃疡[11]。除了典型病原体外,足溃疡还经常被共生微生物污染或定植,有时它们也会成为病原体。因此,尽管培养在足部感染微生物学评估中必不可少,但它并不能被单独应用去确定感染。除非培养物是经皮肤穿刺从深层组织中抽吸获得,否则都必须在临床背景下解释培养结果。

骨髓炎的诊断

对创面的评估还应着眼于是否可能累及骨质。由于夏科神经-骨关节病和邻近软组织感染的混淆,骨髓炎诊断常常很困难。在糖尿病足中,骨髓炎几乎都是由慢性溃疡处的感染直接蔓延所致。溃疡大于2cm²、向下延伸至骨骼,以及ESR大于70mm/h[12],是一些提示骨髓炎可能性增加的临床特征。溃疡的深度应该通过使用无菌钝金属探针轻触溃疡底部来探查。在大量清创之前,进行骨探针(probe-to-bone,PTB)测试可以识别那些已经被暴露,但在足底溃疡基底部检查时并未见到的骨质[1,13]。

由于存在明显的感觉神经病变,人们通常能耐受探查而无疼痛感。PTB试验的阳性和阴性预测值取决于研究人群中骨髓炎的患病率。当对中度或重度感染足溃疡进行检查时,PTB阳性高度提示骨髓炎;但是,阴性并不能排除骨髓炎诊断。在未感染的创面中,PTB阳性不是骨髓炎的特异性表现,但当PTB为阴性时,则骨髓炎诊断的可能性较小。

在一项针对75例患者76个临床感染性足溃疡的前瞻性研究中,探针探查足底溃疡,探及骨骼诊断骨髓炎的敏感性为66%、特异性为85%、阳性预测值(positive predictive value,PPV)为89%、阴性预测值(negative predictive value,NPV)为56%[14]。

一项包括210个足部病变的前瞻性研究评估了感染的临床体征、影像学征象、溃疡创面培养和骨探针试验。PTB试验的敏感性为94%、特异性为78%、PPV为95%和NPV为91%,具有最大诊断价值[15]。最近对PTB试验诊断糖尿病足骨髓炎准确性进行了系统性回顾,结果显示其敏感性为87%、特异性为83%,进一步支持了PTB试验准确诊断糖尿病足骨髓炎的能力[16]。

足部平片是用来首次评估溶骨性改变和骨膜增厚(提示骨髓炎)的影像学研究。连续PTB试验和X线片检查联合应用提高了临床医生对骨髓炎诊断的一致性[17]。在感染早期,平片敏感性低,常导致人们考虑采用锝-99 骨扫描和磁共振成像(magnetic resonance imaging,MRI)等替代成像方式。由于 MRI 敏感性较强,它已成为进一步成像的首选方法[1,13]。第五章(糖尿病足的影像学改变)详细介绍了影像学在骨髓炎诊断中的应用。

骨感染可由骨髓炎的组织病理学表现证实。因为局部感染,或先前使用抗生素的情况下培养物数量减少,所以骨活检可能是假阴性的[18]。在一项关于骨髓炎诊断的研究中,将通过手术清创术获得的骨培养物与 44 个骨标本的骨组织病理学进行了比较,2 种测试的表现情况相似[19]。如果不做手术清创,经皮穿刺活检用于骨髓炎病原微生物检测被证明是安全的且优于表面拭子[20]。在一项针对 76 例病理证实为骨髓炎的患者回顾性研究中,只有 17% 的患者骨和拭子培养完全一致,只有 30% 的患者从相应的拭子中分离出骨培养物细菌[20]。

足部感染的严重程度

临床医生在评估糖尿病足感染的严重性时,应常规使用经过验证的分类系统[1]。多种分类模式被设计用来定义感染/或无感染糖尿病足创面的严重性。例如,广泛被使用的 Wagner 系统,只在一个等级中包含了感染[21]。其他一些则专注于感染特征的细微分级,需要评分表,因此对于常规临床应用而言过于复杂。美国传染病学会(the Infectious Diseases Society of America,IDSA)和国际糖尿病足工作组(the International Working Group on the Diabetic,IWGDF)已开发出划分感染严重程度的分类系统[1,2,22,23]。IWGDF 使用首字母缩略词 PEDIS,对糖尿病足创面进行分类。PEDIS 代表灌注(PErfusion)、深度(Depth)、感染(Infection)和感觉(Sensation)[23]。IDSA 和 IWGDF 模式几乎相同,将创面从无感染到严重感染进行分类(表 17.1)。然后,根据是否存在局部缺血、感染存在和严重程度,以及是否存在全身毒性,将感染创面又细分为轻度、中度和重度感染[24]。IDSA 分类模式中,严重程度的增加(例如,中度和重度感染)与住院和截肢可能相关[22]。

表 17.1　糖尿病足感染的严重程度分类

感染的临床表现	感染严重度[a]
创面缺乏任何炎症表现	无感染
存在≥2 种炎症表现(化脓,红斑,疼痛,压痛,温暖或硬结),但蜂窝织炎/红斑在溃疡周围延伸≤2cm,并且感染仅限于皮肤或浅表皮下组织;无其他局部并发症或全身疾病	轻度
全身症状良好且代谢稳定,但具有≥1 以下特征的感染(如上所述):蜂窝织炎扩展>2cm,在浅筋膜下方扩散,深部组织脓肿,坏疽和肌肉,肌腱,关节或骨骼	中度
具有全身毒症或代谢不稳定(例如发热,畏寒,心动过速,低血压,意识错乱,呕吐,白细胞增多,酸中毒,严重高血糖或氮质血症)	重度

经许可改编自参考文献[24]。
[a]在严重缺血的情况下,所有感染均被视为严重感染。

除了评估创面外,还应评估患肢和足部是否存在动脉缺血、静脉功能不足、神经病变或促进感染的生物力学因素[1]。感染的全身症状和体征包括发热、寒战、精神状态改变、血流动力学不稳定和代谢紊乱,例如高血糖症、酸中毒或肾衰竭。值得注意的是,高血糖几乎普遍发生在非肢体威胁和肢体威胁感染的患者中。发热多见于广泛的蜂窝织炎和淋巴管炎、足深部感染(脓肿)、菌血症或血行播散感染的患者[6-8]。

在调整先前药物治疗和抗生素暴露(可致耐药生物体形成)后,这些分类方案提示创面感染的病原体,因此是制定抗菌治疗方案的极好依据。

微生物学

不能用开放性足溃疡的培养来确定感染的存在。足溃疡无论是否感染通常都会含有多种共生或定植细菌,其中一些细菌有可能成为侵袭性病原体。当足溃疡从未感染过渡到感染时,从溃疡创面中分离出的生物体包括定植菌群和侵入性病原体。确定从溃疡中分离出来的微生物某种特定意义可能是困难的。Sapico 等证明从通过抽吸或刮除清洗后溃疡基底部获得的标本中培养出来的微生物与从邻近溃疡基底部切除的坏死感染组织中分离出来的微生物最一致[25]。值得注意的是,20% 的患者抽吸物培养未能培养到从刮除或切除组织中取材到的病原体。尽管未能得到 IDSA 指南或其他专家的大力支持,拭子获取深层溃疡基底部样本进行培养可能会提供有用的信息。Slater 等发现,在未延伸至骨质的创面中,拭子标本和深层组织标本培养发现了基本相同的微生物;当创面延伸至骨质时,拭子标本培养只找到 65% 从深层组织标本培养的微生物[26]。Pellizzer 等还发现,在检查最初创面培养时,取自溃疡深处的拭子标本和组织活检标本培养产生了相同的细菌种类,但是棒状杆菌类(可能是定植或污染物)是从拭子标本中分离的[27]。当手术或抽吸标本不易于培养时,可以根据溃疡基底部刮除获得的标本培养结果来制定抗生素方案。溃疡基底部拭子标本培养是一种不太理想的选择。相比之下,当逐块切除感染骨而不是整块将其切除时,溃疡处获得的标本培养结果不足以用于指导骨髓炎抗生素方案制定[24,28]。

临床报道中,尽管大多数标本都是从溃疡创面获得的,但从微生物学上可以获得引起非肢体威胁和肢体威胁足部感染的主要病原体。要做到这一点,就需要对已知低侵袭性且可能是共生或定植微生物等情况进行解释。在非肢体威胁的感染中,尤其是那些发生在以前未接受过抗菌治疗的患者身上的感染,金黄色葡萄球菌和链球菌,尤其是 B 族链球菌,是主要的病原体[24,28-32]。金黄色葡萄球菌已经从 50% 以上的患者中被分离出来;并且在超过 30% 的患者中,金黄色葡萄球菌是唯一被分离出来的细菌[29]。尽管地理区域之间存在差异,但引起糖尿病患者足部感染的金黄色葡萄球菌与其他皮肤和软组织感染一样,对甲氧西林耐药性(methicillin-resistant,MRSA)在不断增加。在一项研究中,MRSA 的患病率从 2003 年的 11.6% 上升到 2007 年的 21.9%[33]。其他有关糖尿病足部感染的研究,也注意到 MRSA 百分比有所上升[34-36]。糖尿病足部感染 MRSA 的危险因素包括创面病程长、住院治疗和慢性肾脏疾病[36,37]。

威胁肢体的足部感染常涉及较深部的组织,往往是慢性、先前已治疗过,并且普遍具有多种微生物。来自这些感染区域的培养每次产生 2.3~5.8 种细菌。革兰氏阳性球菌和革兰氏阴性杆菌通常都是从单个病灶中被分离出来的,且 40% 的感染中均可找到需氧和厌氧微生物[6,24,25,28,30,32,38-40](表 17.2)。单个培养物平均产生 2.9~3.5 种需氧菌和 1.2~2.6 种厌氧菌[41]。这些感染的主要病原体是金黄色葡萄球菌(包括对甲氧西林敏感的和耐甲氧西林的分离株)、链球菌(尤其是 B 族链球菌)和兼性革兰氏阴性杆菌(变形杆菌属、肠杆菌属、大肠

杆菌和克雷伯菌)。在厌氧菌中,消化链球菌属、普雷沃氏菌属和拟杆菌属,包括脆弱芽孢杆菌属,经常被发现[41,42]。值得注意的是,梭菌类很少被发现。尽管在临床试验中,41% 到 53% 威胁肢体的感染中可查到厌氧菌,但通过优化的方法,这个比例可以变为 74% 到 95%[41]。在那些感染最严重的患者,尤其是那些感染涉及坏死坏疽组织并且常需要截肢的患者中分离到厌氧菌的概率最高。恶臭感染提示厌氧菌感染;然而,包括脆弱类芽孢杆菌在内的厌氧菌可能会从无特别臭味的感染中被检测出来。因此,感染主要分类为非肢体威胁或肢体威胁,除此之外的其他临床线索并不足以预测足部感染的微生物。

表 17.2 糖尿病患者中度或重度肢体威胁感染的微生物学[a]

生物体	患者百分比(患者数)						
	Gibbons 等[42]	Hughes 等[50]	Bamberger 等[51]	Scher 等[65]	Grayson 等[96]	Citron 等[427]	Gadepalli 等[80]
需氧							
金黄色葡萄球菌	22	25	22	23	54	15	14
表皮葡萄球菌	12	14	19	18	12	11	8
肠球菌	16	17			28	12	11
链球菌	13	20	41	54	55	10	
棒杆菌属	7		8			7	
大肠埃希菌	7	3	1	19	6	1	12
克雷伯菌属	4	7	4	10	5	2	7
奇异变形杆菌	11	11	5	36	9	2	13
肠杆菌属	3	7	7		9	2	1
其他							
肠杆菌科	2	5	7	50	17	2	10
铜绿假单胞菌	3	0	5	15	8	2	9
不动杆菌属	1	0	0		7	1	
厌氧							
革兰氏阳性球菌	21	40	14	52	12	13	7
脆弱拟杆菌		5	4			3	7
产黑色杆菌		11				4	
其他							
拟杆菌属	6	2	5	55	30	3	
梭状芽胞杆菌	2	1	3	23		1	1
其他厌氧菌		13	2	20	14	6	3
分离株/感染数	2.76	3.62	2.88	5.76	2.77	3.8	2.3

[a] 通过各种途径获得的标本,包括深层溃疡拭子、刮除溃疡基底部,抽吸或组织活检。
取自参考文献数据:[6,38-40,71,81,95]。

通过分析先前失败的抗菌治疗或者与先前的医疗保健系统沟通,有助于改善那些从足部创面中检出细菌种类谱(尤其是那些威胁肢体的)的治疗。虽然铜绿假单胞菌、不动杆菌属、肠杆菌属和其他耐药革兰氏阴性杆菌在未经治疗的感染中并不常见,但从感染的慢性溃疡创面[6,37,40]和从先前以相同原因住院的患者溃疡创面中[43,44]分离得到这些细菌也并非罕见。同样地,MRSA 在慢性感染性足溃疡患者中也很常

见,这些患者尽管之前接受过多次抗菌治疗但感染仍然持续存在;或者在需要广泛医疗保健的患者,例如慢性透析、因并发症住院、在熟练护理机构中居住,或者特别是那些有过这种微生物感染史的人中[45]。这些耐药菌可能是通过医院获得的,也可能是在对不愈合足溃疡进行重复抗生素治疗时内源性产生的。因此,对已接触过医疗保健系统或先前有过抗生素治疗的患者,医生在选择抗感染方案时,应预见到耐药性病

原体的存在。

值得注意的是,在糖尿病足感染中,抗生素耐药率可能存在地理差异。最近,土耳其的一项前瞻性多中心研究收集了447 例糖尿病足患者 522 个感染创面的标本进行培养[46],革兰氏阴性菌占 60.2%,以大肠杆菌为主(15%),其次是铜绿假单胞菌(12.4%);中、重度感染患者标本菌株的耐药性,高于中、轻度感染患者;金黄色葡萄球菌是最常见的革兰氏阳性菌(11.4%),但仅 1.8% 的培养物中会出现 MRSA。2014 年在印度进行的另一项研究,从 50 例糖尿病足感染患者中分离出 51株葡萄球菌,其中 21 株(41%)为金黄色葡萄球菌、4 株(19%)是 MRSA;革兰氏阴性杆菌占分离株的 51%,其中产 ESBL 菌占44%[47]。考虑到明显的地理差异,要基于当地病原体的流行情况,尤其是抗生素耐药菌株,来预测糖尿病足感染的微生物学,而且要根据培养结果进行扩增。

相对无毒的细菌(其中许多是皮肤菌群的一部分)在感染中的作用尚不确定。15% 到 35% 的足部感染可检出表皮葡萄球菌和其他凝固酶阴性葡萄球菌,它们通常与其他细菌结合并可在溃疡中定植。另一方面,表皮葡萄球菌有时是从刮出的感染性溃疡深层组织标本中培养出来的唯一病原体,这表明它们可能正是这些患者的病原体。肠球菌、草绿色链球菌和棒状杆菌(通常被认为是定植菌而非病原体)是从感染的皮肤和软组织中被分离出来,有肢体威胁的感染通常能分离出多种微生物。当标本中同时检出典型病原体时,这些微生物通常会被忽略[24,28]。足部感染对抗生素治疗通常有反应,这些抗生素在体外对病原体有效,但对这些假定的定植菌无效[41,48]。这些观察结果支持将这些微生物定为非病原体;或者,它们可以表明随着主要病原体的根除,宿主防御和外科清创可以控制这些毒性较低的生物体。有时肠球菌、病毒链球菌和棒状杆菌是从未受污染的标本中分离出来的,甚至可能是从感染中分离出来的唯一细菌[30]。因此,这些微生物也不应该被忽视,而是在临床背景下对其加以解释。

微生物学评估

临床上未感染的溃疡不应进行培养。当存在感染时,微生物学诊断通常会促进后续治疗,特别是在威胁肢体的感染或先前抗菌治疗失败后发生感染的情况下[7,31,49]。尽管手术无菌获得的组织培养物或经皮抽吸的脓性标本更可能只含有真正的病原体,但在开始治疗前获取这些标本往往不切实际或不可行(不存在脓肿)。因此,在开始抗生素治疗之前,应清洁皮肤并清除所有覆盖的焦痂。然后通过刮除溃疡坏死的基底部获得培养标本。标本应按常规创面培养和初始厌氧培养进行处理和培养。如前所述,通过在溃疡深处抽吸或从溃疡底部刮除的组织中获得的标本可以提供对感染微生物的合理评估[26,27,50]。如果患者已经有发热,在开始抗生素治疗之前还应该做血培养。在治疗早期进行清创后,应再次获取坏死化脓组织或暴露骨的标本进行再次培养。同时抗菌治疗可能会阻止有效治疗期内敏感病原体的分离;但是,在随后的清创标本中是可以检出最初被遗漏的耐药微生物的[27]。前足骨髓炎可以被完全切除,治疗不需要特殊的骨培养;也就是说,可以

按照创面培养结果来制定适当的抗生素方案。如果受累骨未被整块切除,也就是不做足部分截肢,那么就需要从骨活检中获得更精确的微生物学数据,以便选择最佳的抗生素方案进行治疗[18,24,28]。对感染性溃疡下的异常骨质进行活检通常是安全的,并且对于严重神经病变患者可能不需要麻醉。被探针探及或位于溃疡下方并且在影像学研究中似乎被感染的中足或后足的骨质,应该做活检以进行培养和组织病理学检查。理想情况下,活检应通过手术或经皮路径来完成,而不是在透视引导下经溃疡来做[18,24,28]。在这里,清创可能是碎片化的,而不是整块切除所有受累的骨质,从骨质中得到精确的微生物学数据是必要的,以便能选择最佳的抗生素治疗。或者,当清创后未暴露骨质以及放射学检查未强烈怀疑为骨髓炎时,可以推迟骨活检;这里的感染可以被视为仅限于软组织。仔细的临床和放射学随访 2 ~ 4 周,通常可以解决骨髓炎的问题。

治疗

清创和手术

除了蜂窝织炎或淋巴管炎引起的不明(或显微镜下)入口,中度或严重感染足溃疡一般需要清创。清创应通过手术进行,而不是通过化学或酶制剂[51]。当患者出现足部感染并伴有广泛坏死或坏疽、捻发音、影像学上出现气体、坏死性筋膜炎(或疼痛与所发现的不成比例,因此怀疑为坏死性筋膜炎)、严重缺血或危及生命的脓毒症时,需要紧急手术干预。对于明显的中度非肢体威胁性感染,清创术可能会受到限制,但仍然允许对入口进行全面评估,并为培养做好准备。在清创术中偶尔发现看似不危及肢体的感染,但随着感染向深层组织平面的扩散,感染实际上更为严重。由于延伸到深部组织平面,严重的肢体威胁性感染需要手术清创术[7,49]。早期手术干预可以减少住院时间和大截肢的需要[52]。未能对受累的腔室减压、清除坏死组织和引流脓液会增加截肢风险[7,49,52,53]。经皮放置引流管或抽吸引流是不充分的;必须切除失活组织,并通过切口将脓性分泌物排出。由于患者动脉循环状态的不确定性,不应该推迟最初的清创,而应该抓紧评估动脉血供和血管外科会诊。有效的清创可能需要多个步骤,因为组织破坏的程度越来越明显。最佳的外科治疗,即最大限度地减少组织丢失并产生一个合适的负重足,需要彻底了解由此产生的足功能,避免随后可能导致复发性溃疡的畸形,并认识到可能需要血管重建以确保愈合[53]。外科医生在该领域的经验和有血管外科支持对于获得最佳预后非常重要[53]。如果感染破坏了足的功能或者威胁到患者的生命,建议截肢,以便迅速控制感染、随后彻底关闭创面[54]。

抗生素治疗

全身抗生素治疗对未感染的神经性溃疡患者的潜在治疗或预防益处是一个争论的话题。一项对照试验显示抗生素治疗无任何好处[55]。考虑到潜在的不良后果,包括耐药菌定植,不建议对临床上未感染的神经性溃疡进行抗生素治疗[24,51]。

同样地,在有限的疗程之外继续使用抗生素足以根除感染,而不需要达到溃疡愈合[24,29,56]。

　　局部抗菌药物,包括磺胺嘧啶银、多黏菌素、庆大霉素和莫匹罗星,已被用于治疗选定的软组织感染;然而,这种方法尚未在足部感染中进行研究。把阳离子肽抗菌剂醋酸三七皂甙制成1%乳膏外用在治疗轻度足溃疡感染方面几乎与口服氧氟沙星一样有效[57]。虽然抗菌药物已局部应用于足感染,但局部途径似乎不太可能产生有效的抗菌药物组织浓度。另外,必须考虑这些敷料的费用,以及它们引起局部不良影响的可能性和选择抗耐药菌的可能性。因此,当前的指南不提倡对大多数临床未感染的创面使用局部抗菌药物,也不主张对临床感染的创面使用银基敷料[1]。

　　在获得适当的培养物后,应立即开始对所有临床感染的溃疡进行抗菌治疗。糖尿病患者足部感染的治疗开始是经验性的,并随后进行调整。抗生素的调整应基于治疗前和治疗中获得的培养结果,以及经验性抗感染治疗的临床反应。对引起非肢体威胁感染和肢体威胁的细菌谱,以及某些情况(例如,先前的抗菌治疗)可能引起这些微生物改变的了解,是选择有效的经验性治疗的基础。必须考虑到各种抗生素对个体患者的潜在毒性以及糖尿病患者作为群体的独特脆弱性。治疗方法应该根据感染的严重程度而定。口服治疗对于大多数轻度感染和部分中度感染是足够的,这时可以使用具有良好口服生物利用度的抗生素。当患者存在全身疾病、严重局部感染、不能耐受口服治疗或被口服抗生素不敏感的细菌感染时,可通过静脉抗生素治疗。一些抗生素在口服后完全可以生物利用,如选择性氟喹诺酮类、克林霉素和甲硝唑、复方新诺明(甲氧苄啶/磺胺甲噁唑)和利奈唑胺。在适当的微生物学和临床条件下,这些药物通常可以代替最初的治疗。在感染控制后,继续治疗通常可以通过口服药物来实现,这取决于累及细菌的敏感性。对于需要延长肠外治疗疗程的患者,例如骨髓炎患者,通常可以在门诊进行治疗[58]。

　　对于轻度或中度感染患者的经验性治疗,其中许多是门诊治疗患者,主要针对需氧革兰氏阳性球菌,即葡萄球菌和链球菌(表17.3)[24,28,32,51]。当MRSA还不常见时,Lipsky等证明先前未治疗的非肢体威胁性足部感染患者,口服克林霉素或头孢氨苄2周,即可分别得到96%和86%的临床疗效满意度[29]。Caputo等在一项回顾性研究中发现,55例非肢体威胁性感染患者中有54例通过口服抗生素治疗(主要针对葡萄球菌和链球菌的第一代头孢菌素或双氯西林)感染得到改善或治愈[31]。目前在选择轻度或中度感染治疗方案时,还必须考虑要覆盖MRSA。针对MRSA,如果已知有过定植史或局部地区的流行率很高,则需要将它的治疗包括在内。口服复方新诺明或利奈唑胺可被用于此目的。复方新诺明对链球菌的疗效可能较低,因此应与第二种药物联合使用。多西环素或克林霉素(两种药物可能对某些MRSA都有效)的使用应基于局部敏感性模式。如果不怀疑MRSA,可考虑口服针对MSSA和链球菌的药物,例如头孢氨苄、双氯西林、阿莫西林克拉维酸、左氧氟沙星、莫西沙星和克林霉素。

　　如果浅表溃疡患者出现更广泛的蜂窝织炎,需要住院和肠外抗菌治疗,则应开始静脉治疗。头孢唑林对无MRSA危险因素的患者有效。由于利奈唑胺在口服给药时完全具有生物利

用性,因而可通过口服或静脉给药,对MRSA通常是有效的,因而能被用于非肢体威胁或肢体威胁足部感染的抗葡萄球菌治疗[59]。在更广泛的蜂窝织炎或严重足部感染的情况下,可以静脉注射其他对MRSA有效的抗生素,包括万古霉素、达托霉素、特拉万星和头孢洛林[59-66]。抗生素疗程通常是1~2周,具体时长是由临床反应时间进程决定的。

　　对于重度感染的患者,迄今为止的随机对照试验尚未明确描述哪种单一药物或药物组合首选[67,68]。在严重肢体威胁性足部感染的经验性方案选择时,应从临床试验和其他已发表的研究中得到合理的依据[7,24,28,32,49,51]。药物经验性选择应根据这些已知的多种微生物感染特性,并在适当的情况下进行改良,以解决在先前住院和治疗过程中可能产生的高度耐药病原体(表17.4)[69]。另外,药物选择应尽量减少毒性并具备成本效益。鉴于MRSA高的流行率,无论是医院获得性还是所谓的社区获得性变异,这已成为司空见惯的现象,针对肢体威胁性感染的经验治疗应包括一种有效的抗MRSA药物。这些药物还可用于链球菌(包括B族微生物)引起的感染。另外,当感染发生在一种用了多种抗生素仍无法愈合的慢性溃疡中,经验性治疗应能有效地拮抗一系列肠杆菌科细菌,包括潜在的多重耐药菌。应在组织坏死和坏疽或创面发臭的较严重感染中,经验性治疗厌氧菌,包括脆弱类杆菌。在威胁肢体的感染(但不是威胁生命的)中,最初经验性治疗不一定对所有潜在病原体都有效。对许多(不一定全部)革兰氏阴性杆菌、厌氧菌、金黄色葡萄球菌和链球菌都有效的广谱治疗与适当清创和良好创面护理相结合时,可能和更广谱的抗生素治疗一样有效。

　　充分的清创不仅能缩短疗程,而且是有效治疗所必需的。然而,有危及生命的感染患者,例如,低血压或严重酮症酸中毒的患者,应采用最广谱抗生素方案。这些可能包括碳青霉烯类抗生素和抗MRSA药物,如果预期有存在高度耐药的革兰氏阴性杆菌,可以添加庆大霉素或其他氨基糖苷类药物。在这些患者中,紧急清创是取得满意预后的关键。

表 17.3　糖尿病患者轻度非肢体威胁性足部感染的初步经验性抗生素方案

抗菌方案[a]
头孢氨苄 500mg 口服 q6h
克林霉素 300mg 口服 q8h
阿莫西林-克拉维酸盐(875/125mg)q12h
双氯西林 500mg 口服每 q6h
左氧氟沙星 500~750mg 口服 qd
莫西沙星 400mg 口服 qd
甲氧苄啶/磺胺甲噁唑 DS,口服 1 或 2 片 bid[b]
利奈唑胺 600mg 口服 bid[b]
多西环素 100mg 口服 bid

　　[a] 肾功能正常患者的剂量。
　　[b] 如果临床信息表明可能存在耐甲氧西林的金黄色葡萄球菌感染(MRSA),请使用。
　　甲氧苄啶/磺胺甲噁唑可能对链球菌感染的疗效较差,需要添加第二种抗菌药物。克林霉素和多西环素对某些 MRSA 有活性。

表 17.4　中毒或重度肢体威胁足感染经验性治疗的抗生素[a]

抗生素剂	注释
万古霉素	对链球菌,葡萄球菌(包括 MRSA)有效
达托霉素	对链球菌,葡萄球菌(包括 MRSA)有效
利奈唑胺	对链球菌,葡萄球菌(包括 MRSA)有效
特拉万星	对链球菌,葡萄球菌(包括 MRSA)有效
头孢洛林	对链球菌、葡萄球菌(包括 MRSA)和许多肠杆菌科(非 ESBL 产生菌、铜绿假单胞菌)有效
左氧氟沙星	对链球菌和葡萄球菌(非 MRSA)和许多革兰氏阴性杆菌有效
莫西沙星	对链球菌和葡萄球菌(非 MRSA)和许多革兰氏阴性杆菌有效
阿莫西林克拉维酸	对链球菌和葡萄球菌(非 MRSA)以及许多革兰氏阴性杆菌(非铜绿假单胞菌)有效,对厌氧菌也有效
哌拉西林-他唑巴坦	对链球菌和葡萄球菌(非 MRSA)以及许多革兰氏阴性杆菌(包括铜绿假单胞菌)有效,对厌氧菌也有效
亚胺培南-西司他丁	对链球菌和葡萄球菌(非 MRSA)以及许多革兰氏阴性杆菌(包括铜绿假单胞菌)有效,对厌氧菌也有效。考虑产 ESBL 微生物时使用
厄他培南	对链球菌、葡萄球菌(非 MRSA)、许多革兰氏阴性杆菌,包括 ESBL 产生菌(非铜绿假单胞菌)有效,对厌氧菌有效。考虑产 ESBL 微生物时使用
头孢曲松	对链球菌、葡萄球菌和许多革兰氏阴性杆菌(非 ESBL 生产菌、铜绿假单胞菌或厌氧菌)有效
头孢吡肟/头孢他啶	对许多革兰氏阴性杆菌和铜绿假单胞菌有效(对 ESBL 生产菌无效)
甲硝唑	仅对厌氧菌有效

[a] 通常可能需要联合治疗,尤其是考虑 MRSA 和革兰氏阴性杆菌多菌感染时。
ESBL 超广谱 β-内酰胺酶(使用亚胺培南-西司他丁或厄他培南)。对复杂的皮肤软组织感染建议的使用剂量,除非合并感染需要更高剂量。并非所有药物都被美国食品药品管理局(FDA)批准用于治疗糖尿病足感染。

在复杂皮肤和软组织感染(许多是足部感染)的前瞻性治疗试验中,有多种抗生素被证明是有效的。此外,有些抗生素在糖尿病足感染(其中许多已经威胁到肢体)的前瞻性研究中也已经被证明是有效的:阿莫西林克拉维酸、氨苄西林-舒巴坦、哌拉西林-他唑巴坦、替卡西林-克拉维酸盐、头孢西丁、头孢唑肟、环丙沙星、亚胺培南/西司他丁、厄他培南、利奈唑胺、达托霉素、替拉文辛和头孢洛林[6,48,59,62,66,70-77]。在治疗威胁肢体足部感染的比较前瞻性(有时是盲法)试验中,所研究药物的临床和微生物学的反应率已经是相似的,并且无单一药物被证明优于所有其他药物[24,28,32]。最近一项通过对照试验的综述表明,与其他多种抗菌药物相比,碳青霉烯类药物治疗失败率较低,但也注意到 MRSA 感染与治疗失败相关[78]。Lauf 等证实在治疗糖尿病足感染方面,与厄他培南±万古霉素相比,替加环素不符合非劣效性标准。在本研究中,替加环素治疗对 MSSA 或肺炎克雷伯菌患者的治愈率低于厄他培南±万古霉素治疗。另外,骨髓炎患者的治愈率较低[79]。

应根据培养结果和临床反应,在治疗的第 3 天至第 5 天重新评估经验性抗菌治疗。当患者已经有临床反应,并且不必要用广谱抗生素治疗(可以使用窄谱抗生素实现对分离出来细菌的有效治疗,还能节省成本、避免毒性或降低出现抗生素耐药的选择性压力),那么治疗方案应根据培养结果进行简化[24,28]。如果发现一种细菌对当前治疗耐药,但临床反应令人满意,则无须扩大治疗范围。这一点尤其适用于毒性较小的微生物和革兰氏阴性菌,然而忽视 MRSA 似乎是不明智的。或者,如果面对一种耐药分离株治疗反应不令人满意,则应该检查创面有无还未经清创的引流不畅的深层脓肿或坏死组织,必须评估动脉循环是否充分,并且由于耐药菌株可能是一种病原体(而不是定植菌落),应该扩大抗生素范围以覆盖此分离株。

严重软组织足部感染的抗生素疗程取决于对创面治疗和抗菌治疗的时间反应。治疗 2 周通常是有效的,然而一些顽固性感染将需要更长的疗程[6,7,24,69]。在急性感染得到控制后,应将起始的肠外抗菌治疗改为等比生物利用度的口服抗生素治疗。即使溃疡尚未完全愈合,当感染的证据消失后,抗生素通常也可停用[24,28]。必须进行创面护理和避免负重来治疗持续性溃疡以实现愈合并将作为日后感染入口的溃疡消除。菌血症的发生,尤其是在远处播散时,可能需要延长治疗。值得注意的是,金黄色葡萄球菌菌血症导致继发性心内膜炎和其他部位(如骨骼、关节和硬膜外隙)播散的风险明显增加[80]。

骨髓炎治疗

骨髓炎的治疗是足部感染治疗中最有争论和争议的领域之一,应将抗生素治疗与受累骨质的手术清创结合起来。一些报告表明用最小清创加上长疗程抗菌治疗,足部骨骼的骨髓炎可以得到治愈或者至少被长时间静止[8,18,24,28,72,81-84]。其他人建议积极清创,甚至在可行的情况下切除前足所有受感染的骨质,可以提高骨髓炎的治愈率(尤其是在骨破坏明显或感染性溃疡探查可见或可探及骨的情况下)[7,49,52,85]。

对糖尿病患者足部骨髓炎治疗的文献进行仔细回顾得出结论:无任何特定的治疗策略能显示出优越性。这一结论的出现是因为感染治疗的异质性、手术方法的多样性、治疗方式选择的偏倚、抗生素治疗的变异性以及对预后的不同定义[86]。在骨髓炎治疗中,决定何时主要使用内科或者侵袭性清创/切除外科治疗是有区别的,并且通常是基于医生的经验。如果侵袭性切除会导致不可接受的足部功能障碍、肢体缺血妨碍手术、手术风险过大或者被患者拒绝,并且骨髓炎仅限于前足(趾骨)而软组织感染最少时,非手术治疗可能是首选。如果内科治疗失败,可能需要手术。如果感染危及生命或者有广泛的骨坏死,则需要更积极的手术,行足部重塑以纠正骨突出和改善功能,或者患者希望避免很长时间的抗生素治疗,可通过积极的手术将所需抗生素治疗的潜在毒性降至最低。

几项最近研究表明,在某些情况下糖尿病足骨髓炎保守治疗是有希望的[87-90]。Lázaro Martinez 等最近发表了一项前瞻性随机对照试验,对 52 例糖尿病足骨髓炎患者进行了 90 天抗生素治疗与保守手术加上 10 天抗生素治疗的比较。值得注意的是,根据 IDSA 分类的重度感染、周围动脉病变、夏科关节病、糖化血红蛋白>10%、肾功能不全或溃疡基底部骨暴露的患者被排除在研究之外。两组的治愈率相似,但对后期小截肢的需求无差异。所有患者均接受口服治疗,包括阿莫西林克拉维酸、环丙沙星和复方新诺明[88]。理想情况下,抗生素治疗的选择是基于骨感染的精确微生物学。当计划手术切除所有感染骨(即针对残留软组织感染进行治疗)时,从覆盖骨的感染性溃疡深处获取软组织刮除标本进行培养可能足以去设计治疗方案。

当骨清创不能做或受到限制时,例如在中足或跟骨骨髓炎中,骨培养以确定微生物是至关重要的。邻近骨骼的软组织培养不能充分确定骨的微生物[20]。此外,在骨培养的基础上使用抗生素更有可能会取得良好的疗效[83]。适当的抗生素治疗可以通过静脉注射或口服生物利用度高的药物来实现。具体的抗生素选择取决于病原体的敏感性。通常采用静脉到口服的序贯疗法。使用抗生素浸渍材料进行局部治疗的作用尚未被确定[91]。

骨髓炎抗生素治疗的疗程取决于残留感染骨和软组织的数量(表 17.5)。如果所有受感染的骨头都被整体切除,例如一个或多个趾骨和相关远端跖骨的截肢,残余的感染本质上已经转变为一种软组织过程并且可以得到相应治疗(即 2～3周)[6,7,24,49,92]。然而,在这种情况下,通过近端骨缘组织病理学证实所有感染骨都已经被切除是谨慎的。当骨切除不完全且近端边缘有残余骨髓炎时,针对软组织的抗生素治疗失败已经引起注意。

表 17.5 骨髓炎的抗生素疗程

项目	疗程
截肢,无残留感染	手术后 2～5 天
所有感染骨和残余软组织感染整块切除	2～3 周
残留感染骨(逐块清创) 初始静脉治疗,然后考虑口服治疗	清创后≥6 周
内科治疗或留有残余失活骨的手术后 初始静脉治疗,然后考虑口服治疗	3～6 个月

改编自 Lipsky,BA 等,2004[24]。

如果不能确保清创去除了所有感染的骨质,则必须改变治疗策略。因此,当骨髓炎累及不能被整块切除且不破坏功能完整性的足部骨头时,并且当清创(如果要彻底)必须以一种碎片方式进行时,病原体特异性抗菌治疗应延长一段时间(至少 6周)而且必须保证感染组织有充足的血液供应[7,18,24,28,92]。当内科治疗试图被用于残留坏死感染骨时,就要使用很长时间的抗生素。已经有 3～6 个月的治疗,偶尔为期 1 年[18,83,84,86]。Tone 等最新的一项研究,对所有单用药物治疗的患者是否需要非常长的疗程提出质疑。在这项研究中,40 例糖尿病足骨髓炎

患者接受了一个完整的口服疗程或短期静脉疗程,然后过渡到具有良好生物利用度的口服制剂。严重外周动脉疾病的患者被排除在研究之外。接受 6 周治疗的患者与接受 12 周治疗的患者相比,未见预后有显著差异[90]。尽管这项研究以及 Lázaro Martinez 的研究[88]表明,单用抗生素可以有效地治疗感染性糖尿病足溃疡(diabetic foot ulcers,DFU)合并邻近骨髓炎,但需要注意的是,这 2 项研究样本均很小且入选患者都是经过高度筛选的。因此,医生在对这些数据进行归纳时应谨慎。在任何情况下,清创的必要性、特定抗菌方案的选择和疗程都必须个性化,不仅要反映局部的足病变,而且还要反映可能伴发的转移性感染以及与抗生素相关不良事件的可能性。

尽管已给予合理治疗,但感染无反应、溃疡也未愈合,应该重新评估足部的动脉供血是否充足、坏死软组织或骨骼是否需要持续清创、是否存在对抗生素无反应或耐药的病原体,或者抗生素输送是否无效。患者对治疗或者不负重的依从性差。应该重新设计治疗以解决在先前方案中被发现的缺陷。

辅助疗法

足部感染的有效治疗需要的远不止是能在体外有效对抗病原体的抗生素。最佳疗法包括适当敷料和创面治疗的整合、葡萄糖代谢的控制、有效清创以及可能的足部重建手术。创面治疗应包括非黏附性敷料产品,它们能保持创面床湿润、控制渗出和避免周围皮肤浸渍[13]。无论是否感染,非负重(减压)对神经性溃疡的愈合都至关重要。当缺血是一个限制因素时,血管重建可致溃疡愈合和保肢成功[51]。

许多辅助治疗的可能因素未得到充分评估,无法被纳入标准治疗。如果一个创面在治疗 4 周后未显示好转,可以考虑辅助治疗[13]。高压氧疗法可以促进愈合,但对感染无影响。血小板衍生生长因子和生物工程皮肤等效物在愈合中的作用尚未被完全确定。粒细胞集落刺激因子治疗可以增加外周白细胞计数,并可以略微加快创面感染的控制,但尚未成为标准治疗的一部分。负压敷料(真空辅助封闭或 VAC 敷料)在对照试验中已被证明是安全的,并且在治疗外科创面时,可加速肉芽组织形成、缩短创面闭合时间,并产生更高的创面愈合率[93]。虽然它们已经被广泛使用,但尚未被普遍推荐,而且它们在感染性糖尿病足创面中的作用尚不清楚,目前也不建议常规使用[1]。

溃疡愈合的重要性和糖尿病足溃疡长期不愈合的危害在最近的一项研究中已经被详细说明[94]。在 819 名因糖尿病足溃疡初步治疗住院的出院患者中,由溃疡中存在的微生物引发危及生命的非足部感染事件有 172 次。这些感染包括菌血症、心内膜炎、骨髓炎、脓毒性关节炎、深部组织脓肿和其他,发生在 24 个月的随访期。溃疡开放时间超过 145 天且最初 MRSA培养呈阳性的患者风险最高。这些感染与死亡率提高独立相关,死亡通常发生在感染后 1 个月内。因此,加速溃疡愈合的努力对这些感染有保护作用。这些数据表明,不愈合溃疡是细菌(特别是 MASR)入侵和远处部位血行播散的入口。虽然这是一项回顾性研究,但结果表明积极的辅助治疗包括清创、溃疡切除和一期缝合、局限性截肢和早期血管重建,可以防止这些威胁生命的被延误的感染,并值得在溃疡治疗计划中加以考虑。外用抗生素和防腐剂并未被证明比标准创面治疗更有效,还可能会引起局部不良反应或促进细菌产生耐药性。因此,不

建议采用这些方法[1]。

预后

在糖尿病足感染的治疗中,获得最佳预后的知识和技能通常需要多学科专家(包括糖尿病专家、感染专家、足病医生和血管外科医生)的合作。在适当治疗下,90%的轻度非肢体威胁性感染患者和至少60%~80%的中度或重度肢体威胁性感染患者的临床反应是令人满意的。对于威胁肢体的感染,可能需要行足保留截肢术,这样通常可以挽救负重足。血管重建,尤其是动脉旁路移植,能恢复足部的搏动性血流,减少大截肢,并让保足手术成为可能。尽管治疗糖尿病足感染的临床科学已经取得了显著的进步,但在确定最佳治疗方面挑战仍然存在。如果目前的知识能得到更广泛的应用,许多足部感染是可以被预防的,并能提供有效的治疗以及肢体保全。

(胡志为 杨慧 译)

参考文献

1. Lipsky BA, et al. 2012 Infectious Diseases Society of America clinical practice guideline for the diagnosis and treatment of diabetic foot infections. Clin Infect Dis. 2012;54(12):e132–73.
2. Lipsky BA. A report from the international consensus on diagnosing and treating the infected diabetic foot. Diabetes Metab Res Rev. 2004;20(Suppl 1):S68–77.
3. Lavery LA, et al. Risk factors for foot infections in individuals with diabetes. Diabetes Care. 2006;29(6):1288–93.
4. Peters EJ, Lavery LA, Armstrong DG. Diabetic lower extremity infection: influence of physical, psychological, and social factors. J Diabetes Complications. 2005;19(2):107–12.
5. Newman LG, et al. Unsuspected osteomyelitis in diabetic foot ulcers. Diagnosis and monitoring by leukocyte scanning with indium in 111 oxyquinoline. JAMA. 1991;266(9):1246–51.
6. Grayson ML, et al. Use of ampicillin/sulbactam versus imipenem/ cilastatin in the treatment of limb-threatening foot infections in diabetic patients. Clin Infect Dis. 1994;18(5):683–93.
7. Karchmer AW, Gibbons GW. Foot infections in diabetes: evaluation and management. In: Remington JS, Swartz MN, editors. Current clinical topics in infectious diseases. Boston: Blackwell Scientific Publications; 1994. p. 1–22.
8. Pittet D, et al. Outcome of diabetic foot infections treated conservatively: a retrospective cohort study with long-term follow-up. Arch Intern Med. 1999;159(8):851–6.
9. Williams DT, Hilton JR, Harding KG. Diagnosing foot infection in diabetes. Clin Infect Dis. 2004;39(Suppl 2):S83–6.
10. Armstrong DG, et al. Leukocytosis is a poor indicator of acute osteomyelitis of the foot in diabetes mellitus. J Foot Ankle Surg. 1996;35(4):280–3.
11. Jeandrot A, et al. Serum procalcitonin and C-reactive protein concentrations to distinguish mildly infected from non-infected diabetic foot ulcers: a pilot study. Diabetologia. 2008;51(2):347–52.
12. Butalia S, et al. Does this patient with diabetes have osteomyelitis of the lower extremity? JAMA. 2008;299(7):806–13.
13. Hingorani A, et al. The management of diabetic foot: a clinical practice guideline by the Society for Vascular Surgery in collaboration with the American Podiatric Medical Association and the Society for Vascular Medicine. J Vasc Surg. 2016;63(2 Suppl):3S–21S.
14. Grayson ML, et al. Probing to bone in infected pedal ulcers. A clinical sign of underlying osteomyelitis in diabetic patients. JAMA. 1995;273(9):721–3.
15. Morales Lozano R, et al. Validating the probe-to-bone test and other tests for diagnosing chronic osteomyelitis in the diabetic foot. Diabetes Care. 2010;33(10):2140–5.
16. Lam K, et al. Diagnostic accuracy of probe to bone to detect osteomyelitis in the diabetic foot: a systematic review. Clin Infect Dis. 2016;63:944.
17. Alvaro-Afonso FJ, et al. Inter-observer reproducibility of diagnosis of diabetic foot osteomyelitis based on a combination of probe-to-bone test and simple radiography. Diabetes Res Clin Pract. 2014;105(1):e3–5.
18. Jeffcoate WJ, Lipsky BA. Controversies in diagnosing and managing osteomyelitis of the foot in diabetes. Clin Infect Dis. 2004;39(Suppl 2):S115–22.
19. Weiner RD, et al. Histology versus microbiology for accuracy in identification of osteomyelitis in the diabetic foot. J Foot Ankle Surg. 2011;50(2):197–200.
20. Senneville E, et al. Culture of percutaneous bone biopsy specimens for diagnosis of diabetic foot osteomyelitis: concordance with ulcer swab cultures. Clin Infect Dis. 2006;42(1):57–62.
21. Wagner FW. The diabetic foot and amputation of the foot. In: Mann RA, editor. Sugery of the foot. St. Louis: C.V. Mosby; 1986. p. 421–55.
22. Lavery LA, et al. Validation of the Infectious Diseases Society of America's diabetic foot infection classification system. Clin Infect Dis. 2007;44(4):562–5.
23. Schaper NC. Diabetic foot ulcer classification system for research purposes: a progress report on criteria for including patients in research studies. Diabetes Metab Res Rev. 2004;20(Suppl 1):S90–5.
24. Lipsky BA, et al. Diagnosis and treatment of diabetic foot infections. Clin Infect Dis. 2004;39(7):885–910.
25. Sapico FL, et al. Quantitative aerobic and anaerobic bacteriology of infected diabetic feet. J Clin Microbiol. 1980;12(3):413–20.
26. Slater RA, et al. Swab cultures accurately identify bacterial pathogens in diabetic foot wounds not involving bone. Diabet Med. 2004;21(7):705–9.
27. Pellizzer G, et al. Deep tissue biopsy vs. superficial swab culture monitoring in the microbiological assessment of limb-threatening diabetic foot infection. Diabet Med. 2001;18(10):822–7.
28. Lipsky BA. Medical treatment of diabetic foot infections. Clin Infect Dis. 2004;39(Suppl 2):S104–14.
29. Lipsky BA, et al. Outpatient management of uncomplicated lower-extremity infections in diabetic patients. Arch Intern Med. 1990;150(4):790–7.
30. Lipsky BA, Pecoraro RE, Wheat LJ. The diabetic foot. Soft tissue and bone infection. Infect Dis Clin N Am. 1990;4(3):409–32.
31. Caputo GM, Ulbrecht JS, Cavanagh PR, Juliano PJ. The role of cultures in mild diabetic foot cellulitis. Infect Dis Clin Pract. 2000;9:241–3.
32. Lipsky BA. Evidence-based antibiotic therapy of diabetic foot infections. FEMS Immunol Med Microbiol. 1999;26(3–4):267–76.
33. Lipsky BA, et al. Skin and soft tissue infections in hospitalised patients with diabetes: culture isolates and risk factors associated with mortality, length of stay and cost. Diabetologia. 2010;53(5):914–23.
34. Dang CN, et al. Methicillin-resistant Staphylococcus aureus in the diabetic foot clinic: a worsening problem. Diabet Med. 2003;20(2):159–61.
35. Tentolouris N, et al. Methicillin-resistant Staphylococcus aureus: an increasing problem in a diabetic foot clinic. Diabet Med. 1999;16(9):767–71.
36. Yates C, et al. Wound chronicity, inpatient care, and chronic kidney disease predispose to MRSA infection in diabetic foot ulcers. Diabetes Care. 2009;32(10):1907–9.
37. Kandemir O, et al. Risk factors for infection of the diabetic foot with multi-antibiotic resistant microorganisms. J Infect. 2007;54(5):439–45.
38. Scher KS, Steele FJ. The septic foot in patients with diabetes. Surgery. 1988;104(4):661–6.
39. Citron DM, et al. Bacteriology of moderate-to-severe diabetic

foot infections and in vitro activity of antimicrobial agents. J Clin Microbiol. 2007;45(9):2819–28.

40. Gadepalli R, et al. A clinico-microbiological study of diabetic foot ulcers in an Indian tertiary care hospital. Diabetes Care. 2006;29(8):1727–32.

41. Gerding DN. Foot infections in diabetic patients: the role of anaerobes. Clin Infect Dis. 1995;20(Suppl 2):S283–8.

42. Johnson S, et al. Use of an anaerobic collection and transport swab device to recover anaerobic bacteria from infected foot ulcers in diabetics. Clin Infect Dis. 1995;20(Suppl 2):S289–90.

43. Hartemann-Heurtier A, et al. Diabetic foot ulcer and multidrug-resistant organisms: risk factors and impact. Diabet Med. 2004;21(7):710–5.

44. Richard JL, et al. Risk factors and healing impact of multidrug-resistant bacteria in diabetic foot ulcers. Diabetes Metab. 2008;34(4 Pt 1):363–9.

45. Liu C, et al. Clinical practice guidelines by the infectious diseases society of America for the treatment of methicillin-resistant Staphylococcus aureus infections in adults and children: executive summary. Clin Infect Dis. 2011;52(3):285–92.

46. Hatipoglu M, et al. Causative pathogens and antibiotic resistance in diabetic foot infections: a prospective multi-center study. J Diabetes Complicat. 2016;30(5):910–6.

47. Sugandhi P, Prasanth DA. Microbiological profile of bacterial pathogens from diabetic foot infections in tertiary care hospitals, Salem. Diabetes Metab Syndr. 2014;8(3):129–32.

48. Lipsky BA, et al. Antibiotic therapy for diabetic foot infections: comparison of two parenteral-to-oral regimens. Clin Infect Dis. 1997;24(4):643–8.

49. Caputo GM, et al. Assessment and management of foot disease in patients with diabetes. N Engl J Med. 1994;331(13):854–60.

50. Board NDA. The national long-range plan to combat diabetes. Washington: US Government Printing Office; 1987.

51. Association, A.D. Consensus development conference of diabetic foot wound care. Diab Care. 1999;22:1354–60.

52. Tan JS, et al. Can aggressive treatment of diabetic foot infections reduce the need for above-ankle amputation? Clin Infect Dis. 1996;23(2):286–91.

53. van Baal JG. Surgical treatment of the infected diabetic foot. Clin Infect Dis. 2004;39(Suppl 2):S123–8.

54. McIntyre KE Jr, et al. Guillotine amputation in the treatment of nonsalvageable lower-extremity infections. Arch Surg. 1984;119(4):450–3.

55. Chantelau E, et al. Antibiotic treatment for uncomplicated neuropathic forefoot ulcers in diabetes: a controlled trial. Diabet Med. 1996;13(2):156–9.

56. Jones EW, Edwards R, Finch R, Jaffcoate WJ. A microbiologic study of diabetic foot lesions. Diab Med. 1984;2:213–5.

57. Lipsky BA, McDonald D, Litka PA. Treatment of infected diabetic foot ulcers: topical MSI-78 vs. oral ofloxacin. Diabetologia. 1997;40(Suppl 1):482.

58. Fox HR, Karchmer AW. Management of diabetic foot infections, including the use of home intravenous antibiotic therapy. Clin Podiatr Med Surg. 1996;13(4):671–82.

59. Lipsky BA, Itani K, Norden C. Treating foot infections in diabetic patients: a randomized, multicenter, open-label trial of linezolid versus ampicillin-sulbactam/amoxicillin-clavulanate. Clin Infect Dis. 2004;38(1):17–24.

60. Stevens DL, et al. Linezolid versus vancomycin for the treatment of methicillin-resistant Staphylococcus aureus infections. Clin Infect Dis. 2002;34(11):1481–90.

61. Arbeit RD, et al. The safety and efficacy of daptomycin for the treatment of complicated skin and skin-structure infections. Clin Infect Dis. 2004;38(12):1673–81.

62. Lipsky BA, Stoutenburgh U. Daptomycin for treating infected diabetic foot ulcers: evidence from a randomized, controlled trial comparing daptomycin with vancomycin or semi-synthetic penicillins for complicated skin and skin-structure infections. J Antimicrob Chemother. 2005;55(2):240–5.

63. Stryjewski ME, et al. Telavancin versus vancomycin for the treatment of complicated skin and skin-structure infections caused by gram-positive organisms. Clin Infect Dis. 2008;46(11):1683–93.

64. Wilcox MH, et al. CANVAS 2: the second Phase III, randomized, double-blind study evaluating ceftaroline fosamil for the treatment of patients with complicated skin and skin structure infections. J Antimicrob Chemother. 2010;65(Suppl 4):iv53–65.

65. Corey GR, et al. CANVAS 1: the first Phase III, randomized, double-blind study evaluating ceftaroline fosamil for the treatment of patients with complicated skin and skin structure infections. J Antimicrob Chemother. 2010;65(Suppl 4):iv41–51.

66. Lipsky BA, et al. Ceftaroline fosamil for treatment of diabetic foot infections: the CAPTURE study experience. Diabetes Metab Res Rev. 2015;31(4):395–401.

67. Selva Olid A, et al. Systemic antibiotics for treating diabetic foot infections. Cochrane Database Syst Rev. 2015;9:CD009061.

68. Crouzet J, et al. Diabetic foot infection: a critical review of recent randomized clinical trials on antibiotic therapy. Int J Infect Dis. 2011;15(9):e601–10.

69. Lipsky BA. Empirical therapy for diabetic foot infections: are there clinical clues to guide antibiotic selection? Clin Microbiol Infect. 2007;13(4):351–3.

70. Beam T, Gutierrez I, Powell S, et al. Prospective study of the efficacy and safety of oral and intravenous ciprofloxacin in the treatment of diabetic foot infections. Rev Infect Dis. 1989;11(Suppl 5):S1163.

71. Hughes CE, et al. Treatment and long-term follow-up of foot infections in patients with diabetes or ischemia: a randomized, prospective, double-blind comparison of cefoxitin and ceftizoxime. Clin Ther. 1987;10(Suppl 4):36–49.

72. Peterson LR, et al. Therapy of lower extremity infections with ciprofloxacin in patients with diabetes mellitus, peripheral vascular disease, or both. Am J Med. 1989;86(6 Pt 2):801–8.

73. Lipsky BA, et al. Ertapenem versus piperacillin/tazobactam for diabetic foot infections (SIDESTEP): prospective, randomised, controlled, double-blinded, multicentre trial. Lancet. 2005;366(9498):1695–703.

74. Lipsky BA, et al. Treating diabetic foot infections with sequential intravenous to oral moxifloxacin compared with piperacillin-tazobactam/amoxicillin-clavulanate. J Antimicrob Chemother. 2007;60(2):370–6.

75. Vick-Fragoso R, et al. Efficacy and safety of sequential intravenous/oral moxifloxacin vs intravenous/oral amoxicillin/clavulanate for complicated skin and skin structure infections. Infection. 2009;37(5):407–17.

76. Schaper NC, et al. Efficacy and safety of IV/PO moxifloxacin and IV piperacillin/tazobactam followed by PO amoxicillin/clavulanic acid in the treatment of diabetic foot infections: results of the RELIEF study. Infection. 2013;41(1):175–86.

77. Xu ZR, et al. Ertapenem versus piperacillin/tazobactam for diabetic foot infections in China: a Phase 3, multicentre, randomized, double-blind, active-controlled, non-inferiority trial. J Antimicrob Chemother. 2016;71(6):1688–96.

78. Vardakas KZ, Horianopoulou M, Falagas ME. Factors associated with treatment failure in patients with diabetic foot infections: an analysis of data from randomized controlled trials. Diabetes Res Clin Pract. 2008;80(3):344–51.

79. Lauf L, et al. Phase 3 study comparing tigecycline and ertapenem in patients with diabetic foot infections with and without osteomyelitis. Diagn Microbiol Infect Dis. 2014;78(4):469–80.

80. Cooper G, Platt R. Staphylococcus aureus bacteremia in diabetic patients. Endocarditis and mortality. Am J Med. 1982;73(5):658–62.

81. Bamberger DM, Daus GP, Gerding DN. Osteomyelitis in the feet of diabetic patients. Long-term results, prognostic factors, and the role of antimicrobial and surgical therapy. Am J Med. 1987;83(4):653–60.

82. Game FL, Jeffcoate WJ. Primarily non-surgical management of osteomyelitis of the foot in diabetes. Diabetologia. 2008;51(6):962–7.

83. Senneville E, et al. Outcome of diabetic foot osteomyelitis treated nonsurgically: a retrospective cohort study. Diabetes Care. 2008;31(4):637–42.

84. Senneville E, et al. Rifampicin-ofloxacin oral regimen for the treat-

ment of mild to moderate diabetic foot osteomyelitis. J Antimicrob Chemother. 2001;48(6):927–30.

85. Ha Van G, et al. Treatment of osteomyelitis in the diabetic foot. Contribution of conservative surgery. Diabetes Care. 1996;19(11): 1257–60.

86. Berendt AR, et al. Diabetic foot osteomyelitis: a progress report on diagnosis and a systematic review of treatment. Diabetes Metab Res Rev. 2008;24(Suppl 1):S145–61.

87. Acharya S, et al. Conservative management of diabetic foot osteomyelitis. Diabetes Res Clin Pract. 2013;101(3):e18–20.

88. Lazaro-Martinez JL, Aragon-Sanchez J, Garcia-Morales E. Antibiotics versus conservative surgery for treating diabetic foot osteomyelitis: a randomized comparative trial. Diabetes Care. 2014;37(3): 789–95.

89. Lesens O, et al. Staphylococcus aureus-related diabetic osteomyelitis: medical or surgical management? A French and Spanish retrospective cohort. Int J Low Extrem Wounds. 2015;14(3):284–90.

90. Tone A, et al. Six-week versus twelve-week antibiotic therapy for nonsurgically treated diabetic foot osteomyelitis: a multicenter open-label controlled randomized study. Diabetes Care 2015;38:302–307. Diabetes Care. 2015;38(4):735.

91. Berendt AR, et al. Specific guidelines for treatment of diabetic foot osteomyelitis. Diabetes Metab Res Rev. 2008;24(Suppl 1):S190–1.

92. Lipsky BA. Osteomyelitis of the foot in diabetic patients. Clin Infect Dis. 1997;25(6):1318–26.

93. Eneroth M, van Houtum WH. The value of debridement and vacuum-assisted closure (V.A.C.) therapy in diabetic foot ulcers. Diabetes Metab Res Rev. 2008;24(Suppl 1):S76–80.

94. Chen S, Giurini JM, Karchmer AW. Invasive systemic infection following hospital treatment for diabetic foot ulcer: risk of occurrence and effect on mortality. Boston: Beth Israel Deaconess Medical Center; 2016.

95. Gibbons GW, Eliopoulos GM. Infections of the diabetic foot. In: Kozak GP, Hoar Jr CS, Rowbotham RL, editors. Management of diabetic foot problems. Philadelphia: Saunders; 1984. p. 97–102.

第十八章
局部创面治疗及其使用适应证

John C. Lantis II and Juan A. Paredes

摘要

在本章中,我们将探讨各种类型的局部创面治疗策略,及其在糖尿病足溃疡(diabetic foot ulcer,DFU)患者中使用的证据(或欠缺的证据)。本章有 2 个主要部分,涵盖基本和高级两类创面治疗策略,讨论了各种创面治疗复合物、敷料和设备的使用,并总结了根据溃疡分期进行治疗的一般性建议。

引言

目前认为 DFU 的早期治疗应当包括溃疡局部减压和创面保湿。但如果 4 周后创面愈合面积仍未达到 50%,则应该增加辅助治疗手段。这包括最大限度的血运重建、对导致压力点的骨性突出进行手术矫正。然而,尽管这些基本策略经常被讨论,但在临床实践中并未依规遵循。甚至,对于扩大清创和基于细胞或组织用于皮肤再生的产品(cellular or Tissue-based Products,CTPs),这些已被广泛接受的概念也未能作为治疗标准得到广泛应用。TIME[组织(tissue)、感染(infection)、水分平衡(moisture balancing)、边缘强化处理(edge enhancecment)]原则在糖尿病足创面中已经开展广泛研究,并且效果肯定[1]。组织清创、感染控制、水分平衡和边缘强化处理的 TIME 原则与局部创面治疗药物有交叉。局部清创包括机械性的和酶制剂,部分通过直接接触创面起效。外用抗菌剂如银和卡地姆碘粉也属于局部清创药物。虽然已经证明,潮湿创面环境能促进上皮化,但尚无单独应用于糖尿病足创面促进上皮化的证据。

最值得注意的是,最近备受推崇的 Cochrane 评价(2015年)指出:"在足溃疡愈合中,无明确证据表明任何'高级'的创面敷料优于基本的创面接触式敷料。但是,因为可用的信息量少(临床研究样本量小、开展试验数量少),所以得出的结论是有限的"[2]。该结论基于 13 项系统评价,其中包括截至 2013年发表的 17 项相关随机对照试验。这些研究共针对 10 种不同类型的创面敷料,进行了 37 种不同方式的对比。虽然不同研究的结果指标存在显著差异,但是其中几项证据级别较低。我们认为,这类研究的最大缺陷是未能确认任何一种敷料可以用于创面愈合的所有阶段。我们相信,理想的实现创面愈合的方法应该是分阶段,并需要多方式联合的治疗方案。遗憾的是,在现有产品所有权"公司所有"的环境下,无法进行这种渐进式联合性治疗的效果评估。出于这些原因,尽管研究人员在 Cochrane 的回顾性分析中使用的结果测量方法是合适的,但依然不能反映这些产品的临床使用情况。

临床疗效、预后分析和单位面积创面愈合花费,似乎应该是 DFU 敷料选择的决定因素。毫无疑问,应该是单位创面愈合绝对成本,而不是治疗总体花费起作用,但是其中临床医生的偏好也发挥了很大的作用,只有通过合理、系统的方式才能选出最佳的敷料类型。鉴于上述原因,我们认为主要研究人员和公司赞助商有责任开展涉及创面治疗的非同步性的临床试验,并确定不同程度创面的逐步评估方案。可以模拟癌症治疗研究的形式,进行创面治疗的研究。

敷料的作用

已经证实,理想的敷料可以为创面提供潮湿环境和机械保护,同时不会与创面或 CTPs 粘连。它还应该尽力减少疼痛和创伤、吸收多余的渗液,并允许气体交换。理想的敷料也应该对健康组织无细胞毒性。最后,它应该容易被患者接受,易于使用且具有成本效益[3]。目前尚无一种敷料能同时具备上述所有品质。敷料的作用是保持创面微环境平衡、达到治愈目的,维持类似于急性创面而非转变为慢性创面。

一般来说,在早期的研究中我们知道潮湿、干净和温暖的环境有助于上皮形成[4,5]。临床医生依靠敷料来创造和维持这种环境。选择最理想的外用敷料治疗 DFU 时,需遵从 4 个原则[6]。如果创面干燥,则需要保持水分;如果创面渗液过多,需要吸收渗出;如果有坏死组织或纤维蛋白碎片,需要清除坏死组织;如果创面存在严重细菌定植,则需要在适当的时间内使用局部抗菌药物。在选择敷料时,需要考虑许多重要因素,包括减少渗液浸渍、具有防止细菌流入的屏障作用、符合创面形状、使用和去除时产生最小的疼痛感,并将创面保持在最佳的温度和 pH 环境。临床医生的任务通常是权衡敷料的优缺点,以最大限度地发挥其功效,但是许多情况下,这种理想敷料的成本(或保险未覆盖)却成为了一大限制性因素。临床医生需谨记,没有一种局部治疗能适合创面演变的全过程。因此,治疗 DFU 的理想局部敷料应用策略应当是在其临床发展过程中做出相应调整。

基础创面治疗策略

如前所述,目前具体敷料应用的证据还非常有限,基于促进糖尿病足创面 TIME 概念应该按照疾病发展过程以及敷料作用评估应用敷料。因此,循序渐进地选择敷料对常规临床实践更有意义。如今,共有近 200 家产品制造商在售数百个品牌的传统类型(机织和非织造)和高级类型的创面敷料[7],数以千计的创面敷料供临床医生选择使用。

潮湿创面环境和敷料

皮肤病学家 Gilje 医生注意到在使用间隔 3mm 的胶带条覆盖静脉溃疡时,对比胶带未覆盖区域,胶带所覆盖的溃疡部分上皮化速度更快。他在 1948 年发表了这项研究。溃疡被保湿敷料覆盖的患者,12 周内有 15 例/23 例(占 65%)愈合[8]。20 世纪 60 年代初期,George Winter 提出了创面愈合的最佳局部环境的概念,并揭示了敷料的重要性[9]。1962 年,Winter 对比研究了潮湿和干燥创面环境下的上皮形成率。他使用密闭敷料模拟潮湿创面环境;同时对比将创面暴露在空气中,模拟干燥创面环境。他指出,潮湿环境中无硬壳或痂形成,上皮再生速度是对照组的 2 倍。Himman 和 Maibach 在人体上复制了 Winter 的研究,并证实了这项研究结果[10]。这些发现促使越来越多的敷料设计向能与创面相互作用、并形成理想的创面修复环境方向发展。

但是,关于此类敷料的更高级别证据尚未被提出,因此,对于最佳敷料使用的指导仍是基于支持水平相对较低的指南。尽管目前市场上有大量新的创面治疗产品,纱布仍然是最广泛应用的敷料。多年的研究结果表明,能够保持足够水分以防止结痂的敷料可以加快创面愈合、降低感染风险、减少敷料更换次数,提供利于促进创面愈合的局部微环境[11],这与早期密闭敷料产生的潮湿环境会导致感染率提高的顾虑完全相反。事实上,对文献的回顾性分析发现使用密闭敷料可以降低创面感染(急性和慢性创面)的发生率[12]。在 DFU 治疗中,渗液的量和性质、溃疡大小、深度、类型以及周围皮肤状况都可以指导创面处理人员选择合适的敷料,并且当创面愈合或停滞时,需要重新评估创面并更换敷料。最后,因为这些是慢性创面,还要考虑治疗费用。

市场上有许多种类的创面护理产品,这些产品有很多好处,包括保持创面湿润环境、提供抗菌作用、吸收过多渗出、去除可能对创面愈合有害的炎性细胞因子、提供创面愈合所需的生长因子、清除坏死和纤维化组织。但是,虽然创面敷料具备上述优点,但它们本身不能减轻创面的压力,也不能在创面感染时替代抗生素治疗。

为了报销,敷料通常根据其结构或成分被分为若干商品类别。基础创面处理策略中常用的敷料包括水凝胶、水性纤维、无定形水凝胶、湿纱布、无纺布套装敷料、透明薄膜、凝胶、藻酸盐、氢化聚合物、水导剂、药物敷料、浸渍纱布、蜂蜜、泡沫敷料、胶原蛋白或细胞外基质、超强吸水剂和组合产品。下一节将介绍这一类别的产品及其在 DFU 中的使用经验。

水凝胶敷料是一种复合亲水有机交联聚合物,由 80%~90% 的水基组成,主要以无定形凝胶形式存在。它们吸收的液体最少,通常用于保持创面湿润。它们通过自身膨胀吸收液体,也可以为干燥的创面提供水分,从而促进自溶性清创和维持潮湿隔热的创面微环境。水凝胶还被证明可以促进肉芽组织形成和上皮化,并将创面床的温度降低 5℃[13]。水凝胶对气体和水分均具有渗透性,已证实它的细菌屏障作用比密闭性敷料差。水凝胶敷料的主要用途是湿润干燥创面床、软化分离坏死的创面碎片。由于本身含水量高,它们无法吸收大量的渗出,并且吸收渗出非常缓慢。因此,水凝胶敷料对出血性创面

无效,并且需要外敷料二次包扎。水凝胶敷料的优势是用于多种创面类型,包括压疮、部分和全层创面以及血管性溃疡,它还具有可以与局部药物或抗生素联合使用的优点。需要注意的是,在使用水凝胶敷料时需要保护创面周围皮肤,防止周围皮肤浸渍;并且不应该用于感染创面;使用水凝胶需要用二次敷料覆盖,可以保持在原位长达 3 天。

有关水凝胶敷料的研究可以追溯到 20 世纪 90 年代,一项将水凝胶敷料与水胶体敷料相比较治疗压疮的临床试验证明了水凝胶敷料的优势[14]。另一项研究评估了水凝胶敷料与聚维酮碘溶液治疗压疮的疗效,结果显示水凝胶敷料优于聚维酮碘溶液。但是,有 2 项关于水凝胶敷料与梭状芽孢杆菌胶原酶的研究显示后者更具优势[15]。水凝胶敷料很少单独应用于糖尿病足治疗中,它们通常与细胞或组织制品一起使用。水凝胶片是由亲水性聚合物例如(例如,聚乙烯吡咯烷酮)构成的三维格子结构。这种特性有助于它们治疗烧伤或大面积表皮擦伤。据报道,与无敷料覆盖创面相比,水凝胶敷料和水胶体敷料可增加表皮愈合约 40%[16]。水凝胶敷料对糖尿病(神经性)足溃疡的疗效欠佳,除非创面很浅、渗出很少。但它们对糖尿病患者因皮肤干燥而引起的疼痛或皮肤开裂是有用的。水凝胶敷料还可用于疼痛性炎性溃疡和外伤导致的其他浅表创面。

生物纤维素创面敷料虽然不是真正的水凝胶片,但也归于水凝胶敷料范畴。它一种由纯化的细菌纤维素制成的既能输送水分又能吸收水分的生物纤维素敷料,这种敷料可以为创面提供类似水疱外壳的保护性密闭环境,加速自溶性清创[17],并且这种敷料还可以释放亚治疗剂量的银离子。

亲水纤维敷料已经在 DFU 中进行了评估,发现其在渗出液管理和促进愈合方面是有效的。亲水纤维是由羧甲基纤维素(carboxymethyl cellulose,CMC)制成的,当它们与创面床上的血性渗液接触时会形成凝胶状物质。它能迅速吸收渗出液,并且吸收能力强(大约是藻酸盐的 2~3 倍)[18]。显然,亲水纤维敷料适用于渗液非常多的创面或长期要用支具的创面;它还可以制成有抑菌作用的含银复合敷料;也可以降低和减少创面内基质金属蛋白酶(metalloproteinase,MMP)水平和创面内碎片数量。对于正在接受全接触式石膏治疗的神经性溃疡患者,亲水纤维敷料可保持 7 天。我们发现含银亲水纤维敷料也助于减轻创面异味[19]。

非定形水凝胶通常包装在软管、喷雾瓶或铝箔中,也可制作成水凝胶纱布。在非定形水凝胶中,亲水性聚合物无交联,因此保持在更富含水的凝胶状态。它的主要成分是水,如果没有半封闭或封闭敷料覆盖,会很快干燥。一些无定形水凝胶含有添加剂,例如胶原蛋白、藻酸钙或 CMC,以便更具有吸收性。像保湿剂一样,非定形水凝胶可以提供水分,有助于软化干燥的焦痂或胼胝。

湿纱布传统上常被用作 DFU 愈合试验的对照组。湿润纱布覆盖和有效溃疡部位减压被认为是糖尿病神经性足溃疡的标准治疗方法[20]。换药方案包括每日换药,以湿纱布覆盖,并用黏附性胶带或大卷纱布绷带固定。这种方案对不复杂的浅表溃疡效果良好。需要关注湿纱布是否影响治疗鞋和全接触石膏的舒适度,同时也需要应避免在大量渗出溃疡中使用。

无纺布敷料,例如套筒状敷料、Telfa® 无黏附性敷料,可以替代纱布使用。由于这些敷料吸水性不强,因此适用范围与纱

布相同。无纺布敷料贴可用于非常表浅的干燥创面。在用于糖尿病足患者时，需要确保黏合剂对糖尿病患者皮肤是安全的，并且在移除过程中不会引起再次损伤。

泡沫敷料可以为创面提供密闭、湿润的环境，并且有一定的吸水作用，从而可以促进创面愈合。它由发泡聚氨酯或另一种聚合物制成，这些聚合物形成的开放孔泡沫孔洞可以吸收渗液。在一定程度上，泡沫敷料的吸收能力取决于敷料制造时开放泡沫孔洞的大小和数量，大多数泡沫敷料的厚度在 0.5 到 1cm 之间，泡沫的外表面由一层薄薄的聚氨酯薄膜覆盖，敷料上面的聚合膜，通过调节水气透过率（moisture vapor transmission rate，MVTR）来维持潮湿的环境，膜覆盖还可提供密闭环境，以防水和外界细菌侵入。泡沫敷料有两种，一种在创面接触面有黏性涂层；另外一种敷料周围有黏性，泡沫垫呈岛状结构位于敷料中心。为提高泡沫敷料性能，泡沫敷料产品还可添加表面活性剂、甘油或超强吸水剂，也有泡沫敷料含有如银离子、聚六亚甲基双胍（polyhexamethylene beguanide，PHMB）等抗菌剂。通常情况下，泡沫敷料是与创面直接接触的主要敷料，但是局部有清创凝胶、抗菌凝胶或生长因子的泡沫敷料，通常作为二级敷料使用。泡沫敷料适用于中度至重度渗出的糖尿病溃疡，或渗出少而敷料可保留 3~7 天的溃疡。除非是边缘有黏合剂的岛状敷料，都需要使用二级敷料、黏性胶带或绷带来固定产品。泡沫可以吸收创面渗液，并且保持创面干燥，这种特点对慢性创面（或者超过 2 个月的不愈合创面）非常理想，它避免了慢性创面渗液对细胞和基质潜在的伤害。泡沫敷料还可以提供缓冲，保护创面免受摩擦和损伤。

多家公司在泡沫敷料方面拥有专利，对这些敷料类型开展了大量研究，但在 DFU 中的研究却寥寥无几。泡沫敷料的特性允许液体吸收、空间填塞和附近组织附着。我们曾尝试将泡沫敷料作为二级敷料覆盖在多种局部敷料外层。鉴于泡沫敷料在糖尿病足部创面中的研究还不充分，我们需要通过其他研究做出推断，例如，将泡沫敷料外敷于细胞、组织基质或者水凝胶敷料上的 FOUNDers 试验[21]。一些泡沫敷料的固有属性使其具有非常显著的优点，特别是它们能够为创面提供湿润的微环境促进创面愈合，提供机械性保护，不黏附于创面或皮肤再生的产品（CTP），减轻疼痛和额外损伤，吸收过多渗液并允许气体交换。它们对健康组织无细胞毒性，并且还可能具有抗菌活性。它们易于被患者接受，操作简便，成本不高。已经开展的泡沫敷料研究主要集中在下肢静脉溃疡，并且大多由商业公司赞助，因此无法保证研究的客观性。与闭孔泡沫敷料相比，开孔泡沫敷料（在湿润时，填充空间的泡沫）可吸收更多渗液，减少敷料更换次数和降低成本[22]，基于这些近乎完美的特性，开放式泡沫敷料非常适合作为 DFU 治疗的二级敷料，它可以保证一级敷料与创面充分贴合。我们发现，闭孔式泡沫敷料效果优于酶促清创制剂和生长因子等的活性制剂，因为它们不会因为自身膨胀导致凝胶从创面中挤出。

在 DFU 中，我们尝试不采用清创术扩创，结合皮肤再生和减压，探索使用局部敷料的特定适应证。局部清创后，我们使用局部抗菌敷料包扎，定期再局部清创，并涂抹生长因子促进上皮再生，同时除了减压（全接触石膏和每周清创），用简单方法保持创面湿润也是重要的治疗策略。

透明薄膜敷料是最早被用于静脉输液部位敷料和手术切口保护膜。在 20 世纪 70 年代末，它们被用作创面敷料，并被证明能促进表浅的干燥创面愈合[23]。由于透明薄膜敷料无任何吸收能力，因此治疗 DFU 效果欠佳。它无法吸除渗出液，导致周围皮肤浸渍。此外，频繁的外渗影响了敷料的密闭性，导致外界细菌容易侵入。对于表浅擦伤、皮肤撕裂和糖尿病大疱病，透明薄膜与局部抗生素一起应用是有用的。

水胶体敷料是由创面产品和皮肤屏障产品衍生而来。水胶体敷料是完全气密性敷料，可以阻止包括氧气在内的任何气体交换。在 20 世纪 70 年代，关于水胶体促进创面愈合的研究，摒弃了"应该允许创面呼吸"的旧观念[24]。从这些研究中可以明显看出，创面修复所需的氧气来自血液供给，而大气中的氧气通常会伤害或延迟愈合过程[25]。另一方面，水胶体敷料的密闭性使得它是否可以用于治疗 DFU 受到质疑。它由羟甲基纤维素类的水胶体、凝胶类的胶凝剂、聚异丁烯类弹性橡胶混合制成。水胶体是离散颗粒的分散体，水分子和溶剂离子在其周围形成壳状结构，主要是通过颗粒膨胀和结构扩大促进液体吸收。敷料的水胶体量由胶状物质（例如，瓜尔胶或卡拉亚胶）、羧甲基纤维素钠和由黏合剂（如聚异丁烯）结合的果胶组成，由于颗粒膨胀和阶段转变，某些水胶体制剂可以黏附在湿表面（湿黏）。

当水胶体敷料接触潮湿创面时，直接接触区域会立刻溶解，形成半固体凝胶，保证更换敷料时不会造成额外损伤。大多数水胶体敷料吸收渗出液后，会形成黄色/浅棕色的胶状物，在敷料去除后仍覆盖在创面上并且可以被清洗掉，不应与脓液混淆。当水胶体和明胶在创面上分解时，可能会产生一种特征性的气味，一旦创面被清理干净，这种气味就会消失。当需要自溶清创时，水胶体敷料尤其有用，在水胶体敷料下产生的创面环境是酸性的（pH 为 5），并且已被证明可以抑制病原体的生长，如铜绿假单胞菌和金黄色葡萄球菌。由于水胶体敷料的密闭环境可能会导致有潜在细菌定植的 DFU 恶化，因此禁止用于 DFU 的治疗。

藻酸盐敷料是纺织成纤维状的藻酸酸的钙盐（从棕色海藻中提取），这些纤维可以根据需要被编织成多种样式，如压缩成无纺布或捆绑成绳。当创面渗液接触藻酸钙时，渗液中的钠会替代藻酸盐中的钙，从而增加液体的黏度形成凝胶（海藻酸钠）。海藻酸盐具有生物侵蚀性，在潮湿环境会随着时间逐渐被溶解，因此藻酸盐敷料的最大优点就是其吸收能力强大。海藻酸盐敷料是大量渗出创面的理想选择，如果使用得当，它们可以明显减少敷料的更换次数。片状藻酸盐敷料适用于表浅创面；条形或绳索状藻酸盐敷料适用于较深的创面和窦道，包括感染、瘘管、窦道或肌腱外露的创面。如果用于干燥创面，藻酸盐敷料的纤维会变干并黏附在创面床上，因此，联合使用具有保持凝胶保湿功能的二级敷料就变得很重要。还有报道指出海藻酸盐敷料具有止血和抑菌功效[26]；藻酸盐敷料也可与含银离子的外用抗菌敷料（控释离子银）联合使用。

氢聚合物敷料是一种泡沫状的凝胶，可从将创面渗液吸收到敷料上层。敷料的背衬材料具有非常高的水气透过率（MVTR），可以将多余的液体蒸发出去。氢聚合物敷料也可以与银离子敷料联合使用。此类敷料可用于中度、重度渗出的创面，或长时间无法更换敷料的创面。有证据表明，此类敷料可以减少创面基质金属蛋白酶的释放。

水导敷料吸收系统由两种类型的吸收层构成,用交互作用方式简化了大量渗出物和生物负荷从创面离开并透过敷料排出。此类敷料可承载超过自身重量 30~50 倍的液体,即使使用超过 7 天也不会分解或在创面上留下敷料残留物。多次试验已经证明水导敷料能显著降低细菌在创面中繁殖所需的生物负荷和成分。创面床显示该敷料可以通过将细菌及其成分从创面底部吸引到敷料中,大幅度减少创面中 MMPs 和细菌(包括像 MASA 这样的严重细菌)数量。

药物敷料是含有一种药物(通常是抗菌剂)以增强其性能的敷料。最近,人们开始关注含银敷料。经验性地使用金属银的抗菌性能已有数千年的历史,关于其作用机制、抗炎性能、毒性和历史背景等方面已经发表了大量研究成果。目前有含有各种不同形式的银的多种敷料,有含镀银聚乙烯膜的敷料、浸银活性炭布的敷料、含银海藻酸盐的敷料、含银泡沫和水胶体的敷料、透明膜黏合部分的微晶银敷料、银粉,甚至一种含银的非定形水凝胶。其中几种含银敷料的抗菌特性研究结果表明它们能有效抑制细菌,包括 MASA、耐万古霉素的肠球菌(vancomycin-resistant enterococci,VRE)、铜绿假单胞菌、真菌、病毒和酵母菌[27]。但是,不同敷料的银离子含量和抗菌活性相差很大,并且大多只限于对创面床的表面微生物有效。最近对 26 项随机对照试验进行的系统性回顾未发现银有促进非感染创面愈合的证据[28]。更具体地说,一项检验银在 DFU 愈合中有效性的系统回顾,该研究将银敷料与对照组在糖尿病溃疡中进行随机对照试验,未发现有显著差异,指出需要更多试验来确定有效性[29]。PHMB 已经作为一种抗菌剂用于接触镜行业多年。最近,一些制造商将这种抗菌剂添加到创面敷料中,因为 PHMB 对多种细菌、真菌和酵母菌都具有抗菌活性。目前已经开发含有 PHMB 的生物纤维素敷料产品,并且 PHMB 也被尝试浸渍进纱布和无纺布中。

碘制剂由于具有细胞毒性,过去一直被反对使用。然而,在卡地姆碘制剂中,碘的释放量对细胞无害,卡地姆碘可用作吸收性凝胶和糊状敷料。在治疗静脉溃疡[30]和 DFU[31]方面,卡地姆碘疗效令人满意,但这些研究的样本量还相对较小。在某些人群中这些敷料必须谨慎使用,包括甲状腺疾病患者、碘过敏患者、孕妇和哺乳期妇女、儿童和新生儿。目前,卡地姆碘治疗 DFU 的随机对照临床试验至今尚未完成。大量临床数据支持在售的卡地姆碘敷料的疗效,指出它可以杀灭大量细菌(浮游微生物和被保护的生物膜)。

组合产品/浸渍纱布敷料是一类通过添加药物改善性能的纱布和无纺布敷料,敷料作为承载药物的媒介。最常添加的药物包括盐、油、锌盐、凡士林 Vaseline®、Aquaphor®或(三溴酚铋)抑菌剂。也可在纱布或聚乙烯纤维中添加无机盐和离子,从而降低基质金属蛋白酶对慢性创面的损害。

蜂蜜是一种由蜜蜂从花蜜中提炼出来的糖溶液,自古以来就被用于促进创面愈合。由于蜂蜜 pH 为酸性、含水量低、有过氧化氢分泌,不会引发创面组织的免疫排斥反应[32],大多采用管状或凝胶状。蜂蜜既可以敷在纱布上、也可以直接涂抹在创面上,每天更换。这些敷料可以减少脱皮/渗出和臭味,同时具有抗炎和免疫调节作用。随着创面分泌物的减少,更换敷料的频率也可降低。蜂蜜和聚维酮碘治疗 30 例 Wagner 2 级 DFU 的对照研究发现,创面愈合的时间无显著统计学差异[33]。但是,最近一项系统性回顾分析发现蜂蜜敷料治疗慢性糖尿病创面的临床试验证据不足[34],所以需要更多的研究来准确评估蜂蜜敷料促进创面愈合的有效性。我们正在开展的尚未发表的研究发现,蜂蜜敷料虽不能减少慢性创面中的细菌、白细胞介素-1 或肿瘤坏死因子,但是可以缩小创面面积。

二级敷料

在血小板衍生生长因子(platelet-derived growth factor, PDGF)试验等许多临床试验中,纱布被选作二级敷料,但这些临床试验中纱布常常作为无活性对照物。在我们的实验中,我们倾向于使用具有保持水分平衡"理想特点"的敷料,例如泡沫敷料作为对照组[35]。虽然纱布价格便宜且贴合性好,但它容易与创面粘连,而且无法阻止细菌扩散,同时只能吸收自身重量的液体。大量文献报道了湿(用 0.9% 生理盐水浸泡)纱布敷料的研究,但它通常作为湿到干敷料使用,在一项糖尿病足研究中被证明疗效不如局部梭菌胶原酶的纱布敷料[36]。除此之外,纱布还有产生异物反应、撕除时会有额外损伤和保温效果差的缺点。与水凝胶敷料和泡沫敷料相比,纱布敷料细菌扩散和感染风险更高[37,38]。由于缺乏利益驱动,目前尚没有药物浸渍纱布治疗糖尿病足的客观研究数据。唯一有意义的研究表明药物浸渍纱布可以减少对 Wagner Ⅰ级创面或基于细胞和组织的治疗(CTPs)的粘连。在普通 DFU 患者中,这些敷料的非吸收性使得其在 DFU 治疗中几乎无用。透明薄膜敷料是一种由聚氨酯或共聚酯组成的有黏合剂背衬的柔软透明薄片。它们对水蒸气、氧气、二氧化碳具有渗透性,但细菌和水无法通过。虽然它们可以提供湿润的愈合环境,但不适合用于细菌严重定植的创面,而且也无临床证据支持其在 DFU 中使用。

我们团队发现,泡沫敷料是由聚氨酯材料制成,对气体和水蒸气都具有渗透性,并且具有很高的吸收性能和保暖功能。这些高度通用的敷料适用于有中度到重度渗液、肉芽化或腐烂组织覆盖的部分和全层深度创面,取皮区,造瘘部位,轻度烧伤和糖尿病溃疡。泡沫敷料可以进一步让创面干燥,因此不被推荐用于干燥创面或焦痂覆盖创面和动脉性溃疡。此类敷料可使用长达 4~7 天,但如果渗液浸透则需要及时更换,但是撕除泡沫敷料不会造成创面的二次损伤。如果每天更换,它们也能被用于感染的创面[39]。

高级创面处理策略

局部生物活性复合物

生长因子

生长因子(growth factors,GFs)是人体内具有多种功能的多肽类物质,通过影响细胞增殖、趋化作用、细胞外基质产生、血管生成和创面收缩在创面愈合中起着基础性作用。当机体遭受急性损伤时,几种类型细胞会迁移到损伤部位以控制并稳定创面。在这个过程中,血小板是此过程中最重要的细胞类型之一。当损伤时血管破裂,大量血小板进入损伤部位并释放生长因子和细胞因子,包括 PDGF 和转化生长因子-β1(transforming growth factor-β1,TGF-β1),这些和其他生长因子是许多重要的参与修复过程细胞的趋化因子,例如巨噬细胞、成纤维细胞和内皮细胞。随后,在创面修复的增殖阶段,一些生长因子,包括血管内皮生长因子(vascular endothelial growth factor,VEGF)、成纤维细胞生长因子(fibroblast growth factors,FGFs)、PDGF 和 TGF-β 亚型,能强烈刺激血管生成和纤维细胞去合成关键的细胞外成分;而生长因子实际上也是依赖于蛋白多糖和糖胺聚糖的结合来增强其功能。

生长因子促进创面愈合是一种非常有前景的治疗方式,它可以解决导致慢性溃疡不愈合的关键问题,但目前缺乏支持生长因子使用的临床数据。产生这种现象的原因可能是生长因子活性维持时间短,目前尚未研制出正确的给药方式;其次,这些慢性创面的微环境不利于蛋白质存活,肽很可能被蛋白酶降解失活。PDGF 在糖尿病溃疡中的成功可能是由于肽在创面微环境中的生物活性可以持续存在[40]。第三个原因是慢性创面中细胞的表型发生了改变,导致细胞对 GFs 无反应。有证据表明,慢性创面(包括糖尿病溃疡)的成纤维细胞对某些生长因子无反应[41]。因此,建议像 PDGF 在糖尿病溃疡中应用所提倡的那样[42](图 18.1[43]),需要反复清理创面周围组织,去除无反应的细胞,允许多肽发挥其应有的作用。

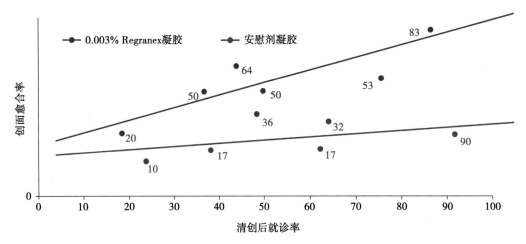

图 18.1 外科器械清创对生长因子治疗的成功十分重要

Cochrane 系统评价最近确定了 28 个生长因子试验,观察了在 10 个国家进行的 2 365 例神经性、血管性或混合性 DFU 患者的治疗情况。该研究对比了 30 多种方式,评估了 11 种生长因子的治疗效果。评估的生长因子包括血小板衍生生长因子、自体生长因子、同种异体血小板衍生生长因子、转化生长因子 β2、精氨酸-甘氨酸-天冬氨酸肽基质、重组人血小板衍生生长因子(becaplermin)、重组人表皮生长因子、重组人碱性成纤维细胞生长因子、重组人血管内皮生长因子、重组人乳铁蛋白和重组人酸性成纤维细胞生长因子。这篇综述表明,与安慰剂或无生长因子(482)相比,任何种类的生长因子(657 例患者)使用均增加了创面完全愈合的患者数量:(345 例)53% vs(167 例)35%。但该结论基于 12 个试验,血小板衍生创面愈合方法 36/56(64.28%) vs 7/27(25.92%);重组人血小板衍生生长因子(becaplermin)205/428(48%) vs 109/335(33%)。在观察它们对小截肢的影响时发现,无明显证据能说明生长因子与安慰剂或无生长因子之间存在差异;但是,该试验对两种治疗方法是否影响截肢未进行充分评估[44]。因为许多失败的试验未发表,因此我们猜想这份报告可能只是研究的一部分。

基因治疗中,治疗性核酸已被使用。慢性创面的基因治疗包含 3 个不同的概念:①通过基因治疗技术合成人重组生长因子;②将生长因子 DNA 体外转染到细胞培养物(成纤维细胞、角质形成细胞),并随后将转染细胞移植到慢性创面上;③体内转染生长因子 DNA,例如基因枪、脂质体和病毒载体。DFU 基因治疗的临床研究仅限于人重组 PDGF-BB 生长因子的局部应用。荟萃分析显示,PDGF-BB 对神经性糖尿病溃疡疗效低但有统计学显著性,20 周内创面愈合率提高 10% ~ 15%。迄今为止,大多数基因治疗都是关于缺血性 DFU,未将截肢或者创面愈合作为治疗终点。目前为止,VEGF 治疗试验就属于这一类,作者发现 2 项正在开展的Ⅲ期临床试验,纳入标准要求合并缺血。

复制缺陷型腺病毒编码人血小板衍生生长因子(PDGF)-B 治疗不愈合神经性 DFU 的 1 期/2 期研究结果在 2009 年被报道。这种生长因子是在一种牛胶原蛋白(Ad-5PDGF-B;2.6% 胶原蛋白;GAM501)凝胶中提取,该研究的主要目的是评估 GAM501 的安全性、最大耐受剂量和初始生物学活性剂量。15 名患者接受了 3 种不同剂量的 GAM501,或者每隔 1 周最多 4 次给予 GAM501。所有受试者均接受标准治疗方案,包括清创和穿戴减压鞋。研究发现,GAM501 安全且耐受性好,所有试验剂量都未有全身或局部毒性反应,因此未达到最大耐受剂量。在完成研究的 12 位受试者中,有 10 人创面在 3 个月内愈合[45]。但是在政府网站上未能找到 3 期临床试验的数据,所以这显然未能作为一种实用治疗方案继续进行研究。迄今为止,这些治疗方案尚没有清晰的临床路径或有效性数据支持它们在 DFU 愈合中的使用。

当前,美国食品药品管理局(Food and Drug Administration,FDA)批准的唯一可用于糖尿病溃疡的生长因子[重组人血小板衍生生长因子(recombinant human platelet-derived growth factor-BB, rhPDGF-BB)]是 becaplermin,rhPDGF-BB 对慢性创面疗效的初步评估是关于褥疮的治疗[46,47]。有 2 项研究发现高剂量 rhPDGF-BB 治疗创面愈合率提高、创面面积缩小。但是,因为这 2 项研究均未把创面完全愈合作为主要治疗终点,因此存在对 rhPDGF-BB 促进创面愈合能力的质疑。

鉴于之前在压疮治疗的良好效果,开展了 4 项 rhPDGF-BB

治疗神经性 DFU 的前瞻性、随机双盲临床研究(图 18.2)。受试者分别单独接受剂量为 2.2μg/cm² 的 rhPDGF-BB、CMC 或载体,治疗 20 周或直至创面完全愈合为观察终点。结果显示,rhPDGF-BB 治疗组有 48% 的创面完全愈合(案例 1[48]),而空白对照组只有 25% 的创面完全愈合(P<0.01)。rhPDGF-BB 治疗组患者创面面积减少率中位数为 98.8%,而空白对照组创面面积减少率中位数仅为 82.1%。

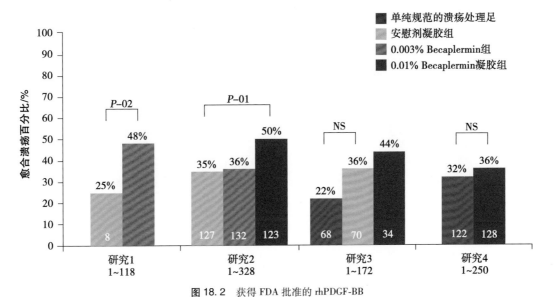

图例：
- 单纯规范的溃疡处理足
- 安慰剂凝胶组
- 0.003% Becaplermin组
- 0.01% Becaplermin凝胶组

图 18.2　获得 FDA 批准的 rhPDGF-BB

案例 1　重组血小板衍生生长因子疗效

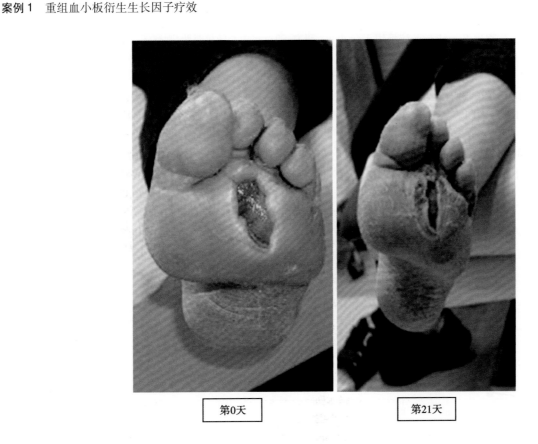

第0天　　　　第21天

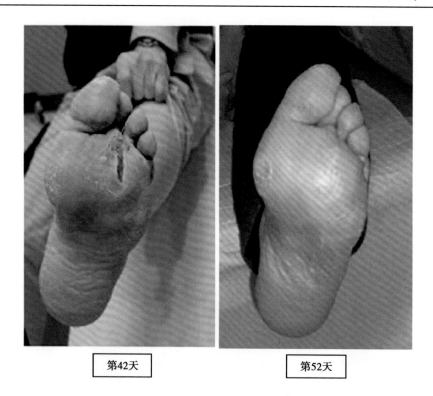

第42天　　　　　　　　　　第52天

两组患者不良事件发生率或发生的严重程度均无统计学差异。这是第一个证实生长因子 rhPDGF-BB 可以局部应用，并能安全有效促进人类慢性创面愈合的临床试验。（图18.3[49]）。由于有证据表明，连用 3 支或 3 支以上 Becaplermin 会提高肿瘤患者的死亡率，虽然此药物已经被批准上市，但是 FDA 还是发出了"黑框警示"，指出 Becaplermin 应慎用于合并恶性肿瘤的患者[50]。我们相信，在接受每周清创的糖尿病足小创面上进行 rhPDGF-BB 联合良好足部减压治疗可以促进创面愈合或 5 个月时愈合 50%，并且我们自己的数据显示，治愈糖尿病足创面平均仅需 rhPDGF-BB 1.7 支[48]。

胶原酶

临床实践中创面床准备的清创技术包括被动的湿敷料（"自溶"）到主动的手术、酶促和机械性清创。梭菌胶原酶软膏（clostridial collagenase ointment, CCO, Collagenase Santyl®, Smith & Nephew，英国赫尔）是唯一被美国 FDA 批准用于创面和烧伤清创的酶制剂。CCO 可以在不损害健康组织的情况下，

特异性、优先选择消化天然胶原，并有效地去除失活的碎片。尽管清创被认为是创面床准备的一个关键因素，能促进创面愈合，但还是缺乏对照试验的临床数据证实这一观点，或指明哪种清创方式是更有效的。

最大的 CCO 联合连续（每周）锐性清创治疗 DFU 的单一研究，通过多中心随机对照，观察了 55 位 1 型或 2 型糖尿病合并神经性非缺血足溃疡的患者[51]。对照组是连续锐性清创而未辅助 CCO 治疗的人群。调查者酌情选择，根据支持内源性蛋白酶清创的不同标准治疗方法在对照组内使用。该试验的主要结果指标是从基线的溃疡面积，到清创/治疗期结束（EOT）以及随访 6 周后研究结束（EOS）时的溃疡面积百分比的变化。EOT 和 EOS 时，相对于基线水平，CCO 组（-68%，-61%）和对照组（-36%，-46%）的创面面积都分别有缩小。尽管组间差异无统计学意义，但是 CCO 组在 EOT 和 EOS 时的创面面积较基线时下降明显（P<0.001），而对照组无改变。平均而言，与无辅助性 CCO 清创的方案相比，锐利清创加辅助性

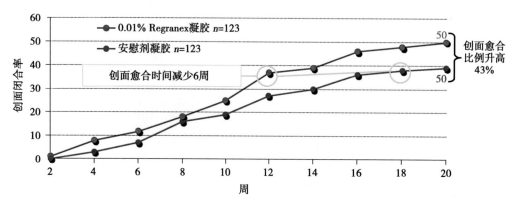

图 18.3　rhPDGF 试验结果

CCO 治疗方案能更快速缩小溃疡。

除了这项研究还有一项更大规模的研究正在开展,包括 Motley 试验对 4 个随机试验数据的汇总分析,该试验比较了 CCO 辅助治疗与标准治疗(standard care,SC)的临床效果。试验纳入了 174 名接受 CCO 或 SC 治疗 4 周或 6 周的成年 DFU 患者。评估指标包括创面缩小面积、创面床状态、愈合时间。EOT 时,CCO 的平均创面面积缩小范围大于 SC(分别为-43% 和-19%)。在治疗 6 周或 8 周后的 EOS 时,平均创面缩小面积分别为-55% 和-25%。在足底表面溃疡亚组(-56% vs -10%,P = 0.05)和基线时被评估为"低坏死"(坏死率不超过 25%)创面(-64% vs -20%)中,也发现了类似的 EOS 结果。当把快速愈合的溃疡从分析结果中剔除后,EOS 与 SC 相比,CCO 治疗的创面面积缩小更显著(-53% vs -7%,P = 0.05)。在帮助缩小创面面积方面,积极 CCO 辅助治疗比任何被动或主动机械清创 SC 方式的效果都要好。CCO 辅助治疗联合锐利清创治疗慢性溃疡、大面积溃疡或足底皮肤溃疡效果更显著[52]。因此,胶原酶治疗可以用于创面床准备。

菠萝蛋白酶

菠萝蛋白酶来源于菠萝的果实或茎,是多种内肽酶和其他酶的混合物,如磷酸酶、葡糖苷酶、过氧化物酶、纤维素酶和脱痂酶[53]。水果和茎菠萝蛋白酶的制备方法不同,其成分也不同。菠萝蛋白酶以乳膏的形式(脂肪基质中含 35% 的菠萝白酶)使用,通常持续时间相对较短(4 小时)[54,55]。一项小规模临床研究发现菠萝蛋白酶是一种清创剂,不会损害周围的健康组织,无明显不良反应,但其作用机制尚不明确。但目前菠萝蛋白酶只在除美国以外的地区被使用[56]。到目前为止,尚未有菠萝蛋白酶在 DFU 中的评估,它在美国的首个试验将可能是在下肢静脉性溃疡中进行。

基质金属蛋白酶抑制剂

基质金属蛋白酶(MMPs)平衡在慢性创面床中是必要的。如果它的平衡被打破,重要的酶会无法被激活、角质细胞不能迁移。然而,过多的 MMPs 会导致细胞外基质(extracellular matrix,ECM)破坏和生长因子失活。局部应用降低 MMPs 合成的药物,是治疗慢性创面治疗的一种新方法。这些药物包括含有金属离子混合物的产品、能替代被破坏 ECM 的独特蛋白质(牙釉蛋白)治疗[57,58]。有几种不同的 MMPs 调节敷料但临床应用的研究并不多。Promogran 是一种基于 DFU 治疗的胶原蛋白,作为蛋白酶抑制剂对创面的微环境进行化学修饰。Promogran 是一种敷料,含有 55% 的胶原蛋白和 45% 的氧化再生纤维素,二者均能结合和灭活 MMPs 和弹性蛋白酶,从而帮助释放正性生长因子。Promogran/Prisma 是添加 1% 银离子帮助抑制细菌生长的 Promogran 敷料[59,60]。

Promogran 敷料在 DFU 中应用已经开展广泛的研究,共有来自 11 个中心的 276 位患者参加了这项研究。患者被随机分为两组,Promogran 治疗组(n = 138)和湿纱布对照组(n = 138),均有二级敷料外敷。根据临床需要更换纱布,每位患者最长随访时间为 12 周。经过 12 周治疗,与对照组 39 位(28.3%)相

比,Promogran 治疗组 51 例(37.0%)创面完全愈合,但差异无统计学意义(P = 0.12)。值得注意的是,相比于湿纱布,患者和研究者都更倾向于使用 Promogran。对 MMP 测试设备的研究表明,MMPs 高的创面,在使用 MMP 去活化敷料后创面的愈合要好于不接受这种敷料治疗的创面。这项研究还发现,只有大约 50% 的创面 MMPs 水平会升高[61]。

一项包括 Puracol 和 Promogan/Prisma 敷料疗效的研究纳入了少量 DFU 患者。作者比较了两种 MMP 平衡敷料的功效:含 1.2% 银离子的羧甲基纤维素钠(CMC)敷料(其理论上可通过所含银离子抑制细菌),对比含银离子的牛天然胶原蛋白(bovine native collagen,BDC)敷料(其在潮湿环境中也可释放银离子)。然而,CMC 和 BDC 银离子敷料对促进慢性下肢溃疡创面愈合并无统计学差异,对实际生物负荷的影响也不大。尽管 BDC 敷料显示在完全愈合方面的效果更好,但是在校正初始创面尺寸后,上述两种敷料的创面愈合率并没有显著统计学差异[62]。

MMPs 抑制剂敷料应该用于高 MMPs 水平的创面。此外,有传闻称由于 MMPs 可能破坏生长因子和细胞因子,这些敷料作为 CTP 治疗的辅助/二级敷料可能是有益的。

细胞和组织疗法

虽然我们最初的任务是撰写关于组织工程皮肤的章节,但我们认为这一概念已经过时。目前我们采用基于 CTPs 来定义此类产品,并将此类产品细分为人类活体材料、工程材料、异种细胞外基质材料、同种异体细胞外基质材料和羊膜亚类。

活体人细胞衍生产品

除了 rPDGF 敷料之外,还有 3 种产品通过了严格的美国 FDA 上市前审批(Pre-Market Approval,PMA)流程可以用于 DFU,它们分别是 Apligraf®、Dermagraf® 和 Omnigraft®。市场上其他产品,都没有达到如此之高的要求。PMA 流程类似于批准一个新药申请(New Drug Application,NDA),实际上是授予申请人允许营销特定医疗器械的私人许可证。

Apligraf®

Apligraf® 是一种来源于人新生儿包皮成纤维细胞和牛胶原蛋白支架的复合双层皮肤替代物,它的主要应用是 DFU 和 VLU。FDA 已批准该产品在标准治疗期间使用,用于治疗超过 3 周的全层神经性 DFU,这些溃疡对常规治疗无反应,并延伸至真皮,但无肌腱、肌肉、关节囊或骨暴露。2001 年一项前瞻性、随机、对照试验证明,使用 Apligraf® 治疗的 DFU,比使用标准敷料方案治疗的 DFU 愈合快得多[63]。一项 2016 年对 DFU 治疗中使用的皮肤替代品进行的分析表明,Apligraf® 在 90 天内 DFU 的闭合率为 58%,同时其成本低于同类产品中的其他 CTPs(如 Dermagraft)[64]。与 Zelen 等在 2017 年公布的数字相似,后者认为 Apligraf® 愈合率约为 47.9 天,优于标准创面治疗(standard wound care,SWC)组的 57.4 天[65]。Apligraf® 被用于与同种异体脱水羊膜/绒毛膜(dehydrated amnion/chorion membrane,dHACM)在治疗 DFU 上相比较,第 12 周时溃疡愈

合率,Apligraf 组为 48%、脱水羊膜组(dehydrated amniotic membrane,DAM)为 28%,第 24 周时 Apligraf 组为 72%、DAM 组为 47%。另外,在愈合患者中,平均愈合时间是 13.3 周(Apligraf®组)和 26 周(DAM 组)[66]。在一项使用 dHACM 与 Apligraf 治疗 DFU-dHACM 的前瞻性研究中,12 周时的闭合率为 97%,而 Apligraf® 为 73%、标准治疗为 51%[67]。因此,无论支持 dHACM 或者不了解 Apligraf®,Apligraf 都优于 DFU 的标准治疗方法。

Dermagraft®

Dermagraft® 是一种来源于人真皮基质的成纤维细胞,是将冷冻保存的新生儿包皮中的成纤维细胞接种到可生物降解的支架材料上。其中成纤维细胞在增殖过程中会分泌胶原蛋白、基质蛋白、生长因子和细胞因子。该产品已获 FDA 批准用于累及真皮,但未累及肌腱、肌肉、关节囊或骨质,常规治疗 6 周无效的全层厚 DFU。已证实 Dermagraft® 可以刺激细胞浸润、血管生成和上皮形成。这种成纤维细胞有助于创面愈合,且肌成纤维细胞功能较低。另外,细胞真皮替代物对比无细胞真皮替代物可以更快地促进血管形成。Marston 在 2003 年进行的一项随机对照试验中表明,Dermagraft® 治疗 DFU12 周时创面愈合比例占 30%,湿纱布组愈合比率占 18.3%,使用 Dermagraft® 可以显著提高创面愈合率[68]。2013 年 Harding 团队开展的一项随机对照试验证实,只有病程小于 12 个月的患者,上述结果才有显著统计学意义[69]。此研究设计允许 8 周内有 4 次治疗(第 0、1、4 和 8 周)[69]。Dermagraft® 最适用于准备充分的创面。Hart 等的另一项研究证明,与接受 SWC 的患者相比,只有接受 Dermagraft® 治疗的 DFU 患者溃疡愈合速度明显加快,12 周时闭合率分别为 18.3% 和 30%[70]。

微小皮片移植

自 19 世纪末以来,自从 Reverdin 首次描述了点状植皮技术后,人们一直在探讨微小皮片移植[71]。随后又有多次修正,包括邮票植皮[72]、微型取皮机的研发[73]、异体皮打洞自体嵌皮(Chih-Chun 1982)[74]、自体皮悬液[75]、微粒皮喷雾[76]。与传统的网状刃厚皮肤移植(split thickness skin graft,STSG)相比,这些微小皮片美观性欠缺、需要充分的创面准备、效果欠佳,因此,微小皮片移植技术在慢性创面治疗中受到了限制。尽管如此,随着 Recell® 和 Cellutome™ 这 2 种新型皮肤替代系统的出现,人们对这类技术重新产生了兴趣。Recell® 是一个独立的自体细胞取材、加工和移植的系统。从患者身上取 1cm×1cm 的 STSG,然后用胰蛋白酶处理;获得了大量的角质形成细胞、黑色素细胞、朗格汉斯细胞和成纤维细胞悬液;再用乳酸盐溶液稀释,所得溶液喷雾用于治疗最大达 80cm^2 的创面(刃厚皮与创面表面积比为 1:80)。Gravante 于 2007 年公布的关于这一新疗法的最初前瞻性试验证明,与接受标准 STSG 患者相比,Recell® 具有非劣效性[77]。目前美国和英国正在开展 Recell 研究,包括 3 次治疗(如果医生认为有

必要的话,在 1 周和 6 周内进行初步治疗,然后再进行额外治疗)疗效观察的临床试验。这项试验目前正在注册,持续随访患者到 28 周。

Cellutome™ 是一种门诊患者表皮取材系统(Cellutom™ KCI)。使用轻的温暖的负压收集微粒皮,后同期被平铺在创面床上。在使用 Cellutome™ 前需要最大限度的创面床准备,目前正在开展临床试验评估疗效。这种表皮移植物取自受皮区,与受皮区的成纤维细胞具有相同的细胞表型。所以在治疗足底皮肤溃疡时,Cellutome™ 移植比传统皮片移植更接近足底皮肤的功能[78]。但目前这种方法也只是个别案例或专家建议,并未在真正的临床研究中开展。

工程产品(仿生产品)

人造皮肤替代物

人造皮肤替代物是经过深度加工的、无生物活性的复合创面敷料。

Biobrane®

Biobrane® 是一种合成创面愈合的替代品,由黏合在尼龙膜上的一层硅胶制成。该产品已被 FDA 批准用于治疗清洁的 II 度烧伤创面和供皮区创面。而且,其还可用于治疗不愈合溃疡,促进健康肉芽创面形成。Biobrane® 本身就可以用于创面准备,因此在使用前不需要进行彻底的创面床准备。目前尚未有针对 Biobrane® 在 DFU 中使用的研究。

Integra(Omnigraft)®

Integra Matrix Wound Dressing® 由交联的牛胶原蛋白和可生物降解的糖胺聚糖(glycosaminoglycans,GAG)基质组成,可以为细胞和毛细血管生长提供支架。FDA 已批准将 Integra Matrix Wound Dressing® 用于糖尿病皮肤溃疡、部分和全层深度创面、压力性溃疡、静脉溃疡、慢性缺血性溃疡、窦道或浅腔、术后不愈合创面和渗出创面。Integra BiLayer Matrix Wound Dressing® 具有相同的胶原 GAG 基质和半透过性硅胶膜,有助于水蒸气挥发的同时起到对细菌的屏障作用,并提升材料本身的强度。经过 2~3 周时间的充分血管化后,在材料上可以移植超薄的自体皮肤。FOUNDERS 试验发表于 2015 年,其中 DFU Wagner 1 级和 2 级患者采用了 IDRT 治疗。这是一个遵循医疗器械豁免条例(Investigational Device Exemption,IDE)进行的多中心、随机、对照和平行的临床试验。来自 32 家中心的 307 名 DFU 受试者进行了随机分组,分为对照组(0.9% 氯化钠凝胶;n=153)和治疗组(IDRT,n=154)。治疗时长为 16 周或直到创面完全愈合(创面 100% 再上皮化),达到两者之一即为治疗结束。16 周时,IDRT 治疗组 DFU 愈合率显著高于对照组[(51% vs 32%,P=0.001)](案例 2)。IDRT 组创面愈合时间中位数为 43 天,对照组为 78 天。72% 的创面愈合患者只用了 1 次 IDRT[79]。作者认为,这项研究的主要意义在于并非所有 DFU 都需要多种应用疗法。

案例 2 使用 IDRT 治疗 DFU

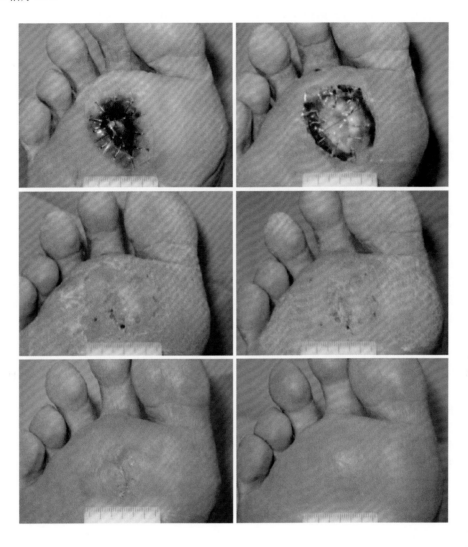

Hyalomatrix®

Hyalomatrix®是一种无纺布垫片,由纤维状透明质酸(hyaluronic acid,HA)基质衍生物制成的内部创面接触层和由半渗透性硅胶膜组成的外层组成。HA 存在于皮肤中,在组织修复中起主要作用,在软骨和连接组织中起润滑剂和细胞外基质成分的作用。HA 在人体中以聚合物(许多单个透明质酸单元形成的链状结构)形式存在,由透明质酸合成酶持续产生,并被透明质酸酶自然降解。该材料的创面接触层是可生物降解的,能作为细胞浸润和毛细血管生长的三维支架,硅胶外层可以控制水蒸气的流失,并保护创面。

只有一项在意大利开展的前瞻性试验包括了 DFU 患者,纳入了 70 家中心的 262 名老年患者。从使用真皮替代物[Hyalomatrix® PA(HPA)]治疗开始,直至创面适合薄自体皮移植或者创面边缘有新的上皮细胞生长为止,通过观察创面边缘生长情况,评估这种真皮替代品的性能。该研究的主要治疗终点是溃疡面积缩小至 10%。纳入研究的溃疡类型有以下几种:46% 为血管性溃疡、25% 为糖尿病足、12% 为外伤性溃疡、2% 为压疮和 15% 为其他溃疡。83% 溃疡在 16 天的中位时间内实现了再上皮化(≥10%)[80],显然,数据结果并不是很可靠。

细胞外基质产品

细胞外基质(extracellular matrix,ECM)是皮肤真皮层的最主要组成部分,在慢性创面中它的破坏是愈合失败的标志。正常皮肤 ECM 中的蛋白质对急慢性创面的愈合具有重要作用,无 ECM 中的蛋白多糖和糖胺聚糖成分,创面愈合所需的生长因子就无法起作用。在慢性创面中发现,高水平的蛋白酶会通过降解 ECM 必需成分导致创面愈合延迟[81-83]。基于该理论,现已开发出旨在降低创面液中的蛋白酶水平的新型敷料。作用机制是通过多蛋白酶提供竞争性底物(胶原),从而减少对 ECM 必需成分(纤连蛋白)和血小板衍生生长因子(PDGFs)的蛋白水解酶破坏。然而,对于已经受损的 ECM,最常用的处理方法是用外源性 ECM 进行替换。

异种细胞外基质

OASIS Wound Matrix®是一种完整的单层脱细胞创面基质,由猪小肠黏膜下层(small intestinal submucosa,SIS)制备而成。FDA 已经将 OASIS Wound Matrix®批准为 II 类(中度风险)医疗器械。本品可一次性用于各种创面的治疗,例如,部分和全层深度创面与压力性、静脉性、糖尿病性和慢性血管性溃疡及窦道或潜行创面、手术创面、外伤创面和渗出多创面有关。OASIS Ultra®与 OASIS Wound Matrix®具有相同的结构,但由 3 层 ECM

组成。SIS 创面基质被认为能有效地促进多种细胞增殖、增强创面收缩，并有助于防止 MMPs 和基质降解酶的分解代谢。2015 年，Smith & Nephew 发布了一项关于 Oasis 治疗 DFU 的前瞻性试验。通过意向性分析，评估了 82 名 DFU 受试者（每组41 名）。12 周内的溃疡愈合率，SIS 治疗组明显高于对照组（54% vs 32%，$P = 0.021$），并且比所有研究组都高。SIS 组溃疡愈合时间要比标准治疗组提前了 2 周；每周溃疡面积缩小的中位数明显更高（所有 P 均<0.05）。按照常规，所有这些 Wagner 1 级和 2 级溃疡都经过了良好的减压。

PriMatrix™ 是一种源于胎牛真皮的脱细胞 ECM。胎牛胶原蛋白基质含有高比例的Ⅲ型胶原，它可以结合生长因子，同时提供有利于细胞迁移、增殖和分化的结构。FDA 批准该产品可用于治疗创面，包括部分和全层深度创面，压力性、糖尿病性和静脉性溃疡，Ⅱ度烧伤、手术创面、外伤创面、窦道/潜行创面和渗出多创面。2011 年，Karr 团队发表了一项回顾性综述研究证明，PriMatrix 治疗 DFU 的治愈率高于双层活细胞疗法，该研究中，DFU 的平均 PriMatrix 应用量为 1.5 片（范围为 1~3 片）。2014 年，Kavros 团队发表了一项来自梅奥诊所的 55 例 DFU 患者的前瞻性研究成果，结果显示，PriMatrix 治疗 12 周时，76% 溃疡愈合、平均愈合时间为 7.5 周、平均用量为 2.1 片。Integra 在 2016 年底至 2017 年第 1 季度开展了一项针对 DFU 的小型前瞻性随机对照试验[84]。

Endoform Dermal Template® 来源于前胃，是一种完整的、脱细胞 ECM，已用于多种类型创面。FDA 认定该产品与 Integra™ 和 Oasis™ 相似。使用的适应证包括糖尿病性溃疡、部分和全层厚度创面、压力性溃疡、静脉性溃疡、慢性血管性溃疡、窦道/潜行创面、手术创面和渗液多创面的治疗。该敷料在功能和外观上像 ECM 敷料，具有支持细胞附着和分化的能力，同时也可以抑制基质金属蛋白酶和中性粒细胞弹性蛋白酶。它被医疗保险和医疗补助服务中心归类为胶原蛋白（价格更低，使用频率更高）[84]。2012 年，Liden 团队进行了一项非比较性研究，证明了 Endoform® 与其他脱细胞真皮基质之间，创面愈合率相似，但是该产品的随机对照试验结果尚未公布。

Kerecis 是一种医用脱细胞鱼皮，与人类皮肤一样，鱼皮由嵌入非活性组织网络中的细胞组成。组织制备过程温和，保持了鱼皮中蛋白质和脂类物质的自然状态，也保留了 Omega-3 脂。值得注意的是，尚未开展具体的 Kerecis 用于 DFU 的临床试验，但是包括许多 DFU 患者的大型前瞻性系列报道有望在不久的将来发表。

在 2016 年亚洲血管外科学会议上，我们介绍了 Kerecis 治疗 DFU 的成本效益分析数据，展示了一种有活性、免于排斥并可以促进创面愈合的细胞外基质，两组之间使用标准化成本模型对比，可以估测 Kerecis 更加节约成本。预后模型分析脱细胞鱼皮治疗的 27 例糖尿病创面和实际治疗结果进行对比[85]，上述 27 例患者使用鱼皮频率中位数为 5.6 次，平均 8.7 周可治愈 89% 的糖尿病创面。然后，将该研究与 Margolis 博士预后 DFU 模型进行对比，发现 20 周后将有 42% 的创面愈合。然后将两组之间的差值，与标准化成本模型（包括产品成本、应用成本、每周/每日护理敷料成本和护理成本）相乘，在第 20 周时，鱼皮治疗患者愈合率比预期高 112%，愈合患者的成本降低了 62.5%[86]。

同种异体细胞外基质

脱细胞真皮基质被用在各种修复重建和美容手术，似乎有宿主组织整合、血运重建和细胞再生的作用，但它们之间的确切时间和差异仍然未知[87-89]。实际上，确定和比较 4 种不同的脱细胞真皮基质（AlloDerm，DermACELL，DermaMatrix 和 Integra）在大鼠体内模型中的特性研究已经开展。在不同时间点取材组织标本，用组织学和免疫组织学分析来量化不同基质中细胞浸润和血运重建的程度。除 DermACELL 外，所有产品均观察到双峰细胞反应[90,91]，细胞浸润程度 DermACELL 组最高、AlloDerm 组最低，并且在第 7 天血管生成明显。不同产品之间存在明显差异，尚不确定这些差异，对创面治疗是否有利或者是否有临床意义[92,93]。需要继续研究以确定每种材料的特别作用。

Alloderm® 是一种脱细胞真皮材料。它是同种异体皮肤替代物，最常用于复杂腹壁疝的修复[94,95]。AlloDerm® 被划归为人体组织，根据库存组织的规章制度管理，受美国组织库协会（American Association of Tissue Banks，AATB）监管[96,97]，因此，AlloDerm® 无须获得 FDA 预先通知的批准。这种基质由捐赠的人类皮肤制造，然后清除免疫原性反应的细胞成分[98,99]。虽然尚未看到该产品在糖尿病足中的实时作用，但可以在手术中使用并且应推断它的效果与同类产品类似[100-102]。

GraftJacket® 是一种来源于人体尸体组织的无细胞支架，主要用于糖尿病皮肤溃疡和骨科软组织损伤[103-105]，与 Alloderm® 是同类产品。Winters 等发表了一项多中心的回顾性研究，脱细胞真皮再生组织基质作为替代疗法，治疗 75 例糖尿病患者的 100 处慢性下肢全层创面。其中一些创面得克萨斯大学（University of Texas，UT）创面分类级别相当高，（34.0%）3D 期。基质融合、肉芽组织 100% 形成、完全愈合的平均时间，分别为 1.5 周（0.43~4.4 周）、5.1 周（0.43~16.7 周）、13.8 周（1.7~57.8 周）。如将创面完全上皮化作为基质治疗成功的标准，则 GraftJacket® 总的成功率是 90.0%。无基质相关并发症且用后很多种糖尿病创面闭合率高，表明该基质是治疗复杂下肢创面的有效方法。UT 分期和创面结局终点之间无任何统计学差异，进一步支持该基质具有普遍适用性，在表浅糖尿病创面和深达骨或关节创面均取得了成功的结果[106,107]。

在一项随机对照试验中，DFU 患者被分为 GraftJacket® 治疗组或该机构的标准化治疗组，与治疗组相比，GraftJacket® 组患者创面愈合时间更短，且创面不愈合率更低。值得注意的还有，对创面床条件较好的创面效果最佳。为此，Brigido 进行了一项前瞻性、随机、对照试验，目的是比较 Graftjacket 联合锐性清创与单纯锐性清创，对 28 例糖尿病患者 16 周的疗效。结果显示，Graftjacket 组的 14 例患者中有 12 例在第 16 周完全愈合，单纯锐性清创组的 14 例患者中只有 4 例完全愈合。作者的结论是，锐性清创的同时使用 Graftjacket，在统计上能显著增加下肢溃疡完全愈合的百分比[108]。

Reyzelman 团队进行了一项前瞻性、随机、对照、多中心研究，比较了仅应用 Graftjacket 治疗的 47 例患者和接受标准治疗方案（根据每位医生的意愿，潮湿创面使用藻酸盐、泡沫敷料和水凝胶敷料）的 39 例患者[109]。他们发现，Graftjacket 组 69.6% 的创面完全愈合、平均愈合时间为 5~7 周，标准治疗组 46.2% 的创面完全愈合、平均愈合时间为 6~8 周。这些结果表明,用 Graftjacket 治疗比单用标准创面疗法,DFU 愈合率可能要高 2~3 倍[110,111]。总体来说,似乎有证据表明该产品促进了 DFU 闭合,但是这种产品却未能广泛被接受。

其他类型的脱细胞真皮基质(decellurized-acellular dermal matrixes,D-ADMs)敷料已在临床上应用,这项研究中的评估对象代表了新的治疗技术。用于制备这种特定 D-ADM 的方法包括使用阴离子洗涤剂和核酸内切酶,让材料具有 97% 以上的核酸去除率和无细胞的组织学外观。这种新型敷料可以室温下保存和转运,允许同种异体移植物保持和输送充分的水分。而其他种类的同种脱细胞真皮基质,必须在零摄氏度以下冷冻或冻干后运输和储存,使用前需要溶剂再水化[112]。

最近有一个 168 例患者的研究报道了 DermACELL 与标准治疗和 Graftjacket 的疗效对比。168 例患者按 2:2:1 比例被随机分为 DermACELL 组、常规治疗组和 Graftjacket 治疗组[113]。脱细胞真皮基质组的患者,由研究者来判断接受 1 或 2 次移植。第 16 周时,DermACELL 组创面完全愈合率,显著高于常规治疗组(67.9% vs 48.1%;P=0.038 5),且与 Graftjacket 组无显著统计学差异(67.9% vs 47.8%;P=0.114 9)。总的来说,上述数据似乎支持 ADMs 优于标准治疗。

目前市场上有许多类似的异种脱细胞真皮基质产品,异种脱细胞真皮通常是化学交联的,理论上不太适合用于创面愈合。这组产品包括 Permacol、猪源性脱细胞真皮基质、EZ-Derm 和猪真皮胶原基质[114,115]。目前已不再使用 Permacol 作为真皮替代物促进创面愈合,并且 EZ-Derm 临床疗效也不令人信服[116,117]。

羊膜产品

首先,生产 CTP 的公司由于专利的问题在一定程度上限制了其临床使用。每家公司都声称自己使用的加工材料更好,自己的专利产品更有效,作者将列举目前产品在使用时的对比结果。一般来说,这些产品可能通过将前体细胞带到创面床上和传递生长因子而起作用。这些组织通常富含促进创面愈合的细胞因子和生长因子,但是,在处理过程中如何保存这种同种异体材料的生物活性仍是一项挑战。许多公司都宣称自己产品富含生长因子,如血小板衍生生长因子-AA(PDGF-AA)、血小板衍生生长因子-BB(PDGF-BB)、转化生长因子 α(TGF-α)、转化生长因子 β1(TGF-β1)、碱性成纤维细胞生长因子(basic fibroblast growth factor,bFGF)、表皮生长因子(epithelial growth factor,EGF)、胎盘生长因子(placental growth factor,PLGF)和粒细胞集落刺激因子(granulocyte colony-stimulating factor,GCSF)。

EpiFix® 是由人同种异体羊膜(由上皮层、基底膜和结缔组织基质组成)制成的。Epifix® 作为人体细胞、组织以及细胞组织来源产品,受 FDA 监管。适应证包括神经性 DFU 患者的创面处理。目前认为羊膜提供的胶原和细胞外基质具有促进细胞增殖和生长因子传递的功能,从而促进细胞的子发育。最近开展了一项 60 例患者的多中心、前瞻性、随机对照研究。主要的研究指标是治疗 4 周和 6 周后创面完全愈合的百分比,次要研究指标是每周创面面积百分比变化、创面闭合速度以及 Apligraf 或 EpiFix 的使用数量和成本。共有 65 名受试者参与了为期 2 周的试验,其中 60 名受试者随机平均分为 3 组(每组 20 例)。EpiFix 治疗组在第 4 周和第 6 周创面完全愈合比例分别为 85% 和 95%,显著高于接受 Apligraf 治疗组(35% 和 45%)和标准治疗组(30% 和 35%)的患者(均经校正 P ≤ 0.003)。经过 1 周治疗,用 EpiFix 治疗的创面面积减少了 83.5%,而用 Apligraf 治疗的创面面积减少了 53.1%。与 Apligraf(49 天)或标准治疗(49 天)相比,EpiFix(13 天)的中位愈合时间明显缩短(所有调整后 P 均 ≤0.001)。与 Apligraf 组相比,EpiFix 组平均使用材料数为 2.15 个、花费为 1 669 美元,Apligraf 组平均使用材料数为 6.2 个、花费为 9 216 美元[118]。

尽管该产品被认为可用于多种类型的创面治疗,但上述研究表明其可以用于 DFU 治疗。最近公布的 3 种材料的中期对比分析结果表明,EpiFix 治疗组比标准治疗方案组和 Apligraf 组治愈率更高。在 12 周内,Apligraf 组、EpiFix 组和标准治疗方案组创面完全愈合的比例分别为 73%(24/33)、97%(31/32)和 51%(18/35)(校正 P=0.000 19)。与仅接受标准溃疡治疗(standard wound care,SWC)相比较,接受 EpiFix 治疗的受试者创面愈合的概率显著升高[风险比(HR:5.66;矫正后 P:1.3× 10^{-7}][119]。

Grafix® 是一种可用于人的创面基质(human viable wound matrix,hVWM),该公司声称此产品是利用一种新技术(深低温保存)制备而成的,能够将所有胎盘膜成分保存在其原始状态,他们相信这可以保护细胞外基质成分,但更重要的是保留了间充质干细胞。2014 年,他们发表了一项用于 DFU 愈合的前瞻性随机试验,分为 Grafix 组(n=50)和标准溃疡治疗组(n=47)。主要终点是 12 周内创面完全愈合的患者比例,次要终点是创面闭合时间、不良事件和交叉阶段内创面的闭合。Grafix 治疗组创面完全愈合的患者所占比例为 62%,显著高于对照组(21%,P=0.000 1),Grafix 组患者的创面愈合时间中位数为 42 天,而对照组为 69.5 天(P=0.019)。与 SWC 相比,Grafix 治疗显著改善 DFU 愈合。重要的是,Grafix 还减少了 DFU 相关的并发症。这项对照研究的结果表明,Grafix 是治疗 DFU 的安全有效的方法。该公司随后资助了一项显示 Grafix 治疗肌腱和骨骼外露创面效果的研究,但是此项研究未设置对照组,而且都是手术后创面[120]。如果与负压治疗(negative pressure wound therapy,NPWT)进行对比,该研究将更有说服力。

Amniox 是一种无菌技术处理的脱水人羊膜和绒毛膜同种异体材料(dehydrated human amnion and chorion allograft,dHACA)。关于绒毛膜是否有助于创面愈合尚无定论。该产品用于一项 40 例 DFU 患者的前瞻性试验,所有入组患者首先经 2 周的标准治疗(standard of care,SOC)(减压、适当清创和保湿),随后将受试者随机分为 SOC 组和 dHACA 治疗(根据创面大小特定的,每周更换、最多 12 周,联合 SOC)组。6 周时,70%(14/20)用 dHACA 治疗的 DFU 愈合,而仅用 SOC 治疗的 DFU 愈合率为 15%(3/20)。此外,在第 12 周时,联合 dHACA 治疗组 85%(17/20)DFU 愈合、而 SOC 组为 25%(5/20),相应的平均愈合时间分别为 36 天和 70 天。联合 dHACA 治疗的平均费用是 1 400 美元,显著低于其他 DFU 的 CTPs 治疗方式[121]。

Biovanc 是一种脱细胞、脱水的人羊膜制成的创面敷料。一项纳入 14 例 DFU 患者的研究,主要目标是确定用 Biovance 治疗部分和全层厚 DFU 的愈合率,次要目标是确定 Biovance 治疗时创面闭合时间和安全性。第 1 组和第 2 组(分别为 55.5% 和 33.3%,占总人数的 60.1%)从 Biovance 使用中获益,且未有组织不良反应。该公司还进行了一项前瞻性随机试验,虽然已招募患者,但此项研究已被中止,目前尚不清楚研究方是否会公布部分数据集。

负压创面治疗

负压创面治疗(NPWT)是指通过泡沫、纱布或工程敷料对创面床进行抽吸。大多数情况下,无论是机械的、电动的还是单独一次性使用的装置,都是以持续密闭吸引的方式工作。对于较大、较深和引流量多的创面,需使用更大的负压材料和引流瓶。负压装置可根据自身吸引能力提供 80~200mmHg 的负压。这些装置通过宏观和微观的形状改变,促进创面贴合、促进血管生成、减轻创面水肿,同时通过不明机制促进了淋巴回流[122]。

已有许多研究比较了 NPWT 和 SWC 的疗效。在一项纳入342 例患者的多中心随机对照试验中,Blume 等比较了 NPWT、藻酸盐敷料、水凝胶敷料治疗 DFU 的疗效。作者发现,随机接受 NPWT 治疗的溃疡愈合率更高,证实 NPWT 是一种安全有效的方法,可提高 DFU 的愈合能力[123]。然而,一些可能改变预后的局限性已经被注意到,包括高失访率(仅 68% 的患者完成了研究)、非双盲试验、和未采用标准化辅助治疗(例如,使用抗生素、减压,以及间歇性还是持续负压方法)。对这些数据的结果分析表明,得益于 NPWT 创面每厘米减少的中位数成本获益1 106 美元,如果该模型中的成本能被标准化,那么这似乎是一个很好的指标[124]。

还有文章报道 NPWT 可以成功治愈部分足截除术后的创面。在这项随机、多中心的研究中,162 例经跖骨截肢后开放性创面的患者,采用 NPWT 或标准湿润创面敷料来治疗[125]。作者报道,与 SWC 组相比,NPWT 组的愈合创面更多、愈合速度更快、肉芽组织形成时间更短。他们的结论是,NPWT 治疗是一种安全有效的加速创面愈合的方法,并且可以降低再次截肢率。虽然该研究证明了部分足截肢后创面 NPWT 治疗的前景,但只有把手术创面闭合纳入分析时,NPWT 组创面愈合率才明显提高。手术创面闭合的定义在研究中未被清楚地定义或描述,这可能限制了 NPWT 独立治疗有效性的支持。

与所有新型模式一样,NPWT 的成本也是至关重要的。根据先前研究的数据,Apelqvist 等根据 162 名患者的住院时间、手术方式和换药次数进行了成本分析[126]。作者的结论是,由于资源利用减少(如减少了就医和所需的创面治疗敷料),使用 NPWT 可节省 12 800 美元。此外,接受 NPWT 治疗的患者创面愈合率较高,也缩短了治疗所需时间。

尽管 NPWT 在 DFU 治疗中的作用仍存有争议,但大多数系统性回顾分析和共识均认为 NPWT 可以促进创面愈合。当然,在足部重建后,NPWT 也在改变下肢足部重建的处理方式(案例 3)。此外,还鼓励 NPWT 联合良好的创面治疗,包括定期积极清创、局部减压,以及脱细胞基质支架敷料等。

案例 3　负压创面治疗挽救肢体

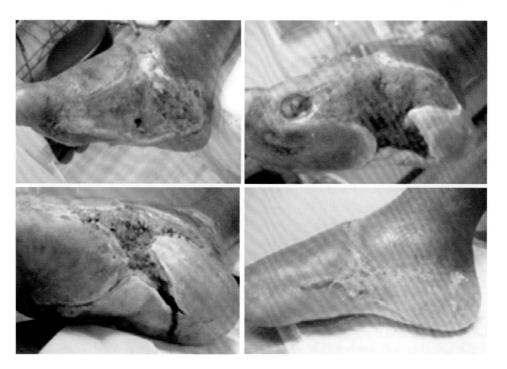

DFU 研究点评

目前在美国临床试验数据库(ClinicalTrials. gov)可检索482 项有关 DFU 治疗的研究,其中 128 项是开放的。美国国立医学图书馆(MEDLINE)和美国临床试验数据库可以检索到291 篇论文,其中 80 篇文献来自 41 项 DFU 局部治疗的随机对照试验。

然而,产品转化带来的问题一直存在。在开展临床试验之前需要进行多年的临床前期研究,但是许多创面治疗产品并非如此,企业争相将新产品推向市场,这就使得该领域留下了大量的仿制或"我也是"的产品。只有设计良好、操作严格的前瞻性双盲随机对照试验,才能确定药物的安全性和临床疗效。

5 项系统性回顾已经描述了相关随机对照试验(random-ized controlled trials,RCTs)中观察到的常见缺陷和问题。大多数临床试验每组分组应至少 20 名受试者,以保证 II 期临床试验的足够样本量。然而,除了在上市前审批程序外,几乎所有关键的 III 期临床试验都未达到足够多的受试者样本量。这些样本量要求估计值足以达到至少 80% 的统计能力和 5% 的 I 型(alpha)误差,错误地得出有疗效的结论(统计上拒绝无效假设),即主要结果有临床重要差异(例如,治疗组和对照组第 12 周治愈率会相差 15%)。对于新产品,监管机构要求在计算过程中出现一个双尾 I 型误差检验,假设在 III 期临床试验中药物在达到所需样本量时产生的获益或损害的可能性相等。虽然这看起来似乎荒谬,如果在 II 期临床试验中疗效明显,放大样品尺寸有助于确保相关安全问题提前得到解决。

在 CTP 领域和整个创面治疗界,很少有临床试验随机分配入组而无偏倚。为了验证一种策略优于另一种策略,在主题分配时,必须要用无偏倚的分组。虽然盲法在这些研究中是非常困难的,但至少必须以盲法的方式进行评估,遗憾的是大多数试验不符合这些标准,因此有明显偏倚。

当盲法不可行时,应在公布材料中明确说明原因。纳入标准、排除标准、临床试验的观察时间长短,都需要进行详细描述。使用已知的预测愈合的纳入标准对受试者进行分组,有助于避免分析时不平衡的组存在。或者,采用基线纳入方法,支持有计划的分析,可以阐明独立于基线组差异的疗效。

DFU 试验的一个非常重要的困难是,只有 4 周仍未达到至少 50% 治愈率的患者才被纳入试验。因为将近 50% 的溃疡通过 12 周标准治疗可愈合,许多患者可能不需要正在被评估的那些特殊干预措施。只有经过标准治疗 4 周、创面愈合面积小于 50%(或随机分组前经过 2 周筛查期,创面愈合面积小于 25%~30%)的患者才能纳入研究,以关注那些在随后 12~20 周内继续标准治疗而创面不太可能愈合的患者。

如前所述,大多数研究仅针对 Wagner 1 级和 2 级溃疡患者,然而基线溃疡深度是一个同样重要的愈合预测指标,在制定纳入标准时应予考虑。标准化的 Wagner 分级和得克萨斯大学分级混淆了 DFU 的深度与脓肿、感染和/或缺血的关系,这两种 DFU 分级系统均未清晰地区分全层厚与部分厚 DFU,但是它们在愈合过程中差别很大。一般来说,较深的创面需要更多的肉芽组织才能开始再上皮化。据文献记载,在同一队列中,全层厚溃疡愈合所需要的时间是同样大小部分厚溃疡的 2 倍。应该认识到创面深度很难评估,希望开发一些新的成像技术解决这一难题。同时,需要对各个研究组之间的清创频率和范围进行标准化。目前正在进行的一项胎牛真皮研究试图做到这一点。

研究中所有预后指标均需要被标准化,经济指标也是如此。随着首次治疗和预后评估之间的标准化间隔(通常为 10 周或 12 周),FDA 认可了的 2 种治疗结果:①研究用 DFU 完全愈合的时间,无可见创面和残留物,2 周后进行验证为完全闭合;②研究 DFU 完全治愈的百分比,类似在首次治愈后 2 周进行验证。我们相信,认可面积缩小百分比作为终点,将允许更多的协同研究;并且每平方厘米面积缩小所需成本也是一个很好的比较指标,应当要求所有的研究都使用此项指标[124]。使用预测愈合率的预期模型并将其应用到研究人群以确保其一

致性,似乎也是一种减少目前研究中许多偏倚的方法[85,86]。最后,需要评估复发率,因此所有研究均需要 6 个月和 1 年的复发率调查。

如果遵循上述的指导原则,就可以提出更好的成本决策方案和治疗指南。正如 Bolton 博士声称的:"设计、实施和报告,以产生高质量、可信的创面治疗证据,推动有前途的 DFU 治疗药物向前发展。高质量的研究有可能在 DFU 治疗方面产生良好的突破。如果创面治疗研究人员常规应用这些严格的 RCT 质量原则,全球患者、临床医生、支付者、产品开发人员和政府都将从中获益。"[127] 很明显,患者、临床医生和保险赔付机构应掌握更全面的科学知识以便作出正确的决策。

如果我们用上述标准审查已发表的文献,可以发现,无法对报道了公认 DFU 治疗结果的 41 项独立 RCTs 进行对比分析。因为没有统一的标准:SOC 不同(例如,不同减压方式,从拐杖或轮椅,到用绷带固定的助行靴);随访时间不同(从不随访,到随访 12 周);受试者的基础特征不同(例如,糖尿病病程和代谢控制程度)和 DFU 纳入标准不同(登记时的溃疡病程、深度和面积,愈合或不愈合状态,Wagner 分级或得克萨斯大学分级为 1 级或 1-2 级)。51%(21/41)的研究是双盲试验,其中有 6 项(15%)对患者或结果评估者采用盲法研究。近一半试验有较高的偏倚,因为那些评估结果的人知道每个受试者接受了哪种治疗。在未来,溃疡 WiFi 分级法可能是一个更好的选择,但迄今为止还未有研究采用这种分级系统。

简而言之,基于先前工作的标准化指南而开展的研究应该成为规范,但是这样的研究却很难资助和执行。另外,美国不同的上市途径,使得商业公司去追求不充分的临床研究。值得注意的是,越来越多的包括大型保险公司在内的付款人,开始要求对创面治疗产品进行功效比较研究。我们认为这可能是朝着正确方向迈出的一小步。此外,还需要进行协同组合研究,采用许多公司认为"竞争"产品对比研究。但这些算法可能会影响目前某些群体的权益,因此不具有商业吸引力。

依据溃疡分期进行的治疗

FDA 批准的那些已通过上市前审批(PMA)流程且获得一种特殊适应证 DFU 产品,都是适用于 Wagner 1 级和 2 级溃疡的,因为 3 级和 3 级以上的溃疡从临床试验中被排除了。Wagner 3 级溃疡需要引流和骨切除,除非骨缘细菌培养阴性,可能需要长期抗生素治疗。上市前批准的研究未纳入暴露肌腱、骨或关节囊的创面,但是许多细胞外基质产品和一些羊膜产品却已被 FDA 批准常规用于覆盖暴露的结构。FDA 适应证和许可证之间的区别,确实与报销有关。因此,对于较深创面和骨外露创面,尝试和使用更专注于真皮再生的产品是有意义的。许多研究证实了覆盖这些结构产品的有效性,但是还未达成明确共识[128,129]。对于 Wagner 4 级和 5 级创面,通常采用外科手术切除,且常用 NPWT 装置覆盖。

结论

糖尿病足创面治疗中的一个误区是每位患者的溃疡都需要个体化治疗,这与缺乏科学严谨性有关,也与许多公司和利益集团参与推销其产品有关。在一个合理的转诊系统中,糖尿

病足创面最初应该像癌症治疗一样,使用一个适用于大多数情况的标准化算法,标准外的偏差才是临床试验的主题。目前市场上有如此繁多的糖尿病足创面治疗产品也说明未能确定一个合适的创面治疗标准。在查阅 DFU 相关文献时发现,目前仍然明显缺乏对足跟溃疡患者、肾移植、人类免疫缺陷病毒(human immunodeficiency virus, HIV)感染、肝炎或无法最大限度改善血供患者的研究。所以,在设计新的研究时,要强制性开展涵盖真实世界所有人群的有效性试验。

根据现有文献,建议所有 DFU 患者均采用最大限度减压(尽量用全接触石膏)和每周清创。也许有人可能会争论,认为可用一种局部泡沫敷料抗菌剂覆盖持续 4 周,如果创面经过 4 周的全接触石膏(total contact cast, TCC)治疗未能缩小 50%,大于 2cm^2 的创面就应行扩大清创并联合使用一种脱细胞组织产品。在这种情况下,我们提倡用细胞外基质异种产品,因为总体来说它们似乎比其他类别 CTPs 更具有成本效益,而且我们能根据目录中产品(应用次数较少,使其在功效相等的情况下成本较低)的最小但有说服力的数据得出结论。

对于足跟、足趾或面积小于 2cm^2 的创面,由于其并未被纳入细胞组织临床试验,可以使用局部生长因子治疗。MMP 抑制敷料或薄 ECMs 可能与 GFs 联合作用,但 GFs 尚未得到充分的研究。基础科学数据提示我们值得进一步评估 ECMs 结合活性生长因子治疗的作用,这不仅能解释羊膜类产品如何工作,并对其目前的广泛应用给予支持。

最后,在对较大范围足部创面进行大清创或者手术切除后,负压创面治疗似乎是最有效的选择。并且它可以被用在真皮再生 CTPs 上以保持 CTPs 的长期功能。

作者希望,对 DFU 的人群治疗应该像乳腺癌和结肠癌的治疗一样,基于创面分期和患者合并症制定严格的治疗标准和规范。另外,除非有研究协议,对于超出治疗标准的治疗不予赔偿。

(舒斌 刘宁 李猛智 译)

参考文献

1. Schultz GS, Sibbald RG, Falanga V, et al. Wound bed preparation: a systematic approach to wound management. Wound Repair Regen. 2003;11(Suppl 1):1–28.
2. Wu L, Norman G, Dumville JC, O'Meara S, Bell-Syer SEM. Dressings for treating foot ulcers in people with diabetes: an overview of systematic reviews. Cochrane Database Syst Rev. 2015;7:CD010471. https://doi.org/10.1002/14651858.CD010471.pub2.
3. Sood A, Granick MS, Tomaselli NL. Wound dressings and comparative effectiveness data. Adv Wound Care. 2014;3(8):511–29. https://doi.org/10.1089/wound.2012.0401.
4. Eaglstein WH, Mertz PM, Falanga V. Occlusive dressings. Am Fam Phys. 1987;35:211–6.
5. Burton CS. Management of chronic and problem lower extremity wounds. Dermatol Clin. 1993;11:767–73.
6. Varghese MC, Balin AK, Carter M, et al. Local environment of chronic wounds under synthetic dressings. Arch Dermatol. 1986;122:52–7.
7. Motta G. Wound Source; The Kestrel wound product sourcebook. 8th ed. Toronto: Kestrel Health Information Inc; 2005. www.woundsource.com
8. Gilje O. On taping (adhesive tape treatment) of leg ulcers. Acta Dermatol Venereol. 1948;28:454–67.
9. Winter GD. Formation of the scab and the rate of epithelialization of superficial wounds in the skin of the young domestic pig. Nature (London). 1962;193:293–4.
10. Hinman CD, Maibach H. Effect of air exposure and occlusion on experimental human skin wounds. Nature (London). 1963;200:377–9.
11. Alvarez OM, Rozint J, Wiseman D. Moist environment for healing: matching the dressing to the wound. Wounds. 1989;1(1):35–50.
12. Hutchinson JJ, McGuckin M. Influence of occlusive dressings: a microbiological and clinical review. Am J Infect Control. 1990;18:257–68.
13. Choucair M, Phillips TJ. Wound dressings. In: Freedberg IM, Eisen AZ, Wolff K, Austen KF, Goldsmith LA, Katz SI, Fitzpatrick TB, editors. Fitzpatrick's dermatology in general medicine. 5th ed. New York: McGraw-Hill Book Co; 2000. p. 2954–8.
14. Darkovich SL, Brown-Etris M, Spencer M. Biofilm hydrogel dressing: a clinical evaluation in the treatment of pressure sores. Ostomy Wound Manage. 1990;29:47.
15. Kucan JO, Robson MC, Heggers JP, et al. Comparison of silver sulfadiazine, povidone iodine and physiologic saline in the treatment of pressure ulcers. J Am Geriatr Soc. 1981;29:232–5.
16. Klasen HJ. A historical review of the use of silver in the treatment of burns. II. Renewed interest for silver. Burns. 2000;26:131–8.
17. Alvarez OM, Patel M, Booker J, Markowitz L. Effectiveness of a biocellulose wound dressing for the treatment of chronic venous leg ulcers: results of a single center randomized study involving 24 patients. Wounds. 2004;16(7):224–33.
18. Ovington LG. The well dressed wound: an overview of dressing types. Wounds. 1998;10(Suppl A):1A–11A.
19. Piaggesi A, Baccetti F, Rizzo L. Sodium carboxymethylcellulose dressings in the management of deep ulcerations of the diabetic foot. Diabet Med. 2001;18(4):320–4.
20. Gentzkow GD, Iwasaki SD, Hershon KS, Mengel M, Pendergast JJ, et al. Use of dermagraft a cultured human dermis, to treat diabetic foot ulcers. Diabetes Care. 1992;19:350–4.
21. Kaya AZ, Turani N, Akyuz M. The effectiveness of a hydrogel dressing compared with standard management of pressure ulcers. J Wound Care. 2005;14:42.
22. Anderson KE, Franken CPM, Gad P, Larsen AM, Larsen JR, van Neer PAFA, Vuerstaek J, Wuite J, Neumann HAM. A randomized, controlled study to compare the effectiveness of two foam dressings in the management of lower leg ulcers. Ostomy Wound Manage. 2002;48:34.
23. Alvarez OM, Mertz PM, Eaglstein WH. The effect of occlusive dressings on collagen synthesis and re-epithelialization in superficial wounds. J Surg Res. 1983;35:142–8.
24. Alvarez OM, Hefton JM, Eaglstein WE. Healing wound: occlusion or exposure. Infect Surg. 1984;3:173–81.
25. Mustoe TA, O'Shaughnessy K, Kloeters O. Chronic wound pathogenesis and current treatment strategies: a unifying hypothesis. Plast Reconstr Surg. 2006;117:35S.
26. Thomas S. Alginate dressings in surgery and wound management-part 3. J Wound Care. 2000;9:163–6.
27. Ong S, Wu J, Moochhala SM, et al. Development of a chitosan-based wound dressing with improved hemostatic and antimicrobial properties. Biomaterials. 2008;29(32):4323–32.
28. Storm-Versloot MN, Vos CG, Ubbink DT, Vermeulen H. Topical silver for preventing wound infection. Cochrane Database Syst Rev. 2010;3:CD006478. https://doi.org/10.1002/14651858.CD006478.pub2.
29. Bergin S, Wraight P. Silver based wound dressings and topical agents for treating diabetic foot ulcers. Cochrane Database Syst Rev. 2006;1:CD005082. https://doi.org/10.1002/14651858.CD005082.pub2.
30. Holloway GA, Johansen KH, Barnes RW, Pierce GE. Multicenter

trial of cadexomer iodine to treat venous stasis ulcers. West J Med. 1989;151:35–8.

31. Apelqvist J, Ragnarson Tennvall G. Cavity foot ulcers in diabetic patients: a comparative study of cadexomer iodine and standard treatment. An economic analysis alongside a clinical trial. Acta Dermatol Venereol. 1996;76:231–5.

32. Conklin A. UW study tests topical honey as a treatment for diabetic ulcers. http://www.news.wisc.edu/releases/13738. Accessed 15 July 2011.

33. Shukrimi A, Sulaiman AR, Halim AY, et al. A comparative study between honey and povidone iodine as a dressing solution for Wagner type II diabetic foot ulcers. Med J Malaysia. 2008;63(1):44–6.

34. Jull AB, Rodgers A, Walker N. Honey as a topical treatment for acute and chronic wounds. Cochrane Database Syst Rev. 2008;4:CD005083. https://doi.org/10.1002/14651858.CD005083.pub2.

35. Steed DL. Diabetic Ulcer Study Group: clinical evaluation of recombinant human platelet- derived growth factor for the treatment of lower extremity diabetic ulcers. J Vasc Surg. 1995;21:71–81.

36. Ovington LG. Hanging wet to dry dressings out to dry. Home Healthc Nurse. 2001;19:477.

37. Hutchinson JJ. Prevalence of wound infection under occlusive dressings: a collective survey of reported research. Wounds. 1989;1:123.

38. Lawrence JC. Dressings and wound infection. Am J Surg. 1994;167(Suppl 1A):1S.

39. Seaman S. Dressing selection in chronic wound management. J Am Podiatr Med Assoc. 2002;92:24.

40. Castronuovo JJ Jr, Ghobrial I, Giusti AM, Rudolph S, Smiell JM. Effects of chronic wound fluid on the structure and biological activity of becaplermin (rhPDGF-BB) and becaplermin gel. Am J Surg. 1998;176:61S–7S.

41. Smiell JM. Clinical safety of becaplermin (rhPDGF-BB) gel. Becaplermin Studies Group. Am J Surg. 1998;176:68S–73S.

42. Steed DL, Donohoe D, Webster MW, Lindsley L. Effect of extensive debridement and treatment on the healing of diabetic foot ulcers. Diabetic Ulcer Study Group. J Am Coll Surg. 1996;183:61–4.

43. Steed DL, et al. Effect of extensive debridement and treatment on the healing of diabetic foot ulcers. J Am Coll Surg. 1996;183:61–4.

44. Martí-Carvajal AJ, Gluud C, Nicola S, Simancas-Racines D, et al. Growth factors for treating diabetic foot ulcers. Cochrane Database Syst Rev. 2015;10:CD008548. https://doi.org/10.1002/14651858.CD008548.pub2.

45. Mulder G, Tallis AJ, Marshall VT, Mozingo D, Phillips L, Pierce GF, Chandler LA, Sosnowski BK. Treatment of nonhealing diabetic foot ulcers with a platelet-derived growth factor gene-activated matrix (GAM501): results of a phase 1/2 trial. Wound Repair Regen. 2009;17(6):772–9. https://doi.org/10.1111/j.1524-475X.2009.00541.x. Epub 2009 Oct 12

46. Robson M, Phillips L. Platelet-derived growth factor BB for the treatment of chronic pressure ulcers. Lancet. 1992;339:23–5.

47. Mustoe T, Cutler N. A phase II study to evaluate recombinant platelet-derived growth factor-BB in the treatment of stage 3 and 4 pressure ulcers. Arch Surg. 1994;129:212–9.

48. Lantis J, Boone D, Gendics C, Todd G. Analysis of patient cost for recombinant human platelet-derived growth factor therapy as the first-line treatment of the insured patient with a diabetic foot ulcer. Adv Skin Wound Care. 2009;22(4):167–71.

49. Wieman T, Smiell J, Su Y. Efficacy and safety of a topical gel formulation of recombinant human platelet-derived growth factor-BB (becaplermin) in patients with chronic neuropathic diabetic ulcers. Diabetes Care. 1998;21(5):822–7.

50. U.S. Food and Drug Administration. FDA announces new labeling changes for Regranex: Product to carry boxed warning. FDA News Release. 2008. http://www.fda.gov/Safety/MedWatch/SafetyInformation/SafetyAlertsforHumanMedicalProducts/ucm094968.htm. Accessed 16 July 2011.

51. Motley TA, Lange DL, Dickerson JE, Slade HB. Clinical outcomes associated with serial sharp debridement of diabetic foot ulcers with and without clostridial collagenase ointment. Wounds. 2014;26(3):57–64.

52. Gordon I, Lantis JC. Collagenase Diabetic Foot Ulcer Study Group. Clostridial Collagenase for the Management of Diabetic Foot Ulcers: results of four randomized controlled trials. NCT01143714; NCT01143727; NCT01408277; NCT01056198, Clinicaltrials.gov.

53. Pavan R, Jain S, Shraddha KA. Properties and therapeutic application of bromelain: a review. Biotechnol Res Int. 2012;2012:976203.

54. Demidova-Rice TN, Hamblin MR, Herman IM. Acute and impaired wound healing: pathophysiology and current methods for drug delivery, part 1: normal and chronic wounds: biology, causes, and approaches to care. Adv Skin Wound Care. 2012;25(7):304–14.

55. Feasibility study: enzymatic debridement in patients with partial thickness burns. Bethesda, MD: MediWound Ltd. National Library of Medicine (US); 2011. ClinicalTrials.gov/NCT00898521.

56. Rosenberg L, Lapid O, Bogdanov-Berezovsky A. Safety and efficacy of a proteolytic enzyme for enzymatic burn debridement: a preliminary report. Burns. 2004;30(8):843–50.

57. Ruoslahti E, Yamaguchi Y. Proteoglycans as modulators of growth factor activities. Cell. 1991;64(5):867–9.

58. Kainulainen V, Wang H, Schick C, Bernfield M. Syndecans, heparan sulfate proteoglycans, maintain the proteolytic balance of acute wound fluids. J Biol Chem. 1998;273(19):11563–9.

59. Ulrich D, Smeets R, Unglaub F, Woltje M, Pallua N. Effect of oxidized regenerated cellulose/collagen matrix on proteases in wound exudate of patients with diabetic foot ulcers. J Wound Ostomy Continence Nurs. 2011;38(5):522–8.

60. Cullen B, Ivins N. Promogran & Promogran Prisma made easy. Wounds Int. 2010;1(3):1–6.

61. Serena TE. Development of a novel technique to collect proteases from chronic wounds. Adv Wound Care (New Rochelle). 2014;3(12):729–32.

62. Manizate F, Fuller A, Gendics C, Lantis JC. A prospective, single-center, nonblinded, comparative, postmarket clinical evaluation of a bovine-derived collagen with ionic silver dressing versus a carboxymethylcellulose and ionic silver dressing for the reduction of bioburden in variable-etiology, bilateral lower-extremity wounds. Adv Skin Wound Care. 2012;25(5):220–5. https://doi.org/10.1097/01.ASW.0000414705.56138.65.

63. Veves A, Falanga V, Armstrong D, Sabolinski ML. Graftskin, a human skin equivalent, is effective in the management of noninfected neuropathic diabetic foot ulcers. Diabetes Care. 2001;24:290–3.

64. Martinson M, Martinson N. A comparative analysis of skin substitutes used in the management of diabetic foot ulcers. J Wound Care. 2016;25(Suppl 10):S8–S17.

65. Zelen C, Orgill D, Serena T, Galiano R, Carter M, DiDomenico L, Keller J, Kaufman J, Li W. A prospective, randomised, controlled, multicentre clinical trial examining healing rates, safety and cost to closure of an acellular reticular allogenic human dermis versus standard of care in the treatment of chronic diabetic foot ulcers. Int Wound J. 2017;14(2):307.

66. Kirsner RS, Sabolinski ML, Parsons NB, Skornicki M, Marston WA. Comparative effectiveness of a bioengineered living cellular construct vs. a dehydrated human amniotic membrane allograft for the treatment of diabetic foot ulcers in a real world setting. Wound Repair Regen. 2015;23(5):737–44. https://doi.org/10.1111/wrr.12332.

67. Zelen C, Serena T, Gould L, Le L, Carter M, Keller J, Li W. The publication is expected to follow in a future issue of the International Wound Journal. The Early View electronic publication of the study in the International Wound Journal is now available in the Wiley Online Library. http://onlinelibrary.wiley.com/

doi/10.1111/iwj.12566/pd.

68. Marston WA, Hanft J, Norwood P, Pollak R, Dermagraft Diabetic Foot Ulcer Study Group. The efficacy and safety of dermagraft in improving the healing of chronic diabetic foot ulcers: results of a prospective randomized trial. Diabetes Care. 2003;26:701–5.

69. Harding K, Sumner M, Cardinal M. A prospective, multicentre, randomised controlled study of human fibroblast-derived dermal substitute (Dermagraft) in patients with venous leg ulcers. Int Wound J. 2013;10:132–7.

70. Hart CE, Loewen-Rodriguez A, Lessem J. Dermagraft: use in the treatment of chronic wounds. Adv Wound Care. 2012;1(3):138–41. https://doi.org/10.1089/wound.2011.0282.

71. Gabarro P. A new method of grafting. Br Med J. 1943;194(1):723–4.

72. Reverdin JL. Graffe epidermique. Experience faite dans le service de M. le docteur Guyon, a l'hopital Necker. Bull Imp Soc Chir Paris. 1869;10:511–5.

73. Meek CP. Successful microdermagrafting using the Meek-Wall microdermatome. Am J Surg. 1958;96:557–8.

74. Chih-Chun Y, Tsi-Siang S, Wei-Shia H, Shou-Yen K, Yen-Fei C. Combined use of cutaneous homografts and autografts in extensive burns. Mowlem-Jacksons phenomenon. (transl). J Chir (Paris). 1980;117:443–6.

75. Najarian JS, McCorkle HJ. Experimental grafting of a suspension of skin particles. Surg Forum. 1957;7:125–9.

76. Xie W, Wang L, Tan H, Wang D, Liu J, Hu B, Huang W, Ren S, Sun K. Microskin grafting by spraying in burn management (transl). Zhonghua Shao Shang Za Zhi. 2002;8:26–8.

77. Gravante G, Di Fede MC, Araco A, Grimaldi M, De Angelis B, Arpino A, Cervelli V, Montone A. A randomized trial comparing ReCell system of epidermal cells delivery versus classic skin grafts for the treatment of deep partial thickness burns. Burns. 2007;33:966–72.

78. Yamaguchi Y, et al. Rapid healing of intractable diabetic foot ulcers with exposed bones following a novel therapy of exposing bone marrow cells and then grafting epidermal sheets. Br J Dermatol. 2004;151(5):1019–28.

79. Driver VR, Lavery LA, Reyzelman AM, Dutra TG, Dove CR, Kotsis SV, Kim HM, Chung KC. A clinical trial of Integra template for diabetic foot ulcer treatment. Wound Repair Regen. 2015;23(6):891–900. https://doi.org/10.1111/wrr.12357. Epub 2015 Oct 19

80. Caravaggi C, Grigoletto F, Scuderi N. Wound bed preparation with a dermal substitute (Hyalomatrix® PA) facilitates re-epithelialization and healing: results of a multicenter, prospective, observational study on complex chronic ulcers (The FAST Study). Wounds. 2011;23(8):228–35.

81. Alberts B, Johnson A, Lewis J, Raff M, Roberts K, Watson JD. Cell junctions, cell adhesion, and the extracellular matrix. In: Molecular biology of the cell. New York, NY: Garland Science; 2002. p. 1065–125.

82. Lodish H, Berk A, Zipursky SL, Matsudaira P, Baltimore D, Darnell J. Integrating cells into tissues. In: Molecular cell biology. New York, NY: WH Freeman & Co; 2000. p. 968–1002.

83. Pellegrini L, Burke DF, von Delft F, Mulloy B, Blundell TL. Crystal structure of fibroblast growth factor receptor ectodomain bound to ligand and heparin. Nature. 2000;407(6807):1029–34.

84. Kavros SJ, Dutra T, Gonzalez-Cruz R, Liden B, Marcus B, McGuire J, Nazario-Guirau L. The use of PriMatrix, a fetal bovine acellular dermal matrix, in healing chronic diabetic foot ulcers: a prospective multicenter study. Adv Skin Wound Care. 2014;27(8):356–62.

85. Margolis DJ, Allen-Taylor L, Hoffstad O, Berlin JA. Diabetic neuropathic foot ulcers: predicting which ones will not heal. Am J Med. 2003;115:627–31.

86. Lantis J, Magnusson S, Margolis D, Baldursson BT, Kjartansson G, Sigurjonsson G. Cost saving potential of acellular fish skin graft: a cost simulation study on diabetic foot ulcers. 17th Congress of the Asian Society for Vascular Surgery, October 20–23, 2016 Singapore.

87. Randall KL, Booth BA, Miller AJ, Russell CB, Laughlin RT. Use of an acellular regenerative tissue matrix in combination with vacuum-assisted closure therapy for treatment of a diabetic foot wound. J Foot Ankle Surg. 2008;47(5):430–3.

88. Albo D, Awad SS, Berger DH, Bellows CF. Decellularized human cadaveric dermis provides a safe alternative for primary inguinal hernia repair in contaminated surgical fields. Am J Surg. 2006;192(5):e12–7.

89. Ringley CD, Bochkarev V, Ahmed SI, Vitamvas ML, Oleynikov D. Laparoscopic hiatal hernia repair with human acellular dermal matrix patch: our initial experience. Am J Surg. 2006;192(6):767–72.

90. Wilkins R. Acellular dermal graft augmentation in quadriceps tendon rupture repair. Curr Orthop Pract. 2010;21(3):315–9.

91. Lee DK. A preliminary study on the effects of acellular tissue graft augmentation in acute achilles tendon ruptures. J Foot Ankle Surg. 2008;47(1):8–12.

92. Candage R, Jones K, Luchette F, Sinacore JM, Vandevender D, Reed RL 2nd. Use of human acellular dermal matrix for hernia repair: friend or foe? Surgery. 2008;144(4):703–11.

93. Mitchell CR, Cima RR. A novel technique for the repair of urostomal hernias using human acellular dermal matrix. Urology. 2011;77(3):746–50.

94. Life Cell Corporation. Alloderm defined. Branchburg, NJ: LifeCell Corporation; 2004.

95. Lin HJ, Spoerke N, Deveney C, Martindale R. Reconstruction of complex abdominal wall hernias using acellular human dermal matrix: a single institute experience. Am J Surg. 2009;197(5):599–603. discussion 603

96. Kapfer S, Keshen T. The use of human acellular dermis in the operative management of giant omphalocele. J Pediatr Surg. 2006;41(1):216–20.

97. Jamal JE, Kellner DS, Fracchia JA, Armenaka NA. A randomized prospective trial of primary versus AlloDerm closure of buccal mucosal graft harvest site for substitution urethroplasty. Urology. 2010;75(3):695–700.

98. Nahabedian MY. AlloDerm performance in the setting of prosthetic breast surgery, infection, and irradiation. Plast Reconstr Surg. 2009;124(6):1743–53.

99. Salzberg A. Nonexpansive immediate breast reconstruction using human acellular tissue matrix graft (AlloDerm). Ann Plast Surg. 2006;57(1):1–5.

100. Martin B, Sangalang M, Wu S, Armstrong DG. Outcomes of allogenic acellular matrix therapy in treatment of diabetic foot wounds: an initial experience. Int Wound J. 2005;2(2):161–5. US Patents 7,338,757; 6,743,574; 6,734,018. Data on file, LifeNet Health

101. Capito AE, Tholpady SS, Agrawal H, Drake DB, Katz AJ. Evaluation of host tissue integration, revascularization, and cellular infiltration within various dermal substrates. Ann Plast Surg. 2012;68(5):495–500.

102. Gottrup F, Apelqvist J, Price P, European Wound Management Association Patient Outcome Group. Outcomes in controlled and comparative studies on non-healing wounds: recommendations to improve the quality of evidence in wound management. J Wound Care. 2010;19(6):237–68.

103. Wong I, Burns J, Snyder S. Arthroscopic GraftJacket repair of rotator cuff tears. J Shoulder Elbow Surg. 2010;19(2 Suppl):104–9.

104. Snyder SJ, Bond JL. Technique for arthroscopic replacement of severely damaged rotator cuff using "GraftJacket" allograft. Oper Tech Sports Med. 2007;15(2):86–94.

105. Dopirak R, Bond JL, Snyder SJ. Arthroscopic total rotator cuff replacement with an acellular human dermal allograft matrix. Int J Shoulder Surg. 2007;1(1):7–15.

106. Winters CL, Brigido SA, Liden BA, et al. A multicenter study involving the use of a human acellular dermal regenerative tissue matrix for the treatment of diabetic lower extremity wounds. Adv Skin Wound Care. 2008;21(8):375–81.

107. Gaertner WB, Bonsack ME, Delaney JP. Experimental evaluation of four biologic prostheses for ventral hernia repair. J Gastrointest

Surg. 2007;11(10):1275–85.

108. Brigido SA. The use of an acellular dermal regenerative tissue matrix in the treatment of lower extremity wounds: a prospective 16-week pilot study. Int Wound J. 2006;3(3):181–7.

109. Reyzelman A, Crews RT, Moore JC, et al. Clinical effectiveness of an acellular dermal regenerative tissue matrix compared to standard wound management in healing diabetic foot ulcers: a prospective, randomized, multicentre study. Int Wound J. 2009;6(3):196–208.

110. Centers for Disease Control and Prevention. National diabetes fact sheet: national estimates and general information on diabetes and prediabetes in the United States, 2011. Atlanta, GA: U.S. Department of Health and Human Services; 2011.

111. Steinberg JS, Weber B, Kim PJ. Ch. 9: Bioengineered alternative tissues for the surgical management of diabetic foot ulceration. In: Zgonis T, editor. Surgical reconstruction of the diabetic foot and ankle, vol. 2009. Philadelphia, PA: Lippincott Williams and Wilkins; 2009. p. 100–15.

112. Sbitany H, Sandeen SN, Amalfi AN, Davenport MS, Langstein HN. Acellular dermis-assisted prosthetic breast reconstruction versus complete submuscular coverage: a head-to-head comparison of outcomes. Plast Reconstr Surg. 2009; 124(6):1735–40.

113. Walters J, Cazzell S, Pham H, Vayser D, Reyzelman A. Healing rates in a multicenter assessment of a sterile, room temperature, acellular dermal matrix versus conventional care wound management and an active comparator in the treatment of full-thickness diabetic foot ulcers. Eplasty. 2016;16:e10. eCollection 2016

114. Bano F, Barrington JW, Dyer R. Comparison between porcine dermal implant (Permacol) and silicone injection (Macroplastique) for urodynamic stress incontinence. Int Urogynecol J Pelvic Floor Dysfunct. 2005;16:147–50.

115. MacLeod TM, Cambrey A, Williams G, et al. Evaluation of Permacol as a cultured skin equivalent. Burns. 2008;34:1169–75.

116. Hsu PW, Salgado CJ, Kent K, et al. Evaluation of porcine dermal collagen (Permacol) used in abdominal wall reconstruction. J Plast Reconstr Aesthet Surg. 2009;62:1484–9.

117. Saray A. Porcine dermal collagen (Permacol) for facial contour augmentation: preliminary report. Aesthet Plast Surg. 2003;27:368–75.

118. Zelen CM, Gould L, Serena TE, Carter MJ, Keller J, Li WW. A prospective, randomized, controlled, multi-center comparative effectiveness study of healing using dehydrated human amnion/chorion membrane allograft, bioengineered skin substitute or standard of care for treatment of chronic lower extremity diabetic ulcers. Int Wound J. 2015;12(6):724–32. https://doi.org/10.1111/iwj.12395.

119. Zelen CM, Serena TE, Gould L, Le L, Carter MJ, Keller J, Li WW. Treatment of chronic diabetic lower extremity ulcers with advanced therapies: a prospective, randomized, controlled, multi-center comparative study examining clinical efficacy and cost. Int Wound J. 2016;13(2):272–82. https://doi.org/10.1111/iwj.12566.

120. Lavery LA, Fulmer J, Shebetka KA, Regulski M, Vayser D, Fried D, Kashefsky H, Owings TM, Nadarajah J, Grafix Diabetic Foot Ulcer Study Group. The efficacy and safety of Grafix(®) for the treatment of chronic diabetic foot ulcers: results of a multicentre, controlled, randomised, blinded, clinical trial. Int Wound J. 2014;11(5):554–60. https://doi.org/10.1111/iwj.12329. Epub 2014 Jul 21

121. DiDomenico LA, Orgill DP, Galiano RD, Serena TE, Carter MJ, Kaufman JP, Young NJ, Zelen CM. Aseptically processed placental membrane improves healing of diabetic foot ulcerations: prospective, randomized clinical trial. Plast Reconstr Surg Glob Open. 2016;4(10):e1095.

122. Armstrong DG, Attinger CE, et al. Guidelines regarding negative pressure wound therapy (NPWT) in the diabetic foot: results of the Tucson Expert Concensus Conference (TECC) on V.A.C. Therapy Ostomy Wound Manag. 2004;50(4 Suppl B):3s–27s.

123. Blume P, Walters J, Payne W, et al. Comparison of negative pressure wound therapy using vacuum-assisted closure with advanced moist wound therapy in the treatment of diabetic foot ulcers. Diabetes Care. 2008;31(4):641–36.

124. Driver VR, Blume PA. Evaluation of wound care and health-care use costs in patients with diabetic foot ulcers treated with negative pressure wound therapy versus advanced moist wound therapy. JAPMA. 2014;104(2):147–53.

125. Armstrong D, Lavery L. Negative pressure wound therapy after partial diabetic foot amputation: a multi-centre, randomized controlled trial. Lancet. 2005;366:1704–10.

126. Apelqvist J, Armstrong D, Lavery L, et al. Resource utilization and economic costs of care based on a randomized control trial of V.A.C. therapy in the treatment of diabetic foot wounds. Am J Surg. 2008;195(6):782–8.

127. Bolton L. Quality randomized clinical trials of topical diabetic foot ulcer healing agents. Adv Wound Care (New Rochelle). 2016;5(3):137–47. https://doi.org/10.1089/wound.2014.0571.

128. Frykberg RG, Gibbons GW, Walters JL, Wukich DK, Milstein FC. A prospective, multicentre, open-label, single-arm clinical trial for treatment of chronic complex diabetic foot wounds with exposed tendon and/or bone: positive clinical outcomes of viable cryopreserved human placental membrane. Int Wound J. 2016;14:569. https://doi.org/10.1111/iwj.12649. [Epub ahead of print].

129. Strauss NH, Brietstein RJ. Fetal bovine dermal repair scaffold used for the treatment of difficult-to-heal complex wounds. Wounds. 2012;24(11):327–34.

第十九章

足溃疡的外科治疗

John M. Giurini

摘要

足溃疡合并感染一直是糖尿病患者住院的主要原因之一。足溃疡的终生发病率可能高达 25%。尽管有所进步,但糖尿病足溃疡(diabetic foot ulcer,DFU)的复发率仍然高达 50%,其中大多数溃疡在 18 个月内复发。在美国,治愈一例无须截肢的感染性溃疡的总费用平均约 17 500 美元/次,已经对医疗卫生系统产生了重大影响。

要成功治疗糖尿病足感染和溃疡,必须要彻底了解溃疡和截肢的危险因素;还需要利用积极的抗感染、先进的创面愈合策略(包括局部生长因子和负压创面治疗)和血管干预。当足结构畸形导致溃疡复发和保守治疗失败时,应考虑采用积极的手术干预。手术成功的关键是对风险以及足部力学和结构的了解。要达到成功的预后,关键是要建立一个利用先进创面愈合策略、血管干预和足部手术的治疗流程;需要建立一支专业的医疗专家团队,来处理这些复杂问题。

引言

足溃疡继发感染是糖尿病患者住院的主要原因之一。足溃疡的终生发病率可能高达 25%[1];其复发率也惊人,50% 溃疡在 18 个月内复发[2]。多年来,我们已经记录了糖尿病患者下肢截肢的数量。在美国,每年有约 73 000 例糖尿病患者进行非创伤性下肢截肢术[3];更重要的是,其中 85% 是由足溃疡所致[4,5]。

导致溃疡的致病因素已得到充分证明,超过 50% 的患者存在周围神经病变[6]。在糖尿病足溃疡中起重要作用的第二个致病因素是关节活动受限和足畸形引起的足底压力过大[1]。目前的治疗规范利用了抗菌治疗和创面愈合策略的最新进展,包括局部生长因子和负压创面治疗。然而,外科手术不仅在溃疡治疗方面,而且在预防溃疡复发方面发挥着越来越重要的作用。取得成功预后的关键要素之一是要确定一支专业的医疗卫生人员队伍,他们了解手术治疗在处理这些复杂问题中的作用[7-10]。

手术目标

重要的是,外科医生和患者都必须意识到,神经病变和溃疡史患者与足部正常感觉和足畸形患者的手术目标不同。外科医生必须清楚地向患者描述这些目标,并且患者也必须清楚地理解这些目标。

对感觉正常的患者进行手术干预的主要原因是为了消除患者潜在畸形的疼痛来源。美观是该患者群体的次要目标。对于有复发性溃疡或当前有溃疡病史的糖尿病患者,手术的主要目标是通过纠正导致溃疡的结构畸形、消除足底高压力部位或清除骨髓炎病灶来降低下肢截肢的风险(表 19.1)。在这组患者中,美观虽然是令人向往的,但对于保肢的总体目标来说是次要的。

表 19.1 无感觉患者的手术目标

- 减少溃疡/截肢的风险
- 减少足部畸形
- 为步行提供稳定的足
- 减轻疼痛
- 改善足部外观

区分择期手术、预防性手术和紧急手术也很重要,因为它与糖尿病足有关。择期手术意味着畸形的存在,这种畸形不会把患者或肢体置于即时危险中,但可以通过手术来矫正。这些类型的畸形也可用非手术的方法来治疗,并且在某些临床情况下,这种保守方法最符合患者的利益。

预防性手术是指为了防止更严重的事件(也就是即将来临的截肢)而进行的手术。在这种情况下,慢性复发性溃疡病史伴潜在畸形会使肢体处于危险之中。这时候可以考虑手术来纠正畸形并降低复发和截肢的风险。

紧急手术是不言而喻的。这些患者通常出现恶臭味的溃疡,伴脓性渗出和蜂窝织炎。坏死和脓肿形成并不少见。他们还可能有脓毒症的临床症状,例如发热、寒战和低血压。这些患者需要立即进行手术干预。在这种情况下,手术的直接目标是控制感染以稳定患者,并尽可能多地挽救足和/或下肢。在大多数情况下,这些患者将需要进行额外的手术,以保留足和下肢的功能。

术前评估

详细的病史、手术史、当前用药清单,以及吸烟和肾病等风险因素的识别,对于适当进行术前风险评估至关重要。通过糖化血红蛋白(glycosylated hemoglobin,HbA1c)评估患者的糖尿病控制情况,可以提醒外科医生注意潜在的术后并发症。长期以来,人们一直认为相比于在血糖控制良好的糖尿病患者或非糖尿病患者中的情况,代谢控制不佳与较高的术后感染率、创面愈合延迟和较高的骨不连接率有关。这被认为是由于高血糖抑制了白细胞迁移所致。最近的报道显示随机血糖>200mg/dL 与手术部位感染(surgical site infections,SSI)发生率提高相关[11]。HbA1c 每升高 1%,足踝部手术后的创面愈合并发症就会增加 1.59 倍[12]。为了优化手术前血糖管理以尽量降低并发症的风险,特别是在考虑择期或预防性手术时,术前请患者的内分泌科医生会诊是必要的。对于择期或预防性手术,可以先实现最佳血糖控制。然而,紧急或急诊手术不应该为了取得血糖最佳控制而被延误。

除糖尿病控制外,评估患者的其他糖尿病并发症也很重要,例如心脏和肾脏并发症。这两种并发症都将会影响麻醉的选择和术后药物的使用。由于自主神经病变,无症状心肌梗死的风险确实存在。在最近一项寻找亚临床心肌损伤的研究中,在基线和 6 年后测量了非糖尿病、糖尿病前期和糖尿病患者的肌钙蛋白水平[13]。发现糖尿病前期和糖尿病患者 6 年后的肌钙蛋白水平显著高于非糖尿病患者,这表明亚临床心肌损伤发生在长期高血糖所致症状缺乏的情况下。作者得出结论,与非糖尿病患者相比,这两组患者发生充血性心力衰竭、死亡和冠心病的风险要高得多。因此,内分泌科、心脏科和肾脏科的会诊是非常有价值的。

糖尿病足的血管评估需要特别注意和讨论。尽管大多数足脉搏触诊强的糖尿病患者足部手术局部通常也可毫不费力地愈合,但也有脉搏可触及和缺血病变的糖尿病患者手术局部

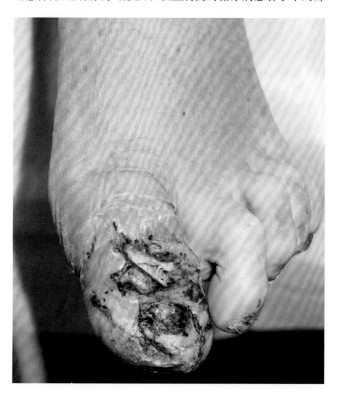

图 19.1　无法识别严重缺血导致患有自主神经病的糖尿病患者手术失败

愈合不佳的报道和实例[14,15]。足脉搏触及弱或消失的患者需要进一步血管评估或正式的血管外科会诊。踝肱指数(ankle-brachial index,ABI)仍然是诊断糖尿病患者外周动脉疾病最常用的方法[16]。然而,由于动脉内的钙沉积和不可压缩的血管,ABI 会被错误地高估。由于足趾血管对动脉钙化的敏感性较低,在𧿹趾水平测量的趾肱指数(toe-brachial index,TBI)在诊断缺血方面比 ABI 更为敏感[17,18]。在任何保肢体手术之前,通常可能需要进行血管干预[19,20]。

有自主神经病变的患者需要特别提及。这些患者的足表面通常会出现粉红色、温暖的皮肤。即使在严重缺血的情况下,这也很容易被误认为是动脉灌注良好的足(图 19.1)。不能仅依靠皮肤温度作为良好灌注的敏感指标。

最后,详细的社会史变得越来越重要。患者的后期护理负担更多地落在了其家人身上。大多数患者需要每天换药和长时间不负重。因此,访问护士、家庭健康助手和理疗师已成为多学科团队的重要成员。在家庭对这些服务支持不足的情况下,应考虑入住康复中心。应在患者住院期间尽早发现这些因素,以便及时和无压力地实施出院计划。

麻醉技术

周围感觉神经病变较重以及这些手术存在许多局限性,使得局部麻醉和受监护的静脉镇静成为接受足部手术的糖尿病足患者理想的选择。只有在计划进行更广泛或较长时间的手术时,才应考虑硬膜外麻醉或全身麻醉,此时患者必须保持不动。这包括在夏科足重建中发生的大多数后足和踝的大手术。应该记住,这些技术中的任何一种都会增加围手术期的发病率和死亡率。因此,应在与麻醉师和患者的主治医生讨论并清楚了解正在做的手术后,作出最终的麻醉选择。

手术方法

在最终手术或矫正潜在畸形之前,足部须没有任何急性感染。这意味着先前所有未被引流的脓毒症感染区域都已经被充分引流,并且所有坏死组织均已被清创为健康的肉芽组织。创面引流的正确技术是采用这种方式切开创面,以促进体位引流。当患者仰卧在床上,四肢抬高时,创面将从远端向近端引流(图 19.2)[21]。应避免多个小切口并用彭罗斯氏引流管进行引流,因为它们不会促进体位引流。此时,应将所有看似感染或坏死的组织(包括任何裸露或感染的骨质)都迅速切除。然后,将创面广泛敞开,并每天检查脓毒症、蜂窝织炎的消退情况和健康肉芽组织的发育情况。这种初次外科清创术的目的是将急性感染转变为慢性创面。虽然最初清创后的细菌培养阴性是首选,但这并不是确定手术和创面关闭的先决条件,因为在创面闭合时还要进行额外的手术清创。

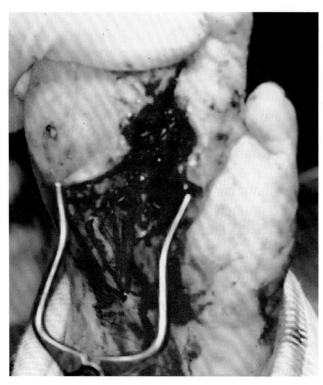

图 19.2 当患者躺在床上时,一个合适的切口和感染的引流应该允许体位引流

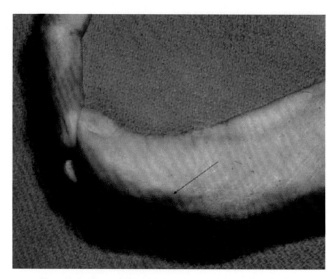

图 19.3 踇趾溃疡的常见位置位于 IPJ 内侧。这些溃疡最常见的原因是踇趾活动受限/僵硬

前足手术

第 1 跖列

第 1 跖列(踇趾和第 1 跖骨)是最常见的溃疡部位之一。该关节的负重增加以及生物力学异常是造成这种情况的主要原因[22-24]。过度旋前会导致负重力通过内侧纵弓、第 1 跖骨和最终的踇趾,向内侧转移[25]。溃疡的常见部位包括:①踇趾的跖内侧;②踇趾的远端;③直接从足底到踇趾间关节(interphalangeal joint,IPJ);④直接从足底到跖趾关节(metatarsophalangeal joint,MTPJ);⑤直接从足底到第 1 跖骨头;和⑥第 1 跖骨头内侧。任何结构畸形,例如骨关节炎、踇趾活动受限/僵硬或严重跖屈,都会进一步改变关节的生物力学,从而增加该关节对溃疡的易感性。评估溃疡的潜在结构或机械原因,对于理解溃疡的病因和选择最合适的手术方法至关重要。

踇趾溃疡,无论发生在足底内侧还是直接从足底到趾间关节,通常与第 1MTPJ 的结构性或机械性异常有关。这在临床上通常表现为踇趾内侧出现胼胝("内侧夹"胼胝)或第 1MTPJ 活动受限(即踇趾活动受限/僵硬)(图 19.3)。IPJ 将过度伸展以补偿这种运动缺失[26,27]。其他不太常见的溃疡病因是远端趾骨内侧髁突增大或存在趾间籽骨,在这种情况下,溃疡通常直接从足底到趾间关节。

手术方式的选择取决于潜在的病因。当溃疡的病因与MTPJ 缺乏足够活动度有关时,可以通过踇趾间关节(hallux interphalangeal joint,HIPJ)或第 1MTPJ 的关节成形术恢复活动度[28-30]。近节趾骨头切除可以缓解过大的足底压力、增加活动

度,并且促进溃疡修复。当怀疑近节趾骨头骨髓炎时,也可以采用这种手术。如果在第 1MTPJ 水平有明显的退行性改变或完全缺乏背屈,切除近节趾骨基底部以恢复该关节的活动可能是最好的。

直接从足底到第 1 跖骨头的溃疡很常见。解决这些溃疡的一种可能方法是切除一个或两个籽骨[31]。在步态推进阶段,籽骨将向远端迁移到第 1 跖骨头下方,从而变得更加突出。在运动神经病变和内在肌萎缩足患者,籽骨可作为潜在的压力点和溃疡部位。胫侧和/或腓侧籽骨切除术适用于直接从足底到第 1 跖骨头的慢性复发性溃疡。此外,不应有第 1 跖骨头骨髓炎的临床或影像学征象。如果怀疑第 1 跖骨头骨髓炎,最好切除第 1MTPJ。此外,第 1MTPJ 存在明显退行性改变时,最好行第 1MTPJ 的关节成形术(Keller 手术)治疗[32]。僵硬的跖屈第 1 跖列与籽骨切除术是相对矛盾的,可能需要辅助手术(如背屈第 1 跖骨截骨术)。第 1MTPJ 是否累及是区分 2 级溃疡和3 级溃疡的关键。用钝的不锈钢探针直接探及关节或骨质的溃疡可被认为是骨髓炎的临床证据(图 19.4)[33-35]。在这种情况下,选择的手术方式应该是完全切除所有受感染的骨质。可以通过背侧入路进行关节切除术,让足底溃疡二期愈合。或者可以通过一个足底入路切除第 1MTPJ,切除溃疡,然后用全层厚、不可吸收缝合线进行一期缝合。利用这种方法有明显的优点,即通过切除溃疡,去除了所有被感染的、无活力的组织。它还可以很好地暴露所有潜在感染的组织,包括通常累及的踇长屈肌腱和籽骨。此外,一期闭合的创面愈合更可预测且瘢痕更少。一般来说,这些创面会在 3~4 周内愈合。二期愈合的创面愈合率无法被预测,并且常取决于大小和深度。这些创面敞开的时间越长,随着患者依从性的降低,继发感染的风险越大,溃疡不愈合时间越长。虽然一期闭合这些创面也有缺点,但我们的理念是,一期闭合的益处大于风险。

由足底部入路做一个椭圆形切口,将溃疡切除。切口的长宽比应至少为 3:1,以允许实现无张力闭合。此切口为全厚度的,并向下延伸至第 1 跖骨关节(图 19.5)。所有坏死和感染组织应在此时被切除。此时,将可以看到踇长屈肌腱。肌腱体

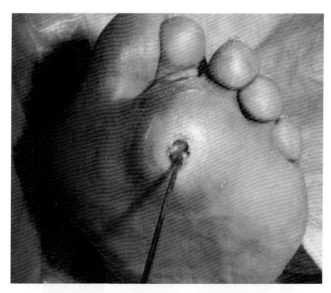

图 19.4　溃疡处关节滑膜渗出的出现,表明关节受累且需要切除该关节

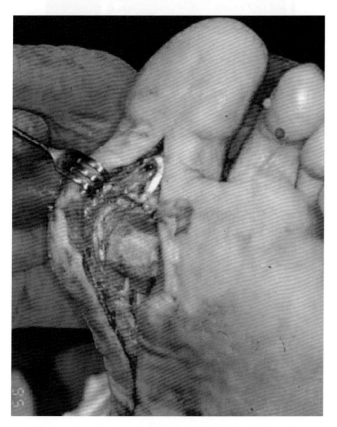

图 19.5　第 1MTPJ 的骨髓炎最好通过溃疡的椭圆形切除及关节来解决。应充分切除第 1 跖骨,以确保完全根除感染骨

内典型的局灶性坏死可见,表明感染的侵犯。因此,最好是牺牲肌腱以防止感染复发。去除趾长屈肌腱通常需要在足背上延长跚长伸肌腱的辅助手术。如果未能做到这点,可能会导致跚趾伸展畸形,使鞋难以合脚。

一旦肌腱被移除,籽骨就会显现出来。由于它们是关节内结构并且与第 1MTPJ 直接连通,因此应该被切除。现在,切除近节趾骨的基底部和第 1 个跖骨头的软骨。虽然最好保留尽

可能长的跖骨长度,以保持一定的负重功能,但目标还应该是切除足够多的跖骨以去除所有的骨髓炎病灶。

通过使用全层厚不可吸收缝线来闭合创面。首选不可吸收的单丝 2-0 和 3-0 缝线,如聚丙烯(Prolene®)。缝线间隔均匀,用尽可能小的张力去拢合皮肤边缘。避免使用深层缝线,因为它们可能是感染的潜在点,并且如果需要,日后可能难以取出。可以考虑用 2×2 纱布海绵将创面近端 1.0cm 包裹起来,以便引流和避免血肿形成。通常在 24～48 小时后将其移除,并允许创面二期愈合。术后护理要求完全不负重期至少为 4 周。早期行走会导致创面裂开、持续渗液、术后感染以及可能的增生性瘢痕。在整个时间段中,将缝线留在原处。

第 2～5 足趾

糖尿病患者的运动神经病变可导致足内在肌萎缩[36]。这可能会导致前足畸形,例如锤状趾和爪形趾(图 19.6)。在感觉神经病变存在时,溃疡可越过近侧趾间关节,在足趾远端或相邻侧发展。除了第 2 趾,较小足趾的截肢很少会导致长期并发症。第 2 趾丢失会导致跚外翻畸形。但当溃疡被早期发现和积极治疗时,能避免足趾截肢,从而保持了功能以及外观。

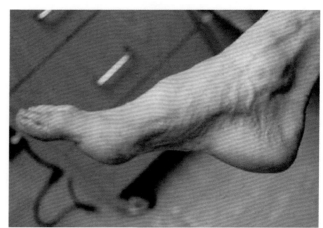

图 19.6　运动神经病的特征是足弓部内在肌的萎缩。这通常会导致畸形,例如锤状趾,爪形趾或跖骨跖屈

锤状趾被分类为可复位的或不可复位的。可复位的锤状趾意味着畸形是由软组织挛缩所控制的,而不可复位的畸形则意味着存在骨骼和关节变化以及广泛的软组织挛缩。可复位的畸形通常可以通过相应的屈肌腱切断术来矫正。这可以在办公室通过用#6100 Beaver 刀片在患趾屈肌折痕近端做一个小刺切口来完成。向前推进刀片,直至可以触及屈肌腱。然后用刀片横切屈肌腱,同时在足趾上施加轻微的背屈力。这使屈肌腱处于拉伸状态,更容易被触及。一旦肌腱被放松,足趾就会放松并伸直。然后,将足趾用夹板固定约 1 周以保持矫正。

由于骨骼和关节改变,不可复位的畸形需要更积极的方法。为了彻底减少畸形,趾骨头切除以及软组织挛缩松解是必要的。如果存在溃疡,则它可以结合溃疡切除术。

在长期锤状趾畸形中,MTPJ 水平可能伴有挛缩,经常在此水平处有半脱位或脱位。当脱位时,在相应跖骨头下方的足底部位上会形成一个高压区,表现为胼胝甚至溃疡。未能认识到

这一事实可能会导致畸形矫正不完全以及溃疡无法愈合。这种畸形矫正是逐步进行的。首先,进行关节的肌腱切开术和关节囊切开术。如果单是软组织松解无法将关节复位,则应考虑行跖骨的缩短截骨术,以将关节复位并减轻足底压力。

第2~5跖骨的手术

第2~5跖骨骨头下方的区域是糖尿病足溃疡次常见的位置。在该位置引起足部高压和溃疡的常见原因包括足部力学异常、跖骨跖屈、关节活动受限以及先前的手术干预[37-39]。虽然未有关于溃疡发生率和位置的确切研究,但第2跖骨似乎比其他较小的跖骨更容易发生溃疡。这很可能是由于第2跖骨对第1跖列的力学依赖。当内侧柱过度旋前时,向外侧跖骨的重量转移和压力会增加[25]。这表现在第2跖骨头下方胼胝的生长。在第2跖骨之后,溃疡发展的典型顺序是第3跖骨,然后是第5跖骨,随后是第4跖骨。

选择跖骨头下方溃疡的手术方法需要仔细评估溃疡。与第1跖骨一样,这些溃疡手术治疗的关键因素是骨髓炎存在与否。

第2~5跖骨的截骨术

在这些溃疡的治疗和处理中,第2~5跖骨的截骨术可以作为一种有价值的辅助手段[40]。这些手术的主要目标是减少局部高压力区域。主要指征是跖骨头下方存在慢性复发性溃疡而未直接侵犯骨骼。通过背侧切口接近跖骨。解剖向下行至跖骨的外科颈。一旦确定,就在这个层面进行彻底的截骨手术。这种截骨术已有多种技术被描述。我们首选的技术是顶点指向关节的V形截骨术或者用螺钉固定的Weil截骨术(图19.7)。背侧至足底V形截骨术提供了一个稳定的截骨面,可抵抗内侧或外侧脱位。如果有必要,可以切除一小块骨领,以允许跖骨的缩短和抬高。当MTPJ半脱位或脱位时,通常需要这样做。然后将跖骨头抬高到与相邻跖骨相同的高度。建议使用0.045克氏针进行截骨术固定。然而,在存在开放性溃疡的情况下,应谨慎使用内固定,因为这可能会增加深部感染的风险。固定和稳定性可以通过将跖骨头撞击到骨干上来轮流实现。患者保持非负重状态4~6周,以进行最初的骨愈合。

Weil截骨术也可以在这种临床情况下进行[41]。在这种方法中,在手术颈水平以45°角进行一个背侧-远端到足底-近端的截骨术。它可以用单个2.0皮质螺钉固定(图19.8)。Weil截骨术的优点是可以缩短跖骨而背侧脱位的风险很小。Weil截骨术在相对正常的扁平足患者疗效良好。然而,在前高弓足僵硬的患者中,近端移位的距离可能不足以解决溃疡。在这些患者中,V形截骨术是首选的手术。

跖骨截骨术后的并发症包括转移性胼胝或溃疡以及邻近跖骨的应力性骨折。这些最常见于跖骨头高于邻近跖骨平面时。如果患者在术后安装了可调节的定制矫形器,则可以降低转移问题的风险。这将允许在所有跖骨头上更加均匀地分布承重力。鞋具的改进也可能有助于这一作用。

第2~5跖骨头切除加溃疡切除

另一种缓解足底压力的方法是完全切除受累的跖骨头。

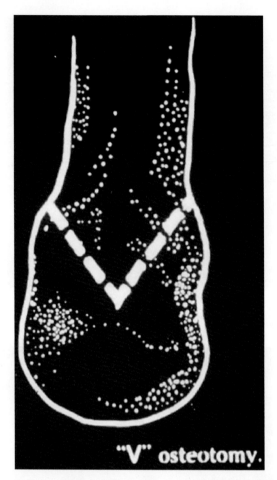

图19.7　通过第2~5跖骨外科颈的背侧到足底的V形截骨术,可充分降低溃疡处的足底压力。V形的内侧和外侧翼降低了跖骨头内侧或外侧脱位的风险

尽管这将使得溃疡得以解决,但这也带来了转移性病变或溃疡的高发生率。因此,只有在怀疑跖骨发生骨髓炎,并且除了切除病变的跖骨头之外别无选择时,才进行此手术。

跖骨头的切除可以通过位于跖骨头正上方的背侧线形切口进行。应该记住的是,相应近节趾骨的基底部也应该被切除,因为该结构与跖骨头相邻并且很可能也受累。然后,允许溃疡通过二期干预来愈合。

或者可以通过足底入路切除跖骨头,同时切除溃疡。这种方法的优点是所有坏死和感染的组织都被切除,并且可以直接检查所有组织(图19.9)。随着跖骨头的切除,按照先前所描述的第1MTPJ切除来一期闭合创面。

术后,保留缝线在位至少3周,并且患者保持完全不负重3~4周。持续使用抗生素直到拆线。长期并发症包括可能的转移性损伤或溃疡,以及由负重面改变而引起的应力性骨折。因此,建议为患者配备适当的矫形器以均匀分布压力。

全跖骨头切除术

承重力被设计均匀地分布在所有跖骨头上。跖骨头之间的这种相互依赖关系首先由Morton描述,后来由Cavanagh描述[22,23]。这种关系的破坏将改变正常重量分布,从而改变峰值压力。各种因素可以影响整个跖骨的重量分布,例如,骨折导致的跖骨背屈或缩短,萎缩型夏科神经关节病导致的跖骨头溶

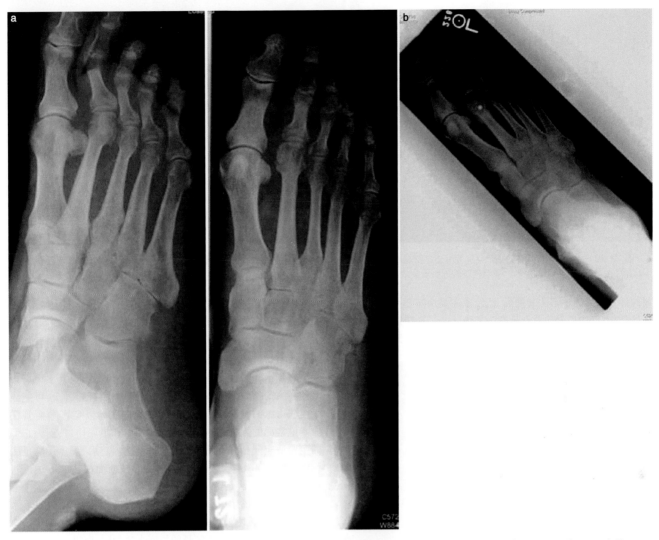

图 19.8　另一种截骨术的选择是 Weil 截骨术,其中,截骨面从背侧远端到足底近端方向成 45°定向,并用单个 2.0 螺钉固定。(a)术前 X 线显示第 2 跖骨长;(b)显示用截骨术矫正畸形并植入 2.0 螺钉进行固定

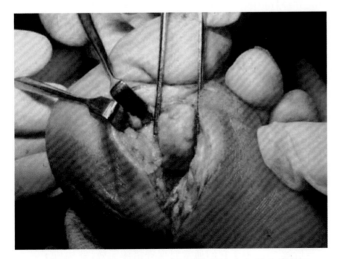

图 19.9　可通过切除溃疡的足底椭圆形切口,切除有骨髓炎的小跖骨头

解,或为了治疗骨髓炎先前做的一个或多个跖骨头手术切除。

糖尿病足有累犯的特性,使得多个跖骨手术在该患者人群中常见。前足骨髓炎以往是通过经跖骨截肢来治疗。新英格兰女执事医院的 Leland McKittrick 医师推广了这种手术方法,并挽救了成千上万条肢体[42]。然而,它并非没有并发症。远端残端溃疡和马蹄内翻肌挛缩是常见的长期并发症(图 19.10a,b)。此外,患者有时在心理上难以接受这个手术,因为它通常需要特殊的鞋具,这会引起人们对其已有截肢事实的注意。

全跖骨头切除术(panmetatarsal head resection,PMHR)及其变化形式最初被描述用于关节炎患者痛性病变的治疗[43-46]。Jacobs 首先描述了 PMHR 成功治疗糖尿病患者中的慢性神经性溃疡[47]。随后 Giurini 等进行了更大人群的研究,也得到了相似的结果。此外,还有人描述了一种替代技术[48]。多年以来,PMHR 已取代经跖骨截肢术(transmetatarsal amputation,TMA),成为先前手术切除跖骨头后复发性溃疡患者的首选手术方式[49,50]。

PMHR 很少是首选的手术。它的主要指征是在先前跖骨头切除或跖列截肢后的足跖面出现的慢性复发性神经性溃疡。

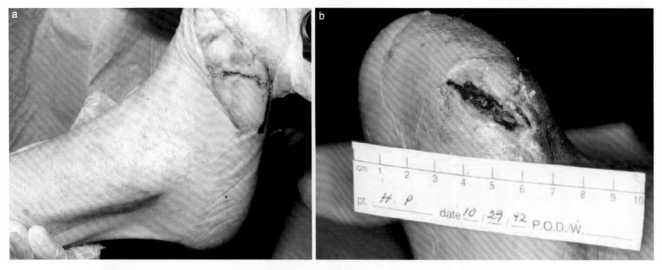

图 19.10 （a）经跖骨截肢的一个常见并发症是跟腱挛缩和随后的马蹄畸形。这可能导致经跖骨截肢后残肢末端的特征性病变。（b）伴有潜在马蹄内翻畸形的经跖骨截肢的远端外侧溃疡

我们认为如果为了清除骨髓炎，已经或需要切除 2 个或 2 个以上的跖骨，PMHR 将最适合患者（图 19.11）。最初这似乎是一种强烈而激进的方法。然而，经验表明这种方法实际上可以使

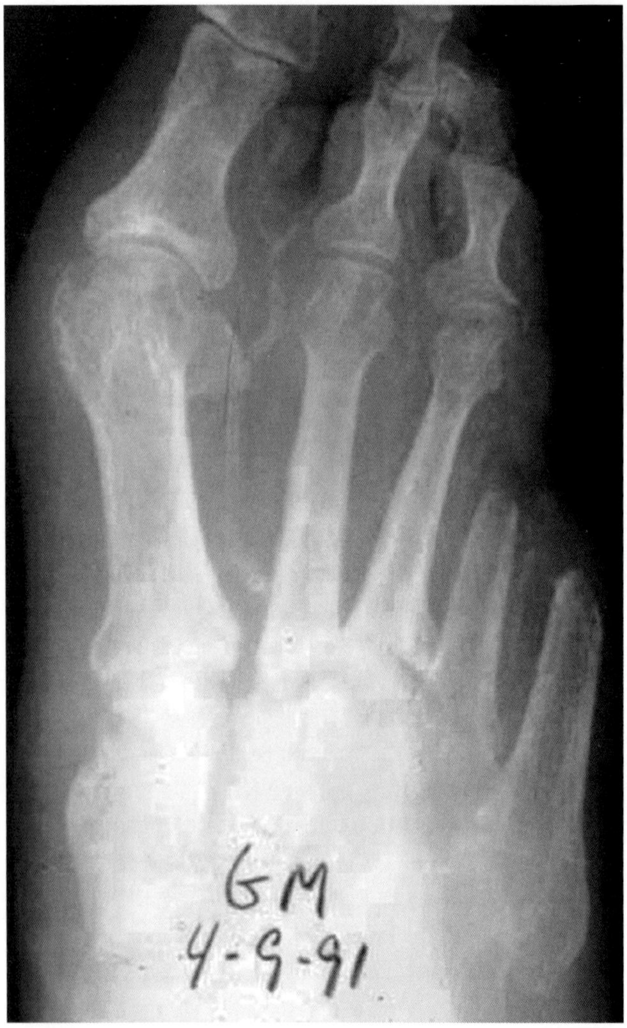

图 19.11 先前切除 2 个跖骨头且残余跖骨头存在骨髓炎，提示存在 PMHR 指征

患者不必再去手术室治疗转移性溃疡。

前期已经描述了 PMHR 的各种手术入路。背侧入路、足底入路或两者联合入路均获得了同样的成功[50]。我们的首选方法是 4 个切口背侧入路：1 个切口直接在第 1 跖骨上、1 个切口在第 2 和第 3 跖骨间、1 个切口直接在第 4 跖骨上，且 1 个切口直接在第 5 跖骨上。该方法允许充分暴露所有跖骨头，可能减少皮肤边缘回缩损伤，并保持足够的皮肤岛以免影响血管供应。最常见的方法是联合使用背侧切口和足底切口，因为它们的主要适应证是有骨髓炎的开放性溃疡。然后，可以切除足底创面和所有坏死组织、受累跖骨头，并按前面描述的方法进行创面一期闭合。

我们已经描述了跖骨头切除的外科技术。在进行该手术时，最重要的技术要点是保持跖骨头切除后远端呈抛物线。这通常意味着第 1 和第 2 跖骨的长度大致相同，而第 3、第 4 和第 5 跖骨的长度依次缩短。如果不能维持这种关系，可能会导致复发性溃疡。如果之前做过跖骨头切除术，这就可能很难实现。在这种情况下，应该用剩余跖骨重建跖骨抛物线。识别和回拉背侧伸肌腱或足底的屈肌腱。该手术在步态周期中对这些肌腱功能的维持比 TMA 更具优势。

中足手术

中足区域的手术是神经性关节病变（夏科关节病）所致足畸形最常需要的。夏科关节病最常见的位置涉及跗跖关节（Lisfranc 关节），但中足的其他关节也可能受到影响[51,52]。Lisfranc 关节的不稳定性通常会引起中足水平的摇杆底畸形，从而导致足底内侧溃疡。这是由于第 1 跖骨和内侧楔骨半脱位造成足底突出所致。足底和足外侧面的溃疡并不少见。这些是由于在跟骰关节处的夏科关节病变过程中，骰骨对足底的挤压所致[51]。由于它们通常对保守措施无效，就构成了一个严重的治疗问题。无单一手术方式能适用于该位置的所有溃疡。因此，需要对这些病变采取灵活的方法。手术方法可能包括单纯骨切除术伴或不伴筋膜皮瓣，或不稳定关节的一期关

融合术[53]。

骨切除术

这是中足慢性足底溃疡最简单的治疗方法。这种方法是为了顶点直接位于足底到第 1 跖骨内侧楔形关节,且中足不过度活动的那些畸形所保留的。溃疡深度决定了最佳手术方法。当溃疡是表浅的且未累及骨质时,首选一个以关节为中心的直接内侧切口。这让关节和突出骨头的可视性非常好。用骨凿或骨锯将突出物从内侧到外侧进行切除。该手术的目的应该是充分去除骨头以减轻足底压力,而不是产生新的骨突出,这可能会产生新的刺激和溃疡来源,从而抵消该手术的益处。

对于与骨相通且临床上表现出骨髓炎迹象的溃疡,最好是通过溃疡切除和骨切除并进行溃疡的一期闭合来治疗。这种方法除了可以清除受感染的骨质,另一个目的是在无张力的情况下闭合溃疡。当溃疡位于中足足底的中央或外侧时,最好采用这种方法。这些溃疡最可能的病因是骰骨向跖侧移位。当溃疡小于 2.5cm 时,可以采用这种直接的手术方法。为了防止血肿形成(可能导致创面裂开或感染),还建议采用闭式抽吸冲洗。

较难处理的溃疡之一是位于中足中央、继发于骰骨的跖侧半脱位产生的溃疡。这是夏科关节破坏的 Harris 和 Brand 分类(Sanders 分类中的 Ⅱ 型)的第 5 型,且被描述为对保守治疗效果极差[51]。这些溃疡的解决常需要某种类型的手术干预。

带筋膜皮瓣的骨突出切除术

直径大于 2.5cm 的溃疡很难用无张力方式去一期闭合。在这些情况下,应寻求替代的创面闭合技术。这些溃疡通常是沿圆周被切除至骰骨水平,这样可以清除所有坏死的、受感染的组织,以及任何与溃疡交界的过度角化边缘。接下来遇到骰骨的关节囊和骨膜,它们从下面的骨骼(可能是骰骨)反射出来。将暴露骰骨的腓骨沟,这通常是这些溃疡的罪魁祸首。腓骨长肌穿过该凹槽。在可能的情况下,应当拉回该肌腱,以免其受到伤害。然而,在极少数情况下,可能有必要牺牲腓骨长肌以充分暴露骨突出。接下来,使用骨凿和锤子切除腓骨沟。一旦完成,应仔细检查创面是否有任何残留的骨突出或骨刺,这些会成为一个新的压力点和可能的溃疡。

这种手术通常会留下一个相对较大的无效腔,可能形成血肿。最好用一块肌瓣来填充这个无效腔,这样可以达到 2 个目的:①减少骨切除术后的无效腔;②在下层骨与上层皮肤之间提供一层软组织(图 19.12)。由于趾短屈肌在解剖位置上靠近切除的骨头并且易于被切开分离,故非常适合于此目的。肌肉横向旋转以覆盖骰骨。将基于足底内侧动脉的全厚度筋膜皮瓣从内侧旋转到外侧,以覆盖实际的溃疡部位。然后,使用中厚皮瓣覆盖内侧足弓的供区(图 19.13)。

为了让皮瓣充分愈合和融合,需要完全不负重 6 周。接下来,穿带有模压矫形装置的手术鞋进行额外保护性负重 2~4 周。长期治疗需要使用塑性矫正器和改良鞋具。

自从引入负压创面治疗(negative pressure wound therapy,NPWT),又称真空辅助闭合术(vacuum assisted closure,VAC)以来,足部这类瓣膜已变得相对少见。NPWT 于 1997 年首次被

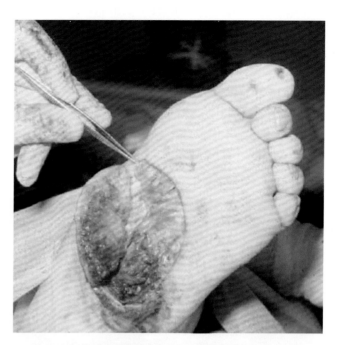

图 19.12　在溃疡切除和受累骨的骨切除术后,趾短屈肌通常被用于足底大溃疡的闭合

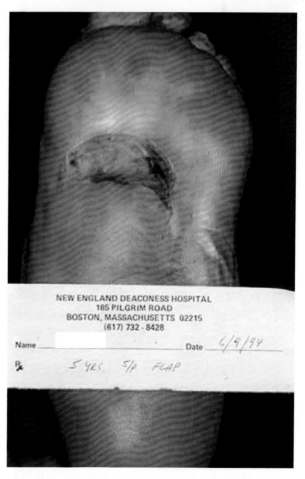

图 19.13　骰骨骨突出切除术及植入肌瓣和旋转筋膜瓣术后 5 年状态的患者

引入美国[54-56]。自推出以来，它已被广泛用在深度明显的大面积创面中，以促进肉芽形成、减少换药次数，并避免更广泛的手术。因此，需要进行旋转皮瓣或游离组织移植的数量显著减少[57]。

Lisfranc 关节融合术

当夏科病变进展导致第 1 跖骨内侧楔骨严重骨质丢失和不稳定时，骨切除术可能导致该部位进一步不稳定和持续塌陷。在这些情况下，以一期融合的形式稳定关节可能是更好的选择。

最好通过一个直接的内侧切口进入关节。这可以使关节背面和距面充分暴露。用摆锯将所有残留的关节软骨切除。通常情况下，第 1 跖骨侧方的骨切除可以从足背近端向足底远端稍微倾斜，以允许第 1 跖骨跖屈，恢复第 1 跖列的负重功能。此外，也可以从内侧到外侧将任何足底的骨突出切除。

最好使用内接骨板和骨块间螺钉或交叉螺钉进行关节固定，以提供坚固的内固定和加压（图 19.14 a，b 和图 19.15）。其他形式的固定可能包括交叉 0.062 克氏针、骨骑缝钉或髓内螺钉，这些将在本章后面介绍。建议插入 Jackson-Pratt 引流管，以防止血肿积聚。

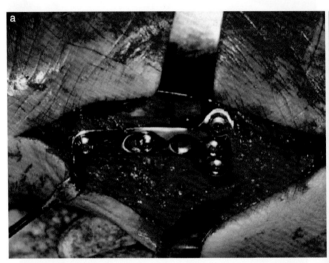

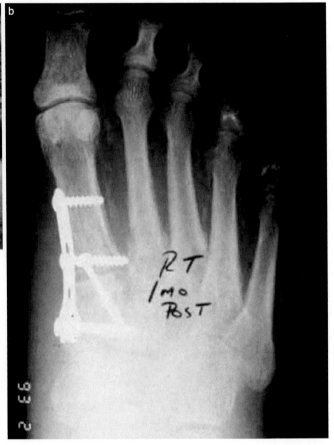

图 19.14　（a）在存在不稳定夏科关节的情况下，一块 T 形接骨板和骨块间螺钉是第 1 跖骨-内侧楔骨关节的另一种可接受的固定方式。（b）患者的 X 线片显示，T 型接骨板和穿过第 1 跖骨-内侧楔骨关节的骨块间螺钉

术后过程包括制动和避免负重。虽然尚未有制动和避免负重的标准时间长度，但是患者可以预期平均 3 个月不负重。当连续 X 线片显示第 1 跖骨-内侧楔形关节出现早期骨小梁时，可以开始部分负重。只要临床和放射学评估表明融合部位持续愈合，就可以继续负重。

夏科关节病通常会影响到整个 Lisfranc 关节复合体，即所有 5 个跖跗关节。在中足严重不稳定的情况下，通常需要稳定整个中足。这些畸形的手术方法将在下面的后足手术中介绍。

跟骨切除术

糖尿病患者的足跟溃疡并不少见，通常中等大小、病程长，并与不良预后有关[58]。由于大多数糖尿病患者都有许多合并症，因此长期卧床并不罕见。如果无适当的保护，可能会发生压疮性溃疡。然而，导致足跟溃疡的其他原因还包括鞋或石膏刺激引起的水疱，以及干燥皮肤或刺伤造成的足跟裂缝。不管

诱因是什么，最终结果都是长期的残疾和病态。在骨骼受累（即骨髓炎）的情况下，膝下截肢可能是最终的结果。试图挽救并提供一条可以功能性行走的肢体，可能需要切除溃疡以及部分或者大部分跟骨。

跟骨切除术的目标应该包括切除所有坏死和感染的软组织、所有感染的骨质，并尽可能将创面一期闭合。为了实现一期闭合，可能需要切除大量骨质。一期闭合的障碍包括周围软组织缺乏活力和感染造成严重组织丢失。在这些情况下，可能需要一种更具创新性的方法，包括旋转皮瓣、游离组织移植或 NPWT。

大多数情况下，这种手术是用于治疗骨髓炎的。因此，切除足够多的骨质以消除感染至关重要。同样重要的是，不要留下可能对软组织造成刺激并导致溃疡复发的足底突出。在跟骨切除术中，常会遇到跟腱处理的问题。根据感染程度，可能

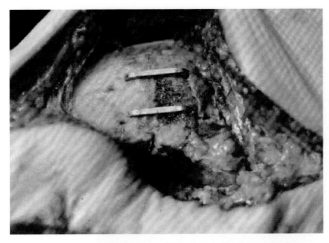

图 19.15 通过使用骨骑缝钉固定,可以实施第 1 跖骨-内侧楔骨关节融合术以治疗不稳定的夏科关节并发复发性溃疡

需要将其松解甚至清除。虽然有人可能会尝试重建肌腱,但很少建议这样做。跟腱修复需要引进外来材料,如螺钉或锚钉,这些材料可能成为复发性感染的滋生地。在跟腱被分离的情况下,它经常会与周围组织纤维化粘连,并提供一定程度的跖屈(图 19.16a,b)。

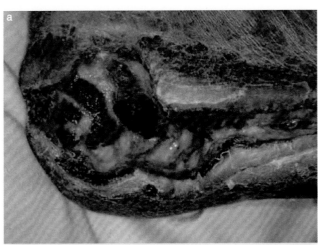

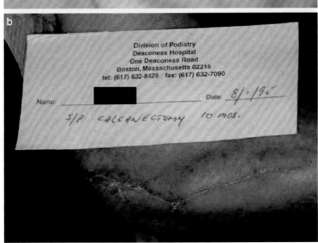

Division of Podiatry
Deaconess Hospital
One Deaconess Road
Boston, Massachusetts 02215
tel: (617) 632-8428 fax: (617) 632-7090

Name: ▮▮▮▮ Date: 8/1/95

S/P CALCANECTOMY 10 MOS.

图 19.16 (a)跟骨骨髓炎合并软组织缺损是下肢截肢的常见原因。(b)16a 患者进行部分跟骨切除术,清除感染坏死组织之后,一期闭合创面。感染骨的成功清除,导致保肢

后足手术

后足外科手术最常被用于不稳定夏科关节病的重建,可以真正地被归类为保肢手术。这其中包括中足关节融合术、三关节融合术和全距关节融合术。虽然不被认为是重建外科手术,我们还是将跟腱延长放在这一节,因为它往往是一个必要的辅助手术。这些重建手术的适应证包括慢性、不愈合溃疡伴潜在后足畸形或不稳定、严重后足不稳定导致行走困难或慢性足跟溃疡伴潜在骨髓炎。虽然与这些手术相关的风险很高,但标准的保守措施往往不足以提供一个稳定的足部抗溃疡能力。当大截肢看似是唯一的选择时,通常可以做这些手术。

跗中关节融合术

如前所述,夏科关节病最常见的部位是跗跖关节,即 Lisfranc 关节。这些是由跖骨基底部、楔骨和骰骨形成的关节。这些关节由连接这些骨骼的几条小韧带支撑。虽然引发夏科关节病的诱因尚不清楚,但在大多数情况下,这些伴或不伴骨折的韧带断裂是一个共同特征(图 19.17a,b)。由于无疼痛,患者继续在这只不稳定的脚上行走,导致其进一步破坏、移位和不稳定。最终结果是足严重畸形、步态不稳,并且有溃疡、感染和截肢的危险。虽然初始治疗应该包括不负重、制动和支具,但许多足是不稳定的,以至于支具本身也会给患者带来风险。正是在这些情况下,应考虑进行手术干预。

我们先前描述过单关节受累的内侧柱融合。然而,在大多数情况下,夏科关节病会影响多个关节。中足或后足的背侧移位是常见的,因此需要更积极的方法。髓内钉("梁")已成为稳定这些畸形的常用方法(图 19.18)。大螺钉穿过第 1 和第 4(有时是第 3)跖骨的髓腔。这些螺钉穿过跗跖关节进入相应的跗骨。在距舟关节也受累的情况下,作为三关节融合术的一部分,可以使用单个长螺钉穿过第 1 跖骨-内侧楔骨和距舟关节。在受累关节适当切除和重新排列后,将螺钉插入[59,60]。

这种梁式技术的优点是对受影响关节进行充分的重新排列和压缩。这是一个非常稳定的结构。另一个优点是它避免了关节被过度切开。使用空心螺钉和术中 X 线通过小切口将这些螺钉准确放置,避免大创面和骨膜的过度剥离。

三关节融合术

根据文献报道,累及跗关节(距舟骨、跟骰骨、距骨下)的夏科关节病的发病率为 1.8%～37%[61-63]。在临床上,由于距舟关节或跟骰关节的足底侧半脱位,这些足可表现为"摇杆底"畸形(图 19.19)。这会导致慢性溃疡。当面对这种破坏过程带来的严重不稳定时,治疗方法应该包括对所累及的单个或多个关节进行手术固定。这通常需要融合距舟关节、跟骰关节和距下关节,即三关节融合术。三关节融合术的目标是稳定足部并减少畸形,从而降低溃疡复发风险。手术应推迟到急性期消退且夏科关节已经进入骨融合期。如果存在开放性溃疡,则应推迟手术直至所有急性感染体征消失。

三关节融合术以标准方式进行。距下关节和跟骰关节通过外侧切口进入,就在外踝正下方,并向远端延伸至第 4 和第 5 跖骨的基底部。虽然可以通过该切口充分暴露距舟关节,但通

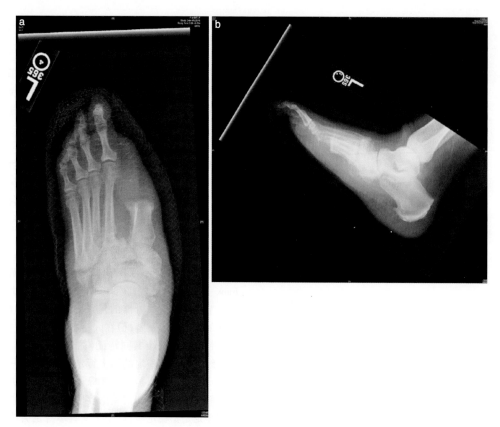

图 19.17　（a）跖跗韧带破裂导致第 1 跖列截肢后 Lisfranc 关节外侧半脱位。（b）侧位显示 Lisfranc 关节的背侧半脱位以及外侧半脱位

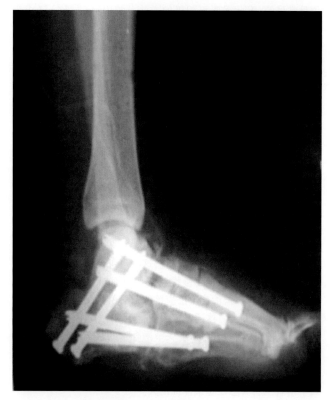

图 19.18　髓内钉技术，通过大直径螺钉穿过距骨和后足关节，来实现稳定、一期融合和矫正畸形

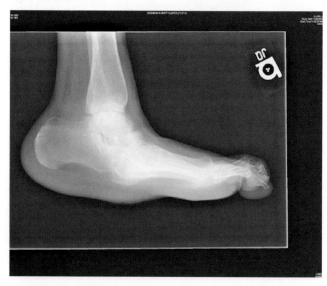

图 19.19　夏科关节病导致距舟关节脱位、"摇椅底"畸形和严重的足底内侧溃疡

常还需要一个单独内侧切口辅助以提供更好的暴露。

切除所有关节表面的软骨,直至露出出血的骨头。然后将关节撑开。如果存在明显畸形,可能需要通过关节楔形切除来充分减轻畸形。另外,破坏性过程可能导致严重的骨吸收。在这些情况下,可能需要骨移植来填充关节表面之间的间隙。移植物可以从髂嵴或骨库中获得。

固定方法是外科医生的选择。通常距下关节用 6.5mm骨松质螺钉来固定。该螺钉可以通过距骨颈从足背入路或通过足跟跖面的穿刺切口导入。顺着一根从足底到足背的导线、穿过距下关节进入距骨体,将螺钉插入。虽然距舟关节和距下关节首选螺钉,但跟骰关节可使用骨骑缝钉或小接骨板。应该存在最小间隙或无间隙。这应始终通过术中X 线来确认,以确定所有固定装置的最终位置、关节对位合适以及足部位置适当。跟骨的位置应为中立到轻度外翻。手术的目的是矫正畸形,使所有关节面良好对位,并构建一个跖行足。

术后给患者用一个后夹板固定融合部位。这通常在术后3~5 天用一个膝下玻璃纤维石膏来代替。保持完全不负重至少 3~4 个月。应通过连续的 X 线来评估骨愈合和术后矫正以及对线的维持情况。然后,当 X 线显示有骨愈合迹象时,患者将逐渐进入保护性负重状态。病例报告表明,尽管尚无前瞻性随机双盲试验来确定总体疗效,使用电骨刺激可以提高融合的可能性和速度[64]。

全距关节融合术

因夏科关节病而遭受严重破坏的踝关节问题特别严重。这通常会导致踝关节受损,如果可能,行走将变得极其困难。这种畸形可能是由距骨体完全塌陷,内踝骨折、外踝骨折或两者兼而有之所致。通常会发现有这些骨折类型的患者直接在内踝或外踝上行走。这种内在的不稳定性将导致慢性溃疡进展,并且仅通过保守治疗是极难控制的。这些畸形的预后很差。为了实现保肢,踝关节和距下关节的一期融合是必要的。

手术方式取决于破坏的水平和程度。如果不稳定和破坏的主要水平累及胫距关节,则单独融合该关节可能就足够了。然而,最常见的是其他后足关节的破坏。因此,为了提供一个稳定的行走平台,踝关节、距舟关节、距下关节和跟骰关节的融合(即、全距关节融合)是必要的。再次强调,最好推迟所有的手术治疗,直到急性夏科关节病的所有征象都消失。在这种疾病的活动期、充血期尝试进行融合,将不仅会在技术上造成融合困难,还可能会导致融合失败。

一个大约从腓骨中部开始并延伸到外踝顶端的外侧切口,使踝关节得以充分暴露。如果要进行全距骨关节融合,可以将该切口向远端延伸至跟骰关节。通常在踝关节线的近端进行腓骨截骨。将腓骨前部解剖游离并且向后反折。这样可以保留对腓骨的血管供应。这也将允许将腓骨用作踝关节外侧的血管化支撑移植物。现在可以很好地看到踝关节。

从胫骨下表面和距骨穹窿向下切除关节软骨,直至出血松质骨。重复活动踝关节以评估足的对线情况。关节表面不断被重塑,直到获得最佳的骨骼对位和足部对线为止。在距骨体被认为无法挽救的情况下,可以将胫骨与跟骨融合,或者可以植入骨移植物来填充缺损以适应明显的骨丢失。同种异体股

骨头移植可用来填充这个缺陷。然而,最近研究/报告显示使用这种技术的长期结果喜忧参半[65-67]。如果正在进行全距关节融合,此时可以用与三关节融合术相同的方式处理剩余的后足关节。

在切除所有关节表面后,应该将足定位在骨骼表面都处于最小间隙或无间隙的良好位置。还应注意避免任何软组织的嵌入。如果足不能正确对线或骨骼表面不能充分对位,则应该做进一步的骨重塑。一旦达到最佳对线,踝关节就可以固定了。踝关节的内固定可以通过多种方法进行。可以通过置入 2枚 7.0mm 空心螺钉来完成,从足底到足背方向穿过跟骨体并跨过已被切除的踝关节。这也将固定后距下关节(图 19.20)。在理想情况下,螺钉的尖端应该紧抓胫骨皮质。其他技术可能包括从胫骨远端进入距骨和/或跟骨的交叉螺钉,在跟骨外侧并横跨胫骨前外侧的带刃接骨板。或者也可以从足底入路、贯穿踝关节和距下关节,植入逆行髓内钉(图 19.21)[66,67]。当骨的质量不允许使用内固定时,外固定装置是合适的选择[68,69]。术中影像学的使用对于导丝放置和最后固定都是至关重要的。将跟骨定位在中立位或轻微外翻位是关键的。应避免任何程度的内翻。在踝关节固定后,可以如前所述固定其余的后足关节。

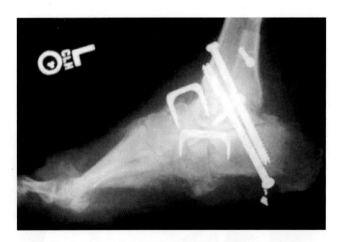

图 19.20 由夏科关节病引起的后足严重不稳定,通常需要对后足和踝关节进行大的重建手术。该患者因严重高弓马蹄内翻畸形和夏科关节病引起的慢性溃疡,而进行了全距关节融合术。使用了 2 个 7.0mm 的空心螺钉融合距骨和踝关节

与三关节融合术一样,术后护理对成功保肢至关重要。创面感染、裂开和骨不连接是该手术的主要并发症。术后立即固定肢体可以降低这些并发症的风险。用玻璃纤维膝下石膏进行完全不负重需要至少 4~6 个月,并且应经常更换以防止擦伤或石膏刺激。一旦感觉到融合足以支撑负重,就应该以逐步保护性的方式进行负重。将由连续的 X 线来决定是否恢复到受保护的负重状态。因为这些患者和手术有骨不连的高风险,应考虑在他们中使用辅助方式(如电的骨刺激)来促进融合。

带外固定架的关节融合术

畸形、伴或不伴骨髓炎的开放性溃疡以及显著骨丢失等复杂类型近期就要利用外固定的新进展。在这些后足畸形中,显著的骨质丢失通常不允许内固定装置的可靠使用。此外,开放

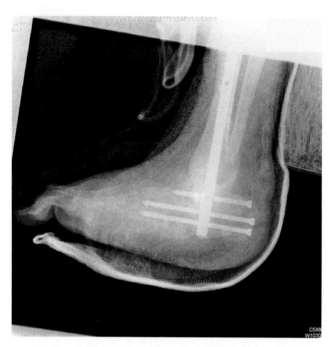

图 19.21　X 线显示使用髓内钉和同种异体股骨头移植的
Charcot 踝关节重建

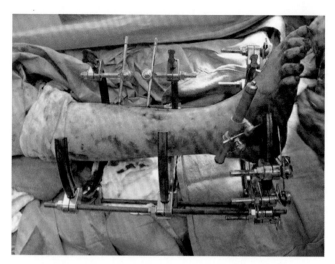

图 19.22　患有开放性溃疡和骨髓炎的严重夏科关节畸形需
要使用外固定架来纠正畸形,同时应避免在溃疡和骨髓炎部位
使用内固定

性溃疡和骨髓炎的存在让内固定使用成为禁忌。因此,各种结构的外固定架已经被用来稳定这些畸形[70-73]。最常见的结构利用了一个多平面细线环固定器和半钉的组合,该组合在不同水平被固定到腿和足。如果可能的话,这可以与内固定结合起来使用(图 19.22 和图 19.23a,b)。

跟腱延长术

　　紧绷的跟腱对足部力学、足溃疡和夏科关节病的影响已经得到了充分证明[74-76]。酶促糖基化引起跟腱紧绷,使得足底压力升高,从而导致足溃疡。在夏科关节病中,也会出现过紧的跟腱。大多数治疗 DFU 的临床医生都认为,跟腱过紧会导致DFU 复发,应该通过跟腱延长来解决。

　　跟腱由腓肠肌和比目鱼肌的末端纤维形成,并附着于跟骨的背后方。由于它的附着,跟腱可作为一种强的踝关节处的跖

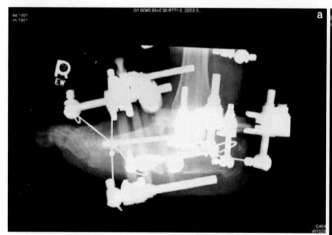

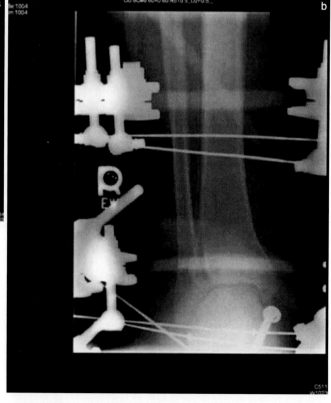

图 19.23　(a)夏科重建显示内固定和外固定结合矫正中足和后足畸形(侧位片)。(b)使用细针技术的外部环形固定器(正位片)

屈肌和距下关节的内转肌来发挥作用。它的跖屈运动被穿过踝关节前部的伸肌所对抗；而其内翻运动被外侧的腓骨肌对抗。当跟骨外翻和距下关节轴发生改变时，例如在过度旋前患者身上发生的那样，跟腱牵引轴也会发生变化。之后，它会产生强大的足部旋前力量。这可能导致体重过度内侧转移和中足塌陷，例如在夏科关节病中所见。正是出于这个原因，必须在每例夏科关节病和重建手术中评估跟腱。如果不认清这一事实，可能导致溃疡复发和重建失败。

有几种技术可以延长跟腱[77-80]。这些可分为开放性或经皮式，最简单的技术是经皮入路（图 19.24）。该技术使用 3 个小刺切口和最小的软组织剥离。然而，这需要了解跟腱的解剖结构和具备必要时转为开放手术的能力。患者可以仰卧或俯卧进行手术。在跟腱中央作 3 个小刺切口，切口间隔约 1～1.5cm，最远端切口距离跟骨跟腱止点 1.5cm。最近端和最远端切口将跟腱从中央切开并从外侧退出，而中间切口将从正中切开跟腱并从内侧退出。一旦 3 个切口完成了，就在足上施加轻微的背屈力，直到在跟腱上能感觉到一种轻微的拉伸。应注意，不要将跟腱拉伸超过背屈 10°。随后，用外科医生选择的缝线闭合皮肤切口。

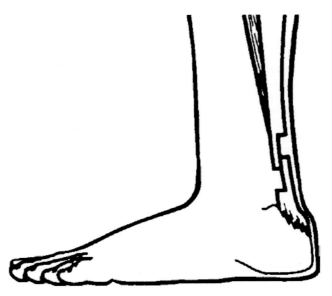

图 19.25 实施开放跟腱延长术中，做近端和远端肌腱切开。然后，肌腱在冠状面得到延长

首选的方法是在肌腱附着点近端约 1.0cm 处作一个切口。将刀片径直插入跟腱中部，并横行切断前部纤维。然后将注意力集中到近端约 2.5～3.0cm 处，再次将刀片插入跟腱中部。现在将肌腱的后部纤维横行切断。一旦完成，再次将足轻轻背屈，直到可以看到肌腱沿着中央完整的纤维延长。通过这种方式，外科医生能看到跟腱延长所达到的数量，并在必要和可行的情况下"拨入"更多的背屈。创面以及腱鞘的闭合应分层进行。最后，用夹板或支具保护延长的跟腱大约 6 周，使踝关节保持在 90°。

（陆萌　陈约东 译）

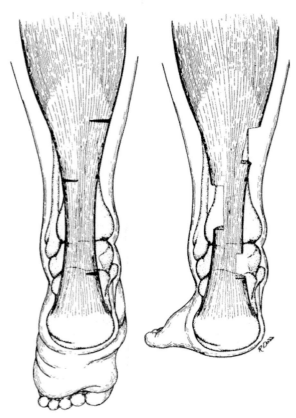

图 19.24 经皮穿刺技术采用 2 个内侧小刺切口和 1 个外侧小刺切口。踝关节是背屈的，以允许跟腱延长

虽然经皮穿刺技术提供了足够的矫正且是创伤性最少的技术，但在某些情况下需要更大程度的矫正。这就是可能需要开放性技术的地方（图 19.25）。这种最好是在患者俯卧位的情况下进行。沿着跟腱的中央部分作一个大约 8～10cm 的切口，加深切口直到看见腱鞘。接着，沿皮肤切口线纵向切开腱鞘，暴露跟腱。虽然已经描述了几种延长肌腱的方法，但我们

参考文献

1. Singh N, Armstrong DG, Lipsky BA. Preventing foot ulcers in patients with diabetes. JAMA. 2005;293(2):217–28.
2. Reiber GE, Boyko EJ, Smith DG. Lower extremity foot ulcers and amputations in diabetes. In: Diabetes in America. 2nd ed. Bethesda, MD: National Institutes of Health., NIH Publication No 95–1468; 1995. p. 409–28.
3. American Diabetes Association. Fast facts: data and statistics about diabetes. 2015.
4. Clayton W, Elasy TA. A review of the pathophysiology, classification, and treatment of foot ulcers in diabetic patients. Clin Diabetes. 2009;22(2):52–8.
5. Young MJ, Boulton AJ, MacLeod AF, Williams DR, Sonksen PH. A multicenter study of the prevalence of diabetic peripheral neuropathy in the United Kingdom hospital clinic population. Diabetologia. 1993;36:15–154.
6. Pecoraro RE, Reiber GE, Burgess EM. Pathways to diabetic limb amputation: basis for prevention. Diabetes Care. 1990;13:513–21.
7. Edmonds ME, Blundell MP, Morris HE, Maelor-Thomas E, Cotton LT, Watkins PJ. Improved survival of the diabetic foot: the role of the specialist foot clinic. Q J Med. 1986;232:763–71.
8. Thomson FJ, Veves A, Ashe H, Knowles EA, Gem J, Walker MG, Hirst P, Boulton AJM. A team approach to diabetic foot care-the Manchester experience. Foot. 1991;1:75–82.
9. Frykberg RG. Diabetic foot ulcerations. In: Frykberg RG, edi-

tor. The high risk foot in diabetes mellitus. New York: Churchill Livingstone; 1991. p. 151.

10. Caputo GM, Cavanagh PR, Ulbrecht JS, Gibbons GW, Karchmer AW. Assessment and management of foot disease in patients with diabetes. N Engl J Med. 1994;331:854–60.

11. Sadoskas D, Suder NC, Wukich DK. Perioperative glycemic control and the effect on surgical site infections in diabetic patients undergoing foot and ankle surgery. Foot Ankle Spec. 2016;9(1):24–30.

12. Humphers JM, Shibuya N, Fluhman BL, Jupiter D. The impact of glycosylated hemoglobin and diabetes mellitus on wound-healing complications and infection after foot and ankle surgery. JAPMA. 2014;104(4):320–9.

13. Selvin E, Lazo M, Chen Y, Shen L, Rubin J, et al. Diabetes, pre-diabetes and incidence of subclinical myocardial damage. Circulation. 130(16):1374–1382, 2014.

14. Sumpio BE, Lee T, Blume PA. Vascular evaluation and arterial reconstruction of the diabetic foot. Clin Podiatr Med Surg. 2003;20:689–708.

15. Andros G, Harris RW, Dulawa LB, Oblath RW, Salles-Sunha SX. The need for arteriography in diabetic patients with gangrene and palpable foot pulses. Arch Surg. 1984;119(11):1260–3.

16. Wukich DK, Shen W, Raspovic KM, Suder NC, Baril DT, Avgerinos E. Noninvasive arterial testing in patients with diabetes: a guide for foot and ankle surgeons. Foot Ankle Int. 2015;36(12):1391–9.

17. Brooks B, Dean R, Patel S, et al. TBI or not TBI: that is the question. Is it better to measure toe pressure than ankle pressure in diabetic patients? Diabetic Med. 2001;18:528–32.

18. Williams DT, Harding KG, Price P. An evaluation of the efficacy of methods used in screening for lower-limb arterial disease in diabetes. Diabetes Care. 2005;28:2006–210.

19. Mills JL, Conte MS, Armstrong DG, Pomposellia FB, et al. The Society for Vascular Surgery lower extremity threatened limb classification system: risk stratification based on wound, ischemia and foot infection (WIfI). J Vasc Surg. 2014;59(1):220–34.

20. Rosenblum BI, Pomposelli FB Jr, Giurini JM, Freeman DV, Chrzan JS, Campbell DR, Habershaw GM, LoGerfo FW. Maximizing foot salvage by a combined approach to foot ischemia and neuropathic ulceration in patients with diabetes: a 5-year experience. Diabetes Care. 1994;17(9):983–7.

21. Gibbons GW. The diabetic foot: amputations and drainage of infection. JVasc Surg. 1987;5:791–3.

22. Morton DJ. The human foot. New York: Columbia University Press; 1935.

23. Cavanagh PR, Rodgers MM, Iiboshi A. Pressure distribution under symptom-free feet during barefoot standing. Foot Ankle. 1987;7:262–76.

24. Ctercteko GC, Chanendran M, Hutton WC, Lequesne LP. Vertical forces acting on the feet of diabetic patients with neuropathic ulceration. Br J Surg. 1981;68:608–14.

25. Root M, Weed J, Orien W. Normal and abnormal function of the foot. Los Angeles: Clinical Biomechanics Corp; 1977. p. 211.

26. Dannels E. Neuropathic foot ulcer prevention in diabetic American Indians with hallux limitus. J Am Podiatric Med Assoc. 1989;76:33–7.

27. Downs DM, Jacobs RL. Treatment of resistant ulcers on the plantar surface of the great toe in diabetics. J Bone Joint Surg Am. 1982;64:930–3.

28. Rosenblum BI, Giurini JM, Chrzan JS, Habershaw GM. Preventing loss of the great toe with the hallux interphalangeal joint arthroplasty. J Foot Ankle Surg. 1994;33:557–60.

29. Lew E, Nicolosi N, McKee P. Evaluation of hallux interphalangeal joint arthroplasty compared with nonoperative treatment of hallux ulceration. J Foot Ankle Surg. 2015;54:541–8.

30. Armstrong DG, Lavery LA, Vasquez JR, et al. Clinical efficacy of the first metatarsophalangeal joint arthroplasty as a curative procedure for hallux interphalangeal joint wounds in patients with diabetes. Diabetes Care. 2003;26:3284–7.

31. Giurini JM, Chrzan JS, Gibbons GW, Habershaw

32. Tamir E, Tamir J, Beer Y, Kosashvili Y, Finestone AS. Resection arthroplasty for resistant ulcers underlying the hallux in insensate diabetics. Foot Ankle Int. 2015;36(8):969–75.

33. Grayson ML, Gibbons GW, Balogh K, Levin E, Karchmer AW. Probing to bone in infected pedal ulcers: a clinical sign of underlying osteomyelitis in diabetic patients. JAMA. 1995;273:721–3.

34. Morales Lozano R, Gonzalez Fernandez ML, Martinez Hernandez D, et al. Validating the probe-to-bone test and other tests for diagnosing chronic osteomyelitis in the diabetic foot. Diabetes Care. 2010;33(10):2140–5.

35. Alvaro-Afonso FJ, Lazaro-Martinez JL, Aragon-Sanchez J, et al. Inter-observer reproducibility of diagnosis of diabetic foot osteomyelitis based on a combination of probe-to-bone test and simple radiography. Diabetes Res Clin Pract. 2014;105(1):e3–5.

36. Young MJ, Coffey J, Taylor PM, Boulton AJM. Weight bearing ultrasound in diabetic and rheumatoid arthritis patients. Foot. 1995;5:76–9.

37. Giurini JM, Rosenblum BI. The role of foot surgery in patients with diabetes. Clin Podiatr Med Surg. 1995;12:119–27.

38. Fernando DJ, Masson EA, Veves A, Boulton AJM. Relationship of limited joint mobility to abnormal foot pressures and diabetic foot ulceration. Diabetes Care. 1991;14:8–11.

39. Veves A, Sarnow MR, Giurini JM, Rosenblum BI, Lyons TE, Chrzan JS, Habershaw GM. Differences in joint mobility and foot pressures between black and white diabetic patients. Diab Med. 1995;12:585–9.

40. Tillo TH, Giurini JM, Habershaw GM, Chrzan JS, Rowbotham JL. Review of metatarsal osteotomies for the treatment of neuropathic ulcerations. J Am Podiatr Med Assoc. 1990;80:211–7.

41. Khalafi A, Landsman AS, Lautenschlager EP, Kelikian AS. Plantar forefoot pressure changes after second metatarsal neck osteotomy. Foot Ankle Int. 2005;26(7):550–5.

42. McKittrick LS, McKittrick JB, Risley T. Transmetatarsal amputation for infection or gangrene in patients with diabetes mellitus. Ann Surg. 1949;130:826.

43. Kates A, Kessel L, Kay A. Arthroplasty of the forefoot. J Bone Joint Surg. 1967;49B:552.

44. Hoffman P. Operation for severe grades of contracted or clawed toes. Am J Orthop Surg. 1912;9:441–9.

45. Marmor L. Resection of the forefoot in rheumatoid arthritis. Clin Orthop. 1975;108:223.

46. Clayton ML. Surgery of the forefoot in rheumatiod arthritis. Clin Orthop. 1960;16:136–40.

47. Jacobs RL. Hoffman procedure in the ulcerated diabetic neuropathic foot. Foot Ankle. 1982;3:142–9.

48. Giurini JM, Habershaw GM, Chrzan JS. Panmetatarsal head resection in chronic neuropathic ulcerations. J Foot Surg. 1987;26:249–52.

49. Giurini JM, Basile P, Chrzan JS, Habershaw GM, Rosenblum BI. Panmetatarsal head resection: a viable alternative to the transmetatarsal amputation. J Am Pod Med Assoc. 1993;83:101–7.

50. Hodor L, Dobbs BM. Panmetatarsal head resection: a review and new approach. J Am Pod Assoc. 1983;73(6):287–92.

51. Harris JR, Brand PW. Patterns of disintegration of the tarsus in the anesthetic foot. J Bone J Surg. 1966;48B:4–16.

52. Sanders LJ, Frykberg RG. Diabetic neuropathic osteoarthropathy: the Charcot foot. In: Frykberg RG, editor. The high risk foot in diabetes mellitus. New York, NY: Churchill-Livingstone; 1990. p. 297–338.

53. Rosenblum BI, Giurini JM, Miller LB, Chrzan JS, Habershaw GM. Neuropathic ulcerations plantar to the lateral column in patients with Charcot foot deformity: a flexible approach to limb salvage. J Foot Ankle Surg. 1997;36(5):360–3.

54. Mendonca DA, Cosker T, Makwana NK. Vacuum-assisted closure to aid wound healing in foot and ankle surgery. Foot Ankle Int. 2005;26(9):761–6.

55. Etoz A, Kahveci R. Negative pressure wound therapy on diabetic foot ulcer. Wounds. 2007;19(9):250–4.

56. Sibbald RG, Mahoney J. A consensus report on the use of vacuum-

assisted closure in chronic, difficult-to-heal wounds. Ostomy Wound Manage. 2003;49(11):52–66.

57. Kadam D. Limb salvage surgery. Indian J Plast Surg. 2013;46(2):265–74.

58. Pickwell KM, Siersma VD, Holstein PE, Schaper NC. Diabetic foot disease: impact of ulcer location on ulcer healing. Diabetes Metab Res Rev. 2013;29:377–83.

59. Grant WP, Garcia-Lavin S, Sabo R. Beaming the columns for Charcot diabetic foot reconstruction: a retrospective analysis. J Foot Ankle Surg. 2011;50:182–9.

60. Jones CP. Beaming for Charcot foot reconstruction. Foot Ankle Int. 2015;36(7):853–9.

61. Sinha S, Munichoodappa C, Kozak GP. Neuroarthropathy (Charcot joints) in diabetes mellitus: clinical study of 101 cases. Medicine. 1972;52:191.

62. Cofield RH, Morrison MJ, Beabout JW. Diabetic neuroarthropathy in the foot: patient characteristic and patterns of radiographic change. Foot Ankle. 1983;4:15.

63. Frykberg RG, Belczyk R. Epidemiology of the Charcot foot. Clin Podiatr Med Surg. 2008;25:17–28.

64. Bier RR, Estersohn HS. A new treatment for Charcot joint in the diabetic foot. JAPMA. 1987;77:63–9.

65. Jeng CL, Campbell JT, Tang EY, Cerrato RA, Myerson MS. Tibiotalocalcaneal arthrodesis with bulk femoral head allograft for salvage of large defects in the ankle. Foot Ankle Int. 2013;34(9):1256–66.

66. Bussewitz B, DeVries G, Dujela M, McAlister JE, Hyer CF, Berlet GC. Retrograde intramedullary nail with femoral head allograft for large deficit tibiotalocalcaneal arthrodesis. Foot Ankle Int. 2014;35(7):706–11.

67. Wukich DK, Mallory BR, Suder NC, Rosario BL. Tibiotalocalcaneal arthrodesis using retrograde intramedullary nail fixation: comparison of patients with and without diabetes mellitus. J Foot Ankle Surg. 2015;54:876–82.

68. Conway JD. Charcot salvage of the foot and ankle using external fixation. Foot Ankle Clin. 2008;13(1):157–73.

69. Burns PR, Wukich DK. Surgical reconstruction of the Charcot rearfoot and ankle. Clin Podiatr Med Surg. 2008;25(1):95–120.

70. Pinzur MS. The role of ring external fixation in Charcot foot arthropathy. Foot Ankle Clin. 2006;11(4):837–47.

71. Cooper PS. Application of external fixators for management of Charcot deformities of the foot and ankle. Foot Ankle Clin. 2002;7(1):207–54.

72. Saltzman CL. Salvage of diffuse ankle osteomyelitis by single-stage resection and circumferential frame compression arthrodesis. Iowa Ortho J. 2002;25:47–52.

73. Sayner RS, Rosenblum BI. External fixation for Charcot foot reconstruction. Curr Surg. 2005;62(6):618–23.

74. Nishimoto GS, Attinger CE, Cooper PS. Lengthening the Achilles tendon for the treatment of diabetic plantar forefoot ulceration. Surg Clin North Am. 2003;83:707–26.

75. Grant WP, Sullivan R, Sonenshine DE, et al. Electron microscopic investigation of the effects of diabetes mellitus on the Achilles tendon. J Foot Ankle Surg. 1997;36:272–8.

76. Delbridge L, Perry P, Marr S. Limited joint mobility in the diabetic foot: relationship to neuropathic ulceration. Diabet Med. 1988;5:333–7.

77. Yosipovitch Z, Sheskin J. Subcutaneous Achilles tenotomy in the treatment of perforating ulcer of the foot in leprosy. Int J Leprosy. 1971;39:631–2.

78. Strayer LM. Recession of the gastrocnemius: an operation to relieve spastic contracture of the calf muscles. J Bone Joint Surg Am. 1950;32A:671–6.

79. Yngve DA, Chambers C. Vulpius and Z-lengthening. J Pediatr Orthop. 1989;9:697–701.

80. Fulp MJ, McGlamry ED. Gastrocnemius tendon recession: tongue in groove procedure to lengthen gastrocnemius tendon. J Am Podiatr Med Assoc. 1974;64:163–71.

第二十章

糖尿病患者下肢动脉重建：治疗原则

Douglas W. Jones and Mark C. Wyers

摘要

为提高外周动脉疾病(peripheral arterial disease,PAD)患者血运重建的成功率,需要认真考虑几项手术前因素。应对PAD进行分期,并治疗足部感染以控制感染源。可以通过多种方式评估患者是否适合进行血运重建,包括是否存在一般状况较差、心脏病及肾功能不全。术前影像学检查可以包括计算机断层扫描血管造影(computed tomography angiography,CTA)或磁共振血管成像(magnetic resonance angiography,MRA),而诊断性血管造影是最详细的,对于确定患者是否适合血运重建也是至关重要的。血管造影术也可以指导开放或腔内手术入路的选择。通过术前静脉造影确定是否有足够长度和宽度的自体移植血管,这对于决定首选哪种血运重建技术也很重要。

在糖尿病人群中,膝下动脉是最常见的动脉闭塞性疾病部位。血管内介入技术依赖于将导丝穿过这些区域,并用球囊血管成形术重新开通血管。手术成功后血液可以不间断地流向足部动脉。单纯球囊血管成形术是治疗腘下动脉的标准方法。金属裸支架、药物涂层球囊和药物洗脱支架在这一领域的应用已经得到了研究,也取得了令人满意的结果,但它们并未得到广泛的应用。

血管旁路手术是治疗大范围、多节段动脉闭塞的常见手术。成功的旁路手术需要良好的流入道、具有连续完整足部流出道的通畅靶动脉以及高质量的自体移植血管(通常是大隐静脉)。上肢静脉用于下肢动脉旁路术也可以取得良好的效果。人工血管通常用于腘下动脉旁路手术效果不佳,通畅率较低的情况。在糖尿病患者中,为了保肢,腔内介入和外科手术的范围已经扩大,治疗计划往往需要高度个性化以及综合技术的组合。

引言

了解糖尿病足溃疡(diabetic foot ulcer,DFU)患者外周神经损伤、缺血和感染的复杂相互作用,对肢体修复至关重要。PAD是导致该人群截肢的重要因素之一[1]。糖尿病血管病变治疗的一个重要原则是认识到最常见的病因是大血管粥样硬化闭塞性疾病,其通常累及膝下的胫动脉。已经有多项研究显示,所谓的"小血管疾病"——微血管闭塞导致坏疽、慢性难愈合溃疡和截肢不完全愈合的历史性假设是不正确的[2-7]。不幸的是,这一无根据的观点已经导致了部分人对局部缺血治疗持悲观态度并由此进行了早期截肢。DFU患者的保肢和创面愈合往往是有可能的,但需要早期血管评估和严格血运重建,这

最好在晚期感染和组织失活之前进行治疗。随着对PAD病因和解剖学分布越来越透彻的了解,在提升微创血管介入技术和改善外科旁路术的治疗效果方面也取到了相应的进展。因此,已出现高效的、可根据个人情况个性化定制的糖尿病PAD患者的保肢计划及方法。

患者选择

外周动脉疾病分期

可以借助于几种方法来评估PAD的存在和严重程度。最简单的方法是通过详细病史和体格检查。病史可包括间歇性跛行、静息痛或足部溃疡症状。通过足部检查来确定创面或溃疡。通过足部动脉搏动触诊评估末梢灌注。结合病史和体格检查结果可将PAD分为无症状、间歇性跛行或慢性肢体缺血(chronic limb-threatening ischemia,CLI)。CLI进一步被分类为缺血性静息痛或足溃疡。

Rutherford分类系统已被广泛用于症状型肢体缺血分类[8]。依据症状、体检结果和血流动力学参数将该系统分为1~6这6个等级。前3级(Rutherford 1~3)描述了长距离、中等距离和短距离跛行的患者;其他等级为严重肢体缺血(critical limb ischemia,CLI)患者:第4级为缺血性静息痛,第5级为轻度组织缺损,第6级为重度组织缺损。有趣的是,血流动力学参数可能与临床症状无关。Rutherford分类有助于对有更高截肢风险但又无需血运重建的患者(Rutherford 4~6)进行分级。然而,CLI最初临床分级仅针对无糖尿病患者,并未将糖尿病患者常并发感染和神经病变的复杂性整合进去[9]。

为弥补Rutherford分类系统的不足,美国血管外科学会(Society for Vascular Surgery,SVS)最近引入了创面、局部缺血和足部感染(Wound, Ischemia and foot Infection, WIfI)分类法,旨在提供一个更全面的临床分类系统[9]。与用于癌症的TNM分类系统相似,WIfI系统依据3个变量进行肢体分类:①创面范围(基于临床检查);②局部缺血程度(基于踝肱指数、足趾压或经皮组织氧分压等参数);③并发足部感染的严重程度(基于临床感染检查)。在每个类别中为患者打分,然后将其分到1~4期,4期表示最严重的肢体缺血(表20.1)。

WIfI系统的一个重要含义是随着患者创面的愈合或当缺血状态的改善,它们的WIfI级别也可以改变并可被加以监测。

表 20.1　外周动脉疾病的创面、局部缺血、足部感染分类

分数	创面	局部缺血	足部感染
0	无溃疡 无坏疽	踝肱指数(ABI)≥0.80 踝压≥100mmHg 经皮氧分压≥60mmHg	无感染症状或体征
1	小溃疡 无坏疽	ABI 0.6~0.79 踝压 70~100mmHg 经皮氧分压 40~59mmHg	周围皮肤红斑≤2cm 的局部感染
2	骨/关节/肌腱外露的深部溃疡或局限 于足趾的坏疽性改变	ABI 0.4~0.59 踝压 50~70mmHg 经皮氧分压 30~39mmHg	周围皮肤红斑>2cm 或累及深于皮肤结构的局部 感染
3	大面积创面或广泛坏疽	ABI≤0.39 踝压 30~39mmHg 经皮氧分压<30mmHg	局部感染伴有全身炎症反应综合征(SIRS)征象

相反,足溃疡和感染恶化可能会导致 WIfI 等级加重,可以随着时间的推移进行追踪。在只关注免截肢生存的系统中很难识别这些变化。通过这种方式,WIfI 系统允许对愈合以及临床分期进行更细致的评估。最近已经证实 WIfI 系统是血管介入治疗后创面愈合时间和临床相关终点的预测指标[10,11](图 20.1)。

了解 WIfI 系统及其临床相关性对于 DFU 患者的风险分层非常重要。系统的复杂性反映了 PAD 和糖尿病患者的广泛临床表现。根据我们的经验,只有适当的创面护理、感染控制和纠正血流动力学异常才能成功保肢。多学科治疗对解决所有这些问题是至关重要的。如果判断慢性肢体缺血的患者有保肢可能性,通常在控制足部感染后进行血运重建。

血运重建前的感染控制

对于由并发症、既往不行走状态和感染引起的广泛组织坏

死或者缺血(即 WIfI 晚期阶段)所致的足部无法挽救的患者,可能需要大截肢。然而,对于具有适当风险特征的患者在动脉介入治疗前,应适当控制活动性、扩散性感染。

实际上,为了控制湿性坏疽、深部脓肿或严重感染,在血运重建术前需要进行足部清创术。无局部或全身感染症状或体征的患者不需要启用抗生素。对于创面感染的患者,可以根据美国感染病学会(Infectious Disease Society of America,IDSA)制定、SVS 调整的指导方针使用抗生素[9,12]。一旦获得细菌培养结果,就可以适当调整抗生素的覆盖。此外,脓肿形成、化脓性关节炎或坏死性筋膜炎的患者应立即进行如图所示的切开、引流、和部分足趾、跖序列或前足截肢等清创术[13](图 20.2)。这种清创术的目的是保存足够组织、以便后期日后组织重建和创面闭合。

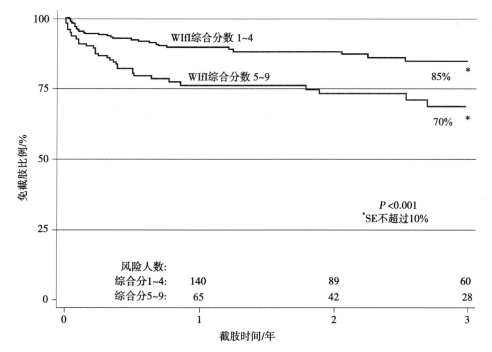

图 20.1　WIfI 综合评分预测膝下血管介入治疗后非截肢患者生存率,评分越高,预后越差。(引自 Darling JD,et al. J Vasc Surg. 2016;64(3):616-22.)

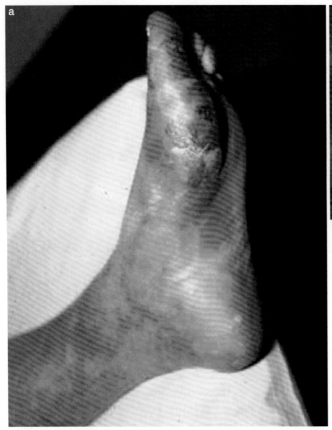
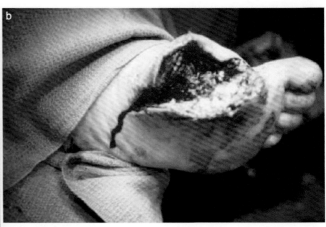

图20.2　一位糖尿病患者右足的照片，该患者因第1跖骨处的足底溃疡而出现了迅速扩散的感染。（a）前足内侧明显的肿胀和红斑。由于骨、关节和屈肌肌腱受到产气荚膜杆菌的侵袭，有明显的捻发音和恶臭脓液。（b）这种感染的控制需要一种紧急的开放性第1跖列截肢。培养物生长出多种生物体，包括金黄色葡萄球菌、变形杆菌和厌氧菌

术前评估

一般状况

　　某些患者，例如那些不能行走、长期卧床或康复进展缓慢的患者，可能不适合动脉重建术。同样，膝关节或髋关节严重挛缩的患者也不适合动脉重建术。终末期疾病患者（例如，晚期癌症、预期寿命极短或有类似致死性合并症患者）血管重建手术并发症发生率高，早期截肢可能效果更好。此外，有肢体组织缺损且年龄大于80岁的患者是血管旁路手术的高风险人群[14]，单独的年龄因素本身不是动脉重建的禁忌证。虚弱指数可能是比患者生理年龄更敏感的指标，并因此可以更好地评估出哪些老年患者更可能从血运重建中获益。已经开发出虚弱程度的不同评估方法，但尚未被广泛采用[15,16]。

心脏病

　　对于出现活动性冠状动脉疾病（如不稳定或严重心绞痛、失代偿性充血性心力衰竭、严重心律失常或严重心脏瓣膜疾病）的肢体缺血患者，最好在下肢动脉旁路手术前进行进一步心脏评估[17-19]。这些患者通常在术前要进行超声心动图检查，必要时考虑心肌核素负荷试验。冠状动脉造影术及经皮冠状动脉介入治疗有时也是必要的，尽管介入治疗后可能需要使用额外的抗血小板药物，而这些药物会对下肢手术的时机和出血风险产生影响。对于活动性冠状动脉疾病患者，这些干预措施必须仔细规划。然而，在无活动症状的情况下，稳定型冠心病

患者在血运重建手术前不需要进行术前心脏检查[17]。例外情况是心脏风险较高和心功能低下（<4个代谢当量）的患者，他们可能有无症状的不稳定型冠状动脉疾病，因此可能从术前心脏检查及干预中获益[19]。在高心脏风险的患者中，血管腔内介入治疗被认为具有较低的围手术期心脏不良事件风险，因此可能是首选。

肾功能不全

　　在肾功能衰竭的情况下，肢体缺血患者面临着特殊的挑战。在糖尿病合并肾功能不全患者中，拒绝或推延动脉造影时机通常是不必要的。如果你对肾功能有极大的担忧，可以采用双功超声成像、磁共振血管造影以及CO_2或含钆造影剂的血管造影术来替代，这些有时可以提供足够的信息来规划动脉重建术，或允许对胫动脉和足部血管进行更局限和选择性的对比动脉造影[20]。当患者出现急性肾功能不全且考虑是因诊断性血管造影后造影剂诱发的肾病，应推迟手术，直至肾功能稳定或恢复到基线水平。大多数这样的患者在无其他症状的情况下，会出现血清肌酐的暂时性升高，但很少会出现无尿或需要血液透析。

　　慢性透析依赖性肾功能衰竭［终末期肾病（end-stage renal disease，ESRD）］可以安全地进行动脉重建。许多ESRD患者有严重的晚期动脉粥样硬化，靶动脉通常钙化严重。这类患者常出现下肢坏疽及组织缺损，即使到足部的搏动性动脉血流恢复，创面愈合反应也还是很差。一些ESRD患者即使动脉旁路移植手术成功，也还是需要截肢。一些研究表明，虽然血管重建手术合理，ESRD患者移植血管通畅率和保肢率要低于无

ESRD 的患者[21-24]。我们对 146 例因严重肢体缺血而接受动脉重建的 ESRD 患者进行了研究,结果表明 3 年后移植血管通畅率和保肢率分别为 68% 和 80%。围手术期的死亡率为 3%;然而,预期生存率却较低,只有 18% 的患者存活超过了 3 年。其他研究表明在该人群中围手术期死亡率较高(9% ~ 18%)、下肢保肢率(1 年 65% ~ 70%)较低。尽管如此,对于严重肢体缺血的 ESRD 患者血运重建仍然是一个合理的选择,而非首选截肢[25,26]。在考虑采用动脉旁路术治疗透析患者肢体缺血时,临床判断至关重要。在进一步研究明确旁路手术在这类患者中的作用之前,治疗方案必须个体化。

血运重建前的解剖成像

静脉影像

在考虑血运重建的患者中,我们更倾向于提前进行双下肢静脉影像学检查。静脉影像需要对大隐静脉和小隐静脉进行双重超声评估,并提供有关通畅性、直径、静脉壁厚度、有无粗大交通支及是否有静脉血栓等信息。当下肢静脉不可用或不合适时,应进行上肢静脉检查以寻找是否有足够宽度的头静脉或贵要静脉。我们倾向于直径大于 3mm 且影像学上静脉壁无增厚的静脉(无论是隐静脉还是其他静脉)。静脉影像学检查时,通常在肢体近端使用止血带阻断,以使远心端静脉充盈。

CTA

虽然无创血管检查对于确定哪些患者可能是血运重建候选者是非常好的,但是制定手术计划可能需要了解更多的动脉解剖学信息。计算机断层扫描血管造影术(computed tomography angiography,CTA)已成为这方面重要的辅助手段。尤其在 PAD 患者中,CTA 效果满意。在衡量大于 50% 以上的动脉狭窄或闭塞时,CTA 敏感性和特异性分别高达 95% 和 96%[27,28]。然而,由于需要使用造影剂会使部分患者暴露在造影剂肾病的风险中。而在肾功能不全患者(通常与糖尿病相关)中会进一步加剧这种风险[29,30]。此外,在广泛的血管钙化(常见于糖尿病患者)患者中,CTA 成像可能会受到影响[31]。

MRA

磁共振血管造影(magnetic resonance angiography,MRA)通常采用静脉注射含钆造影剂。在这种情况下,衡量大于 50% 以上的动脉狭窄或闭塞,敏感性和特异性可达 95% 和 97%[32]。MRA 的优点是无创性,图像不易因血管钙化而退化[33]。缺点是含钆造影剂暴露会带来较低的肾源性系统性纤维化风险(特别是在慢性肾功能不全患者中)[34]。此外,体内有置入物(如起搏器)的患者可能无法进行 MRA 检查。

诊断性数字减影血管造影术

根据我们的经验,动脉造影是目前计划介入治疗的最佳选择,因为它提供了最详细的解剖学信息,并允许在有指征时立即进行血管内介入治疗[33]。术前,需权衡动脉造影的好处与动脉通路相关并发症的风险,类似于 CTA 与碘造影剂暴露的关系。然而,使用下面描述的技术,在大多数情况下,让我们能够使用比 CTA 所需量更小的造影剂进行诊断性动脉造影。

我们通常通过超声引导获得动脉通路,以减少通路相关的并发症[35,36]。最常用 4Fr 动脉鞘取得对侧逆行入路。然后将带有侧孔的动脉导管推进到 L1-L2 椎体间隙水平,并使用稀释造影剂进行主动脉造影,以描绘腹主动脉及其分支的解剖结构。然后,在腹主动脉分叉处置入造影导管,利用数字减影技术获得单侧下肢的动脉造影。对膝下动脉及足部动脉环路进行显影是至关重要的,因为前者是糖尿病患者最常见的严重闭塞性病变部位,而后者是进行旁路手术时远端吻合口的重要潜在部位。足部血管解剖的全面轮廓需要同时提供侧视图和前后视图(图 20.3)。

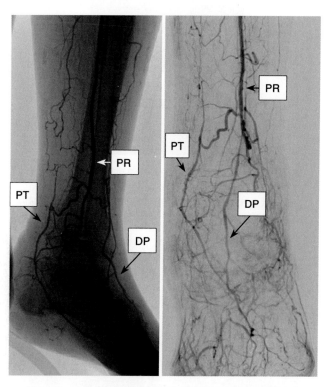

图 20.3　右足未减影侧视图显示,患者腓动脉(PR)、胫后动脉(PT)建立侧支循环。远端胫前动脉也经腓动脉建立侧支循环,直至足背动脉(DP)流出道通畅

如前所述,急性肾功能衰竭是糖尿病患者行血管造影的一个关注点,尤其是那些既往存在肾功能不全的患者。急性肾损伤大部分都是可逆的,但可能会导致动脉重建手术的推迟直至肌酐恢复至基线水平[37,38]。以下几项基本预防措施,即使在基线肾功能不全的患者也可以安全地进行动脉造影和经皮介入治疗。CO_2 血管造影术可用于主髂段和股腘段动脉成像,但通常不足以用于膝下胫动脉显影(图 20.4)。碘造影剂可用生理盐水来稀释,以限制其使用量(通常为 1/2 或 1/3 规格)。这种稀释的造影剂可用于胫动脉或足部动脉的血管造影。稀释钆也可以少量使用,但由于存在肾脏性系统纤维化疾病的风险,应谨慎使用[34,39]。考虑到这些因素,不应因担心加重中度慢性肾功能不全而终止动脉造影计划。

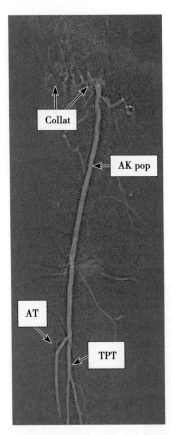

图 20.4　CO_2 血管造影显示,右侧股浅动脉远端闭塞伴膝上腘动脉(AK pop)侧支循环形成(collat)。入胫前动脉(AT)和胫腓动脉干(TPT)的流出道通畅。胫后动脉和腓动脉起始部也可见显影

血管内血运重建

技术

获得诊断性血管造影图像后,可制定血运重建计划。通常,其结果可分为 4 类:①闭塞性疾病但不具备临床意义,无需干预;②闭塞性病变广泛,不宜进行血运重建;③血管内介入治疗最为适宜;④外科手术血运重建最为适宜。

下肢血运重建的最终目的是恢复足够的血液灌注以促进溃疡愈合。一般而言,短段狭窄或闭塞适合采用血管内介入技术,而长节段疾病最好采用外科旁路术治疗。这些建议已由泛大西洋学会间共识(Trans-Atlantic Inter-Society Consensus, TASC)分类系统正式确定[40,41]。尽管这一解剖分级系统存在局限性,但它仍提供了一个框架,以确定哪些动脉粥样硬化病变最适合采用血管内介入及外科手术治疗手段。然而,如前所述,这一决定是复杂的,在未详细了解患者临床疾病严重程度(包括创面范围、是否存在感染以及缺血程度)的情况下是无法得出的。在决定采用哪种治疗方式时,详细了解现有自体静脉血管也很有帮助。

如果决定进行血管腔内介入治疗,则将 4Fr 鞘管更换成更长(45~90cm)的 5Fr 或 6Fr 鞘,以在腹主动脉分叉处和所述入路血管提供稳定的通路。以 80~100U/kg 的剂量静脉推注肝素,并间隔检查活化凝血时间(activated clotting time, ACT)。对于主髂动脉和股腘动脉的介入治疗,我们通常维持 ACT 大于250 秒;对于胫动脉介入治疗,ACT 维持大于 300 秒。一旦完全抗凝,可以同轴方式使用各种导丝和支持导管通过狭窄或闭

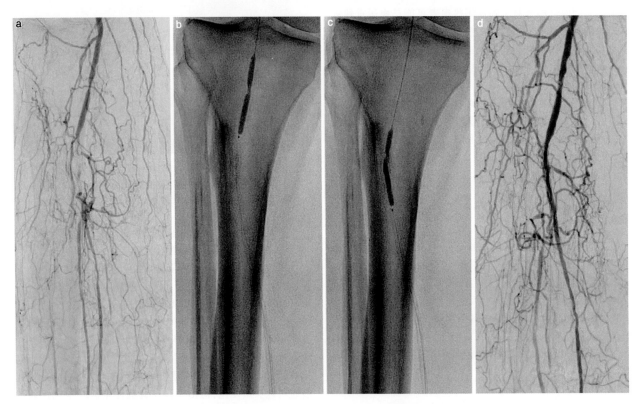

图 20.5　(a)治疗前血管造影显示右胫腓动脉干(TPT)和三条膝下血管闭塞。(b)球囊血管成形术治疗 TPT 狭窄。(c)球囊血管成形术治疗胫后动脉狭窄。(d)完整血管造影片显示胫后动脉血流恢复

塞。在通过病变时,尽一切努力让导丝保持在血管腔内。然而,有时需要在内膜下平面穿过闭塞的血管,再在远处病变较轻的动脉远端重新进入真腔。单纯球囊血管成形术对短狭窄可能有良好的疗效(图20.5 和图20.6)。主髂动脉和股腘动脉节段的长段钙化性狭窄或闭塞病变,在球囊血管成形术后也可能存在残余狭窄的管腔,必要时需要置入支架。单纯球囊血管成形术对胫动脉长段闭塞具有良好的疗效(图20.7)。血管成形术或支架植入术后,需重复进行血管造影术以评价介入治疗的成功率,并评估并发症(包括夹层和远端栓塞)。如果发现此类并发症,可能需要采取额外的血管内治疗或全身抗凝治疗来解决。

在某些情况下,顺行性通路(从同侧或对侧股动脉入路)可能无法通过膝下狭窄或闭塞动脉,但在血管造影术中会发现存在通过侧支已经重建的胫动脉远端或足部血管。这种解剖类型病变采用下肢动脉旁路术通常能取得良好效果;但一些患者由于并发症或缺乏足够的远端流出道,也许就不能作为合适的手术候选者。在这些情况下,逆行足部动脉通路可能允许用于先前顺行无法通过的胫动脉闭塞的腔内治疗。根据我们的经验,在尝试标准的腔内入路后,很少需要这种技术,而且只在血管旁路手术不合适的情况下才需要。

预后

严重下肢缺血的下肢动脉旁路术与血管成形术试验(Bypass versus Angioplasty for Severe Ischaemia of the Leg,BASIL)是一项重要的随机、多中心、前瞻性试验,其针对腹股沟以下动脉闭塞性疾病所致严重肢体缺血比较动脉旁路术与血管成形术的疗效[42-44]。尽管经皮腔内血管成形术(percutaneous transluminal angioplasty,PTA)中使用的血管内技术已经过时,但在 2 年的随访中,两组的死亡率、保肢率和生存率是相同的。旁路手术的费用较高,但 PTA 组需要再次介入的频率较高。令人惊讶的是,两组的肢体功能和生活质量指标是相同的。在对存活超过 2 年的患者进行事后分析中,接受旁路术的患者保肢率及存活率较高。尽管存在不足,本研究验证了胫动脉血管成形术在严重肢体缺血中的应用,尤其是对于那些有绝对手术或麻醉禁忌证、预期寿命不足 2 年的患者。

在我们最初发表的 176 例 CLI 患肢行腘下血管成形术研

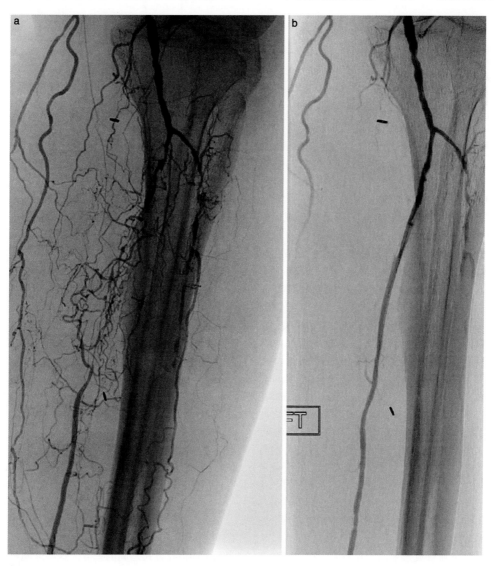

图 20.6　(a)治疗前血管造影显示左胫后动脉长段闭塞。(b)完整血管造影片显示血管成形术后胫后动脉通畅。由于已恢复胫后动脉中连续性血流,侧支循环消失

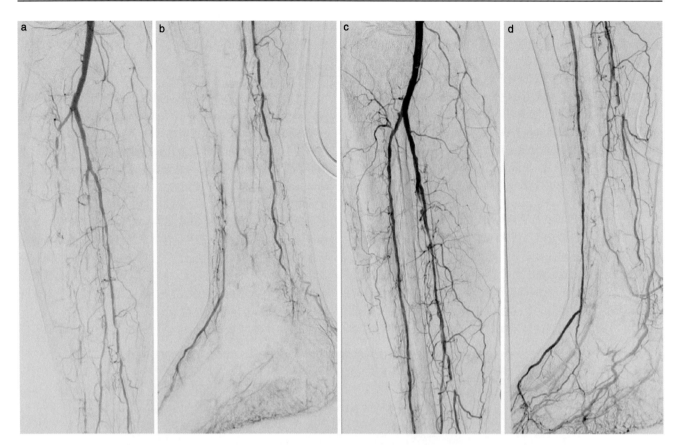

图20.7 (a,b)数字减影血管造影(DSA)显示右胫前动脉长段闭塞及足背动脉血流通畅。(c,d)DSA显示球囊血管成形术后血流通畅

究中,93%的患者获得了技术成功,我们注意到这与病变长度相关:短、局灶性狭窄(1~4cm)或闭塞(<2cm)的成功率为100%,长闭塞(>2cm)或弥漫性病变则降至75%。随访1年,经治疗血管的通畅率仅为39%,但保肢率为84%[45]。

在该研究后,我们更新了对CLI患者实施膝下血管成形术的理念[46]。在8年期间,对459条患肢(平均年龄71岁)进行了膝下动脉PTA治疗。在接受治疗的413例患者中,75%存在糖尿病,93%肢体取得了技术成功(残余狭窄<30%);30天内总死亡率为6%,并且当仅考虑外科旁路手术候选人时,30天内死亡率略低,为4%;在长期随访中,1、3、5年时的生存率分别为83%、64%、49%(图20.8)。糖尿病不是围手术期或长期死亡率的独立危险因素。随访1年,一期通畅率为57%、保肢率为84%;随访5年,一期通畅率为34%、保肢率为81%、5年内再狭窄率为74%。正如TASC Ⅰ分类所示,通畅率较低可能与更晚期的闭塞性病变相关,这并不令人惊讶[47],这一结果在其他研究中也有类似报告[48,49]。高保肢率与高再狭窄率之间关系不一致,这可能与介入治疗的频次及存留效果不同有关。在所有接受治疗的患者中,50%在5年的随访中需要再次行PTA和/或旁路术治疗。这些发现加强了对接受腘下血管成形术的患者进行持续监测和重复干预的必要性。在接受外科手术的患者中,4%的死亡率挑战了膝下血管内介入治疗比外科旁路术更安全的观点。在我们中心的报告中,1000例足背动脉旁路术(平均年龄66.8岁)患者,30天的死亡率为0.9%[50]。

有学者报告了膝下血管成形术的治疗经验。在一项膝下血管成形术治疗严重肢体缺血的荟萃分析中,纳入了2500多例患者,其中61%患有糖尿病[51]。技术成功率为89%,1年和

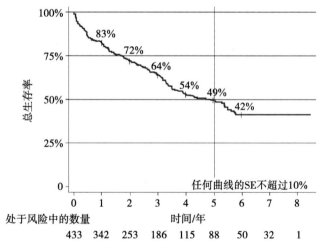

图20.8 血管成形术后的长期生存率。(改编自 Lo, et al. J Vasc Surg. 2013;57(6):1455-63.)

3年的一期通畅率分别为77%和49%;与我们报告的经验相似,1年和3年的保肢率分别为93%和82%,表明在频繁再狭窄的情况下,积极处理病变仍可达到较高保肢率。

为了进行比较,作者还对腘动脉-足背动脉旁路术进行了荟萃分析[52],发现术后3年的保肢率相当(旁路术82.3% vs PTA 82.4%)。借鉴BASIL试验的结果,3年的随访结果足以显示不同治疗方式之间的差异。这些非随机化结果是令人鼓舞的,并表明膝下闭塞性疾病的血管内介入治疗在某些患者中可能与旁路手术效果相当。

重要的是,包括药物涂层球囊(drug-coated balloon,DCB)血管成形术及药物洗脱支架在内的辅助技术近几年来得到了长足的发展[53]。随着 INPACT-DEEP 试验结果的公布,最初对膝下动脉药物涂层球囊血管成形术的热情已经减退[54]。这是 DCB 对比 PTA 的目前涵盖病例数最多的随机对照试验,未显示 DCB 的额外获益。事实上,在 INPACT-DEEP 研究中,与 PTA 相比,DCB 有更高的截肢率趋势。目前仍无足够的证据证明,PTA 相较 DCB 在治疗膝下动脉有更多获益[53,55]。

关于药物洗脱支架(drug-eluting stents,DES)的应用前景更加一致。在 1 年随访中,在股动脉和近端腘动脉使用 DES 的 4 项随机对照试验(randomized controlled trial,RCT)显示 DES 具有良好的一期通畅性[56-60]。综上所述,这些研究表明,与 PTA 和金属裸支架植入术相比,DES 似乎证明了与临床相关的通畅性改善、再介入率及截肢率降低的优势[61-65]。然而,更长更复杂的狭窄和闭塞可能不适合广泛的支架植入术,正如我们自己的经验所示,这些病变类型容易导致血管内治疗失败。随着 DES 的应用越来越广泛,应仔细考虑 DES 部署最有用的解剖情况。为了更好地描述何时进行血管介入或外科旁路手术作为主要的干预措施,启动了针对严重肢体缺血的最佳血管内和最佳外科治疗(Best Endovascular versus Best Surgical Therapy for Critical Limb Ischemia,BEST-CLI)试验[66],入组患者符合血管介入或外科旁路手术的标准,根据治疗类型,对患者进行随机分组;为了表明具备足够自体静脉的重要性,也将对自体大隐静脉符合或不足移植血管条件的患者进行随机分组;研究者们计划招募 2 000 余例患者入组,本研究结果势必会对 CLI 的手术制定产生持续影响。

外科血运重建术

技术

若患者为外科旁路术的理想候选者,则其必须具有充足的流入道血管和流出道靶动脉,这两种动脉通常都是通过诊断性 DSA 进行确定。相对而言,远端吻合部位的靶动脉不应有闭塞性病变,并且流入足部的动脉血流应通畅。一般而言,选择符合上述 2 项标准的闭塞远端最近端的动脉作为旁路术流出道靶血管。远端动脉重建,对于血管外科医师来说,是一项特殊的技术性挑战,需要十分注重细节(图 20.9)。靶动脉通常很细小(直径约为 2.0mm)且常受到动脉中层钙化的影响。

静脉旁路移植术治疗慢性肢体缺血具有良好的安全性和有效性。大多数同期研究报告的围手术期死亡率在 1%～5% 之间[67],许多患者在术后 5 年的保肢率可能接近 90%[68]。尽管这些结果十分理想,但并未反映出很多患者要达到这一结果所需的高额康复费用。

创面相关并发症的发生率为 10%～50%[69,70]。肢体肿胀、缺血创面延迟愈合,以及需要额外的手术,均可能导致康复延迟数月。在我们评估接受动脉旁路术保肢手术患者的生活质量研究中,只有不到 50% 的患者在术后 6 个月恢复正常[71]。在一项类似的研究中,只有 15% 的患者达到了无需再次修复、无任何创面并发症和旁路术后足部愈合。考虑到 50% 的患者

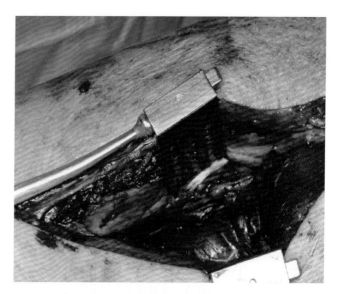

图 20.9　使用原位大隐静脉进行股动脉-腓动脉旁路术中的腓动脉吻合。扩张的大隐静脉与小腿深部腓静脉下方的腓动脉进行吻合。由 David Campbell 医生提供

在接受保肢手术后存活期低于 5 年这一事实,应警惕该类手术带来的相关并发症[72]。

血管外科最重要的进展之一是证明了自体大隐静脉相对于人工移植材料能为远端旁路提供最佳的长期通畅效果。在一项大规模多中心、前瞻性随机临床试验中,大隐静脉移植物的 6 年通畅率是人工血管移植物的 4 倍以上[73]。60 多年来,倒置大隐静脉旁路术一直是实现下肢动脉血运重建的标准手术。完全游离静脉并将其远端转移到近心端动脉进行吻合,以防止静脉瓣膜阻挡血流。尤其对于远端动脉旁路术,这往往会造成静脉直径与流入道动脉及靶动脉吻合口之间的尺寸存在差异。为了避免该问题并尽量减少游离静脉时损伤血管,有人研发了采用瓣膜刀技术的瓣膜切开术,可以破坏静脉腔内瓣膜(这样大隐静脉可以不用倒置即"原位")进行动脉旁路手术。20 世纪 70 年代末,Leather 及其同事推广了这种技术,使用一种改良 Mills 心脏瓣膜刀可无创地切割瓣膜,使其无法工作[74]。血管外科医生欣然地接受了 Leather 技术,并开始报道非倒置、原位旁路术与传统的反向静脉入路相比取得了更好的疗效[75-77]。一些外科医生还得出如下结论:与倒置大隐静脉旁路术相比,原位旁路术具有天然的生物学优势[78]。然而,目前还没有进一步证据支持这一观点[79]。此外,与倒置大隐静脉旁路术相比,原位旁路术通畅率未见明显的优势[80]。根据我们的经验,我们经常使用这两种旁路术方法,临床结果相似[81]。我们也经常进行血管镜检查,在直视下做瓣膜切开术,并评估静脉的总体质量。

在 20 世纪 80 年代,Ascher 及其同事首次报道以腘动脉为流入道动脉进行了静脉旁路移植术[82]。由于动脉粥样硬化性闭塞性疾病常使糖尿病患者的股浅动脉得以保留,因此腘动脉可作为旁路移植的血流来源。这样做缩短了手术时间、缩短了旁路的长度,并避免了潜在的常伴随大腿和腹股沟解剖的腹股沟创面并发症。对于自体大隐静脉长度有限的患者而言,短静脉移植也是有利的;其结果与优先采用股总动脉传统入路的方法相当。其他研究也证实了这一结果,这项技术已被证明是糖

尿病患者动脉重建的又一重要进展[83,84]。我们在远端动脉重建方面的经验表明,大约60%接受下肢血管重建的糖尿病患者可将腘动脉作为流入道[81]。

同侧单节段大隐静脉是腹股沟下动脉旁路的首选移植物。当同侧大隐静脉,由于静脉曲张、既往采血或剥脱而不可用时,须使用其他血管替代物。尽管有些外科医生在这些情况下使用人工血管,但也可用替代静脉移植物,包括对侧大隐静脉、上肢静脉或小隐静脉。在同侧大隐静脉匮乏的患者中,首次手术后3年,需要在对侧肢体进行另一次动脉旁路重建手术的可能性接近40%[85]。正因为如此,一些外科医生在切除对侧隐静脉时会犹豫不决,尽管它仍然是更好的选择[86]。

在双侧大隐静脉均不可用时,我们可选择的静脉移植物是头静脉或贵要静脉。我们通过术中血管造影检查静脉,排除因既往静脉穿刺或血栓形成而造成的创伤性狭窄及瘢痕,改进了手臂静脉移植的结果[87]。通过采用血管镜去评估上肢静脉质量,显著改善了通畅率,并进一步减少了需要采用人工血管的患者数量[88]。尽管大多数患者可以使用上肢静脉作为移植物,但鉴于可能需要施行血液透析动静脉通路手术,我们仍不确定是否将上肢静脉用于终末期肾病患者的下肢动脉旁路术。上肢静脉移植物的潜在缺点是其长度有限。腘动脉作为流入道,使患者可以采取更短的上肢静脉移植物。此外,在经过筛选的患者中,通过组合不同静脉段缝合成长段静脉可提供足够长度的血管,使许多患者手术可从腹股沟到达胫后动脉甚至足背动脉[89]。我们在超过500例手术中使用上肢静脉移植物的结果已有报道[90],5年通畅率为57.5%、保肢率为71.5%,远期通畅率虽不及大隐静脉重建术,但明显优于使用人造血管的

效果。

最近一份报告将肝素结合聚氟乙烯(ePTFE)人造血管与大隐静脉导管分别用于胫动脉旁路手术的预后进行了比较,指出大隐静脉血管通畅性显著优于人工血管移植物。在1~12个月的随访期内,ePTFE移植物的通畅率为75%,而大隐静脉移植的通畅率为86%[91]。这表明尽管人工血管在构造上有了进展,但在可行的情况下使用大隐静脉具有长期通畅的优势。

一般而言,手术治疗的目标是尽可能恢复足部动脉血流,从而增加最佳的愈合机会。术前诊断性动脉造影是为每位患者制定适当手术方案所必需的关键信息。如果经腘动脉或胫动脉旁路手术可以恢复最大动脉血流,并恢复可触及的足部动脉搏动,则手术无须延伸至足部水平。由于自体静脉质量是获得长期动脉通畅最重要的决定性因素,因此使用最短长度的优质静脉是实现这一目标的基本原则。每次手术都必须根据患者的静脉条件以及动脉解剖进行个体化治疗。

预后

对接受动脉旁路术的糖尿病患者而言,影响其预后的因素仍存在一定争议,有待进一步探讨。在PREVENT Ⅲ期临床试验中,1 404例CLI患者接受了血管旁路术,其中64%患有糖尿病[92];研究者发现,糖尿病状态不影响移植物通畅;与上述结果一致的是,当使用适合的自体静脉作为移植物时,股腘动脉旁路术和膝下远端动脉旁路术(胫后动脉或足背动脉)的通畅率并不存在显著差异[92,93]。我们中心的800余例下肢动脉旁路术经验也表明,合并糖尿病对预后无独立影响[94](图20.10)。

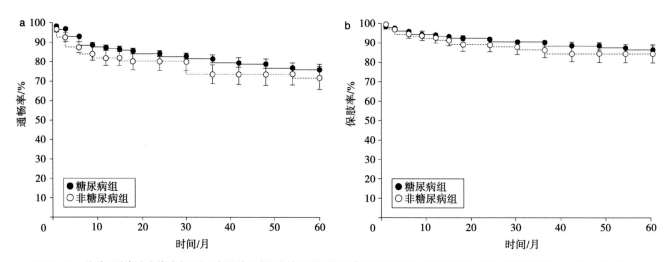

图20.10 接受下肢旁路术并随访至少5年的糖尿病和非糖尿病患者的移植物通畅率(a)和保肢率(b)。(经许可引自 Akbari CM,Pomposelli FB,Jr.,Gibbons GW,Campbell DR,Pulling MC,Mydlarz D,LoGerfo FW. Lower extremity revascularization in diabetes:late observations. Arch Surg 2000;135:452-6.)

美国血管外科学会将PREVENT Ⅲ期、CICRULASE和BASIL试验的结果结合起来,制定了血管旁路术的客观目标[14]。本项分析仅包括了接受自体静脉旁路术患者的高质量随机对照数据。研究者发现,由于在1年随访中预后较差,老年患者(年龄>80岁)和存在肢体组织缺损的患者应被视为"临床高危"。未能确定糖尿病对1年预后有显著影响,因此未将其纳入临床风险增加的预测因素。尽管独立的PREVENT Ⅲ期发现显示远端旁

路的结果相似,但合并腘动脉以下病变及缺乏高质量静脉血管的患者应被视为"解剖高风险"。这种解剖风险的分类来源于以下观察的结果:接受膝下动脉旁路术的患者免于重大不良肢体事件(major adverse limb events,MALE)的比率较低(74% vs 81%,P=0.004)。此类不良事件包括膝上截肢、1年随访期内再次介入或围手术期死亡。然而,根据解剖风险标准,在1年随访期中,死亡率和未截肢生存率无差异。综上所述,这些数据表

明,糖尿病不太可能带来旁路术后不良预后的独立风险。远端旁路手术在糖尿病患者中非常常见,是一种技术上极具挑战性的外科手术。因此,在接受远端旁路术的患者中,并发症风险中度增加,但在保肢和死亡率方面无差异。

在糖尿病人群中进行胫后动脉和足背动脉旁路术的技术精确度绝对是成功的基础。我们研究所对接受血运重建患者的整个下肢循环进行动脉造影检查显示,在 10% 的病例中,足背动脉通常是唯一适合的流出道。在另外 15% 的患者中,与正常或轻度病变的胫后动脉相比,足背动脉似乎是更为理想的流出道血管。因此,在不存在其他(更近端)旁路术选择的情况下,我们从足背动脉开始旁路术以实现保肢[95]。我们报告了我们 1 000 多例施行静脉旁路移植术到足背动脉的经验,随访时间超过 10 年[50]。5 年时,移植物通畅率为 63%、保肢率为 78%,但患者生存率低于 50%。大约有 60% 接受足背动脉大隐静脉旁路术的患者出现过一定程度的足部感染,这也就引起我们对接近感染组织部位放置动脉移植物是否安全的顾虑。但研究证明此类手术是安全的,前提是只要在手术前能控制活动性、蔓延的脓毒症[96]。与其他关于足部动脉重建的报告相比,我们得出的结果是具有优势的[97-101],并且与目前常规报道的腘动脉和胫动脉重建结果相当或更好。

在肢体远端缺血的晚期病例中,或在足部旁路手术失败的病例中,除了足背动脉的跗外侧支、胫后动脉的跗外侧支或跗内侧支外,患者可能没有可用的流出道血管(图 20.11)。在我们的 98 例足底/跗骨血管旁路术中,30 天死亡率为 1%、早期移植失败发生率为 11%。该组病例中,第二次移植的通畅率在随访 1 年时为 70%、在 5 年时为 50%。5 年时,保肢率接近70%[102]。在常被医生们建议截肢是唯一选择的患者中,这些医生并未把下肢远端旁路术作为一种治疗的选择来考虑,这些研究结果对于保肢来说是令人鼓舞的(图 20.12)。

年轻的 1 型糖尿病患者可能因过早的动脉粥样硬化而出现缺血性足并发症。与老年患者不同,这群患者的动脉粥样硬化进展迅速,预后较差[3,96,103]。接受血运重建的年轻患者围手术期并发症的风险增加,需接受多次血运重建术的发生率提高,并且更多地进展到截肢。我们回顾了 1990 年至 2000 年期间在我们机构接受腹股沟下血运重建的所有 40 岁以下的患者[104],其中 51 例患者接受了 76 次下肢血运重建;患者中 1 型糖尿病非常普遍,超过 94%;在随访期间,11.8% 的患者需要接受额外同侧血运重建术,31.3% 的患者需要接受对侧旁路移植术,23.5% 的患者最终需要接受大截肢术。与初次手术相比,二次手术的成功率较低,术后 1 年时,一期通畅率、二期通畅率和保肢率分别为 66.7%、62.5% 和 77.8%;而在术后 5 年时,它们分别为 44.4%、41.7% 和 64.8%。5 年的长期生存率为 75%。以上结果是劣于 5 年移植物通畅率和保肢率分别为 80% 和 90% 的老年患者。预后不良可能是由动脉粥样硬化的侵袭性更强和进展更快所致,也可能是这些患者中透析依赖性肾衰竭发生率相对较高引起的。与接受长期血液透析的患者一样,观察到的结果劣于更"典型"的患者,且重建失败后进行的补救措施几乎很少成功。在开始治疗之前,必须与患者开诚

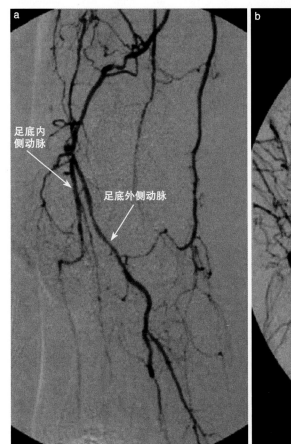
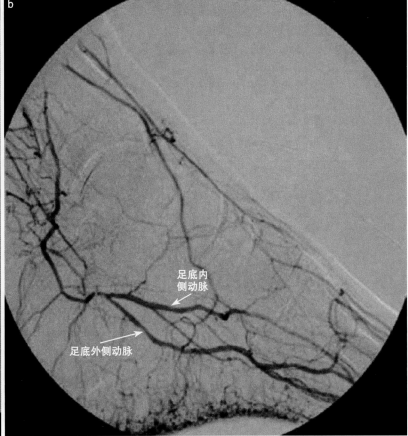

图 20.11　接受足底动脉旁路术患者的术前足部前后位(a)和侧位(b)动脉造影

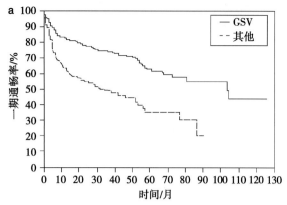

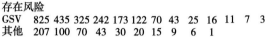

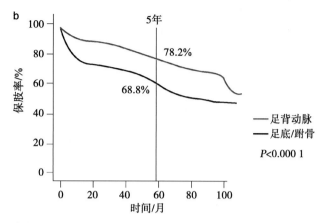

图 20.12 接受足背动脉和足底/跗骨动脉旁路术患者的一期通畅率(a)和保肢率(b)

布公地讨论上述事实,并根据临床情况进行个体化治疗,认识到对于某些患者来说,截肢可能是最佳的首选治疗。

慢性肾病是长期糖尿病的并发症。因此,血管外科医生经常需要面临糖尿病和 ESRD 肾病患者的血运重建作出决策。在过去,普遍认为血液透析患者的外科旁路术风险过高。

2002 年,我们报告了在 146 例 ESRD 患者的 177 条肢体中进行下肢旁路术的经验[105]。值得注意的是,92% 的研究人群合并有糖尿病,88% 的患者接受血液透析的原因是糖尿病;30 天死亡率仅为 5%,这表明围手术期安全性在可接受的范围内;然而 1 年、3 年和 5 年的总生存率分别为 60%、18% 和 5%;尽管如此,3 年保肢率为 80%,表明患者的死因与旁路术后状态无关;通过开展多变量分析,确定年龄和透析年数为预后不良的预测因素。在对 1 000 余例 ESRD 患者行腹股沟韧带下动脉旁路术的荟萃分析发现[106],围手术期死亡率为 8.8%。预估 5 年的一期通畅率为 50.4%、二期通畅率为 50.8%、保肢率为 66.6% 和总生存率为 27.5%。在 ESRD 患者中,下肢动脉旁路术可提高保肢率,但总体预后不良。

建议

对于伴有慢性肢体缺血威胁的糖尿病患者,我们认为应该用 WIfI 系统来评估疾病的初始阶段[9]。若要尝试保肢,则创面治疗、感染控制和血运重建都是必不可少的。诊断性动脉造影是进行血管腔内或外科干预的基础。应该采用个体化的方法来选择早期进行血管腔内治疗还是开放手术治疗。一般情况下,对于大隐静脉质量好且预期寿命 ≥2 年的患者,首选下肢动脉旁路术。旁路手术也适用于晚期 WIfI 阶段、多节段或长段闭塞性疾病。对于手术风险很高且预期寿命有限的患者,血管腔内治疗更获益更大。当无可用的高质量自体静脉血管且闭塞或狭窄处于单一节段时,血管介入技术也更为合适[93]。

尽管近年来糖尿病患病率显著上升,但血运重建术的不断完善和预防性治疗应用的增加,下肢截肢率显著降低[107]。为了保持这种趋势,血管外科专家必须精通所有形式的血运重建方法。在糖尿病患者中,为了保肢开展的血管腔内和外科手术

的适用范围已经扩大到治疗计划高度个体化、技术结合普遍化的程度。

(缪鹏 译)

参考文献

1. American Diabetes A. Peripheral arterial disease in people with diabetes. Diabetes Care. 2003;26(12):3333–41.
2. Goldenberg S, Alex M, Joshi RA, Blumenthal HT. Nonatheromatous peripheral vascular disease of the lower extremity in diabetes mellitus. Diabetes. 1959;8(4):261–73.
3. Barner HB, Kaiser GC, Willman VL. Blood flow in the diabetic leg. Circulation. 1971;43(3):391–4.
4. Conrad MC. Large and small artery occlusion in diabetics and nondiabetics with severe vascular disease. Circulation. 1967;36(1):83–91.
5. Irwin ST, Gilmore J, McGrann S, Hood J, Allen JA. Blood flow in diabetics with foot lesions due to 'small vessel disease'. Br J Surg. 1988;75(12):1201–6.
6. LoGerfo FW, Coffman JD. Current concepts. Vascular and microvascular disease of the foot in diabetes. Implications for foot care. N Engl J Med. 1984;311(25):1615–9.
7. Strandness DE Jr, Priest RE, Gibbons GE. Combined clinical and pathologic study of diabetic and nondiabetic peripheral arterial disease. Diabetes. 1964;13:366–72.
8. Rutherford RB, Baker JD, Ernst C, Johnston KW, Porter JM, Ahn S, et al. Recommended standards for reports dealing with lower extremity ischemia: revised version. J Vasc Surg. 1997;26(3):517–38.
9. Mills JL Sr, Conte MS, Armstrong DG, Pomposelli FB, Schanzer A, Sidawy AN, et al. The Society for Vascular Surgery Lower Extremity Threatened Limb Classification System: risk stratification based on wound, ischemia, and foot infection (WIfI). J Vasc Surg. 2014;59(1):220–34 e1–2.
10. Zhan LX, Branco BC, Armstrong DG, Mills JL Sr. The Society for Vascular Surgery lower extremity threatened limb classification system based on Wound, Ischemia, and foot Infection (WIfI) correlates with risk of major amputation and time to wound healing. J Vasc Surg. 2015;61(4):939–44.
11. Darling JD, McCallum JC, Soden PA, Meng Y, Wyers MC, Hamdan AD, et al. Predictive ability of the Society for Vascular Surgery Wound, Ischemia, and foot Infection (WIfI) classification system following infrapopliteal endovascular interventions for critical limb ischemia. J Vasc Surg. 2016;64(3):616–22.

12. Lipsky BA, Berendt AR, Cornia PB, Pile JC, Peters EJ, Armstrong DG, et al. 2012 Infectious Diseases Society of America clinical practice guideline for the diagnosis and treatment of diabetic foot infections. Clin Infect Dis. 2012;54(12):e132–73.

13. Gibbons GW. The diabetic foot: amputations and drainage of infection. J Vasc Surg. 1987;5(5):791–3.

14. Conte MS, Geraghty PJ, Bradbury AW, Hevelone ND, Lipsitz SR, Moneta GL, et al. Suggested objective performance goals and clinical trial design for evaluating catheter-based treatment of critical limb ischemia. J Vasc Surg. 2009;50(6):1462–73 e1–3.

15. Karam J, Tsiouris A, Shepard A, Velanovich V, Rubinfeld I. Simplified frailty index to predict adverse outcomes and mortality in vascular surgery patients. Ann Vasc Surg. 2013;27(7):904–8.

16. Kraiss LW, Beckstrom JL, Brooke BS. Frailty assessment in vascular surgery and its utility in preoperative decision making. Semin Vasc Surg. 2015;28(2):141–7.

17. McFalls EO, Ward HB, Moritz TE, Goldman S, Krupski WC, Littooy F, et al. Coronary-artery revascularization before elective major vascular surgery. N Engl J Med. 2004;351(27):2795–804.

18. Santilli SM. The Coronary Artery Revascularization Prophylaxis (CARP) trial: results and remaining controversies. Perspect Vasc Surg Endovasc Ther. 2006;18(4):282–5.

19. Fleisher LA, Fleischmann KE, Auerbach AD, Barnason SA, Beckman JA, Bozkurt B, et al. ACC/AHA guideline on perioperative cardiovascular evaluation and management of patients undergoing noncardiac surgery: a report of the American College of Cardiology/American Heart Association Task Force on practice guidelines. J Am Coll Cardiol. 2014;64(22):e77–137.

20. Carpenter JP, Baum RA, Holland GA, Barker CF. Peripheral vascular surgery with magnetic resonance angiography as the sole preoperative imaging modality. J Vasc Surg. 1994;20(6):861–9. discussion 9–71

21. Lumsden AB, Besman A, Jaffe M, MacDonald MJ, Allen RC. Infrainguinal revascularization in end-stage renal disease. Ann Vasc Surg. 1994;8(1):107–12.

22. Carsten CG 3rd, Taylor SM, Langan EM 3rd, Crane MM. Factors associated with limb loss despite a patent infrainguinal bypass graft. Am Surg. 1998;64(1):33–7. discussion 7–8

23. Johnson BL, Glickman MH, Bandyk DF, Esses GE. Failure of foot salvage in patients with end-stage renal disease after surgical revascularization. J Vasc Surg. 1995;22(3):280–5. discussion 5–6

24. Korn P, Hoenig SJ, Skillman JJ, Kent KC. Is lower extremity revascularization worthwhile in patients with end-stage renal disease? Surgery. 2000;128(3):472–9.

25. Georgopoulos S, Filis K, Vourliotakis G, Bakoyannis C, Papapetrou A, Klonaris C, et al. Lower extremity bypass procedures in diabetic patients with end-stage renal disease: is it worthwhile? Nephron Clin Pract. 2005;99(2):c37–41.

26. Baele HR, Piotrowski JJ, Yuhas J, Anderson C, Alexander JJ. Infrainguinal bypass in patients with end-stage renal disease. Surgery. 1995;117(3):319–24.

27. Met R, Bipat S, Legemate DA, Reekers JA, Koelemay MJ. Diagnostic performance of computed tomography angiography in peripheral arterial disease: a systematic review and meta-analysis. JAMA. 2009;301(4):415–24.

28. Catalano C, Fraioli F, Laghi A, Napoli A, Bezzi M, Pediconi F, et al. Infrarenal aortic and lower-extremity arterial disease: diagnostic performance of multi-detector row CT angiography. Radiology. 2004;231(2):555–63.

29. Parfrey PS, Griffiths SM, Barrett BJ, Paul MD, Genge M, Withers J, et al. Contrast material-induced renal failure in patients with diabetes mellitus, renal insufficiency, or both. A prospective controlled study. N Engl J Med. 1989;320(3):143–9.

30. Rudnick MR, Goldfarb S, Wexler L, Ludbrook PA, Murphy MJ, Halpern EF, et al. Nephrotoxicity of ionic and nonionic contrast media in 1196 patients: a randomized trial. The Iohexol Cooperative Study. Kidney Int. 1995;47(1):254–61.

31. Ouwendijk R, Kock MC, van Dijk LC, van Sambeek MR, Stijnen T, Hunink MG. Vessel wall calcifications at multi-detector row CT angiography in patients with peripheral arterial disease: effect on image utility and clinical predictors. Radiology. 2006;241(2):603–8.

32. Collins R, Burch J, Cranny G, Aguiar-Ibanez R, Craig D, Wright K, et al. Duplex ultrasonography, magnetic resonance angiography, and computed tomography angiography for diagnosis and assessment of symptomatic, lower limb peripheral arterial disease: systematic review. BMJ. 2007;334(7606):1257.

33. Society for Vascular Surgery Lower Extremity Guidelines Writing G, Conte MS, Pomposelli FB, Clair DG, Geraghty PJ, McKinsey JF, et al. Society for Vascular Surgery practice guidelines for atherosclerotic occlusive disease of the lower extremities: management of asymptomatic disease and claudication. J Vasc Surg. 2015;61(3 Suppl):2S–41S.

34. Wang Y, Alkasab TK, Narin O, Nazarian RM, Kaewlai R, Kay J, et al. Incidence of nephrogenic systemic fibrosis after adoption of restrictive gadolinium-based contrast agent guidelines. Radiology. 2011;260(1):105–11.

35. Lo RC, Fokkema MT, Curran T, Darling J, Hamdan AD, Wyers M, et al. Routine use of ultrasound-guided access reduces access site-related complications after lower extremity percutaneous revascularization. J Vasc Surg. 2015;61(2):405–12.

36. Sobolev M, Slovut DP, Lee Chang A, Shiloh AL, Eisen LA. Ultrasound-guided catheterization of the femoral artery: a systematic review and meta-analysis of randomized controlled trials. J Invasive Cardiol. 2015;27(7):318–23.

37. Berwanger O, Cavalcanti AB, Sousa AM, Buehler A, Castello-Junior HJ, Cantarelli MJ, et al. Acetylcysteine for the prevention of renal outcomes in patients with diabetes mellitus undergoing coronary and peripheral vascular angiography: a substudy of the acetylcysteine for contrast-induced nephropathy trial. Circ Cardiovasc Interv. 2013;6(2):139–45.

38. Investigators ACT. Acetylcysteine for prevention of renal outcomes in patients undergoing coronary and peripheral vascular angiography: main results from the randomized Acetylcysteine for Contrast-induced nephropathy Trial (ACT). Circulation. 2011;124(11):1250–9.

39. Sam AD 2nd, Morasch MD, Collins J, Song G, Chen R, Pereles FS. Safety of gadolinium contrast angiography in patients with chronic renal insufficiency. J Vasc Surg. 2003;38(2):313–8.

40. Norgren L, Hiatt WR, Dormandy JA, Nehler MR, Harris KA, Fowkes FG, et al. Inter-Society consensus for the management of peripheral arterial disease (TASC II). J Vasc Surg. 2007;45(Suppl S):S5–67.

41. Committee TS, Jaff MR, CJ W, Hiatt WR, Fowkes GR, Dormandy J, et al. An update on methods for revascularization and expansion of the TASC lesion classification to include below-the-knee arteries: a supplement to the Inter-Society Consensus for the Management of Peripheral Arterial Disease (TASC II). J Endovasc Ther. 2015;22(5):663–77.

42. Adam DJ, Beard JD, Cleveland T, Bell J, Bradbury AW, Forbes JF, et al. Bypass versus angioplasty in severe ischaemia of the leg (BASIL): multicentre, randomised controlled trial. Lancet. 2005;366(9501):1925–34.

43. Bradbury AW, Adam DJ, Bell J, Forbes JF, Fowkes FG, Gillespie I, et al. Bypass versus Angioplasty in Severe Ischaemia of the Leg (BASIL) trial: an intention-to-treat analysis of amputation-free and overall survival in patients randomized to a bypass surgery-first or a balloon angioplasty-first revascularization strategy. J Vasc Surg. 2010;51(5 Suppl):5S–17S.

44. Bradbury AW, Adam DJ, Bell J, Forbes JF, Fowkes FG, Gillespie I, et al. Bypass versus Angioplasty in Severe Ischaemia of the Leg (BASIL) trial: analysis of amputation free and overall survival by treatment received. J Vasc Surg. 2010;51(5 Suppl):18S–31S.

45. Giles KA, Pomposelli FB, Spence TL, Hamdan AD, Blattman SB, Panossian H, et al. Infrapopliteal angioplasty for critical limb ischemia: relation of TransAtlantic InterSociety Consensus class to outcome in 176 limbs. J Vasc Surg. 2008;48(1):128–36.

46. Lo RC, Darling J, Bensley RP, Giles KA, Dahlberg SE, Hamdan

AD, et al. Outcomes following infrapopliteal angioplasty for critical limb ischemia. J Vasc Surg. 2013;57(6):1455–63. discussion 63–4

47. Dormandy JA, Rutherford RB. Management of peripheral arterial disease (PAD). TASC Working Group. TransAtlantic Inter-Society Consensus (TASC). J Vasc Surg. 2000;31(1 Pt 2):S1–S296.

48. Casella IB, Brochado-Neto FC, Sandri Gde A, Kalaf MJ, Godoy MR, Costa VS, et al. Outcome analysis of infrapopliteal percutaneous transluminal angioplasty and bypass graft surgery with nonreversed saphenous vein for individuals with critical limb ischemia. Vasc Endovasc Surg. 2010;44(8):625–32.

49. Conrad MF, Kang J, Cambria RP, Brewster DC, Watkins MT, Kwolek CJ, et al. Infrapopliteal balloon angioplasty for the treatment of chronic occlusive disease. J Vasc Surg. 2009;50(4):799–805. e4

50. Pomposelli FB, Kansal N, Hamdan AD, Belfield A, Sheahan M, Campbell DR, et al. A decade of experience with dorsalis pedis artery bypass: analysis of outcome in more than 1000 cases. J Vasc Surg. 2003;37(2):307–15.

51. Romiti M, Albers M, Brochado-Neto FC, Durazzo AE, Pereira CA, De Luccia N. Meta-analysis of infrapopliteal angioplasty for chronic critical limb ischemia. J Vasc Surg. 2008;47(5):975–81.

52. Albers M, Romiti M, Brochado-Neto FC, De Luccia N, Pereira CA. Meta-analysis of popliteal-to-distal vein bypass grafts for critical ischemia. J Vasc Surg. 2006;43(3):498–503.

53. Huang ZS, Schneider DB. Endovascular intervention for tibial artery occlusive disease in patients with critical limb ischemia. Semin Vasc Surg. 2014;27(1):38–58.

54. Zeller T, Baumgartner I, Scheinert D, Brodmann M, Bosiers M, Micari A, et al. Drug-eluting balloon versus standard balloon angioplasty for infrapopliteal arterial revascularization in critical limb ischemia: 12-month results from the IN.PACT DEEP randomized trial. J Am Coll Cardiol. 2014;64(15):1568–76.

55. Zeller T, Jaff MR. Favorable angiographic outcome after treatment of infrapopliteal lesions with drug-coated balloons without clinical benefit: what we learn from a meta-analysis. JACC Cardiovasc Interv. 2016;9(10):1081–2.

56. Bosiers M, Scheinert D, Peeters P, Torsello G, Zeller T, Deloose K, et al. Randomized comparison of everolimus-eluting versus bare-metal stents in patients with critical limb ischemia and infrapopliteal arterial occlusive disease. J Vasc Surg. 2012;55(2):390–8.

57. Rastan A, Brechtel K, Krankenberg H, Zahorsky R, Tepe G, Noory E, et al. Sirolimus-eluting stents for treatment of infrapopliteal arteries reduce clinical event rate compared to bare-metal stents: long-term results from a randomized trial. J Am Coll Cardiol. 2012;60(7):587–91.

58. Rastan A, Tepe G, Krankenberg H, Zahorsky R, Beschorner U, Noory E, et al. Sirolimus-eluting stents vs. bare-metal stents for treatment of focal lesions in infrapopliteal arteries: a double-blind, multi-centre, randomized clinical trial. Eur Heart J. 2011;32(18):2274–81.

59. Scheinert D, Katsanos K, Zeller T, Koppensteiner R, Commeau P, Bosiers M, et al. A prospective randomized multicenter comparison of balloon angioplasty and infrapopliteal stenting with the sirolimus-eluting stent in patients with ischemic peripheral arterial disease: 1-year results from the ACHILLES trial. J Am Coll Cardiol. 2012;60(22):2290–5.

60. Siablis D, Kitrou PM, Spiliopoulos S, Katsanos K, Karnabatidis D. Paclitaxel-coated balloon angioplasty versus drug-eluting stenting for the treatment of infrapopliteal long-segment arterial occlusive disease: the IDEAS randomized controlled trial. JACC Cardiovasc Interv. 2014;7(9):1048–56.

61. Jaff MR, White CJ, Hiatt WR, Fowkes GR, Dormandy J, Razavi M, et al. An update on methods for revascularization and expansion of the TASC lesion classification to include below-the-knee arteries: a supplement to the inter-society consensus for the management of peripheral arterial disease (TASC II): the TASC steering committee. Catheter Cardiovasc Interv. 2015;86(4):611–25.

62. Antoniou GA, Chalmers N, Kanesalingham K, Antoniou SA, Schiro A, Serracino-Inglott F, et al. Meta-analysis of outcomes of endovascular treatment of infrapopliteal occlusive disease with drug-eluting stents. J Endovasc Ther. 2013;20(2):131–44.

63. Fusaro M, Cassese S, Ndrepepa G, Tepe G, King L, Ott I, et al. Drug-eluting stents for revascularization of infrapopliteal arteries: updated meta-analysis of randomized trials. JACC Cardiovasc Interv. 2013;6(12):1284–93.

64. Katsanos K, Spiliopoulos S, Diamantopoulos A, Karnabatidis D, Sabharwal T, Siablis D. Systematic review of infrapopliteal drug-eluting stents: a meta-analysis of randomized controlled trials. Cardiovasc Intervent Radiol. 2013;36(3):645–58.

65. Yang X, Lu X, Ye K, Li X, Qin J, Jiang M. Systematic review and meta-analysis of balloon angioplasty versus primary stenting in the infrapopliteal disease. Vasc Endovasc Surg. 2014;48(1):18–26.

66. Menard MT, Farber A, Assmann SF, Choudhry NK, Conte MS, Creager MA, et al. Design and rationale of the best endovascular versus Best Surgical Therapy for patients with Critical Limb Ischemia (BEST-CLI) trial. J Am Heart Assoc. 2016;5(7):e003219.

67. Lancaster RT, Conrad MF, Patel VI, Cambria RP, LaMuraglia GM. Predictors of early graft failure after infrainguinal bypass surgery: a risk-adjusted analysis from the NSQIP. Eur J Vasc Endovasc Surg. 2012;43(5):549–55.

68. Pomposelli FB Jr, Marcaccio EJ, Gibbons GW, Campbell DR, Freeman DV, Burgess AM, et al. Dorsalis pedis arterial bypass: durable limb salvage for foot ischemia in patients with diabetes mellitus. J Vasc Surg. 1995;21(3):375–84.

69. LaMuraglia GM, Conrad MF, Chung T, Hutter M, Watkins MT, Cambria RP. Significant perioperative morbidity accompanies contemporary infrainguinal bypass surgery: an NSQIP report. J Vasc Surg. 2009;50(2):299–304. e1-4

70. Nguyen LL, Brahmanandam S, Bandyk DF, Belkin M, Clowes AW, Moneta GL, et al. Female gender and oral anticoagulants are associated with wound complications in lower extremity vein bypass: an analysis of 1404 operations for critical limb ischemia. J Vasc Surg. 2007;46(6):1191–7.

71. Gibbons GW, Burgess AM, Guadagnoli E, Pomposelli FB Jr, Freeman DV, Campbell DR, et al. Return to well-being and function after infrainguinal revascularization. J Vasc Surg. 1995;21(1):35–44; discussion 5.

72. Abou-Zamzam AM Jr, Lee RW, Moneta GL, Taylor LM Jr, Porter JM. Functional outcome after infrainguinal bypass for limb salvage. J Vasc Surg. 1997;25(2):287–95. discussion 95–7

73. Veith FJ, Gupta SK, Ascer E, White-Flores S, Samson RH, Scher LA, et al. Six-year prospective multicenter randomized comparison of autologous saphenous vein and expanded polytetrafluoroethylene grafts in infrainguinal arterial reconstructions. J Vasc Surg. 1986;3(1):104–14.

74. Leather RP, Powers SR, Karmody AM. A reappraisal of the in situ saphenous vein arterial bypass: its use in limb salvage. Surgery. 1979;86(3):453–61.

75. Buchbinder D, Rolins DL, Verta MJ, LaRosa MP, Ryan TJ, Meyer JP, et al. Early experience with in situ saphenous vein bypass for distal arterial reconstruction. Surgery. 1986;99(3):350–7.

76. Hurley JJ, Auer AI, Binnington HB, Hershey FB, Swensson EE, Woods JJ Jr, et al. Comparison of initial limb salvage in 98 consecutive patients with either reversed autogenous or in situ vein bypass graft procedures. Am J Surg. 1985;150(6):777–81.

77. Strayhorn EC, Wohlgemuth S, Deuel M, Glickman MH, Hurwitz RL. Early experience utilizing the in situ saphenous vein technique in 54 patients. J Cardiovasc Surg. 1988;29(2):161–5.

78. Bush HL Jr, Corey CA, Nabseth DC. Distal in situ saphenous vein grafts for limb salvage. Increased operative blood flow and postoperative patency. Am J Surg. 1983;145(4):542–8.

79. Cambria RP, Megerman J, Brewster DC, Warnock DF, Hasson J, Abbott WM. The evolution of morphologic and biomechanical changes in reversed and in-situ vein grafts. Ann Surg. 1987;205(2):167–74.

80. Taylor LM Jr, Edwards JM, Porter JM. Present status of reversed

vein bypass grafting: five-year results of a modern series. J Vasc Surg. 1990;11(2):193–205. discussion 6

81. Pomposelli FB Jr, Jepsen SJ, Gibbons GW, Campbell DR, Freeman DV, Gaughan BM, et al. A flexible approach to infrapopliteal vein grafts in patients with diabetes mellitus. Arch Surg. 1991;126(6):724–7. discussion 7–9

82. Ascer E, Veith FJ, Gupta SK, White SA, Bakal CW, Wengerter K, et al. Short vein grafts: a superior option for arterial reconstructions to poor or compromised outflow tracts? J Vasc Surg. 1988;7(2):370–8.

83. Cantelmo NL, Snow JR, Menzoian JO, LoGerfo FW. Successful vein bypass in patients with an ischemic limb and a palpable popliteal pulse. Arch Surg. 1986;121(2):217–20.

84. Stonebridge PA, Tsoukas AI, Pomposelli FB Jr, Gibbons GW, Campbell DR, Freeman DV, et al. Popliteal-to-distal bypass grafts for limb salvage in diabetics. Eur J Vasc Surg. 1991;5(3):265–9.

85. Holzenbein TJ, Pomposelli FB Jr, Miller A, Contreras MA, Gibbons GW, Campbell DR, et al. Results of a policy with arm veins used as the first alternative to an unavailable ipsilateral greater saphenous vein for infrainguinal bypass. J Vasc Surg. 1996;23(1):130–40.

86. Tarry WC, Walsh DB, Birkmeyer NJ, Fillinger MF, Zwolak RM, Cronenwett JL. Fate of the contralateral leg after infrainguinal bypass. J Vasc Surg. 1998;27(6):1039–47. discussion 47–8

87. Miller A, Campbell DR, Gibbons GW, Pomposelli FB Jr, Freeman DV, Jepsen SJ, et al. Routine intraoperative angioscopy in lower extremity revascularization. Arch Surg. 1989;124(5):604–8.

88. Stonebridge PA, Miller A, Tsoukas A, Brophy CM, Gibbons GW, Freeman DV, et al. Angioscopy of arm vein infrainguinal bypass grafts. Ann Vasc Surg. 1991;5(2):170–5.

89. Balshi JD, Cantelmo NL, Menzoian JO, LoGerfo FW. The use of arm veins for infrainguinal bypass in end-stage peripheral vascular disease. Arch Surg. 1989;124(9):1078–81.

90. Faries PL, Arora S, Pomposelli FB Jr, Pulling MC, Smakowski P, Rohan DI, et al. The use of arm vein in lower-extremity revascularization: results of 520 procedures performed in eight years. J Vasc Surg. 2000;31(1 Pt 1):50–9.

91. Neville RF, Capone A, Amdur R, Lidsky M, Babrowicz J, Sidawy AN. A comparison of tibial artery bypass performed with heparin-bonded expanded polytetrafluoroethylene and great saphenous vein to treat critical limb ischemia. J Vasc Surg. 2012;56(4):1008–14.

92. Conte MS, Bandyk DF, Clowes AW, Moneta GL, Seely L, Lorenz TJ, et al. Results of PREVENT III: a multicenter, randomized trial of edifoligide for the prevention of vein graft failure in lower extremity bypass surgery. J Vasc Surg. 2006;43(4):742–51. discussion 51

93. Conte MS. Diabetic revascularization: endovascular versus open bypass—do we have the answer? Semin Vasc Surg.

2012;25(2):108–14.

94. Akbari CM, Pomposelli FB Jr, Gibbons GW, Campbell DR, Pulling MC, Mydlarz D, et al. Lower extremity revascularization in diabetes: late observations. Arch Surg. 2000;135(4):452–6.

95. Pomposelli FB Jr, Jepsen SJ, Gibbons GW, Campbell DR, Freeman DV, Miller A, et al. Efficacy of the dorsal pedal bypass for limb salvage in diabetic patients: short-term observations. J Vasc Surg. 1990;11(6):745–51. discussion 51–2

96. Tannenbaum GA, Pomposelli FB Jr, Marcaccio EJ, Gibbons GW, Campbell DR, Freeman DV, et al. Safety of vein bypass grafting to the dorsal pedal artery in diabetic patients with foot infections. J Vasc Surg. 1992;15(6):982–8. discussion 9–90

97. Andros G, Harris RW, Salles-Cunha SX, Dulawa LB, Oblath RW, Apyan RL. Bypass grafts to the ankle and foot. J Vasc Surg. 1988;7(6):785–94.

98. Darling RC 3rd, Chang BB, Shah DM, Leather RP. Choice of peroneal or dorsalis pedis artery bypass for limb salvage. Semin Vasc Surg. 1997;10(1):17–22.

99. Levine AW, Davis RC, Gingery RO, Anderegg DD. In situ bypass to the dorsalis pedis and tibial arteries at the ankle. Ann Vasc Surg. 1989;3(3):205–9.

100. Shanik DG, Auer AI, Hershey FB. Vein bypass to the dorsalis pedis artery for limb ischaemia. Ir Med J. 1982;75(2):54–6.

101. Shieber W, Parks C. Dorsalis pedis artery in bypass grafting. Am J Surg. 1974;128(6):752–5.

102. Hughes K, Domenig CM, Hamdan AD, Schermerhorn M, Aulivola B, Blattman S, et al. Bypass to plantar and tarsal arteries: an acceptable approach to limb salvage. J Vasc Surg. 2004;40(6):1149–57.

103. Driver VR, Fabbi M, Lavery LA, Gibbons G. The costs of diabetic foot: the economic case for the limb salvage team. J Vasc Surg. 2010;52(3 Suppl):17S–22S.

104. Saltzberg SS, Pomposelli FB Jr, Belfield AK, Sheahan MG, Campbell DR, Skillman JJ, et al. Outcome of lower-extremity revascularization in patients younger than 40 years in a predominantly diabetic population. J Vasc Surg. 2003;38(5):1056–9.

105. Ramdev P, Rayan SS, Sheahan M, Hamdan AD, Logerfo FW, Akbari CM, et al. A decade experience with infrainguinal revascularization in a dialysis-dependent patient population. J Vasc Surg. 2002;36(5):969–74.

106. Albers M, Romiti M, Braganca Pereira CA, Fonseca RL, da Silva Junior M. A meta-analysis of infrainguinal arterial reconstruction in patients with end-stage renal disease. Eur J Vasc Endovasc Surg. 2001;22(4):294–300.

107. Goodney PP, Tarulli M, Faerber AE, Schanzer A, Zwolak RM. Fifteen-year trends in lower limb amputation, revascularization, and preventive measures among medicare patients. JAMA Surg. 2015;150(1):84–6.

第二十一章

溃疡或坏疽性糖尿病足软组织重建的选择

Matthew L. Iorio，Karen Kim Evans，and Christopher E. Attinger

摘要

　　足踝的复杂生物力学特性使其成为一个高效、协调的功能单位，每天能行走近 10 000 步。但是感觉、运动功能、骨骼稳定性、血液供应和免疫状态的变化导致足踝易于崩溃。传统上，伤足难以挽救可能进一步导致大截肢，这就带来了严重的后遗症和对假肢的终生依赖。在全世界范围内，几乎每 30 秒就有一条下肢因糖尿病而丧失 [Young, Lancet. 366（9498）：1687，2005]。另外，截肢术后的 5 年相对死亡率超过 50%。与肺癌（86%）、结肠癌（39%）和乳腺癌（23%）的死亡率相比，这是一个惊人的数字 [Armstrong et al. , Int Wound J. 4（4）：286-287，2007]。

　　由于足踝是如此复杂的部位，保肢往往需要一个多学科团队。理想情况下，该团队应包括精通血管内和远端旁路技术的血管外科医生、拥有内固定和外固定技术的足踝外科医生、熟悉现代软组织创面愈合以及软组织重建技术的软组织外科医生、负责抗生素治疗的传染病专家和帮助管理血糖水平的内分泌专家。手术目标包括将慢性创面转变为具有健康肉芽组织、新生上皮化和形成有皱纹皮肤边缘的急性创面。实现这一目标需要确保患足有良好的局部血液供应、创面清创至基底部清洁、纠正任何存在的生物力学异常，以及培植创面直至其有愈合迹象。随后重建往往需要对 90% 患者做简单技术、对 10% 患者做复杂皮瓣重建术。本章着重于保肢的关键问题，包括评估、诊断和治疗，重点是以皮瓣重建为主的治疗。

引言

　　足踝的复杂生物力学特性使其成为一个高效、协调的功能单位，每天能行走近 10 000 步。但是感觉、运动功能，骨骼稳定性，以及血液供应和免疫状态的变化，使足踝受到影响，最终导致损伤。传统上，无法挽救伤足，已经导致了大截肢，带来了严重的病态后遗症和对假肢或轮椅的终生依赖。在全世界范围内，几乎每 20 秒就有一条腿因糖尿病而丧失[1]。另外，截肢术后的 5 年相对死亡率是 30% ~ 80%，与肺癌（86%）、结肠癌（39%）和乳腺癌（23%）的死亡率相比，这是一个惊人的数字[2,3]。

　　由于足踝是如此复杂的部位，保肢往往需要一个多学科团队。理想情况下，该团队应包括精通血管内和远端旁路技术的血管外科医生、拥有内固定和外固定（Ilizarov）骨固定技术的足踝外科医生、熟悉现代软组织创面愈合以及软组织重建技术的软组织外科医生、负责抗生素治疗的传染病专家、帮助严格管

理血糖水平的内分泌专家、负责治疗溃疡任何自身免疫性成分的风湿病专家、负责治疗任何凝血病变的血液学家，以及负责在整个病程中对患者进行医疗管理的初级保健医生。手术目标是将慢性创面转变为具有健康肉芽组织、新生上皮化和有皱纹皮肤边缘的急性创面。出现起皱皮肤边缘表示由局部感染或畸形创面炎症阶段带来的局部水肿减轻，其与急性阶段皮肤的发亮、紧绷外观相反，我们可以看到它的皱纹。

　　转化慢性创面可能也包括确保有良好局部血供、将创面清创至基底部清洁、纠正任何存在的生物力学异常，以及培植创面直至其显示愈合迹象。随后重建往往通过对 90% 患者做简单技术和对 10% 患者中做复杂皮瓣重建技术来完成。本章将着重于保肢的关键问题，包括评估、诊断和治疗，重点是以皮瓣重建为主的治疗。

建立诊断

病史

　　患者的完整病史应该包括创面的产生的原因（通常外伤性）和病程。创伤通常与生物力学异常有关，如步态期间引起足的局部压力过大、在鞋子中的磨损、穿透性创伤或烧伤（热沙或水浴）。了解患者破伤风的免疫状态，如果有重新接种的指征，则要为患者接种破伤风疫苗。重要的是，要询问先前对创面进行过哪些局部治疗，因为某些局部用药会让创面慢性化[4]（例如过氧化氢、10% 碘、酒精等腐蚀性药物）。最后，评估患者的营养状况：近期体重增加或减少，以及饮食的质量。记录他们的吸烟情况，并获得一份完整的药物和药物过敏列表。

　　然后，获得一份社会史记录，以确定体力活动水平、家庭可以提供帮助的水平以及他们所从事的工作类型。这有助于评估患者遵守治疗方案的能力，因为这些创面可能导致长达 6 个月的活动受限（即一种 Charcot 塌陷的 Ilizarov 治疗）。糖尿病患者可能高达 68%[5]有依从性缺乏，这也是术后创面并发症超过 20% ~ 55% 的最大原因。

体格检查

　　通常通过测量创面的大小和深度来仔细评估创面。通过将最长轴长度与垂直于它的最宽轴宽度相乘，可以得出近似面积。通过测量深度以评估大致体积。现在可以通过 Aranz Silouhette 激光照相机等手持设备进行更精确的测量[6]。记录组织的暴露层面：表皮、真皮、皮下脂肪、筋膜、肌腱、关节囊、关节和/或骨骼。在创面深度的评估中，使用金属探针。如果探及骨骼，则有 85% 概率存在骨髓炎[7]。如果累及肌腱，则感染很可能已向近端或远端蔓延。应该沿着潜在的受累腱鞘检查近端和远端是否有软组织软化及波动感。如果强烈怀疑远端感

染已向近端扩散,则应抽吸腱鞘易于进入部位的近端区域(如伸肌腱鞘、跖管)。然后,拍摄创面照片。

如果蜂窝织炎存在,应该用不可擦除的墨水勾勒出红斑边界,以便持续评估和监测红斑的扩散或消退。清创后,取创面深层组织进行培养(深层组织活检,而不是拭子培养),并开始使用广谱抗生素。如果在4~6小时后蜂窝织炎已经超出墨水边界,则说明抗生素不足和/或创面清创不充分(图21.1)。重要的是,不要将蜂窝织炎与在慢性缺血或血管功能

不全患者中见到的依赖性红斑混淆。如果当患肢抬高到心脏水平以上时红斑消失,说明红斑是由依赖性红斑所致。依赖性红斑通常无炎症,并且皮肤应该有明显皱纹。如果抬高患肢后,红斑仍然存在,则说明创面周围有蜂窝织炎,需要抗生素联合清创治疗。依赖性红斑也经常出现在新鲜的手术部位,不应与术后蜂窝织炎混淆。再次强调,肢体抬高后红斑快速消退和切口边缘皮肤存在皱纹,这表明病变是依赖性红斑而非蜂窝织炎。

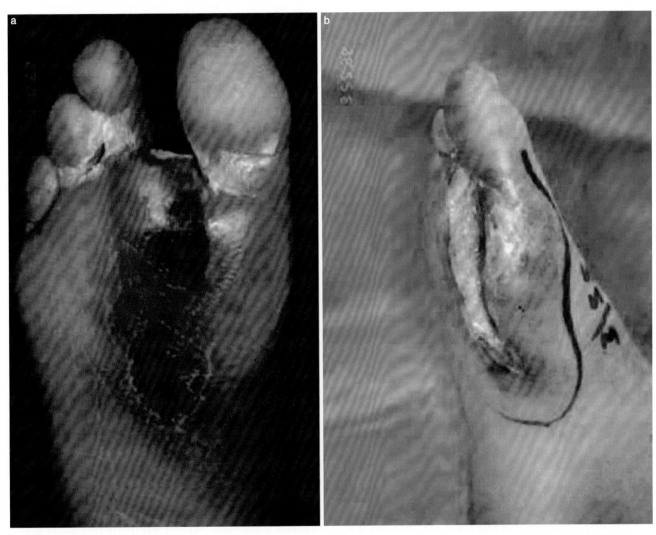

图21.1 如果一个足出现蜂窝织炎(a),则用不可擦除的墨水勾画出红斑边界并标明日期。如果有坏死或溃疡,进行创面清创。清创后,取创面深层组织培养,并开始使用广谱抗生素。然后评估初始红斑的边界。如果在4~6小时后,蜂窝织炎已经超出着墨水边界,则说明抗生素不足和/或创面清创不足。在这个病例中,红色已经消退,因此初始治疗是合适的(b)

然后通过触诊和/或手持式多普勒评估流向该区域的血液[8]。胫前动脉和胫后动脉均可触及提示血流充足。如果前述动脉有一条无法触及,则应使用多普勒评估脉搏。如果血流量值得怀疑,则必须进行正式的无创动脉多普勒评估。应评估胫后动脉、足背动脉和腓动脉的2个分支。三相血流为正常,双相血流为可能正常,单相血流则应进行血管造影。如果创面所在的血管区域血流异常,应进行血管造影。然后,应该将患者转诊给专门从事远端下肢血管腔内和旁路血运重建的血管外科医师。面对不确定或不足的血流,应该推迟清创,直至血流状态已经得到评估和纠正。然而,当出现湿性坏疽、坏死性

创面引起的蜂窝织炎或坏死性筋膜炎时,无论血管状况如何,都需要立即清创。然后,可以通过换药保持创面清洁直至血运重建。如果创面表现为进行性坏死,则可以在患者等待血运重建期间用蛆虫去清理局部坏死组织[9,10]。血管旁路术成功后,还需4~10天使得周围组织氧气含量最大化[11];与之相比,腔内血管重建术后,需要的是3~4周。

还必须评估感觉。当患者无法感觉到10g压力(5.07 Semmes-Weinstein单丝)时,可以确定该患者保护性感觉丧失。一种更简单且同样有效的评估方法是Ipswich触摸试验,即通过轻触足的5个位置来评估患者的触觉敏感性。评估感觉是

至关重要的,可以帮助了解溃疡病因、确定减压方案和预防溃疡复发[12]。

肢体血流和感觉评估后,还应该评估是否存在异常或代偿性步态生物力学。跟腱的前缩短和增厚可导致步态期间足底局部高压。这在糖尿病患者中常见,因为葡萄糖副产物增加与肌腱和神经中的胶原结合,降低了这些结构的弹性。应评估患者背屈中立位足的能力,以确认跟腱的弹性(图 21.2)。如果患者腿伸直和弯曲时,足背屈都能超过中立位(与腿成 90°),那么跟腱具有足够的弹性。如果患者不能背屈足,则有马蹄畸形。如果患者只能在腿弯曲时有足背屈,则跟腱的腓肠肌部分

会很紧。如果在腿伸直或弯曲时足都不能背屈,则跟腱的腓肠肌和比目鱼肌部分都很紧。在这些情况下,开放或经皮跟腱松解术[13]可以充分地降低步态期间马蹄内翻足的前掌压力,以允许足底前足溃疡的快速愈合。此外,任何经跗骨截肢或中足截肢都应该含跟腱松解术。这种松解导致前足的脱弹力永久性降低,术后 25 个月内的溃疡复发率从 86% 降至 50% 以下已经得到证明[14,15]。除非纠正潜在的生物力学异常是整个治疗计划的一部分,否则清创和良好创面护理可能是徒劳的。马蹄内翻畸形引起的足底溃疡 2 年复发率高达 83%,如果延长了跟腱,则复发率可以被降低一半以上。

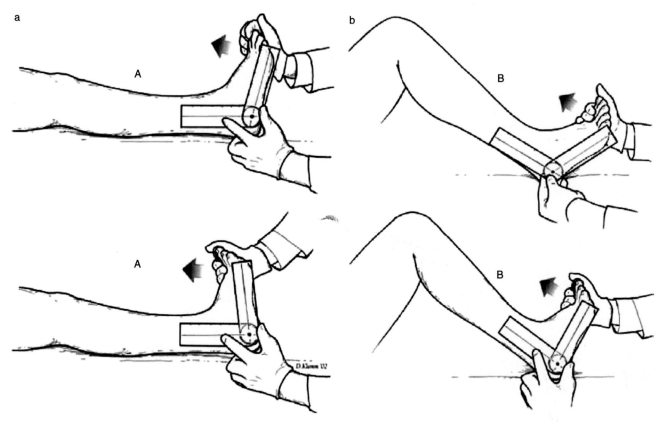

图 21.2　患者旋后足背屈的能力测试了跟腱的弹性。如果患者在腿伸直(a)和屈曲(b)的同时,能够将足背屈大于中立位,则跟腱具有足够的弹性。如果脚只能在腿弯曲时背屈,则跟腱的腓肠肌部分就会很紧。如果患者无法背屈足,则有马蹄畸形

检查

在初步评估后应进行血液检查。测定随机血糖和慢性血糖水平(糖化血红蛋白)。糖化血红蛋白(glycosylated hemoglobin,HbA1c)超过 6% 表示血糖控制不佳(7% = 平均血浆葡萄糖水平 170mg/dL,8% = 205mg/dL,9% = 240mg/dL,10% = 275mg/dL,11% = 310mg/dL)。HbA1c 低而血糖高可以表明急性感染。白细胞计数和分类对监测全身感染也非常有帮助。然而,这些数字在肾功能衰竭的糖尿病患者中看起来似乎是正常的。在感染治疗期间,红细胞沉降率和聚合酶链式反应(polymerase chain reaction,PCR)作为一种跟踪工具是有效的。应当仔细评估肾功能,尤其是其中许多患者可能需要血管造影。

X 线对评估骨骼的内在结构是至关重要的。然而,在急性病例中,它可能作用不大,因为骨髓炎需要 3 周才能在 X 线上有反应。磁共振成像(magnetic resonance imaging,MRI)有助于评估可能的 Charcot 关节病或复杂的广泛感染。如果外科医生

计划在清创术过程中去评估受累的骨骼或 Charcot 关节病,核素扫描通常是多余的。然而,当怀疑骨质中骨髓炎的程度不清或怀疑可能累及其他骨骼时,核素扫描可能是有用的。

无创动脉检查是帮助评估足部血流质量的有效辅助手段。糖尿病患者的踝肱指数(ankle-brachial index,ABI)是不准确的,因为他们的动脉壁钙化阻止了袖带压迫血管。由于钙化,ABI<0.9 被认为是异常的[16]。由于足趾动脉不太可能钙化,趾压大于 50mmHg,表示血流量足够。包含至少 15 个高度小格的脉搏容量记录表明有足够的动脉血流量。如果实验室检查可靠,那么组织氧含量将会非常有用。低于 20mmHg,表示愈合能力差;20 到 40mmHg 之间,表示可能愈合;高于 40mmHg,表示愈合能力良好。皮肤灌注压力也已被成功地用于创面或截肢水平愈合能力的预测[17]。由于没有任何一项检查是完全准确的,所有上述检查的结合有助于为临床医生提供一个更完整的实际血流图像。

清创术

组织愈合中清创的作用

创面清创被定义为清除创面中的坏死组织、异物和感染细菌。坏死组织、异物和细菌通过产生或刺激蛋白酶、胶原酶和弹性蛋白酶来阻碍创面愈合，这些酶破坏了局部创面的愈合过程[18]。在这个过程中，正常创面愈合所必需的组成成分（化学活性剂、生长因子、生长受体、有丝分裂原等）被破坏。在这种恶劣的环境中，细菌可以增殖并进一步抑制创面愈合。细菌也会产生它们自己的创面抑制酶，并消耗创面愈合所必需的局部稀缺资源（氧气和营养）。慢性创面中99%的细菌驻留在多糖蛋白复合物（生物膜）内，保护它们免受抗生素和/或白细胞的破坏，并促进一种炎症反应[19]。Steed回顾了血小板衍生生长因子对慢性糖尿病创面愈合影响的数据[20]，并且观察到，每周进行清创比偶尔清创更能让创面成功地愈合，这再次强调了清创的重要性。

清创时必须用非创伤性外科技术，以避免损伤残留的健康组织。健康组织应该受到保护，因为它是生长因子、营养素和后续愈合所需构成要素的来源。为了留下最大数量的活组织，应避免使用创伤性技术，比如用镊子或钳子压碎皮肤边缘、用电刀烧灼组织或用缝线捆扎大块组织[21]。但慢性创面的边缘有衰老细胞，它们会阻止创面愈合[22]。在这些病例中，就愈合能力而言，创面边缘去除3~4mm与清理创面基底部是同样重要的。

主要的清创技术包括清除严重污染或缺血的组织。手术工具包括手术刀、梅奥剪刀、刮匙和咬骨钳，以及摆锯和动力磨钻等电动工具。然而，当清创接近活组织时，该技术是一层接一层的组织薄片切除，直到仅剩下正常组织为止（图21.3）。使用组织颜色作为指导是非常有帮助的；在成功清创结束时，创面底部只应保留3种颜色：红色、黄色和白色。从同样的意义上讲，在清创前用亚甲蓝染料涂在创面表面也是有帮助的。因为清创容易遗漏小区域，而所有蓝色染料消失确保了创面表面已完全被清创。这些小区域可能包含残余的生物膜或细菌，这些生物膜或细菌会重新填充创面。不仅在彻底清创术中，在取得深层组织培养之前，这都是特别重要的一步。因为许多慢性创面有混合菌群，而这些菌群不一定涉及更深层次的组织渗透或感染。

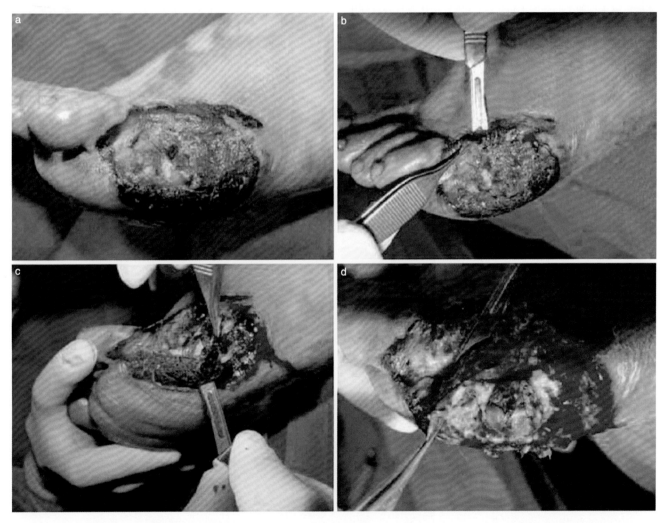

图21.3　(a~e)将切除正常组织的风险降到最低的清创技术，是在薄片接薄片地切除坏死组织，直到只有正常组织保留为止。请注意，创面的保留颜色是红色、黄色和白色。只有骨质需要被清创。该技术包括用镊子抓取要去除的组织，用#10或#20刀片一张薄片接一张薄片地切除。经常更换手术刀片，因为它们会很快变钝

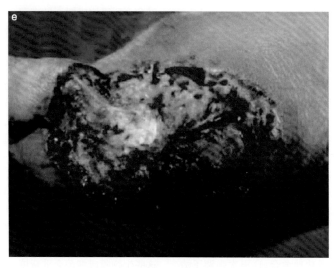

图 21.3(续)

锋利边缘的刮匙有助于去除积聚在新鲜和慢性肉芽组织顶部的蛋白质凝结物（图 21.4）。但刮匙无法去除沿着血管向深层扩散至创面基底部的生物膜，这些血管是在血管套过程中为创面基底部提供营养的。更深入的清创或超声波等机械能是解决这一问题的必要手段。水动力清创刀（Versa-Jet©）对清创也有价值，它使用高功率水射流（高达 15 000 磅/英寸²）来清理组织。这种由高压水射流引起的文丘里效应，将组织与下面的组织分离并吸入水流中（图 21.5）。清创刀可以在最小周围组织损伤的情况下，快速地将组织一片接一片地切除。Versa-Jet 的主要优点是它可以非常精确地控制切割深度，从而最大限度地降低意外切除活组织的风险。

应根据需要经常进行清创，直到清创后的培养物是清洁的，且创面基底部健康并为重建做好了准备。当患者无法耐受手术、清创敷料（湿到干）或生物外科药物（图 21.6）时，蛆虫生物外科术的使用是一种极为有效的替代方法[4,5]。蛆虫是丝光绿蝇（绿蝇）的幼虫，经过辐照后，它们无法蜕变入蛹的阶段。30 条蛆虫每天吞噬 1g 组织，且仅吞噬坏死组织和细菌，留下所有完整的活组织。蛆虫生物外科术是无痛的，且对针对抗生素耐药的微生物非常有效。蛆虫是唯一破坏所有抗生素耐药菌（包括 MRSA 或 VRE）的制剂。将它们放置在创面上并用半透性敷料覆盖，每 2 天更换 1 次。然而，要使用它们，首先必须获得患者和医院工作人员的配合。

在门诊创面的清创中，外用药物（1/4 强度醋酸、马芬尼、磺胺嘧啶银和含银的水胶体）有助于减少细菌负荷，对所有创

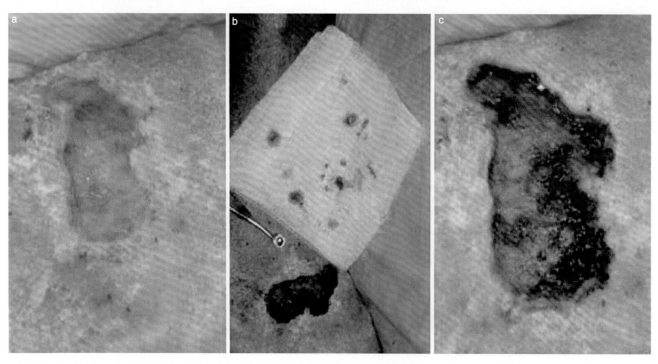

图 21.4   具有锋利边缘的刮匙对于去除积聚在新鲜和慢性肉芽组织顶部的蛋白质凝结物和生物膜（a）很有帮助。刮匙是去除凝结物和表面生物膜的理想工具。（b）由于凝固物含有高浓度的金属蛋白酶和生物膜，因此其去除减少了炎症阶段持续的因素。（c）必须注意，刮匙不能去除创面表面下方的生物膜，这需要其他方法来解决

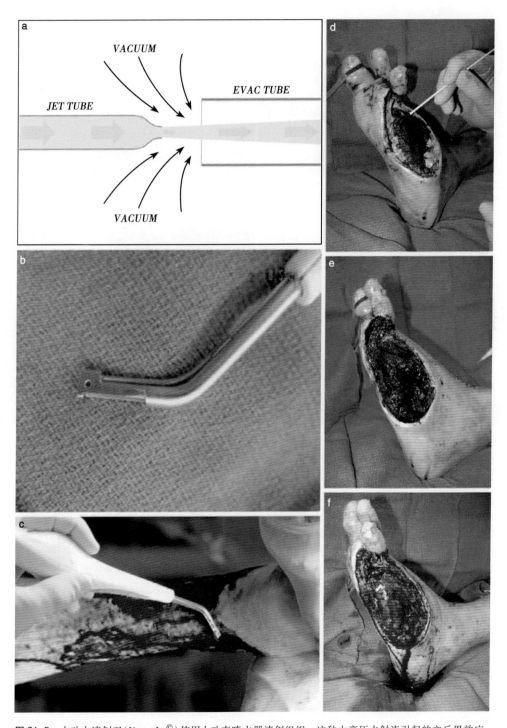

图 21.5　水动力清创刀(Versa-Jet©)使用大功率喷水器清创组织。这种由高压水射流引起的文丘里效应，将组织与下面的组织分离并吸入水流中(a)。清创刀(b)应迅速前后移动，在最小周围组织损伤的情况下，将组织一片接一片地切除(c)。为了确保整个创面表面已经得到处理，用亚甲蓝涂在创面表面(d,e)并清创至所有蓝色消失(f)是有用的。当然，创面基底部只能有正常的颜色，包括黄色、红色和白色

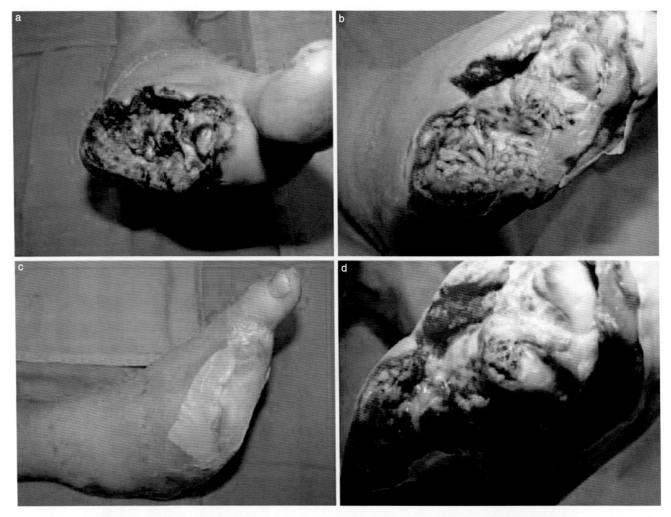

图 21.6　当患者无法耐受手术、清创敷料或局部用药时,蛆虫生物外科术是一种非常有效的替代方法。蛆虫是丝光绿蝇(绿蝇)的幼虫,经过辐照后,它们无法蜕变入蛹的阶段。30 条蛆虫每天吞噬 1g 组织,且仅吞噬坏死组织和细菌,留下所有完整的活组织。这个部分坏死的前足(a)已经有蛆虫放置在上面,以准备闭合创面(b)。用一个半透膜密封创面,让蛆虫无法逃脱(c)。2 天治疗后,创面边缘是清洁的,并且已经开始形成肉芽颗粒(d)

面均有效。对于渗出创面,碘伏和吸收性藻酸盐的效果良好。Bactroban© 对于 MRSA 是有用的,醋酸或庆大霉素软膏用于假单胞菌感染、杆菌肽用于轻微感染创面。为了解决生物膜问题,碘化钾、银和乳铁蛋白的变体都是有效的。对于外科清创后的住院患者创面,带冲洗的负压创面治疗(negative pressure wound therapy,NPWT)或负压滴灌治疗(NPWT with Installation,NPWTI)已被证明是有效的,通过减少细菌数量和促进肉芽形成,能缩短住院时间和术前准备时间。

清创的内容

除非血运重建尚未完成,否则应尽快去除失活的皮肤。如果活组织和坏死组织之间界限清楚,则就在界限外切除皮肤。皮肤边缘处凝结的小静脉表明局部微循环已完全中断,需要进一步切除(图 21.7)。只有当创面边缘有正常的动脉和静脉出血时,才能确信皮肤清创已经充分。健康的脂肪呈亮黄色、柔软且有弹性,而失活的脂肪呈淡灰色、坚硬且不柔韧。清除脂肪,直到出现柔软、黄色和外观正常的脂肪。局部创面硬化和纤维化能通过直接触诊反馈,帮助引导清创。健康的筋膜具有坚硬、白色和闪亮的外观。筋膜坏死后,看起来暗淡、柔软和黏滑,并且正在液化。清除所有坏死的筋膜,直至出现牢固的、正

常外观的出血筋膜或健康的筋膜下层。清创可以简化为依次清除失活组织直至到达正常颜色的组织,并且那里的创面只能看到健康的红色、白色和黄色。

感染坏死的肌腱看起来灰暗、柔软且部分液化。为了确保所有隐藏的坏死肌腱已经被清除,沿着暴露肌腱的路径做一个近端和远端切口(图 21.8)。或者可以沿着肌腱的路径向创面的近端或远端施压,像"挤奶"样的动作检查腱鞘,以确定是否存在感染。当足背上的伸肌腱暴露在外时,除非迅速用健康组织或新生皮肤覆盖、然后再植皮,否则很难保住它们。对于较大的跟腱或胫骨前肌腱,只清除坏死或感染的部分,将坚硬、发亮的肌腱完整地保留在下面。残留肌腱必须保持湿润和清洁,因为它将会形成肉芽。

健康的肌肉呈鲜红色、有光泽和有弹性的外观,且用镊子抓捏或烙铁接触时它会收缩。在神经病变患者中,肌肉可能呈苍白,甚至可能呈淡黄色,并且可能看起来无活性。然而,它有另外一些特性,并且在切割时会流血。具体来说,死掉的肌肉在触诊时会肿胀、迟钝和粗糙,且被捏时会裂开。如果肌肉的活力是有问题的,就要小心,并只清除那些无出血、看起来已经死亡的部分。随后,连续清创创面,直至只剩下活性肌肉。

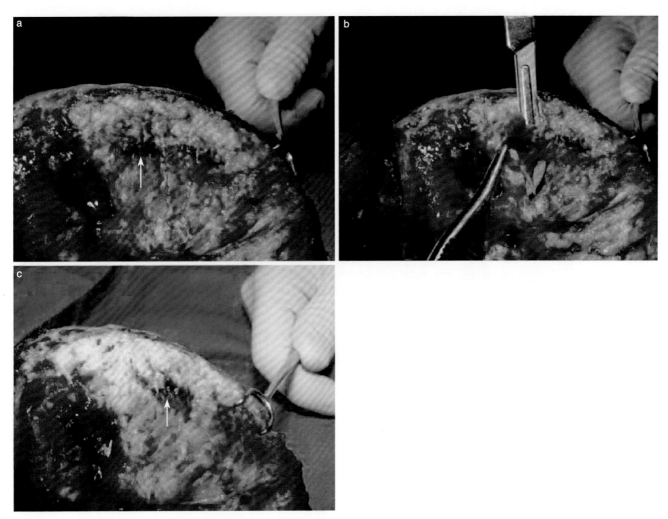

图 21.7　在切除皮肤时，在正常皮肤边缘寻找出血点。皮肤边缘处凝结的小静脉（a）表明局部微循环已完全中断，需要进一步切除。应当将包含凝结静脉的组织一层接一层的薄片切除（b），直到出现正常组织（c）。请注意，在最后一张照片中，仍有一小块需要切除的局部凝结组织

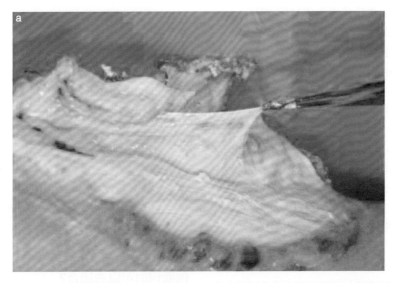

图 21.8　感染的坏死肌腱看起来灰暗、柔软且部分液化（a）。应该进行清创，直至清洁、坚硬、正常外观的肌腱。对于较小的肌腱，这通常意味着失去该肌腱。然而，对于坏死的跟腱或胫前肌腱，大部分肌腱通常可以被保留。注意，在图片 b 中，病变起源于远端肌腱，并向近端扩散至小腿中部（b）。为了确保所有坏死的肌腱都被去除，探查裸露肌腱的近端和远端是很重要的（c）

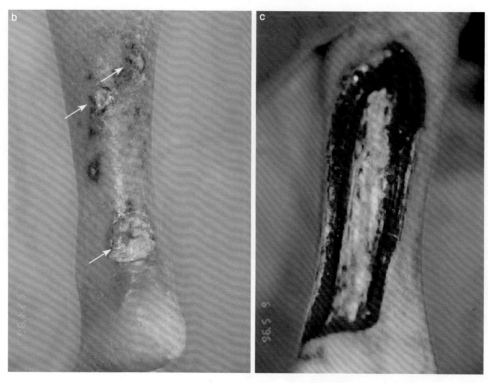

图 21.8（续）

骨清创的关键是仅清除已死亡和被感染的骨质,并留下坚硬的出血骨。在较大的骨骼中,用一个动力磨钻去清除骨的一个接一个薄层,直至出现点状出血(辣椒粉征)(图 21.9)。获取清创后的残留骨,以及清创后的骨髓炎骨,作为培养标本,以更好地判断清创效果。在所有感染骨被清除后,如果此时的骨培养是清洁的,则术后仅需 1 周适当的抗生素即可[23]。只有当残余骨(例如跟骨或胫骨)可能仍隐藏骨髓炎时,才需要再次清创或较长疗程的抗生素。

负压创面治疗(NPWT)或负压滴灌治疗(NPWTI)

一旦创面清洁并充分血管化,就可用 NPWT 敷料来覆盖。NPWT 通过一个封闭的抽吸机制对创面施加负压[15,24]。这加速了肉芽的形成、减少了细菌,并减少组织水肿。目前对发生这种情况的机制尚不清楚。然而,人们认为去除抑制创面愈合的因素、减轻水肿、增加血流量以及改变细胞骨架在消毒创面和刺激新生组织快速形成中发挥了作用(图 21.10)。如果海绵在足潜在的承重部位(即足跟)上方,则将海绵桥连接到该部位,以让引流口位于足的非承重部分。然后,在排气管的近端通过一个排水罐连接到一个可调节的真空泵。负压可以用恒定或间歇模式,压力最高可达 125mmHg。研究发现间歇模式可以更快地刺激肉芽组织的形成,并在较长时间内维持增加的血流量。

有大量证据表明,当 NPWT 与滴灌相结合时(即 NPWTi),提供的临床效果优于单用 NPWT[25]。NPWTi 不应常规用于治疗简单的创面,而应该用于复杂宿主或有复杂创面或两者兼有的患者。与标准 NPWT 不同,NPWTi 在临床和基础科学研究中均已被证明可以降低生物负荷和感染,并且它作为一种医院

的术后敷料能减少住院时间和手术次数。推荐的滴注剂停留时间为 10 分钟、最长 20 分钟,在 -125mmHg 的压力下,负压时间为 2~4 小时,但较大创面可能需要更长时间(最长可达 6 小时)。除特殊情况外,生理盐水(0.9%)是 NPWTi 的首选溶液[26]。业已证明,在含硬件(骨科内植物)的创面中,聚己缩胍能成功地挽救受到感染地全关节[27]。NPWTi 不能取代适当创面评估、基本创面治疗原则(例如,清创或减压)、全身抗生素治疗,或病例的内科管理。

如果将 NPWT 或 NPWTi 放置在敏感结构(如神经血管束或肌腱等)上,则应该在创面和海绵之间放置凡士林网或硅胶网,以最大限度地减少对基底层结构的潜在损坏。

使用敷料后产生的肉芽组织比不使用负压敷料时产生的肉芽组织通常更具有更多血管,且小创面能愈合得更快[28]。如果计划进行更多的重建,NPWT 或 NPWTi 给外科医生时间去选择用显微外科游离皮瓣技术去覆盖创面[29]。此外,重建计划通常被简化,因为 NPWT 或 NPWTi 缩小了创面的大小,所以大多数创面可以用局部皮瓣和植皮来缝合。如果外科医生希望用 NPWT 或 NPWTi 去治愈暴露的骨折或关节上的创面,那么它们的疗效是受限的。在这些情况下,更安全的选择是用局部带蒂或游离皮瓣来覆盖暴露的关节或骨折。

创面何时可以去闭合?

当围绕创面所有的异常参数均已被纠正且炎症所有征象都已消失时,就可以准备去闭合创面了(图 21.11)。然后允许它通过二期干预来愈合,它的闭合是通过延迟一期闭合或皮肤

移植或用皮瓣覆盖来完成。创面本身不应有周围红斑。蜂窝织炎不应与缺血或近期局部手术引起的依赖性红斑相混淆。创面边缘的皱纹是炎症已基本消除的最可靠迹象之一。缺乏正常免疫反应（即肾功能衰竭、类固醇依赖）的患者可能无硬结。创面的疼痛应该会随着炎症的消退而减轻。然而，减轻疼痛比消除红斑或硬结更不可靠。后者表明有足够的血供和适宜的环境会让创面度过其愈合的最后阶段。在创面边缘出现新的上皮反映了一个正在通过二期干预愈合的健康创面。如果可以进行定量计数，那么每克组织少于 10^5 个细菌就意味着创面已经为成功皮肤移植做好了准备[30]。或者，如果在创面上放置一个同种异体或异种移植物，那么创面床要是无菌的，

足以满足皮肤移植物的需要。我们发现在有多种并发症和/或免疫缺陷的患者中，清创术后微生物培养阴性具有较高的愈合率[31]。在连续清创和重建之间，NPWTi 使用对于保持清创创面的无菌是非常宝贵的。

闭合技术

闭合技术包括允许创面通过二期干预或用以下方式去关闭：①延迟一期关闭；②植皮；③局部皮瓣；④带蒂皮瓣；⑤游离皮瓣。如果选择手术闭合，则手术室应该有两套器械：一套用于清创，一套用于闭合。这样做是为了避免用脏的器械污染刚清创过的创面。

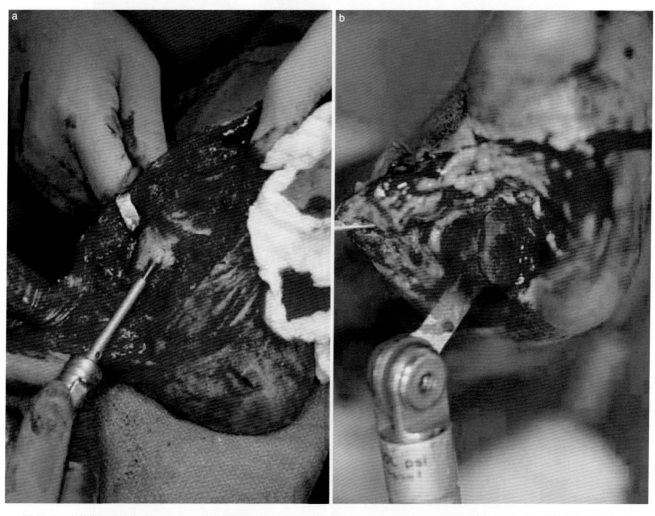

图 21.9　在较大的骨骼中，用一个动力磨钻去清除骨的一个接一个薄层，直至出现点状出血（辣椒粉征）（a）。大量的冲洗是必要的，以确保磨钻产生的热量不会损害健康的骨骼。清除骨髓炎性较小长管状骨（趾骨、掌骨或跖骨）的最佳方法是连续切割薄片直至出现正常出血的骨（b）。当出现正常骨骼时，应取培养并将其标记为干净骨骼，以便外科医生和感染性疾病专家判断近端骨骼是否无感染

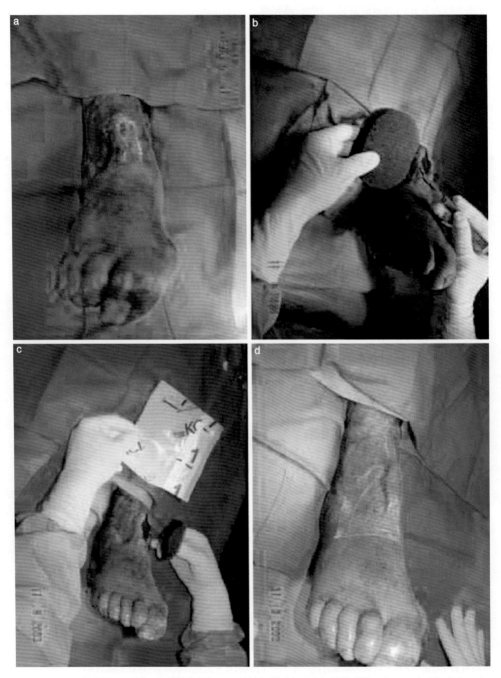

图 21.10　NPWT 系统可以由直接被放置在创面表面上的聚氨酯醚海绵或棉质海绵组成（a）。使用剪刀或手术刀的刀片将海绵的形状调整为创面的轮廓（b）。然后,用一层不可渗透的黏性胶带覆盖带有海绵的创面,该膜在相邻的正常皮肤上延伸 3~5cm（c,d）。在海绵（e,f）上方的不可渗透膜上开一个小孔。将引流管远端放置在开孔（g,h）的上方。然后,引流管的近端通过排水罐连接到一个可调节的真空泵。该泵产生了亚大气压的压力,然后被施加到整个创面的表面

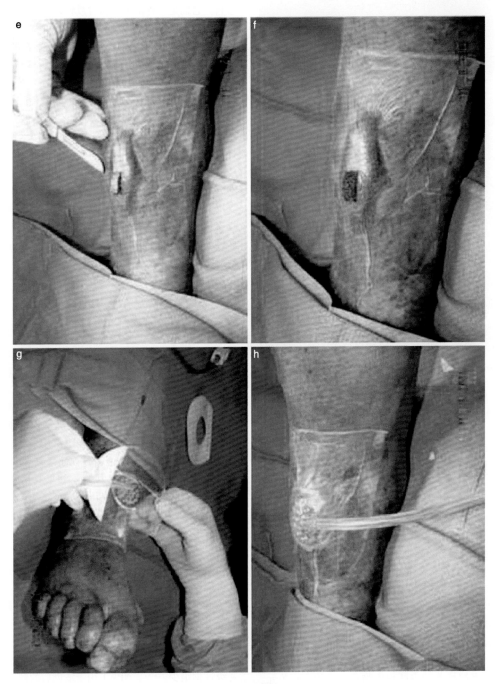

图 21.10(续)

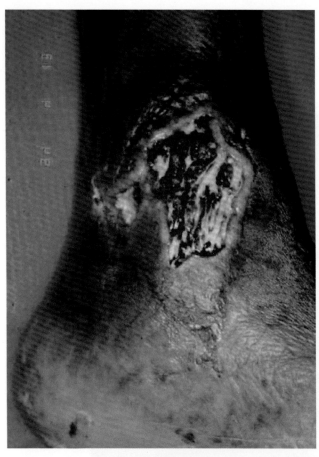

图 21. 11 当所有炎症症状(红斑、硬结和肿胀)都消失时,创面就可以准备闭合了。创面边缘应有皮肤皱纹,且在创面边缘处发生新的上皮化。然后,允许创面通过二期干预来愈合,通过延迟一期关闭、植皮或用皮瓣覆盖来闭合

通过二期干预促进愈合

正常情况下,健康肉芽创面的表面积每周至少应减少10%~15%[32]。应解决引起创面的生物力学异常。如果创面位于前足底,并且病因是由跟腱过紧和/或锤状趾造成的马蹄内翻畸形,则应延长跟腱和/或纠正锤状趾。然后,足底应该避免负重。如果创面位于关节表面(即踝关节)附近,则应使用夹板或外固定器固定累及的关节,以防止剪切力破坏正在进行的修复。创面上的湿性敷料允许创面更快地上皮化[33]。如果创面对上述保守措施无效,则应使用愈合辅助措施。

在选择创面愈合辅助治疗时,务必牢记其成本。每400cm²的异种移植成本约为50美元、每15g的生长因子为400~500美元,而每25cm²组织培养的皮肤衍生物成本高达900美元。NPWT应用大约每天125美元,而高压氧的费用每天超过500美元。为了准确估计给定方案的总成本,还必须考虑到探视护士的成本、住院时间和手术成本。由于无足够的一级证据证明这些方法中的任何一种[34],人们应该首先从最便宜的临床合适的工具开始,并在给定治疗未达到预期效果时逐步上调。

1. 血小板衍生生长因子 业已证明,这种凝胶在血供良好、清洁且定期被清创的糖尿病创面中有效[35]。在应用生长因子之前,清除创面表面的蛋白质凝块非常重要。因为凝块中含有金属蛋白酶,在应用的生长因子作用于创面之前,这些金属蛋白酶将会将其消化。给患者提供磨砂刷或软牙刷,并指导他们在每次涂抹生长因子前擦洗创面表面。

2. 临时覆盖材料 异种移植物(猪皮)[36]或同种异体移植物(尸体皮肤)[37]为干净健康的创面提供了一种极好的临时敷料。它们是一种出色的临时敷料,为新组织的生长提供了一个以胶原为基础的支架。如果临时移植物一旦"接受",它就会变成粉红色,这表明下面的创面床是无菌的并且有足够血管形成,也就可以成功地接受一个中厚皮肤移植物。在健康患者中,排斥反应大约在7~9天时开始。在免疫功能受损的患者中,在临时皮肤移植物被排斥前,可能需要长达1个月的时间。

3. 培养的皮肤替代物 因为不能提供完整的表皮,它们本身也就不是皮肤移植物;但它们是生物工程的皮肤等效物,提供了一个湿润的活性表面,在基底层的创面床上产生一系列的局部生长因子。与明确的血运重建和内生长相反,它们为天然成纤维细胞创建了一个支架。然后,该支架上可以覆盖一层表皮,作为一种皮肤移植物。这些产品有几种商业型号:复合真皮-表皮移植物、角质形成细胞移植物,或一种真皮移植物。业已证明,它们能有效地治愈静脉淤积性溃疡[38,39]和糖尿病性溃疡[40-42]。研究还已经证明,胶原基质是一种有效的细胞迁移支架,可以重建一种活性真皮,然后能自动上皮化或行皮肤移植[43]。

4. 高压氧 高压氧已被证明是有效的,可以治疗放射性损伤、皮瓣危象、皮肤移植失败的创面床,以及抗生素治疗失败的骨髓炎。高压氧以2~3倍正常大气压为人体提供氧气。高压氧使现有的血红蛋白饱和,并且在血浆中溶解足够的游离氧,从而增加了创面边缘处的氧气浓度。创面边缘含氧量的增加显著提高了创面边缘与缺氧中心之间的氧梯度。梯度越高,身体的创面愈合反应越强[44,45],促进血管生成、胶原合成和新上皮化的速度也更快。研究还表明,高压氧可以将骨髓中的干细胞动员到创面部位,从而引导创面修复[46]。此外,高压氧增强了白细胞消灭细菌的能力[47]。如果有足够的血液流入,高压氧是最有效的。在进行高压氧治疗前,应试者应接受一次氧气挑战测试,以查看将肺暴露于氧含量增加的环境后,局部组织氧压力是否升高。吸入100%氧气,应该导致创面周围组织氧含量至少升高10mmHg。进入2个大气压的高压氧舱,应能提高组织氧含量水平到300mmHg以上。否则,高压氧治疗不太可能有效。

血小板衍生生长因子与高压氧治疗联用比任一种单用更有效(图21.12)[48]。因此,如果临床决定要开始高压氧治疗去刺激创面愈合,可能应该同时在创面上应用生长因子,以使高压氧作用最大化。辅助治疗在糖尿病足创面愈合中有效性的一级证据很少[36,49]。NPWT用于清创后的糖尿病足创面,已被证明能加速愈合和降低截肢率[50]。生物活性创面覆盖敷料也已经被证明可以加快愈合[44,45,51-54]。尽管高压氧治疗的使用仍存在争议,但现有一级证据表明它可降低截肢率并加快愈合[55,56]。所有这些都应与上述重建的策略相一致。

通过延迟的一期闭合来封闭创面

用单丝垂直褥式缝合线缝合。可以沿着创面边缘形成良好的组织外翻,而不需要更深层的缝合线。间隔缝合给外科医

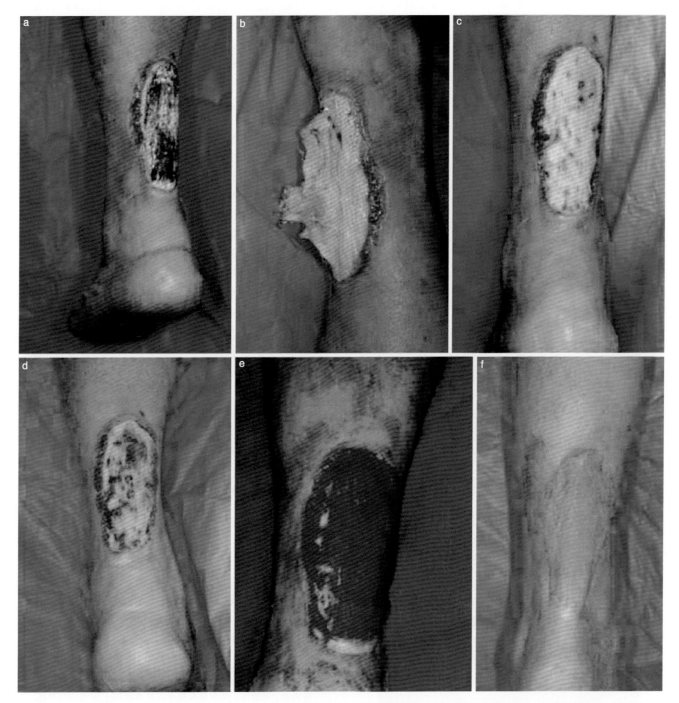

图 21. 12 这位老年糖尿病患者出现跟腱坏疽（a）。通过去除肌腱松散的膜和坏死部分，来对创面进行清创（b）。然后用高压氧和局部生长因子联合治疗创面。在第 1 周出现肉芽（c），在第 2 周肉芽增多（d），并在第 3 周覆盖全部创面（e）。然后移植皮肤以稳定覆盖（f）

生在处理皮下积液、血肿或感染时提供了更多的选择。拆除 1 条或 2 条上覆的缝合线,而不是打开整个封闭创面通常就足以充分引流出下面的积液。但是,如果怀疑感染较深,应充分探查创面(图 21.13)。不应使用深层缝合线,因为它们会加剧感染,可能引发异物反应,并可能给残余生物膜在创面中自身重建的机会。

通常,皮肤边缘相距太远而无法一期闭合(即筋膜切开术后、骨折后)。皮肤边缘逐步重新靠拢,通过每 2~3 天的连续手术是可能的,此处用垂直褥式缝合线拉拢后皮肤边缘接近发白。NPWT 可以放置在剩余的软组织间隙帮助减轻水肿,并使周围组织更具流动性。或者可以在创面边缘放置皮钉,然后将一个血管环穿过皮钉,就像拉紧鞋带一样[57]。绑带每天被拉紧些,直到边缘接触,然后允许通过二期干预或用垂直褥式缝合线正式将创面关闭。

皮肤移植术

这是所有覆盖技术中最简单的,唯一的先决条件是创面有一层健康的肉芽组织。去除肉芽组织的表层,以确保肉芽间隙内的细菌污染/生物膜最少。

优选供皮区包括同侧大腿、小腿或足背。从中足或甚至小鱼际手的非负重部位取的无毛皮肤可能有助于保护足底小创面的特殊真皮。测量缺损大小以确定所需的皮肤移植量。然后在供皮区绘制所需的区域。应使用适当宽度的植皮引导件(1″、2″、3″或 4″)来获取适当尺寸的皮肤。设置移植物的厚度为 15/1 000″,这是充分取皮率和皮肤移植物收缩之间的有效折中方法[58]。

为了防止剪切力破坏移植物,可在其上方系一个垫子。用缝线将垫子敷料放置在创面边缘、绑在海绵上,且覆盖在皮肤移植物上。7~10 天后去除垫子敷料(图 21.14)。

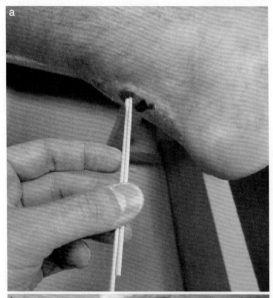
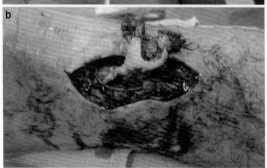
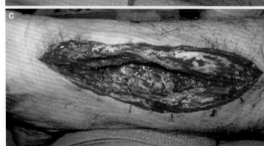
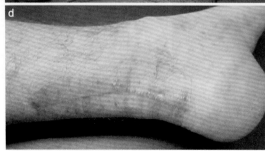

图 21.13 该患者在跟腱修复后约 1 年,出现了慢性渗出创面。棉签是确定创面深度(a)的有用工具。创面清创并除去不可吸收的定植的缝合材料(b)。将所有硬结清创去除,清除无活力或受污染的组织,直至健康、出血的组织(c)。然后一期用垂直的褥式缝合而非深层缝合进行最终闭合(d)

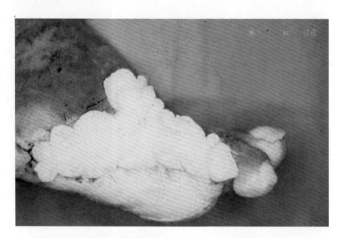

图 21.14 为防止剪切力破坏移植物,可在移植物上绑上垫子。越过皮肤移植物和创面床的边缘,将缝合线缝在移植物周围,留出足够长的一端,然后将其绑在垫子上。然后将凡士林纱布放在移植物上,将未拧干的棉球放在纱布上。然后,将长带紧紧地绑在棉球上,因为棉球与下面的接收床相吻合,这会挤消出多余的液体。结果是在整个皮肤移植物上施加均匀的压力。7~10 天后去除垫子敷料

NPWT 是一种覆盖新鲜皮肤移植物的替代方法,其可提供高达 95% 的皮肤移植物成功率[17,59]。NPWT 有助于皮肤移植物与创面床之间的最大接触,有助于稳定床上的皮肤移植物以抵消剪切力,并去除任何可能破坏移植物和创面床之间接触的多余液体(图 21.15)。事实证明,在确保较高的初始皮肤移植

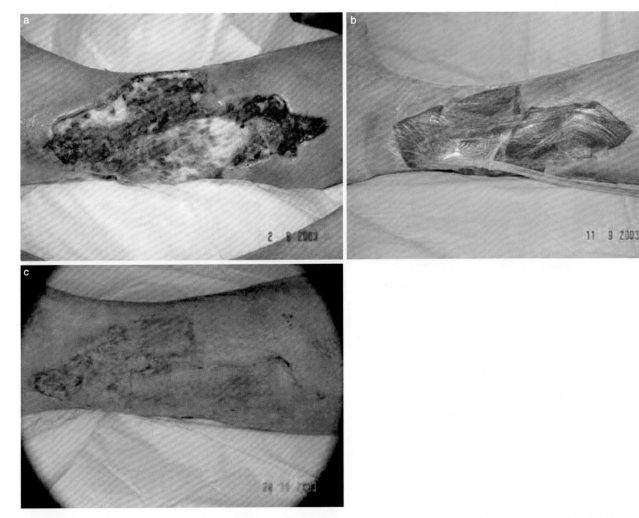

图 21.15 NPWT 促进了皮肤移植物与床之间的最大接触(a),有助于稳定床上的皮肤移植物以抵消剪切力,同时去除多余的液体。新鲜的皮肤移植物首先用不粘的敷料覆盖(硅胶或凡士林网)。然后将 NPWT 海绵放在顶部(b),并在术后 3~5 天连续施加压力。然后,使用简单的半封闭敷料,例如凡士林纱布(c),使移植物完全愈合

物成功率方面,它比垫子敷料更有效[60]。首先用不粘的敷料(硅胶或凡士林网)覆盖新鲜的皮肤移植物。然后,将真空辅助闭合术(vacuum assisted closure,VAC)海绵放在顶部,持续加压3~5 天。

在考虑骨骼、肌腱或关节上进行皮肤移植时,创建一层新的真皮可以提高皮肤移植物的灵活性和耐用性。Integra® 人造真皮是一层由上覆的可移动硅胶膜(防止干燥),其由一层下垫的由交联牛胶原蛋白和硫酸软骨素组成的真皮基质组成[61-63]。真皮层作为真皮模板,促进患者自身的成纤维细胞、巨噬细胞、淋巴细胞和内皮细胞以及新血管的迁移。将 Integra 薄片网格化、切割,以适应创面,并用钉书钉或缝线将其固定在位。在随

后的 1 周,一个新的细胞填充真皮形成。通过将 NPWT 放置在Integra 上,能加速血运重建过程 2 到 3 倍[64]。然后可以去除硅树脂层,以便在其上放置较薄的自体皮肤移植物(8/1 000″至10/1 000″)(图 21.16)。

对于足跟创面,外固定器非常有用,因为它不仅可以固定踝关节、还可以将足悬在空中,从而避免移植物被患者破坏(图 21.17)。如果移植物在足底,则在皮肤移植物成熟之前(通常为 6 周)不应该负重。对于足负重部位(足跟、中足外侧、跖骨头下方)的创面,足底无毛皮肤移植物是理想的自体移植物来源,因为它们允许正常无毛足底表面的再生[65]。

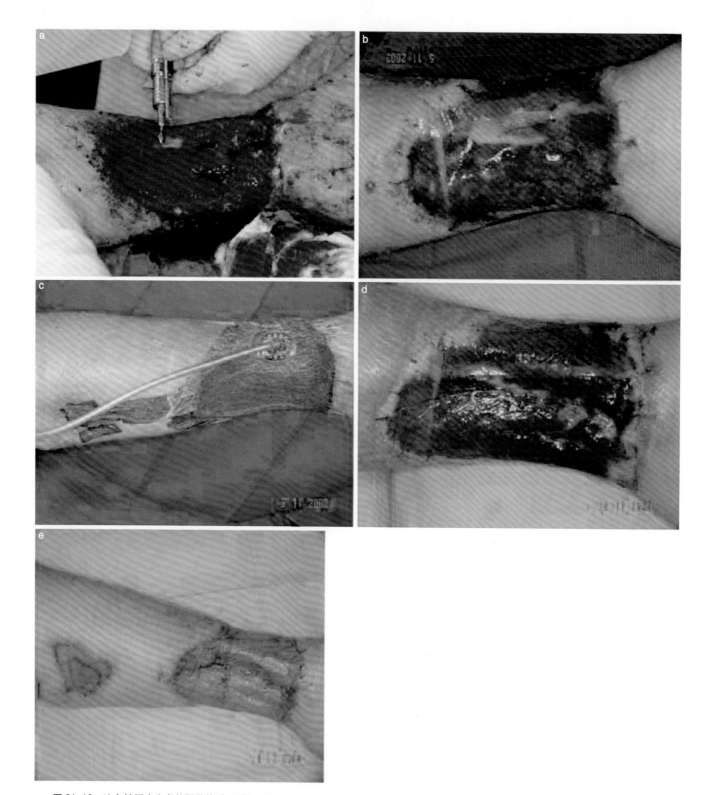

图 21.16　这名糖尿病患者的胫骨外露，足踝上方有一个大的几乎环形的创面(a)。将 Integra 的薄片网格化、切割，以适合创面,并用钉书钉或缝线将其固定在该部位(b)。NPWT 被放置在 Integra 上方,以加快真皮模板的血管生成(c)。一旦发生这种情况(d),就可以去除硅酮层,从而可以在其上面放置一个薄层自体皮肤移植物(8/1 000″至 10/1 000″)。用硅胶网和 NPWT 覆盖皮肤移植物 3~5 天,然后在移植物上放置正常敷料,以继续愈合(e)

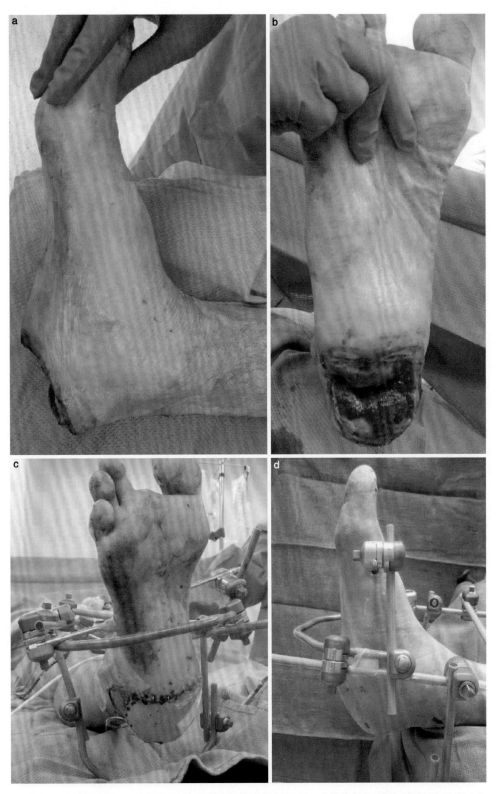

图 21.17　该患者表现为一个明显的后足创面伴跟骨骨髓炎（a,b）。在清除所有不能存活的组织和微生物培养阴性后，使用股前外侧皮瓣来消除无效腔，并使后足恢复原状。放置了一个外固定器，以保持踝关节处于中立状态并保护愈合重建（c,d）

局部皮瓣

局部皮瓣是指在给定的缺损附近有未知血供的皮瓣,可以在枢轴点旋转或向前推进以覆盖缺损。它们有各种形状(正方形、矩形、菱形、半圆形或双叶形)[66]。它们通常由皮肤和皮下脂肪或皮肤、脂肪和下面的深筋膜组成,然而,也可以包括肌肉。在清创后,首先要准确地确定缺损大小,仔细地规划皮瓣是很重要的。应将皮瓣设计在组织最易移动的区域。在设计皮瓣时使用模板,并在皮瓣摆动到缺损处时将其基底部固定在支点上,这是评估设计是否恰当的最佳方法。长宽比对于皮瓣远端的存活至关重要[67]。由于流向足和踝皮肤的血液不如面部的发达,因此长宽比不应超过1:1或1:1.5的比例。当可以在计划的皮瓣基底部用多普勒找出一个皮肤穿支血管时,这种皮瓣的存活率就会提高。为了确保足够的无张力覆盖,应该使用比解剖上需要的稍大的图形。当移动皮瓣去覆盖缺损时,皮瓣应无张力地填充缺损,以避免损害远端血流。除非张力在4小时内被释放,否则25mmHg的力量[68]足以引起静脉淤血,导致皮瓣坏死。

局部皮瓣在覆盖足和踝的创面方面是非常有用的,因为它们只需要有足够的大小去覆盖裸露的肌腱、骨骼或关节。然后,剩下的创面可以用一个简单的植皮来覆盖。这种有限局部皮瓣和皮肤移植物的结合,经常避免对更大带蒂或游离皮瓣的需求。如果矫正手术必须要做,且如果皮瓣设计正确,则这种皮瓣也可以改善底层组织的手术暴露[69]。一个设计合理皮瓣的获取经常改善关节、骨骼或肌腱暴露,从而避免做额外的切口。此外,当试图通过Ilizarov外固定架闭合创面时,局部皮瓣是一种非常有用的重建方式。这是因为外固定支架通常让带蒂皮瓣所需的大范围解剖无法进行,也无法为游离皮瓣提供进行显微外科手术吻合所必要的空间。

绕一个支点旋转的皮瓣

这些皮瓣围绕单一支点旋转,因此需要仔细加以设计,以避免沿着旋转弧半径张力过大。要创建一个饼状三角形缺损去消除病变或先前存在的缺损,这时需要设计旋转皮瓣。三角形的底部沿着假想的半圆形皮瓣的圆周,然后被旋转进缺损中。这种类型的皮瓣在足底最有用,使用时将皮瓣从足底筋膜上抬起并旋转就位。它也可以用于足底前掌(图21.18)、踝关节和足背[70,71]。如果根据血管解剖学考虑的需要,皮瓣也可以包括下面的筋膜和/或肌肉。

转位皮瓣被旋转可达90°。皮瓣的末端必须比支点和缺损边缘之间的距离长,这样当旋转皮瓣时,就可以无张力的契合。用纱布或纸预先规划旋转是避免皮瓣植入时远端过紧的关键。供体部位通常可以一期闭合,否则可能需要植皮。旋转皮瓣造成的犬耳不应在初次手术时处理。犬耳通常将会变平。这是覆盖Ilizarov支架周围的踝关节或暴露胫骨-距骨融合最常用的皮瓣(图21.19)。

推进皮瓣

直接将推进皮瓣向前方移动以填补缺损,无需旋转或侧方移动。切割分离出一个矩形的皮肤,并且至少应包括皮肤和皮下组织。皮瓣被推进入缺损处。这可能会在它的基底部两端(Burrow三角)产生一个组织折叠,可将折叠移除,这样就可以将皮肤缝合在一起而不会造成轮廓的任何不规则。同样重要的是,调节皮瓣上的张力,使其处于新位置时无变白区域。

V-Y皮瓣是一个V字形皮瓣,在推进时形成一个Y字(图21.20)。V-Y皮瓣依靠下面直连的穿支赖以存活。因此,在解剖这种皮瓣时,不能有任何的破坏。重要的是要认识到,要限制最大推进在1~2cm。因此,如果缺损较大,可以用双对向V-Y皮瓣来关闭3~4cm宽的缺损。这种皮瓣特别适用于足底缺损[72]。为了充分推进皮瓣,必须切断要推进组织三角两侧的足底筋膜。皮瓣的设计应尽可能大,以确保尽可能多的穿支动脉。

带蒂皮瓣

带蒂皮瓣有可识别血管供给滋养。它们可以包含各种组织的组合,包括皮肤的、筋膜的、肌肉的、肌肉-皮肤的、骨-皮肤的、骨-肌肉-皮肤等类型皮瓣。在最初的创伤、感染或辐射区域中,如果这些皮瓣未被累及,它们就能良好转移。否则,皮瓣会变硬、难以剥离,且难以转移。此外,皮瓣必须是柔韧的,因为在皮瓣转移到其新的位置时,血管蒂通常无法承受任何的扭曲或转动。如果附近血管灌注区段的血流存在,局部带穿支动脉皮瓣(也称为螺旋桨皮瓣)是有用的。这些皮瓣可以被旋转到180°。广泛研究提示其在许多患者中是一种可行的选择。

这些皮瓣通常更难解剖,可能比潜在的游离皮瓣有更高的并发症发生率[73]。切取带蒂皮瓣常会导致足和踝供区的缺损,需要进行植皮。然而,带蒂皮瓣可以让外科医生在短的住院期内进行快速手术,从而产生良好的长期效果。在上文和皮瓣解剖学书中已经有过讨论相关的解剖和手术技术[74,75]。因为分离往往乏味且可能很困难,在尸体腿上练习这些皮瓣就很重要。皮瓣远端提供的组织常常不够,因此了解每个皮瓣的尺寸限制是非常重要的。

小腿和踝:肌瓣

小腿肌肉不适合作带蒂皮瓣,因为大多数是4型肌肉,带有节段性小蒂,因此该肌肉只有一小部分能被安全转位。其中一些肌肉的远端,可以用来覆盖踝关节内侧、前侧和外侧的小缺损[76]。对于小而近端的缺损,通常可以将肌肉瓣从远端肌腱上分离,以尽量减少功能丧失。

踇趾长伸肌(胫前动脉)可覆盖内踝上方2cm远的小缺损。趾长伸肌和腓骨三角肌(胫前动脉)可覆盖内踝上方2.1cm远的小缺损。腓骨短肌(腓动脉)可用于内踝上方4cm远的小缺损。趾长屈肌(胫后动脉)可用于内踝上方6cm远的小缺损。比目鱼肌(腘动脉、腓动脉和胫后动脉)是小腿远端唯一的2型肌肉,远端小血管蒂可以被安全地分离,近端大血管蒂完整的肌肉可以旋转,以覆盖远端内踝上方6.6cm远的较大(10cm×8cm)小腿前部缺损。它可以作为半比目鱼肌用于小缺陷[77],也可以作为整个比目鱼肌用于大缺陷。所有刚才描述的肌肉,通常都需要植皮才能完全覆盖。此外,必须固定踝关节以避免裂开,并确保足够的皮肤移植物获取。对于前者,外固定支架使用是非常有用的;而对于后者,则需要使用NPWT装置。

如果需要一个更大的皮瓣或更宽的旋转角度,则可能需要与肌皮瓣一起取材小腿3条主要动脉中的1条以及相关小穿支。只有当3条动脉都开放且有良好的逆行血流时,才应考虑牺牲1条大动脉。这些肌瓣通常从远端切取,因此伴行动脉依赖于逆行血流。由于这些皮瓣较大,肌腱也和肌肉一起被取下。因此,重要的是将切断的肌腱远端和类似肌肉的肌腱连接起来,这样功能就不会丧失。例如,如果取材远端踇长伸肌(extensor hallucis longus,EHL)肌瓣,则应将EHL肌腱远端固定到趾长伸肌(extensor digitorum longus,EDL)上,以使踇趾在步态周期中保持其位置(图21.21)。因为胫骨前肌腱的缺失是如此的虚弱,除非踝关节已经或正在进行关节融合术,否则不应该截取远端肌肉。

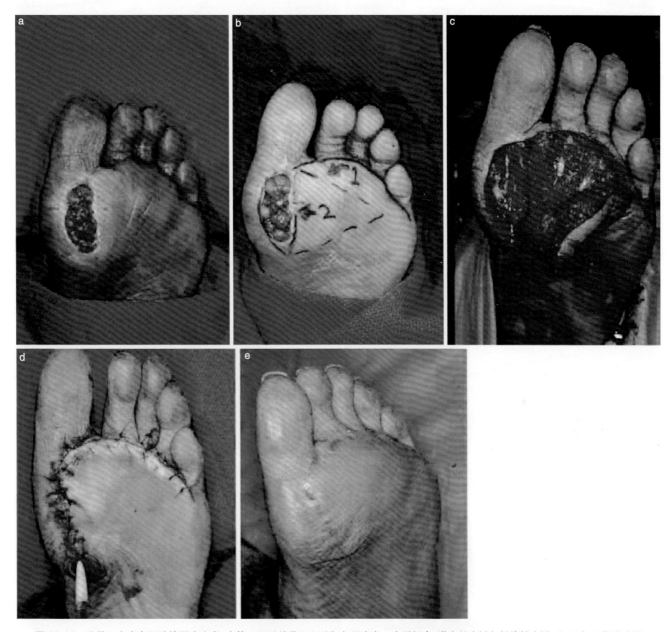

图 21.18 这是一个病态肥胖糖尿病患者,在第 1 跖趾关节(a)下方出现溃疡。为了闭合,潜在的皮瓣包括旋转皮瓣,和 V 向 Y 推进皮瓣(b)。创面清创,选择旋转皮瓣作为重建方式。非常小心地抬高皮瓣,以保留到足趾的神经血管束(c)。用偏缝线将皮瓣缝合到位,以防止皮瓣远端(d)出现张力。尽管在愈合阶段,保持足部不负重的依从性较差(e),但皮瓣仍然继续愈合

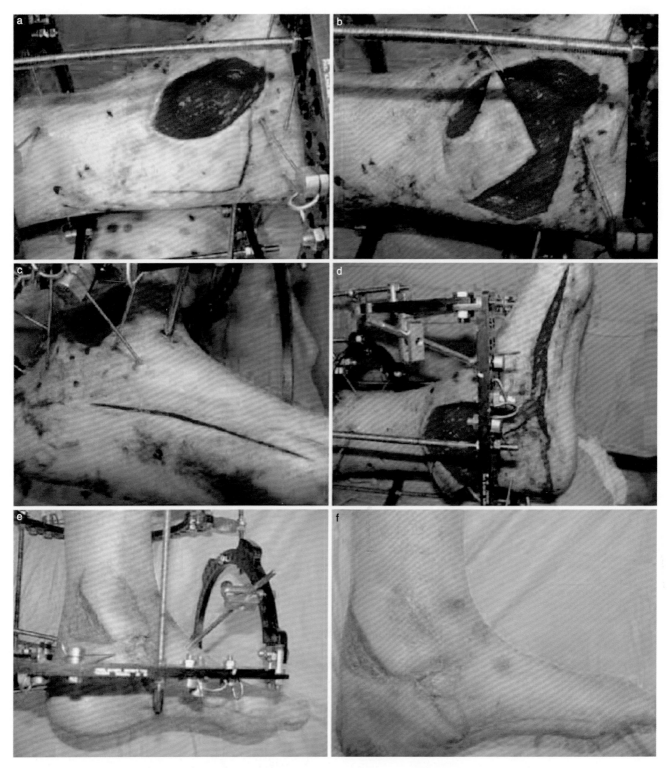

图 21.19 该患者形成的感染性 Charcot 踝关节。切除受感染的关节,并且使用 Ilizarov 支架(a)来固定足和踝合体。对缺损进行清创,暴露关节的上半部,用局部皮瓣覆盖(b);而缺损的远侧部分,用跚趾展肌肌瓣覆盖(c,d)。创面继续愈合,无意外发生(e,f)

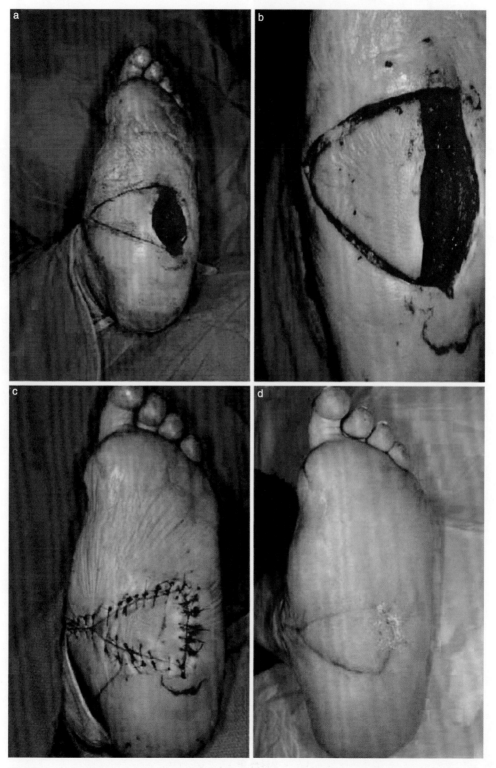

图 21.20　V-Y 皮瓣是一种 V 字形皮瓣（a,b），推进时会形成 Y 字（c,d）。V-Y 皮瓣依靠下面直连的穿支动脉存活。因此，在解剖该皮瓣时，不能有任何破坏。在足距面，最大推进距离被限制在 1～2cm

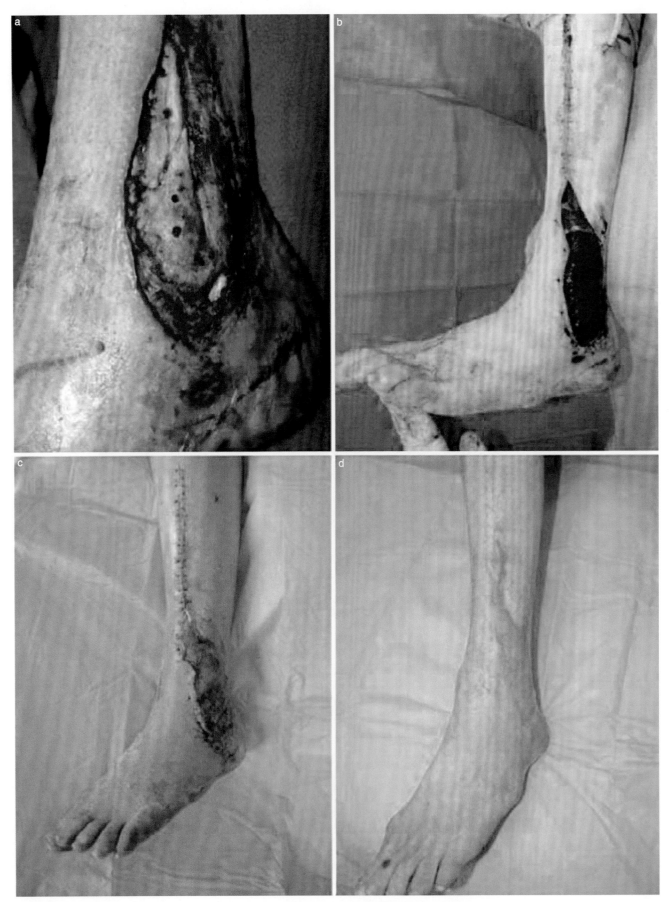

图 21.21 切取踇长伸肌（EHL）肌肉和远端 1/3 胫前动脉覆盖外侧暴露的远端腓骨（a,b）。肌肉上植皮（c）。切取远侧的 EHL 肌腱被固定到趾长伸肌（EDL）上，以使踇趾在步态周期时保持合适位置（d）

小腿和踝皮瓣：筋膜皮瓣

筋膜皮瓣可用于足和踝周围的重建，尽管供区通常需要植皮[78]。逆行腓骨皮瓣（逆行的腓动脉）[79]对踝关节、足跟和近端足背的缺损有用。它的血流是逆行的，且依赖于一个完整的远端腓动脉与胫前动脉和/或胫后动脉的吻合。皮瓣分离是乏味的，且确实牺牲了小腿的 3 条主要动脉之一。一个类似的逆

行胫前动脉皮瓣筋膜皮瓣（逆行胫前动脉）已经被认为用于年轻患者相同区域创伤创面的覆盖。由于前间隔是腿部唯一的肌肉完全依赖于胫前动脉的间隔，因此只有动脉的下半部分可以作为一条血管链被安全截取。逆行腓肠神经皮瓣[80]（逆行腓肠动脉）是一种多功能的神经筋膜皮瓣，可用于踝关节和足跟的缺损（图 21.22）。腓肠动脉与腓肠神经伴行，从外踝上方

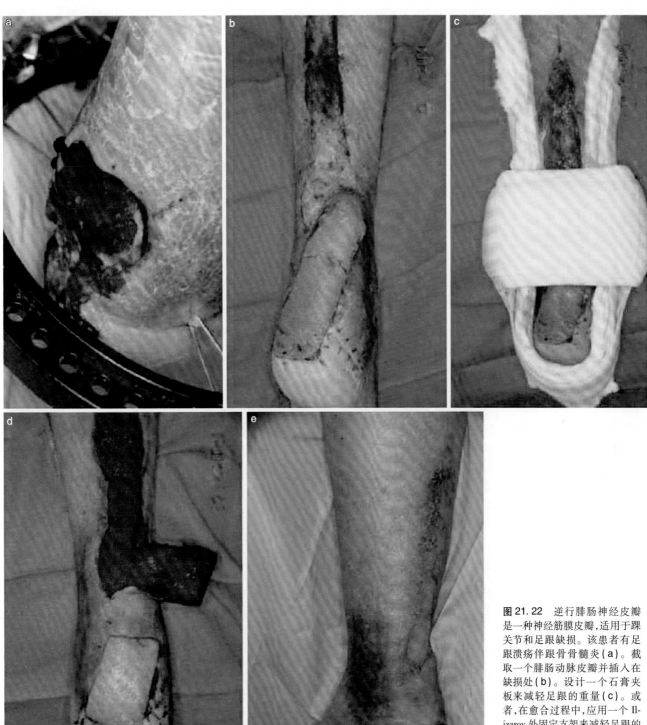

图 21.22　逆行腓肠神经皮瓣是一种神经筋膜皮瓣，适用于踝关节和足跟缺损。该患者有足跟溃疡伴跟骨骨髓炎（a）。截取一个腓肠动脉皮瓣并插入在缺损处（b）。设计一个石膏夹板来减轻足跟的重量（c）。或者，在愈合过程中，应用一个 Il-izarov 外固定支架来减轻足跟的重量。术后 2 周，切取穿支并在缺损处皮肤移植（d）。皮瓣继续愈合（e）

5cm 处的腓动脉穿支接受逆行血流。动脉先行于筋膜上方,然后深入小腿中部的筋膜,同时伴随的小隐静脉仍在筋膜上方。如果取材时血管蒂两侧各有 3cm 的组织且上覆皮肤完整,则可以将这种皮瓣常见的静脉淤血最小化[81]。通过提早 4~10 天先结扎近端小隐静脉和腓肠动脉,来延迟皮瓣,可进一步帮助解决静脉引流的问题。皮瓣植入是避免血管蒂部扭结的关键。通常必须设计巧妙的夹板,以使皮瓣在愈合的同时能防止血管蒂受压(在这方面,Ilizarov 外固定架的使用是非常有用的)。皮瓣的主要供区缺陷是沿着足外侧面的敏感性丧失和小腿后

部供区的植皮凹陷。如果患者后面不得不接受膝下截肢,这可能会带来问题。踝上皮瓣(腓动脉前穿支的上皮支)可用于外踝和足跟缺损以及足背缺损(图 21.23)[82]。它既可以与上覆的皮肤一起取材,也可以作为筋膜层、然后进行植皮。当仅作为筋膜层取材时,供区可被一期闭合。

也可以在一排起源于胫骨后动脉内侧和腓动脉外侧的穿支动脉上设计基于单个穿支动脉的小型筋膜皮瓣[67]。尽管皮瓣的作用范围和大小是限制的,但它可以通过应用延迟原理来扩展。业已证明,这些局部筋膜皮瓣对用 Ilizarov 外固定架患

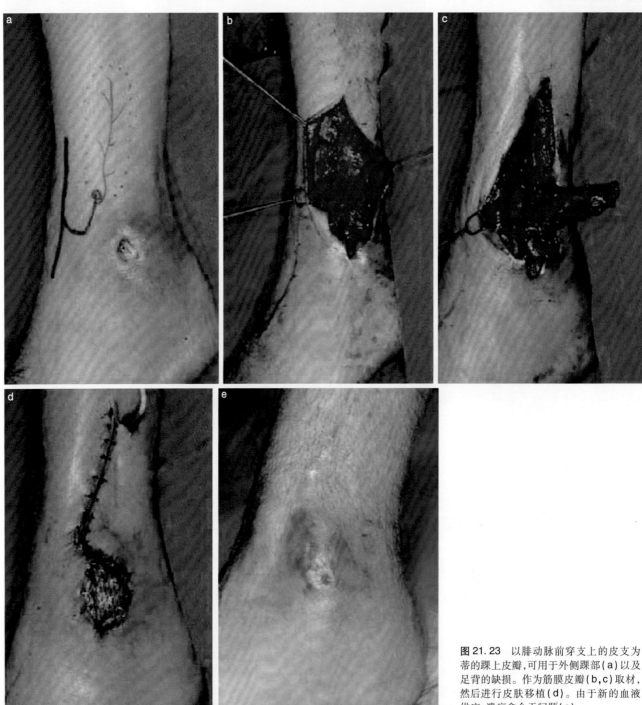

图 21.23 以腓动脉前穿支上的皮支为蒂的踝上皮瓣,可用于外侧踝部(a)以及足背的缺损。作为筋膜皮瓣(b,c)取材,然后进行皮肤移植(d)。由于新的血液供应,溃疡愈合无问题(e)

者踝关节周围软组织缺损的闭合是非常有用的,因为正常皮瓣或受体血管的获取可能是一个问题。

足部皮瓣:肌瓣

足部的肌瓣具有一个 2 型血管模式,即带有一个近端优势血管蒂和几个远端血管小血管蒂,并可用于覆盖相对较小的局部缺损[73,83]。小趾展肌(足底外侧动脉)对于足底和踝关节远端外侧的中、后外侧小缺损的修复是非常有用的(图 21.24)。它的主要血管蒂恰好起源于跟骨远端和内侧,并且有一块薄的远端肌肉块[84]。姆短展肌(足底内侧动脉)较大,可用于覆盖中足和后足以及内侧远端踝关节的内侧缺损(图 21.25)。它的主要血管蒂位于足底内侧动脉的起始处,并且其相对薄的远端肌肉块很难从姆短屈肌上剥离出来。趾短伸肌(跗外侧动脉)的体积小得令人失望,但可用于跗骨窦或跟骨外侧的局部缺损[85]。肌肉可以在其主要血管蒂(跗外侧动脉)上以有限的

方式旋转(图 21.26),或者在与整个足背动脉一起取材时以更宽的弧度来旋转。可用趾短屈肌(2 型,足底外侧动脉)来覆盖足跟缺损[86]。由于该肌肉块小,如果用它来填充可以被足底组织覆盖的缺损效果最佳。

足部皮瓣:筋膜皮瓣

足底内侧皮瓣是最通用的是足部筋膜皮瓣,也是修复足底缺损的理想组织[87-89]。它也可以满足踝关节内侧缺损修复的需要。如果与足底内侧动脉近端一起取材,那么皮瓣可被切成 6cm×10cm 大小、有敏感性,并且有一个宽的旋转弧度。也可以在足底内侧浅动脉(足底内侧动脉皮支)或足底内侧深动脉(足底内侧动脉深支)上取材。如果有超声探查,取带有浅表分支的皮瓣是最好的,因为它能将对足部现有血管血液供应的破坏程度降到最小(图 21.27)。然而,如果是逆行血流取材,则切取的皮瓣应带着足底内侧动脉深支。跟骨外侧皮瓣(腓动脉

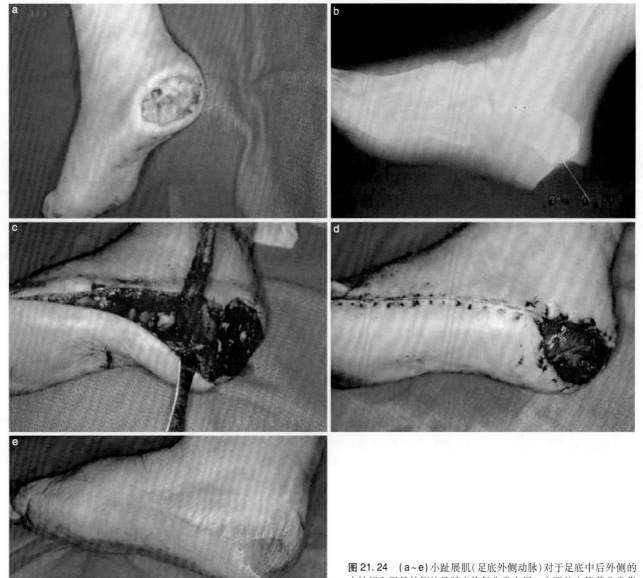

图 21.24　(a~e)小趾展肌(足底外侧动脉)对于足底中后外侧的小缺损和跟骨外侧的骨髓炎修复非常有用。主要的血管蒂非常靠近其起点,并提供足够的血液供应,以便可以安全地结扎较小的远端血管蒂

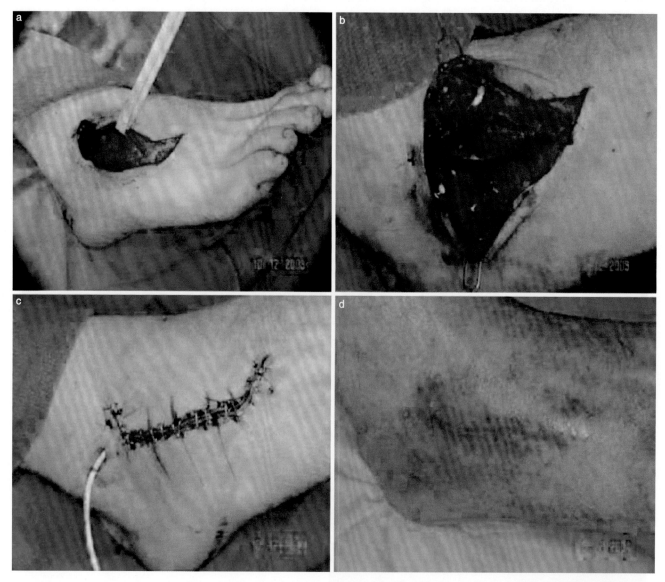

图21.25　(a~d)趾短伸肌(跗外侧动脉)的体积小得令人失望,但可用于跗骨窦或跟骨外侧的局部缺损。肌肉可以在其主要血管蒂(跗外侧动脉)上以有限的方式旋转,或者在与胫前动脉远端(顺行血流)或足背近侧足动脉(逆行血流)一起取材时以更宽的弧度来旋转

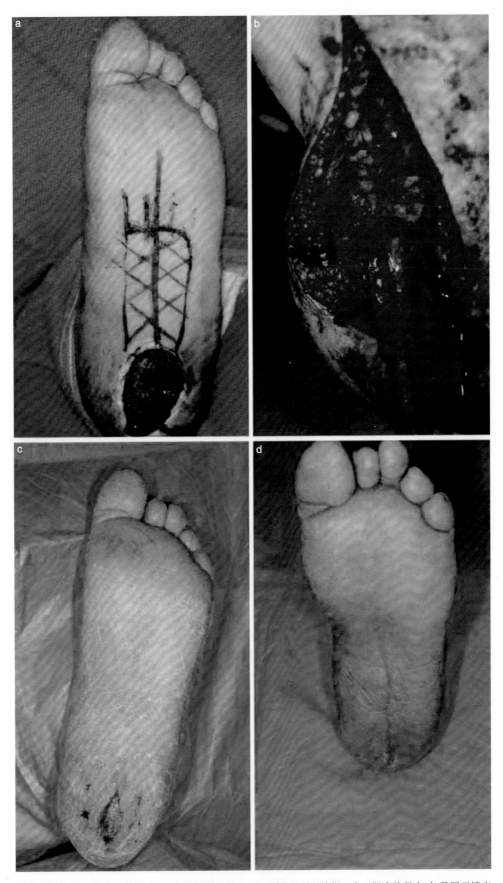

图21.26　（a~d）趾短屈肌（2型，足底外侧动脉）可用于覆盖足后跟缺损。由于肌肉块很小，如果用于填充可以被足底组织覆盖的缺损,效果最佳。由于有大块软组织缺乏,在肌肉上进行皮肤移植通常会失败

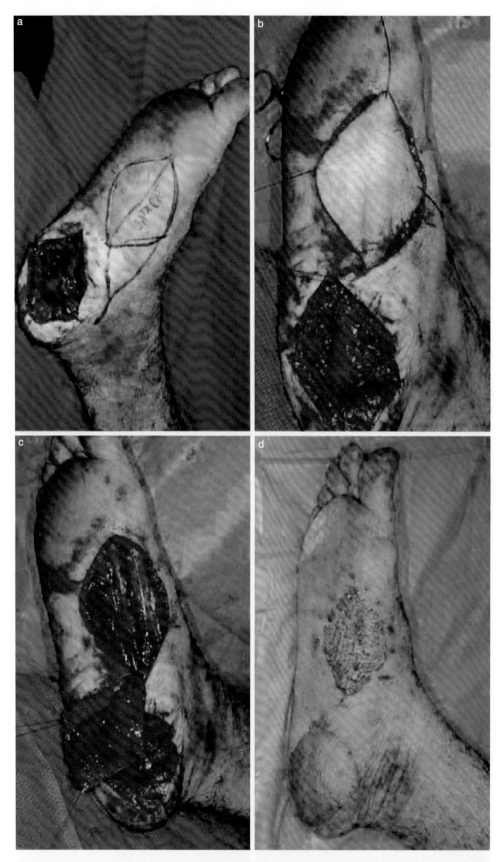

图 21.27 （a~d）足底内侧皮瓣是最通用的是足部筋膜皮瓣，是修复足底缺损的理想组织。可以在足底内侧浅动脉支（足底内侧动脉皮支）或在足底内侧深动脉（足底内侧动脉深支）上取材。皮瓣下面是以足底内侧深动脉为基础

的跟骨分支)对于跟骨后部和跟腱远端的缺损是有用的(图21.28)[90]。通过在外踝的后方和下方切L形来增加皮瓣的长度[91]。基于覆盖踝关节和足背缺损的用途,足背皮瓣(足背动脉及其延续,第1跖背动脉)可以是近端的或者远端的[92]。宽度超过4cm的皮瓣常需要在伸肌腱的副腱顶端植皮,这使得足背覆盖不太理想。另外,有人证明了其可能还不稳定、会导致肌腱甚至骨骼的外露。除非侧支循环完整,否则足背缺损会带来问题。因为从血管和组织破坏的角度来看,供区都很脆弱,所以现在很少使用这种皮瓣。足趾皮瓣(足趾动脉)尽管其范围总是低于预期,但对于小的前足趾蹼溃疡和前足远端问题来说仍然是有用的[93]。该技术包括去除趾甲床、趾骨、伸肌肌腱、屈肌肌腱和跖板,同时保持2条趾动脉完整(图21.29)。这种方法的一种变异是非常美观的足趾岛状皮瓣,其中趾腹的一部分被直接抬高到同侧足趾的神经血管束上[94,95]。然后用它的长血管束,将皮瓣抬高以覆盖远端的缺损。将血管束埋在中间组织的下方。

带蒂皮瓣的并发症

利用局部组织时要考虑的一个局限性是在重建失败的情况下,无论是生物力学的、感染性的还是其他原因的,可能都需要额外的覆盖或甚至截肢。在后一种情况下,则应谨慎避免皮瓣,它可能破坏保肢手术或术后患者总体功能的能力。

血肿会对皮瓣造成压力,限制静脉回流,并最终导致皮瓣坏死。深层间隙中游离血的存在也引起了人们的关注,因为红细胞本身会释放超氧自由基[96],从而导致皮瓣坏死。血肿能通过细致地止血、局部用药和闭式引流来预防。术后,皮瓣观察很重要,如果有任何怀疑存在血肿,就应探查创面并清除血肿。如果皮瓣是用间断缝线缝合的,拆除1或2针就可以清除血肿,而不会冒着破坏整个修复的风险。重要的是,用生理盐水冲洗空腔,以去除任何残留的溶血性血液。如果用这种方式

无法清除血肿,则应将患者送回手术室进行正式的血肿清除术。绷带包扎带来的外部压力可避免正常的术后软组织肿胀或者过紧,也会阻碍血流。

感染可通过增加皮瓣的新陈代谢需求来损伤或破坏皮瓣,使其超过现有的血液供应,并阻塞毛细血管床,从而让血管的血流短路并导致动脉闭塞。因此,重要的是在所有的感染征象消失之前,不要去计划重建手术。这意味着皮肤边缘柔软、周围无硬结或红斑,疼痛减轻、渗出极少,并且有愈合迹象(肉芽和新上皮形成)。在创面准备好之前,可能需要长达1个月的连续清创。

显微外科游离皮瓣

糖尿病足缺损应该考虑游离组织移植的患者情况有:①血糖水平控制良好;②能遵守术后限制计划;③心肺合并症极少或已经得到良好控制;④认为保肢比截肢更好;⑤随着皮瓣闭合,有恢复到步行或者功能状态好转的潜力。这包括后足巨大创面(>6cm),在胫后血管缺乏(创伤或疾病所致)患者中的创面,或已通过旁路移植术使血运再通到胫前/足背动脉远端患者中存在的缺损。除腓肠动脉皮瓣外,所有用于后足修复的局部皮瓣都需要胫后动脉及其分支(足底内侧动脉和外侧动脉)中有顺行血流。游离皮瓣覆盖适用于未做定向直接血运重建的局部缺血性创面患者。

对于大多数足部骨骼和/或肌腱外露的创面,最好用"薄"的游离皮瓣来重建。薄皮瓣或筋膜皮瓣的表面有植皮,将提供耐用、薄覆盖层,美观且允许正常的鞋子穿着。如果皮瓣与支撑它的感觉神经一起取材,则一些皮瓣也可能是有感觉的(图21.30)。它们可以包括用于特定重建任务的带血管的肌腱或骨骼。已被证明是非常成功的皮瓣包括桡侧前臂皮瓣、手臂外侧皮瓣、肩胛旁或背侧胸筋膜皮瓣以及大腿前外侧皮瓣。

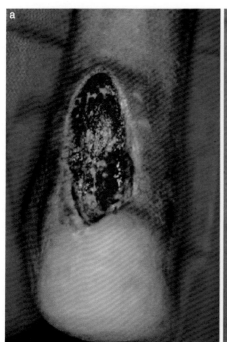
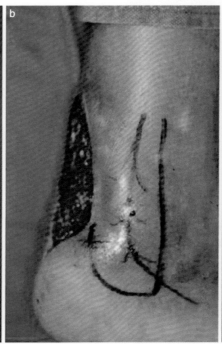
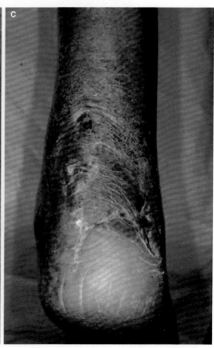

图21.28　(a~c)跟骨外侧皮瓣(腓动脉的跟骨分支)是治疗跟骨后部和跟腱远端缺损的有效方法。切取皮瓣,要带着小隐静脉和腓肠神经。由于腓动脉的跟骨分支直接位于骨膜的顶部,在取材过程中,被损坏或切断的风险很大

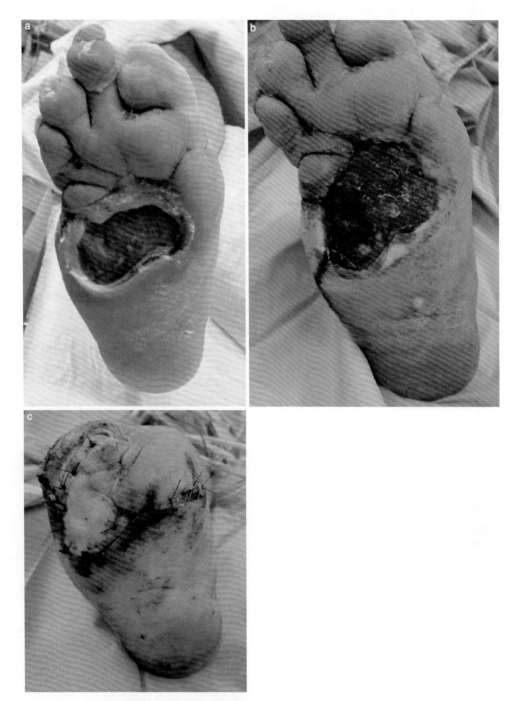

图 21.29　慢性中足创面和行全跖骨头切除术后的患者(a)。清理所有无活力的慢性组织后,留下了一个大的足底创面,并用第 1 和第 2 足趾的趾甲皮瓣覆盖(b,c)

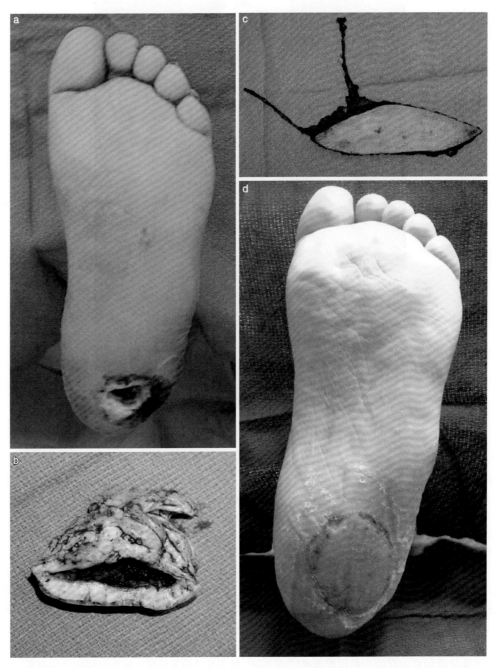

图 21.30　这位 32 岁的 1 型糖尿病患者,尽管进行了减压和清创,但仍有慢性跟骨创面(a)。用亚甲蓝涂抹创面,确保慢性暴露组织的彻底清创(b)。切取带有股外侧皮神经(LFCN)分支的股外侧前皮瓣(ALT)进行感觉重建(c)。随着胫后动脉端侧吻合以及跟骨内侧神经吻合(d,e),ALT 提供了足够软组织的稳定覆盖

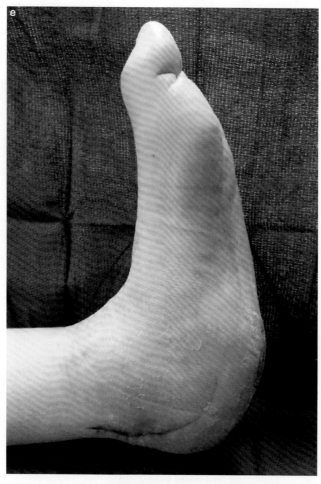

图 21.30(续)

基于旋肩胛动脉的肩胛旁皮瓣是较大面积缺损的理想选择[97,98]。与较薄的真皮(例如,桡侧前臂皮瓣)相比,背部皮肤真皮厚度的增加可能对重复性创伤更牢固或更有弹性。或者因为皮瓣由沿着其长轴方向的血管所供应,通常在浅层而不是深层将其修薄,以避免损伤血管蒂。Colen 等已经描述了一种皮瓣的适应性,即只采集带有一层薄脂肪的筋膜[99],然后将其植皮以产生薄皮瓣。

Katseros 等首先描述了基于桡骨后血管蒂的上臂外侧皮瓣[100]。它是一种感觉皮瓣(手臂的下外侧皮神经),具有相对较长的血管蒂(可达 14cm)。包括覆盖在肘部的皮肤,可以扩展皮瓣大小。

前臂桡侧皮瓣是足背创面治疗的一种理想选择[101,102]。前臂桡侧皮瓣的优点是薄、柔韧,并可连同感觉神经(前臂外侧皮神经)一起被切取。如有必要,也可用掌长肌腱,重建足背缺失的伸肌腱。在切取皮瓣之前,必须用一个完整的血管弓来验证是否有足够的血液流入手部,因为桡动脉切除会造成对尺动脉和骨间动脉的依赖。因此,对于活动性动静脉瘘、锁骨下动脉狭窄或者手指或手缺血性创面的患者,应谨慎使用这种皮瓣。前臂桡侧皮瓣在踝关节周围也非常有用。有静脉伴行的桡动脉提供了一个长达 14cm 的血管蒂。如果皮瓣在转移时植入恰当则很少需要剪裁。供区进行植皮,除了明显色差外,非常容易处理。

股前外侧(anterolateral thigh, ALT)皮瓣是以源自旋股外侧动脉降支的穿支为基础制备的[101]。其最初由 Song[102] 描述并由 Koshima[103,104] 推广。ALT 目前已被广泛接受,能在安全可靠的血管蒂上提供大量的皮下脂肪和皮肤,且有最低的功能性供区发病率。该皮瓣既可与股外侧皮神经一起有感觉,也可作为一个血流贯通式的皮瓣[105]。皮瓣变薄的耐受性很好,甚至为了适配特别的缺损,可以达到真皮下神经丛的水平[106](图 21.31)。ALT 皮瓣的解剖和分离已经被很好地应用于头颈部和下肢的缺损[107]。另外,在坏死性筋膜炎后出现的严重感染或大量组织丢失的情况下,可以进行显微外科转移以保持功能性假肢的肢体长度。如果近端软组织有限,但仍有健康骨头,则用一个薄而柔软的皮瓣(如 ALT)覆盖以促进功能的改善(图 21.32)。

带蒂的足底皮瓣常被用于负重的足底重建术,但在严重足损伤后可能无法应用。越来越普及的是,将对侧游离足底感觉皮瓣用于具有"类似组织"缺损的重建[108]。这种皮瓣对功能和美观都产生了良好的长期效果。

与其他部位一样,在足部利用肌肉来填充无效腔、并帮助将中性粒细胞和肠外抗生素输送到慢性骨髓炎区域尤为重要[109,110]。最常取材的肌肉包括股薄肌和前锯肌

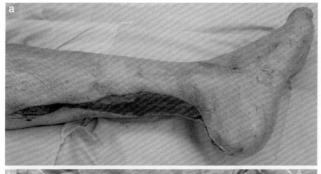

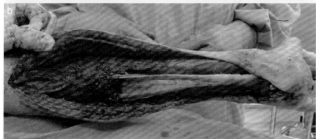

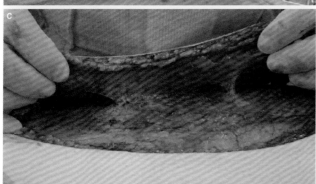

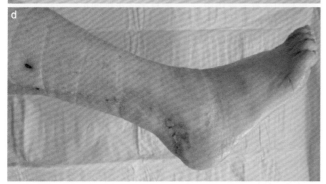

图 21.31　该小腿后方创面导致浅后筋膜室和跟腱完全丧失 (a)。利用同种异体跟腱和跟骨块进行重建,用超薄 ALT 皮瓣覆盖。在斯卡帕筋膜水平切取 ALT 皮瓣,且注意 2 个穿支从皮瓣中穿出、穿入筋膜(b,c)。薄皮瓣和同种异体跟腱移植,允许穿着正常鞋具独立行走(d)

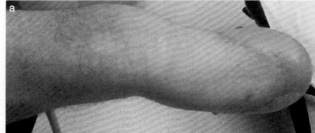

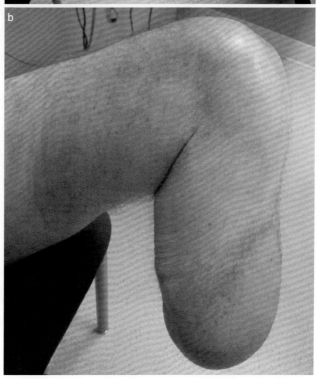

图 21.32　膝下截肢残端的远端,用大腿前外侧皮瓣覆盖,从而保持长度(a)。残端保留了良好的运动和轮廓,允许患者用假肢行走(b)

(图 21.33)。使用背阔肌皮瓣时应注意,虽然在身体的许多其他部位,这种皮瓣都是很有吸引力的选择,但在下肢重建中必须考虑背阔肌的功能丧失,其中许多患者将因此长期依赖拐杖或轮椅。在步行的压力下,足底表面上的肌肉加植皮是否比筋膜皮瓣有更好的支撑仍然存在争议。由于失神经支配的肌瓣会萎缩,因此它能创建一个极佳且坚固的皮瓣,这种皮瓣需要最少的二次外形加工。这也可能帮助肌瓣填充无效腔或打开窦道更容易[118,119]。腹直肌肌瓣非常有用,因为它容易取材,有一个很好的血管蒂,并且是一块薄而宽的肌肉。如果在受体部位将肌肉

拉伸,则可能会变得更薄。然而,对于那些最终可能需要更高水平截肢的患者,尤其是双侧截肢的患者,应谨慎对待,因为腹部力量丧失可能会显著降低患者坐起来或进行转移的能力;当在整体核心力量、疝气和膨出的情况下,截取直肠肌的供区发病率为阴性已被广泛研究。股薄肌也是足踝重建的理想选择。股薄肌皮瓣应该从同侧腿上取材,并把所有的切口限制在同一侧肢体,它的血管蒂要比腹直肌皮瓣的小和短些。游离肌肉移植到足部往往会肿胀,这使得脚更难放入鞋子里。为了尽量减少这种肿胀,一些技术性操作可能会有帮助。首先,流出道应该通过做 2 条静脉吻合来优化。为了让皮瓣外形最小化,应在张力下将其植入,以使其放平,并与周围组织处在相同的高度。在皮瓣存活和植皮愈合后,加压治疗有助于改善整体外形。患者应该穿着至少 30mmHg 的压力袜。如果这些措施仍不足,则该肌肉可能需要减积。

另外,由于一些筋膜皮瓣是神经支配的,它们可能对非神经病变患者的足底更有效。筋膜皮瓣是理想的,用于提供皮肤覆盖,同时保护下方的肌腱运动。对于所描述的许多皮瓣,可以进行神经性吻合术以改善神经再支配。这种额外操作的结果和总体效益仍存在争议。一些研究报告在神经支配和无神经支配的皮瓣之间,皮瓣存活率或溃疡发生率无差异。无论年龄大小或是否尝试过神经吻合,与周围组织相比,慢性创面引

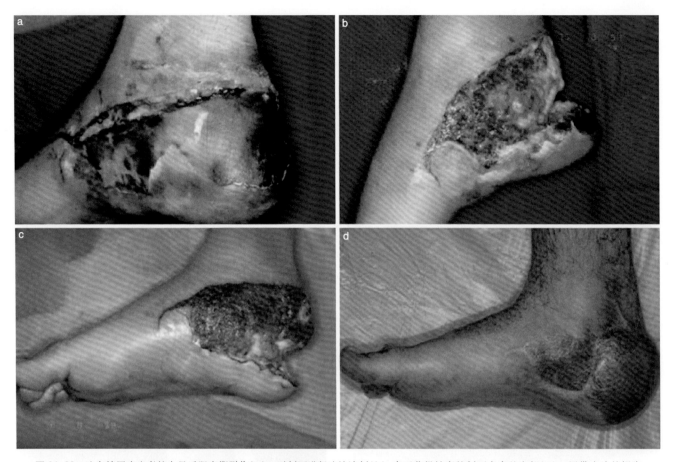

图 21. 33　这名糖尿病患者的右足后跟有撕脱伤(a)。对创面进行连续清创(b),直至获得健康的创面愈合基底部(c)。用带皮片的锯齿肌瓣覆盖足跟。这是 5 年后足部的外观(d)

起的神经病变或严重瘢痕形成的患者在皮瓣神经再支配方面可能无改善[111]。

　　May 和其他人回顾了他们处理经历了足承重部位的游离肌肉移植和中厚皮肤移植患者的经验发现,皮肤敏感性似乎不是维持功能和愈合良好的肢体所必需的[112]。在一份类似的报告中,Stevenson 和 Mathes[113] 还指出,在使用带植皮覆盖的肌肉微血管移植后,一个负重足底缺损成功得到闭合。Levin 及其同事回顾了杜克大学在下肢游离组织移植方面的经验,并提出了一种足跟重建的亚单位原理[114]。作者指出,体积过大或构思不周的皮瓣设计可能会干扰适配鞋子并阻碍有效行走。对于足底重建,覆盖晚期溃疡的皮瓣更有可能包含一个皮岛,其破裂通常发生在皮瓣/无光泽皮肤交界处。Levin 主张斜切皮瓣和无光泽皮肤的边缘可能降低剪切力的影响,从而最大限度地扩大界面的表面面积。对于所有的游离皮瓣重建,都应将重点放在细致的皮瓣植入、去除潜在的骨突出、患者教育和经常随访上。

按缺损位置的重建方案

前足覆盖

　　足趾溃疡或坏疽最好用局限性截肢来治疗,尽量使用残留的活组织,以便闭合时截趾残端尽可能长。外科医生应尽量去保留足够长的近节趾骨,用其作间隔物、防止相邻趾头漂移到空隙中。如果累及蹈趾,则应尽可能保持其长度,因为它在行

走过程中起着关键作用[115]。来自第 2 足趾的足趾岛状皮瓣是一个很好的填补蹈趾缺损而不必将其缩短的方法。

　　跖骨头下方溃疡的发生是因为在步态周期中,生物力学异常对前足底所施加的压力过大或时间过长。虽然锤状趾是致病因素,应予以纠正,但异常生物力学的主要原因通常是跟腱过紧、阻止了踝关节背屈超过中立位。如果跟腱的两部分都很紧,则应进行经皮跟腱松解;如果仅跟腱的腓肠肌部分很紧,则进行腓肠肌退缩术。随着跟腱松解,前足压力急剧下降,并且如果溃疡未累及骨质,应在 6 周内通过二期干预来愈合[116,117]。这种推离力下降持续存在,并可在随后 25 个月内防止 50% 以上的复发性溃疡发生[9,10]。

　　腓肠肌退缩术的并发症远少于经皮跟腱松解术。腓肠肌退缩术的主要并发症是由比目鱼肌下方撕裂引起的血肿。另一方面,跟腱过度侵袭性的经皮松解会导致跟腱被过度延长和随后的跟骨步态,最终导致极难愈合的足跟底部溃疡(13% ~ 14%)。除治疗溃疡外,可能还需要重新紧固跟腱或踝关节融合。

　　对于踝背屈正常的患者来说,由于跖骨头突出所致的跖骨头下方 1~3 期的足底溃疡,可通过预设的截骨和内固定来抬高受累的跖骨头。因此,跖骨头就这样被向上移动了 2~3mm。向上移动伴随着压力减轻,通常足以使足底溃疡通过二期干预后愈合。因为解剖上的跖骨头抛物线将会被保留,不应该有任何转移病灶到其他跖骨头。但是,如果跖骨头有骨髓炎,应将其剃除或切除。溃疡愈合时,如果前足完全不受压,那么溃疡应通过二期干预来愈合。无明显骨性突出的前足深部小溃疡也可用局部皮瓣来闭合:圆角的足趾皮瓣、足趾岛皮瓣、双叶皮

瓣、旋转皮瓣、Limberg 皮瓣或 V-Y 皮瓣。对于跖骨头已被切除的较大溃疡，应考虑行跖列截肢术。相比于切除第 2、第 3 或第 4 跖骨，切除更独立的第 1 或第 5 跖骨引起的生物力学破坏更小，因为中间几个跖骨是作为一个中央聚力的单位在运行。

如果不止一个跖骨暴露在外，应尽一切努力尽可能多地保护跖骨，因为它们对正常行走非常重要。前足的局部组织通常做不到这点，因此，应考虑进行显微外科游离皮瓣。如果多个跖骨头下方有溃疡，或者发生了一个从被切的跖骨头转移到邻近跖骨的病变，应考虑进行全跖骨头切除术。这是通过 2 个或 3 个足背切口来进行，并且要非常小心去保护每个跖骨头的比例长度，以便保留正常的跖骨远端抛物线。去除跖骨头同时保留屈肌和伸肌到足趾的完整性，有助于防止无法避免的伴有远端伸肌缺失的马蹄内翻畸形。

如果必须切除 2 个以上的足趾和相连跖骨头，则应行经跖骨截肢术[118]，保留第 2 跖骨最长的正常抛物线。所有骨切口都应该使切口的跖面比背面短。如果第 4 和第 5 足趾的伸肌和屈肌肌腱完好无损，则应在踝关节处于中立位置的情况下行肌腱固定术。这有助于防止随后由于伸肌力量丢失引起的马蹄内翻畸形，它常常导致第 5 跖骨头远端下方的皮肤破裂。如果跟腱过紧，应该做延长手术[119]。尽可能多地保存足底组织，使截肢前端由健康的足底组织来覆盖。当存在内侧或外侧缺损时，应适当旋转足底皮瓣以覆盖整个前足底。犬耳应该被切除，以让截肢远端尽可能正常地逐渐变细，并易于适配一个带有简单矫形器和填充物的鞋。

对于前足近端截肢，即 Lisfranc 截肢，所有跖骨都被切除[120]。应评估足背动脉和足底外侧动脉的血流方向。如果两者都有顺行血流，那么就可以牺牲两者之间的交通支。但是，如果 2 条血管中只有 1 条为整个足部提供血流，则就必须保留交通支。为了防止马蹄内翻畸形，可以处理胫前肌腱或跟腱。可以将胫前肌肌腱分开，将外侧的一半插入到骰骨中。或者不得不延长跟腱。如果有足够的组织，可以用掌侧或背侧皮瓣来闭合 Lisfranc 截肢。如果无足够的组织覆盖，应使用带植皮的游离肌瓣。术后应该将患者的足放置在轻微背屈位，直到创面愈合。

中足覆盖

足底内侧的缺损是非负重的，最好用植皮治疗。中足底内侧和外侧的溃疡，通常是由中足足底弓的 Charcot 塌陷所致。如果下面的碎骨已经愈合并且稳定（Eichenholtz 3 期），那么可以通过内侧或外侧入路将多余跗骨刮除，而溃疡可以通过二期干预愈合，也可以用无毛皮肤移植或局部皮瓣来覆盖。对于小的缺损，可用的局部皮瓣包括 V-Y 皮瓣、旋转皮瓣、双叶皮瓣、菱形皮瓣或转位皮瓣。如果需要肌瓣，内侧带蒂踇外展肌肌瓣或外侧带蒂小趾外展肌肌瓣效果良好。对于稍大的缺损，大型 V-Y 瓣、任意大型内侧旋转皮瓣或带蒂内侧足底筋膜皮瓣均可成功。较大的缺损应该用上覆皮片的游离肌瓣来填充。在与周围组织相同的高度插入皮瓣时应特别小心。如果 Charcot 中足骨不稳定（Eichenholtz 1 或 2 期），可以用楔形骨切除术来切除。然后，将切除后的两侧骨融合在一起，以重建足部正常足弓，并用 Ilizarov 支架固定。中足骨缩短通常会留下足够松散的软组织，以一期或用局部皮瓣闭合创面。

后足覆盖

足跟缺损或溃疡是所有创面中最难愈合的。如果是由

患者长时间卧姿所致，通常也是严重血管疾病的反映。可能需要部分跟骨切除、形成足够的局部软组织包膜，以覆盖由此产生的缺损。虽然患者能够用已被部分切除的跟骨行走，但他们将需要矫形器和塑型鞋。如果有潜在的塌陷骨或骨刺，造成后足缺损，则应将这部分骨头切除。这些溃疡通常用双 V-Y 皮瓣或较大的内侧旋转皮瓣闭合。足跟缺损也可用带蒂皮瓣，包括内侧足底筋膜皮瓣或小趾屈肌肌瓣来修复。跟骨外侧延长筋膜皮瓣或腓肠动脉逆行筋膜皮瓣修复足跟后段缺损的效果较好。如果缺损较大，则应使用游离皮瓣（图 21.34）。

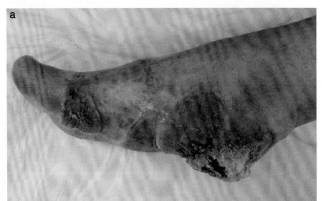
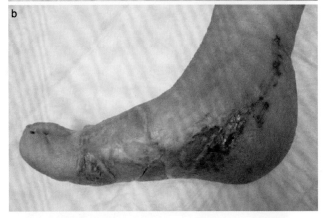

图 21.34　疣状癌转化的慢性跟骨创面（a）。后足重建，将 ALT 皮瓣神经化至跟骨内侧神经（b），这样她就可以适应正常的鞋具并在感觉反馈下行走

皮瓣应被仔细裁剪，这样就无多余组织且与后跟的其他部位很好地融合。足跟内侧或外侧缺损通常发生在骨折和试图修复后。如果这导致了跟骨骨髓炎，则受到感染的骨头应该被清除并放置抗生素珠。这种缺损可采用内侧踇展肌肌瓣或外侧用小趾展肌肌瓣来覆盖。裸露的肌肉然后进行植皮。6 周或更长时间后，可以用骨移植物来代替抗生素珠。应考虑在足跟缺损的愈合阶段应用 Ilizarov 支架，因为它通过悬吊足跟和固定踝关节来保护软组织修复、免受压力，从而确保剪切力不会破坏组织修复。

两种后足截肢的方法，即 Chopart 和 Symes 截肢。Chopart 截肢留下完整的距骨和跟骨，同时去除了中足和前足的骨骼。为了避免形成马蹄内翻畸形，必须切除至少 2cm 的跟腱，这样跟腱两部分之间的连接就无机会愈合在一起。截肢愈合后，可以使用跟骨-胫骨钉进一步稳定跟骨的位置。如果无足够的组织来一期闭合 Chopart 截肢切口，并且距骨和跟骨被骨髓炎侵

犯,则应考虑 Symes 截肢。贴着踝穴上方切开胫骨和腓骨,并且去骨的足跟垫向前摆动。足跟垫必须被锚定在胫骨远端的前部,以防止后移。最终目标是打造一个薄的、个体化残端,以更好地适应髌骨负重假肢。一个设计不当的 Symes 截肢术是义肢师的噩梦,并会导致残端反复破溃。

足背

通常用简单植皮来治疗足背的缺损。如果覆盖伸肌腱的组织较薄或不存在,则可以使用真皮再生模板。当真皮血管化时,然后应用薄皮自体移植(图 21.35)。

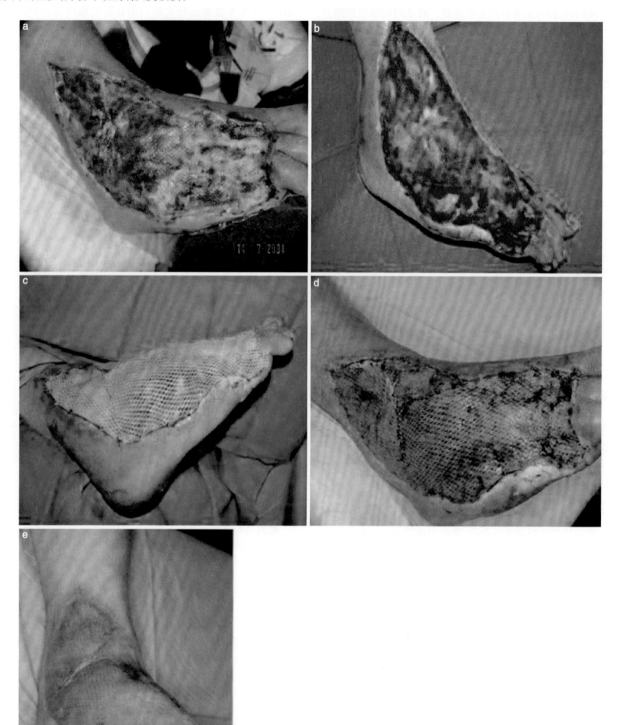

图 21.35　该患者进展为坏死性筋膜炎,α-溶血性链球菌破坏了整个足背(a)。在多次清创后,创面被新生真皮和 NPWT 覆盖(b)。然后用植皮片覆盖新生真皮(c),创面继续愈合而无复发(d,e)

可用于小缺损的局部皮瓣,包括旋转皮瓣、双叶皮瓣、菱形皮瓣或转位皮瓣。可能的带蒂皮瓣包括趾短伸肌(extensor digitorum brevis,EDB)肌瓣、足背动脉皮瓣、踝上皮瓣和腓肠动脉皮瓣。根据缺损的位置以及是否有足够的顺行和逆行血流切断外侧跗动脉上方或下方的足背动脉,可增加 EDB 的伸展范围。在腓动脉前穿支与外踝动脉吻合前,切断腓动脉前穿支可扩大上踝皮瓣的范围。对于跗骨窦处的缺损,EDB 肌瓣效果良好。最合适的显微外科游离皮瓣是薄筋膜皮瓣,它可以尽量减少体积。前臂桡侧皮瓣是一个很好的选择,因为它是敏感

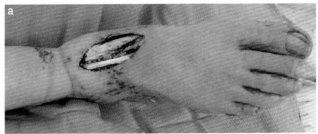

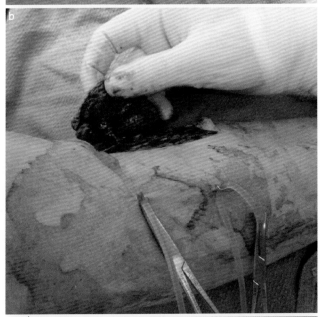

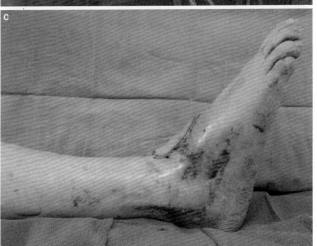

图 21.36 把慢性足背创面清创到健康组织,胫前肌和鉧长伸肌的肌腱外露但有活性(a)。用同侧小腿薄的腓肠内侧穿支动脉皮瓣,进行肌腱表面重建。用足背动脉进行端-侧血管吻合术(b,c)

的,并提供了一种血管化的肌腱(掌肌腱)去重建失去的伸肌功能。薄肌瓣加植皮或筋膜皮瓣也是有效的选择。

踝部缺损

踝关节周围的软组织稀疏,弹性极小。如果有足够的肉芽组织,植皮将会有明显成效。为了促进形成一个健康的创面床,可以使用 NPWT,带或不带皮肤再生模板(Integra)都行。如果有足够时间去形成肉芽床,跟腱将耐受植皮并可以随着时间的推移继续保持良好。局部皮瓣不需要覆盖整个缺损,因为只有关键的区域(例如,裸露的肌腱、骨骼或关节)需要皮瓣,而其余创面可以植皮。有用的局部皮瓣包括旋转皮瓣、双叶皮瓣或转位皮瓣,它们可以很容易从胫腓后动脉穿支处被个体化设计。带蒂皮瓣包括踝上皮瓣、足背皮瓣、逆行腓动脉皮瓣、足底内侧皮瓣、鉧趾外展肌肌瓣、小趾外展肌肌瓣和趾短伸肌肌瓣。游离皮瓣可以是筋膜皮瓣,或带植皮但较薄的肌肉。腓肠肌内侧穿支皮瓣可以提供薄的组织、又未伤及大动脉或肌肉,因此会是一个很好的选择(图 21.36)。另外,使用这种皮瓣,创面可以保持在同侧腿上。为了确保良好愈合,应暂时用外固定器固定踝关节。

总结

糖尿病足溃疡和坏疽只能通过使用团队的方法来有效地完成。该团队至少应包括创面治疗医师、血管外科医师、足踝外科医师、整形外科医师、感染性疾病专家、内分泌专家和支具师。重建取决于充分清创后足部组织的残余量,以及如何在生物力学最稳定的结构中尽可能地让足闭合。这可能涉及骨骼手术、肌腱延长和/或部分截肢。软组织重建可以简单到允许创面二期干预,或者也可以复杂到通过显微外科游离皮瓣。创面愈合的辅助治疗(如生长因子、培养皮肤和高压氧)是有益的辅助方法。从二期愈合到植皮,90% 以上的创面能用简单的方法来闭合。采用此方法能将一期和二期大截肢率降至 5% 以下。

(陆萌 陈约东 译)

参考文献

1. Young M. Putting feet first: diabetic foot care worldwide. Lancet. 2005;366(9498):1687.

2. Armstrong David G, James W, Robbins Jeffery M. Are diabetes-related wounds and amputations worse than cancer? Int Wound J. 2007;4(4):286–7.

3. Margolis D, et al. Location, location, location: geographic clustering of lower-extremity amputation among Medicare beneficiaries with diabetes. Diabetes Care. 2011;34:2362.

4. Rodeheaver GT. Wound cleansing, wound irrigation, wound disinfection. In: Krasner D, Kane D, editors. Chronic wound care. 2nd ed. Wayne, PA: Health Management Publication, Inc; 1997. p. 97–108.

5. Armstrong DG, Lavery LA, Kimbriel HR, Nixon BP, Boulton AJ. Patients with active ulceration may not adhere to a standard pressure off-loading regimen. Diabetes Care. 2003;26(9):2595–7.

6. Rogers LC, Bevilacqua NJ, Armstrong DG, Andros G. Digital planimetry results in more accurate wound measurements: a comparison to standard ruler measurements. J Diabetes Sci Technol. 2010;4(4):799–802.

7. Grayson ML, Gibbons GW, Balogh K, et al. Probing to bone in infected pedal ulcers: a clinical sign of osteomyelitis in diabetic patients. JAMA. 1995;273:721–3.

8. Attinger CE, Cooper P, Blume P, Bulan EJ. The safest surgical incisions and amputations using the Angiosome concept and Doppler on arterial-arterial connections of the foot and ankle. Foot Ankle Clin. 2001;6:745–801.

9. Wolff H, Hansson C. Larval therapy—an effective method of ulcer debridement. Clin Exp Dermatol. 2003;28:134.

10. Sherman RA, Sherman J, Gilead L, et al. Maggot therapy in outpatients. Arch Phys Med Rehab. 2001;81:1226–9.

11. Rhodes GR, King TA. Delayed skin oxygenation following distal tibial revascularization. Implications for wound healing in late amputations. Am Surg. 1986;52:519–25.

12. Boulton AJ. What you can't feel can hurt you. J Am Podiatr Med Assoc. 2010;100(5):349–52.

13. Armstrong DG, Stacpoole-Shea S, Nguyen H. Lengthening of the Achilles tendon in diabetic patients who are at high risk for ulceration of the foot. Adv Ortho Surg. 1999;23:71.

14. Mueller MJ, Sinacore DR, Hastings MK, et al. Effect of Achilles tendon lengthening on neuropathic plantar ulcers, a randomized clinical trial. J Bone Joint Sur Am. 2003;85a:1436.

15. Maluf KS, Mueller MJ, Hastings MK, et al. Tendon Achilles lengthening for the treatment neuropathic ulcers causes a temporary reduction in forefoot pressure associated with changes in plantar flexor power rather than ankle motion during gait. J Biomech. 2004;37:897.

16. Sheehan P. Peripheral arterial disease in people with diabetes: consensus statement recommends screening. Clin Diabetes. 2004;22:179–80.

17. Yamada T, Ohta T, Ishibashi H, Sugimoto I, Iwata H, Takahashi M, Kawanishi J. Clinical reliability and utility of skin perfusion pressure measurement in ischemic limbs – comparison with other noninvasive diagnostic methods. J Vasc Surg. 2008;47: 318–23.

18. Falanga V. Growth factors and chronic wounds: the need to understand the microenvironment. J Dermatol. 1992;19:667.

19. Edwards R, Harding KG. Bacteria and wound healing. Curr Opin Inf Dis. 2004;17:91.

20. Steed DL, Donohoe D, Webster MW, et al. Effect of extensive debridement and treatment on the healing of diabetic foot ulcers. J Am Coll Surg. 1996;183:61–4.

21. Edgerton MT. The art of surgical technique. Baltimore: Williams and Wilkins; 1988.

22. Brem H, Stojadinovic O, Diegelmann RF, Entero H, Lee B, Pastar I, Golinko M, Rosenberg H, Tomic-Canic M. Molecular markers in patients with chronic wounds to guide surgical debridement. Mol Med. 2007;13(1–2):30–9.

23. Lipsky BA, Berendt AR, Deery HG, et al. Diagnosis and treatment of diabetic foot infections. Clin Inf Dis. 2004;39:885.

24. Argenta LC, Morykwas MJ. Vacuum-assisted closure: a new method for wound control and treatment: clinical experience. Ann Plast Surg. 1997;38:563–76.

25. Kim PJ, Attinger CE, Olawoye O, Crist BD, Gabriel A, Galiano RD, Gupta S, Lantis Ii JC, Lavery L, Lipsky BA, Teot L. Negative pressure wound therapy with instillation: review of evidence and recommendations. Wounds. 2015;27(12):S2–S19.

26. Kim PJ, Attinger CE, Oliver N, Garwood C, Evans KK, Steinberg JS, Lavery LA. Comparison of outcomes for normal saline and an antiseptic solution for negative-pressure wound therapy with instillation. Plast Reconstr Surg. 2015;136(5):657e–64e.

27. Lehner B, Fleischmann W, Becker R, Jukema GN. First experiences with negative pressure wound therapy and instillation in the treatment of infected orthopaedic implants: a clinical observational study. Int Orthop. 2011;35(9):1415–20.

28. Joseph E, Hamori CA, Bergman S, et al. A prospective randomized trial of vacuum assisted closure versus standard therapy of chronic non-healing wounds. Wounds. 2000;12:60.

29. Byrd HS, Spicer TE, Cierny G III. Management of open tibial fractures. Plast Reconst Surg. 1985;76:719.

30. Krizek TJ, Robson MC. The evolution of quantitative bacteriology in wound management. Am J Surg. 1975;130:579.

31. Shuck J, Nolan J, Kanuri A, Evans KK, Attinger CE. The effect of positive post-debridement cultures on local muscle flap reconstruction of the lower extremity. Plast Reconstr Surg. 2015;136(4 Suppl):9–10.

32. Sheehan P, Jones P, Caselli A, et al. Percent change in wound area of diabetic foot ulcers over a 4 week period is a robust indicator of complete healing in a 12 week prospective trial. Diabetes Care. 2003;26:1879.

33. Haimowitz JE, Margolis DJ. Moist wound healing. In: Krasner D, Kane D, editors. Chronic wound care. 2nd ed. Wayne, PA: Health Management Publication, Inc.; 1997. p. 49–56.

34. Game FL, Attinger C, Hartemann A, Hinchliffe RJ, Löndahl M, Price PE, Jeffcoate WJ. IWGDF guidance on use of interventions to enhance the healing of chronic ulcers of the foot in diabetes. International Working Group on the Diabetic Foot. Diabetes Metab Res Rev. 2016;32(Suppl 1):75–83.

35. Steed DL. The diabetic study group: clinical evaluation of recombinant human platelet derived growth factor for treatment of lower extremity diabetic ulcers. J Vasc Surg. 1995;21:71–81.

36. Bromberg BE, Song IC, Mohn MP. The use of pigskin as a temporary biological dressing. Plast Reconstr Surg. 1965;36:80.

37. Bondoc CC, Butke JF. Clinical experience with viable frozen human skin and frozen skin bank. Ann Surg. 1971;174:371.

38. Omar AA, Mavor AI, Jones AM, et al. Treatment of venous leg ulcers with Dermagraft. Eur J Vasc Endovasc Surg. 2004;27(6):666.

39. Falanga V, Sabolinski M. A bilayered skin construct (APLIGRAF) accelerates complete closure of hard to heal venous stasis ulcers. Wound Repair Regen. 1999;7:201.

40. Veves A, Falanga V, Armstrong DG. Graftskin, a human skin equivalent, is effective in the management of non-infected neuropathic diabetic foot ulcers. Diabetes Care. 2001;24:290–5.

41. Marston WA, Hanft J, Norwood P, et al. The efficacy and safety of Dermagraft in improving the healing of chronic diabetic foot ulcers: results of a prospective randomized study. Diabetes Care. 2003;26:1701.

42. Lavery LA, Fulmer J, Shebetka KA, Regulski M, Vayser D, Fried D, Kashefsky H, Owings TM, Nadarajah J. The efficacy and safety of Grafix(®) for the treatment of chronic diabetic foot ulcers: results of a multi-Centre, controlled, randomised, blinded, clinical trial. Int Wound J. 2014;11(5):554–60.

43. Driver VR, Lavery LA, Reyzelman AM, Dutra TG, Dove CR, Kotsis SV, Kim HM, Chung KC. A clinical trial of Integra template for diabetic foot ulcer treatment. Wound Repair Regen. 2015;23(6):891–900.

44. Hunt TK, Pai MP. The effect of varying ambient oxygen tensions on wound metabolism and collagen synthesis. Surg Gyn Obstet. 1972;135:561.

45. Pai MP, Hunt TK. Effect of varying oxygen tension on healing in open wounds. Surg Gyn Obstet. 1972;135:756–7.

46. Fosen KM, Thom SR. Hyperbaric oxygen, vasculogenic stem cells, and wound healing. Antioxid Redox Signal. 2014;21(11): 1634–47.

47. Hohn DC, Mackay RD, Halliday B, et al. The effect of oxygen tension on the microbiocidal function of leukocytes in wounds and in vitro. Surg Forum. 1976;27:18–20.

48. Bonomo SR, Davidson JD, Tyrone JW, et al. Enhancement of wound healing by hyperbaric oxygen and transforming growth factor beta3 in a new chronic wound model in aged rabbits. Arch Surg. 2000;135:1148.

49. Attinger CE, Janis JE, Steinberg J. Clinical approach to wounds: debridement and wound bed preparation including the use of dressings and wound-healing adjuvants. Plast Reconstr Surg. 2006;117(7S):72S–109S.

50. Armstrong DG, Lavery LA. Negative pressure wound therapy after

partial diabetic foot amputation: a multicentre, randomised controlled trial. Lancet. 2005;366(9498):1704–10.

51. Steed DL. Clinical evaluation of recombinant human platelet-derived growth factor for the treatment of lower extremity diabetic ulcers. Diabetic Ulcer Study. Group J Vasc Surg. 1995;21(1):71–81.

52. Brem H, Balledux J, Bloom T. Healing of diabetic foot ulcers and pressure ulcers with human skin equivalent: a new paradigm in wound healing. Arch Surg. 2000;135(6):627–34.

53. Falanga V, Sabolinski M. A bilayered living skin construct (APLIGRAF) accelerates complete closure of hard-to-heal venous ulcers. Wound Repair Regen. 1999;7(4):201–7.

54. Gentzkow GD, Iwasaki S, Hershon KS, et al. Use of dermagraft, a cultured human dermis, to treat diabetic foot ulcers. Diabetes Care. 1996;19:350–4.

55. Faglia E, Favales F, Aldeghi A, Calia P, Quarantiello A, Oriani G, Michael M, Campagnoli P, Morabito A. Adjunctive systemic hyperbaric oxygen therapy in the treatment of diabetic foot ulcer. A randomized study. Diabetes Care. 1996;19:1338–43.

56. Löndahl M, Katzman P, Nilsson A, Hammarlund C. Hyperbaric oxygen therapy facilitates healing of chronic foot ulcers in patients with diabetes. Diabetes Care. 2010;33(5):998–1003.

57. Janzing HM, Broos PL. Dermotraction: an effective technique for the closure of fasciotomy wounds: a preliminary report of 15 patients. J Orthop Trauma. 2001;15:438.

58. Rudolph R, Ballantyne DL. Skin grafts. In: McCarthy JG, editor. Plastic surgery, vol. 1. Philadelphia, PA: WB Saunders; 1990. p. 221–74.

59. Blackburn JH, Boemi L, Hall WW, et al. Negative pressure dressings as a bolster for skin grafts. Ann Plast Surg. 1998; 40:453.

60. Scherer LA, Shiver S, Chang M, et al. The vacuum assisted closure device: a method of securing skin grafts and improving skin graft survival. Arch Surg. 2002;137:930.

61. Moiemen NS, Staiano JJ, Ojeh NO, et al. Reconstructive surgery with a dermal regeneration template: clinical and histological study. Plast Reconstr Surg. 2001;108:93.

62. Frame JD, Still J, Lakhel-LeCoadau A, et al. Use of dermal regeneration template in contracture release procedures: a multicenter evaluation. Plast Reconstr Surg. 2004;113:1330.

63. Iorio ML, Goldstein J, Adams M, Steinberg J, Attinger C. Functional limb salvage in the diabetic patient: the use of a collagen bilayer matrix and risk factors for amputation. Plast Reconstr Surg. 2011;127(1):260–7.

64. Molnar JA, Defranzo AJ, Hadaegh A, et al. Acceleration of Integra incorporation in complex tissue defects with subatmospheric pressure. Plast Reconstr Surg. 2004;113:1339.

65. Banis JC. Glabrous skin graft for plantar defects. Foot Ankle Clin. 2001;6:827.

66. Paragas LK, Attinger C, Blume PA. Local flaps. Clin Podiatr Med Surg. 2000;17:267.

67. Hallock GG. Distal lower leg local random fasciocutaneous flaps. Plast Reconstr Surg. 1990;86:304.

68. Sundell B. Studies in the circulation of pedicle skin flaps. Ann Chir Gynaecol Fenn Suppl. 1963;53(133):1.

69. Blume PA, Paragas LK, Sumpio BE, Attinger CE. Single stage surgical treatment for non infected diabetic foot ulcers. Plast Reconstr Surg. 2002;109:601.

70. Hidalgo DA, Shaw WW. Anatomic basis of plantar flap design. Plast Reconstr Surg. 1986;78:627.

71. Shaw WW, Hidalgo DA. Anatomic basis of plantar flap design: clinical applications. Plast Reconstr Surg. 1986;78:637.

72. Colen LB, Repogle SL, Mathes SJ. The V–Y plantar flap for reconstruction of the forefoot. Plast Reconstr Surg. 1988; 81:220.

73. Attinger CE, Ducic I, Cooper P, Zelen CM. The role of intrinsic muscle flaps of the foot for bone coverage in foot and ankle defects in diabetic and non diabetic patients. Plast Reconst Surg. 2002;110:1047.

74. Masquelet AC, Gilbert A. An atlas of flaps in limb reconstruction. Philadelphia: J.B. Lippincott Co; 1995.

75. Mathes SJ, Nahai F. Reconstructive surgery: principles, anatomy & technique. New York, NY: Churchill Livingston Inc.; 1997.

76. Hughes LA, Mahoney JL. Anatomic basis of local muscle flaps in the distal third of the leg. Plast Reconstr Surg. 1993;92:1144.

77. Tobin GR. Hemisoleus and reversed hemi-soleus flaps. Plast Reconstr Surg. 1987;79:407.

78. Cormack GC, Lamberty BGH. The arterial anatomy of skin flaps. 2nd ed. London: Churchill Livingston; 1994.

79. Yoshimura M, Imiura S, Shimamura K, et al. Peroneal flap for reconstruction of the extremity: preliminary report. Plast Reconstr Surg. 1984;74:420.

80. Hasegawa M, Torii S, Katoh H, et al. The distally based sural artery flap. Plast Reconstr Surg. 1994;93:1012.

81. Baumeister SP, Spierer R, Erdman D, et al. A realistic complication analysis of 70 sural artery flaps in a multimorbid patient group. Plast Reconstr Surg. 2003;112:129.

82. Masquelet AC, Beveridge J, Romana C. The lateral supramalleolar flap. Plast Reconstr Surg. 1988;81:74.

83. Ger R. The management of chronic ulcers of the dorsum of the foot by muscle transposition and free skin grafting. Br J Plast Surg. 1976;29:199.

84. Attinger CE, Cooper P. Soft tissue reconstruction for calcaneal fractures or osteomyelitis. Orthop Clin North Am. 2001;32:135.

85. Leitner DW, Gordon L, Buncke HJ. The extensor digitorum brevis as a muscle island flap. Plast Reconstr Surg. 1985;767:777.

86. Hartrampf CR Jr, Scheflan M, Bostwick J III. The flexor digitorum brevis muscle island pedicle flap, a new dimension in heel reconstruction. Plast Reconstr Surg. 1980;66:264.

87. Morrison WA, Crabb DM, O'Brien BM, et al. The instep of the foot as a fasciocutaneous island flap and as a free flap for heel defects. Plast Reconstr Surg. 1972;72:56–63.

88. Harrison DH, Morgan BDG. The instep island flap to resurface plantar defects. Br Jn Plast Surg. 1981;34:315–8.

89. Yang D, Yang JF, Morris SF, et al. Medial plantar artery perforator flap for soft tissue reconstruction of the heel. Ann Plast Surg. 2011;67:294.

90. Grabb WC, Argenta LC. The lateral calcaneal artery skin flap. Plast Reconstr Surg. 1981;68:723–30.

91. Yan A, Park S, Icao T, Nakamura N. Reconstruction of a skin defect of the posterior heel by a lateral calcaneal flap. Plast Reconstr Surg. 1985;75:642–6.

92. McCraw JB, Furlow LT Jr. The dorsalis pedis arterialized flap: a clinical study. Plast Reconstr Surg. 1975;55:177–85.

93. Emmet AJJ. The filleted toe flap. Br J Plast Surg. 1976;29:19.

94. Snyder GB, Edgerton MT. The principle of island neurovascular flap in the management of ulcerated anaethetic weight-bearing areas of the lower extremity. Plast Reconstr Surg. 1965;36:518.

95. Kaplan I. Neurovascular island flap in the treatment of trophic ulceration of the heel. Br J Plast Surg. 1976;29:19.

96. Manson P, Anthenelli RM, Im MJ, et al. The role of oxygen free radicals in ischemic tissue injury in island skin flaps. Ann Surg. 1983;198:87.

97. Nassif TM, Vida L, Bovet JL, et al. The parascapular flap: a new cutaneous microsurgical free flap. Plast Reconstr Surg. 1982;69(4):591–600.

98. Jin YT, Cao HP, Chang TS. Clinical applications of the free scapular fascial flap. Ann Plast Surg. 1989;23:170.

99. Colen LB, Bessa GE, Potparic Z. Reconstruction of the extremity with dorsothoracic fascia free flap. Plast Reconstr Surg. 1998;101:738.

100. Katseros J, Schusterman M, Beppu M. The lateral upper arm flap: anatomy and clinical applications. Ann Plast Surg. 1984; 12:489.

101. Kimata Y, Uchiyama K, Ebihara S, Nakatsuka T, Harii K. Anatomic variations and technical problems of the anterolateral thigh flap: a report of 74 cases. Plast Reconstr Surg. 1998;102:1517.

102. Song YG, Chen GZ, Song YL. The free thigh flap: a new free flap concept based on the septocutaneous artery. Br J Plast Surg. 1984;37:149.

103. Koshima I, Fukuda S, Yamamoto H, et al. Free anterolateral thigh flaps for reconstruction of head and neck defects. Plast Reconstr Surg. 1993;92:421.

104. Koshima I, Yamamoto H, Hosoda M, Moriguchi T, Orita Y, Nagayama H. Free combined composite flaps using the lateral circumflex femoral system for repair of massive defects of the head and neck regions: an introduction to the chimeric flap principle. Plast Reconstr Surg. 1993;92:411.

105. Ao M, Nagase Y, Mae O, Namba Y. Reconstruction of posttraumatic defects of the foot by flow-through anterolateral or anteromedial thigh flaps with preservation of posterior tibial vessels. Ann Plast Surg. 1997;38:598.

106. Kimura N, Satoh K. Consideration of a thin flap as an entity and clinical applications of the thin anterolateral thigh flap. Plast Reconstr Surg. 1996;97:985.

107. Kuo YR, Jeng SF, Kuo MH, et al. Free anterolateral thigh flap for extremity reconstruction: clinical experience and functional assessment of donor site. Plast Reconstr Surg. 2001;107:1766.

108. Scheufler O, Kalbermatten Pierer G, et al. Instep free flap for plantar soft tissue reconstruction: indications and options. Microsurgery. 2007;27(3):174–80.

109. Mathes SJ, Alpert BS, Chang N. Use of the muscle flap in chronic osteomyelitis: experimental and clinical correlation. Plast Reconstr Surg. 1982;69:815.

110. Mathes SJ, Feng LG, Hunt TK. Coverage of the infected wound. Ann Surg. 1983;198:420.

111. Potparić Z, Rajacić N. Long-term results of weight-bearing foot reconstruction with non-innervated and reinnervated free flaps. Br J Plast Surg. 1997;50(3):176–81.

112. May JW, Halls MJ, Simon SR. Free microvascular muscle flaps with skin graft reconstruction of extensive defects of the foot: a clinical and gait analysis study. Plast Reconstr Surg. 1985; 75:627.

113. Stevenson TR, Mathes SJ. Management of foot injuries with free muscle flaps. Plast Reconstr Surg. 1986;78:665.

114. Hollenbeck ST, Woo S, Komatsu I, et al. Longitudinal outcomes and application of the subunit principle to 165 foot and ankle free tissue transfers. Plast Reconstr Surg. 2010;125(3):924–34.

115. Mann RA, Poppen NK, O'Konski M. Amputation of the great toe: a clinical and biomechanical study. Clin Ortho Relat Res. 1988;226:192.

116. Armstrong DG, Stacpoole-Shea S, Nguyen H, Harkless LB. Lengthening of the Achilles tendon in diabetic patients who are at high risk for ulceration of the foot. J Bone Joint Surg. 1999;81-A:535–8.

117. Lin SS, Lee TH, Wapner KL. Plantar forefoot ulceration with equinus deformity of the ankle in diabetic patients: the effect of tendo-Achilles lengthening and total contact casting. Orthopedics. 1996;19:465–75.

118. Chrzan JS, Giurini JM, Hurchik JM. A biomechanical model for the transmetatarsal amputation. JAPMA. 1993;83:82.

119. Barry DC, Sabacinski KA, Habershaw GM, et al. Tendo Achillis procedures for chronic ulcerations in diabetic patients with transmetatarsal amputations. JAPMA. 1993;83:97.

120. Bowker JH. Partial foot amputations and disarticulations. Foot Ankle. 1997;2:153.

Lee C. Rogers and Robert G. Frykberg

摘要

糖尿病性夏科足是一种潜在的危及肢体的畸形,与周围神经病变及其伴随损伤有关。通常直接损伤相当轻微,但因为潜在的周围感觉神经病变而常常被忽略。随着保护性感觉的缺失,存在神经病变的患者继续使用受伤的肢体行走,从而导致进行性炎症改变,并继发不同程度的骨骼和关节病变。严重的畸形会导致溃疡、感染和截肢。因此早期诊断至关重要,以防止足或踝部的进行性畸形和不稳定。

本章回顾了足和踝关节活动性和非活动性夏科关节病的病因、诊断方法和各种治疗方案。

引言

夏科足(Charcot foot)是一种具有破坏性但又可预防的糖尿病周围神经病变的并发症。该疾病具有多个同义词,包括夏科关节病、夏科关节病、夏科综合征、神经关节病、骨关节炎病及其许多派生词或组合词。它以法国神经病学家让·马丁·夏科(Jean-Martin Charcot,1825—1893年)的名字命名,是他首先描述了这种与脊髓结核相关的关节疾病,并将其命名为"运动性共济失调关节炎"。1881年,Charcot在伦敦举行的第七届国际医学大会上提出了他的发现。在这次会议期间,James Page先生将骨骼和关节的退行性神经病变命名为"夏科病"[1,2]。尽管在1703年和1831年W. Musgrave和J. K. Mitchell分别描述了与性病和脊髓损伤有关的骨关节炎,但无论病因如何,夏科病仍然是神经性关节病的同义词[3]。

1936年,W. R. Jordan率先充分认识并报道了神经性关节病与糖尿病的关系[4,5]。在对糖尿病的神经病变表现的全面回顾中,他描述了一位病程约14年的56岁女性糖尿病患者,她的踝关节表现为"相当典型的无痛性夏科关节"。他的描述代表了我们目前在长期糖尿病和神经病变患者中公认的经典表现。随后,1947年Bailey和Root在他们的研究中指出,每1 100名糖尿病患者中就有1名会发生神经源性骨关节病[5]。1972年Sinha等对Joslin诊所的68 000例患者进行回顾发现其中101例患有糖尿病性夏科足[6]。每680名糖尿病患者中1例患病的比率引起了对该疾病的更多关注,同时还展示了患者的临床和影像学表现。在随后的30年中,有关糖尿病性神经关节病的并发症和治疗的报告数量显著增加[4-8]。这种疾病的发生率是高度可变的,从所有糖尿病患者的0.15%到仅神经病变糖尿病受试者的高达29%[2,6,8,9]。一项来自得克萨斯州的大量糖尿病患者的前瞻性研究报告了每年8.5/1 000的发病率。高

加索(白种)人的神经关节病明显比墨西哥裔美国人更普遍(11.7/1 000 vs. 6.4/1 000)[10]。虽然这项研究可以让我们更好地了解糖尿病中神经关节病的真实频率,但我们目前所依赖的大部分数据都是基于对小型单中心队列的回顾性研究。尽管如此,报告的夏科足病例的发生率很可能是低估了,因为许多病例未被发现,特别是在早期阶段和接受早期适当治疗的病例,如果自然史中断,则可能永远不会得到正式诊断[2,7,9]。由于对糖尿病夏科足的体征和症状的认识不断提高,其诊断频率似乎也在提高[11]。虽然最初对神经性骨关节病的描述归因于三期梅毒患者,但糖尿病现在已成为最常与这种严重足部疾病相关的疾病。来自英国的一项研究发现,夏科足畸形患者的截肢风险高于有神经性溃疡但无夏科足患者,而且死亡率也更高[12,13]。尽管这项研究不足以允许重大差异的出现,但它证实了有必要进行更大规模的基于人群的研究来充分阐明这种危及肢体并发症的流行病学。总体而言,夏科足和糖尿病患者的4年或5年相对死亡率为28%~45%[12,13]。van Baal报告说,在英国被诊断为夏科足的患者预期寿命为7.9年[14]。

病因与发病机制

夏科足可以定义为一种单关节或多关节的非感染性和进行性疾病,其特征是与周围神经病变密切相关的关节脱位、病理性骨折以及严重的足弓结构破坏[2,7]。当不同程度的创伤叠加在神经病变肢体上时,会导致关节破坏的事件级联。因此,神经关节炎病可能导致疲劳性畸形,继发溃疡,甚至截肢[15,16]。夏科足可以由不同的有引起周围神经病变潜力的病因所致。自Charcot时代以来,随着三期梅毒患者人数的减少以及糖尿病患病率的上升,后者已成为与夏科足相关的主要条件。

有几种情况会产生与夏科关节相似的影像学表现,包括急性关节炎、银屑病关节炎、骨关节炎、骨髓炎、骨肿瘤和痛风。当这些疾病与神经病变共存的情况下,我们经常难以做出正确的诊断[6]。尽管如此,综合考虑关节变化的特征、好发部位和临床相关性仍有助于确诊该病。

这种潜在的威胁肢体的畸形,其主要危险因素是具有严重的周围神经病变、正常的血液循环和既往创伤史,符合以上情况的病变往往隐匿,不引起注意[15,17]。该病的男女发病率无明显差异[2]。外伤不一定局限于典型的伤害,如扭伤、挫伤或骨折。足畸形、先前截肢和关节感染均可能导致足够的压力,从而引起神经病变。同样,神经病变患者中,足部手术会导致足够的创伤并引发夏科足[18]。肾脏和/或胰腺移植也已被累及,

作为一个刺激性事件导致了夏科足的发生[19,20]。

　　尽管确切的发病机制可能因患者而异,但在本质上它无疑是多种因素的[17,21]。神经损伤理论(德国)传统上被认为是骨关节炎的主要病因,其中神经病变和反复创伤最终导致关节破坏。保护性感觉的丧失或减弱使得反复的微创伤或较大创伤,产生关节囊内积液、韧带松弛和关节不稳定。随着受伤肢体的继续使用,关节进一步变性,最终形成夏科关节。因此,任何疾病引起的潜在感觉神经病变都是这一发病机制理论的先决条件。然而,神经损伤学说却不能解释所有关于夏科关节病的描述,尤其是该病在卧床患者中出现的情况[2,7,15]。

　　相反,神经血管反射(法国)理论提出,由于自主神经病变所致的外周血流量增加导致充血性骨吸收[22]。尽管我们现在认识到这个过程是一种周围神经病变,但该理论可能确实符合Charcot关于中央"营养"缺失的最初假设。自主神经病变(和内皮功能障碍)导致血管平滑肌张力受损,从而导致远端肢体小动脉的血管扩张[23,24]。糖尿病性神经病变患者的神经源性血管反应受损已得到了一项研究的支持,该研究也显示夏科关节病患者对皮肤加热的最大充血反应保持不变[23,25]。伴随着相关的动静脉分流,神经病变肢体的骨血流量明显增加,由此产生的骨溶解、脱钙和骨弱化(骨质疏松),易诱发夏科足[2,17,22,25-27]。几项研究表明,在骨关节病患者中,骨密度降低且正常骨吸收和骨生成之间明显失衡[27-29]。需要指出的是,在

急性神经关节病中,已经发现破骨细胞的活性大于成骨细胞的活性,这解释了急性活动期的过度骨吸收[23,27]。

　　夏科关节病的实际发病机制很可能是神经血管和神经创伤理论的共同作用[17,26,30]。一般认为,在灌注良好但神经病变严重的肢体上叠加创伤,可导致急性夏科足的发展。大约50%夏科足患者能够回忆起一些早期的创伤[31]。但是感觉神经病变的存在会使患者意识不到最初的刺激性创伤,并且在持续行走过程中常常会发生严重的骨质破坏。伴随的自主神经病及其相关的骨质减少和骨骼相对脆弱易致骨折[23,28]。然后,一个恶性循环随之而来,无知觉的患者继续使用受伤足行走,从而造成进一步的损伤[7]。随着创伤和骨折的增加,面对大量的充血反应,明显的炎症和水肿很快随之而来。关节囊和韧带的扩张或破裂也是该过程的一部分,并导致在典型摇椅底夏科足中特有的关节半脱位和正常足弓结构的丧失。关节破坏和畸形程度高度取决于正确诊断的时间和非承重固定开始的时间[7]。夏科关节发病机制的简化循环如图22.1所示。

　　小腿后方肌肉复合体(马蹄足)的紧缩可能在夏科中足畸形的发展中起特殊作用。夏科足患者的跟腱在形态学上与疾病对照组不同[32,33]。跟骨上跟腱的牵拉,增加了导致中足关节半脱位或脱位的力量(图22.2)。

　　无论是关节内还是关节外,通常只要是骨折都会引发破坏过程。直到Johnson提出了一系列糖尿病患者在持续性神经性

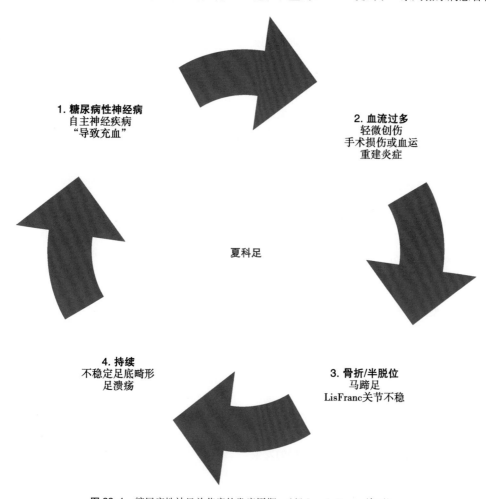

图22.1　糖尿病性神经关节病的发病周期。(经Lee C. Rogers许可)

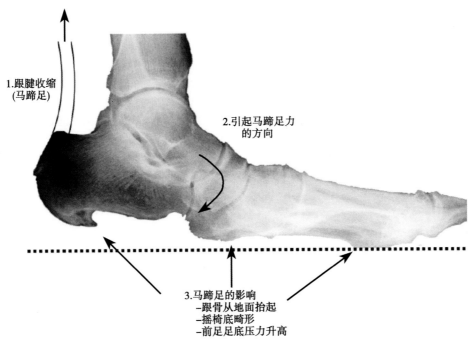

1.跟腱收缩
(马蹄足)

2.引起马蹄足力
的方向

3.马蹄足的影响
-跟骨从地面抬起
-摇椅底畸形
-前足足底压力升高

图 22.2　跟腱和马蹄足,对夏科足畸形的影响。(经 Lee C. Rogers 允许)

骨折后出现典型夏科关节的病例,这一点才被充分认识到[34]。此外,糖尿病患者中,由感染或坏疽导致的跗趾或第 1 跖列截肢,可能引起小跖趾(metatarsophalangeal, MTP) 关节和跖跗(tarsometatarsal, TMT) 关节的神经关节病变。据推测,这是继发于获得性生物力学失衡的一个应力相关因素。关节内感染也可能是导致这一变化的一个诱因。事实上,在神经病变关节中,几乎所有的炎症或破坏性过程都有可能导致夏科关节形成。Herbst 等最近报道了他们关于表现类型与骨密度(bone mineral density,BMD) 相关的研究结果[35]。他们发现,正常骨密度的患者在中足有特征性改变主要是关节脱位。然而,在那些 BMD 降低的患者中,骨折类型主要集中在踝关节和前足。

　　一些作者已经注意到,夏科关节病的急性破坏期和反射性交感神经营养不良(复杂局部疼痛综合征) 之间存在相似性[23,24,36]。这两种情况都与血管反应过度以及骨量减少有关。两者也可能与先前急性创伤有关。虽然潜在病理生理过程尚未被确定,但两者都以破骨细胞活性过强为特征,并且似乎对双膦酸盐治疗反应良好[36]。Jeffcoate 还提出,核因子 κB 配体的受体激活剂(receptor activator of nuclear factor kappa B ligand, RANK-L)/骨保护素(osteoprotegerin,OPG) 信号通路失调,以及随之而来的对血流和骨转换的影响,也可能在这方面发挥作用[37,38]。然而,需要进一步的研究来确定这些通路在神经病变患者中如何相互作用,从而引起血管增多和随后的骨量减少。

临床表现

　　急性骨关节病的经典表现包括表 22.1 中总结的几种特征性临床发现。一般来讲,夏科足患者的糖尿病病程会很长,常超过 12 年。尽管所有年龄段的人群都可能受到影响,但这方面的文献回顾表明,大多数患者都在其第 6 个十年(50 岁中

期)时发病[2,17]。然而,最近一份报告表明,1 型和 2 型糖尿病患者的发病年龄存在显著差异[39]。整个队列中的患者和 2 型糖尿病患者的平均发病年龄确实在 50 多岁,而 1 型患者的发病年龄在第 5 个十年(40 岁)。1 型糖尿病患者骨关节病的病程,也比 2 型糖尿病患者的长(24 岁 vs 13 岁)[39]。芬兰早先的一份报告也证实了这一点[40]。虽然单侧受累是最常见的表现,但在 9% ~ 18% 患者中,仍然可以发现双侧夏科足[6,15]。

表 22.1　夏科足的临床特征

血管的	神经病变的	骨骼的	皮肤的
足背动脉搏动增强	消失或减弱	摇椅底畸形	神经性溃疡
红斑	疼痛	内侧跗骨半脱位	角化过度
浮肿	振动(觉)	足趾半脱位	感染
皮温高	深层肌腱反射	后足马蹄内翻	坏疽
	轻触觉	过度活动,骨擦音	
	无汗症		

　　急性活动性夏科关节病的最初表现通常非常明显,糖尿病患者会因为足部肿胀、穿鞋困难而寻求关注(图 22.3)。尽管经典描述认为是无痛性的,75% 的患者仍然会主诉疼痛或本应是无知觉的足出现疼痛[15]。通常,可以从患者身上获得某种类型损伤的既往病史[31]。当无此类病史时,诱因可能是发生神经病变的肢体从而未被识别出来。

　　在检查中,即使足部严重水肿,也能触及特征性的足背动脉搏动[17,41]。不过,有时肿胀会使 1 或 2 个足动脉搏动触诊模糊。伴随着对损伤的充血反应,足部也会有红斑和温热或灼热。皮肤温度升高可通过皮肤红外测温法或热成像法确定,并与未受影响的一侧形成 3 ~ 8℃ 的对比(图 22.4)[2,15,40,42,43]。患者总有某种程度的感觉神经病变,可导致反射、振动觉、本体

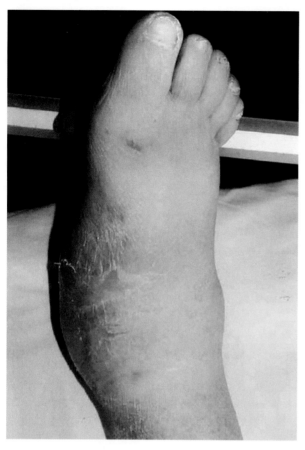

图22.3 有明显足和腿部浮肿的急性夏科踝关节

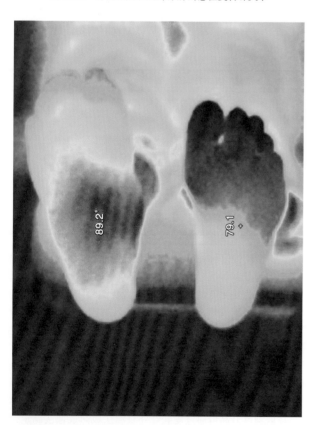

图22.4 有明显温度差的足底热像图,表明一个活动性右侧夏科足。(经 Lee C. Rogers 允许)

感觉、触觉和/或痛觉(针刺)减弱或消失。如上所述,尽管与畸形患者相比通常较轻,但患者往往会伴有一些局部疼痛。运动神经病变可表现为足下垂畸形或伴有内在肌肉萎缩。踝关节马蹄足有时能在最初就被确定,但如果中足存在严重的骨畸形和松弛,则可能难以被察觉。自主神经病变与躯体感觉神经病变共存,临床上可通过无汗症和非常干燥的皮肤和/或厚的胼胝或通过深呼吸测量心率变异来判断[23,24]。另一相当常见的皮肤表现是足底神经性溃疡,尤其是在病程较长的活动性夏科足中。因此,伴随的溃疡将引起潜在的邻近骨髓炎[17,30,41]。

骨骼变化通常表现为中足内侧明显畸形,伴有足弓塌陷和/或摇椅底畸形(图 22.5)[2,30]。相关的表现可能经常包括过度活动伴骨裂、明显不稳定和踝关节畸形。

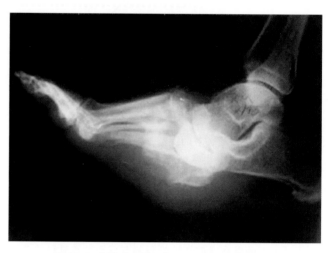

图22.5 摇椅底夏科足伴中足塌陷的影像学表现

活动性夏科足的诊断

活动性夏科足的诊断主要基于病史和临床表现,但应通过影像学证实。炎症在病理生理中起着关键作用,是最早的检查表现[44]。当足部表现出发热、肿胀、无知觉时,X线平片对于确定骨关节病存在至关重要[17,45]。大多数情况下,无需进一步的影像学检查即可作出正确诊断。然而,在活动的前驱性"0 期"中,可能其主要表现为软组织改变,而无明显骨骼或关节病理学证据[46,47]。当高度怀疑骨关节病时,应考虑用闪烁显像、MRI 或连续 X 线片进行进一步研究[48-50]。对于一个伴发的溃疡,仅根据平片要去区分急性夏科关节病和骨髓炎,在最初可能是困难的[51]。附加的实验室检查可能有助于确定适当的诊断。白细胞增多通常提示急性骨髓炎;然而,糖尿病患者对感染的正常反应可能会减弱[51,52]。尽管在急性感染的情况下,红细胞沉降率(erythrocyte sedimentation rate,ESR)可能会升高,但它通常对任何炎症过程都有类似的反应,因此是非特异的。当溃疡探及骨骼时,骨活检可能有助于鉴别骨髓炎和骨关节病[17]。滑膜深层中包埋的多块骨碎片及软组织活检,可明确神经关节病的病理学诊断(图 22.6)[53]。

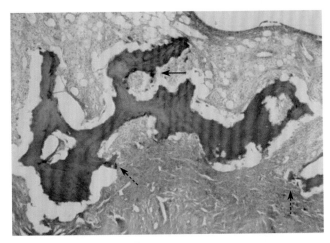

图 22.6　活动性神经关节病的足部骨病理切片的光镜照片（100 倍，脱钙，H & E 染色）。注意中心小梁边缘与破骨细胞（实心箭头），许多炎性细胞和小梁碎片（折断箭头）不一致。（经 Lee C. Rogers 允许）

放射影像学

在放射学上，骨关节病表现为严重破坏性的退行性关节病。连续 X 线检查通常会显示整个过程中发生的多种变化，并有助于监测疾病活动。很少有必要进行核素扫描、计算机断层扫描术（computer tomo-graphy, CT）或磁共振成像（magnetic resonance imaging, MRI）来确定诊断。急性期或发展阶段的特征是软组织水肿、骨量减少、多发性骨折，关节游离体、脱位或半脱位[30,54]。这些影像学表现是与糖尿病相关的非感染性骨改变的典型特征，Newman 对此进行了很好的描述[55]。除了正常足弓结构改变外，距骨头和趾骨也经常表现为萎缩性改变，通常称为糖尿病性骨溶解。此现象的同义词包括趾骨的"吮吸糖果"外观、"铅笔尖征"、足趾"沙漏"畸形或 MTP 关节杵臼畸形。在急性期，特别是在踝关节和距下关节，后足也能发生大量的骨溶解（图 22.7）。这些变化通常会与破坏性过程引发的明显骨折共存。动脉内膜中层钙化是夏科关节病的另一个相关发现（图 22.8）[23]。

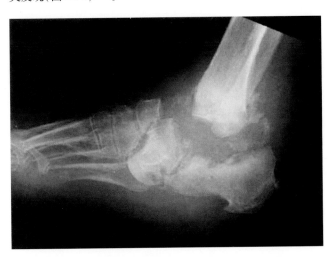

图 22.7　距骨的骨质溶解以及踝关节和距下关节的崩解

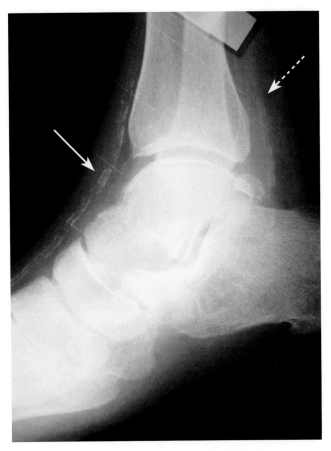

图 22.8　在许多夏科足患者中，可以看到血管内膜中层钙化（Monckeberg 硬化）。在这张踝关节侧位片中，可以看到胫前/足背（实心箭头）和胫后动脉（虚线箭头）。（经 Lee C. Rogers 允许）

慢性修复或静态影像学改变包括肥大性改变，如骨膜新骨形成、骨折和骨碎片融合、硬化、再矿化以及软组织水肿减轻[2,17,53]。摇椅底畸形、跟骨马蹄足、骰骨下垂，或其他先前未认识到的畸形也可能变得明显，尤其是在拍负重位图像时。负重足的侧位片是非常有价值的，因为它们显示了夏科足畸形的 2 个重要的影像学特征，即跟骨倾斜角和距骨-第 1 跖骨关系。跟骨倾斜角（通常为 20°）通常会减小或呈偏角（负角）。外侧距骨-第 1 跖骨关系（将距骨与第 1 跖骨平分的线）应是完整的（图 22.9）。表 22.2 总结了在神经关节病中发现的各种影像学变化。

Sanders 和 Frykberg 根据糖尿病患者中关节的位置，描述了关节受累的影像学分型[2]。正如通过临床和影像学检查所确定的，这些分型可能独立地存在、也可以与其他分型相互结合而存在。如图 22.10 所示并将它们描述如下：Ⅰ型-前足-跖趾关节，Ⅱ型-跗跖关节（Lisfranc 关节），Ⅲ型-跗骨间关节和舟楔关节，Ⅳ型-踝关节和距下关节，以及 Ⅴ型-跟骨（跟骨不全性撕脱骨折）[2,29,30]。

Ⅰ 型：前足

Ⅰ型包括跖趾和趾间关节的萎缩性改变或骨质溶解，以及远端跖骨的特征性吮吸糖果外观（图 22.11）[41]。通常远端跖骨头和趾骨的萎缩性骨吸收伴随着中足和后足的其他变化。尽管骨质溶解可以发生而无任何关节脓毒症既往史，这些发现还是已经提出了一种感染性病因。据报道，10% ～ 30% 的神经性关节病已经被归类为 Ⅰ 型[6,22]。

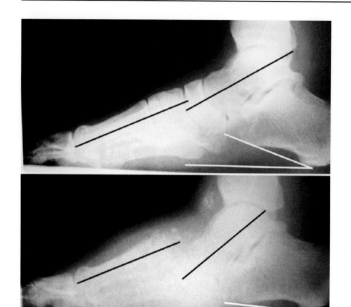

图 22.9 同一患者在发生摇椅底畸形前(上)和后(下),足部负重的侧位片。在底部照片中,跟骨倾斜角(白线)已减小,且距骨与第 1 跖骨关系(黑线)断裂。(经 Lee C. Rogers 允许)

表 22.2 神经关节病的影像学变化

分期	萎缩性改变	肥大性改变	混杂的
活动期	骨质溶解-骨吸收	骨膜新骨,关节内碎片,关节鼠,碎片	关节积液,半脱位,骨折
	距骨头,趾骨骨干,MTP,距下,踝关节	骨赘、结构塌陷、畸形	软组织水肿,动脉内层钙化,溃疡
	骨量减少		
非活动期	距骨远端和后足的骨质溶解,骨丢失	骨膜新骨,边缘骨赘,骨折骨痂	碎片吸收,水肿减轻,硬化
		摇椅底,中足或踝关节畸形	溃疡
		关节僵直	

糖尿病中的高风险足

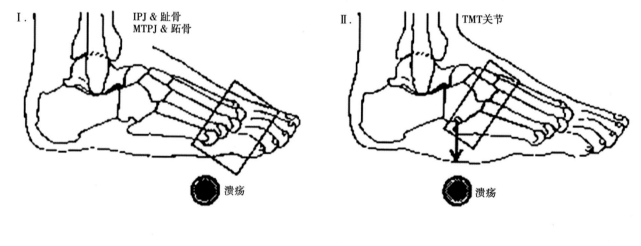

I. IPJ & 趾骨
MTPJ & 跖骨
溃疡

II. TMT关节
溃疡

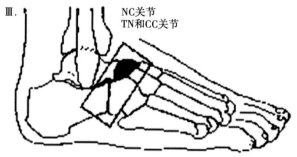
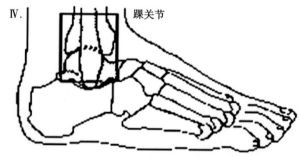

III. NC关节
TN和CC关节

IV. 踝关节

图 22.10 基于受累解剖部位的糖尿病性骨关节病的类型。(经许可摘自 Sanders LJ, Frykberg RG. The Charcot foot. In: Frykberg RG, editor. The high risk foot in diabetes mellitus. New York: Churchill Linvingston; 1991. p. 325-35)

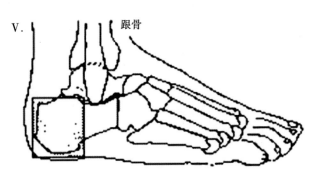

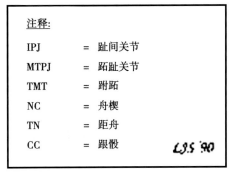

注释:
IPJ	=	趾间关节
MTPJ	=	跖趾关节
TMT	=	跗跖
NC	=	舟楔
TN	=	距舟
CC	=	跟骰

图 22.10(续)

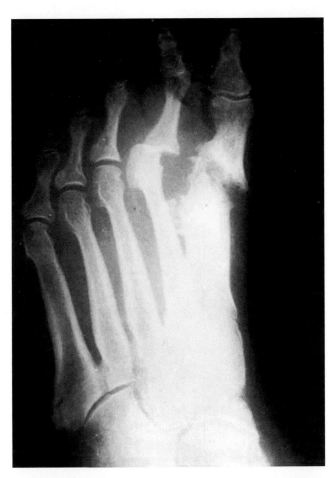

图 22.11 Ⅰ型:累及第 1 跖骨和趾骨的溶骨性改变是明显的,但目前不伴任何当前感染记录

Ⅱ型:跖跗关节(Lisfranc 关节)

Ⅱ型累及 Lisfranc 关节,最早的典型线索是第 2 跖骨底部楔形关节非常细微的横向移位。一旦失去了这种"基石"的稳定性,Lisfranc 关节的复合结构往往会背外侧半脱位。

第 2 跖骨基底部骨折允许更大的活动性,其中会发生跖骨基底半脱位。跖骨间韧带和跖跗韧带的破裂也将使得正常负重时足弓塌陷,从而导致典型的摇椅底畸形。腓肠肌代偿性挛缩常常会发生,并产生进一步跖屈运动,让反常

的足弓加重。这种模式也通常与塌陷顶点的足底溃疡有关,常累及骰骨和楔骨[2,17]。这是 Sinha 系列中糖尿病性夏科足最常见的类型,而且代表了临床实践中最常见的表现(图 22.12)[6]。

Ⅲ型:跗骨间关节和舟楔关节

Ⅲ型合并了中跗骨关节(Chopart 关节)关节内的变化,并经常累及舟楔关节。正如 Newman[55] 及 Lesko 和 Maurer[55,56] 所描述,距舟关节自发性脱位伴或不伴骨折是这种类型的特征性表现。Newman 进一步提出,孤立的距舟关节半脱位,甚至可

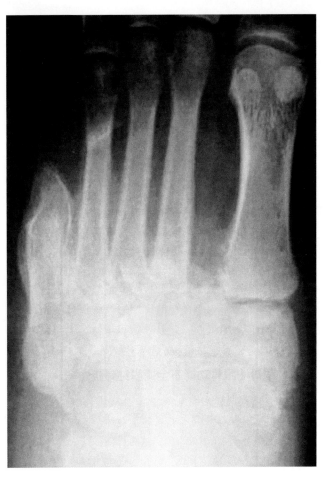

图 22.12 Ⅱ型:Lisfranc 关节脱位伴相关骨折在夏科足常见表现中是明显的(第 5 跖列先前已被截除)

能被认为与骨关节病变完全不相干,尽管它仍然是非感染的神经病变性骨病的一个重要因素[55]。Lisfranc 关节改变(Ⅱ型)常与小跗骨的Ⅲ型畸形合并存在(图22.13)。

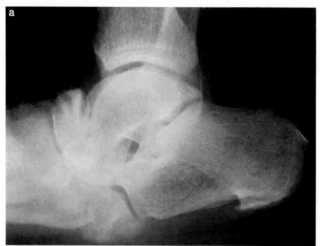

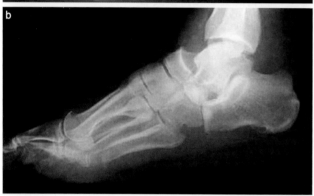

图22.13 Ⅲ型:(a)距舟骨脱位伴"骰骨下垂"和跟骨跖屈。(b)距舟骨脱位伴早期距下关节和跟骰关节半脱位。注意,无骨折或骨软骨缺损

Ⅳ型:踝关节和距下关节

Ⅳ型累及踝关节包括距下关节和距骨体(图22.14)。距骨体崩解相当于 Harris 和 Brand 所说的中央跗骨解体[57]。破坏力是由关节不协调和持续的机械应力造成,最终侵蚀距骨。在这种类型中,经常观察到大量的骨质溶解伴踝关节或距下关节半脱位和成角畸形。如前所述,胫骨或腓骨的踝骨折常与该部位的神经关节病相关,且极有可能加速关节溶解的进展。近10%的报道病例中,发现有Ⅳ型夏科足[2,6]。

Ⅴ型:跟骨(跟骨功能不全撕脱性骨折)

Ⅴ型是最不常见的表现(约2%),以跟骨(后柱)的关节外骨折为特征。这种关节外骨折被包括在神经性骨关节病分类中,但是无关节受累(图22.15)。这更可能被认为是体部的神经性骨折或跟骨后结节骨折。El-Khoury 和 Kathol[58,59]将这种骨折命名为"跟骨不全撕脱性骨折"。

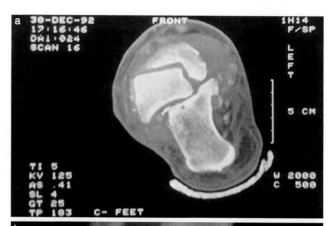

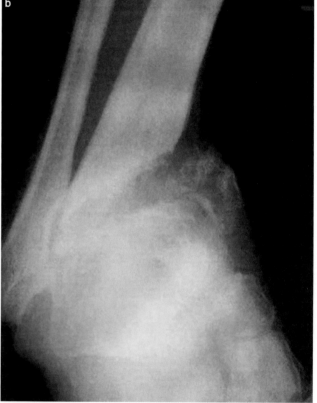

图22.14 Ⅳ型:(a)经 CT 扫描,诊断为距下关节脱位。(b)伴有内踝骨折及内侧足移位的急性踝关节夏科病

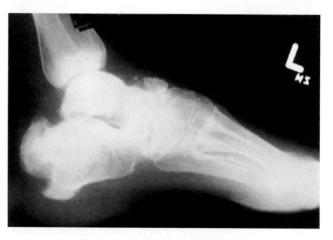

图22.15 Ⅴ型:跟骨不全撕脱性骨折

其他影像

核素锝(^{99}Tc)骨扫描对于检测夏科关节病非常敏感,但它在区分骨髓炎和急性神经关节病方面无特异性[48,60,61]。铟(^{111}In)扫描对感染更具特异性[50,61-63]。然而,在发展迅速的不伴骨髓炎的急性骨关节病中,经常会出现假阳性扫描。有助于区分夏科关节病和骨髓炎的其他研究,包括 Tc-HMPAO 标记的白细胞扫描和磁共振成像[49,60,64,65]。

MRI 检查对神经关节病最早期的变化是非常敏感的,但是很难可靠地察觉到与夏科关节周围明显变化相叠加的骨感染[49,51,60]。Morrison 建议,骨髓炎"次要体征"的考虑可能有助于临床医生在 MRI 上鉴别夏科足和骨髓炎[66]。表 22.3 列出了夏科足和骨髓炎的次要体征。

表 22.3　MRI 上夏科足或骨髓炎的"次要体征"

	夏科足	骨髓炎
特点	骨头上无可见痕迹	从皮肤到骨头有可见痕迹
	主要影响中足	主要影响前足和后足
	多个骨头受累	通常只有单个骨受累
	畸形常见	畸形不常见

另一种可能在这方面显示出一些前景的成像方式是正电子发射断层显像(positron emission tomography,PET)。Hopfner 等最近报道,这种方法不仅能以 95% 的灵敏度检测早期骨关节病,而且即使在植入硬件的情况下也能可靠地区分夏科病变和骨髓炎[67]。然而,无任何一项研究是 100% 准确地区分神经病变骨病变和感染病灶。因此,临床敏感度对于发病时夏科关节病的检测是必要的,并且临床评估对于正确评估和治疗这些患者也同样至关重要。Rogers 和 Bevilaqua 提出了一种基于影像学研究的简化流程,以帮助鉴别夏科足和骨髓炎(图 22.16)[51]。

夏科关节病的分类

夏科关节病最常见的分类系统是基于影像学表现以及过程的生理阶段。Eichenholtz 分类将骨关节病分为发展期、愈合期和重建期[53]。其他几位作者随后提出了一个早期阶段 0 期,该阶段对应于在损伤之后、特征性骨 X 线片改变发生之前的初始炎症期[46,68,69]。这个前驱期被视为"原位骨关节病"阶段。传统意义上的发展阶段的特征是骨折、碎片形成、软骨和软骨下骨碎裂,其次是关节囊扩张、韧带松弛、不同程度的半脱位和明显的软组织肿胀。此时的滑膜活检将显示骨和软骨碎片嵌入增厚的滑膜中,这是该病的病理学特征[53]。愈合阶段的特征是大量细小骨碎片的吸收、软组织肿胀减轻、骨痂增生和骨折重建。最后,当达到这个阶段时,重建意味着骨强直和肥大性增生伴稳定性的部分恢复。然而,在某些情况下,长期活动会导致严重的骨崩解。一旦发生任何这些情况,就会有慢性活动性和几乎不愈合。尽管该分类系统在影像学上具有非常强的可描述性和实用性,但其实际的临床适用性却不那么强。在临床实践中,最初的发展阶段被认为是活跃的或急性的,而愈合和重建阶段则被认为是不活跃的或静止的阶段。其他分类系统是根据受累的解剖部位进行描述,但是未描述疾病的活动性[46,57,70-72]。Rogers 和 Bevilacqua 描述了一种基于夏科关节解剖位置和复杂因素的预后分期系统(图 22.17)[72,73],后来被 Viswanathan 在 53 位患者中得到验证[74]。Sanders 和 Frykberg 的分类则是描述性的,基于发生的位置,并在上面进行了详细描述[2]。

2010 年,美国糖尿病学会和美国足病医学协会成立了夏科

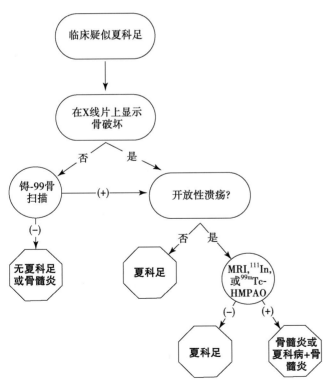

图 22.16　标准化的影像研究有助于区分夏科足与骨髓炎。(经许可摘自 Rogers LC, Bevilacqua NJ. Imaging of the Charcot foot. Clin Podiatr Med Surg. 2008;25(2):263-274, vii.)

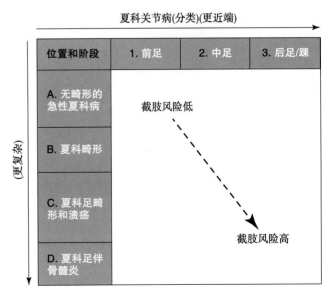

图 22.17　基于位置和并发症的夏科足 Rogers 和 Bevilacqua 双轴分类。(经许可引自 Lee C. Rogers)

足的联合工作组,由一支夏科足专家组成的多国小组组成。考虑到分类混乱、预测价值有限和无法指导治疗,联合工作组建议,根据炎症的存在,将夏科足临床分类简化为活动性或非活动性[44]。

医疗处置

减压

制动和减压被认为是活动性夏科关节病最重要的治疗方法[17,44]。有效减压或完全不负重可以消除持续的创伤,并会促进活动期的夏科关节转变为非活动的静止期[17,40,54]。对于大多数足部和踝关节损伤,非负重是一种可接受的减压方式;然而,拐杖三点步态法可能会增加对侧肢体的压力,从而使对侧肢体易受重复性压力和溃疡或活动性夏科足发作的影响[56]。此外,那些糖尿病和神经病变患者,往往年龄大、超重和无心血管储备用于有效使用拐杖所需的额外体能。一位神经病变严重到导致夏科足的患者很可能有本体感觉受损,并在减压治疗(尤其拐杖)时跌倒的风险增加。因为对于这类中的许多患者来说,完全不负重常常是不可能实现的,因此全接触石膏(total contact casts,TCC)可作为一种有用的替代方法,并且是负重时最有效的减压方式[75]。TCC 可被安全地应用于夏科足患者,但初始阶段应经常更换,因为制动和减压后肢体水肿会大大减轻,使得石膏的配适度差[44]。图 22.18 中显示了 TCC 在减轻足底压力和固定足踝方面的主要作用机制。在那些不能使用 TCC 的患者中,软性加压敷料或 Unna 靴与可拆卸的石膏辅助步行器或气垫步行支架配合使用也可以在这方面起辅助使用[30]。然而,英国的一项大型研究发现与 TCC 组相比,使用可

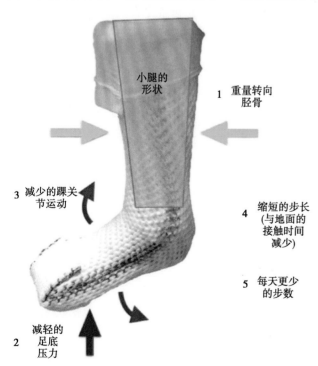

图 22.18　全接触石膏(TCC)的图像,描绘了减压和固定的主要作用机制。(经许可引自 Lee C. Rogers)

拆卸设备的患者需要更长的时间才能愈合[18]。如果出现溃疡或感染,则要求经常清创和仔细观察。

根据关节破坏的严重程度,预计减压和固定时间约为 6 个月或更长。可以通过将患足温度降至健侧的 4℉(2.5℃)之内和水肿持续减轻,来推断是否转换到非活动性/修复性的阶段[15]。这应该通过一系列的 X 线片来证实,它们显示骨碎屑融合、骨折愈合和软组织水肿减轻。McGill 等发现当夏科神经关节病进入非活动期或静止期时,皮肤温度和骨扫描活性均会降低[43]。

当患者进入非活动期时,治疗的目标是通过延长或永久支撑逐渐恢复负重[15,17,44]。必须注意使用辅助装置(例如,拐杖、手杖或助行器)使患者逐渐从非负重(或 TCC)过渡到部分负重直至完全负重。可以借助某些类型的可移动或固定装置,允许向保护性负重过渡(表 22.4)[76]。夏科约束矫形助行器(Charcot restraint orthotic walkers,CROW)或其他类似的全接触式假肢助行器已被接受为 TCC 后负重初期的有用保护性模式[77]。这些定制的支具通常结合一定程度的髌腱负重以及带有一个定制的摇椅状鞋内底。另外还有一些更易获取的选择,如气垫步行支撑或类似的可拆卸石膏辅助步行器,可能还包括缓冲鞋内底或鞋垫。通过在支撑物周围简单地应用黏性胶带或石膏绷带,把它们做成只需在支具主体上简单地应用黏性胶带或石膏绷带,就可以将这些装置变为难拆卸或不可拆卸,从而帮助促进依从性(图 22.19)[78]。

表 22.4　夏科足治疗中使用的减压/固定装置

- 全接触石膏(TCC)
- 轮椅
- 拐杖
- 滚轮式膝助行器
- 可拆卸辅助步行器(removable cast walker,RCW)
- 髌腱负重矫形器(patellar tendon-bearing orthosis,PTBO)
- 夏科约束矫形步行器(CROW)

在恢复使用永久性防护鞋之前,休息和固定(石膏,然后是可拆卸辅助步行器)的平均时间约为 4~12 个月[15,18,40]。在向持久性鞋类过渡期间,必须密切监测足部,以确保急性炎症过程不会复发。一旦不再需要支撑,在配有定制全长鞋垫和舒服或超深鞋的情况下,前足和中足畸形通常表现良好[17]。在获得永久性定制鞋类之前,使用非定制支具或 TCC 进行持续有效减压通常可以作为临时措施。严重的中足畸形通常需要定制鞋来适应畸形的足。有最小畸形的后足神经关节病,可能只需要一个深的、带有全长矫形装置的缓冲良好的鞋。对于轻度不稳定的踝关节,无严重变形或关节溶解,高帮定制鞋能提供足够的稳定性,以抵抗横切面旋转力。中度不稳定的踝关节将受益于一个足踝矫形器(ankle foot orthosis,AFO)和高帮治疗鞋。严重不稳定或受破坏的后足将需要一个髌腱负重(patellar tendon bearing,PTB)支具并将其插入定制鞋中[79,80]。据报道,PTB 支具已经降低后足平均峰值力至少 32%[80]。

抗吸收疗法

在糖尿病和神经病变患者骨密度(bone mineral density,

换标志物和足部温差[84]。一些理论认为，它对 RANK-L 有直接作用，并可能阻断钙从骨骼向血管内膜中层沉积[37]。

骨刺激器

另一种已经被用来治疗急性神经关节病的方法是骨刺激器[85-87]。在一项对 31 名受试者进行的随机分组研究中，无论是单用石膏还是石膏联合组合磁场（Combined Magnetic Field，CMF）电骨刺激，实验组夏科关节的融合时间都显著缩短（11周 vs. 24 周）[86]。低强度脉冲超声（low intensity pulsed ultrasound，LIPUS）在促进夏科骨折愈合中也被视作一种有用的辅助手段，尽管该报告仅介绍了 2 例经历顽固畸形矫正手术后采用此方法得到成功治疗的患者[88]。虽然这 2 种方法类型在治疗慢性骨不连接或甚至新发骨折（以 LIPUS 为例）方面都已被成功地证明，但它们在促进急性夏科骨折或外科关节融合术迅速愈合方面的疗效还未被大规模、良好对照的随机临床试验所证实。直流可植入的骨刺激器在夏科足关节重建术中已显示出优势[89]。

手术治疗

除少数例外，不应首先将夏科足视为外科疾病。文献中大量的支持证实，必须先尝试内科治疗（包括减压），以通过将活动性夏科关节转变成非活动状态来阻止破坏进程[17,40,44,79]。联合工作组在考虑非手术治疗与手术治疗时，提出了一种治疗流程（图 22.20）。正如 Johnson 在 1967 年指出的，该疾病治疗的 3 个关键应该是预防第一；其次是早期识别，一旦确诊，在所有"反应"迹象消退之前，应采取保护措施防止进一步的伤害[34]。当先前描述的内科治疗未能提供一个稳定的跖行足或在严重脱位的情况下，应考虑手术治疗。此外，当无法控制的剪切力导致足底溃疡复发，或在非负重情况下仍显示持续破坏的异常情况下，可能需要进行简单的骨切除、截骨术、中足或主要跗骨重建以及踝关节融合术[44]。然而，最近对一个中心 198例患者（201 只足）中足神经关节病的经验回顾表明，超过一半的患者无需手术即可得到成功治疗[76]。

尽管在临床实践中变得越来越普遍，针对夏科足的手术不是一个新概念，但是仍然很少有高质量证据去显示其价值[90]。在 1931 年，Steindler 首次回顾了他在脊髓结核患者中系列手术的结果，包括一例距下关节融合术[91]。同多年后的 Samilson[92]、Harris、Brand[57] 和 Johnson[34] 等一样，他建议早期识别关节病，应立即采取保护措施免受外部变形力的影响，并且当严重对线不良和不稳定阻碍了进一步保守治疗时，应尽早手术固定关节。Samilson 在 1959 年[92] 和 Heiple 在 1966 年[93] 很早就已经认识到，加压内固定和长期固定在实现牢固骨融合中的必要性。

Harris 和 Brand 在 1966 年对这种与麻风病相关的疾病提出了见解，并描述了他们"踝骨崩解"的 5 种模式[57]。普遍认为，完全制动是必要的起始治疗。然而，当病情进展或出现不满意结果时，就提倡早期手术融合。1 年后，约翰逊发表了他

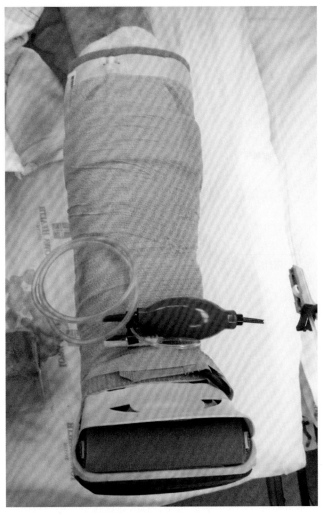

图 22.19　黏性绷带外层使得可拆卸式辅助步行器（RCW）变成"低可拆卸性"。（经许可引自 Lee C. Rogers）

BMD）改变的背景下，人们最近对将双膦酸盐辅助用于急性夏科关节病产生了兴趣[28,36,81,82]。然而，进一步研究给该类药物常规用于夏科足蒙上了一层阴影[18]，联合工作组也不建议这样做[44]。这些焦磷酸盐类似物是破骨细胞骨吸收的有效抑制剂，且被广泛用于骨质疏松症、Paget 病和反射性交感神经营养不良综合征的治疗。尽管一项针对 6 名患者的非对照研究发现，与基线相比，足部温度和碱性磷酸酶水平显著降低，但该研究规模小且缺乏对照组，因此无法从治疗中得出任何有意义的结论[82]。随后，在英国，对同一组患者进行了多中心随机试验，使用帕米膦酸单次静脉输注与生理盐水输注相比较[36,82]。与对照组相比，治疗组在随后几周内的温度和骨转换标志物（脱氧吡啶啉交联和骨特异性碱性磷酸酶）均有明显降低和减少。然而，临床或影像结果无差异。已经进行了口服双膦酸盐和阿仑膦酸盐的试验，但要到 6 个月才起效，这可能不足以治疗需要采取紧急行动的肢体威胁性疾病[83]。在未得到明确的预后对照研究（此研究应同时测量破骨细胞活性的血清标志物，并尝试评估在临床和影像愈合中的效果）和基于进一步临床预后研究之前，应避免常规使用双膦酸盐治疗。

另一种阻断夏科足骨吸收途径的药物是经鼻吸入性降钙素。它通常被用于骨质疏松症，已经被证明可降低夏科足骨转

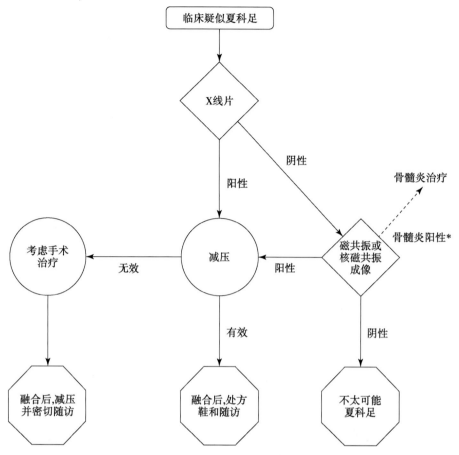

图 22.20   美国糖尿病学会/美国足病医学协会夏科足联合工作组的治疗流程。(经许可引自 Rogers LC,et al. The Charcot foot in diabetes. J Am Podiatr Med Assoc 2011;101:437-46.)

的大型论文集,确立了早期识别和保护的必要性,以确保手术干预之前急性炎症反应消退[34]。正如他所说,"依据这些原则,适当的神经病变关节手术,应该是在对这些问题的严重性高度尊重而不是惧怕的情况下进行"。Johnson 显然赞成截骨术或关节融合术用在选定的有静态夏科关节和畸形患者中,以恢复更正常的对线。由于外科手术带来的创伤可能导致急性期内进一步的骨质吸收,因此重点仍是制动,直至有修复的临床和影像学证据。只有这样,才能尝试手术并有获得成功的机会[34]。

适应证和标准

不稳定、严重畸形和尽管仍存在的进行性破坏是神经关节病外科干预的主要指征[17,34,44,94]。此外,当结合适当的鞋类疗法进行治疗时,覆盖在塌陷的后足、中足和前足骨突起上的复发性溃疡,可能需要部分骨切除术来影响最终愈合[95,96]。疼痛或不同程度的不适感常伴随着畸形出现,有些患者可能对药物治疗不起作用。至于慢性不稳定,可以通过在神经关节病的主要病灶处进行限制性关节融合术来有效地消除(图 22.21)。

Lesko 和 Maurer[56] 以及 Newman[55,97] 关于自发性距骨周围脱位的考虑,提倡在无明显骨质破坏的情况下,在那些有可复性脱位的急性病例中开展一期关节融合术。由于这些脱位可能是引起典型骨关节病的先兆,因此,建议在不负重一段时间后进行早期干预,以抵消最可能导致畸形进一步发展的力。

在决定是否适合手术时,年龄和总体医疗状况也应该占很大权重。认识到关节融合术和大型重建术将需要 6 个月或更长时间的石膏固定和不负重,选择合适的患者对成功预后是至关重要的[98-100]。由于大多数骨关节病患者年龄在 60~70 岁之间,并可能同时合并心血管或肾脏疾病,因此,必须仔细考虑长时间手术过程的风险与益处以及随之而来的长期康复[42]。如前所述,简单骨切除术或限制性关节融合术可能足以治疗易发生溃疡的摇椅底畸形老年患者,无需中足完全重建[96,101]。前一种手术可以在局部麻醉下相对较快地完成,康复期短、并发症较少,并且穿着防护鞋时可以保持足部稳定、免于溃疡。然而,那些对内科治疗反应不佳的严重畸形、不稳定或复发性溃疡又较为健康的患者,足部重建和关节融合术肯定是有意义的[44,100](图 22.22)。但是,在所有情况下,必须对患者进行良好的教育,使其了解严格遵守术后制动和不负重或部分负重长达 6~12 个月的要求。

急性畸形,无论是神经骨关节病的自发性脱位还是更晚期的骨折脱位,通常在试图做任何手术前都要静止和制动。活动期内手术有发生或加剧骨萎缩的可能,正是表明了这种破坏的炎症阶段。因此,在将这些足转换到静止修复阶段之前,做手术可能会适得其反,也可能是有害的。然而,一个小的系列研究表明,在中足急性关节病患者中,关节融合术成功率高且足

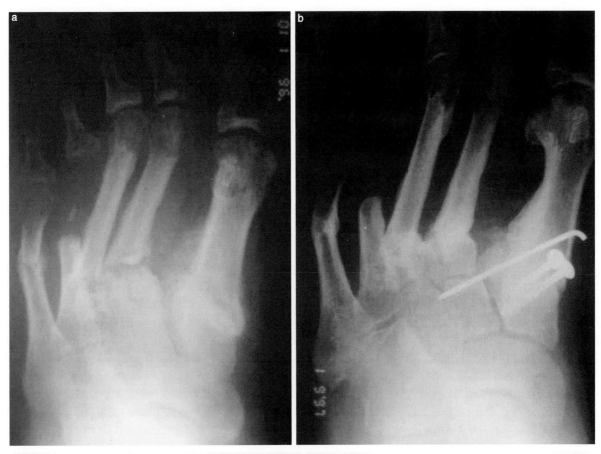

图 22.21　(a)第 1 跖骨-楔形关节背侧脱位和数个跖骨骨折患者的术前 X 线照片。(b)通过第 1 跖列限制性关节融合术,实现稳定、症状缓解和完全愈合

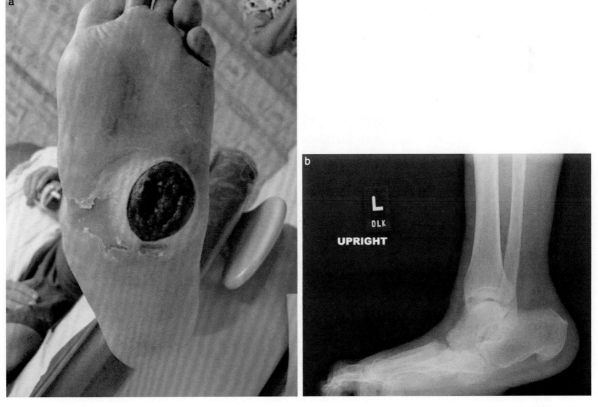

图 22.22　(a)该患者有摇椅底畸形相关的慢性中足溃疡。(b)同一患者的 X 线片显示严重的后足马蹄和中足畸形

部功能得以保留[102]。其他也有人主张在 0 期或 1 期进行关节融合早期手术修复,尤其是当非手术治疗未能防止进一步畸形或阻止破坏性过程时[103-105]。尽管如此,这种积极的手术方法还需要通过更大的对比试验来确认,然后才能用于急性夏科足的常规治疗。

外科手术

近年来,随着治疗经验的发展和固定方法的改进,针对慢性夏科足的主要手术已经取得了越来越大的成功。夏科足手术平均愈合率为 70%,通过稳定改善了力线,不仅有可能挽救患者肢体,而且也能改善其生活质量[45]。夏科足的手术矫形可以根据其复杂性进行分类,手术越简单,并发症越少(图22.23)。

足底骨隆突切除术可能是针对夏科足顽固性或复发性神经性溃疡最常采用的手术[96]。这类手术相当容易做,并且通常不需要在溃疡闭合后长时间制动。手术方式多种多样,以椭圆形或旋转局部皮瓣直接切除溃疡为主。备选切口通常在溃疡或隆起处附近,通过一个内侧或外侧入路。一项研究表明,相比外侧,切除足底内侧突起的效果更好、并发症更少[96]。但是,一项较早的研究仅回顾了外侧柱溃疡的治疗经验,报告其总体治愈率为 89%[101]。因此,在中足足底溃疡的病例中,为了达到最佳疗效,需要寻求一种灵活的方法来同时覆盖切口和

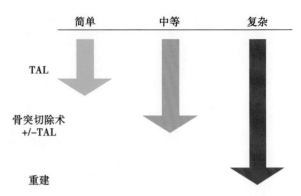

图 22.23 度量夏科足的手术复杂性的图表。TAL,跟腱延长术。(经许可引自 Lee C. Rogers)

软组织,包括组织转移。

在支具或矫形鞋疗效不佳的情况下,中足和后足不稳定的夏科关节常需要关节融合术以恢复功能、减轻症状[17,44,100,106]。对于慢性或复发性溃疡患者,足大部重建也是一种很有吸引力的替代截肢的方法。Thompson 等建议对无法使用矫形器的夏科畸形进行重建手术[107,108]。通常情况下,跟腱延长在融合前进行,以最终减小跖屈力所致的足底破坏[17,109]。对于未感染的夏科关节,传统的关节融合方法是切开复位加内固定;而当怀疑关节融合部位感染时,则使用外固定[100]。近年来,人们越来越关注使用外固定架和环形(Ilizarov)支架来稳定急性和慢性期的夏科足,并维持足大部重建的矫正效果(图 22.24)[110-112]。环形

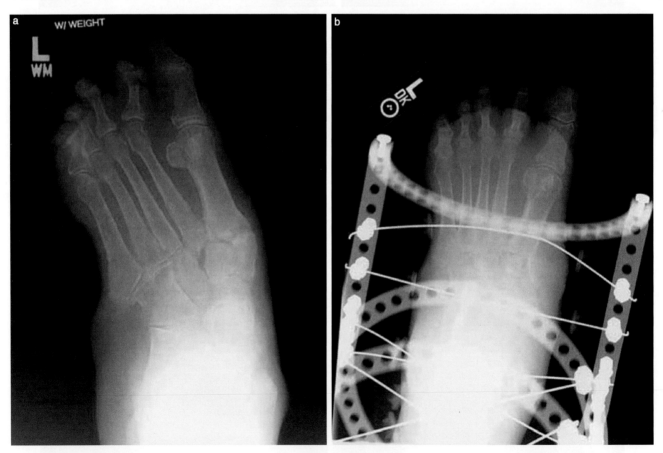

图 22.24 圆形外固定架矫正中足夏科畸形。(a)术前正位片显示中足畸形。(b)术后正位片显示畸形矫正和支架在位。(c)术后侧位 X 线片,环形支架在位

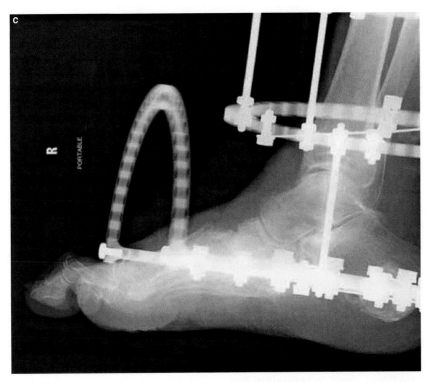

图 22.24(续)

支架的优点包括:即使在骨质疏松骨中也能保持固定,早期负重的能力,避免在溃疡和潜在骨感染部位使用固定装置,纠正严重畸形的能力,以及在整个修复过程中逐渐调整位置和加压的能力[110]。对于需要关节融合术的踝关节畸形,有些人更喜欢单独使用逆行髓内钉或与外固定器配合使用,以提供稳定性和更高的融合率[113-115]。

手术融合技术因部位而异,但通常需要仔细切除滑膜,将硬化骨切除至健康的骨质(可见出血床),它多需要采取开放手术,还要在严格固定前进行精确的截骨。组织处理必须轻柔以避免过度创伤,并且切开时必须注意下层的神经血管结构。在畸形复位后,使用空心螺钉系统时,可用大的斯氏针、克氏针,或引导针进行临时固定[109]。大量灌洗后,在一期溃疡闭合前要放置一个外科引流管。外部环形支架通常在术前起固定作用,在溃疡闭合后辅助其他合适的技术。

对术前和术后动态足底压力峰值的最新研究表明,夏科足的外科重建是有益的(图 22.25)[116]。

内固定术后,患者立即使用后夹板或双瓣石膏固定足部。患者必须坚持严格卧床休息并避免下肢受力数天,直至软组织肿胀消退和系列膝下石膏开始使用。在考虑部分负重前,患者将保持不负重至少 2~3 个月。一般而言,在这些困难患者中,保护性负重应该以 6~12 个月为原则,以免骨不连接或晚期畸形。外固定术后承重状态是可变的。一些外科医生允许有限或完全负重,而另一些医生选择即使支架在位也让患者保持不负重。可以通过包裹外固定器或包裹对侧肢体,避免对侧肢体受患侧固定器组件的伤害[117]。在有证据表明愈合牢固后,随后将使用负重石膏、全接触石膏或步行支具。一种合理的方法是在 2 个月后取出固定器,随后再应用可移动 TCC 几个月,直到有影像学愈合牢固的证据[106]。一旦愈合,带或不带支撑的治疗鞋是必要的,以防止复发性足部病变。

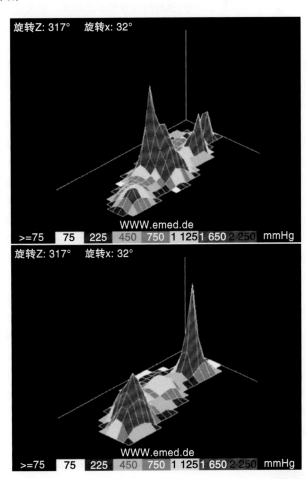

图 22.25 夏科足重建术前(上)和术后(下)6 个月患者足底动态峰值测量的图示。注意,术后,足底中足高压问题解决和较正常模式恢复,包括足跟和前足下的较高压力。(经许可引自 Lee C. Rogers)

并发症

过去,神经病变关节手术的失败率很高,包括高的骨不连接、假关节形成和感染发生率。大多数此类情况目前可归因于对骨关节病的自然病程认识不足,以及缺乏对先前讨论的夏科关节手术的必要标准和基本手术原则的关注。然而,即使掌握了这些知识,这些高风险足也会在术后即刻或之后出现并发症。

感染可以是手术的主要后遗症,并且能威胁到关节融合部位以及肢体本身的成功。大多数关于夏科足手术的纵向研究和报告表明,一定比例的骨髓炎或严重感染患者需要进行大截肢[15,42]。因此,在这些患者中必须经常保持谨慎,以确保在进行重建手术之前控制和根除感染或骨髓炎。在这些未达标准的患者中,围手术期抗生素治疗当然是必要的,并且一旦出现感染,必须积极治疗。外固定器使用会带来针道感染或断针的风险,需要进一步手术[118,119]。但是,如果并发症得到妥善及时处理,它们的存在并不会改变手术的结果。

在经历关节融合术或截骨术的非神经病患者中,假性关节炎和骨不连接是非常麻烦的并发症。然而,在接受相同类型重建手术的神经病变患者中,这种情况并非总是如此。只要达到稳定和对线满意,全关节融合和连接的失败就不一定被认为是手术失败[109,110]。正如这些患者不会感觉到未复位骨折脱位中的创伤后关节炎带来的不适,他们对稳定的、对线良好的骨不连接也无症状。尽管如此,在对这些患者进行手术时,必须始终遵循前面讨论的要实现牢固愈合的手术原则。

由于手术创伤本身就有可能引起慢性非活动性神经病变关节的急性活动性反应,因此必须始终将新手术的患足视为活动性夏科关节。此外,Clohisy 强烈主张对侧肢体预防性制动,以防止支撑足出现急性畸形[120]。前足切除或矫形手术也可能对相邻结构以及中足和后足产生不利的影响。生物力学改变将导致新位置中垂直力和剪切力的面积增加,然后易患溃疡和神经关节病。因此,做任何类型神经病变足的手术都必须谨慎,并注意适当的术后护理,以避免发生这些潜在的破坏性后遗症。

截肢通常应被视为神经病变患者的最后手段,而非骨关节病的正常结局。虽然这种后果有时能代表早期识别和治疗的失败,但截肢通常是由严重的术后感染或晚期溃疡所致。不幸的是,在这一复杂的患者群体中,截肢始终是一个必要的考虑因素[121]。在某些情况下,对于不稳定的患者或不能接受大关节融合术后长期修复期的患者,截肢可能是困难重建的最佳选择。然而,截肢通常只用于那些所有其他内科和重建治疗尝试都失败的无法挽救的肢体。

结论

夏科足是糖尿病的一种严重的危及肢体的并发症,可归因于先前存在的周围神经病变同时伴有一定程度的创伤。常由

于漏诊而导致进一步的破坏[122,123]。作为持续负重的一种结果,伴随而来的血管反应加上骨量减少,骨折和脱位可迅速演变为严重的足畸形。因此,患者必须尽早就诊,而医生也必须尽早作出诊断,以阻止这种损害的进展,同时进行适当的治疗。尽管非负重和制动仍然是活动期最有效的治疗方法,但在过去十年中,人们对于严重畸形、复发性溃疡或不稳定的手术治疗越来越感兴趣。随着我们知识和经验的增加,手术的长期效果也得到了改善。然而,到目前为止,关于神经性关节病的病因学确切机制以及早期和晚期最佳治疗的许多问题仍未有答案。随着人们对该病的高度关注,进一步前瞻性研究以及基于循证治疗方法的开展,这些患者的未来前景将更加光明。

(曲峰 译)

参考文献

1. Charcot JM. Sur quelaques arthropathies qui paraissent depender d'une lesion du cerveau ou de la moele epiniere. Arch Des Physiol Norm et Path. 1868;1:161–71.
2. Sanders LJ, Frykberg RG. The Charcot foot. In: Frykberg RG, editor. The high risk foot in diabetes mellitus. New York: Churchill Linvingston; 1991. p. 325–35.
3. Sanders LJ. What lessons can history teach us about the Charcot foot? Clin Podiatr Med Surg. 2008;25(1):1–15, v.
4. Jordan WR. Neuritic manifestations in diabetes mellitus. Arch Intern Med. 1936;57(2):307–66.
5. Bailey CC, Root HF. Neuropathic foot lesions in diabetes mellitus. N Engl J Med. 1947;236(11):397–401.
6. Sinha S, Munichoodappa CS, Kozak GP. Neuro-arthropathy (Charcot joints) in diabetes mellitus. Medicine. 1972;51(3):191.
7. Frykberg RG, Kozak GP. Neuropathic arthropathy in the diabetic foot. Am Fam Physician. 1978;17(5):105–13.
8. Sanders LJ, Frykberg RG. Charcot neuroarthropathy of the foot. In: Bowker JH, Pfeifer MA, editors. Levin and O'Neals The diabetic foot. 6th ed. St. Louis: Mosby; 2001.
9. Cofield RH, Morrison MJ, Beabout JW. Diabetic neuroarthropathy in the foot: patient characteristics and patterns of radiographic change. Foot Ankle. 1983;4(1):15–22.
10. Lavery LA, Armstrong DG, Wunderlich RP, Tredwell J, Boulton AJM. Diabetic foot syndrome evaluating the prevalence and incidence of foot pathology in Mexican Americans and non-Hispanic whites from a diabetes disease management cohort. Diabetes Care. 2003;26(5):1435–8.
11. Frykberg RG. Charcot foot: an update on pathogenesis and management. In: Boulton A, Connor H, Cavanagh PR, editors. The foot in diabetes. 3rd ed. Chichester: John Wiley and Sons; 2000.
12. Gazis A, Pound N, Macfarlane R, Treece K, Game F, Jeffcoate W. Mortality in patients with diabetic neuropathic osteoarthropathy (Charcot foot). Diabet Med. 2004;21(11):1243–6.
13. Sohn M-W, Lee TA, Stuck RM, Frykberg RG, Budiman-Mak E. Mortality risk of Charcot arthropathy compared with that of diabetic foot ulcer and diabetes alone. Diabetes Care. 2009;32(5):816–21.
14. van Baal J, Hubbard R, Game F, Jeffcoate W. Mortality associated with acute Charcot foot and neuropathic foot ulceration. Diabetes Care. 2010;33(5):1086–9.
15. Armstrong DG, Todd WF, Lavery LA, Harkless LB, Bushman TR. The natural history of acute Charcot's arthropathy in a diabetic foot specialty clinic. J Am Podiatr Med Assoc. 1997;87(6):272–8.
16. Kozak GP, Campbell DR, Frykberg RG, Cavanagh PR. The diabetic Charcot foot. In: Management of diabetic foot problems. 2nd ed. Philadelphia: WB Sauners; 1995.
17. Frykberg RG, Armstrong DG, Giurini J, et al. Diabetic foot disor-

ders: a clinical practice guideline. American College of Foot and Ankle Surgeons. J Foot Ankle Surg. 2000;39(5 Suppl):S1–S60.

18. Game FL, Catlow R, Jones GR, et al. Audit of acute Charcot's disease in the UK: the CDUK study. Diabetologia. 2012;55(1):32–5.

19. Del Vecchio JJ, Raimondi N, Rivarola H, Autorino C. Charcot neuroarthropathy in simultaneous kidney-pancreas transplantation: report of two cases. Diabet Foot Ankle. 2013;4. https://doi.org/10.3402/dfa.v4i0.21819.

20. García Barrado F, Kuypers DR, Matricali GA. Charcot neuroarthropathy after simultaneous pancreas-kidney transplantation: risk factors, prevalence, and outcome. Clin Transplant. 2015;29(8):712–9.

21. Bevilacqua NJ, Bowling F, Armstrong DG. The natural history of Charcot neuroarthropathy. In: Frykberg RG, editor. The diabetic Charcot foot: principles and management. Brooklandville, MD: Data Trace Publishing Company; 2010. p. 13–28.

22. Brower AC, Allman RM. Pathogenesis of the neurotrophic joint: neurotraumatic vs. neurovascular. Radiology. 1981;139(2):349–54.

23. Jeffcoate W, Lima J, Nobrega L. The Charcot foot. Diabet Med. 2000;17(4):253–8.

24. Boulton AJM. The diabetic foot: from art to science. The 18th Camillo Golgi lecture. Diabetologia. 2004;47(8):1343–53.

25. Veves A, Akbari CM, Primavera J, et al. Endothelial dysfunction and the expression of endothelial nitric oxide synthetase in diabetic neuropathy, vascular disease, and foot ulceration. Diabetes. 1998;47(3):457–63.

26. Edelman SV, Kosofsky EM, Paul RA, Kozak GP. Neuroosteoarthropathy (Charcot's joint) in diabetes mellitus following revascularization surgery: three case reports and a review of the literature. Arch Intern Med. 1987;147(8):1504–8.

27. Gough A, Abraha H, Li F, et al. Measurement of markers of osteoclast and osteoblast activity in patients with acute and chronic diabetic Charcot neuroarthropathy. Diabet Med. 1997;14(7):527–31.

28. Young MJ, Marshall A, Adams JE, Selby PL, Boulton AJ. Osteopenia, neurological dysfunction, and the development of Charcot neuroarthropathy. Diabetes Care. 1995;18(1):34–8.

29. Jirkovská A, Kasalický P, Boucek P, Hosová J, Skibová J. Calcaneal ultrasonometry in patients with Charcot osteoarthropathy and its relationship with densitometry in the lumbar spine and femoral neck and with markers of bone turnover. Diabet Med. 2001;18(6):495–500.

30. Rajbhandari SM, Jenkins RC, Davies C, Tesfaye S. Charcot neuroarthropathy in diabetes mellitus. Diabetologia. 2002;45(8):1085–96.

31. Foltz KD, Fallat LM, Schwartz S. Usefulness of a brief assessment battery for early detection of Charcot foot deformity in patients with diabetes. J Foot Ankle Surg. 2004;43(2):87–92.

32. Grant WP, Foreman EJ, Wilson AS, Jacobus DA, Kukla RM. Evaluation of Young's modulus in Achilles tendons with diabetic neuroarthropathy. J Am Podiatr Med Assoc. 2005;95(3):242–6.

33. Grant WP, Sullivan R, Sonenshine DE, et al. Electron microscopic investigation of the effects of diabetes mellitus on the Achilles tendon. J Foot Ankle Surg. 1997;36(4):272–8. discussion 330

34. Johnson JT. Neuropathic fractures and joint injuries Pathogenesis and rationale of prevention and treatment. J Bone Joint Surg Am. 1967;49(1):1–30.

35. Herbst SA, Jones KB, Saltzman CL. Pattern of diabetic neuropathic arthropathy associated with the peripheral bone mineral density. J Bone Joint Surg Br. 2004;86(3):378–83.

36. Jude EB, Selby PL, Burgess J, et al. Bisphosphonates in the treatment of Charcot neuroarthropathy: a double-blind randomised controlled trial. Diabetologia. 2001;44(11):2032–7.

37. Jeffcoate W. Vascular calcification and osteolysis in diabetic neuropathy-is RANK-L the missing link? Diabetologia. 2004;47(9):1488–92.

38. Jeffcoate WJ, Game FL. New theories on the causes of the Charcot foot in diabetes. In: Frykberg RG, editor. The diabetic

Charcot foot: principles and management. Brooklandville, MD: Data Trace Publishing Company; 2010. p. 29–44.

39. Petrova NL, Foster AVM, Edmonds ME. Difference in presentation of Charcot osteoarthropathy in type 1 compared with type 2 diabetes. Diabetes Care. 2004;27(5):1235–6.

40. Pakarinen TK, Laine HJ, Honkonen SE, Peltonen J, Oksala H, Lahtela J. Charcot arthropathy of the diabetic foot. Current concepts and review of 36 cases. Scand J Surg. 2002;91(2):195–201.

41. Banks AS, McGlamry ED. Charcot foot. J Am Podiatr Med Assoc. 1989;79(5):213–35.

42. Fabrin J, Larsen K, Holstein PE. Long-term follow-up in diabetic Charcot feet with spontaneous onset. Diabetes Care. 2000;23(6):796–800.

43. McGill M, Molyneaux L, Bolton T, Ioannou K, Uren R, Yue DK. Response of Charcot's arthropathy to contact casting: assessment by quantitative techniques. Diabetologia. 2000;43(4):481–4.

44. Rogers LC, Frykberg RG, Armstrong DG, et al. The Charcot foot in diabetes. J Am Podiatr Med Assoc. 2011;101(5):437–46.

45. Trepman E, Nihal A, Pinzur MS. Current topics review: Charcot neuroarthropathy of the foot and ankle. Foot Ankle Int. 2005;26(1):46–63.

46. Sella EJ, Barrette C. Staging of Charcot neuroarthropathy along the medial column of the foot in the diabetic patient. J Foot Ankle Surg. 1999;38(1):34–40.

47. Wukich DK, Belczyk RJ. Silent neuropathic bone injuries and dislocations – stage 0. In: Frykberg RG, editor. The diabetic Charcot foot: principles and management. Brooklandville, MD: Data Trace Publishing Company; 2010. p. 117–30.

48. Keenan AM, Tindel NL, Alavi A. Diagnosis of pedal osteomyelitis in diabetic patients using current scintigraphic techniques. Arch Intern Med. 1989;149(10):2262–6.

49. Schweitzer ME, Morrison WB. MR imaging of the diabetic foot. Radiol Clin North Am. 2004;42(1):61–71.

50. Palestro CJ, Mehta HH, Patel M, et al. Marrow versus infection in the Charcot joint: indium-111 leukocyte and technetium-99m sulfur colloid scintigraphy. J Nucl Med. 1998;39(2):346–50.

51. Rogers LC, Bevilacqua NJ. Imaging of the Charcot foot. Clin Podiatr Med Surg. 2008;25(2):263–274, vii.

52. Armstrong DG, Lavery LA, Sariaya M, Ashry H. Leukocytosis is a poor indicator of acute osteomyelitis of the foot in diabetes mellitus. J Foot Ankle Surg. 1996;35(4):280–3.

53. Eichenholtz SN. Charcot joints. Springfield, IL: Charles C. Thomas; 1966.

54. Frykberg RG, Mendeszoon ER. Charcot arthropathy: pathogenesis and management. Wounds. 2000;12(6; SUPP/B):35B–42B.

55. Newman JH. Spontaneous dislocation in diabetic neuropathy. A report of six cases. J Bone Joint Surg Br. 1979;61-B(4):484–8.

56. Lesko P, Maurer RC. Talonavicular dislocations and midfoot arthropathy in neuropathic diabetic feet. Natural course and principles of treatment. Clin Orthop Relat Res. 1989;240:226–31.

57. Harris JR, Brand PW. Patterns of disintegration of the tarsus in the anaesthetic foot. J Bone Joint Surg Br. 1966;48(1):4–16.

58. Kathol MH, El-Khoury GY, Moore TE, Marsh JL. Calcaneal insufficiency avulsion fractures in patients with diabetes mellitus. Radiology. 1991;180(3):725–9.

59. El-Khoury GY, Kathol MH. Neuropathic fractures in patients with diabetes mellitus. Radiology. 1980;134(2):313–6.

60. Sella EJ, Grosser DM. Imaging modalities of the diabetic foot. Clin Podiatr Med Surg. 2003;20(4):729–40.

61. Seabold JE, Flickinger FW, Kao SC, et al. Indium-111-leukocyte/technetium-99m-MDP bone and magnetic resonance imaging: difficulty of diagnosing osteomyelitis in patients with neuropathic osteoarthropathy. J Nucl Med. 1990;31(5):549–56.

62. Schauwecker DS, Park HM, Burt RW, Mock BH, Wellman HN. Combined bone scintigraphy and indium-111 leukocyte scans in neuropathic foot disease. J Nucl Med. 1988;29(10):1651–5.

63. Johnson JE, Kennedy EJ, Shereff MJ, Patel NC, Collier BD. Prospective study of bone, indium-111-labeled white blood cell, and gallium-67 scanning for the evaluation of osteomyelitis

in the diabetic foot. Foot Ankle Int. 1996;17(1):10–6.

64. Blume PA, Dey HM, Daley LJ, Arrighi JA, Soufer R, Gorecki GA. Diagnosis of pedal osteomyelitis with Tc-99m HMPAO labeled leukocytes. J Foot Ankle Surg. 1997;36(2):120–6. discussion 160

65. Croll SD, Nicholas GG, Osborne MA, Wasser TE, Jones S. Role of magnetic resonance imaging in the diagnosis of osteomyelitis in diabetic foot infections. J Vasc Surg. 1996;24(2):266–70.

66. Morrison WB, Schweitzer ME, Batte WG, Radack DP, Russel KM. Osteomyelitis of the foot: relative importance of primary and secondary MR imaging signs. Radiology. 1998;207(3):625–32.

67. Höpfner S, Krolak C, Kessler S, et al. Preoperative imaging of Charcot neuroarthropathy in diabetic patients: comparison of ring PET, hybrid PET, and magnetic resonance imaging. Foot Ankle Int. 2004;25(12):890–5.

68. Schon LC, Marks RM. The management of neuroarthropathic fracture-dislocations in the diabetic patient. Orthop Clin North Am. 1995;26(2):375–92.

69. Yu GV, Hudson JR. Evaluation and treatment of stage 0 Charcot's neuroarthropathy of the foot and ankle. J Am Podiatr Med Assoc. 2002;92(4):210–20.

70. Brodsky JW, Rouse AM. Exostectomy for symptomatic bony prominences in diabetic Charcot feet. Clin Orthop Relat Res. 1993;296:21–6.

71. Schon LC, Weinfeld SB, Horton GA, Resch S. Radiographic and clinical classification of acquired midtarsus deformities. Foot Ankle Int. 1998;19(6):394–404.

72. Frykberg RG, Rogers LC. Classification of the Charcot foot. In: Frykberg RG, editor. The diabetic Charcot foot: principles and management. Brooklandville, MD: Data Trace Publishing Company; 2010. p. 55–64.

73. Rogers LC, Bevilacqua NJ. The diagnosis of Charcot foot. Clin Podiatr Med Surg. 2008;25(1):43–51, vi.

74. Viswanathan V, Kesavan R, Kavitha KV, Kumpatla S. Evaluation of Rogers Charcot foot classification system in south Indian diabetic subjects with Charcot foot. J Diabet Foot Complication. 2010;4(3):67–70.

75. Snyder RJ, Frykberg RG, Rogers LC, et al. The management of diabetic foot ulcers through optimal off-loading: building consensus guidelines and practical recommendations to improve outcomes. J Am Podiatr Med Assoc. 2014;104(6):555–67.

76. Pinzur M. Surgical versus accommodative treatment for Charcot arthropathy of the midfoot. Foot Ankle Int. 2004;25(8):545–9.

77. Morgan JM, Biehl WC 3rd, Wagner FW Jr. Management of neuropathic arthropathy with the Charcot restraint orthotic Walker. Clin Orthop Relat Res. 1993;296:58–63.

78. Armstrong DG, Short B, Espensen EH, Abu-Rumman PL, Nixon BP, Boulton AJM. Technique for fabrication of an "Instant Total-Contact Cast" for treatment of neuropathic diabetic foot ulcers. J Am Podiatr Med Assoc. 2002;92(7):405–8.

79. Caputo GM, Ulbrecht J, Cavanagh PR, Juliano P. The Charcot foot in diabetes: six key points. Am Fam Physician. 1998;57(11):2705–10.

80. Saltzman CL, Johnson KA, Goldstein RH, Donnelly RE. The patellar tendon-bearing brace as treatment for neurotrophic arthropathy: a dynamic force monitoring study. Foot Ankle. 1992;13(1):14–21.

81. Anderson JJ, Woelffer KE, Holtzman JJ, Jacobs AM. Bisphosphonates for the treatment of Charcot neuroarthropathy. J Foot Ankle Surg. 2004;43(5):285–9.

82. Selby PL, Young MJ, Boulton AJ. Bisphosphonates: a new treatment for diabetic Charcot neuroarthropathy? Diabet Med. 1994;11(1):28–31.

83. Pitocco D, Ruotolo V, Caputo S, et al. Six-month treatment with alendronate in acute Charcot neuroarthropathy a randomized controlled trial. Diabetes Care. 2005;28(5):1214–5.

84. Bem R, Jirkovská A, Fejfarová V, Skibová J, Jude EB. Intranasal calcitonin in the treatment of acute Charcot neuroosteoarthropathy: a randomized controlled trial. Diabetes Care. 2006;29(6):1392–4.

85. Bier RR, Estersohn HS. A new treatment for Charcot joint in the diabetic foot. J Am Podiatr Med Assoc. 1987;77(2):63–9.

86. Hanft JR, Goggin JP, Landsman A, Surprenant M. The role of combined magnetic field bone growth stimulation as an adjunct in the treatment of neuroarthropathy/Charcot joint: an expanded pilot study. J Foot Ankle Surg. 1998;37(6):510–5. discussion 550–551

87. Grady JF, O'Connor KJ, Axe TM, Zager EJ, Dennis LM, Brenner LA. Use of electrostimulation in the treatment of diabetic neuroarthropathy. J Am Podiatr Med Assoc. 2000;90(6):287–94.

88. Strauss E, Gonya G. Adjunct low intensity ultrasound in Charcot neuroarthropathy. Clin Orthop Relat Res. 1998;349:132–8.

89. Hockenbury RT, Gruttadauria M, McKinney I. Use of implantable bone growth stimulation in Charcot ankle arthrodesis. Foot Ankle Int. 2007;28(9):971–6.

90. Lowery NJ, Woods JB, Armstrong DG, Wukich DK. Surgical management of Charcot neuroarthropathy of the foot and ankle: a systematic review. Foot Ankle Int. 2012;33(2):113–21.

91. Steindler A. The tabetic arthropathies. JAMA. 1931;96(4):250–6.

92. Samilson RL, Sankaran B, Bersani FA, Smith AD. Orthopedic management of neuropathic joints. AMA Arch Surg. 1959;78(1):115–21.

93. Heiple KG, Cammarn MR. Diabetic neuroarthropathy with spontaneous peritalar fracture-dislocation. JBJS Case Connector. 1966;48(6):1177–81.

94. Baravarian B, Van Gils CC. Arthrodesis of the Charcot foot and ankle. Clin Podiatr Med Surg. 2004;21(2):271–89.

95. Leventen EO. Charcot foot—a technique for treatment of chronic plantar ulcer by saucerization and primary closure. Foot Ankle. 1986;6(6):295–9.

96. Catanzariti AR, Mendicino R, Haverstock B. Ostectomy for diabetic neuroarthropathy involving the midfoot. J Foot Ankle Surg. 2000;39(5):291–300.

97. Newman JH. Non-infective disease of the diabetic foot. J Bone Joint Surg Br. 1981;63B(4):593–6.

98. Pinzur MS. Benchmark analysis of diabetic patients with neuropathic (Charcot) foot deformity. Foot Ankle Int. 1999;20(9):564–7.

99. Myerson MS, Alvarez RG, Lam PW. Tibiocalcaneal arthrodesis for the management of severe ankle and hindfoot deformities. Foot Ankle Int. 2000;21(8):643–50.

100. Pinzur MS. Surgical management – history and general principles. In: Frykberg RG, editor. The diabetic Charcot foot: principles and management. Brooklandville, MD: Data Trace Publishing Company; 2010. p. 165–88.

101. Rosenblum BI, Giurini JM, Miller LB, Chrzan JS, Habershaw GM. Neuropathic ulcerations plantar to the lateral column in patients with Charcot foot deformity: a flexible approach to limb salvage. J Foot Ankle Surg. 1997;36(5):360–3.

102. Simon SR, Tejwani SG, Wilson DL, Santner TJ, Denniston NL. Arthrodesis as an early alternative to nonoperative management of Charcot arthropathy of the diabetic foot. J Bone Joint Surg Am. 2000;82-A(7):939–50.

103. Wang JC, Le AW, Tsukuda RK. A new technique for Charcot's foot reconstruction. J Am Podiatr Med Assoc. 2002;92(8):429–36.

104. Jolly GP, Zgonis T, Polyzois V. External fixation in the management of Charcot neuroarthropathy. Clin Podiatr Med Surg. 2003;20(4):741–56.

105. Pinzur MS, Sammarco VJ, Wukich DK. Charcot foot: a surgical algorithm. Instr Course Lect. 2012;61:423–38.

106. Farber DC, Juliano PJ, Cavanagh PR, Ulbrecht J, Caputo G. Single stage correction with external fixation of the ulcerated foot in individuals with Charcot neuroarthropathy. Foot Ankle Int. 2002;23(2):130–4.

107. Thompson RC Jr, Clohisy DR. Deformity following fracture in diabetic neuropathic osteoarthropathy. Operative management of adults who have type-I diabetes. J Bone Joint Surg Am. 1993;75(12):1765–73.

108. Marks RM, Parks BG, Schon LC. Midfoot fusion technique for neuroarthropathic feet: biomechanical analysis and rationale. Foot Ankle Int. 1998;19(8):507–10.

109. Bevilacqua NJ, Rogers LC. Surgical management of Charcot midfoot deformities. Clin Podiatr Med Surg. 2008;25(1):81–94, vii.

110. Cooper PS. Application of external fixators for management of Charcot deformities of the foot and ankle. Semin Vasc Surg. 2003;16(1):67–78.

111. Lamm BM, Paley D. Reduction of neuropathic foot deformity with gradual external fixation distraction and midfoot fusion. In: Frykberg RG, editor. The Diabetic Charcot Foot: Principles and Management. Brooklandville, MD: Data Trace Publishing Company; 2010. p. 197–210.

112. Wukich DK, Zgonis T. Circular external fixation in Charcot neuroarthropathy. In: Frykberg RG, editor. The diabetic charcot foot: principles and management. Brooklandville, MD: Data Trace Publishing Company; 2010. p. 233–44.

113. Mendicino RW, Catanzariti AR, Saltrick KR, et al. Tibiotalocalcaneal arthrodesis with retrograde intramedullary nailing. J Foot Ankle Surg. 2004;43(2):82–6.

114. Pinzur MS, Kelikian A. Charcot ankle fusion with a retrograde locked intramedullary nail. Foot Ankle Int. 1997;18(11):699–704.

115. Moore TJ, Prince R, Pochatko D, Smith JW, Fleming S. Retrograde intramedullary nailing for ankle arthrodesis. Foot Ankle Int. 1995;16(7):433–6.

116. Najafi B, Crews RT, Armstrong DG, Rogers LC, Aminian K, Wrobel J. Can we predict outcome of surgical reconstruction of Charcot neuroarthropathy by dynamic plantar pressure assessment?—a proof of concept study. Gait Posture. 2010;31(1):87–92.

117. Bevilacqua NJ, Dankert JP, Rogers LC, Armstrong DG. A technique to protect external fixation devices. J Foot Ankle Surg. 2008;47(2):172–4.

118. Rogers LC, Bevilacqua NJ, Frykberg RG, Armstrong DG. Predictors of postoperative complications of Ilizarov external ring fixators in the foot and ankle. J Foot Ankle Surg. 2007;46(5):372–5.

119. Wukich DK, Belczyk RJ, Burns PR, Frykberg RG. Complications encountered with circular ring fixation in persons with diabetes mellitus. Foot Ankle Int. 2008;29(10):994–1000.

120. Clohisy DR, Thompson RC Jr. Fractures associated with neuropathic arthropathy in adults who have juvenile-onset diabetes. J Bone Joint Surg Am. 1988;70(8):1192–200.

121. Eckardt A, Schöllner C, Decking J, et al. The impact of Syme amputation in surgical treatment of patients with diabetic foot syndrome and Charcot-neuro-osteoarthropathy. Arch Orthop Trauma Surg. 2004;124(3):145–50.

122. Tan AL, Greenstein A, Jarrett SJ, McGonagle D. Acute neuropathic joint disease: a medical emergency? Diabetes Care. 2005;28(12):2962–4.

123. Chantelau E. The perils of procrastination: effects of early vs. delayed detection and treatment of incipient Charcot fracture. Diabet Med. 2005;22(12):1707–12.

第二十三章
截肢与康复

Coleen Napolitano, Ann Zmuda, Francis J. Rottier, Michael S. Pinzur, and Rodney M. Stuck

摘要

人们错误地认为,下肢截肢是保守治疗失败或是糖尿病一种无法预防的结局。在糖尿病人群中,下肢截肢经常是缺血或感染无法控制的结局。本章将讨论应加以评估的多个因素,以优化截肢的预后,并讨论截肢手术时的技术和重要的术中因素。截肢术后需要开始的康复过程,以让患者重返社区。本章还讨论了影响患者作为社区步行者康复潜力的因素。

截肢的适应证和基本原则

当神经病变、血管疾病和溃疡性畸形已经导致软组织坏死、骨髓炎、无法控制的感染或顽固性疼痛时,可能需要足部截肢。一般认为,下肢截肢是保守治疗失败或是糖尿病一种无法预防的结局。在患者看来,截肢是劳动力丧失和严重残疾的开始。我们应该将截肢视为一种手术,它能让溃疡、感染或者顽

固性肢体疼痛致残的患者得到康复和恢复生产力。患者需要得到保证且目标是让其重返生产性社区活动。这可能涉及药学、足科、骨科、血管外科、介入放射/心脏科、康复医师和矫形师等多学科专家之间的会诊。当患者已经康复并回到日常生活时,必须保护残肢和对侧肢体。在多达20%的截肢病例中,截肢残端翻修和对侧肢体截肢仍然是一个重要的问题[1]。

从20世纪90年代中期到2010年,截肢率显著下降。这种下降与缺血患者下肢血管介入方法的改进和获取有关(图23.1)。同时期内,非缺血性病变患者的截肢率仍然保持在相当高的水平[2]。

任何保肢工作的目标都是将糖尿病足转换为Wagner 0级肢体。那些Wagner 5级的患者将需要适当的较高位截肢。如果无法保肢,则应尽一切努力使患者在截肢后的活动能恢复到某种水平。截肢越近端,行走的能量消耗越高。患者面临的最大问题是多系统性疾病和心肺功能受限。这些因素可能会对患者术后的独立性产生负面影响。

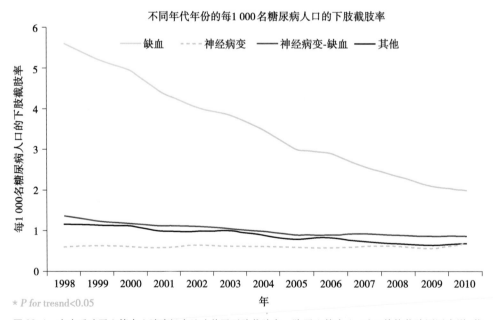

不同年代年份的每1 000名糖尿病人口的下肢截肢率

* P for tresnd<0.05

年

图23.1 本表反映了血管介入治疗极大地改善了下肢截肢率。除了血管介入,对于其他截肢原因来说,截肢率并无明显改善[5]

保肢与截肢的对比

患者在最终截肢前可能需要多次手术治疗。切开引流或

开放性截肢是稳定急性感染的常用方法。将会在后面提到的愈合参数可能不适用于此阶段。多阶段手术的第1个阶段性目标是控制感染和稳定病情。如果医学检查表明患者无法忍受多次手术,则其可能起初就需要更近端水平的截肢,作远端

保肢努力是其次。然而如果保肢可行且患者病情稳定,那么就应该采用一种系统的方法进行保肢。

目前骨科治疗已经将关注点从结果转向预后。Burgess 教导我们,截肢手术是无功能或可重建肢体患者康复的第一步[3]。理想的结果是,截肢患者重新进入他们的正常活动,同时他们所能达到的功能目标也被设定。

下肢截肢是因为缺血、感染、创伤、肿瘤性疾病或先天性畸形。在尝试保肢或截肢之前,应解决以下问题:

1. 保肢是否优于截肢和安装假肢?如果一切都如人们所能合理预测的那样,保肢/重建后患者的功能独立性,将比截肢和安装假肢患者的更大或更小?这将因年龄、职业能力、医疗健康、生活方式、教育和社会地位而有很大的差异。

2. 治疗完成时,对功能能力的现实预期是什么?应该从保肢和截肢两方面考虑,对功能的最终结果作一个现实评估。物理医学和康复科会诊、社会工作和物理治疗,均有助于制定合理的预期结果。

3. 治疗团队和患者双方需要投入多少时间和精力?医生和患者都必须对康复的疗程、血运重建的内在风险以及为之所需的努力有充分的理解。

4. 患者的预期花费和医疗卫生系统的资源消耗是多少?

据估计,2001 年,糖尿病足溃疡和截肢术的直接花费已使美国医疗卫生付款方损失 109 亿美元,2007 年增至 1 160 亿美元。估计的间接费用(残疾、失业和过早死亡)为 580 亿美元[4,5]。

生理和代谢的考虑因素

截肢的代谢消耗

步行代谢消耗随着近端水平截肢而增加、与残肢长度和保留的关节数成反比。截肢越近端,患者选择和最大步行速度越低,耗氧量也越大。从结果的角度来看,功能独立性(功能独立性测量分数)与截肢平面直接相关。远端截肢者可以按比例地获得较高的功能独立性测量分数(图 23.2)[6-8]。

认知考虑

有人认为,许多长期糖尿病的患者有认知和感知缺失(图 23.2)[9-13]。一些特定的认知能力是患者成为成功假肢使用者所必需的:记忆力、关注力、注意力和组织能力。为了使这些有缺陷的患者能成为成功的假肢使用者,需要对他们进行有效的

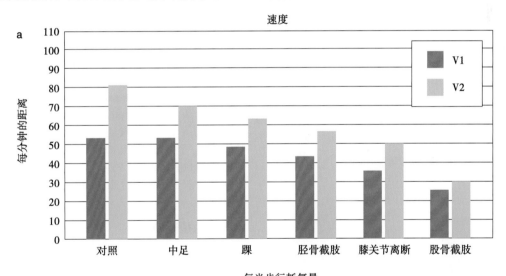

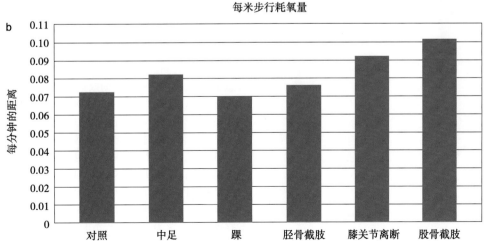

图 23.2　速度和能量消耗表。(a)步行速度与手术截肢平面比较。V1 是选择步行速度。V2 是最大步行速度。(b)每米步行耗氧量与手术截肢平面比较。注意,截肢平面越近端,步行代谢性消耗越多

教育和培训或者安排护理人员来帮助他们实现这些技能。

压力转移和承重

足作为唯一用于承重的末端器官在发挥作用。截肢后,残肢必须承受压力转移、适应不平坦地形和向前推进的任务,利用非生物工程组织以期达到这个目标。长骨的承重面比相应骨干要宽。这种增加的表面积能将负重期间所承受的压力分散到更大的表面上;且更具调节性的关节面和干骺端骨,在负重期间能提供更好的缓冲和减震。

在膝关节和踝关节水平离断的截肢中,直接负重转移,即末端承重,是利用了残肢末端骨的正常承重特性。上覆的软组织包膜起到缓冲骨骼的作用,就像足跟垫和足底组织在足部发挥的作用一样。

间接负重转移或全接触承重,在经胫骨和经股骨水平的截肢中是必要的,其中表面区域和僵硬的残端需要减压。让整个残肢表面区域承重,并用软组织包裹作为一种缓冲[14](图23.3)。

软组织包膜

软组织包膜充当残肢骨骼和鞋或假肢窝之间的界面。它既能缓冲下方骨骼,又能消散负重时承受的压力和力量。理想情况下,它应该是由可移动、非粘连的肌肉块和全层厚皮肤组成。如果软组织包膜黏附在骨上,剪切力会导致皮肤起泡、溃疡和组织破裂。残肢要足够耐用,以承受假肢窝内的直接压力和活塞压力。

愈合参数

血管灌注量

截肢创面通常经侧支循环愈合,因此,极少将动脉造影作为预测创面愈合的有效诊断工具。多普勒超声已被用于评估截肢前肢体的血流。糖尿病患者踝肱指数(ankle-brachial index,ABI)为0.45,只要踝关节收缩压能达到70mmHg或以上,创面就足以愈合。由于钙化的外周动脉不可被压缩,这些数值在至少15%的外周血管疾病患者中被错误地高估和不可预测[15]。这促使人们使用各种非侵入性血管检测方法,包括经皮氧分压(transcutaneous partial pressure of oxygen,TcPO₂)、皮肤灌注压(skin perfusion pressure,SPP)和趾肱指数(toe brachial index,TBI)[16]。血管实验还可以测量足趾压力,以作为足部动脉信息的一个指标。这是因为有研究观察到踇部血管似乎无钙化,腿部血管似乎也无钙化[17-20]。可接受的足趾压力阈值为30mmHg。对于在这些检查中血流不足的患者,应请血管科会诊。

营养和免疫能力

通过测定血清白蛋白和总淋巴细胞计数(total lymphocyte count,TLC)来评估手术前的营养状态。血清白蛋白应至少为3.0mg/dL,TLC应大于1 500。TLC是通过白细胞计数×淋巴细胞百分比来计算的。当这些数值欠佳时,截肢前请营养科会诊是有帮助的。如果可能的话,应该推迟营养不良或免疫缺陷患者的手术,直到这些问题得到充分解决。当感染或坏疽要求紧急手术时,可以行外科清创或最远端开放性截肢,直到创面愈合潜力得以优化[21-24]。有时(例如,严重肾脏疾病)营养值维持在欠佳状态,仍可进行远端保肢,但失败的风险较高。

已确认血糖控制不良是较高截肢率的危险因素(图23.4)[25,26]。高糖会使巨噬细胞和淋巴细胞失活,并可能损害创面愈合。此外,围手术期的高血糖水平与包括泌尿和呼吸系统感染在内的术后全身感染有关。理想的治疗包括将血糖水平维持在200mg/dL以下。HbA1c升高超过8%,与创面愈合较慢有关[24]。在处理围手术期患者的血糖和热量减少时必须谨慎,因为这一过程可能导致明显的蛋白质消耗和继发创面愈合失败。如果患者BMI正常,则必需每日25kcal/kg的热量来维持能量平衡和避免负氮平衡。

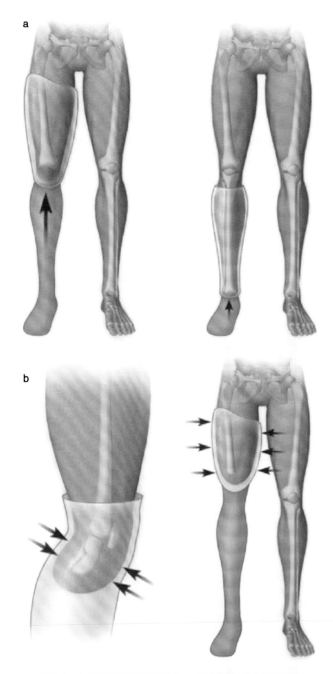

图23.3 (a)在膝关节离断和Syme踝关节离断的截肢水平中,实现直接负重转移(末端承重);(b)在经胫骨和经股骨截肢水平中,实现间接负重转移(全接触)

不同程度截肢的血糖相关条目对比

条目	亚组	人数 (n=210)	大截肢足	小截肢组 (n=65)	无截肢组 (n=100)	X²ª	P值
检查时年龄ᵇ	A≥65岁	115	32	37	46	0.002	0.964
	B<65岁	95	13	28	54		
性别	A男性	113	37	35	41	2.443	
	B女性	97	8	30	59		0.118
糖尿病病程ᵇ	A≥18.1年	96	20	37	39	0.496	
	B<18.1年	112	25	28	59		0.481
HbA1c	A≥8.0%	94	33	36	25	4.009	
	B<8.0%	116	12	29	75		0.035*
神经病变ᶜ	是	165	43	58	64	0.283	
	否	38	0	7	31		0.595
视网膜病变ᶜ	是	165	43	58	64	0.139	
	否	39	1	7	31		0.709
肾脏病变ᶜ	是(有透析)	61	30	18	13	7.875	0.005 1*
	是(无透析)	96	11	37	48	0.336	0.562
	否	54	4	10	39		
透析ᵇ·ᶜ	A≥6年	38	22	9	7	3.379	0.053*
	B<6年	22	7	9	6		
ASO(病例数)ᶜ	是(有多重损害)	71	39	20	12	10.1	0.001 5*
	是(无多重损害)	79	5	37	37	1.918	0.166 1
	否	47	1	8	38		
缺血性心脏疾病	是	64	28	21	15	2.517	
	否	143	17	44	82		0.112 6

ª Kaplan-Meier法所分的亚组间,通过对数秩检验确定的截肢率差异。
ᵇ 按中值分类的亚组。
ᶜ 有些病例不清楚或缺乏资料。
* 显著差异。

图23.4 血糖程度与截肢频度

有人已经研究了血流和营养状态的复合创面愈合参数,并显示它可明显影响足部截肢的愈合率。在医学可行的情况下,术前尝试优化营养和血流灌注将能遏制创面并发症和失败的风险。

围手术期的考虑因素

足部截肢可在局部或区域麻醉下进行。局部麻醉剂的有效性可能会因感染存在而受损,并且需要在任何蜂窝织炎附近使用。踝关节以上截肢时,必须要椎管或全身麻醉。在发热超过100℉或血培养阳性的脓毒症患者中,椎管麻醉是禁忌的。

围手术期应该继续给予患者特定抗生素治疗。如果感染灶已随截肢被完全清除,术后24小时可停用抗生素。然而,如果感染仍然是一个问题,那么将抗生素疗程持续为软组织感染10~14天或骨感染6~8周。手术中,可能需要止血带来控制出血。外科医生必须确保不将止血带放置在血管吻合部位或感染部位远端,严重的血管损伤患者不需要止血带。

术前小结

远端保肢手术的术前计划应包括血清白蛋白、TLC和组织灌注的测量。3个类别中所有的数值均良好,则可实现高达90%的愈合率。然而,至少10%优化治疗的患者可能会经历创面治疗失败。营养或血流灌注受损,失败的风险更大。应将这些风险告知患者。应努力利用这些信息来设计手术,以避免患者遭受多次修补手术。对于营养或血流严重受损或临界的病例,较近端截肢的单一手术方案可能比多次尝试远端保肢更可取。

足趾与跖列截肢

适应证

单个足趾截肢或跖列切除可能适用于不伴内侧或外侧伸

展的不可逆足趾坏死。溃疡深部感染累及骨质也是足趾截肢的一个适应证。如果感染无法控制而扩散到跖趾关节或跖骨头，则宜行跖列切除术。这种手术对足趾感染或坏死也是有用的，同时需要切除更多的近端组织以获得活性的创面边缘。

跖列切除术是一种很好的减压方法，用于局限在足底结构某一隔间（无论是内侧、外侧或者中间）内的深筋膜感染。在这种情况下，总是将创面保持开放，以便继续引流和解决急性感染。保持这些创面开放，并允许通过二期干预让肉芽生长和创面愈合。外科医生也可以选择在患者得到优化后进行延迟一期闭合。另一种选择是将其转换为更近端的最终截肢[27]。对于孤立或多个跖列的截肢来说，转移性溃疡发生的风险较高，可能需要其他跖骨头切除、跟腱/腓肠延长术或更近端截肢。

手术

第 1 和第 5 跖列截肢是一种足趾的楔形切除术，切口沿着跖骨内侧或外侧交汇。中间跖列的切口与第 1 和第 5 跖列的不同，是在趾骨基底部的内侧或外侧，并在足背和足底向近侧延伸、交汇于单个跖骨。如果溃疡存在，它们常发生在足底跖骨头，可沿着软组织（包括受累足趾）的楔形边将其切除。初始切及骨质，并在跖趾关节处将足趾离断。将跖骨骨膜反射到骨干的最近端，以确保切除至可存活、无感染的骨平面。通常在近端骨干或骨干-干骺端连接处，将骨头切断。很少有必要做

跖楔关节切除所需的广泛切开。一旦将骨头从创面中取出，就要从近端向远端压迫足部，以确保无上行的脓性渗出残留。如果压迫时屈肌或伸肌间隙出现脓液，则要将其切开并冲洗以去除任何残留的感染。如果是因跖骨或足底间隙感染而行跖列切除，则应保持创面开放状态，以通过二期干预或转为延迟一期闭合来愈合（图 23.5）。

术后护理

唯一应该一期闭合的跖列切除术针对局限于足趾的感染，其创面边缘清晰且无近端感染。在这种情况下，应用纱布敷料并让患者穿着术后鞋直至痊愈，也可利用拐杖或助行器进行保护性减压。

在创面未愈合的情况下，应根据软组织或骨的感染程度、在培养结果的指导下选用抗生素治疗。签署《感染性疾病服务协议》是可取的。开放性创面应根据外科医生的首选方案进行治疗。如果创面明显较深和/或有渗出，外科医生可以考虑使用海藻酸盐敷料或负压系统。填塞敷料应足以吸收多余渗出，但不能过分干扰创面的收缩。在此期间，应使用适当的步态辅助设备以保护足使其免于完全承重。可能需要理疗科会诊，以确保患者接受适当的步态训练和/或步态辅助设备使用。一旦痊愈，患者应该有一套保护性足部装备使用的处方。如果证据表明在跖列切除部位附近发生了压力性角化病，则应在必要时

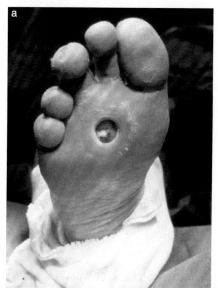

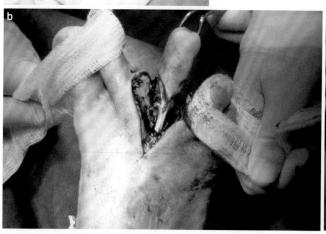

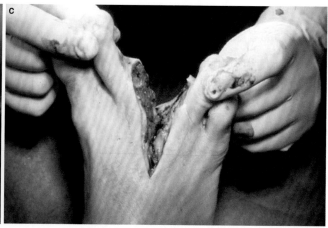

图 23.5　（a）足底第 3 跖骨头溃疡。（b）足背部皮肤切口。（c）第 3 趾列截肢后的患者。注意，足底溃疡也被切除

给患者做临床检查,去除胼胝、防止转移性溃疡。

并发症

如果在跖列切除时能充分清理创面,那么持续感染是罕见的。然而,如果怀疑有残余感染,后续应进行外科清创。创面失败可能是由愈合参数不足所致,例如血流受损或血清白蛋白异常。这种代谢性创面失败可能需要更近端的截肢才能愈合。

跖列切除最常见的晚期并发症是转移性病变和溃疡复发。如果压力角化或溃疡,不能用清创和处方鞋来治疗,则应考虑腓肠肌切除或跟腱延长(如果存在马蹄足的话)。作者对这种前足溃疡治疗方法的研究表明,它们可使 90% 的前足溃疡缓解至少 2 年。如果这种方法失败,可能必须要切除残留的跖骨头或者进行更近端的截肢[28]。

经跖骨截肢或 Lisfranc 截肢

适应证

McKittrick 在 1949 年首先提倡对糖尿病患者足趾感染或坏疽行经跖骨截肢术[29]。随后,Wagner 在 1977 年推荐将这种截肢术用于糖尿病足并发症患者,并提倡在术前进行血管检查。他认为多普勒检查显示 ABI 大于 0.45 用于预测手术愈合的准确率高达 90%。作者的研究小组回顾了 1986 年的 64 例经跖骨截肢和 Lisfranc 截肢[31]。这些截肢术是针对前足坏疽

或对保守治疗失败的前足溃疡。结果表明 ABI 大于 0.5、血清白蛋白水平大于 3.0g/dL 及 TLC 大于 1 500/cm³ 患者的创面愈合率为 92%,3 项当中有 1 项或多项不达标患者的创面愈合率仅为 38%。

如前所述,如果术前愈合指标令人满意,局部溃疡患者的单趾或经跖骨截肢可能就会成功。然而,即使实现了早期愈合,随着这类手术可能会出现明显的转移性溃疡,导致后期并发症[27]。

这一经验建议经跖骨截肢术可能是一个更可靠的用于前足溃疡治疗的方法。对于前足有多处溃疡或坏疽部位的患者,可考虑行经跖骨截肢术。同样地,在严重不愈合溃疡或足畸形可能导致继发性溃疡的情况下,也可以考虑采用这种手术。然而,经跖骨截肢术并不能保证足部不再有溃疡可能。

在我们对中足截肢术(包括经跖骨和 Lisfranc 截肢术)的长期回顾中,64 个足中有 9 个在一期手术治愈后第 1 年内出现新发溃疡[32]。这些溃疡的来源包括肥大的新骨形成及继发性足内翻或马蹄足畸形。这些动态畸形更多发生在 Lisfranc 截肢术中,那里由于腓肠肌和伸肌肌腱附着点缺失,更可能发生肌肉不平衡。

跖骨下方的足底溃疡可能会妨碍外科医生进行经跖骨截肢术,因为它无法保留足底长皮瓣来闭合创面。Sanders 确定溃疡 V 形切除顶点在近端,且基底部在背侧皮瓣和足底皮瓣的交界处,允许将创面转变为 T 形闭合(图 23.6)[33]。足底皮瓣的保护性处理允许外科医生做经跖骨截肢术而无需更近端的 Lisfranc 手术去消除足底溃疡。经跖骨截肢术的具体适应证仍

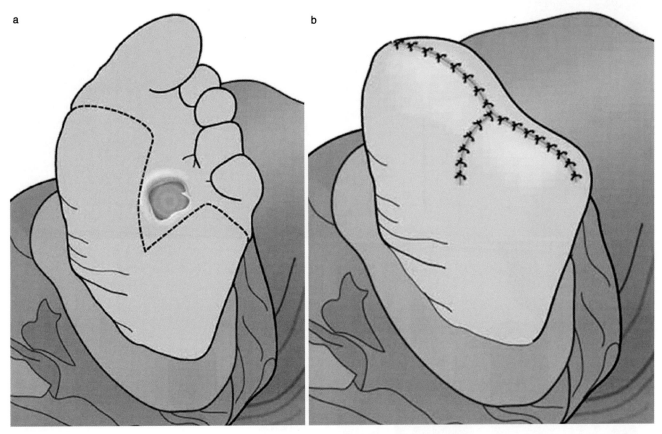

图 23.6 (a)Sanders 用于远端足底溃疡中的足底皮瓣修复和经跖骨截肢技术。(b)然后,溃疡部位的边缘几近如图所示闭合。图片由足病医生 Lee Sanders 提供

与 McKittrick 的类似:慢性溃疡或足趾坏疽。当白蛋白、TLC 和动脉血流达到公认的最低标准时,这些手术可能痊愈。在最终中足截肢前,应通过切开引流、清创或跖列切除来稳定急性感染。最终手术时,感染组织出现可能会影响手术成功,如有必要,应该分阶段手术来清除。如果不能满足这些标准,那么近端截肢可能更合适。

技术

此手术可以在麻醉监护、局部或踝关节阻滞下进行。全身

麻醉是很少必要的,并且如果考虑有脓毒症,要避免椎管麻醉。对于血糖控制和心血管风险,应提供适当的内科治疗条件。

经跖骨截肢和 Lisfranc 截肢,在技术上主要的不同在于前足截肢点和后足截肢点。通过跖骨基底进行经跖骨手术,保留胫骨前肌、腓骨长肌和腓骨短肌完整的附着点。跖骨截骨术应通过近端干骺端进行,以获得足够的软组织覆盖残端。Lisfranc 截肢需要在跖楔关节与跖骰关节处离断,从而导致上文提到相关肌肉肌腱附着点的缺失。作者偶尔会尝试保留第 5 跖骨基底部和腓骨短肌的附着点,但这并不总是可行的或

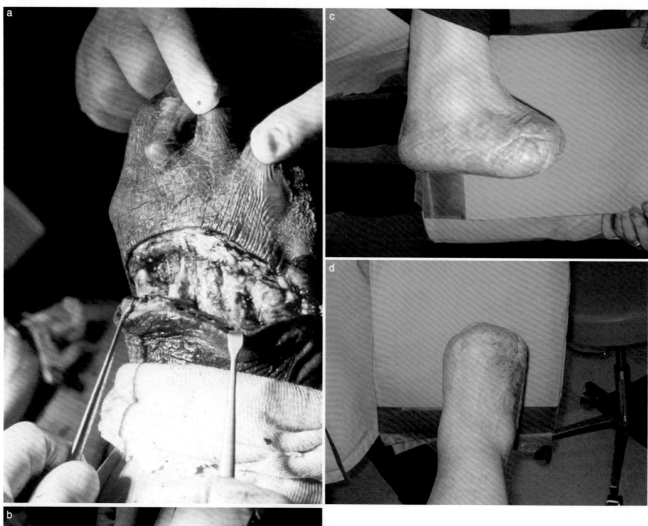
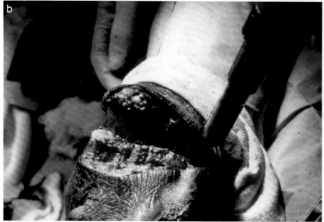

图23.7　(a)跖骨外露的足背切口。(b)近端跖骨的骨切除术,以提供足够的软组织覆盖。(c,d)愈合的经跖骨截肢不伴马蹄足,外侧和足背观

有益的。

手术首先在跖骨基底部、从足的内侧到外侧作足背切口，暂时推迟作足底切口。切口通过背侧肌腱和神经血管结构到达骨骼，确认并结扎动脉。使用骨膜分离器切开并反射出跖骨基底的骨膜，以暴露预定的截骨部位或者跖跗关节。

如果需要经跖骨截肢术，现在就要开始截骨。用电锯切断第 1 跖骨，将刀片轻轻地向内侧和足底方向移动。切开第 2、第 3 和第 4 跖骨，注意形成一条解剖弧线，不留下任何残余跖骨（尤其是长于邻近骨的）。最后，切断第 5 跖骨，将刀片轻轻向外侧和足底方向移动。此时做足底切口，从与背侧切口成 90°或更小角度的位置开始，向远端行进至足底沟，在跖骨头周围，然后沿足外侧向后至第 4 跖骨基底部。切口应尽可能切到骨头上。如果足底跖骨头存在溃疡，应使用 V 字的楔形切除，在远端横向切口水平，将顶点指向近端、基底部指向远端。当切口闭合时，会形成一个 T 形皮瓣。

现在可以从足底皮瓣，由近端到远端切开跖骨、沿着跖骨干分离，以便尽可能保留足底皮瓣中的软组织结构。切除跖骨头残余远端附着物，截去前足。应结扎重要的血管结构。还应彻底冲洗整个创面。将残余纤维、韧带和外露肌腱结构都从皮瓣上切除干净。如有必要，可对残留足内肌结构进行最小程度的减容，以获得足背和足底皮瓣的最大化（图 23.7）。创面分为 2 到 3 层进行闭合，首先在足底皮瓣肌肉组织中间和接近于跖骨间或跗骨间韧带结构处进行缝合。然后，将皮下缝合线从皮瓣远端较深层穿到背侧支持带。根据需要，用订书钉或用 3-0 尼龙线外翻/简单间断缝合，以获得一个满意的切口线。

该技术与 Lisfranc 截肢相似，只是分离跖楔和跖骰关节，而非前述经跖骨截骨术。第 1 楔骨总是很长，需要从近端咬合或切开，以让残余跖骨平衡成抛物线。应轻轻向内侧和足底方向将切口延长。将其余跗骨的关节软骨咬合到有出血的松质骨处。自从采用 Sanders 的足底皮瓣技术，作者就很少做 Lisfranc 截肢术，因为后者有足内翻和马蹄足的功能缺陷。如果 Lisfranc 截肢术是唯一的选择，那么需要将胫骨前肌从第 1 楔骨的内侧松解，并进行经皮跟腱延长术（图 23.8）。

在闭合前，应彻底冲洗创面。如果使用止血带，应将其松开，并结扎明显出血的血管。因为这类手术所留的无效腔相对较小，所以很少需要引流管。手术部位闭合与上述经跖骨截肢术的类似。

术后护理

轻度压迫和保护皮瓣免受张力影响是术后立即开始创面护理的目标。为了达到这一目标，从足到踝关节都要用一个软纱布卷敷料包裹。用最小的力量从足底向足背适度加压，以保护足底皮瓣免受切口线上的过度应力。从足部到胫骨粗隆处应用 2~3 层石膏垫，保持足和踝关节处于既不背屈也不跖屈的中立位置。最后，从残肢顶端到小腿、远至膝关节的后方，应用几层 13cm×76cm 的筒形石膏夹板。另外，再用 2 层石膏衬垫将夹板包裹起来，并用粘胶带固定整个敷料。这就像 Jones 敷料保护创面免受任何挫伤以及足背或足底张力的影响。

在检查手术部位前，将这种敷料留在原位约 48 小时。保留一种类似敷料 2~4 周，直到切口线明显稳定。在此期间，指导患者使用拐杖、助行器或抬腿轮椅。直到创面明显稳定且无严重开裂风险时，才能允许手术的足部进行最低程度的足跟接触负重。偶尔会出现表面裂痕，特别是高危患者。这要像任何其他 Ⅰ 级溃疡一样，用清洗、清创和局部创面疗法来治疗，直至愈合。如果足底皮瓣严重术后开裂、感染或坏死，将可能需要翻修手术。

并发症

Wagner 已经指出，经多普勒检查确定 ABI 为 0.45 或血液循环足够的糖尿病患者预期在一定时间内远端截肢愈合可达 90%[30]。研究小组证实，如果 ABI 大于 0.5、血清白蛋白大于 3.0g/dL 和 TLC 大于 1 500/cm³，90% 以上接受中足截肢术的糖尿病患者可获得痊愈[31]。然而，我们也注意到尽管大多数截肢手术创面最终会愈合，但高达 42% 的中足截肢手术仍然可能会遇到某种形式的并发症[32]。并发症包括早期创面开裂和晚期溃疡复发，但大多数病例被成功保肢。那些存在临界血管指数和低血清白蛋白的患者最可能出现创面开裂，这在肾功能衰竭患者中尤其如此。这些预后指标应在术前规划中加以考虑，并与患者进行讨论。对于那些处在失败高危风险中的患者来说，截肢平面越高，一次手术就越可能愈合。

肌肉失衡引起的生物力学异常导致动态足内翻，产生足外侧溃疡。在 Lisfranc 截肢中尤其如此，因为无胫骨前肌拮抗导致了内翻牵拉。在某些病例中，胫前肌腱移植术能成功治疗这

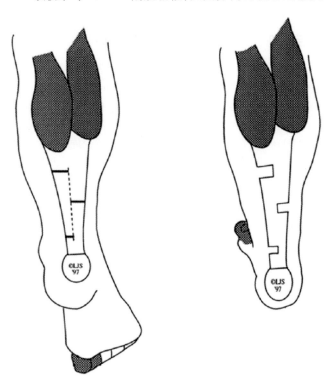

图 23.8　Sanders 描述的经皮跟腱延长术。图片由足病医生 Lee Sanders 提供

个问题。Armstrong 及其同事[34]指出部分距骨截肢后的骨再生导致溃疡复发的风险显著增加。这种再生情况容易发生在男性骨干骺端手术中使用手动骨切割设备时。根据我们的经验，这些复发性溃疡可以用积极的下层骨的骨切除和标准后续创面护理来治疗。

Chopart 截肢

适应证

19 世纪，Francoise Chopart 在巴黎慈善医院工作时，描述了跗横关节离断术（Chopart 截肢术）[35]。因为残肢易发生进行性马蹄内翻畸形，该手术被认为应用范围有限。Chopart 截肢术正在获得新的青睐，因为它保留了肢体长度且成功地解决了手术潜在的并发症。踝关节融合术和后足截肢术的结合允许患者术后穿戴一双改良高帮鞋进行推进式行走[35-38]。

截肢水平通常是根据组织存活能力和残肢功能来选择的。当由于前足组织广泛坏死而不能选择较长的经距骨或 Lisfranc 截肢时，可以考虑采用 Chopart 水平的截肢。所有接受初次非创伤性截肢的患者中，有一半可能需要对侧肢体截肢[39]。如前所述，患者接受截肢的平面越高，能量需求越大。关于截肢水平的决定，应尽可能保持肢体长度，以最大限度地提高患者的活动能力和独立性，这样 Chopart 截肢在较远端足部手术不可行的病例中很有用。当严重软组织感染稳定时，开放式 Chopart 截肢是有用的。当软组织感染得到解决，可能将其转化为 Boyd 或 Syme 的截肢术。开放式 Chopart 截肢术是在跟骰关节和距舟关节水平离断足部关节，保留关节面完整。松质骨间隙未打开时，感染近端扩散的可能性较小[40]。在开放式 Chopart 手术中，必须注意观察并切除所有坏死和/或不能存活的组织。从肢体近端向开放式截肢部位压迫，以确定腿部间隙内脓液引流。如果压迫后有脓液出现，则必须切开间隙并冲洗，以提供足够的引流。一旦急性感染得到解决，并且愈合参数指标提示能愈合，可将开放式 Chopart 截肢转为最终截肢。如果外科医生预测急性感染可能会稳定，并且预期在 Chopart 水平截肢会愈合，那么必须注意保留足够的软组织以覆盖残余足。

最终 Chopart 截肢的先决条件是足底跟骨垫和踝关节/距下关节关节未受损[41]。如果前足感染向近端扩展到跖骨基底部，且不能通过经距骨或 Lisfranc 截肢术保肢，则可考虑最终 Chopart 截肢。Reyzelman 等[42]建议，Chopart 截肢比较短的经距骨或 Lisfranc 截肢更有利，因为它不会破坏足部横弓。横弓的破坏会导致胫骨前肌、胫骨后肌和腓骨长短肌的过度负重。较短的经距骨或 Lisfranc 截肢造成的肌肉失衡可导致残肢内翻旋转。除非跟骨或踝关节在结构上处于内翻状态[43]，否则 Chopart 截肢的负重面不太可能发生额状面旋转。然而，由于跟腱的无对抗性牵拉，Chopart 截肢确实会导致马蹄畸形。在

最终闭合时，做跟腱延长和/或胫骨前肌转移术可解决这个问题。

Bowker[44]和 Marquardt[45]提出了维持运动平衡和限制与此水平截肢有关的马蹄足的方法。切除一段 2cm 长的跟腱。在手术过程中，在距骨头内为胫前肌肌腱和蹬趾长伸肌肌腱以及在跟骨前部为趾长伸肌肌腱，创建垂直槽。跟骨的足底边缘是光滑的。每根肌腱都被固定在足底囊或足底中央筋膜上，以稳定凹槽中相应的肌腱。一些作者建议距下关节和踝关节的关节融合术，以改善稳定性和消除马蹄内翻风险。这些建议是否被采纳，需要权衡关节融合术成功的可能性和受累肢体再有额外切口愈合的可能性。

技术

如果要做跟腱延长/切除，必须先做，然后再打开足部。缝合跟腱创面并包扎。然后，将注意力集中在足部。背侧切口从舟骨结节开始，背外侧延伸至中间楔骨水平。

内侧和外侧切口向远端延伸到第 1 和第 5 跖骨的中轴水平，并沿着足底横向延伸至此水平。这些切口形成一个"鱼嘴"，构成了足背和足底的皮瓣。

将切口加深以暴露距舟关节和跟骰关节。应确认并保留胫骨前肌、蹬长伸肌和蹬长屈肌，以便稍后转移到距骨和跟骨颈。切除残余软组织结构，以完成前足和后足分离。应切除距骨和跟骨的关节软骨，在进行最终手术时形成一个整齐的表面。将胫骨前肌腱、蹬长伸肌和蹬长屈肌肌腱通过距骨和跟骨颈内的通道，锚定在足底囊或筋膜上。如果已经用了止血带，应放气并止血。手术部位闭合如前所述。只有在明显无效腔或预期出血过多时，才需要引流以防止血肿形成。用无菌加压敷料和后夹板来固定下肢。

术后护理

如有必要，使用后夹板或膝下石膏让患者保持不负重直到创面愈合，可达 6 周。无马蹄畸形的 Chopart 截肢者穿着一双带有前足填充物的深筒高帮鞋是能行走的，但功能最好的是带有前足泡沫填充物的聚丙烯固体踝足矫形器（ankle foot orthosis，AFO）假肢[40]。假肢有助于消除或尽量减少传统鞋中远端截肢的冲压运动。如果 Chopart 截肢者伴有马蹄足［并且不适合跟腱延长术（tendo-achilles lengthening，TAL）］，那么他们应该佩戴一种翻盖式的假肢（图 23.9）[46]。

并发症

感染或创面愈合失败不是 Chopart 截肢特有的并发症，但如果患者的血管和营养参数未达到前文提到的公认指数，则更有可能发生。必须注意皮瓣塑形，以为足部残端提供足够的覆盖物，而不会在过度张力下固定软组织，因为这可能会导致创面开裂和/或失活。即使进行了跟腱延长术，马蹄畸形仍然会发生。跖屈的残足中常有足底溃疡发生，并可能导致翻修手术。与以往一样，术后密切随访和早期干预可使这些问题最小化。

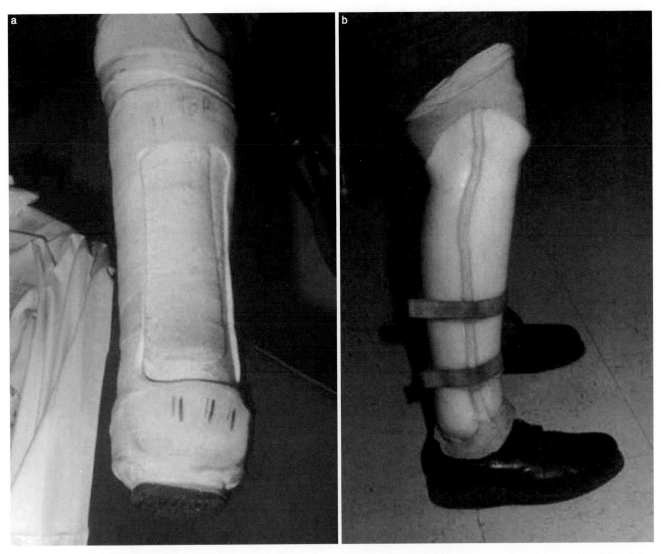

图23.9 （a）使用一个带有远端橡胶缓冲器和中间窗口的玻璃纤维石膏作为临时假肢,以便Syme截肢患者能够早期行走。（b）附带假足的临时假肢的热塑性变体。对于行走能力有限的患者,这也可作为永久性假肢。（c）提倡各种不同的Chopart假肢。这种矫形器有一个后侧闭合

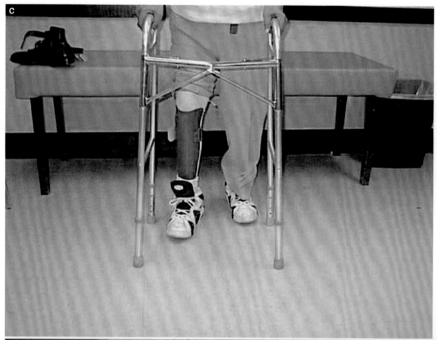

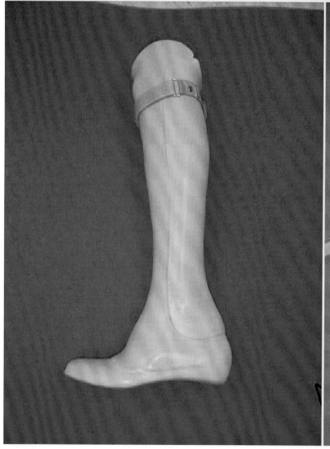

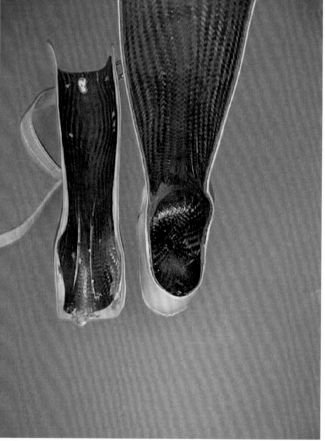

图 23.9(续)

尽管存在这些缺点，但 Chopart 截肢术作为一种早期切开和引流的手术对稳定急性感染仍然有用。由于它具有肢体长度和组织保存的优点，因此在某些情况下作为一种最终手术也是有用的。

部分足截肢后所需的长期随访

即使在外科手术将足恢复到 0 级后，有溃疡史的患者仍然具有很高的再发溃疡风险。应将接受过任何形式部分足截肢的患者安排到高危足门诊进行定期随访。人们都已认识到短期和长期并发症。尽管远端保肢的好处是公认的，但为了截肢成功，必须在术后对患者进行生物力学评估和治疗[47]。早期应使用后夹板或石膏来保护残肢，并限制负重。如果可能的话，需要对患者进行拐杖或助行器使用康复训练。如果患者不能使用步态辅助设备，则应提供一张带抬腿装置的轮椅，以及轮椅移动和坐站转换技术的指导。应该持续应用这些保护性措施直到创面完全愈合。

随后，保护性鞋具，其或轻型泡沫敷料（Plastizote）内衬的足踝矫形器可能需要通过处方来提供给患者，以得到充分保护。尽管很多患者穿着牛津鞋和前足填充物时功能良好，但其他患者可能需要更精细的矫形治疗。提倡定制短靴、带钢芯和前足填充物的摇杆底鞋，或带有足踝矫形器的传统鞋。

应仔细观察每位恢复完全行走时的患者，以确定矫形治疗的必要性。计算机辅助压力图可能有助于确定这些设备是否成功地减轻了残肢的压力点。如果出现角化性病变，应将其视为溃疡前兆，并在溃疡发生前定期清创[48-50]。

对于患有严重前足感染、溃疡或坏疽的患者，经跖骨和 Lis Franc 截肢比高位截肢有更好的功能和患者接受度。但是，必须将这些手术视为高风险过程。然而，通过适当术前计划、细致手术技术、保护性术后护理和长期随访，中足截肢术对于大多数接受这些手术的患者来说是成功的保肢技术。

经踝部截肢：Syme 手术

适应证

后足截肢要想成功，必须要产生一个有持久和功能性残肢的可靠结果。在距舟关节和跟骰关节处的 Chopart 截肢造成了明显的肌肉失衡，常会导致踝关节的马蹄畸形和溃疡。Boyd 截肢也被提倡[51]。此手术包括部分跟骨和胫骨远端的融合。优点是跟骨垫与跟骨铆合良好。在胫骨到跟骨的融合中，另外一个问题变得明显。假体安装也可能存在困难。残肢留得较长且无足够空间去放置动态反应的假足，而不提高健侧高度对此

进行代偿。目前尚不清楚，这种下肢不等长是否会导致糖尿病患者的步态发生问题。

Syme 截肢是通过踝关节来进行的，并导致整个残肢承受生理性负重。脂肪垫直接承重并将其直接转移到胫骨远端[52]。随着动力反应足的使用，与更高位截肢或中足截肢相比，这种截肢水平导致行走时能量消耗减少[53-56]。这种手术的禁忌证包括截肢处的局部感染或坏疽，以及营养和血管参数不足以维持远端愈合。在血清白蛋白水平低至 2.5mg/dL 的情况下，使用该手术可以实现创面愈合[52]。过去认为足跟溃疡是 Syme 截肢术的禁忌证。然而，在无跟骨脂肪垫可用的患者中，前皮瓣可能是有用的[55,57]。在一系列有某种意义的患者中，尚未进行此手术改良的长期回顾。

手术

将切口设置在前方、穿过踝穴，然后在踝关节水平处以马镫方式穿过前足跟。在踝前方加深切口，横向切开踝关节囊。迅速松开踝关节韧带，并在踝穴内将距骨前移。在距骨内放置骨钩、向前牵引距骨，这样就可以将软组织从距骨和跟骨中分离出来。在放松软组织的同时，要注意跟骨后方护理，以防止皮肤扣合。一旦游离，将残余足从创面移去，彻底冲洗创面。轻轻地将残余肌腱分开 0.5~1cm 并切除。如有需要，可用适当的缝线将踝前血管结扎。胫骨远端的前缘和后缘可能需要清创，以减少残余骨刺。2 个钻孔可被放置在胫骨后方和/或胫骨前方。利用可吸收缝合线，通过钻孔，将足底筋膜铆合到远端胫骨上。将残余足底筋膜的前部缝合进前方踝关节囊，且逐层关闭皮下组织和皮肤。在闭合前，放置一根中等大小的血液引流管。安装一个后夹板或短腿石膏。术后 24~48 小时取出引流管。

术后护理

患者可以在术后 3~5 天开始辅助/部分负重，并保持小腿石膏 3~6 周。然后，促使患者使用一个远端带有橡胶缓冲器的玻璃纤维石膏临时假肢。一旦肢体愈合成熟且残余水肿轻时，患者可穿戴有动态反应足的加拿大 Syme 义肢（图 23.10），恢复全面活动，不太需要进行理疗和步态训练。

并发症

这一截肢水平的愈合率从 70% 到 80% 不等，高达 50% 的患者可能发生早期的创面并发症。大多数这些问题可以通过局部创面治疗、全接触石膏和敏感抗生素使用来治疗。其他问题包括跟骨脂肪垫移位和新骨形成。随着筋膜的铆合，跟骨脂肪垫移位变得不那么频繁了。如果新骨形成明显或者引起溃疡，骨切除术可能是必要的[52]。

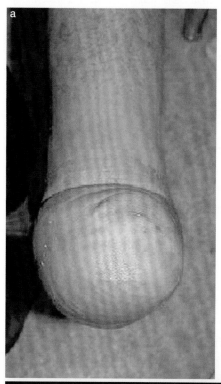

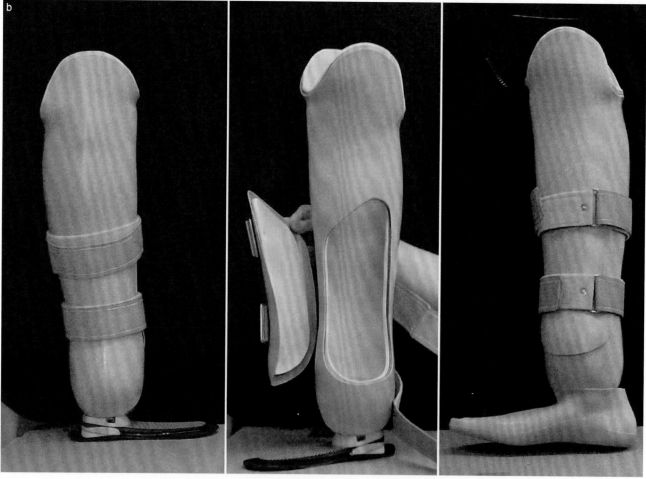

图 23.10 （a）一个好的 Syme 截肢有逐渐变窄的残肢和足跟垫。（b）带和不带假足的 Syme 假肢

经胫骨或膝下截肢

适应证

经胫骨截肢患者是下肢截肢后能够实现有意义康复和功能独立的最大患者群体，获得持久残肢最可期的方法是使用后肌筋膜皮瓣[58]。该截肢水平利用了整形外科的组织移植技术，为复合组织皮瓣移植而无层间分离，从而最大限度地降低了上覆皮肤血管离断的风险。

手术

为了优化功能性步行，最佳胫骨横断平面是胫骨长度在膝下 12～15cm。过去建议腓骨截断水平要比胫骨短约 1cm，现在为了优化经胫骨截肢残端的负重平面，认为腓骨水平应只比胫骨短几毫米。后方皮瓣的长度应等于胫骨横断面水平的肢体直径加上 1cm，应该在残端前方应用一个短的"鱼嘴"，将手术瘢痕置于一个更好的区域，以便进行假肢安装。皮瓣的纵向分量应为肢体宽度的 1/3 到 1/2，这取决于腿的粗细。血液供应少的瘦腿最好在宽度接近 50% 时进行，而所建肥胖患者截肢残端的宽度最好约为直径的 1/3（图 23.11）。

应将胫骨前角倾斜，以降低截肢残端前-远端上的剪切力。历史上，已经有人将腓肠肌后筋膜缝合到前筋膜室末端和胫骨骨膜。为了创建一个更好的软组织包膜和加强负重能力，目前建议使用 Smith 等[59]所描述的"扩展后方皮瓣"技术。在这种方法中，腓肠肌后筋膜在离骨横断面近端 1～2cm 处被缝合到小腿前间室和胫骨骨膜上。

术后护理

手术之后，施用一种硬石膏敷料[60]。根据康复团队的经验和资源，在 5～21 天开始使用假肢负重（图 23.12）。

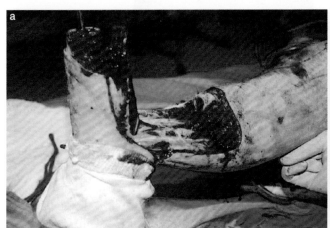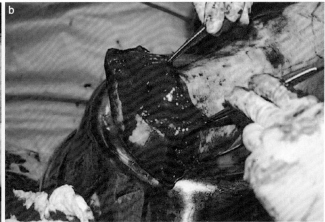

图 23.11　（a,b）后肌筋膜皮瓣在经胫骨截肢水平中的应用

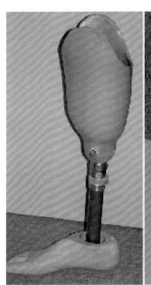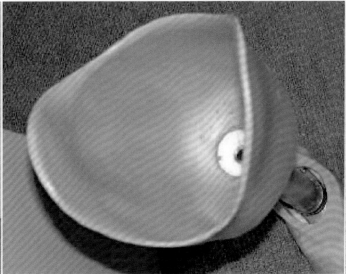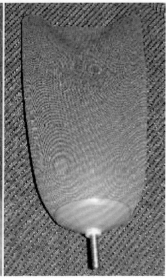

图 23.12　标准膝下完全表面承重的假肢接受腔和硅胶悬挂套筒

膝关节离断术

适应证

　　膝关节离断术通常在具备让经胫骨水平手术创面愈合这种生物能力的患者中进行,但是他们并不打算用假肢行走[61,62]。在选定的患者中,它提供了一个极佳的直接负重转移残肢,用于假肢中的负重。在居家步行受限的患者中,或在行走能力受限的虚弱截肢者中,这个水平截肢利用了内在稳定的多中心四连杆假肢膝关节。这种假肢系统内在稳定性的增强降低了此类运动受限人群的跌倒风险。

手术

　　目前推荐技术利用了公认的经胫骨后肌筋膜皮瓣[63]。在髌骨下和胫骨结节水平之间的居中,接近膝关节水平,作横向皮肤切口。后皮瓣的长度等于直径加1cm(正如经胫骨的)。皮瓣宽度同样随患者的大小而变化,范围介于腿部周长的后1/3和中1/3之间(图23.13)。将髌韧带与胫骨分离、膝关节囊环切,十字韧带与胫骨分离。沿胫骨后表面建立了一个全层厚的后肌筋膜皮瓣。通常将比目鱼肌切除,除非需要用它来填充空间。将腓肠肌在后方皮肤切口处横断,在肌肉和皮肤层之间未形成组织平面。然后,用不可吸收缝线将髌韧带缝合到十字韧带远端残端上。再将后腓肠肌筋膜缝合到髌韧带上,并保留膝关节支持带。将皮肤用分层的方式重新进行修复和闭合,术后用硬的敷料/石膏来包扎。

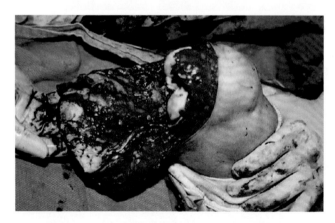

图23.13　用于膝关节离断截肢的经胫骨后肌筋膜皮瓣

术后护理

　　当残肢组织看起来已经安全时,患者可使用预制假肢或临时假肢进行早期负重。根据患者步行的稳定性,使用锁定膝关节或多中心四连杆假肢膝关节(图23.14)。

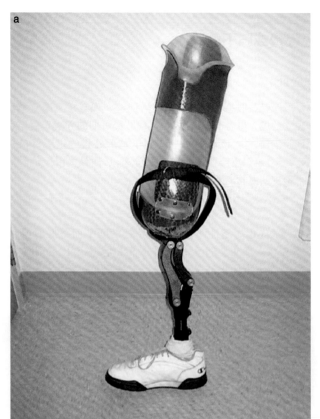

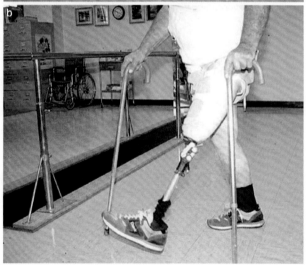

图23.14　(a)带预制假肢的膝离断多中心四连杆膝关节。(b)穿着多中心四连杆膝关节假肢的膝关节离断者

经股骨或膝上截肢

适应证

　　Gottschalk已经清楚地表明在确定股骨位置以实现最佳负重转移中,经股骨残肢的外科重建方法是决定性的因素[64]。带有鱼嘴切口的标准经股截肢术使得内收肌的作用解除。

　　通过内收肌解除,股骨呈现出一个外展的、无功能的姿势。外展肌相对的功能性缩短会产生明显减弱的外展肌步态模式。

通过使用基于内收肌的肌皮瓣，将内收肌固定在残余股骨上，从而将股骨适当地预先放置在假肢接受腔内[65]。

手术

为了容纳一个假肢膝关节，最佳的骨横断水平是膝关节近端12~15cm。软组织包膜是由内肌筋膜皮瓣组成。皮瓣包括从股骨上剥离的大收肌止点。在确保止血和切除骨骼后，将内收肌通过钻孔固定在股骨外侧皮层，并处于正常的静息肌张力

下。前和后肌瓣也通过钻孔固定在残余股骨上。注意要确保肌肉固定在股骨残端上并保持髋关节处于中立的屈伸位，以避免医源性髋关节屈曲挛缩；这种挛缩通常是由创面闭合过程中残肢修复软组织支撑在垫子上所致。

术后护理

应用弹性加压敷料，并且当创面看起来安全时，开始用预制假肢进行负重（图23.15）。

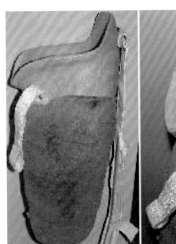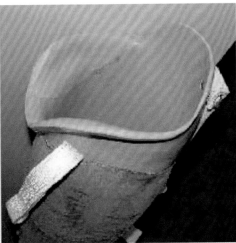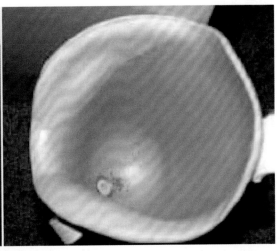

图23.15　改良后的四边形状和坐骨密封的混合型经股骨临时假肢

髋关节离断

很少有髋关节离断截肢者成为功能假肢的使用者。无论是"坐"在椅子中，或是"坐"在假肢接受腔中，都能通过将股骨头固定在假肢接受腔内来增强负重平台。

康复

手术截肢应该是患者康复的第一步。因此，尽可能在实际截肢手术之前启动康复过程。康复团队应该对患者的最终康复潜力有一个合理的预期。当一项测量是从步行角度或从实现日常生活活动措施的角度得出结果时，截肢越近端，截肢患者的功能或独立性越差。单侧踝关节离断截肢者的行走和功能水平，与他们的年龄和疾病相匹配。当87%的经胫骨截肢患者将在2年内成为功能性步行者时，36%的患者已经死亡[66]。从步行和独立的角度来看，步行的膝关节离断截肢患者的情况都不太好。很少有糖尿病、血管不良的单侧或双侧经股骨截肢者会成为功能性步行者。

无论截肢程度如何，恢复功能独立性的第一步都是转移训练引导。许多虚弱的患者将无能量储备、耐力或力量去用假肢行走。对于这些患者，轮椅将为他们提供行走方式。

术后早期的残肢护理可以增强或削弱良好的手术技术。具体创面治疗与手术情况有关。在经胫骨或膝关节离断截肢中，使用刚性石膏敷料可以控制肿胀、减少术后疼痛并保护肢体免受创伤。每隔5至7天更换一次刚性石膏敷料，术后5至21天进行早期假肢安装和负重训练。对于残肢非常稳定、安全的患者，应该术后即刻安装假肢。一般来说，经胫骨截肢者的

残肢是用一种悬吊式加压敷料处理的。当创面看起来安全时，可以使用预制或定制假肢接受腔和训练用临时假肢进行负重。截肢平面越近端，这些多系统受累的个体就更可能需要助行器；几乎所有血管不良的糖尿病截肢患者，都需要借助助行器或拐杖才能在有限的范围内行走。

随着患者能够转移到椅子上取得独立性，下一步是在步态辅助设备进行功能性步行。患者何时能够承重并开始安装假肢，将取决于患者个人状况和康复团队的经验。一般情况下，大截肢的假肢安装是在术后2~6周时开始。

当治疗团队制定合理、现实的目标时，患者就能够实现与其多器官系统疾病相适应的最高水平的功能性步行。

结论

足部分截肢是成功完成保肢的常用方法。如果需要膝下或更高平面截肢以让创面愈合，许多患者仍然是利用和压迫残肢去重返社区行走。一旦发生了任何形式的截肢，必须将患者视为进一步截肢的高危人群[33]。对于已被保肢体和对侧肢体的保护，必须应用高危足管理原则，且定期检查和管理服务是根本。

患者教育、适当处方或建议的鞋子检查以及定期专业足部评估是任何预防计划的主要内容[48]。愈合后必须开始定期随访。应指导患者定期进行足部自我检查，并了解感觉神经病变的影响。应该确定潜在的溃疡性压力点，并提供所需要的矫形器和/或鞋具。应该将复发性压力性角化病视为一种潜在溃疡，并根据需要对其进行清除，以防止胼胝出血或溃疡。这可能需要至少每4周1次的间隔时间[34,49]。

根据笔者的经验,无一种手术过程本身能有效预防继发性足溃疡。必须认为任何形式的下肢截肢患者都有进一步溃疡的高风险。仔细的临床随访、矫形鞋垫/鞋的使用和慢性局部压力角化症的清创在预防溃疡或进一步截肢方面比任何的手术都更有效。

（任挺　译）

参考文献

1. Adler AI, Boyko EJ, Ahroni JH, Smith DG. Lower extremity amputation in diabetes. The independent effects of peripheral vascular disease, sensory neuropathy and foot ulcers. Diabetes Care. 1999;22(7):1029–35. http://www.cdc.gov/diabetes/pubs/pdf/ndfs_2007.pdf

2. Goodney PP, Tarulli M, Faerber AE, Schanzer A, Zwolak RM. Fifteen-year trends in lower limb amputation, revascularization, and preventive measures among Medicare patients. JAMA Surg. 2015;150(1):84–6.

3. Burgess EM, Romano RL, Zettl JH. The management of lower extremity amputations. Washington, DC: US Government Printing Office; 1969.

4. National diabetes fact sheet. Department of Health and Human Services, Centers for Disease Control and Prevention; 2007.

5. Boulton AJM, Vileikyte L, et al. The global burden of diabetic foot disease. Lancet. 2005;366(9498):1719–24.

6. Pinzur MS, Gold J, Schwartz D, Gross N. Energy demands for walking in dysvascular amputees as related to the level of amputation. Orthopedics. 1992;15:1033–7.

7. Waters RL, Perry J, Antonelli D, et al. Energy cost of walking of amputees: the influence of level of amputation. J Bone Joint Surg. 1976;58A:42–6.

8. Waters RL. The energy expenditure of amputee gait. In: Bowker J, Michael J, editors. Atlas of limb prosthetics. St. Louis: Mosby Year Book; 1992. p. 381–7.

9. Worral G, Moulton N, Briffett E. Effect of type II diabetes mellitus on cognitive function. J Fam Pract. 1993;36:639–43.

10. Kruger S, Guthrie D. Foot care knowledge retention and self-care practices. Diabetes Educ. 1992;18:487–90.

11. Thompson FJ, Masson EA. Can elderly diabetic patients cooperate with routine foot care? Age Aging. 1992;21:333–7.

12. Pinzur MS, Graham G, Osterman H. Psychological testing in amputation rehabilitation. Clin Orthop. 1988;229:236–40.

13. Munshi M, Grande L, Hayes M, et al. Cognitive dysfunction is associated with poor diabetes control in older adults. Diabetes Care. 2006;29(8):1794–9.

14. Pinzur MS. New concepts in lower-limb amputation and prosthetic management. In: *Instructional Course Lectures, The American Academy of Orthopaedic Surgeons*, vol. 39. St. Louis: C.V. Mosby; 1990. p. 361–6.

15. Emanuele MA, Buchanan BJ, Abraira C. Elevated leg systolic pressures and arterial calcification in diabetic occlusive vascular disease. Diabetes Care. 1981;4:289–92.

16. Lo T, Sample R, Moore P, et al. Prediction of wound healing outcome using skin perfusion pressure and transcutaneous oximetry: a single-center experience in 100 patients. Wounds. 2009;21(11):310–6.

17. Pahlsson HI, Wahlberg E, Olofsson P, Swedenborg J. The toe pole test for evaluation of arterial insufficiency in diabetic patients. Eur J Endovasc Surg. 1999;18:133–7.

18. Carter SA, Tate RB. The value of toe pulse waves in determination of risks for limb amputation and death in patients with peripheral arterial disease and skin ulcers or gangrene. J Vasc Surg. 2001;33:708–14.

19. Ubbink DT, Tulevski II, de Graaff JC, Legemate DA, Jacobs JHM. Optimisation of the non-invasive assessment of critical limb Ischaemia requiring invasive treatment. Eur J Endovasc Surg. 2000;19:131–7.

20. Misuri A, Lucertini G, Nanni A, et al. Predictive value of trancutaneous oximetry for selection of the amputation level. J Cardiovasc Surg. 2000;41(1):83–7.

21. Dickhaut SC, Delee JC, Page CP. Nutrition status: importance in predicting wound healing after amputation. J Bone Joint Surg Am. 1984;64:71–5.

22. Haydock DA, Hill GL. Improved wound healing response in surgical patients receiving intravenous nutrition. Br J Surg. 1987;74:320–3.

23. Jensen JE, Jensen TG, Smith TK, et al. Nutrition in orthopaedic surgery. J Bone Joint Surg Am. 1982;64:1263–72.

24. Mowat AG, Baum J. Chemotaxis of polymorphonuclear leukocytes from patients with diabetes mellitus. N Engl J Med. 1971;248:621–7.

25. Miyajima S, Shirai A, Yamamoto S, et al. Risk factors for major limb amputation in diabetic foot gangrene patients. Diabetes Res Clin Pract. 2006;71:272–9.

26. Imran S, Ali R, Mahboob G. Frequency of lower extremity amputation in diabetics with reference to glycemic control and Wagner's grades. J Coll Physicians Surg. 2006;16(2):124–7.

27. Gianfortune P, Pulla RJ, Sage R. Ray resection in the insensitive or dysvascular foot: a critical review. J Foot Surg. 1985;24:103–7.

28. Pinzur MS, Sage R, Schwaegler P. Ray resection in the dysvascular foot. Clin Orthop Relat Res. 1984;191:232–4.

29. McKittrick LS, McKittrick JB, Risley TS. Transmetatarsal amputation f or infection or gangrene in patients with diabetes mellitus. Ann Surg. 1949;130:826–31.

30. Wagner FW. Amputations of the foot and ankle. Clin Orthop. 1977;122:62–9.

31. Pinzur M, Kaminsky M, Sage R, Cronin R, Osterman H. Amputations at the middle level of the foot. JBJS. 1986;68-A:1061.

32. Sage R, Pinzur MS, Cronin R, Preuss HF, Osterman H. Complications following midfoot amputation in neuropathic and dysvascular feet. JAPMA. 1989;79:277.

33. Sanders LJ. Transmetatarsal and midfoot amputations. Clin Podiatr Med Surg. 1997;14:741–62.

34. Armstrong DG, Hadi S, Nguyen HC, Harkless LB. Factors associated with bone regrowth following diabetes-related partial amputation of the foot. JBJS. 1999;81:1561–5.

35. McDonald A. Choparts amputation. J Bone Joint Surg Br. 1955;37:468–70.

36. Lieberman JR, Jacobs RL, Goldstock L, et al. Chopart amputation with percutaneous heel cord lengthening. Clin Orthop. 1993;296:86–91.

37. Chang BB, Bock DE, Jacob RL, et al. Increased limb salvage by the use of unconventional foot amputations. J Vasc Surg. 1994;19:341–9.

38. Bingham J. The surgery of partial foot amputation. In: Murdoch, editor. Prosthetics and orthotic practice. London: Edward Arnold; 1970. p. 141.

39. Roach JJ, Deutscsh A, McFarlane DS. Resurrection of the amputations of Lisfranc and Chopart for diabetic gangrene. Arch Surg. 1987;122:931–4.

40. Wagner FW. The Dysvascular foot: a system for diagnosis and treatment. Foot Ankle. 1981;2:64–122.

41. Early JS. Transmetatarsal and midfoot amputations. Clin Orthop Relat Res. 1999;361:85–90.

42. Reyzelman AM, Suhad H, Armstrong DG. Limb salvage with Chopart's amputation and tendon balancing. JAPMA. 1999;89:100–3.

43. Cohen-Sobel E. Advances in foot prosthetics. In: Kominsky SJ, editor. Advances in podiatric medicine and surgery. St. Louis: Mosby Year Book; 1995. p. 261–73.

44. Bowker JH. Partial foot amputations and disarticulations: surgical aspects. J Prosthet Orthot. 2007;19(3S):62–76.

45. Marquardt E. Die Chopart-Exartikulation mit tenomyoplastik. Z Orthop. 1973;111:584–6.

46. Cohen-Sobel E, Cuselli M, Rizzuto J. Prosthetic management of a Chopart amputation variant. JAPMA. 1994;84:505–10.

47. Mueller MJ, Sinacore DR. Rehabilitation factors following trans-metatarsal amputation. Phys Ther. 1994;74:1027–33.

48. Mayfield JA, Reiber GE, Sanders LJ, Janisse D, Pogach L. Preventive foot care in people with diabetes. Diabetes Care. 1998;21:2161–77.

49. Sage RA, Webster JK, Fisher SG. Out patient care and morbidity reduction in diabetic foot ulcers associated with chronic pressure callus. JAPMA. 2001;91:275–91.

50. Christie J, Clowes CB, Lamb DW. Amputation through the middle part of the foot. J Bone Joint Surg Br. 1980;24:473–4.

51. Grady JF, Winters CL. The Boyd amputation as a treatment for osteomyelitis of the foot. JAPMA. 2000;90(5):234–9.

52. Pinzur MA, Stuck RM, Sage R, Hunt N, Rabinovich Z. Syme ankle disarticulation in patients with diabetes. J Bone Joint Surg. 2004;85-A:1667–72.

53. Pinzur M, Morrison C, Sage R, et al. Syme's two-stage amputation in insulin requiring diabetics with gangrene of the forefoot. Foot Ankle. 1991;11:394–6.

54. Pinzur M. Restoration of walking ability with Syme's ankle disarticulation. Clin Orthop Relat Res. 1999;361:71–5.

55. Robinson KP. Disarticulation at the ankle using an anterior flap: A preliminary report. J Bone Joint Surg Br. 1999;81(4):617–20.

56. Waters RL, Perry J, Antonelli D, et al. Energy cost of walking of amputees: the influence of level of amputation. J Bone Joint Surg Am. 1976;58:42.

57. Atesalp AS, Komurcu M, Tunay S, et al. Disarticulation at the ankle using an anterior flap. JBJS Br. 2006;88(1):184.

58. Pinzur MS, Bowker JH, Smith DG, Gottschalk FA. Amputation surgery in peripheral vascular disease. In: Instructional Course Lectures, the American Academy of Orthopaedic Surgeons, vol. 48. St. Louis: C.V. Mosby; 1999. p. 687–92.

59. Assal M, Blanck R, Smith DG. Extended posterior flap for trans-tibial amputation. Orthopedics. 2005;28:532–45.

60. Pinzur MS. Current concepts: amputation surgery in peripheral vascular disease. In: Instructional Course Lectures, the American Academy of Orthopaedic Surgeons, vol. 46. St. Louis: C.V. Mosby; 1997. p. 501–9.

61. Pinzur MS, Smith DG, Daluga DG, Osterman H. Selection of patients for through-the-knee amputation. J Bone Joint Surg. 1988;70A:746–50.

62. Pinzur MS. Knee disarticulation: surgical procedures. In: Bowker JH, Michael JW, editors. Atlas of limb prosthetics. St. Louis: Mosby Year Book; 1992. p. 479–86.

63. Pinzur MS, Bowker JH. Knee disarticulation. Clin Orthop. 1999;361:23–8.

64. Gottschalk F, Kourosh S, Stills M. Does socket configuration influence the position of the femur in above-knee amputation? J Prosthet Orthot. 1989;2:94–102.

65. Gottschalk F. Transfemoral amputation. In: Bowker JH, Michael JW, editors. Atlas of limb prosthetics. St. Louis: Mosby Year Book; 1992. p. 501–7.

66. Pinzur MS, Gottschalk F, Smith D, et al. Functional outcome of below-knee amputation in peripheral vascular insufficiency. Clin Orthop. 1993;286:247–9.

第四部分
组织与预防性治疗

第二十四章

糖尿病足治疗团队的组织架构

John M. Giurini

摘要

糖尿病是一种以多种并发症为特征的疾病。伴发下肢并发症(即周围血管疾病和溃疡)的患者,也可能也罹患慢性肾脏病、心脏疾病或者胃肠道疾病。因此,即使患者是因为看似无关的情况入院,通过一个多学科诊疗的团队来管理这些合并的并发症是十分必要的。未能认识和治疗这些情况,可能导致住院时间延长和引起不良预后。无论是对糖尿病足还是其他糖尿病并发症的治疗,临床实践和报道都强烈支持了团队作用的重要性和有效性。

引言

糖尿病的患病率持续上升。2012 年,美国有 2 910 万糖尿病患者,占美国总人口的 9.3%[1]。其中,810 万美国人有未确诊的糖尿病。2007 年,美国确诊和未确诊的糖尿病人数为 2 400 万。美国每年有 170 万 20 岁以上的人被新诊断为糖尿病。20 岁以下青少年,每年 18 000 多名被诊断为 1 型糖尿病、5 000 多名被诊断为 2 型糖尿病。

糖尿病个体数量上,也存在着明显的种族差异。在美国,约 13% 的西班牙裔/拉丁裔成年人和 13.2% 的非西班牙裔黑人成人被诊断患有糖尿病。相比于美国非西班牙裔白人,美国亚裔人被诊断为糖尿病的风险是 1.2 倍,西班牙裔和非西班牙裔黑人是 1.7 倍。

在世界范围内,这个数字也并不乐观。根据最近一项对全世界 21 个地区 200 个国家的分析,成人糖尿病总数从 1980 年的 1.08 亿增加到 2014 年的 4.22 亿[2]。此外,分析预测,如果目前 2000 年后的趋势持续,世界范围内成人糖尿病患者总数将超过 7 亿。这些国家的经济负担也很大。直接医药费用最高的国家依次是:中国(1 700 亿美元)、美国(1 050 亿美元)、印度(730 亿美元)和日本(370 亿美元)。然而,全球近 60% 的费用是由中低收入国家承担的,这些国家中许多费用又是患者自费,这就给患者家庭带来了沉重的经济负担。这些增长的主要驱动力是全球范围内的肥胖和超重问题[3-6]。这又是由加工食品、含糖饮料和快餐消费以及广告增加所致。过去 6 年,仅在中东地区,可口可乐及百事可乐的广告预算就增加超过了 10 倍[3]。如果上面的数字还不足以说明问题,那最近《今日美国》对 10 岁至 17 岁的 2 型糖尿病青少年患者的一项研究,显示了微血管和大血管并发症的发病情况。而糖尿病对这部分患者未来的生活质量、医疗健康费用和生产力的影响只能被推测。

因为糖尿病是一种以周围血管病变、溃疡、慢性肾脏病、心

脏疾病或胃肠道疾病等多种并发症为特征的多方面疾病,有一支专家团队参与这些患者的治疗是至关重要的。当糖尿病患者因足部感染住院时,必须由一支多学科团队共同管理这些看似无关的疾病。

对这些合并症的认识和治疗不足,可能导致住院时间延长和不良预后形成,这已不是一个新的声明或概念[7]。无论是对糖尿病足还是其他糖尿病并发症的治疗,临床实践和报道都强烈支持了团队协作的重要性和有效性[8-12]。那么,问题是,如何建立这个多学科团队,而且谁应该参与其中呢?

历史回溯

Elliot Joslin 医生(图 24.1)于 1952 年创建了现代模式的 Joslin 糖尿病中心。他很快地意识到,要成功治疗糖尿病及其所有潜在的并发症,需要组建一支熟悉糖尿病及其多种并发症的专家团队[13]。针对下肢感染和周围血管病变的问题,他选择了一位普外科医生 Leland McKittrick(图 24.2)。为了解决足

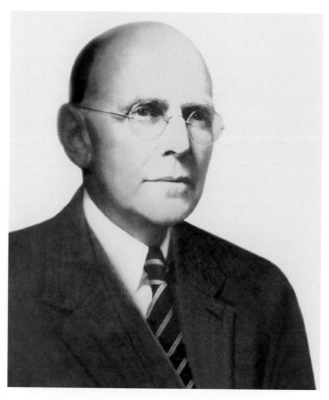

图 24.1　Elliot Joslin 医生,Joslin 糖尿病中心的创立者

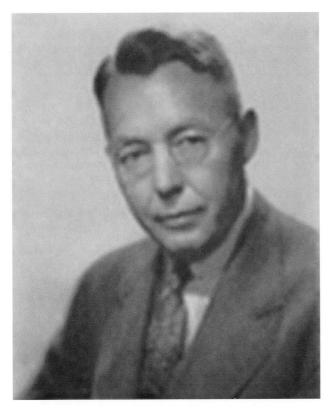

图 24.2 Elliot Joslin 医生选择 Leland McKittrick 医生来帮助他一起治疗糖尿病足

部问题,他选择了 John Kelly 医生,他也是 1928 年第一位被纳入为大型医疗中心医务人员的足病师。这形成了血管外科和足科之间最早的合作,这种关系一直被延续到现在。

早期的合作主要是包含对血管外科病例中的彻底清创和截肢,以及足病科病例中的神经性溃疡的保守治疗,对这些具有挑战性的病例进行会诊。然而,随着这种合作模式的成熟,重点从大截肢逐渐转变为保肢治疗。McKittrick 医生和他年轻的同事 Frank Wheelock 医生(图 24.3)认识到并非所有的糖尿病患者都有周围血管疾病。事实上,大部分膝下截肢术都是由糖尿病患者合并了周围感觉神经病变和感染所致。正是这种临床现象导致了经跗骨截肢术(被称为"Deaconess 手术")的流行和可行性。在圣路易斯的一次外科会议上,McKittrick 医生介绍了如何对糖尿病患者进行前足截肢并保证其能稳定行走[14]。这成为一种替代大截肢术的可行性方法。

20 世纪 80 年代早期,随着膝下血运重建术的导入,保肢再次得以向前迅速发展。在此之前,下肢旁路手术仅从股动脉进行到腘动脉。然而,糖尿病患者多存在膝下血管(足背动脉及胫后动脉)病变,而膝上血管不受影响。因此,股-腘动脉旁路术对改善远端血流灌注效果甚微。利用原位大隐静脉,行股动脉或腘动脉至足背动脉或胫后动脉的旁路再通技术能力,意味着可以挽救更多的肢体。

正是在 20 世纪 80 年代早期,足病学越来越成为一门外科专业。即使远端血管旁路术挽救了越来越多的肢体,尽管有着良好的预防护理措施,但溃疡仍会复发。异常足部结构或足部力学引起的足底高压,是导致这些溃疡复发的原因。因此,我们讨论了通过以经跗骨截肢术、外生骨疣切除术或关节成形术

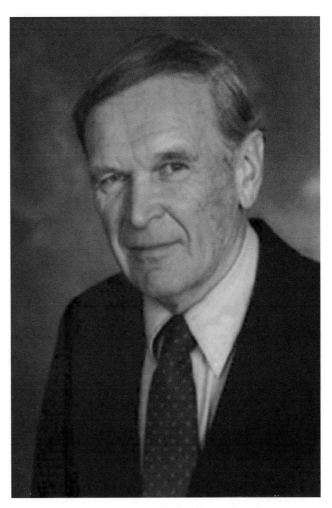

图 24.3 Frank C. Wheelock,Jr. 医生帮助开创了我们所知的现代血管外科

的形式进行手术重建,来纠正这些异常情况。这些早期重建的方法曾遭到广泛的质疑。然而,因为患者预后良好且溃疡复发率低,血管旁路术后的足部手术变得司空见惯。以至于,现在将血管重建术后的足部保肢手术当作治疗标准,而不是例外[15,16]。

Joslin-Deaconess 足中心的模式

人们可以把足中心最早的日期追溯到 Elliot Joslin 医生时代,当他把外科医生、足病师和内分泌学家组织在一起治疗糖尿病患者的时候。近 30 年前 Joslin-Deaconess 足中心正式成立时,这种团队方法也被正式确立。该中心汇集糖尿病专家、足科医师和血管外科医生,以更正式有序的方式治疗糖尿病足溃疡(diabetic foot ulcer,DFU)和血管病变患者。

一个常被问到的问题,是"谁应该去治疗糖尿病足,中心应该包括谁?"。简单的答案是任何对糖尿病足感兴趣的人。实际上的答案更复杂。糖尿病的护理和治疗可能会经历几个阶段:有急性问题(即急性缺血、急性感染,或伴或不伴溃疡的急性夏科神经骨关节病畸形等)的治疗;有慢性问题,即局部缺血或结构畸形引起的慢性不愈合溃疡,例如慢性夏科神经骨关节

病(伴或不伴溃疡)或慢性骨髓炎;最后,对于那些有/或无畸形的早期糖尿病并发症患者,以及那些有着更高足部并发症风险的患者,需要有预防性的糖尿病足医疗护理。在整个治疗过程中,对上述的每一种情况都需要一组不同的专家。

每个阶段都有一个不可或缺的人,就是足科医生[17,18]。这一说法得到了世界上领先中心的经验支持。在这些中心,足科医师可能是最先接诊糖尿病足患者的人。通常情况下,是足科医师最经常看到患者,也是他们最常发现麻烦的第一个迹象。足科医生也经常负责糖尿病足的健康宣教和预防。

足科医师必须精通糖尿病并发症和足部治疗的所有方面。这应包括,DFU 的评估、识别和治疗,周围血管疾病的识别,以及夏科神经骨关节病的识别和早期治疗。足科医师也必须发挥重要作用,去教育患者和患者家属如何正确护理糖尿病足,包括每天检查有无组织破损早期征象和选择合适的鞋[19]。

足病学的范围在世界各地有所不同。在美国,根据《社会保障法》的规定,足科医师提供足踝的内科和外科治疗。在其他国家,足科医师只提供非手术预防性常规护理干预(修剪趾甲、鸡眼及胼胝),甚至在有些国家不存在足科医师这个职业。这些都是不幸的状况,因为在大多数情况下,足科医师最了解足部结构和力学知识,并且因此能够对糖尿病足的手术治疗提出重要的见解。

最理想的情况,足科医师应该掌握完成常见的保肢手术(例如,骨切开术、外生骨疣切除术和跖骨头切除术)的外科技能。此外,足科医师应该掌握更高要求的复杂夏科关节畸形重建技术知识。但是,只要确定多学科小组有成员掌握这些技能即可,没必要让每一名足科医师都掌握这些技能。

除了足科医师应该具备的临床和外科技能外,他们还应该能够教育患者及其家人关于足部预防性护理的重要性、糖尿病足部问题的早期识别,以及并发症危害和合适鞋的选择。在大多数情况下,足科医师要负责下肢手术后患者的长期管理。因此,推荐足科医师担任专门糖尿病足中心的"看门人"(图24.4)。他们有能力定期评估患者,并及早发现问题,把患者及时转诊给适当的专科医生,这是至关重要的。

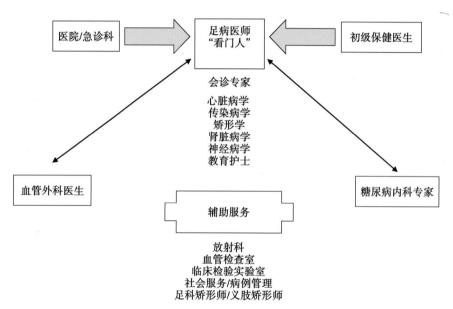

图 24.4　一个糖尿病足多学科诊所的推荐模式,利用足科医师充当"看门人",而其他专家则随时可以会诊

正如过去几年足科医师的培训和手术技能已经发生了变化,血管外科也在发生变化。在 Mckittrick 医生和 Wheelock 医生的那个年代,血管外科的专科研修生(Fellows)是不存在的。如今,随着血管外科手术的复杂性和多样性,血管外科的专科研修生是必不可少的。今天的血管外科医生必须接受标准的开放式旁路手术和血管内手术的培训,这些手术不仅作为诊断方法,也作为明确的治疗干预措施。

为了提供全面的诊疗,即使是在最复杂的患者中,也必须有其他关键学科的专家随时可以提供会诊。这些专家包括整形外科医师、骨科医师、感染疾病医师、理疗师和支具师/矫形师。每一位专家对糖尿病足的成功治疗都是关键。

一位精通糖尿病足问题和重建的整形外科医生,是糖尿病足治疗团队中的宝贵成员。有时,足科医师和血管外科医师会面对一个又深又大的溃疡,尽管有成功的血管介入或者足部重建手术,愈合可能也需要数月。因此,一位知识渊博、技术精湛并愿意进行局部前移或旋转皮瓣的整形外科医生对保肢团队来说是一笔巨大的财富。他的技能还应该包括在局部缺乏可用组织时,将游离组织从远端移植到足部,从而使保肢成为可能。

糖尿病的"足"平台

糖尿病足管理和治疗的成功取决于团队所有成员的及时交流。促进这种交流的最好方式就是在医院里为足病患者建立专门病房单元。这在 20 多年前就被 Deaconess 医院的血管外科医师和足科医师所认识。所有下肢血管病变、足部感染或者难治性溃疡患者均被收治在同一楼层。这具有以下几个优点。

第一,血管外科团队和足科团队每天早上在同一时间查房,一起去看正被团队共同管理的患者。这确保了沟通是及时和直接的;也确保了治疗计划在小组间得到协调,2 个团队"达成共识"。这是一个患者不会忘记的事实。患者很快就会意识到,为了改善他/她的病情,2 个团队是作为一个整体在工作。

第二,在查房过程中,能很容易进行协商。不会将时间浪费在接打电话、发送接收邮件、预约会诊,医师再被提醒、去看患者并做出建议等这些事情上。可以在查房时直接咨询内科医师,立即查看患者,评估或申请诊断性试验,并将意见直接传达给转诊的医师,所有这些都在同一个早晨完成。这可以快速形成和执行一个治疗计划。

第三,这种方法可以更有效地查房且能看更多的患者。如果没有专门楼层,医生和住院医生要花大量的时间,从一层到另一层、一厅到另一厅、一栋到另一栋,仅仅为了找到患者的方位。

最后,专用病房单元的第四个优点是能够委派并适当培训护理人员、病案管理人员和理疗师,来处理糖尿病溃疡患者的特殊需求。这个专用楼层的护理人员会接受培训,识别感染或移植物堵塞的早期征象。他们接受了适当的溃疡护理培训、了解敷料性能的变化。他们还熟悉糖尿病患者内科护理方面的问题,例如胰岛素反应、高血糖管理、胸痛、肾脏疾病、特殊饮食或行动不便等。

门诊溃疡护理中心涵盖了一些相同的特征。他们常以一种多学科(由足科医师、血管外科医师、普外科医师,或整形外科医师组成)的方式运行[20-22]。在一些中心,这些医师会同时

出诊;虽然在其他中心,这些医师可能有特定的出诊时间。这些中心还配备了专门的溃疡治疗护士,他们协助医生并充当医生之间的桥梁。为了协调治疗,他们经常会在医师、工作人员和患者之间,提供直接的沟通。无论中心的结构如何,所有人员之间必须及时会诊协商和直接交流。

最终的目标

在治疗糖尿病足患者时,重要的是要牢记并问"终极目标是什么?"。终极目标应该始终是溃疡完全愈合和成功保肢。必须解决和克服一切阻碍,才能实现这个目标。如果是血管问题,必须请血管外科医师会诊、同时尝试血运重建。如果是感染问题,必须进行充分清创和引流。如果是血糖管理或控制不当,必须请内分泌专科医师会诊,以优化血糖管理、促进最大限度的溃疡愈合。所有这些都必须在一个相互合作的环境中进行。当涉及糖尿病足问题的治疗时,无地盘之争。

还必须有一个统一、系统和协调的诊疗计划。当医生们关于患者的足病治疗彼此间意见不一致时,患者能很快感知。这些冲突,不会给他们诊治的患者带来信心。当接收到多种混合信息时,患者常有的问题是"我该做什么?"或"我该听谁的?"或"谁是对的?"。因此,在向患者介绍之前,必须先解决如果有的不同意见或者替代治疗建议。

图 24.5 中的流程图,代表了我们对糖尿病问题治疗的共

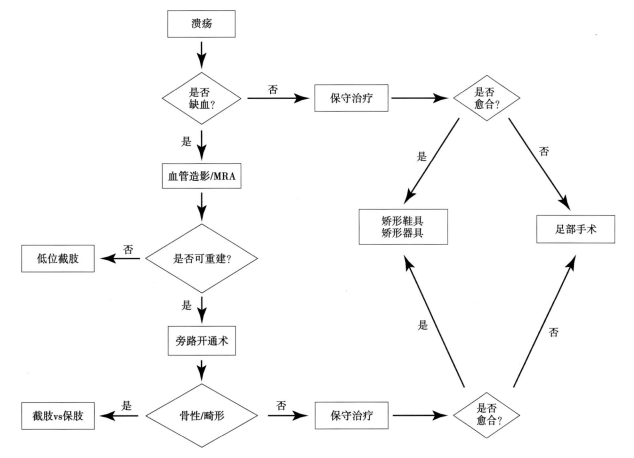

图 24.5　Joslin-Deaconess 糖尿病足中心的 DFU 管理流程

同理念。这个流程图是在过去的25年里,根据Joslin-Deaconess足中心血管外科医师和足科医师共同的经验发展而来。该流程图,为我们所看到的大多数足部问题的治疗,提供了一种系统的方法。此外,因为这个流程是被共同创建的,在这些患者的治疗中很少存在分歧或偏差。再次强调,患者会非常敏锐地察觉到医师们对其足部问题治疗的意见是否一致。

(王弘妍　邓武权　译)

参考文献

1. Fast facts: data and statistics about diabetes. ADA; 2015.
2. NCD Risk Factor Collaboration. Worldwide trends in diabetes since 1980: a pooled analysis of 751 population-based studies with 4.4 million participants. Lancet. 2016;387:1513–30.
3. Lobstein T, Jackson-Leach R, Moodie ML, Hall KD, Gortmaker SL, Swinburn BA, James WPT, Wang Y, McPherson K. Child and adolescent obesity: part of a bigger picture. Lancet. 2015;385:2510–20.
4. Patterson C, Guariguata L, Dahlquist G, Soltesz G, Ogle G, Silink M. Diabetes in the young – a global view and worldwide estimates of numbers of children with type 1 diabetes. Diabetes Res Clin Pract. 2014;103:161–75.
5. TODAY Study Group. Rapid rise in hypertension and nephropathy in youth with type 2 diabetes. Diabetes Care. 2013;36:1735–41.
6. Ginter E, Simko V. Type 2 diabetes mellitus, pandemic in the 21st century. Adv Exp Med Biol. 2012;771:42–50.
7. Sanders LJ, Robbins JM, Edmonds ME. History of the team approach to amputation prevention: pioneers and milestones. J Vasc Surg. 2010;52(15):3S–16S.
8. Gottrup F. A specialized wound-healing center concept: importance of a multidisciplinary department structure and surgical treatment facilities in the treatment of chronic wounds. Am J Surg. 2004;187:38S–43S.
9. Steed DL, Edington H, Moosa HH, Webster MW, Strauch GO, Baker WH, Mueller CB, Foise JR. Organization and development of a university multidisciplinary wound care clinic. Surgery. 1993;114(4):775–9.
10. Edmonds ME, Blundell MP, Morris ME, Thomas EM, Cotton LT, Watkins PJ. Improved survival of the diabetic foot: the role of a specialized foot clinic. Q J Med. 1986;60(232):763–71.
11. Matricali GA, Dereymaeker G, Muls E, Flour M, Mathieu C. Economic aspects of diabetic foot care in a multidisciplinary setting: a review. Diabetes Metab Res Rev. 2007;23(5):339–47.
12. Rubio JA, Aragon-Sanchez J, Jimenez S, et al. Reducing major lower extremity amputations after the introduction of a multidisciplinary team for the diabetic foot. Int J Lower Ext Wounds. 2014;13(1):22–6.
13. Papazian HZ. An overview of the podiatry service and podiatry residency program at the New England Deaconess Hospital. Hosp Podiatr. 1977;12(10):7–9.
14. McKittrick LS, McKittrick JB, Risley TS. Transmetatarsal amputation for infection or gangrene in patients with diabetes mellitus. Ann Surg. 1949;130(4):826–42.
15. Rosenblum BI, Pomposelli FB Jr, Giurini JM, Gibbons GW, Freeman DV, Chrzan JS, Campbell DR, Habershaw GM, LoGerfo FW. Maximizing foot salvage by a combined approach to foot ischemia and neuropathic ulceration in patients with diabetes. A 5-year experience. Diabetes Care. 1994;17(9):983–7.
16. Van Gils CC, Wheeler LA, Mellstrom M, Brinton EA, Mason S, Wheeler CG. Amputation prevention by vascular surgery and podiatry collaboration in high-risk diabetic and nondiabetic patients: the operation desert foot experience. Diabetes Care. 1999;22:678–83.
17. Kim PJ, Attinger CE, Evans KK, Steinberg JS. Role of the podiatrist in diabetic limb salvage. J Vasc Surg. 2012;56(4):1168–72.
18. El Sakka K, Fassiadis N, Gambhir RPS, et al. An integrated care pathway to save the critically ischaemic diabetic foot. Int J Clin Pract. 2006;60(6):667–9.
19. Sumpio BE, Armstrong DG, Lavery LA, Andros G. The role of interdisciplinary team approach in the management of the diabetic foot. J Vasc Surg. 2010;51:1504–6.
20. Manu CA, Mustafa OG, Bates M, et al. Transformation of the multidisciplinary diabetic foot clinic into a multidisciplinary diabetic foot day unit: results from a service evaluation. Int J Low Extrem Wounds. 2014;13(3):173–9.
21. Williams DT, Majeed MU, Shingler G, Akbar MJ, Adamson DG, Whitaker CJ. A diabetic foot service established by a department of vascular surgery: an observational study. Ann Vasc Surg. 2012;26(5):700–6.
22. Hamonet J, Verdie-Kessler C, Daviet JC, Denes E, et al. Evaluation of a multidisciplinary consultation of diabetic foot. Ann Phys Rehabil Med. 2010;53:306–18.

第二十五章
卫生服务质量

Marcia A. Testa

摘要

为糖尿病患者提供最高质量的卫生服务必须克服多方面复杂的挑战。改善卫生服务质量的某个领域，需要采用精准可靠的绩效衡量方法。本章节的目的是向读者提供一个工作知识框架，这些知识是关于糖尿病足的治疗和管理中应用的医疗质量与绩效衡量的概念性框架，以及对监测糖尿病相关质量指标和结果的现有系统、普遍认识的总结。通过比较有效性研究，为促进预防服务、缩小质量差距和增加科学知识，提供补充性信息。

定义"卫生服务质量"

"优质医疗是指在正确的时间、用正确的方式，为正确的人做正确的事情，并尽可能取得最好的结果"[1]。

这个由美国医疗卫生研究和质量局(Agency for Healthcare Research and Quality, AHRQ)制定的医疗质量的定义，将质量绩效结构分为4个指标子系统。其中3个指标是基于过程的措施，即那些在正确的时间、提供适当的服务，并以一个令人满意的方式执行该服务的方法。第4项措施是要求"最佳结果"的结果评估。这些措施似乎相对简单，需要经验性证据来评估与适当性、及时性、满意操作和构成令人满意结果相关的等级。把证据(如果它确实存在)与测量联系起来是医疗实践绩效评估的关键。使得该评估对实践者有关联和有用，也是一项具有挑战性的任务，特别是在糖尿病和足病等专业领域。Wallace曾经在一篇关于足病优质医疗定义的评论中，通过深思熟虑的询问，对当前质量评估实践提出了质疑。

"也许这种质量模式忘记了如何治疗、如何倾听，以及我们无法控制的无数因素都会影响'质量'。靠权力所做的质量评估是否考虑了这些因素?"[2]

尽管"优质医疗"最常见的定义强调优质医疗结果是优质医疗过程的产物，但收集科学证据来证明医生是否在正确的时间为正确的患者提供了正确的治疗是困难的。应该对3个重要的与衡量治疗质量有关的术语进行定义:效力(efficacy)、疗效(effectiveness)和效益(efficiency)[3]。

效力是指在理想的情况下，即在正确的时间以正确的方式和为适当的人使用治疗或干预措施的效果;仔细选择合适的患者进行治疗，并严格遵循治疗方案的临床试验，可以评估一种治疗的疗效。另外一方面，疗效是指从差到优秀的"效力"等级，能区分不同治疗措施在合适性、时间性和满意度方面的水平;该假设是，如果这些治疗过程执行的等级是优秀，那么所取

得的健康结果将等于治疗的临床效力。效益是衡量一项干预措施相对于它所消耗资源的影响，是评估医疗干预的成本-疗效和成本-效用的概念。当医疗过程实施比较理想时，就取得了治疗的高质量，从而达到治疗所能提供的最高效力水平。

虽然严格的临床试验已经证明，大多数被用作标准的医疗过程和治疗是有效的，但在糖尿病足治疗等特殊领域可用于优化医疗质量的有效治疗和干预措施中，确定不同比较效果学的研究仍然相对较少。本章节的目的不是推荐高质量的糖尿病足治疗最有效的方法，而是向读者介绍一个以糖尿病和足治疗为例的医疗质量和评估的概念性框架。

有关为达到高质量的绩效标准而必须花费的相关成本和资源的数据是一个密切相关的话题;但是，本章将不涉及这些数据。为了确保所有利益相关者就医疗卫生的质量、成本和价值进行有效沟通，关键是要使用通用术语和命名法，以便各种利益相关者(包括患者、医师、健康计划管理者、政治家、立法者，以及政府官员)能够理解和解释。在这些利益相关者中，医师起着特别重要的沟通作用，因为他们必须在患者和大多数其他利益相关者之间有效地将有关当前和未来医疗卫生的问题和担忧联系起来。

2001年，医学研究所(Institute of Medicine, IOM)发表了一份共识报告，其中描述了高质量医疗的6个绩效目标，即"……高质量医疗是安全、有效、以患者为中心、及时、效率和公平的"[4]。自本报告发表以来，实现健康质量的目标无明显改变;越来越强调由质量改进向以患者为中心的导向。

以患者为中心的结果对那些患者和医疗护理者来说是最有意义和重要的结果[5]。这个定义基于这样一个公理:患者有独特的视角，可以改变和改进对临床问题的追求。最客观和直接的健康结果是生存和寿命。更难去确定和衡量的是生活质量，可通过医疗卫生改善、健康状况等级和对患者有意义的生命质量的确定将其扩展。

毫无疑问，糖尿病会缩短寿命。2014年主要死因是糖尿病的人数估计为76 488人，成为美国第七大死因[6]。此外，糖尿病作为一种促发因素估计每年有超过23万人死亡。除了死亡率外，糖尿病并发症给患者带来日益增长的负担是巨大的，相关的社会经济负担是难以承受的。注重于安全有效预防糖尿病的生活方式干预的全球疾病预防议程是与生活质量的提高有关，是具有成本效益的需求，成为未来健康卫生质量计划的重点[7]。

尽管健康项目中需要更多的一级预防，但当前美国医疗卫生体系的总体方向仍然主要集中在三级预防上。三级预防通过治疗个体去管理慢性健康问题，以提高患者的功能能力、生

活质量和增加预期寿命,从而减少当前疾病和伤害的影响。因此,优质医疗卫生措施相对而言仅限于减少医疗差错和改善已经在疾病中走得很远的患者个体的护理和治疗。对二级预防的重视较少,二级预防旨在通过早期发现和治疗来阻止或减缓疾病进展,并通过鼓励生活方式和行为改变来防止疾病或复发,从而减少已经发生疾病或伤害的影响。为了达到最优化的健康结果,拓宽构架是显而易见的;一个认识到直接医疗保健只是人口健康结果的一个决定因素的框架。为了预防、改善和满足日益增长的糖尿病人口,未来的政策必须是采用一级预防和非医疗健康卫生决定因素融合的健康模式。一级预防试图通过防止接触引起疾病或伤害的危险因素、改变不健康行为和增加对疾病的抵抗力,在疾病或伤害发生之前将其阻止。

　　从 1990 年到 2009 年,美国人中每 100 名非社会福利机构收容人口的糖尿病诊断率在 0~44 岁中提高了 217%(从 0.6 到 1.9)、45~64 岁中提高了 150%(从 5.0 到 12.5)[8]。1980 年到 1990 年和 2009 年到 2014 年,这 2 个年龄组的诊断率变化不大。对于 65~74 岁的人来说,从 1980 年到 1993 年,这个比率也无明显变化;1993 年到 2014 年,这个比率增长了 113%(从 10.1 增长到 21.5)。同样,对于 75 岁或以上的老年人,从 1980 年到 1990 年,这个比率变化不大;然后从 1990 年到 2014 年,这个比率上升了 140%(从 8.0 到 19.2)。对未确诊的糖尿病患者有了更好的检测手段,可能是这种增长的部分原因;肥胖率上升被认为是最大的促进因素。如图 25.1a 所示,根据美国疾病预防控制中心全国健康访谈调查,2016 年 1—9 月,18 岁及以上成年人中有 9.3%(95%置信区间 = 8.83%~9.87%)被诊断为糖尿病[9]。这个百分比与 2015 年 9.5% 的估计值无

显著差异。18 岁及 18 岁以上成年人的糖尿病患病率从 1997 年的 5.1% 上升到 2010 年的 9.2%,此后一直稳定到 2015 年。肥胖率与糖尿病患病率相当(图 25.1b),只是从 2010 年到 2015 年持续上升[10]。年轻人中更多的少数族裔人口结构变化的部分原因可能是总体肥胖率的上升,但由于大量年轻人未被确诊,也就尚未体现在糖尿病患病率中。在 2016 年的最新数据中,与西班牙裔女性(32.2%)和非西班牙裔白人女性(28.6%)相比,非西班牙裔黑人女性(48.1%)最有可能肥胖。与非西班牙裔白人男性(30.1%)相比,非西班牙裔黑人男性(34.4%)更容易肥胖。与非西班牙裔黑人男性和非西班牙裔白人男性相比,西班牙裔男性肥胖患病率(31.9%)无显著差异。肥胖在糖尿病发病率上升中的作用,对于糖尿病足部治疗和并发症极为重要。肥胖和久坐的生活方式是糖尿病足溃疡(diabetic foot ulcer,DFU)和并发症的危险因素[11],并且已被证明是 DFUs 的独立预测因子[12]。结果发现,体重每增加 20kg,患足溃疡的概率就会增加 20%(OR = 1.2,95% CI = 1.1-1.4)。对于超重(BMI 25 到<30)、1 级肥胖(BMI 30 到<35)、2 级肥胖(BMI 35 到<40)、3 级肥胖(>40)范围内的糖尿病患者,发生足溃疡的概率增加。由于身体的限制,肥胖也是导致足部卫生和自我保健差的一个危险因素。虽然对成人糖尿病患者的体力活动干预进行了大量的研究,但那些足溃疡风险最大的患者往往被排除在外或者无很好的代表性。由于对糖尿病足溃疡风险的认知,高危患者及其临床医生可能对增加体力活动犹豫不决。

　　一级预防模型提出,可以通过 5 个主要方面来确定人群的健康状况:行为选择、社会环境、环境条件、遗传学和医疗卫生。

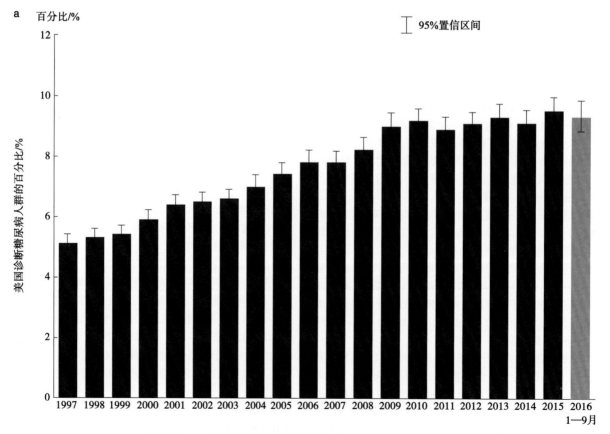

图 25.1　18 岁及以上成人糖尿病患病率:美国,1997 年—2016 年 9 月

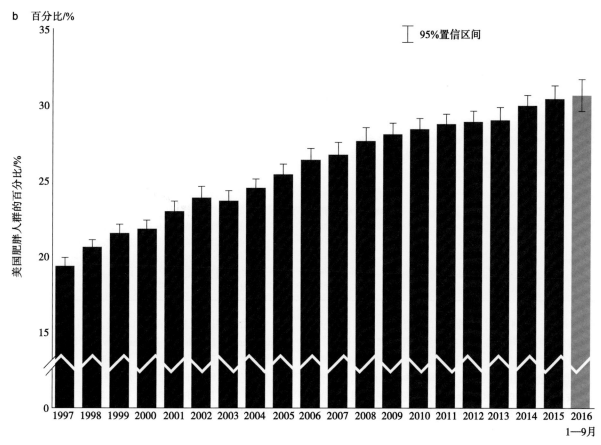

图 25.1(续)

为了强调这些领域的相对重要性,据估计 40% 的可预防性死亡,考虑是由可调节行为(例如不良饮食、超重、低水平体力活动和药品滥用)所致[13]。显然,在未同时改善其他 4 项健康决定因素的情况下,改善医疗服务的可及性和质量,对总体人口健康的影响相对较小。同样显而易见的是,用于评价卫生服务质量以改善人口健康的方法,必须考虑到健康决定因素的多层面性质。

如何评估糖尿病患者的医疗卫生质量?

质量改进计划必须依靠严格的评估方法。1966 年,Donabedian 发表了一篇开创性的论文,提出了评估医疗卫生质量的有效方法[14]。他在论文中提出的概念经久不衰,甚至在今天更有现实意义。Donabedian 提出医疗质量可以通过 3 个主要的测量领域来评估,即结构、过程和结果。结构测量侧重于提供医疗卫生服务的环境和支持,如医院大楼、设备和工作人员。如上所述,过程实施包括实施卫生服务所需的实际步骤,如体格检查、实验室检测、手术和药物治疗。结果评估侧重于提供的卫生服务的最终结果,包括实验室检测结果、身体和认知功能水平、生活质量、发病率和死亡率。这些质量指标中的每一项都有积极和消极的属性,与我们衡量和利用它们以改进质量的能力有关,但如果同时应用,则可以作出更准确的评价。表 25.1 给出了一些与足和踝手术相关的结构、过程和结果的测量示例。

一个人的参考点和评价视角会严重影响对医疗质量成就和失败的看法。这也适用于特定的疾病管理项目,包括糖尿病的相关治疗。代表广泛价值观的利益相关者,通常从不同的角度看待治疗质量。例如,虽然内分泌学家可能会将患者对糖尿病药物治疗方案的依从性确定为医疗质量的一个重要指标;但保险公司可能会更加重视对糖尿病患者住院时间的控制。此外,患者可能期望更好的医疗卫生能够增强他们在日常生活中的功能,而公共卫生官员可能关注教育活动是否能够防止住院。这些不同的观点使得对医疗质量的评估难以在不同的利益相关者群体中标准化。

从历史上看,外科医师对医疗质量的看法深受 Donabedian、Codman 和 Khuri 这 3 个人的影响[15]。医学博士 Ernest Amory Codman 是医学研究成果史上最重要的专家之一。他的工作预示了当今评估医疗质量的许多最紧迫的问题。Codman 在这一领域作出的贡献是,创建"最终结果"的概念,即医院分析治疗结果以提高医疗质量[16]。使用这种最终结果的方法,对所有手术病例进行回顾,并指出患者和/或手术选择、外科技术和/或器械、术前或术后患者管理或合并症的根本原因是并发症。Codman 在质量监控方面的创新,使得他被任命为医院标准化委员会,现被称为联合委员会,也被称为医疗机构认证联合委员会(Joint Commission on Accreditation of Healthcare Organizations,JCAHO)的主席。JCAHO 是一个私人的、非盈利的组织,成立于 1951 年,旨在评估自愿申请认证的健康卫生组织。该联合委员会对美国 16 000 多家医疗机构进行了评估和认证,其中包括 4 400 多家医院、3 900 多家家庭护理机构以及

表 25.1　医疗卫生质量的结构、过程和结果测量

质量测量	对象	优势	劣势
结构	- 医院、诊所设施 - 适当设备,手术室设施和效率 - 医生、护士等适当培训 - 足够的管理人员	- 通常易于收集数据 - 数据通常是客观的(即账单编号、管理信息)	- 可能很难确定结构测量与过程和结果测量之间的关系程度
过程	- 全面和及时筛查,检查技术 - 适当推荐和使用多学科队伍 - 外科技术 - 正确选择诊断试验和治疗选择	- 可以回答更相关的问题 - 为决策提供及时的结果	- 可能与结果无关(过程的改进可能不会导致结果的改进)
结果	- 生存 - 截肢 - 手术成功率	- 常更易于诠释 - 常被认为是更有效的测量 - 常可进行客观测量	- 结果的选择可能无关紧要(治疗可能降低截肢率,但也可能降低功能和患者生活质量) - 可能无法确定截肢等长期预后的原因 - 当必须作出决策时,可能无法比较或产生及时的结果 - 某些结果不太客观或不适用于某些患者群[即,患者满意度,将结果分为好或坏,工具如美国足踝关节矫形学会(AOFAS)评分]

7 000 多家提供行为医疗卫生、实验室、门诊治疗和长期医疗护理服务的其他医疗机构[17]。联合委员会还评估和认证医疗计划和医疗卫生网络。它由来自美国医师学会、美国外科医师学会、美国牙科协会、美国医院协会、美国医学会的代表,1 名普通护理代表、6 名公众成员和联合委员会主席共同管理。JCAHO 最初是为了规范美国医院提供的最低质量医疗卫生而建立的。1996 年,JCAHO 通过设立 Codman 奖,开始认可利用过程和结果措施来提高质量的医疗卫生机构[15,18]。联合委员会的项目之一,质量先锋(Pioneers in Quality,PIQ)协助医院寻求采用电子临床质量测定方法[19]。该计划包括教育计划(例如,为美国继续教育机构(Continuing Education Units,CEUs)举办的网络研讨会)、资源门户、认可类别、咨询委员会、修改的年度报告、发言人办公室外联、点对点解决方案交流,以及着重于与医院合作,为患者及其家人提供最高水平且优质的医疗护理。

Khuri 以领导退伍军人事务部前瞻性手术监视系统一个部门的初步发展而闻名。20 世纪 80 年代中期,美国退伍军人健康管理局(Veterans Health Administration,VHA)因其高手术死亡率而受到批评。为此,美国国会于 1985 年 12 月通过了第 99-166 号公法,要求 VHA 报告其手术结果与全国平均水平的比较,并对其数据进行了风险调整,以反映 VHA 手术患者群体的病情严重程度。1991 年,美国国家退伍军人事务外科风险研究(National Veterans Affairs Surgical Risk Study,NVASRS)在 44 个退伍军人管理局医疗中心开始。经过几次修改和更名,该系统最终成为国家外科质量改进计划(National Surgical Quality Improvement Program,NSQIP),至今仍被用于监测美国各地手术发病率和死亡率的医疗卫生结果[20]。

糖尿病肢体治疗中的医疗质量

为了了解如何衡量糖尿病医疗卫生的质量,我们有必要对现有的监测糖尿病相关质量指标和结果的系统有一个总体的了解。这些系统涉及联邦、州和区域政府机构、医疗保险公司

以及专业的组织和机构。在联邦一级,美国卫生与公众服务部(Department of Health and Human Services,HHS),隶属于政府的行政部门,是负责保护健康的主要机构。所有与健康有关的项目和办公室,均由卫生部部长办公室及其下属机构协调[21]。截至 2017 年 4 月,HHS 共有 11 个业务部门,其中包括美国公共卫生服务机构 8 个和人类服务机构 3 个。这些实体,管理各种卫生和人类服务以及研究项目。在监测保健和改善健康方面发挥重要作用的六个最知名机构如下:

- 医疗卫生研究和质量局(Agency for Healthcare Research and Quality,AHRQ),研究医疗卫生服务的利用和成本,发展和研究质量测定方法,传播卫生结果研究以提高医疗卫生质量,并支持循证医学。
- 美国疾病预防控制中心(Centers for Disease Control and Prevention,CDC),通过公共卫生部门,在国内和国际上,预防和控制疾病;调查患者的安全和医疗卫生质量。
- 医疗保险和医疗补助服务中心(Centers for Medicare and Medicaid Services,CMS),为占美国人口 25%的老年人、残疾人和低收入美国人提供医疗保险。
- 食品和药物管理局(Food and Drug Administration,FDA),负责确保疫苗、药物和其他生物制品、辐射产品、医疗器械和食品的安全性和有效性。
- 卫生资源与服务管理局(Health Resources and Services Administration,HRSA),是公共卫生服务(Public Health Service,PHS)的一部分,为地理偏远、经济或医疗薄弱的人提供卫生保健。
- 美国国立卫生研究院(National Institutes of Health,NIH),是主要的联邦研究机构,拥有全球最大的医学研究资金来源。

这些实体的每一个都利用数据驱动的方法,通过专门的程序和项目来监控医疗卫生质量。例如,AHRQ 的卫生服务成本和利用项目(Healthcare Cost and Utilization Project,HCUP)为各州和组织提供公共访问数据库和软件工具,以增强其医疗卫生质量改进项目[22]。HCUP 数据库汇集了州数据组织、医院协会、私人数据组织和联邦政府的数据收集工作,以创建一个国家级的患者医疗卫生数据信息资源。从 1988 年开始,HCUP 收

集了美国最大的纵向医院管理数据,包括所有付费人的信息。HCUP 数据库包括:

- 国家(全国范围)住院患者样本(National Inpatient Sample, NIS),包含每年超过 700 万人次的住院数据。加权后估计超过 3 500 万。
- 儿童住院病人数据库(Kids' Inpatient Database, KID),是美国唯一的全付费儿科住院医疗数据库,包含 200 万到 300 万人次的住院数据。
- 全国急诊科样本(Nationwide Emergency Department Sample, NEDS),是美国最大的全付费急诊科(emergency department, ED)数据库,提供全国基于医院的急诊就诊估计。未经加权,它包含了每年约 3 000 万急诊的数据。加权后,它估计约有 1.35 亿访问量。
- 全国再入院数据库(Nationwide Readmissions Database, NRD),是一个独特而强大的数据库,旨在支持对所有付款人和未参保人的全国再入院率进行各种类型的分析。未加权的 NRD,包含每年约 1 500 万次的出院数据。加权后,估计大约有 3 500 万次出院。
- 州住院患者数据库(The State Inpatient Databases, SID),包含了来自参与州的住院患者出院摘要,约占美国社区医院出院总数的 97%。
- 国家门诊手术和服务数据库(The State Ambulatory Surgery and Services Databases, SASD),包括来自医院自设的门诊手术和其他门诊服务的数据。这个数据库包含一组关于所有患者的核心临床和非临床信息,而不考虑付款人,包括医疗保险、医疗补助、私人保险和未参保患者。
- 国家急诊科数据库(The State Emergency Department Databases, SEDD),包含来自医院附属急诊科的数据,用于不会导致住院的就诊患者。

此外,HCUP 质量改进(Quality Improvement, QI)指标衡量多个医疗卫生维度,使决策者、利益相关者、研究人员和医生能够识别质量差距,并跟踪医疗卫生质量随着时间的变化。质量指标(Quality Indicators, QIs)分为 4 个模块:预防质量指标、住院质量指标、患者安全指标和儿科质量指标。所有 4 个模块都提供了软件和用户指南,以帮助用户将质量指标应用于自己的数据。这些 QIs 分析现有的住院患者出院数据,并且推断出这些结果,以确定在各种医疗条件(包括"门诊治疗敏感性条件"或 ACSCs)下提高预防和门诊治疗质量的方法。共有 14 个门诊治疗敏感性条件(ambulatory care sensitive conditions, AC-SCs),其中 4 个与糖尿病相关,即:①糖尿病短期并发症入院率;②糖尿病长期并发症入院率;③糖尿病未控制入院率;④糖尿病患者下肢截肢率[23]。除了能够下载数据和软件外,还提供易于使用的在线工具。例如,如果个人对全国或每个州的下

肢截肢统计数据感兴趣,可以通过 HCUPnet 在线应用程序轻松地访问这些统计数据,而无须下载任何数据库或统计软件包[24]。为了举例说明,使用 HCUPnet"得到快速统计数据表"函数,运行一个简单的查询(选择选项:"住院","国家",年 =2004,然后 =2014,"具体诊断或手术 = 否"),即可获取 2004 年和 2014 年所有手术(包括下肢截肢)住院的出院人数和其他统计数据。下肢截肢结果见表 25.2。这些统计数据是 HCUP 国家(全国)住院患者样本(NIS)(2004 年和 2014 年)基于各州收集并提供给 AHRQ 的数据加权全国估计值。2004 年和 2014 年,在 231 例住院患者中,下肢截肢分别排在第 47 位和第 45 位。虽然从 2004 年到 2014 年的 10 年间,成本下降了 4.6%,但费用成本比以 2.7 上升到 3.9;平均年龄下降 3 岁;男性比例上升 8.1%;死亡率从 3.8% 下降到 1.8%,下降 50% 以上;住院时间从 11.2 天减少到 9.6 天,下降 14%。如果需要更详细的分析,这也是可能的。例如,可以比较马萨诸塞州与其他州或全国的住院时间和费用的平均水平。马萨诸塞州与全国相比,2013 年(最近 1 年可用),平均年龄分别为 65.0 岁和 62.3 岁,住院时间分别为 8.8 天和 9.4 天,住院费用分别为 51 981 美元和 76 415 美元,成本分别为 21 992 美元和 20 427 美元,死亡率分别为 1.76% 和 1.78%。

用于监测质量的另一个 AHRQ 数据来源是医疗支出小组调查(Medical Expenditure Panel Survey, MEPS)[25],它包括对美国各地的家庭和个人、医疗提供者和雇主的大规模调查。MEPS 是关于医疗卫生的花费和使用情况以及健康保险覆盖的最完整的数据来源。使用 2014 年 MEPS 交互式数据表生成器,发现 63.4% 的糖尿病患者报告在过去 1 年内进行了糖化血红蛋白(glycosylated hemoglobin, HbA1c)测量,而 2004 年为 65%;2014 年西班牙裔和黑人的 HbA1c 检测率比白人低近 20%,而 10 年前大约是低 15%(表 25.3)。低收入和较差的健康状况,也预示着在 2014 年和 2004 年采取 HbA1c 检测的可能性较低。2014 年,共有 89.8% 的糖尿病患者报告进行了胆固醇检查,健康状况较差与进行胆固醇测量呈正相关,而贫困则无区别。共有 68.1% 的糖尿病患者报告进行了视网膜检查。如表 25.4 所示,2014 年 73.4% 的糖尿病患者进行了足部检查,高于 2004 年的 60%。与 HbA1c 测定的差异相比,糖尿病足部检查的种族、民族和经济差异没有那么大。与 2004 年至 2014 年 10 年间 HbA1c 的测量频率无改善相比,足部检查的频率改善了 13.4%,这点还未被调查过,但在某种程度上可能是由于临床医生更加关注足部检查对疾病恶化的信号重要性,以及下肢截肢对生活质量潜在的毁灭性影响,使得足部检查重要性获得更多的临床医生关注。与 HCUPnet 相似,可以使用 MEPSnet 查询工具分析 MEPS 数据库,该工具允许在调查中的所有变量之间生成详细的表。

表 25.2 使用 HCUPnet 在线查询工具获取的医院住院患者国家统计数据

年份	出院数	出院比例	每 10 万人出院数	年龄(平均数)	住院时间,天(平均数)	死亡率/%	男性占比/%	费用/$[a](平均)	成本/$[a](平均)	国家总费用/(10 亿,$[a])	国家总成本/(10 亿,$[a])
2004	111 110	29.6%	37.9	65.4	11.2	3.8	60.9	59 133	21 841	6.57	2.42
2014	119 245	33.7%	37.4	62.5	9.6	1.8	69.0	80 960	20 841	9.66	2.49

[a] 2014 年美元。

表 25.3　18 岁及以上的糖尿病患者过去 1 年至少进行过 1 次 HbA1c 检测的人数百分比：美国，2014 年

人口特征	人口总数（千）	有测量		未测量		不知道		未回应	
		百分比/%	标准差/%	百分比/%	标准差/%	百分比/%	标准差/%	百分比/%	标准差/%
总计	24 589	63.4	1.3	7.3	0.7	12.2	0.9	17.1	1.1
年龄									
18~64	13 345	65.6	1.8	8.3	0.9	11.0	1.2	15.2	1.3
18~44	2 762	65.7	3.5	7.2	2.0	11.8	2.3	15.3	2.8
45~64	10 584	65.5	2.0	8.6	1.1	10.8	1.4	15.1	1.5
65 及以上	11 243	60.8	2.3	6.1	1.1	13.7	1.4	19.4	1.7
性别									
男	11 726	65.1	1.8	6.7	1.0	12.1	1.4	16	1.5
女	12 863	61.8	1.9	7.8	1.1	12.3	1.3	18.1	1.5
种族									
西班牙裔	3 813	50.5	3.1	11.0	1.7	12.3	1.7	26.2	2.5
白人，非西班牙裔	14 979	69.5	1.9	5.1	0.9	10.8	1.3	14.6	1.5
黑人，非西班牙裔	3 626	52.3	2.1	9.1	1.5	16.3	1.7	22.3	1.8
美国印第安人/美国土著/其他种族，非西班牙裔	--	--	--	--	--	--	--	--	--
亚裔，夏威夷，太平洋群岛等/非西班牙裔	1 508	63.4	4.7	13.7	3.8	15.5	3.3	7.3	2.2
医疗保险现状[a]									
<65，有私人保险	8 320	69.4	2.4	6.9	1.1	10.3	1.8	13.4	1.6
<65，只有公共保险	3 582	61.6	3.4	7.0	1.5	13.4	2.2	17.9	2.2
<65，无保险	1 443	53.3	5.4	19.4	4.5	8.9	2.6	18.5	2.8
65+，只有医疗保险	3 798	50.4	3.6	7.9	2.1	20.0	3.1	21.7	2.8
65+，医疗和私人保险	5 376	71.8	3.1	4.4[c]	1.5[c]	8.0	1.4	15.8	2.2
65+，医疗和其他公共保险	1 996	51.9	4.5	7.6	2.1	16.8	2.9	23.8	3.7
65+，无医疗保险	--	--	--	--	--	--	--	--	--
贫困状态[b]									
贫困及以下	3 961	53.8	3.2	10.3	1.9	14.1	2.1	21.8	2.2
接近贫困	1 412	47.3	4.6	8.4[c]	2.8[c]	19.2	3.7	25.1	5.1
低收入	4 185	56.6	3.2	7.8	1.5	18.6	2.7	17.0	2.2
中等收入	6 813	66.0	2.3	7.0	1.4	10.7	1.7	16.3	1.8
高收入	8 218	72.0	2.6	5.7	1.3	8.2	1.6	14.1	1.9
人口普查区域									
东北	4 014	61.8	3.5	7.6	2.0	15.6	3.1	15.0	2.2
中西部	5 535	70.6	3.7	4.3[c]	1.6[c]	9.1	2.0	16.0	2.4
南部	9 985	61.3	1.6	7.3	1.0	12.9	1.4	18.5	1.8
北部	5 055	60.8	2.9	10.4	1.6	11.7	1.9	17.0	2.2
自感健康状况									
优秀	1 318	63.8	6.0	9.6[c]	2.9[c]	11.5[c]	3.6[c]	15.1	3.7
很好	5 204	68.0	2.9	7.3	1.7	10.1	1.8	14.6	2.2
好	9 110	64.4	2.3	7.5	1.3	10.8	1.6	17.3	1.8
一般	6 696	60.3	2.3	6.3	0.9	13.9	1.8	19.5	1.8
差	2 260	57.3	4.3	8.2	2.4	18.8	3.1	15.7	3.2

　　[a] 未投保人员是指全年未投保的人员。公共医疗保险和私人医疗保险是指在同一期间内任何时候享受公共医疗保险或私人医疗保险的个人；拥有公共和私人保险的个人以及拥有 Tricare（与军队相关的保险）的个人被归类为拥有私人保险。

　　[b] 贫困是指收入低于联邦贫困线的人；接近贫困线，超过贫困线的 125%；低收入，超过贫困线的 125% 到 200%；中等收入，超过贫困线的 200%~400%；高收入，超过贫困线的 400%。

　　[c] 相对标准误差等于或大于 30%——小于 100 个样本。

　　资料来源：Center for Financing, Access and Cost Trends, Agency for Healthcare Research and Quality；Medical Expenditure Panel Survey, 2014 Internet Citation：Agency for Healthcare Research and Quality. Table 1.1：Percent of Adults Age 18 and Over with Diabetes who Reported Having a Hemoglobin A1C Measurement at Least Once in Past Year：United States, 2014. Medical Expenditure Panel Survey Household Component Data. Generated interactively. (April 26, 2017)

表 25.4 18 岁及以上的糖尿病患者过去 1 年进行足部检查的比例:美国 2014 年

人口特征	人口总数（千）	过去 1 年		1 年多以前		从未足部检查		未回应	
		百分比/%	标准差/%	百分比/%	标准差/%	百分比/%	标准差/%	百分比/%	标准差/%
总计	24 589	73.4	1.2	7.2	0.7	17.5	1.1	1.9	0.4
年龄									
18~64 岁	13 345	69.6	1.6	7.4	1.0	21.2	1.5	1.8[c]	0.7[c]
18~44 岁	2 762	60.8	4.0	7.9[c]	2.4[c]	30.9	3.8	0.4[c]	0.3[c]
45~64 岁	10 584	71.8	1.8	7.3	0.9	18.7	1.6	2.2[c]	0.9[c]
65 岁及以上	11 243	78.0	1.7	6.9	1.1	13.1	1.3	2.0	0.5
性别									
男	11 726	74.6	1.7	6.6	1.0	16.8	1.4	2.1	0.6
女	12 863	72.4	1.8	7.7	1.0	18.2	1.6	1.7	0.7
种族									
西班牙裔	3 813	66.6	2.8	7.0	1.3	23.1	2.3	3.4	0.9
白人,非西班牙裔	14 979	76.2	1.7	6.4	0.9	15.5	1.5	1.9[c]	0.7[c]
黑人,非西班牙裔	3 626	73.4	2.3	9.5	1.7	16.1	2.0	1.0[c]	0.4[c]
美国印第安/美国土著/其他种族,非西班牙裔	--	--	--	--	--	--	--	--	--
亚裔,夏威夷,太平洋群岛等非西班牙裔	1 508	64.7	5.4	9.8[c]	3.3[c]	25.4	5.4	0.0[c]	0.0[c]
医疗保险现状[a]									
<65 岁,有私人保险	8 320	70.8	2.2	6.9	1.4	20.3	2.0	1.9[c]	1.1[c]
<65 岁,只有公共保险	3 582	69.1	2.9	8.4	1.6	20.8	2.5	1.6[c]	0.8[c]
<65 岁,无保险	1 443	63.5	5.0	8.0[c]	2.7[c]	27.1	4.3	1.4[c]	0.7[c]
65 岁+,只有医疗保险	3 798	78.1	2.8	6.8	1.9	12.9	2.2	2.2[c]	0.9[c]
65 岁+,医疗和私人保险	5 376	79.3	2.6	7.8	1.7	10.9	2.1	2.1[c]	0.8[c]
65 岁+,医疗和其他公共保险	1 996	73.9	3.5	5.0[c]	1.6[c]	19.7	3.1	1.5[c]	1.0[c]
无医疗保险	--	--	--	--	--	--	--	--	--
贫困状态[b]									
贫困及以下	3 961	71.7	2.4	6.5	1.3	19.4	2.2	2.3[c]	0.8[c]
接近贫困	1 412	78.1	4.0	6.4[c]	2.7[c]	14.2	3.2	1.3[c]	1.1[c]
低收入	4 185	68.8	2.6	9.3	1.8	19.7	2.1	2.2[c]	0.9[c]
中等收入	6 813	74.7	2.2	7.2	1.6	16.7	1.8	1.5[c]	0.5[c]
高收入	8 218	74.4	2.5	6.6	1.2	16.7	2.1	1.9[c]	1.1[c]
人口普查区域									
东北	4 014	77.5	2.8	6.2	1.6	15.3	2.2	1.0[c]	0.7[c]
中西部	5 535	75.5	2.7	5.1	1.4	16.6	2.3	2.8[c]	1.7[c]
南部	9 985	72.3	1.8	8.1	1.1	18.1	1.5	1.5	0.4
北部	5 055	70.2	2.6	8.4	1.5	19.1	2.6	2.3	0.5
自感健康状况									
优秀	1 318	72.0	5.8	3.5[c]	1.5[c]	24.3	5.8	0.2[c]	0.2[c]
很好	5 204	67.1	3.2	7.4	1.5	22.3	2.5	3.1[c]	1.8[c]
好	9 110	72.8	1.7	8.8	1.4	16.3	1.7	2.1	0.5
一般	6 696	77.9	2.2	5.8	1.2	15.2	1.7	1.1[c]	0.5[c]
差	2 260	77.8	3.1	6.2	1.8	14.4	2.8	1.5[c]	1.0[c]

[a] 未投保人员是指全年未投保的人员。公共医疗保险和私人医疗保险是指在同一期间内任何时候享受公共医疗保险或私人医疗保险的个人;拥有公共和私人保险的个人以及拥有 Tricare(与军队相关的保险)的个人被归类为拥有私人保险。

[b] 穷人是指收入低于联邦贫困线的人;接近贫困线,超过贫困线的 125%;低收入,超过贫困线的 125% 到 200%;中等收入,超过贫困线的 200%~400%;高收入,超过贫困线的 400%。

[c] 相对标准误差等于或大于 30%。

--,小于 100 个样本。

注意:估计是使用 DCS 权重变量生成的。

资料来源:Center for Financing, Access and Cost Trends, Agency for Healthcare Research and Quality;Medical Expenditure Panel Survey, 2014 Internet Citation;Agency for Healthcare Research and Quality. Table 1.4;Percent of Adults Age 18 and Over with Diabetes who Reported Having a Foot Examination in Past Year;United States, 2014. Medical Expenditure Panel Survey Household Component Data. Generated interactively. (April 26, 2017)

自 2003 年以来,AHRQ 每年都会编制国家医疗质量报告和国家医疗差异报告。从 2014 年开始,有关医疗卫生质量和医疗卫生差距的调查结果被整合到一份报告中,即《国家医疗卫生质量和差距报告》(National Healthcare Quality and Disparities Report,NHQDR)。NHQDR 概述了美国普通民众所接受的医疗卫生质量,以及不同种族、民族和社会经济群体在医疗方面的差异。该报告基于 250 多项质量和差距衡量指标,涵盖了一系列广泛的医疗卫生服务和环境。NHQDR 采用过程和结果两种方法来评估美国糖尿病治疗的质量。糖尿病治疗过程的方法,包括是否在过年进行了 HbA1c 检测、视网膜检查、流感疫苗接种和足部检查,而预后的方法包括实际检测结果(例如,HbA1c>9.5% 较差,<9% 需要改善,<7% 良好;总胆固醇<200mg/dL 为好;血压<140/90mm/Hg 的人群百分比)和"可避免"住院分类。在这里,住院治疗可被认为是"身体健康状况恶化"的一个指标。可避免住院治疗的定义为,糖尿病患者在无并发症(短期或长期并发症或下肢截肢的缺乏)的情况下,因血糖未控制入院。短期并发症包括酮症酸中毒、高渗和昏迷。长期并发症包括肾脏、眼睛、神经系统、循环系统或其他与糖尿病相关的非特异性诊断。

自 2011 年以来,美国疾病预防控制中心开展了一项新的调查,即国家医院治疗调查(National Hospital Care Survey,NHCS),将国家医院出院调查(National Hospital Discharge Survey,NHDS)收集的以前住院患者数据,以及由 CDC 的国家医院门诊医疗调查(CDC's National Hospital Ambulatory Medical Care Survey,NHAMCS)收集的急诊部、出院部和门诊手术中心的数据进行整合。将这 2 项调查与个人信息(受保护的健康信息)收集结合起来,可以将所有科室为同一患者提供的治疗联系起来。现在还可以将调查数据与国家死亡指数(National Death Index)、医疗补助计划(Medicaid)和医疗保险计划(Medicare)的数据联系起来,以获得更全面的患者治疗情况。一个由 4 个标准组成的糖尿病疗效综合测量已被用来确定质量差距(图 25.2)[27]。推荐的服务包括每年 2 次或以上的 HbA1c 检测、足部检查、散瞳眼部检查和流感疫苗注射。该比率根据 2000 年美国标准人口的年龄调整,分为 2 个年龄组:40~59 岁和 60 岁及以上。白人和黑人都是非西班牙裔。西班牙裔包括所有种族。如图所示,2008 年到 2012 年间,4 项推荐服务的总体符合率从 21% 上升到 26.6%。自 2008 年以来,对推荐服务依从性的增长率,白人为 33.4%、黑人为 31.3%、西班牙裔为 21.4%。

疾病控制和预防中心(Center for Disease Control and Prevention,CDC)在各州的协助下,监督另一项调查,即行为风险因素监测系统(Behavioral Risk Factor Surveillance System,BRFSS)[28]。BRFSS 是一项电话健康调查,通过随机打电话给美国公民来追踪疾病和危险行为。关于下肢,BRFSS 在糖尿病的可选状态模块中调查了 2 种过程测量方法:自我足部检查和健康专业人员的足部检查。在过去 10 年中,大约有 40 个州和地区使用了这个糖尿病模块。该数据集的一个重要特征是,可以在不同的状态之间比较 BRFSS 结果。BRFSS 是少数几个提供当前信息以跟踪下肢质量过程测量的数据监控工具之一。BRFSS 方法有一些众所周知的局限性。一个局限性是,调查可能会漏掉一些高危人群,例如那些无住宅电话号码的人、住过院的人、不会说英语或西班牙语的人。另一个局限性是,它依赖于患者的回忆和感知,并利用较小的调查样本量来降低调查管理成本。

最全面和最具全国代表性的健康评估之一是由美国疾病预防控制中心国家健康统计中心进行的国家健康和营养检查调查(National Health and Nutrition Examination Survey,NHANES)[29]。NHANES 包括来自患者访谈、医生体检和实验室结果的组合数据。糖尿病相关数据包括调查问卷、空腹血糖、胰岛素、HbA1c 及口服糖耐量试验等实验室结果,血脂、肾功能、体重、身高、血压等体检结果。与患者调查相比,NHANES 的主要优势在于它包括了现场获得的实际实验室和体检结果。它也是美国具有全国代表性的个人样本。其缺点包括费时且成本过高,样本量相对较小。州级数据也不可用,必须与国家基准进行比较。

美国卫生与公众服务部每十年都会推动一项健康人议程(如 2000 年、2010 年和 2020 年健康人议程),为预防美国人口的健康提供了一个框架[30]。对于糖尿病,2020 年健康人口计划力争实现 16 个目标,其中包括 5 个改善预后的目标:降低糖尿病和糖尿病前期的发病率;降低心血管病全因死亡率;降低下肢截肢率;改善血糖控制。它还寻求通过增加每年至少 2 次接受体检和血脂、血压、HbA1c 以及牙科、足部和眼部检查的患者比例,改善与过程措施有关的 9 项治疗领域。增加对糖尿病患者的检测和糖尿病前期预防性健康行为,如增加运动、改善营养(减少脂肪和热量)和减重,也在要改善的清单内。这个健康人 HealthyPeople.gov 网站汇集了上述各种来源的调查数据,用户可以提取这些数据。图 25.3 显示了 3 个查询工具的屏幕截图(a、b 和 c),该工具用于糖尿病足治疗的目标 D-4(减

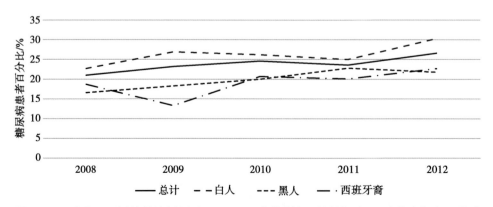

图 25.2　40 岁及以上诊断为糖尿病的患者,2008—2012 年按种族/民族划分,在日历年度内接受 4 项推荐的糖尿病服务

a

糖尿病

D-4降低糖尿病人群下肢截肢率

糖尿病人群下肢截肢率(年龄校正,每1 000人口)

2020基线(年): 3.5(2005—2007)　　2020目标: 不可应用的　　预设方向: ↓预期降低

年份选择 ▼

人数		◄ 2001—2003	2002—2004	2005—2007	2006—2008	2007—2009	2008—2010
总计	查看图表 ▮▮	4.8	4.4	3.5	3.3	3.2	3.4

通过组别查看数据 ⊕

数据来源:　National Hospital Discharge Survey (NHDS), CDC/NCHS; National Health Interview Survey (NHIS), CDC/NCHS

数据:　Data Details　Learn more about the methodology and measurement of this HP2020 objective

↓　Download all data for this HP2020 objective [XLS-15.78kB]

脚注:　View All Footnotes

b

糖尿病

D-9增加每年至少一次足部检查的成人糖尿病患者的比例

成人糖尿病患者的每年足部检查(年龄校正, 百分比, 18岁+)

2020基线(年): 68.0(2008)　　2020目标: 74.8　　预设方向: ↑预期升高

⊖ 国家数据　▼

年份选择 ▼

人数		◄ 2002	2003	2004	2005	2006	2007 ►
总计	查看图表 ▮▮	67.1	67.8	67.2	66.1	68.5	70.2

通过组别查看数据 ⊕

数据来源:　Behavioral Risk Factor Surveillance System (BRFSS), CDC/NCCDPHP

数据:　　Map of state-level data for this objective

Data Details　Learn more about the methodology and measurement of this HP2020 objective

↓　Download all data for this HP2020 objective [XLS-1.06MB]

脚注:　[1] Based on 37 states excluding AR, CA, HI, ID, KS, ME, MD, MI, MS, NE, NY, OK, RI, and SD.
[2] Based on 36 states excluding AR, CA, CO, KS, ME, MD, MI, MO, NE, NJ, NY, OK, RI, TX, and WA.

View All Footnotes

图 25.3　(a~c) HealthyPeople. gov 网站资源的例子,详细介绍了 2020 年健康人群糖尿病足的治疗目标。可查询网站 https://www. healthypeople. gov/2020/topics-objectives/topic/diabetes/objectives. 访问时间 2017 年 5 月 7 日

c

糖尿病人群下肢截肢率(年龄校正,每1 000人口)

2020基线(年):3.5(2005—2007)　　　**2020目标:不可应用的**　　　预设方向:↓预期降低

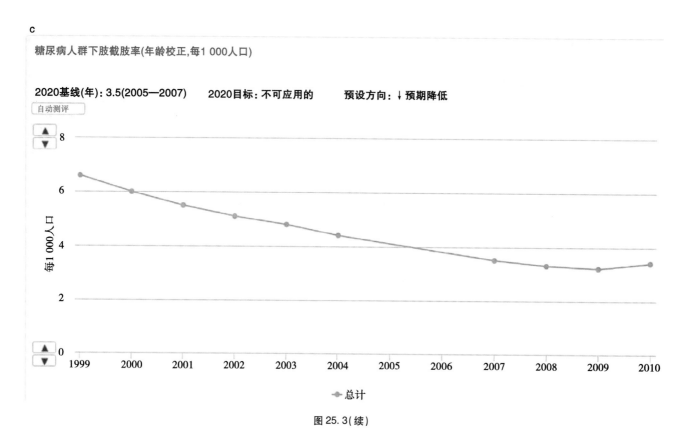

图 25.3(续)

少足部截肢)和 D-9(增加足部检查)的选择。2010 年健康人群的目标是将下肢截肢率(lower extremity amputations,LEAs)从基线水平的每 1 000 名糖尿病患者中减少 6.6 例(1997—1999 年按照 2000 年标准人群调整年龄),到 2010 年达到每 1 000 名患者中减少 2.9 例。《健康人 2020 中期回顾》的数据显示,2005—2007 年和 2008—2010 年糖尿病患者经过年龄调整后的下肢截肢率(目标 D-4)分别为 3.5/1 000 和 3.4/1 000[31]。该研究还报告说,在 2008—2010 年期间,按性别、种族和民族划分的糖尿病患者经过年龄校正后的下肢截肢率差异具有统计学意义。这些统计数据的数据来源是国家医院出院调查(National Hospital Discharge Survey,NHDS)和国家健康访谈调查(National Health Interview Survey,NHIS)在 2008 年至 2010 年期间 18 岁及以上的糖尿病患者中每年进行足部检查的比例极少或无变化(分别为 68.0% 和 68.4%)。2010 年,按种族、民族和教育程度进行年度足部检查(目标 D-9)的成年糖尿病患者年龄调整比例的差异具有统计学意义。性别、家庭收入、残疾状况和地理位置的差异无统计学显著意义。2010 年,约有 73 000 例非创伤性下肢截肢发生在 20 岁或以上的糖尿病患者中,约 60% 的非创伤性下肢截肢发生在 20 岁或以上糖尿病患者中[32]。值得注意的是,减少足溃疡发生率最初是作为 2010 年健康人群的绩效目标之一。因为在中期评估期间,NHANES 关于这个主题的数据是不可靠的,因此该指标被删除。这表明,即使在 NHANES 内部,也很难进行足够的质量性能数据收集和测量。

关于糖尿病质量改进标准存在争议和意见分歧。有几种选择质量标准和基准的方法。大多数质量指标都是由专业组织推荐的。美国糖尿病协会(American Diabetes Association,ADA)是一个主要的糖尿病专业组织,每年都会发布有关高质

量治疗的标准[33]。"足部治疗"部分强调每年进行足部检查以确定足溃疡的重要性,并对溃疡和截肢风险较高(包括有截肢史、溃疡史、周围神经病变、足畸形、周围血管疾病、视觉障碍、糖尿病肾病、血糖控制不良和吸烟史)的个人进行筛查。美国临床内分泌医师协会(American Association of Clinical Endocrinologists,AACE)也为糖尿病治疗提供了临床实践指南[34]。AACE 还支持年度进行全面足部检查,包括对神经病变和足部力学改变的评估。他们还建议,应根据确定的风险因素,将患者转诊给足病外科医师、血管外科医师、骨科医生和/或神经科医生。

虽然理论基准(即不截肢,100% 足部检查)上,确定与最佳治疗过程相关的最佳结果是容易的,但实际限制却限定了它们的使用。一个有据可查的限制是,使用国家或州的平均值作为基准,不足以促进广泛的地方多样性的质量改进。平均值未考虑到高风险人群地区的严重性调整。由于这些因素,通常将国家和州的平均值保留用于跟踪和监视,而不是用于比较基准,比较基准需要针对潜在的混杂因素进行调整。目前流行的 2 个基准是国家共识目标和同类最佳目标。前者的一个例子是先前提到的健康人国家共识目标中的基准。计算同类最佳基准的方法有很多种。计算方法决定了这个参考点的效用。

同样重要的是,要与类似的来源和定义进行比较。AHRQ 的国家质量检测交易所(National Quality Measures Clearinghouse,NQMC),已经是一个公共资源,用于总结基于证据的质量检测和检测集[35]。NQMC 的使命是通过提供有关质量检测的客观、详细信息,并进一步传播、实施和使用这些信息,为医疗卫生决策提供依据,从而使卫生服务更安全、更高质量、更易获得、公平和负担得起。NQMC 网站允许按照一般分类和子分类搜索所有检测,例如:质量检测类型(例如,结果、患者经验、

流程、结构、成本、服务使用、用户登记的健康状况、人群健康状况和服务人群使用)、组织、检测等级、质量的公共卫生目标、国家质量战略、检测设置、当前使用、核心质量检测、检测计划、支持检测质量标准的证据类型、数据来源、目标人群特征(如年龄、性别、弱势人口状况)和医学研究所领域(有效性、效率和公平性)。它还允许对用户指定的术语和短语进行搜索,以便提取检测的特征,包括:检测域(主要检测范围);简单摘要(描述、基本原理、基本原理证据);支持检测的证据(支持检测质量标准的证据类型、检测测试范围);检测的使用状况(当前使用);在其当前使用中,检测应用(检测设置、参与提供卫生服务的专业人员、所述服务的最低交付级别);检测的数据收集(分母包含/排除、分子包含/排除、数据源);检测的计算(评分、评分的解释、对患者或人群因素的定量);以及识别信息(检测集合名称、资金来源、制定检测方法小组的组成、NQMC 最新版本的日期)。例如,搜索"糖尿病"这个词可以得到 340 个检测值,人们可以通过上面提到的一组特征进行比较,而搜索"糖尿病"和"足"则可以得到 14 个质量检测值。为了便于说明,表 25.5 中列出了其中 9 项检测及其报告特征的小部分。

表 25.5　从国家质量检测交易所在线搜索工具中选择糖尿病和足部治疗的质量检测指标

出版日期	标题	发布者	主要测量领域	描述	收集数据的机构名称
2006.06	糖尿病:过去 12 个月内进行过全面足部检查患者的百分比	HRSA 健康差异合作伙伴:糖尿病合作	临床质量检测:过程	用该检测评估在过去 12 个月里,在临床信息系统中有年度全面足部检查记录的糖尿病患者的百分比。每年一次的足部综合检查是 ADA 指南的一部分[下肢截肢预防(Lower Extremity Amputation Prevention,LEAP)检查就是其中的一种类型]。该检查应包括保护性感觉、足部结构和生物力学、血管状况和皮肤完整性的评估	HRSA 健康差异合作组织(Health Disparities Collaboratives,HDC)措施
2010.09	慢性创面治疗:在 12 个月报告期内接受了适当减压(压力缓解)方法的 18 岁及以上诊断为糖尿病和足溃疡患者的百分比	美国整形外科医师协会国家质量保证委员会医师绩效改进联盟®	临床质量检测:过程	用该检测评估在 12 个月的报告期内,接受了适当减压方法的 18 岁及以上诊断为糖尿病和足溃疡患者的百分比	慢性创面治疗医师绩效测评集
2010.09	慢性创面治疗:在 12 个月报告期内接受适当足部医疗护理和日常足部检查教育的 18 岁及以上糖尿病和足部溃疡患者的百分比	美国整形外科医师协会国家质量保证委员会医师绩效改进联盟®	临床质量检测:过程	用该检测评估了在 12 个月报告期内接受适当足部医疗护理和日常足部检查教育的 18 岁及以上糖尿病和足部溃疡患者的百分比	慢性创面治疗医师绩效测评集
2014.11	成人糖尿病综合治疗:在检测年度期间,有足部检查(视觉检查、感觉检查、单丝和脉搏检查)的 18~75 岁 1 型或 2 型糖尿病患者的百分比	国家质量保证委员会	临床质量检测:过程	用该检测评估在检测年度期间,有足部检查(视觉检查、感觉检查、单丝和脉搏检查)的 18~75 岁 1 型或 2 型糖尿病患者的百分比。该检测是成人糖尿病综合治疗复合措施 6 个不同比率的组成部分,看一个组织对糖尿病常见和严重疾病的治疗程度	HEDIS 2015:责任医疗组织(AccountAble Care Organization,ACO)集
2014.08	糖尿病:在 12 个月内至少进行 1 次下肢神经检查的 18 岁及以上诊断为糖尿病患者的百分比	美国足病医学协会	临床质量检测:过程	用该检测评估在 12 个月内至少进行 1 次鞋码和尺码检查的 18 岁及以上诊断为糖尿病患者的百分比	糖尿病足和踝关节治疗医师绩效测评集
2012.05	远端对称性多发性神经病变(distal symmetric polyneuropathy,DSP):在初步评估 DSP 时,对其进行糖尿病筛查的 18 岁及以上诊断为 DSP 患者的百分比	美国神经病学学会	临床质量管理检测:过程	用该检测评估,在初步评估远端对称性多发性神经病变(DSP)时,对其进行糖尿病筛查(例如,空腹血糖测试、糖化血红蛋白或 2 小时葡萄糖耐量试验)的 18 岁及以上诊断为 DSP 患者的百分比	远端对称多发性神经病变质量检测集
2012.05	远端对称多神经病变(DSP):使用有效可靠仪器询问疼痛和疼痛对功能干扰的 18 岁及以上诊断为 DSP 患者的百分比	美国神经病学学会	临床质量措施:过程	用该检测评估使用有效可靠仪器询问疼痛和疼痛对功能干扰的 18 岁及以上诊断为 DSP 患者的百分比	远端对称多神经病变质量检测集
2015.03	糖尿病患者的下肢截肢:每 10 万名年龄在 18 岁及以上的人群中,因任何列入糖尿病诊断和任何列入下肢截肢手术的入院百分比	健康卫生研究和质量局	相关人口卫生检测:服务的人口使用	用该检测评估每 10 万名年龄在 18 岁及以上的人群中,任何列入糖尿病诊断和任何列入下肢截肢手术的入院百分比	医疗卫生研究和质量局(AHRQ)质量指标

另一个小组,国家质量保证委员会(the National Committee for Quality Assurance,NCQA)负责认证健康计划。CMS 还要求使用雇主健康计划数据信息集(Health Plan Employer Data and Information Set,HEDIS)进行报告。HEDIS 检测旨在允许对医疗卫生系统之间进行比较,尽管这些检测也用于以各种不断扩大的方式评估医疗卫生质量的改善。通过在"HEDIS"和 NCQA 网站上搜索,可以经上述的 NQMC 来获得 HEDIS 检测[36]。这些信息被医疗保险公司、CMS、研究人员和其他消费者用来比较不同层次的医疗质量。例如,国家杂志和媒体根据这些数据发布了"美国最佳健康计划"。糖尿病综合治疗是 HEDIS 最常监测的健康问题之一。根据合同规定,医师有义务在应 HEDIS 检测的健康计划要求时及时提供病历信息。HEDIS 检测"糖尿病综合治疗"评估了 18~75 岁成年糖尿病患者(1 型和 2 型),分别进行了以下检查:①HbA1c 检测;②HbA1c 控制差(>9.0%);③HbA1c 得到控制(<8.0%);④选定人群(有商业保险和医疗援助)的 HbA1c 控制良好(<7.0%);⑤眼科医疗检查(视网膜);⑥肾病的药物治疗;和⑦血压控制(<140/90mmHg)。目前,该年度报告的 HEDIS 综合质量检测并未特别地包括足部治疗。表 25.6 显示了用于 2005 年、2010 年和 2015 年按保险者类型划分的总人口检测中的 3 项。

为了向临床医生提供工具,以支持持续高质量治疗的提供和认可,NCQA 与美国 ADA 合作开发了糖尿病识别计划(Diabetes Recognition Program,DRP)[37]。这项自愿计划旨在表彰采用循证医学方法并为他们的糖尿病患者提供优质治疗的医生和其他临床医生。根据 25 份患者病历中的 10 项检测,对数据进行分析并收取一定费用,以确定是否提供了循证医学证据和"优质治疗"。患者和其他消费者可以公开识别那些被 NCQA 认可的医生,因为他们在糖尿病方面提供了持续的高质量治疗。还有一些激励计划鼓励符合条件的医生报告医疗保险

受益人的数据。其中一项奖励计划,即通过 CMS 管理的医师质量报告系统(Physician Quality Reporting System,PQRS),于 2016 年 12 月结束,并根据 CMS 质量支付计划过渡到基于绩效的激励支付系统(Merit-based Incentive Payment System,MIPS)[38]。第一个 MIPS 绩效期为 2017 年 1 月至 12 月。大多数参与者报告,至少 90 天的多达 6 项的质量检测(包括一项预后检测),并且必须证明至少 90 天内完成了多达 4 项的改进活动。符合资格的参与医师将根据提交的基于循证和实践的质量数据获得薪酬上调。如表 25.7 所示,有 3 项针对糖尿病和足部治疗的质量检测。除了上一节所述的项目外,还有其他的糖尿病质量改进"按绩效付费"糖尿病项目[39,40]。

表 25.6 用于 2005 年、2010 年和 2015 年按保险者类型划分的总人口的 3 项 HEDIS 糖尿病治疗质量检测

	年份	商业保险		医疗补助计划	医疗保险	
		HMO	PPO	HMO	HMO	PPO
眼部检查	2005	54.8	42.7	48.6	66.5	53.8
	2010	57.7	45.5	53.1	64.6	62.3
	2015	53.7	47.1	52.7	68.8	68.4
HbA1c 检查	2005	87.5	82.8	76.1	88.9	80.0
	2010	89.9	85.2	82.0	90.4	90.6
	2015	90.1	88.8	86.0	93.2	92.7
HbA1c>9%	2005	29.7	55.4	49.2	23.6	27.3
	2010	27.3	46.6	44	25.9	35.2
	2015	33.8	44.3	45.4	27.4	26.0

表 25.7 根据 AHRQ 国家质量战略(National Quality Strategy,NQS)领域划分的针对糖尿病和足部治疗的 3 种基于业绩奖励支付系统(MIPS)质量检测

方法名称	方法描述	NQS 领域	数据提交方法	倡议组织
糖尿病:糖尿病足和踝治疗,外周神经-神经病学评估	在 12 个月内有 1 次下肢神经病学检查的 18 岁及以上诊断为糖尿病患者的百分比	有效的临床治疗	注册	美国足病医学协会
糖尿病:糖尿病足和踝治疗,溃疡预防-鞋类评估	评估过鞋具合适和大小的 18 岁及以上诊断为糖尿病患者的百分比	有效的临床治疗	注册	美国足病医学协会
糖尿病:足部检查	在检测年度期间,接受过足检查(视力检查和单丝感觉检查和脉搏检查)的 18~75 岁的糖尿病(1 型和 2 型)患者的百分比	有效的临床治疗	EHR	全国质量保证委员会

糖尿病质量改进措施

由于美国传统的医疗卫生系统旨在为急性疾病(即,反应药物)提供症状驱动的反应而设计的,因此可能无法将其最佳配置以满足慢性病的需求。针对慢性病和基于人群医学的治疗,正发展为特别适合糖尿病患者的特殊领域[41,42]。应用于糖尿病的慢病治疗模式的基本原则是糖尿病治疗的所有方面都是在多学科环境中提供的,强调预防性筛查实践,而不是反应性治疗。健康卫生输送,集中在改善提供治疗的社区、医师和设施。可将慢性治疗模式通过以下基本核心要素等应用于糖

尿病足的治疗[43,44]:

- 治疗的组织:在领导的支持下,预防溃疡和截肢是组织的优先事项;制定明确的目标、循证政策和激励措施,以增加筛查。
- 临床信息系统:建立登记处,如果可能的话使用电子医疗记录,按风险级别跟踪患者,为临床医生提供反馈信息,并为患者和护工提供风险级别的适当提醒和建议;从以前记录中提取和总结数据,以促进良好的临床决策。
- 转诊系统设计:为风险分层筛查、临床治疗和在初级医疗中的随访,提供有计划的访问和其他主动机制;在分层的风险

水平基础上,促进足病治疗团队的成员和初级医疗提供者之间定期、有意义的协作和互动。

- 决策支持:实施循证指南、专家转诊指南和在线工具;医疗提供者/团队的培训;反馈和患者进度报告。
- 自我管理支持:根据患者确定的优先事项,向患者和家属提供自助指导和材料。
- 协调社区资源:鼓励患者参与有效的社区项目。
- 独立的非营利组织,如医疗卫生改进研究所(Institute for Healthcare Improvement,IHI),也在基于久经考验的质量改进工具,为各种医疗卫生结构的重大改进作出了贡献。IHI提倡计划-执行-研究-行动(Plan-Do-Study-Act,PDSA)模式,在这种模式下,经过测试的微小变化步骤会导致医疗卫生

结构、过程和预后检测的理想改进(图 25.4)。PDSA 由 3 个基本问题指导:

1. 我们要试着去完成什么?目标必须是可衡量的,在一个特定人群内,并且有一个具体的最后期限。

2. 我们将怎么知道改变就是改进?定量检测被定义为结构、过程或预后测量。

3. 我们能做什么改变来得到改进?改变并不总是等同于改进;改变是经过仔细选择的。

然后将选定的改变进行快速循环测试,即 PDSA 模型,该模型利用所学信息来指导未来的改变。这种初步改变可以根据结果被中止、细化,或者在更大范围甚至整个组织内实施[31,32]。

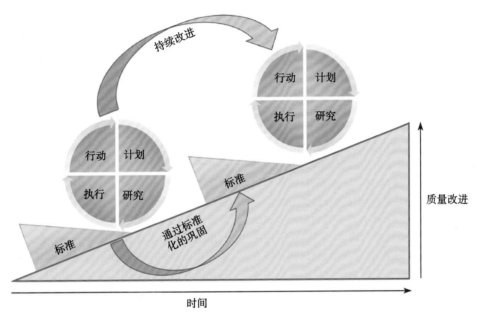

图 25.4 持续质量改进的计划、研究、执行和行动模型

多个计划-执行-研究-行动(PDSA)循环可以有效地推动包括糖尿病在内的所有医疗卫生领域有意义的变化。例如,加州安全网研究所[45]创建了一个合作项目,旨在提高几家公立医院诊所对糖尿病患者的治疗质量。这些目标集中于改善血糖控制、减少心血管危险因素和改善患者自我管理。确定了在指定时间框架内的具体目标,以及结构、过程和预后的检测。选择相信能达成目标并实施多个 PDSA 循环这些有意义的改变。一些选定改变包括决策支持变更(统一使用糖尿病临床指南,初级医疗和专家之间的综合沟通)、自我管理支持、转诊系统设计变更(专业医疗助理培训、建立足病转诊、建立危险分层系统、文化上适合的教育材料等),以及临床信息系统的变更(创建糖尿病疾病登记簿,用于过期检查和测试的自动警报,向医师和患者提供反馈)。在 7 个月内,几乎 50% 的患者小组在患者自我管理方面取得了显著改善,包括足部检查的比例(从 < 20% 至 60%)以及平均 HbA1c 和低密度脂蛋白(low density lipoprotein,LDL)胆固醇水平的总体下降。协作小组认识到,如果无强有力的高层领导,大多数计划都不会成功,信息技术至关重要,需要更多的关注,并且与人员充足、治疗连续性更好的大诊所相比,配备兼职人员的人手不足的诊所可能会陷入困境。

在国家和机构层面上,还有许多其他糖尿病质量改善项目。为了提高糖尿病治疗的质量和预后并通过公共关系和沟通来传播健康意识,许多州已成立了糖尿病工作队,启动了自我管理和患者教育项目,支持提供者培训项目,指定了少数民族和农村推广计划,实现信息技术系统,并已经与健康计划、社区卫生中心、社区和其他机构建立了合作关系。各州政府已经认识到,要控制与医疗补助相关的医疗费用,就必须解决糖尿病的医疗质量问题。

糖尿病质量改进项目的有效性

大量糖尿病质量改进项目的影响和有效性水平难以评估。下肢截肢等质量措施是长期结果,质量改进项目实施无法有效评估是否能及时减少截肢。相反,过程检测,例如是否做足部检查,是例行监测。过程检测的有效性是基于过程改进和预后改进之间因果关系的假设。假设通过进行足部筛查,可以确定导致下肢截肢的危险因素,然后进行适当调整,从而降低随后的截肢率。由于足部筛查的质量,而不仅仅是检查是否完成,

对因果关系的有效性很重要,因此这种过程检测预测预后的能力在美国各地存在很大差异。

即使进行了糖尿病下肢筛查,检查的质量和项目类别往往缺乏明确的定义和记录,可能无法充分识别危险因素。部分原因是现有的多种足部检查指南,包括地方[46]、州[47]、国家和国际指南[48-50],例如《日常实践摘要指南》[51]和正在研究的推荐[52-54]。足部检查可以识别许多危险因素;检查中的变异很大,例如目前看门人(例如,全科医生)对下肢检查策略知之甚少。先前研究进一步表明,由全科医生进行的足部筛查不太可能减少足部并发症,除非他们在适当专家(即足科和血管外科医生)转诊中最终完成[55]。转诊是否适当也很难界定,因为确定风险因素也可能会推动去解决问题(例如,足溃疡、感染和夏科神经关节病)的紧迫性。

对超过半数的全科医师来说,有限的体检时间是一个重大问题[56]。在每年1次的糖尿病检查中,初级医疗提供者将确定并处理关键的测试和检查,包括HbA1c、血压、血脂、微白蛋白测定、血清肌酐、体重、营养、体育活动、药物和胰岛素调整、心血管危险因素、散瞳眼科检查、其他无关的患者问题和条件,以及全面足部检查。糖尿病检查的平均持续时间约为15~18分钟;单是下肢全面检查所需的平均时间至少为30分钟。在过去十年中,全科医生处理的医疗问题数量显著增加,而检查时间却减少了。这导致无论哪个年龄组的每个问题可用时间减少,65岁及以上患者更是大幅度减少[57]。必要时,除非有明确已知的问题,否则全面糖尿病足部检查仅放在低优先级。

在糖尿病相关的下肢并发症中,还有许多其他阻碍实施最有效预防策略的障碍。这些障碍包括与患者、文化特征、医生培训、健康计划、治疗系统、社会因素、工作场所、社区和环境有关的。私人或小团体执业的医生不太可能获得与多专业团体或机构相同的支持。此外,传统上更强调反应性医疗(例如,一名患者出现足溃疡后),并且需要更多关注报销和医疗保险覆盖问题,以及医生和患者关于预防性糖尿病足部筛查的教育。患者依从性和受教育水平低是众所周知的障碍,但获得初级和专科治疗也能预测进行足筛查的可能性。

最后,糖尿病下肢治疗的质量存在明显差异。根据国家医院出院调查,在美国,非裔美国人中因糖尿病导致的下肢截肢(LEAs)比白人更常见,尽管经年龄调整后,每千人截肢率差距缩小了近25%,从2005—2007年的4.9比2.4(RR=2.0)到2008—2010年的4.0比2.6(RR=1.5)[58]。研究还发现,男性截肢率高于女性(2008—2010年为4.7比2.0),私人保险人群的截肢率低于公共保险人群(2008—2010年为1.1比5.1)。

相对有效性

比较效益研究(comparative effectiveness research,CER)是近年比较热门的研究领域,特别是2009年美国《复苏与再投资法案》签署生效以来。该法案最初拨款11亿美元,用于促进CER在医疗卫生领域的发展和推广[59]。CER比较了诊断、治疗、监测甚至预防医疗卫生状况的方法。CER不只是简单地比较治疗A和治疗B,尽管人们对既定健康状况比较不同的治疗很感兴趣。CER还包括研究医疗卫生提供系统和行为干预变化的影响[60]。生活质量也被考虑入CER中,尽管难以衡量,但在确定治疗对患者的真正影响时很重要[61-63]。

在糖尿病肢体领域评估医疗质量的一个主要限制是,大多数提供的治疗,特别是从外科角度来看,不能或未经随机对照试验来评估。CER更不常见,这使得医师在无一定经验的情况下,很难去确定治疗方案。一些研究人员和医师试图通过非正式的或系统性的回顾和荟萃分析来比较研究,但是由于患者人群、纳入和排除标准以及治疗方法的微小差异,使得很难或有时不可能得出有效的比较结论。另一个有争议的问题是,是否应该将成本纳入比较分析,因为这可能会影响治疗的医疗保险范围。最后,即使CER能够确定一种有效的治疗方法,也仍然存在过度使用和不足使用估算的问题。如果评估是基于共识指南,而不是对治疗进行严格的科学评估,这一点就尤其正确[64]。

需要CER来对糖尿病足溃疡的多种治疗方法的效果进行分类。大多数治疗都是与标准治疗(有或无对照组)相比较。标准创面治疗通常包括锐利清创、湿敷、减压、处理感染和评估血管状况。问题是,研究表明,这种标准治疗通常只能使1/4创面在12周后愈合,而多达1/3的创面在20周后愈合[65]。显然,除目前公认的"治疗标准"外,必须采用其他方法来促进创面愈合。从高压氧到基于组织工程细胞的皮肤等效物,很少有研究比较类似的治疗方法。主要挑战在于,因为与标准治疗相比,2种产品之间的预期效果差异将远小于每种产品,使得进行此类高质量临床试验的费用过高。检测相对较小但具有临床意义所需的样本量,疗效,将大大增加成本和时间。由于大多数CER依赖于来自电子病历、注册表和其他纵向数据库的观察数据,无法完全确定因果关系。目前正在采取多种措施来利用电子病历来进行质量评估和审查。例如,FDA的Sentinel系统在2016年2月全面运行,截至2017年1月,该系统已经积累健康数据,相当于2.23亿人次、4.25亿人年的观测时间、4300万人当前积累新数据、59亿次配药、72亿次单一面诊,以及4200万人次>1次实验室测试结果。NIH协作分布式研究网络[66]允许未来的协作和数据共享,以重用和利用Sentinel项目的工作。

其他治疗方法,例如手术减压,在糖尿病足溃疡复发的愈合和预防中,也可能是有效和高效的。那些相信手术减压的足踝外科医生提供了这种类型的治疗,因为一些研究、经验和成功的个人结果提供了证据[67,68]。因此,在DFU治疗中,CER和发表的数据不能成为治疗糖尿病足溃疡的唯一决定性因素。CER还必须考虑到足溃疡的一级预防和溃疡复发的预防这些重要的因素。溃疡愈合后的复发是一个常见事件,尤其是当周围神经病变、胼胝、压力增加和足畸形等潜在因素仍然存在时[69]。溃疡复发率从12个月时的28%,到40个月时的70%~100%不等[69-72]。溃疡愈合后残留的瘢痕组织并不持久,易受行走压力的影响[73]。一些研究表明,使用治疗鞋可能是有效的。伦敦的一项研究发现,穿着治疗鞋的患者溃疡复发率为17%,而那些重新穿普通鞋的患者溃疡复发率为83%[74]。关于鞋类处方的指南尚未标准化,很少有医人员去测量先前溃疡部位的压力,以确保通过鞋子能够降低高压[75]。是否应该给所有被认为有风险的患者都提供定制的鞋子仍在争论中[76]。

减压是治疗神经性糖尿病足的关键技术。它通过减少创面上不相称的压力点来促进愈合[77]。预防性手术减压和其他减压方法，也可以防止溃疡复发。这些干预措施旨在通过矫正畸形来降低足溃疡的风险[78-81]。可以确定的是，骨畸形和结构排列不齐的存在越严重，溃疡形成或复发的风险就越高。虽然预防性手术可能带来很大的好处，但仍需要长期研究和 CER 来证明其有效性和手术适应证。

医疗卫生转诊系统和行为干预研究，主要针对的是下肢并发症的预防，这些并发症会导致糖尿病足溃疡和下肢截肢。过去 35 年进行的研究表明，在预防糖尿病足溃疡和下肢截肢的糖尿病患者中，最可能成功的医疗卫生转诊系统类型是综合性、多学科团队（即，足外科医生、全科医生、血管外科医生、护士、营养师、内分泌学家、整形外科医生、医师、传染病专家、眼科医生、验光师、糖尿病健康教育工作者），和针对患者、提供者和医疗卫生系统进行的风险分层干预。一项对 485 名糖尿病患者的回顾性队列研究发现，接受足科医生治疗的患者比未接受保肢团队治疗的患者存活率更高、新的足溃疡发生率更低[82]。由于创面愈合和足问题的预防是复杂的，可能需要许多学科的专业知识。先前引用的国际糖尿病足工作组（International Working Group on the Diabetic Foot，IWGDF）2015 年日常实践指南摘要指出，预防糖尿病患者足部问题有 5 个关键组成部分：

- 识别高危足
- 定期查看和检查高危足
- 对患者、家庭和医疗卫生提供者进行教育
- 日常穿着合适的鞋子
- 溃疡前兆的治疗

IWGDF 强调通过针对足溃疡预防、员工和患者教育、足溃疡多学科治疗和密切监测的多种策略可以将 LEA 率降低 49%～85%。一项在 10 个退伍军人事务医疗中心进行的跨学科预防性足治疗研究，确定了 6 个与低 LEAs 率相关的具体项目[83]。这些项目是：满足所有足部治疗需求；进行适当转诊；轻松募集团队成员；与员工保持信任；提供独立、专业的糖尿病足部治疗服务；以及拥有过去 3 年中接受过糖尿病足部治疗教育的专业提供者。微系统中足部治疗的这 6 个"必须做的"与截肢率相关，相关系数大于或等于-0.3。一项系统回顾发现，支持使用特定自我管理和鞋类干预措施预防复发性足底溃疡的证据基础相当强大，但对于使用其他干预措施（有时广泛应用）来说，证据基础很少，并且用于初发足溃疡和非足底溃疡预防的证据几乎不存在[84]。

一项为期 5 年的前瞻性研究考察了在皮斯托亚（意大利托斯卡纳）实施国际共识建议的效果，在那里，所有糖尿病足溃疡都由多学科治疗团队管理[85]。研究发现实施国际共识后，住院人数和住院时间均有所减少。这项研究确定了大截肢的减少和小截肢相对增加。该计划被认为特别有效的方面包括：全科医师对溃疡的早期发现、针对患者的足部医疗护理教育项目、医院足部诊所对患者的简单快速收容以及足病治疗专家团队的优质治疗。

患者自我管理对于糖尿病治疗和并发症预防尤为重要。研究表明，患者自我管理项目是改善患者预后的有效工具。斯坦福大学的一项研究发现，在 2 年多时间里，慢性病自我管理项目的参与者表现出健康困扰减少、去医生办公室和急诊室的次数减少、残疾状况未进一步恶化，自我效能有所提高[86]。对

糖尿病自我管理项目的系统回顾文献发现，其对患者知识、血糖自我监测、饮食和血糖控制有着积极的影响[87,88]。在评估质量改进方案的可行性时，患者的依从性是另一个重要因素。在一项研究中发现，临床采用综合多学科小组导致 LEAs 发病率较低[1.1/（1 000 人·年）]。然而，患者依从性是一个关键的问题。在高风险人群中，那些错过他们 50% 以上与团队预约的患者比那些遵守绝大部分预约的患者，罹患溃疡的可能性是 54 倍、截肢的可能性是 20 倍[89]。在最近的一项研究中，局部畸形的存在是导致高危糖尿病患者赤脚动态足底压力的最大影响因素，因此应适当治疗以降低足底压力和溃疡风险。然而，这些模型仍然无法解释大量的差异，这些模型提倡在患者的临床风险评估中定量测定足底压力[90]。CER 还必须包括患者行为，以充分发挥其作用。虽然，人们认为关于足部治疗和检查的患者教育是预防截肢的最重要因素之一，但这方面的研究相对较少，而且大多数研究的随访期都很短。大多数研究强调足部治疗、测量行为和认知变化，而不是溃疡和截肢的预防。一些研究表明，患者教育可以增加短期知识，并可能适度降低足溃疡和截肢的风险[91-93]。另一项研究指出，现有可用的 9 个随机对照试验的方法质量较差。回顾发现，缺乏证据表明患者教育会减少足溃疡和截肢，尤其是在高危患者中[94]。

关于患者教育最有效内容的研究也很缺乏。正如国际共识所指出，患者教育的目标应该是提高动机和技能，加强对潜在足部问题的认识并采取适当行动。教育应分多次进行，并采用多种方法相结合。ADA 建议处于危险中的患者应该了解保护感觉丧失的含义，每天监测他们足的重要性、对足的适当医疗护理，以及如何选择合适的鞋。一些研究支持使用临床工具来加强患者的自我监控。例如，Lavery 等所述将手持式红外皮肤体温计纳入患者的日常自我管理中，可有效预防高危人群的足部并发症[95,96]。作者指出，除了创伤性创面外，由于炎症和组织自溶，易发生溃疡的部位温度通常会升高。强化治疗组的患者使用这个工具，在早晨和晚上分别测量足底的温度。当发现温度升高时，指导患者减少活动量并联系研究护士。强化治疗组的糖尿病足并发症明显少于标准治疗组。

还需要 CER 去解决医师教育中最有效的干预措施。ADA 建议所有为糖尿病患者服务的医生都可以进行一次简单的筛查。因此，医生们可以从年度足部检查的最佳实践培训中获益。一项针对医师教育的干预措施是由美国卫生与公众服务部开发的 LEAP 项目（下肢截肢预防），美国卫生与公众服务部进行了为期 1 天的糖尿病足治疗研讨会。研究发现，该项目可提高足部治疗教育的记录率、提高自我管理能力，并与 LEAs 降低的趋势相关[97,98]。

在下肢糖尿病足并发症的预防和治疗中，还需要额外的基于系统和行为的 CER。通过随机临床试验表明，在短期随访中，强化生活方式干预比药物干预更能有效地预防糖尿病的发生。糖尿病预防项目发现，经过 10 年随访，生活方式的改变在糖尿病发病方面和药物治疗同样有效[99,100]。

结束语

糖尿病并发症导致的足溃疡和下肢截肢与生活质量损害、

发病率和死亡率提高相关,给社会造成了巨大的人力和财力损失。虽然在过去的几十年中,糖尿病足的治疗取得了很大的进展,但是建立科学证据并将其转化为实践仍然是一个挑战。虽然本章重点介绍了美国的治疗质量,但较不发达国家在实现高质量治疗方面的困难却被放大了十倍,导致全球糖尿病负担日益加重。在美国,糖尿病患者足溃疡的终生风险估计高达25%。对预防性策略的需求是至关重要的,必须成为所有未来质量改进策略不可或缺的组成部分。

利用来自全国住院患者样本数据预计 2017 年美国下肢截肢的年度住院费用约为 130 亿美元。这还不包括任何术后医疗护理或间接费用,这可能会使费用翻倍。此外,根据 2007 年进行的一项研究预测,2017 年足溃疡的治疗费用将达到 230 亿美元[101]。大部分糖尿病足溃疡和截肢是可以预防的。研究发现多学科方法和每年 4 次足科治疗可将足溃疡复发率降低48%,通过定制减压鞋子可降低 53%,而使用皮肤温度计和教育可降低 73%[102]。下肢截肢术前,通常会发生可预防和可识别的临床事件。显然,提供预防服务、缩小质量差距、推进科学知识比较有效性研究和提高信息技术能力,将继续在改善糖尿病患者的健康状况方面发挥关键作用。

如本章所述,对糖尿病患者治疗质量的测量、监测和分析是复杂的和多方面的。联邦、地区、州和私人机构以及医师和研究人员需要将可行且有意义和可解释的质量指标合并到一个标准化的信息数据库中,以便有效和高效地跟踪治疗质量的变化。治疗质量项目必须更加重视患者和医疗护理人员在控制糖尿病和预防糖尿病并发症方面的作用。除了每年安排 4 次足部检查外,治疗质量项目还应包括利用远程监控、远程医疗和电子健康技术进步,来对患者和医疗护理人员进行检查。移动电话现在可以无缝和可靠地向临床医师提供高分辨率的图像、文本、数据、实时视频和音频,并且可以用来代替更频繁的门诊就诊。评估远程医疗方法使用的随机临床试验,最近刚刚报告了结果或目前还正在进行中。由于配备了摄像头,在2018 年手机已经几乎无处不在,应将这种技术纳入到改善医疗质量、提高效率,以及降低直接和间接医疗成本的工作中。

即使糖尿病足的预防策略有了实质性改进,专科医生的负担仍然很大,而且随着肥胖患病率上升,这种负担可能还会继续增加。各大机构和私人机构都需要进行有意义的健康卫生系统改革。需要受过适当培训的医师在医疗卫生质量方面发挥强有力的领导作用,以确保在实践和政策层面实施积极和有意义的改革,确保高质量医疗卫生和改善糖尿病患者人口健康状况。

（付建芳 廉静轩 译）

参考文献

1. Agency for Healthcare Research and Quality. NCQA's the essential guide to healthcare quality, Chapter 1. p. 8. https://www.ncqa.org/Portals/0/Publications/Resource%20Library/NCQA_Primer_web.pdf. Accessed 1 Apr 2017.
2. Wallace G. Are you providing quality healthcare? Podiatry Today. 29(4). http://www.podiatrytoday.com/are-you-providing-quality-healthcare. Accessed 1 Apr 2017.
3. Haynes B. Can it work? Does it work? Is it worth it? The testing of healthcare interventions is evolving. BMJ. 1999;319:652–3.
4. Committee on Quality Healthcare in America. Crossing the quality chasm: a new health system for the 21st century. Institute of Medicine Web site. http://www.nap.edu/catalog/10027.html. Accessed 1 Apr 2017.
5. Frank L, Basch E, Selby JV, Patient-Centered Outcomes Research Institute. The PCORI perspective on patient-centered outcomes research. JAMA. 2014;312(15):1513–4.
6. Centers for Disease Control and Prevention (CDC). FastStats: Deaths and mortality. http://www.cdc.gov/nchs/fastats/deaths.htm Accessed 1 Apr 2017.
7. Herman WH. The global agenda for the prevention of type 2 diabetes. Nutr Rev. 2017;75(Suppl 1):13–8.
8. Centers for Disease Control and Prevention (CDC). Rates of Diagnosed Diabetes per 100 Civilian, Non-Institutionalized Population, by Age, United States, 1980–2014, https://www.cdc.gov/diabetes/statistics/prev/national/figbyage.htm. Accessed 1 May 2017.
9. Centers for Disease Control and Prevention (CDC). Early release of selected estimates based on data from the January–September 2016 National Health Interview Survey https://www.cdc.gov/nchs/nhis/releases.htm and https://www.cdc.gov/nchs/data/nhis/earlyrelease/earlyrelease201702_14.pdf. Accessed 1 May 2017.
10. Centers for Disease Control and Prevention (CDC). Early release of selected estimates based on data from the January–September 2016 National Health Interview Survey. https://www.cdc.gov/nchs/nhis/releases.htm and https://www.cdc.gov/nchs/data/nhis/earlyrelease/earlyrelease201702_06.pdf. Accessed 1 May 2017.
11. Crews RT, Schneider KL, Yalla SV, Reeves ND, Vileikyte L. Physiological and psychological challenges of increasing physical activity and exercise in patients at risk of diabetic foot ulcers: a critical review. Diabetes Metab Res Rev. 2016;32(8):791–804.
12. Boyko EJ, Ahroni JH, Stensel V, Forsberg RC, Davignon DR, Smith DG. A prospective study of risk factors for diabetic foot ulcer. The Seattle diabetic foot study. Diabetes Care. 1999 Jul;22(7):1036–42.
13. Centers for Disease Control and Prevention (CDC). Up to 40 percent of annual deaths from each of five leading US causes are preventable. 2014. https://www.cdc.gov/media/releases/2014/p0501-preventable-deaths.html. Accessed 1 Apr 2017.
14. Donabedian A. Evaluating the quality of medical care. Milbank Mem Fund Q. 1966;44(3 Suppl):166–206.
15. Rodkey GV, Itani KM. Evaluation of healthcare quality: a tale of three giants. Am J Surg. 2009;198(5 Suppl):S3–8.
16. Neuhauser D. Ernest Amory Codman, M.D., and end results of medical care. Int J Technol Assess Health Care. 1990;6(2):307–25.
17. The Joint Commission website. https://www.jointcommission.org/. Accessed 1 May 2017.
18. The Joint Commission. National health care award for performance measurement: facts about the Ernest Amory Codman Award. http://www.jointcommissioncodman.org/facts/default.aspx. Accessed 1 Apr 2017.
19. The Joint Commission website. Pioneers in Quality (PIQ). https://www.jointcommission.org/topics/pioneers_in_quality.aspx. Accessed 1 May 2017.
20. American College of Surgeons. National Surgical Quality Improvement Program® (ACS NSQIP®). https://www.facs.org/quality-programs/acs-nsqip. Accessed 1 May 2017.
21. U.S. Department of Health & Human Services. About HHS. http://www.hhs.gov/about/. Accessed 1 April 2017.
22. Agency for Healthcare Research and Quality (AHRQ). Overview of healthcare cost and utilization project. https://www.hcup-us.ahrq.gov/overview.jsp. Accessed 1 Apr 2017.
23. Centers for Medicare and Medicaid Services. Ambulatory Care Sensitive Condition (ACSC) and care coordination outcome measures for the 2011 Medical group practice quality and resource use reports. 2012. https://www.cms.gov/Medicare/Medicare-Fee-for-Service-Payment/PhysicianFeedbackProgram/Downloads/2011-ACSC-Outcomes-Measurespdf. Accessed 1

Apr 2017.

24. Agency for Healthcare Quality and Research. Healthcare cost and utilization project https://hcupnet.ahrq.gov/#setup. Accessed 1 May 2017.

25. Agency for Healthcare Quality and Research. Medical expenditure panel survey. https://meps.ahrq.gov/mepsweb/. Accessed 1 May 2017.

26. Agency for Healthcare Quality and Research. 2015 National Healthcare Quality and disparities report and 5th anniversary update on the National Quality Strategy. https://www.ahrq.gov/research/findings/nhqrdr/nhqdr15/index.html. Accessed 1 Apr 2017.

27. Agency for Healthcare Research and Quality. Chartbook on effective treatment. https://www.ahrq.gov/research/findings/nhqrdr/2014chartbooks/effectivetx/eff-diabetes.html. Accessed 1 Apr 2017.

28. Centers for Disease Control and Prevention. Behavioral risk factor surveillance system. https://www.cdc.gov/brfss/index.html. Accessed 1 Apr 2017.

29. Centers for Disease Control and Prevention (CDC), National Center for Health Statistics (NCHS). National Health and Nutrition Examination Survey Questionnaire. Hyattsville, MD: U.S. Department of Health and Human Services, Centers for Disease Control and Prevention. http://www.cdc.gov/nchs/nhanes.htm. Accessed 1 Apr 2017

30. HealthPeople.gov. https://www.healthypeople.gov. Accessed 1 Apr 2017.

31. National Center for Health Statistics. Chapter 8: Diabetes. In: Healthy people 2020 midcourse review. Hyattsville, MD; 2016.

32. Centers for Disease Control and Prevention. National Diabetes Statistics Report: Estimates of diabetes and its burden in the United States, 2014. Atlanta, GA: U.S. Department of Health and Human Services; 2014.

33. American Diabetes Association. Standards of medical care in diabetes—2017. Diabetes Care. 2017;40(Suppl 1):S1–S138.

34. Garber AJ, Abrahamson MJ, Barzilay JI, Blonde L, Bloomgarden ZT, Bush MA, Dagogo-Jack A, DeFronzo RA, Einhorn D, Fonseca VA, Garber JR, Garvey WT, Grunberger G, Handelsman Y, Hirsch IB, Jellinger PS, McGill JBL, Mechanick JI, Rosenblit PD, Umpierrez GE. Consensus statement by the American Association of Clinical Endocrinologists and American College of endocrinology on the comprehensive type 2 diabetes management algorithm – 2017 executive summary. Endocr Pract. 2017;23(2):207–38.

35. Agency for Healthcare Research and Quality. National quality measures clearing house. https://www.qualitymeasures.ahrq.gov/. Accessed 1 May 2017.

36. National Committee on Quality Assurance. HEDIS® and performance measurement. http://www.ncqa.org/hedis-quality-measurement. Accessed 1 May 2017.

37. National Committee on Quality Assurance. Diabetes recognition programs. http://www.ncqa.org/tabid/139/Default.aspx. Accessed 1 May 2017.

38. Centers for Medicaid and Medicare Services. Quality payment program. https://qpp.cms.gov/. Accessed 1 May 2017.

39. Rosenthal MB, Dudley A. Pay for performance: will the latest trend improve care? J Am Med Assoc. 2007;305(11):1061–154.

40. Chen JY, Tian H, Juarez DT, Hodges KA, Brand JC, Chung RS, Legorreta AP. The effect of a PPO pay for performance program on patients with diabetes. Am J Manag Care. 2010;16(1):11–9.

41. Wagner EH, Austin BT, Von Korff M. Improving outcomes in chronic illness. Manag Care Q. 1996;4(2):12–25.

42. McCulloch DK, Price MJ, Hindmarsh M, Wagner EH. A population-based approach to diabetes management in a primary care setting: early results and lessons learned. Eff Clin Pract. 1998:12–22.

43. MacColl Institute, improving chronic illness care. The Chronic care model. http://www.improvingchroniccare.org/index.php?p=The_Chronic_Care_Model&s=2. Accessed 1 May 2017.

44. Reiber GE, Raugi GJ. Preventing foot ulcers and amputations in diabetes. Lancet. 2005;366(9498):1676–7.

45. Safety Net Institute of California Website https://safetynetinstitute.org/. Accessed 1 May 2017.

46. Joslin Diabetes Center. Clinical Guidelines https://www.joslin.org/info/joslin-clinical-guidelines.html Accessed May/1 2017. Accessed 1 May 2017.

47. Executive Office of Health and Human Services (EOHHS) Health and Human Services, Departments & Divisions Diabetes Prevention and Control. http://www.mass.gov/eohhs/gov/departments/dph/programs/community-health/diabetes/ Accessed 1 May 2017.

48. Boulton AJ, Armstrong DG, Albert SF, et al. Comprehensive foot examination and risk assessment: a report of the task force of the foot care interest group of the American Diabetes Association, with endorsement by the American Association of Clinical Endocrinologists. Diabetes Care. 2008;31(8):1679–85.

49. Stone MA, et al. Quality of Care of People with type 2 diabetes in eight European countries: findings from the guidelines adherence to enhance care (GUIDANCE) study. Diabetes Care. 2013;36:2628–38.

50. Centers for Disease Control and Prevention. National Diabetes Education Program. Working together to manage diabetes: a toolkit for Pharmacy, Podiatry, Optometry, and Dentistry (PPOD). https://www.cdc.gov/diabetes/ndep/toolkits/ppod.html. Accessed 1 May 2017.

51. Schaper NC, Van Netten JJ, Apelqvist J, Lipsky BA, Bakker K, International Working Group on the Diabetic Foot (IWGDF). Prevention and management of foot problems in diabetes: a summary guidance for daily practice 2015, based on the IWGDF guidance documents. Diabetes Res Clin Pract. 2017;124:84–92.

52. Costa RHR, Cardoso NA, Procópio RJ, Navarro TP, Dardik A, de Loiola Cisneros L. Diabetic foot ulcer carries high amputation and mortality rates, particularly in the presence of advanced age, peripheral artery disease and anemia. Diabetes Metab Syndr. 2017;11(Suppl 2):S583–7.

53. Liu S, He CZ, Cai YT, Xing QP, Guo YZ, Chen ZL, Su JL, Yang LP. Evaluation of negative-pressure wound therapy for patients with diabetic foot ulcers: systematic review and meta-analysis. Ther Clin Risk Manag. 2017;13:533–44.

54. Driver VR, Reyzelman A, Kawalec J, French M. A prospective, randomized, blinded, controlled trial comparing transdermal continuous oxygen delivery to moist wound therapy for the treatment of diabetic foot ulcers. Ostomy Wound Manage. 2017;63(4):12–28.

55. Singh N, Armstrong DG, Lipsky BA. Preventing foot ulcers in patients with diabetes. JAMA. 2005;293(2):217–28.

56. Linzer M, Manwell LB, Williams ES, et al. Working conditions in primary care: physician reactions and care quality. Ann Intern Med. 2009;151(1):28–36. W6-9

57. Abbo ED, Zhang Q, Zelder M, Huang ES. The increasing number of clinical items addressed during the time of adult primary care visits. J Gen Intern Med. 2008;23(12):2058–65.

58. Healthy People 2020. Reduce the rate of lower extremity amputations in persons with diagnosed diabetes: data charts. https://www.healthypeople.gov/2020/topics-objectives/topic/Diabetes/objectives#4120. Accessed 1 May 2017.

59. U.S. Department of Health & Human Services, National Institutes of Health. Recovery Act Grant Information, Supported by the American Recovery & Reinvestment Act of 2009. http://grants.nih.gov/recovery/. Accessed 1 May 2017.

60. Volpp KG, Das A. Comparative effectiveness--thinking beyond medication a versus medication B. N Engl J Med. 2009;361(4):331–3.

61. Testa MA, Simonson DC. Assessment of quality-of-life outcomes. N Engl J Med. 1996;334(13):835–40.

62. Testa MA, Simonson DC. Health economic benefits and quality of life during improved glycemic control in patients with type 2

diabetes mellitus: a randomized, controlled, double-blind trial. JAMA. 1998;280(17):1490–6.

63. Testa MA, Simonson DC, Turner RR. Valuing quality of life and improvements in glycemic control in people with type 2 diabetes. Diabetes Care. 1998;21(Suppl 3):C44–52.

64. Phelps CE. The methodologic foundations of studies of the appropriateness of medical care. N Engl J Med. 1993;329(17):1241–5.

65. Margolis DJ, Kantor J, Berlin JA. Healing of diabetic neuropathic foot ulcers receiving standard treatment. A meta-analysis. Diabetes Care. 1999;22(5):692–5.

66. National Institutes of Health (NIH). NIH Health Care Systems Research Collaboratory website. https://www.nihcollaboratory.org/Pages/default.aspx. Accessed 1 May 2017.

67. La Fontaine J, Lavery LA, Hunt NA, Murdoch DP. The role of surgical off-loading to prevent recurrent ulcerations. Int J Low Extrem Wounds. 2014 Dec;13(4):320–34.

68. Mohammedi K, Potier L, François M, Dardari D, Feron M, Nobecourt-Dupuy E, Dolz M, Ducloux R, Chibani A, Eveno DF, Crea Avila T, Sultan A, Baillet-Blanco L, Rigalleau V, Velho G, Tubach F, Roussel R, Dupré JC, Malgrange D, Marre M. The evaluation of off-loading using a new removable oRTHOsis in DIABetic foot (ORTHODIAB) randomized controlled trial: study design and rational. J Foot Ankle Res. 2016;9(1):34.

69. Mantey I, Foster AV, Spencer S, Edmonds ME. Why do foot ulcers recur in diabetic patients? Diabet Med. 1999;16(3):245–9.

70. Chantelau E. Therapeutic footwear in patients with diabetes. JAMA. 2002;288(10):1231–2. author reply 1323-3

71. Chantelau E, Kushner T, Spraul M. How effective is cushioned therapeutic footwear in protecting diabetic feet? A clinical study. Diabet Med. 1990;7(4):355–9.

72. Coles S. Footwear and offloading for patients with diabetes. Nurs Times. 2008;104(3):40. 42-3

73. Levin ME. Management of the diabetic foot: preventing amputation. South Med J. 2002;95(1):10–20.

74. Edmonds ME, Blundell MP, Morris ME, Thomas EM, Cotton LT, Watkins PJ. Improved survival of the diabetic foot: the role of a specialized foot clinic. Q J Med. 1986;60(232):763–71.

75. Cavanagh PR, Lipsky BA, Bradbury AW, Botek G. Treatment for diabetic foot ulcers. Lancet. 2005;366(9498):1725–35.

76. Maciejewski ML, Reiber GE, Smith DG, Wallace C, Hayes S, Boyko EJ. Effectiveness of diabetic therapeutic footwear in preventing reulceration. Diabetes Care. 2004;27(7):1774–82.

77. Cavanagh PR, Bus SA. Off-loading the diabetic foot for ulcer prevention and healing. Plast Reconstr Surg. 2011;127(Suppl 1):248S–56.

78. Sayner LR, Rosenblum BI, Giurini JM. Elective surgery of the diabetic foot. Clin Podiatr Med Surg. 2003;20(4):783–92.

79. Armstrong DG, Frykberg RG. Classifying diabetic foot surgery: toward a rational definition. Diabet Med. 2003;20(4):329–31.

80. Catanzariti AR. Prophylactic foot surgery in the diabetic patient. Adv Wound Care. 1999;12(6):312–7.

81. Nishimoto GS, Attinger CE, Cooper PS. Lengthening the Achilles tendon for the treatment of diabetic plantar forefoot ulceration. Surg Clin North Am. 2003;83(3):707–26.

82. Driver VR, Goodman RA, Fabbi M, French MA, Andersen CA. The impact of a podiatric lead limb preservation team on disease outcomes and risk prediction in the diabetic lower extremity: a retrospective cohort study. J Am Podiatr Med Assoc. 2010;100(4):235–41.

83. Wrobel JS, Robbins JM, Charns MP, Bonacker KM, Reiber GE, Pogach L. Diabetes-related foot care at 10 veterans affairs medical centers: must do's associated with successful microsystems. Jt Comm J Qual Patient Saf. 2006;32(4):206–13.

84. van Netten JJ, Price PE, Lavery LA, Monteiro-Soares M, Rasmussen A, Jubiz Y, Bus SA, International Working Group on the Diabetic Foot. Prevention of foot ulcers in the at-risk patient with diabetes: a systematic review. Diabetes Metab Res Rev. 2016;32(Suppl 1):84–98.

85. Anichini R, Zecchini F, Cerretini I, et al. Improvement of diabetic foot care after the implementation of the international consensus on the diabetic foot (ICDF): results of a 5-year prospective study. Diabetes Res Clin Pract. 2007;75(2):153–8.

86. Lorig KR, Sobel DS, Ritter PL, Laurent D, Hobbs M. Effect of a self-management program on patients with chronic disease. Eff Clin Pract. 2001;4(6):256–62.

87. Norris SL, Engelgau MM, Narayan KM. Effectiveness of self-management training in type 2 diabetes: a systematic review of randomized controlled trials. Diabetes Care. 2001;24(3):561–87.

88. Norris SL, Nichols PJ, Caspersen CJ, et al. Increasing diabetes self-management education in community settings. A systematic review. Am J Prev Med. 2002;22(4 Suppl):39–66.

89. Armstrong DG, Peters EJ, Athanasiou KA, Lavery LA. Is there a critical level of plantar foot pressure to identify patients at risk for neuropathic foot ulceration? J Foot Ankle Surg. 1998;37(4):303–7.

90. Barn R, Waaijman R, Nollet F, Woodburn J, Bus SA. Predictors of barefoot plantar pressure during walking in patients with diabetes, peripheral neuropathy and a history of ulceration. PLoS One. 2015;10(2):e0117443. https://doi.org/10.1371/journal.pone.0117443.

91. Mason J, O'Keeffe C, Hutchinson A, McIntosh A, Young R, Booth A. A systematic review of foot ulcer in patients with type 2 diabetes mellitus. II: treatment. Diabet Med. 1999;16(11):889–909.

92. Mason J, O'Keeffe C, McIntosh A, Hutchinson A, Booth A, Young RJ. A systematic review of foot ulcer in patients with type 2 diabetes mellitus. I: prevention. Diabet Med. 1999;16(10):801–12.

93. Valk GD, Kriegsman DM, Assendelft WJ. Patient education for preventing diabetic foot ulceration. A systematic review. Endocrinol Metab Clin North Am. 2002;31(3):633–58.

94. Mayfield JA, Reiber GE, Sanders LJ, Janisse D, Pogach LM, American Diabetes Association. Preventive foot care in diabetes. Diabetes Care. 2004;27(Suppl 1):S63–4.

95. Lavery LA, Higgins KR, Lanctot DR, et al. Preventing diabetic foot ulcer recurrence in high-risk patients: use of temperature monitoring as a self-assessment tool. Diabetes Care. 2007;30(1):14–20.

96. Lavery LA, Higgins KR, Lanctot DR, et al. Home monitoring of foot skin temperatures to prevent ulceration. Diabetes Care. 2004;27(11):2642–7.

97. Bruckner M, Mangan M, Godin S, Pogach L. Project LEAP of New Jersey: lower extremity amputation prevention in persons with type 2 diabetes. Am J Manag Care. 1999;5(5):609–16.

98. Health Resources and Services Administration. U.S. Department of Health and Human Services. Lower Extremity Amputation Prevention (LEAP). https://www.hrsa.gov/hansensdisease/leap/. Accessed 1 May 2017.

99. Knowler WC, Barrett-Connor E, Fowler SE, et al. Reduction in the incidence of type 2 diabetes with lifestyle intervention or metformin. N Engl J Med. 2002;346(6):393–403.

100. Diabetes Prevention Program Research Group, Knowler WC, Fowler SE, et al. 10-year follow-up of diabetes incidence and weight loss in the diabetes prevention program outcomes study. Lancet. 2009;374(9702):1677–86.

101. Rogers LC, Lavery LA, Armstrong DG. The right to bear legs—an amendment to healthcare: how preventing amputations can save billions for the US health-care system. J Am Podiatr Med Assoc. 2008;98(2):166–8.

102. Iversen MM, Espehaug B, Hausken MF, Graue M, Ostbye T, Skeie S, Cooper JG, Tell GS, Gunther BE, Dale H, Smith-Strom H, Kolltveit BC, Kirkevold M, Rokne B. Telemedicine versus standard follow-up care for Diabetes-Related Foot Ulcers: protocol for a cluster randomized controlled noninferiority trial (DiaFOTo). JMIR Res Protoc. 2016;5(3):e148.

Katie Weinger，Arlene Smaldone，and Elizabeth A. Beverly

摘要

虽然人们对糖尿病足的兴趣与日俱增，但糖尿病足的行为学仍然是一门新兴科学。研究人员目前才开始去调查对糖尿病足溃疡和截肢的心理反应，以及影响自我管理的行为和心理因素。虽然一些横断面和短期的研究已经开始探索这些领域，但是目前很少有长期纵向的数据。在本章中，我们回顾了与糖尿病足患者有关的行为科学的现状，包括预防的障碍、诱发因素和治疗措施。第一部分描述了糖尿病患者在患病过程中面临的一些行为/心理问题。我们描述了心理反应的 4 个阶段，并试图将其与足病的预防、诊断和治疗联系起来。然后，我们讨论了周围神经病变、下肢创面或截肢患者的生活质量。接下来，我们讨论了抑郁症对自我护理、症状和体征以及治疗的意义。最后，我们描述了测量工具、策略和干预措施，这些对临床医生可能是有用的，要么将其纳入临床实践，要么为困难患者进行转诊。

引言

近年来，临床医生已经逐步认识到健康教育、社会心理及行为因素对下肢和足创面治疗方面的影响。此外，大部分足科医师认为对于罹患神经病变、足溃疡和截肢的患者而言，生活质量是一种重要的治疗预后。尽管人们对糖尿病足的兴趣与日俱增，但糖尿病足的行为学仍然是一门新兴的科学。研究人员现在才开始研究糖尿病神经病变、足部溃疡和截肢的心理反应以及影响自我护理的行为和心理因素。尽管横断面研究已经探索了这些区域，但目前还没有高质量的纵向数据。

在本章中，我们回顾了与糖尿病足患者有关的行为科学的现状，包括妨碍预防的因素、诱发因素和治疗措施。第一部分描述了糖尿病患者在患病过程中面临的一些行为/心理问题。我们描述了心理反应的 4 个阶段，并试图将其与足病的预防、诊断和治疗联系起来。然后，我们讨论了周围神经病变、下肢创面或截肢患者的生活质量。接下来，文章讨论了糖尿病足患者合并抑郁症时，在自我护理、症状和体征及其治疗等方面的影响。最后，我们介绍了临床常用的评估测量工具、策略和干预措施，以便临床医生将其纳入临床实践或对复杂患者进行评估与转诊。

糖尿病的心理反应阶段与教育方面

对于个体而言，当糖尿病诊断后，在不同阶段心理上都面

临的重大事件或危机，对他们应对和处理压力的常用方式产生挑战[1-3]。这些事件引发了高度的焦虑、无助感和暂时的认知混乱状态。面临危机的人们，通常采用他们过去常用的有效性水平各不相同的应对策略[1]。一些策略（例如，否认或愤怒）实际上可能会影响健康；而其他患者采用的更务实的应对方式，有助于将信息和技能纳入个人的生活方式中[4]。糖尿病患者在整个病程中都面临着重要的压力源。

有 4 个时期值得特别注意：糖尿病的发病、健康维护和预防、早期并发症，以及并发症占主导地位的疾病阶段[2,3]。关于足部疾病的防治，对于患者、家庭和临床医生而言，每个时期都有心理和教育上的影响。

糖尿病的发病阶段

对于 1 型糖尿病诊断患者和一些 2 型糖尿病诊断患者而言，糖尿病的发病通常很突然。面对获得知识和"生存技能"的任务，患者和家人必须迅速适应新的、高要求的改变，例如：注射胰岛素、血糖监测、营养和生活方式的调整。患者和家属都可能因失去健康自我而经历一段时间的悲伤和哀愁，并开始适应一种与严重慢性病相伴的想法。当新发患者被诊断为糖尿病时，其对糖尿病的既往认识（例如，有一位患糖尿病的家人或朋友）将影响到他当时的反应。在危机时期，患者个人很难处理和保存信息[1,5]。对于大多数糖尿病患者而言，诊断的时候就是他们接受糖尿病教育的开始，而这种教育是大多数患者在患病期间接受的唯一的正规教育。当患者面临优先获得"生存技能"时，工作就主要集中在糖尿病的急性问题上，而不是针对未来的慢性问题采取长期措施，因而对足部医疗护理等预防措施讨论就缺失或相关问题根本得不到解决。

对于那些被诊断为 2 型糖尿病的人来说，糖尿病的发病通常比较缓慢，也不那么麻烦。大部分患者，如果担心的话，更关心的是心脏病和血压病，而不是他们的脚。同样，临床医生在与患者的初次互动中也倾向于强调更直接的问题。患者或临床医生通常不会认为预防足部并发症是一个迫切的需求。在一项关于患者对并发症讨论偏好的定性研究中，大多数成年人倾向于在糖尿病病程早期讨论并发症，而不是等到糖尿病病程晚期，或推迟到并发症进展时。他们进一步强调诚实但有同情心的重要性，并讨论了有助于降低并发症（如足部问题）可能性或严重程度的具体预防步骤[6]。

健康维持及并发症预防

在维持阶段，治疗和教育的重点是预防并发症、健康的生活习惯，以及将生活方式的改变纳入家庭生活。糖尿病患者会

养成糖尿病"习惯",即包括足部医疗护理等关键预防措施在内的自我护理行为。人们往往会记住并做他们认为最重要的事情,通常是临床医生特别强调的那些指示。不幸的是,并非所有医生和教育工作者都强调足部医疗护理的重要性。许多临床医生在每次出诊时都不检查患者的脚[8-10],而是更多关注血糖控制、希望血糖改善能预防足部问题[11]。直观的经验和一些证据(尽管薄弱)表明经常足部医疗护理教育可以改善患者的自我护理实践,降低溃疡发生率和减少截肢需要[11-16]。除非医生强调足部评估,并在门诊看诊时强调预防性足部医疗护理的重要性,否则在很大程度上它们可能会被忽略。患者和临床医生都需要关于足部评估[17]和预防性足部医疗护理[18]的教育。接受教育只是第一步,因为这并不能保证自理行为的持续实施。有些患者可能会对治疗产生拒绝和抵抗;这些人通常很难将预防措施融入其日常生活。将慢性病纳入自己的世界观需要时间;医护人员在指导和帮助患者有效实现这一目标方面发挥关键作用。医疗团队对关键点和技术的强化,对于支持患者持续的自我护理实践非常重要。

并发症的早期

糖尿病的并发症是潜移默化的。大多数患者要经历数年才会受到微血管和大血管并发症的影响。尽管并发症的概念对于糖尿病患者来说并不陌生,但是并发症的发生和识别设定了一种新的疾病轨迹,影响患者与家庭和支持者的关系以及他们作为一名功能正常"健康"人的自我形象。

糖尿病患者周围神经病变的患病率估计为 26%~28.5%,其中大多数患者(62%)无症状[19,20]。对于保护性感觉减退或丧失的患者,物理和/或烫伤因素导致足溃疡的可能性要高出 7 倍[21]。在一份 2012 年的总结[22]中,外周血管疾病或其后遗症、足溃疡和/或截肢治疗的费用,约占美国糖尿病直接医疗费用 1 760 亿美元的 11%[22],约占 2010—2011 年英国医疗总费用的 0.6%[23]。幸运的是,从 1990 年到 2010 年,美国被诊断为糖尿病的成年人,截肢率下降了 30%(51% 的变化)[24],这很可能是由于血糖状况、治疗和预防计划的改善。

神经病变通常首先通过足部常规检查,发现神经反射减弱或局部感觉损害来确定;在大多数情况下,这两种情况都被患者所忽视。在这点上,干预仍然旨在通过加强对足部医疗护理的关注来维持循环和皮肤的完整性。对于许多患者来说,听到这个"坏消息"会产生高度的压力和焦虑,从而阻碍了此时提供者和患者之间发生的重要沟通[1]。因此,患者可能无法有效地处理维持健康所需做的事情。此外,人们经常利用他人的经验,来了解自己的情况。这样,患者可能利用糖尿病患者的家人和朋友的经验,来构建他们对并发症的假设,并可能假设他们自己的病将遵循类似的路径。常常他们不会将这些假设跟健康提供者交流。这些关于糖尿病神经病变及其治疗的信念和假设,是预防性足部医疗护理行为的动机和表现的基础[25]。

随着神经病变的进展,患者常面临神经病变性足部疼痛,其强度可能为中度至重度、且难以控制。治疗效果往往不佳,患者必须学会带着不适去生活,这些不适影响了他们的日常活动水平、肢体功能和睡眠。那些有疼痛性神经病变的患者,可能有以下两种反应方式:保持高度警惕性和重燃对医疗实践的

兴趣,这将有助于预防性足部医疗护理或一个更宿命的反应,"我无法控制事件的进程",而这将抑制执行预防性足部医疗护理行为的动机[25]。

有证据表明通过适当的筛查和针对性预防策略,致力于良好的足部医疗护理,能显著降低足溃疡风险及其相关治疗成本[12,14,26,27]。要取得成功,这些策略必须采用以患者为中心的方法,以便了解患者对糖尿病的理解和情感反应,因为这些因素都与自我护理行为落实密切相关[28]。很少有高质量的长期研究检验足部医疗护理教育在预防足并发症中的影响。一项短期研究发现,在 6 或 12 个月新近治愈的溃疡患者中,接受 1 小时的教育并不能有效减少继发性溃疡发生[27,29]。针对更全面的足溃疡防治方案(包括一个多学科团队)作用的长期研究,在低风险和高风险患者长期溃疡/其他足部问题的预防中是有效的[27,30-32]。

并发症主导期

15%~30% 的糖尿病患者在其一生中会受到足溃疡的影响[33,34],且难愈合溃疡的并发症包括感染、坏疽和患肢截肢。足溃疡是 85% 非创伤性下肢截肢的病因,发病率和死亡率较高[35]。此外,那些经历截肢的人在未来失去对侧肢体的风险更高[36]。表 26.1 总结了糖尿病足溃疡和截肢的心理社会后果。

表 26.1　足溃疡或截肢的社会心理影响

患者与照护者的生活质量下降
抑郁症
作为残疾人与健康者在自我形象上形成的反差
身体形象的改变
家庭关系的破裂
依赖或过度依赖
社会关系的改变
社交孤立
睡眠障碍
性行为或性功能障碍

足溃疡的诊断对患者的治疗方案提出了新的要求。创面处理可能需要专家的会诊。患者将面临双重疾病负担,他们仍然需要维持或改善为了糖尿病治疗的自我护理行为,但现在必须同时执行复杂的创面治疗方案、与新的临床医生建立关系,并面临长期和短期预后新的影响。患者可能无法行走或驾驶汽车,要依赖他人来就诊、换衣服、获得治疗用品,和日常生活的活动。睡眠,会被疼痛和不适干扰[37,38]。治疗方案冗长、复杂、痛苦,而且常常需要住院治疗。关于足溃疡和心理健康之间的关系,研究结果并不一致。在一项对足溃疡糖尿病患者的研究中,68% 的患者报告一个负面的心理影响,包括焦虑、抑郁、社会孤立和负面自我形象[39]。

在最近对 Scandinavia 成年人进行的一项基于人群的研究[40]中,有糖尿病和足溃疡病史的人认为他们的健康和情感幸福感,比无糖尿病的人要差得多。在控制了潜在的混杂因素后,有和无足溃疡的糖尿病患者焦虑、抑郁和心理健康水平相似。与溃疡相关的负面情绪,可能是对截肢的恐惧和对漫长治疗过程的沮丧,以及对预后不确定性的反应[37,41,42]。

对截肢的适应

很少有研究使用纵向设计来研究截肢后的心理反应。因此,我们目前依赖于横截面数据来了解影响适应的因素。包括外伤性截肢和医疗性截肢的患者,绝大部分关于截肢的研究,并没有特别分析糖尿病这一影响因素。许多信息可能适用于糖尿病患者。幻肢和残端痛,可能影响对截肢的适应[43,44]。尽管幻肢痛最初被认为是心身性的,但目前的观点认为它也可能有一种生理基础[45,46]。一项研究发现,69%的截肢患者出现这种问题,这种假肢疼痛很常见[47]。心理因素是否在幻肢痛的起源中起作用尚不清楚。幻觉疼痛的存在,可能会阻碍对截肢的适应[44,48],因为有报道发现它与抑郁[48-50]、身体形象焦虑[48,49,51]和压力[43]有关。

截肢患者必须应对身份的改变,有些人认为自己是残疾人而不是健康人[43]。截肢的人可能会面临社会的好奇,和有意识或无意识"与众不同"的标签[43-45]。这些数据表明,帮助新近截肢的患者准备对其缺失肢体的社会反应,可能是医疗团队的一个重要作用;患者需要知道期望什么,并预测他们的感受和反应。

生活质量

人们重视感觉良好,大多数人把保持或改善自己的感觉放在高度优先的位置。生活质量是一个多维度的概念,从个人独特的角度代表个人的身体、情感和社会福利[52]。与健康相关的生活质量和疾病相关的生活质量是指健康问题对日常生活的影响:例如包括疾病及其治疗对患者功能、健康信念和幸福感主观感受的影响[53]。因此,与健康相关的生活质量会随着时间和病程的变化而变化。

神经病变以及足溃疡和截肢的后遗症会降低患者的自我感觉和幸福感,因为他们要应付神经性疼痛、创面治疗和活动能力下降[38]。神经性疼痛患者的治疗方案通常很复杂[54]。药物剂量滴定、不同药物组合以及疼痛治疗药物(例如,抗抑郁药)使用的需要会让患者难以理解。尽管如此,疼痛往往难以控制。此外,足溃疡治疗往往是负担沉重、外加行动受限,是漫长和不确定的病程。在一项关于足溃疡患者生活质量的研究[55]中,溃疡治疗的平均持续时间为43周;并且其他研究报告称,约70%接受足溃疡标准化治疗的患者,在治疗20周后溃疡不会愈合[56]。尽管治疗时间很长,但与十年前相比,现在寻求及时治疗的DFU患者更容易痊愈[57]。当收益与长期生活方式受限相关且无法确保有收益时,不能靠承诺未来健康会有改善来激励患者遵循复杂的治疗方案[58]。

生活质量与自我护理

临床医生需要了解患者对生活质量的看法,以便了解他们对自我护理(包括创面医疗护理)的动机或缺乏动机。由于疾病的严格要求,许多糖尿病患者在某种程度上感到了负担。Rubin[52]指出,受他所说的"糖尿病压倒我们"或生活质量低下影响的那些人,往往会对自我护理采取"见鬼去吧!"的态度、在糖尿病治疗上做得也比建议的少,就导致了自我护理能力的下

降。因此,对生活质量问题的评估很重要,因为它可以有力地预测一个人管理疾病和遵循治疗建议的能力。

生活质量的评估

目前尚无评估糖尿病患者特定生活质量的金标准,研究人员开发和使用了各种工具来理解血糖控制、治疗方案和并发症对糖尿病患者的影响。糖尿病研究人员已经使用了一般健康和疾病特定的生活质量工具,以便从患者的角度认识糖尿病的挑战。糖尿病生活质量研究,主要集中在描述具有不同症状和并发症程度个体的健康状况。

强化胰岛素方案的使用引起了人们对糖尿病特有生活质量的兴趣,从而也促进了对糖尿病患者生活质量的测量。糖尿病生活质量(Diabetes Quality of Life, DQOL)[59]测量方法是在糖尿病并发症和控制试验(Diabetes Complications and Control Trial, DCCT)期间开发的,随后适用于年轻人[60]。DCCT发现糖尿病治疗方案的强度本身并不会损害强化胰岛素方案治疗者的生活质量[61]。幸福感问卷[62]是另一项针对糖尿病的生活质量测量,用于世界卫生组织评估糖尿病治疗新方法的研究。

糖尿病问题领域(Problem Areas in Diabetes, PAID)量表[63,64]既是一种临床工具,也是一种识别糖尿病相关情绪困扰的结果测量。20个项目涵盖了1型和2型糖尿病患者常见的一系列情绪问题。高分表示较大的情绪困扰,超过40~50分应转诊给心理健康专业人士。

尽管PAID未被用于神经病变研究,但它与抑郁和自我护理密切相关[65],并且随着时间的推移对抑郁和自我护理的状态的改变而产生差异[66],因此它在评估接受长期治疗方案(如足溃疡治疗)患者时可能有用。确定患者关心的个别项目可以作为急诊室就诊期间的谈话要点。

与健康相关的一般生活质量指标,即不关注糖尿病等特定疾病,也提供了糖尿病患者生活质量的信息。生活工具(EQ-5D)的EuroQol质量有两个组成部分:①一份评估移动性、自理能力、日常活动、疼痛、焦虑和抑郁的问卷;②允许患者在0到100分范围内显示其质量的视觉模拟量表[55]。功能性健康状况是生活质量的另一个重要方面,简式36(SF-36)是这一领域使用广泛的一种测量方法[67]。这些措施虽然不是糖尿病专用,但允许将糖尿病患者的生活质量问题,与普通人群和其他慢性病患者的进行比较。

研究人员已经使用通用的生活质量工具来研究神经病变对生活质量的影响。Solli和他的同事们[68]使用EQ-5D测量了521名成人糖尿病患者的生活质量,以研究糖尿病并发症对其生活质量的影响。控制潜在的混杂因素,无论糖尿病类型,神经病变与生活质量最大负面影响独立相关,其中活动性、疼痛/不适和焦虑/抑郁受影响最大。在另一项研究中,Dobrota和他的同事[69]使用SF-36,在160名糖尿病多发性神经病成人(50%疼痛性神经病、50%无疼痛性神经病)中,检查了神经病理性疼痛对生活质量的影响。平均而言,神经病变伴有疼痛的受试者对生活质量的感知明显降低。

5种经过验证的工具量表反映了这一领域新兴的行为科

学(表 26.2 简要回顾了每种量表的特性)。3 种量表测量了疾病特定的生活质量(NeuroQoL[70];PN-QOL-97[71];Norfolk QOL-DN[72])。最近的系统回顾[73]详细描述了每项测量。剩下的两个工具评估了糖尿病周围神经病变患者足部自我护理[神经病变的患者解释(Patient Interpretation of Neuropathy,PIN)]和疼痛[疼痛性糖尿病周围神经病变简要疼痛量表(Brief Pain Inventory for Painful Diabetic Peripheral Neuropathy,BPI-DPN)]的

心理预测因子。临床医生可能会发现这些工具有助于评估这些患者的临床和心理社会状况。此外,Turk[76]提出了 5 个筛查问题,即 ACT-UP 面试[活动(Activities)、应对(Coping)、思考(Thinking)、不安(Upset)和人们的反应(People responses)],作为评估神经病理性疼痛患者重要的心理社会和行为问题的有效和简短的方法。这些筛选问题集中在行为、患者应对方法、疼痛预后、痛苦和对疼痛的反应上。

表 26.2 糖尿病周围神经病变患者的社会心理评估工具

量表名称	项目	评分类型	分量表/构成因素	心理测量特性
带病生存质量				
NeuroQol 量表[70]	43	Likert 5 级评分法;评分越高 = 生活质量越低	构成因素:①疼痛症状和感觉异常,②足部感觉减退/丧失,③弥漫性感觉运动症状,④日常活动受限,⑤人际关系问题,⑥情绪负担,⑦神经病变的总体影响,⑧药物副作用,⑨睡眠障碍	有效性:与神经病变残疾评分相关的 NeuroQoL 身体症状($P<0.001$);内部可靠性:$\alpha=0.86$ 至 0.95
PN-QOL-97 量表[71]	97	Likert 5 级评分法;转换为 100 分制;分数越高 = 生活质量越高	16 个分量表:①身体功能,②由身体健康问题而受到的日常限制,③疼痛,④精力/疲劳,⑤上肢,⑥平衡,⑦自尊心,⑧幸福感,⑨羞耻感,⑩认知功能,⑪由情绪问题而导致的角色限制,⑫总体健康认知,⑬睡眠,⑭社会功能,⑮性功能,⑯健康困扰	建构效度:探索性因素分析支持 2 个因素(身体健康,心理健康)内部可靠性:$\alpha=0.67$ 至 0.97;再测信度:0.42 至 0.84
Norfolk QOL-DN 量表[72]	47	Likert 5 级评分法;评分越高 = 生活质量越低	5 项构成因素:①日常生活活动,②症状,③细纤维,④粗纤维,⑤自主性	判别有效性:糖尿病和神经病变组的平均得分,显著高于糖尿病但无神经病变组和无糖尿病组 再测信度:0.83 至 0.94;内部可靠性:$\alpha=0.6$ 至 0.8
足部自我护理的心理学预测因素				
患者对神经病变的理解(Patient Interpretation of Neuropathy,PIN)[74]	39	Likert 5 级评分法	构成因素:①对糖尿病神经病变(diabetic neuropathy,DN)的常识和 DN 相关医学信息的理解水平;②担心潜在后果和对从业者的迁怒	内部可靠性:$\alpha=0.62$ 至 0.90;再测信度:$r=0.51$ 至 0.64
疼痛				
用于痛性糖尿病周围神经病变的简易疼痛量表(BPI-DPN)[75]	11	Likert 10 级评分法,得分越高意味着越严重或越困扰	2 个分量表:严重性量表(4 项);干扰量表(7 项)	标准有效性:BPI-DPN 与 3 种替代性疼痛评定量表间中等到高度相关;判别有效性:BPI-DPN 分量表与 SF-12 间呈中度负相关;确定最严重疼痛和平均疼痛的切点:轻度(0-3)、中度(4-6)、重度(≥7)

糖尿病和周围神经并发症对生活质量的影响

只有少数研究专门研究了足溃疡和截肢对生活质量的影响,这些研究主要使用的是普通的而不是糖尿病专用的工具。神经性疼痛单独影响生活质量的许多方面,包括睡眠、身体功能、工作状态、生产力和出勤率[77]。

一般来说,糖尿病患者的生活质量低于未受糖尿病影响的患者[40,78]。此外,无并发症且不使用胰岛素的 2 型糖尿病患者的生活质量比无并发症的 1 型糖尿病患者略高,糖尿病患者的得分与其他研究中报告的成人慢性阻塞性肺疾病和骨关节炎患者的得分相似[78]。其他人也报告了类似的发现[79,80]。

糖尿病并发症是糖尿病患者生活质量最重要的疾病特异性决定因素[81]。不仅神经病变及其后遗症影响患者的生活质量,而且其照料者的生活质量也会降低[64,82]。Coffey[78]报告症状性神经病变和溃疡患者的生活质量评分逐渐降低,截肢患者的评分最低,表明这些并发症增加了健康负担。也有人认为由于害怕溃疡复发、反复感染和潜在的终身残疾,接受足溃疡治疗患者可能比截肢患者的生活质量更低[39,83]。

Eurodiale 研究[84]是一个 1 008 名新发糖尿病足溃疡患者的多点前瞻性队列研究,加入了关于生活质量和预后价值(针对溃疡愈合、截肢和死亡)之间关系的大量证据。使用 EQ-5D,在患者出现足溃疡时测量其生活质量;随访 1 年,或如果更早,则随访至死亡或截肢。对患者、溃疡特征和合并症,以及溃疡出现时健康相关生活质量的控制,与溃疡愈合本身无关。在基

线 EQ-5D 分数较低受试者中,大截肢和死亡分别高出 31% 和 37%,强调了对这些患者进行健康相关生活质量评估的重要性。

对患者及家人的影响

采用集中小组座谈[37]和深入访谈[38]方法的定性研究,提供了对足溃疡患者、和参与其护理的家庭成员,经验的见解。足溃疡需要患者及其护理者融入完全不同的生活方式,对他们都有同样的负面影响。活动能力下降和自我意识减弱,不分年龄地限制了患者的正常生活,且都会对性行为以及个人在家庭或工作中发挥作用的能力产生影响。尽管人们对性活动的兴趣并未降低[85,86],但许多截肢患者报告了诸如性欲丧失和勃起功能障碍等问题[86,87]。由于自主神经病变的问题,性问题可能在糖尿病患者中更为普遍。失业,对许多疼痛性神经病变、溃疡或截肢的人来说是一个问题[77,88],特别是那些需要大量步行或站立的职业,尤其是年轻患者的自尊会降低。

对于足溃疡糖尿病患者而言,行动受限往往是非常困难的。患者通常会担心在日常护理、购物、烹饪和频繁就诊时交通等方面成为他人的负担[37,38]。因为溃疡带来活动受限,社交孤立可能成为患者的一个问题;因为照顾患者所需的时间和强度负担,社交孤立可能也是患者家庭成员的一个问题[37,38]。一项定性研究[37]报告,尽管他们了解足部不承重有助于促进溃疡愈合,但几乎所有的患者都无法忍受这种限制所带来的不便。足溃疡对患者和家庭生活质量的负面影响无处不在,并且溃疡是否会愈合以及未来是否会复发都充满不确定性。

对从业者的启示

仅仅关注足部理疗,而不关注与健康相关生活质量的心理社会特征,对患者治疗和干预策略都有重要的限制性作用[38]。医生对下肢溃疡患者的生活质量有更深入的了解,这对于改善医患沟通、坚持治疗方案、提高患者满意度和护理质量非常重要。此外,评估糖尿病对患者的影响是重要的,确定哪些患者可能在遵守更严格的自我护理方案的要求方面有更大的困难,或者可能从转诊给心理健康专业人员进行咨询中获益。糖尿病量表中的问题区域,在这个方面特别有用。

抑郁症和抑郁障碍

抑郁症是一种严重干扰人际关系、生活质量,以及执行和功能能力的精神疾病。截肢和糖尿病都与抑郁症独立相关,使这些人处于极高抑郁及其后果的风险中[89-91]。在一般人群中,抑郁症可能伴随着截肢出现,其中老年人在截肢头 2 年内抑郁症多,而从长远看更多经历抑郁症的是年轻人[92]。

糖尿病和抑郁症

糖尿病患者抑郁患病率是普通人群的 2 到 3 倍[90,91]。合并的抑郁症发生在所有年龄组,且少数民族经历抑郁症状和抑郁症的比率与成年白种人相同[93-96]。此外,抑郁症状的严重程度与糖尿病患者对饮食建议和药物治疗方案的依从性差、功能受损和较高的医疗治疗成本有关[97]。糖尿病相关情绪困扰的

高水平与对自我护理行为建议的依从性差有关[65]。因此,心境恶劣、亚临床抑郁症和糖尿病相关的情绪困扰都会影响糖尿病治疗、糖尿病自我护理和对创面或截肢护理能力的成功。不幸的是,糖尿病患者的抑郁既未得到充分认识,也未得到充分治疗[98-101]。最近一项回顾性队列研究[102]发现糖尿病退伍军人中,抑郁症与 33% 较高的大截肢发生风险有关,并强调抑郁症筛查、早期诊断和治疗的重要性。

更严峻的是,糖尿病患者的抑郁症还与其他严重并发症有关,包括:视网膜病变、心血管疾病的大血管并发症、神经病变、肾病、高血压以及性功能障碍[93,103-106]。因此,患有抑郁症和周围血管疾病的个体也可能需同时应付其他严重的合并症。

抑郁症症状可表现在认知、躯体、情感或态度上的异常。表 26.3 列出了典型的抑郁症症状,尽管大多数人只表现出其中的一些症状。生理和认知症状常常与糖尿病控制重叠,使诊断更加困难。贝克抑郁量表(Beck Depression Inventory)[107]、医院焦虑抑郁量表(Hospital Anxiety and Depression Scale)[108]或简要症状量表(Brief Symptom Inventory)[109]等几种简短的评估工具对于筛选抑郁症非常有用。问一些简单的问题,如"在过去的一个月里,你是否因为情绪低落、沮丧或绝望而烦恼?"和"在过去的一个月里,你有没有因为对做事情没有兴趣或乐趣而烦恼?"在筛查抑郁症时可以像调查一样成功[110]。如果一个人在至少两周的时间里,在日常活动中经历抑郁情绪、失去兴趣或快乐,以及至少四种其他抑郁症状,那么必须考虑严重抑郁[111]。当这些症状伴有血糖控制紊乱或在家或工作中不能正常工作时,也应考虑到严重抑郁这一点。

表 26.3　抑郁症的症状[a]

情绪低落	悲观主义
对生活及活动丧失兴趣	不节食时体重或食欲明显下降;
易伤感、莫名哭泣	与年龄不符的体重情况
易怒[b]	犹豫不决
内疚感及无价值感增强	不合群或孤僻
反复出现自杀及死亡的想法[c]	失眠或嗜睡[b]
自杀威胁或企图[c]	反应迟缓[b]
注意力分散[b]	易激惹、躁动
近期记忆减退[b]	
疲劳;乏力[b]	

[a] 情绪低落和其他 4 种症状持续 2 周以上可能表明严重抑郁。
[b] 该类症状也可能反映糖尿病控制不佳和/或出现低血糖。
[c] 出现自杀念头应视为紧急医疗情况,并应立即进行评估。

抑郁症的治疗

抑郁症通常对药物或心理干预治疗都有反应。两种疗法,单独或联合使用都有效[103,112]。尽管初级医疗提供者通常会启动药物治疗,但了解何时启动心理健康转诊很重要[113]。有自杀意念的人有严重的危险,需要立即和适当地转诊为精神病治疗。随着抑郁症改善和症状开始缓解,接受治疗的患者更加精力充沛,因此可能会有更大的自杀风险。心理健康专家也可以帮助:①评估当前治疗的成功;②使用咨询和药物进行联合治疗;③个体化药物治疗;④评估住院的必要性。

患者教育对疾病的影响

糖尿病足部医疗护理教育与足溃疡预防计划以及处方鞋、强化足部医疗护理、足部评价和评估结合起来,在足溃疡防治中是非常重要的[114]。糖尿病教育作为一种独立的干预措施的证据是薄弱的。多个系统回顾评估了旨在预防足溃疡和其他足部问题的教育干预措施的有效性;结论是由于方法学质量差或缺乏结果评估,部分证据表明仅仅想通过患者教育即达到有效预防足部溃疡或截肢是不够的[16,114-116]。其中许多涵括的研究是缺乏动力的,在对照组中使用未知或未注册的联合干预,和/或通过主观结果测量来评估足部医疗护理知识和行为。此外,无研究查验,糖尿病不同时间点上(在诊断时、维持健康和并发症期,或在并发症早期发生时)开展教育的比较性效果。目前,尚无糖尿病并发症相关教育的模式。对成年人来说,普通糖尿病教育必须包括介绍在糖尿病病程早期预防糖尿病所有主要并发症的具体步骤。这种初级教育不足以维持整个糖尿病过程。在整个治疗过程中,必须经常加强足部医疗护理。健康服务研究表明将教育纳入糖尿病足的多学科方法中,对预防溃疡和其他严重的足部问题是有效的[27,30-32]。需要进行更完善的干预研究以评估患者足部医疗护理教育(最好纳入足部医疗护理计划)在预防足溃疡和截肢方面的有效性;治疗/预防方案的随机试验,应包括明确的教育内容。

改善自我护理能力的措施

有足部并发症的患者面临挑战性的自我护理方案,其能导致挫败感,从而干扰血糖和使得预后恶化[117,118]。因此,患者告知临床医生其足部医疗护理挑战的能力,以及医生对患者报告的直接反应和非指责性语言的能力,是优化糖尿病治疗的关键因素[119]。抑郁症、2型糖尿病和可能的神经病变[120]与认知功能障碍有关,因此这应针对性地加强足溃疡预防教育,以确保最大限度地获益。有几种技术可供临床医生使用,以帮助患者改善其足部医疗护理行为。本节介绍这些技术,其中一些技术可以很容易地融入门诊或其他患者的就诊中。

强化教育

大多数人只记得小部分他们在就诊时接收到的信息。将患者就诊后保留的信息与医生在看诊时提供给患者的信息进行比较研究发现,31%到71%的信息会被遗忘[7]。临床医生需要特定技术,去替患者强化重要的信息;这些技术不需要大量时间,且有助于提高就诊的功能和效率。

1. 人们倾向于记住首先被呈现的那些东西,因此在就诊期间,首先要讨论最重要的要点。

2. 认为重要的那些事情,会被更好地记住。因此,在讨论关键点时,首先要说:"这非常重要……"。

3. 简明扼要的指令,要比复杂或混乱的说明更容易被记住。

4. 要特别且具体,不要含糊。例如,"每天脱掉袜子,检查你的足和足趾之间"比"一定要检查你的脚"更专业、更容易遵循。

5. 用简单的术语,把信息(尤其是关键点或带回家的消息)写下来,有助于加强学习和信息保留。

6. 要求患者为他们的预约就诊做准备,提前1周写下所有问题并将书面清单带到诊室。这种方法,是一种非常有效的评估患者和回答悬而未决问题的途径。人们倾向于记住,他们以前考虑过的并且与他们健康直接相关的问题信息。

糖尿病教育手册

对于强化重要的自我护理信息、并提醒患者了解识别和预防潜在问题所需的特殊技术,糖尿病足部医疗护理教育讲义是有用的。由于大多数患者无法回忆起就诊期间所收到的大部分教育信息,因此分发讲义是一种有效且廉价的强化重要信息的方式。表26.4提供了有效讲义的特点。

表26.4　糖尿病教育手册内容和特征

- 简单易懂:更简单易懂的信息,更利于患者执行。
- 简明信息:简单明了的信息,更容易被患者记住。
- 便携式功能信息:包含多种属性(例如日历,小卡片)的易于访问的信息,不太可能被遗忘和/或遗忘。
- 必要且充分的信息:讲义需要适当的信息,以促进患者的自我保健习惯。
- 积极而鼓舞人心的信息:信息中应多鼓励支持患者进行自我保健,而不是打消他们的积极性。
- 信息一致性:讲义中提供的信息应与患者收到的其他信息一致。例如,各教育班次、一对一辅导及阅读材料等的信息要一致。
- 文本和图形的良好结合:视觉的吸引力,将增强对讲义中所包含信息的理解。

提升患者自我护理能力的访谈技巧

动机式访谈[121,122]将标准的访谈技巧融入一个过程中,这个过程旨在帮助那些在健康问题上挣扎的人重新回到自我保健的轨道上来。这项技术最初是在成瘾领域发展起来的,它为忙碌的临床医生提供了一个有用的平台,以一种有效、简单的方式解决障碍。

开放式问题允许患者用自己的语言表达自己的感受并提供信息,从而防止临床医生用先入为主的想法去指导患者的反应。"告诉我……""你服药怎么样?""戴矫正器是什么感觉?""你的糖尿病治疗有什么问题吗?"

尽管"你好吗?"和"你感觉如何?"等问题似乎是开放性的,他们也是含糊不清的并且所处的社会环境不仅仅对"好"做出肤浅的回应。这些日常提问不能让患者充分描述他们所处的情况或问题。

积极的倾听需要有意识地关注对方的意思。这种技巧并不像人们所期望的那样直截了当和天生的。尽管每个人都会在一定程度上倾听,但忙碌的临床医生可能会对患者的感受或试图表达的内容产生一种先入为主的想法。许多人倾向于思考下一步要说什么,而不是关注患者实际在说什么。反馈和总结是两个有效的倾听方式:

(a)反馈——通过使用问题的语气,向对方重复或解释其陈述内容。"您的运动计划有困扰吗?""您对治疗建议感到沮丧吗?"。

（b）总结——能够总结出患者谈话的总体思路，表明你一直在倾听并且理解患者的真实意思。这项技术还提供了一个纠正任何误会的机会。如果患者已经制定了一个计划或采取了其他积极措施，总结能帮助巩固他们的成果。

结语

被诊断为糖尿病足的患者，有更高的糖尿病危象和抑郁症风险。忧郁症和抑郁，会影响患者进行自我护理行为和遵循治疗建议的能力。这种无能，可能会限制足溃疡防治方案的成功。我们提供一些社会心理学方面可被医生和其他护理者采用的交流和教育策略；并描述了几种临床评估工具，以确定哪些患者存在生活质量问题、哪些患者可能从转诊给心理健康专家进行额外咨询和/或药物干预中受益，以期糖尿病足患者在诊疗过程中有最佳的获益，减少其家庭的社会心理负担。

（王敏 邓武权 译）

参考文献

1. Hamburg BA, Inoff GE. Coping with predictable crises of diabetes. Diabetes Care. 1983;6(4):409–16.
2. Jacobson AM, Weinger K. Psychosocial complications in diabetes. In: Leahy J, Clark N, Cefalu W, editors. Medical management of diabetes. New York: Marcel Dekker, Inc.; 2000. p. 559–72.
3. Weinger K, Welch G, Jacobson A. Psychological and psychiatric issues in diabetes mellitus. In: Poretsky L, editor. Principles of diabetes mellitus. Norwell, MA: Kluwer Academic Publishers; 2002. p. 639–54.
4. Peyrot M, McMurry JF Jr, Kruger DF. A biopsychosocial model of glycemic control in diabetes: stress, coping and regimen adherence. J Health Soc Behav. 1999;40(2):141–58.
5. Weinger K, McMurrich SJ. Behavioral strategies for improving self-management. In: Childs B, Cypress M, Spollett G, editors. Complete Nurse's guide to diabetes care. Alexandria, VA: American Diabetes Association; 2005.
6. Ritholz MD, MacNeil T, Weinger K : Difficult conversations: adults with diabetes and the discussion of microvascular complications. Diabet Med. 2017;34(10):1447–55.
7. Ley P. Satisfaction, compliance and communication. Br J Clin Psychol. 1982;21(Pt 4):241–54.
8. Cohen SJ. Potential barriers to diabetes care. Diabetes Care. 1983;6(5):499–500.
9. Bailey TS, Yu HM, Rayfield EJ. Patterns of foot examination in a diabetes clinic. Am J Med. 1985;78(3):371–4.
10. Janson SL, Cooke M, McGrath KW, Kroon LA, Robinson S, Baron RB. Improving chronic care of type 2 diabetes using teams of interprofessional learners. Acad Med. 2009;84(11):1540–8.
11. O'Brien KE, Chandramohan V, Nelson DA, Fischer JR Jr, Stevens G, Poremba JA. Effect of a physician-directed educational campaign on performance of proper diabetic foot exams in an outpatient setting. J Gen Intern Med. 2003;18(4):258–65.
12. Malone JM, Snyder M, Anderson G, Bernhard VM, Holloway GA Jr, Bunt TJ. Prevention of amputation by diabetic education. Am J Surg. 1989;158(6):520–3; discussion 3–4.
13. Barth R, Campbell LV, Allen S, Jupp JJ, Chisholm DJ. Intensive education improves knowledge, compliance, and foot problems in type 2 diabetes. Diabet Med. 1991;8(2):111–7.
14. Apelqvist J, Larsson J. What is the most effective way to reduce incidence of amputation in the diabetic foot? Diabetes Metab Res Rev. 2000;16(Suppl 1):S75–83.
15. Chiwanga FS, Njelekela MA. Diabetic foot: prevalence, knowledge, and foot self-care practices among diabetic patients in Dar es Salaam, Tanzania – a cross-sectional study. J Foot Ankle Res. 2015;8:20.
16. Ahmad Sharoni SK, Minhat HS, Mohd Zulkefli NA, Baharom A. Health education programmes to improve foot self-care practices and foot problems among older people with diabetes: a systematic review. Int J Older People Nursing. 2016;11:214.
17. Thompson L, Nester C, Stuart L, Wiles P. Interclinician variation in diabetes foot assessment- a national lottery? Diabet Med. 2005;22(2):196–9.
18. Boulton AJ. Why bother educating the multi-disciplinary team and the patient--the example of prevention of lower extremity amputation in diabetes. Patient Educ Couns. 1995;26(1–3):183–8.
19. Gregg EW, Sorlie P, Paulose-Ram R, Gu Q, Eberhardt MS, Wolz M, et al. Prevalence of lower-extremity disease in the US adult population >=40 years of age with and without diabetes: 1999–2000 national health and nutrition examination survey. Diabetes Care. 2004;27(7):1591–7.
20. Karvestedt L, Martensson E, Grill V, Elofsson S, von Wendt G, Hamsten A, et al. The prevalence of peripheral neuropathy in a population-based study of patients with type 2 diabetes in Sweden. J Diabetes Complicat. 2011;25(2):97–106.
21. Reiber GE, Vileikyte L, Boyko EJ, del Aguila M, Smith DG, Lavery LA, et al. Causal pathways for incident lower-extremity ulcers in patients with diabetes from two settings. Diabetes Care. 1999;22(1):157–62.
22. American Diabetes A. Economic costs of diabetes in the U.S. in 2012. Diabetes Care. 2013;36(4):1033–46.
23. Kerr M, Rayman G, Jeffcoate WJ. Cost of diabetic foot disease to the National Health Service in England. Diabet Med. 2014;31(12):1498–504.
24. Gregg EW, Williams DE, Geiss L. Changes in diabetes-related complications in the United States. N Engl J Med. 2014;371(3):286–7.
25. Vileikyte L, Rubin RR, Leventhal H. Psychological aspects of diabetic neuropathic foot complications: an overview. Diabetes Metab Res Rev. 2004;20(Suppl 1):S13–8.
26. Litzelman DK, Slemenda CW, Langefeld CD, Hays LM, Welch MA, Bild DE, et al. Reduction of lower extremity clinical abnormalities in patients with non-insulin-dependent diabetes mellitus. A randomized, controlled trial. Ann Intern Med. 1993;119(1):36–41.
27. van Netten JJ, Price PE, Lavery LA, Monteiro-Soares M, Rasmussen A, Jubiz Y, et al. Prevention of foot ulcers in the at-risk patient with diabetes: a systematic review. Diabetes Metab Res Rev. 2016;32(Suppl 1):84–98.
28. Vileikyte L. Diabetic foot ulcers: a quality of life issue. Diabetes Metab Res Rev. 2001;17(4):246–9.
29. Lincoln NB, Radford KA, Game FL, Jeffcoate WJ. Education for secondary prevention of foot ulcers in people with diabetes: a randomised controlled trial. Diabetologia. 2008;51(11):1954–61.
30. Lavery LA, Wunderlich RP, Tredwell JL. Disease management for the diabetic foot: effectiveness of a diabetic foot prevention program to reduce amputations and hospitalizations. Diabetes Res Clin Pract. 2005;70(1):31–7.
31. Calle-Pascual AL, Duran A, Benedi A, Calvo MI, Charro A, Diaz JA, et al. A preventative foot care programme for people with diabetes with different stages of neuropathy. Diabetes Res Clin Pract. 2002;57(2):111–7.
32. Rubio JA, Aragon-Sanchez J, Jimenez S, Guadalix G, Albarracin A, Salido C, et al. Reducing major lower extremity amputations after the introduction of a multidisciplinary team for the diabetic foot. Int J Low Extrem Wounds. 2014;13(1):22–6.
33. Levin ME, Sicard GA, Baumann DS, Loechl B. Does crossing the legs decrease arterial pressure in diabetic patients with peripheral vascular disease? Diabetes Care. 1993;16(10):1384–6.
34. Kumar S, Ashe HA, Parnell LN, Fernando DJ, Tsigos C, Young RJ, et al. The prevalence of foot ulceration and its correlates in

type 2 diabetic patients: a population-based study. Diabet Med. 1994;11(5):480–4.

35. Pecoraro RE, Reiber GE, Burgess EM. Pathways to diabetic limb amputation. Basis for prevention. Diabetes Care. 1990;13(5):513–21.

36. Ebskov B, Josephsen P. Incidence of reamputation and death after gangrene of the lower extremity. Prosthetics Orthot Int. 1980;4(2):77–80.

37. Brod M. Quality of life issues in patients with diabetes and lower extremity ulcers: patients and care givers. Qual Life Res. 1998;7(4):365–72.

38. Kinmond K, McGee P, Gough S, Ashford R. 'Loss of self': a psychosocial study of the quality of life of adults with diabetic foot ulceration. J Tissue Viability. 2003;13(1):6–8. 10, 2 passim

39. Carrington AL, Mawdsley SK, Morley M, Kincey J, Boulton AJ. Psychological status of diabetic people with or without lower limb disability. Diabetes Res Clin Pract. 1996;32(1–2):19–25.

40. Iversen MM, Midthjell K, Tell GS, Moum T, Ostbye T, Nortvedt MW, et al. The association between history of diabetic foot ulcer, perceived health and psychological distress: the Nord-Trondelag Health Study. BMC Endocr Disord. 2009;9:18.

41. Peyrot M, Rubin RR. Levels and risks of depression and anxiety symptomatology among diabetic adults. Diabetes Care. 1997;20(4):585–90.

42. Phillips T, Stanton B, Provan A, Lew R. A study of the impact of leg ulcers on quality of life: financial, social, and psychologic implications. J Am Acad Dermatol. 1994;31(1):49–53.

43. Horgan O, MacLachlan M. Psychosocial adjustment to lower-limb amputation: a review. Disabil Rehabil. 2004;26(14–15):837–50.

44. Hanley MA, Jensen MP, Ehde DM, Hoffman AJ, Patterson DR, Robinson LR. Psychosocial predictors of long-term adjustment to lower-limb amputation and phantom limb pain. Disabil Rehabil. 2004;26(14–15):882–93.

45. Katz S, Gagliese L. Phantom pain: a continuing puzzle. In: Gatchel D, Turk D, editors. Psychosocial factors in pain: critical perspectives. New York: The Guilford Press; 1999. p. 284–300.

46. Hill A. Phantom limb pain: a review of the literature on attributes and potential mechanisms. J Pain Symptom Manage. 1999;17(2):125–42.

47. Gallagher P, Allen D, Maclachlan M. Phantom limb pain and residual limb pain following lower limb amputation: a descriptive analysis. Disabil Rehabil. 2001;23(12):522–30.

48. Rybarczyk B, Edwards R, Behel J. Diversity in adjustment to a leg amputation: case illustrations of common themes. Disabil Rehabil. 2004;26(14–15):944–53.

49. Rybarczyk B, Nyenhuis DL, Nicholas JJ, Cash SM. Body image, perceived social stigma, and the prediction of psychosocial adjustment to leg amputation. Rehabil Psychol. 1995;40(2):95–110.

50. Hogan P, Dall T, Nikolov P. Economic costs of diabetes in the US in 2002. Diabetes Care. 2003;26(3):917–32.

51. Pucher I, Kickinger W, Frischenschlager O. Coping with amputation and phantom limb pain. J Psychosom Res. 1999;46(4):379–83.

52. Rubin R. Diabetes and quality of life. Diabetes Spectr. 2000;13(1):21–3.

53. Snoek FJ. Quality of life: a closer look at measuring patients' well-being. Diabetes Spectr. 2000;13(1):24–8.

54. Hovaguimian A, Gibbons CH. Clinical approach to the treatment of painful diabetic neuropathy. Ther Adv Endocrinol Metab. 2011;2(1):27–38.

55. Tennvall GR, Apelqvist J. Health-related quality of life in patients with diabetes mellitus and foot ulcers. J Diabetes Complicat. 2000;14:235–41.

56. Margolis DJ, Kantor J, Berlin JA. Healing of diabetic neuropathic foot ulcers receiving standard treatment. A meta-analysis. Diabetes Care. 1999;22(5):692–5.

57. Margolis DJ, Allen-Taylor L, Hoffstad O, Berlin JA. Healing diabetic neuropathic foot ulcers: are we getting better? Diabet Med. 2005;22(2):172–6.

58. Bradley C, Gamsu DS. Guidelines for encouraging psychological well-being: report of a Working Group of the World Health Organization Regional Office for Europe and International Diabetes Federation European Region St Vincent Declaration Action Programme for Diabetes. Diabet Med. 1994;11(5):510–6.

59. Reliability and validity of a diabetes quality-of-life measure for the diabetes control and complications trial (DCCT). The DCCT Research Group. Diabetes Care. 1988;11(9):725–32.

60. Ingersoll GM, Marrero DG. A modified quality-of-life measure for youths: psychometric properties. Diabetes Educ. 1991;17(2):114–8.

61. Influence of intensive diabetes treatment on quality-of-life outcomes in the diabetes control and complications trial. Diabetes Care. 1996;19(3):195–203.

62. Bradley C. The well-being questionnaire. In: Bradley C, editor. Handbook of psychology and diabetes. Chur: Hardwood Academic Publishers; 1994. p. 89–110.

63. Welch GW, Jacobson AM, Polonsky WH. The problem areas in diabetes scale. An evaluation of its clinical utility. Diabetes Care. 1997;20(5):760–6.

64. Polonsky WH, Anderson BJ, Lohrer PA, Welch G, Jacobson AM, Aponte JE, et al. Assessment of diabetes-related distress. Diabetes Care. 1995;18(6):754–60.

65. Weinger K, Jacobson AM. Psychosocial and quality of life correlates of glycemic control during intensive treatment of type 1 diabetes. Patient Educ Couns. 2001;42(2):123–31.

66. Welch G, Weinger K, Anderson B, Polonsky WH. Responsiveness of the Problem Areas In Diabetes (PAID) questionnaire. Diabet Med. 2003;20(1):69–72.

67. Ware J. SF36 Health survey manual and interpretation guide. Boston, MA: Health Institute New England Medical Center; 1993.

68. Solli O, Stavem K, Kristiansen IS. Health-related quality of life in diabetes: the associations of complications with EQ-5D scores. Health Qual Life Outcomes. 2010;8:18.

69. Dobrota VD, Hrabac P, Skegro D, Smiljanic R, Dobrota S, Prkaccin I, et al. The impact of neuropathic pain and other comorbidities on the quality of life in patients with diabetes. Health Qual Life Outcomes. 2014;12:12.

70. Vileikyte L, Peyrot M, Bundy C, Rubin RR, Leventhal H, Mora P, et al. The development and validation of a neuropathy- and foot ulcer-specific quality of life instrument. Diabetes Care. 2003;26(9):2549–55.

71. Vickrey BG, Hays RD, Beckstrand M. Development of a health-related quality of life measure for peripheral neuropathy. Neurorehabil Neural Repair. 2000;14(2):93–104.

72. Vinik EJ, Hayes RP, Oglesby A, Bastyr E, Barlow P, Ford-Molvik SL, et al. The development and validation of the Norfolk QOL-DN, a new measure of patients' perception of the effects of diabetes and diabetic neuropathy. Diabetes Technol Ther. 2005;7(3):497–508.

73. Smith SC, Lamping DL, Maclaine GD. Measuring health-related quality of life in diabetic peripheral neuropathy: a systematic review. Diabetes Res Clin Pract. 2012;96(3):261–70.

74. Vileikyte L, Gonzalez JS, Leventhal H, Peyrot MF, Rubin RR, Garrow A, et al. Patient Interpretation of Neuropathy (PIN) questionnaire: an instrument for assessment of cognitive and emotional factors associated with foot self-care. Diabetes Care. 2006;29(12):2617–24.

75. Zelman DC, Gore M, Dukes E, Tai KS, Brandenburg N. Validation of a modified version of the brief pain inventory for painful diabetic peripheral neuropathy. J Pain Symptom Manag. 2005;29(4):401–10.

76. Turk DC, Audette J, Levy RM, Mackey SC, Stanos S. Assessment and treatment of psychosocial comorbidities in patients with neuropathic pain. Mayo Clin Proc. 2010;85(3 Suppl):S42–50.

77. Vileikyte L, Gonzalez JS. Recognition and management of psychosocial issues in diabetic neuropathy. Handb Clin Neurol. 2014;126:195–209.

78. Coffey JT, Brandle M, Zhou H, Marriott D, Burke R, Tabaei BP,

et al. Valuing health-related quality of life in diabetes. Diabetes Care. 2002;25(12):2238–43.

79. Quality of life in type 2 diabetic patients is affected by complications but not by intensive policies to improve blood glucose or blood pressure control (UKPDS 37). U.K. Prospective Diabetes Study Group. Diabetes Care. 1999;22(7):1125–36.

80. Redekop WK, Koopmanschap MA, Stolk RP, Rutten GE, Wolffenbuttel BH, Niessen LW. Health-related quality of life and treatment satisfaction in Dutch patients with type 2 diabetes. Diabetes Care. 2002;25(3):458–63.

81. Rubin RR, Peyrot M. Quality of life and diabetes. Diabetes Metab Res Rev. 1999;15(3):205–18.

82. Wikblad K, Leksell J, Wibell L. Health-related quality of life in relation to metabolic control and late complications in patients with insulin dependent diabetes mellitus. Qual Life Res. 1996;5(1):123–30.

83. Price P. The diabetic foot: quality of life. Clin Infect Dis. 2004;39(Suppl 2):S129–31.

84. Siersma V, Thorsen H, Holstein PE, Kars M, Apelqvist J, Jude EB, et al. Health-related quality of life predicts major amputation and death, but not healing, in people with diabetes presenting with foot ulcers: the Eurodiale study. Diabetes Care. 2014;37(3):694–700.

85. Ide M, Watanabe T, Toyonaga T. Sexuality in persons with limb amputation. Prosthetics Orthot Int. 2002;26(3):189–94.

86. Bodenheimer C, Kerrigan AJ, Garber SL, Monga TN. Sexuality in persons with lower extremity amputations. Disabil Rehabil. 2000;22(9):409–15.

87. Ide M. Sexuality in persons with limb amputation: a meaningful discussion of re-integration. Disabil Rehabil. 2004;26(14–15):939–43.

88. Ribu L, Hanestad BR, Moum T, Birkeland K, Rustoen T. A comparison of the health-related quality of life in patients with diabetic foot ulcers, with a diabetes group and a nondiabetes group from the general population. Qual Life Res. 2007;16(2):179–89.

89. Kashani JH, Frank RG, Kashani SR, Wonderlich SA, Reid JC. Depression among amputees. J Clin Psychiatry. 1983;44(7):256–8.

90. Lloyd CE, Dyer PH, Barnett AH. Prevalence of symptoms of depression and anxiety in a diabetes clinic population. Diabet Med. 2000;17(3):198–202.

91. Anderson RJ, Freedland KE, Clouse RE, Lustman PJ. The prevalence of comorbid depression in adults with diabetes: a meta-analysis. Diabetes Care. 2001;24(6):1069–78.

92. Frank RG, Kashani JH, Kashani SR, Wonderlich SA, Umlauf RL, Ashkanazi GS. Psychological response to amputation as a function of age and time since amputation. Br J Psychiatry. 1984;144:493–7.

93. Kovacs M, Mukerji P, Drash A, Iyengar S. Biomedical and psychiatric risk factors for retinopathy among children with IDDM. Diabetes Care. 1995;18(12):1592–9.

94. Roy A, Roy M. Depressive symptoms in African-American type 1 diabetics. Depress Anxiety. 2001;13(1):28–31.

95. Black SA. Increased health burden associated with comorbid depression in older diabetic Mexican Americans. Results from the Hispanic Established Population for the Epidemiologic Study of the Elderly survey. Diabetes Care. 1999;22(1):56–64.

96. Gary TL, Crum RM, Cooper-Patrick L, Ford D, Brancati FL. Depressive symptoms and metabolic control in African-Americans with type 2 diabetes. Diabetes Care. 2000;23(1):23–9.

97. Ciechanowski PS, Katon WJ, Russo JE. Depression and diabetes: impact of depressive symptoms on adherence, function, and costs. Arch Intern Med. 2000;160(21):3278–85.

98. Sclar DA, Robison LM, Skaer TL, Galin RS. Depression in diabetes mellitus: a national survey of office-based encounters, 1990–1995. Diabetes Educ. 1999;25(3):331–2. 5, 40

99. Jacobson AM, Weinger K. Treating depression in diabetic patients: is there an alternative to medications? Ann Intern Med. 1998;129(8):656–7.

100. Kovacs M, Obrosky DS, Goldston D, Drash A. Major depressive disorder in youths with IDDM. A controlled prospective study of course and outcome. Diabetes Care. 1997;20(1):45–51.

101. Perez-Stable EJ, Miranda J, Munoz RF, Ying YW. Depression in medical outpatients. Underrecognition and misdiagnosis. Arch Intern Med. 1990;150(5):1083–8.

102. Williams LH, Miller DR, Fincke G, Lafrance JP, Etzioni R, Maynard C, et al. Depression and incident lower limb amputations in veterans with diabetes. J Diabetes Complications. 2011;25(3):175–82.

103. Lustman PJ, Griffith LS, Gavard JA, Clouse RE. Depression in adults with diabetes. Diabetes Care. 1992;15(11):1631–9.

104. Jacobson AM. The psychological care of patients with insulin-dependent diabetes mellitus. N Engl J Med. 1996;334(19):1249–53.

105. Cohen HW, Gibson G, Alderman MH. Excess risk of myocardial infarction in patients treated with antidepressant medications: association with use of tricyclic agents. Am J Med. 2000;108(1):2–8.

106. de Groot M, Anderson R, Freedland KE, Clouse RE, Lustman PJ. Association of depression and diabetes complications: a meta-analysis. Psychosom Med. 2001;63(4):619–30.

107. Beck AT, Steer RA. Internal consistencies of the original and revised Beck Depression Inventory. J Clin Psychol. 1984;40(6):1365–7.

108. Zigmond AS, Snaith RP. The hospital anxiety and depression scale. Acta Psychiatr Scand. 1983;67(6):361–70.

109. Derogatis LR. BSI 18: Brief Symptom Inventory. Administration, scoring and procedures manual. Minneapolis, MN: National Computer Systems, Inc.; 2000.

110. Whooley MA, Avins AL, Miranda J, Browner WS. Case-finding instruments for depression. Two questions are as good as many. J Gen Intern Med. 1997;12(7):439–45.

111. Diagnostic and statistical manual of mental disorders. 4th ed. In: DSM-IV TFo, editor. Washington, DC: American Psychiatric Association; 1994.

112. U.S. Department of Health and Human Services DGP. Treatment of major depression (Clinical Practice Guidelines, No 5). Washington, DC: US Government Printing Office, 1993 AHCPR #93-0551.

113. Gallagher P. Introduction to the special issue on psychosocial perspectives on amputation and prosthetics. Disabil Rehabil. 2004;26(14–15):827–30.

114. Singh N, Armstrong DG, Lipsky BA. Preventing foot ulcers in patients with diabetes. JAMA. 2005;293(2):217–28.

115. Dorresteijn JA, Kriegsman DM, Assendelft WJ, Valk GD. Patient education for preventing diabetic foot ulceration. Cochrane Database Syst Rev. 2014;12:CD001488.

116. Mason J, O'Keeffe C, McIntosh A, Hutchinson A, Booth A, Young RJ. A systematic review of foot ulcer in patients with Type 2 diabetes mellitus. I: prevention. Diabet Med. 1999;16(10):801–12.

117. Diabetes Control and Complications Research Group. The effect of intensive treatment of diabetes on the development and progression of long-term complications in insulin-dependent diabetes mellitus. The Diabetes Control and Complications Trial Research Group. N Engl J Med. 1993;329(14):977–86.

118. Peyrot M, Rubin RR, Lauritzen T, Snoek FJ, Matthews DR, Skovlund SE. Psychosocial problems and barriers to improved diabetes management: results of the Cross-National Diabetes Attitudes, Wishes and Needs (DAWN) Study. Diabet Med. 2005;22(10):1379–85.

119. Ritholz MD, Beverly EA, Brooks KM, Abrahamson MJ, Weinger K. Barriers and facilitators to self-care communication during medical appointments in the United States for adults with type 2 diabetes. Chronic Illn. 2014;10(4):303–13.

120. Natovich R, Kushnir T, Harman-Boehm I, Margalit D, Siev-Ner I, Tsalichin D, et al. Cognitive dysfunction: part and parcel of the diabetic foot. Diabetes Care. 2016;39(7):1202–7.

121. Miller WR, Rollnick S. Motivational interviewing preparing people for change. New York: The Guilford Press; 2002.

122. Rollnick S, Mason P, Butler C. Health behavior change a guide for practitioners. Edinburgh: Churchill Livingstone; 1999.

第二十七章

鞋类在糖尿病足并发症预防中的作用：新进展

Luigi Uccioli and Claudia Giacomozzi

摘要

    人类足部进化的主要目标是允许在地面上安全有效地赤足运动。后来，为了保护足部不受极端环境条件的影响、提高步行和跑步性能，并应对具有挑战性的地面（包括新的人造地基），鞋类应运而生。鞋类包括鞋和鞋垫，一方面对足部有益，但另一方面它们可能会限制足部的功能，使足部更加脆弱、不易适应。这可能会导致在足跟、前足和跗趾下方出现非自然的压力峰值。这种潜在的风险可能导致糖尿病患者慢性并发症的发生，例如，糖尿病周围神经病变较大程度地改变了足部结构、功能，导致了步态异常。如果无适当保护，这些患者的足部将会变得脆弱并面临足溃疡的风险。不合适的鞋类也可能会导致这种情况，并且可能引起足外观改变或足溃疡复发。过去50年的研究进展，让我们更好地认识到在制作合适的鞋类和/或足底矫形器时，应考虑的标准有：预防糖尿病足溃疡（一级预防）；治疗活动性溃疡；防止溃疡复发（二级预防）。然而，尽管在认知上有了巨大进步，最近研究表明，糖尿病鞋类的临床功效（尤其是在预防首次溃疡发生方面）仍然缺乏强有力的证据来证明。其包括治疗依从性仍然较差等的主要原因，将在下文连同最新的同行评议和立场研究综述进行介绍和讨论，以引起人们对鞋类干预糖尿病效果受限的主要原因以及对糖尿病足护理改进的关注。

引言

    远在鞋类被发明之前，人类的足就进化为具有明确纵弓和内收、不可向内弯曲的跗趾的复杂结构。这一进化的主要目的就是让人类能够安全有效地赤脚行走和奔跑。从那时起，足部骨的排列只经历了微小变化，以适应重力和地球环境的影响。问世很晚的鞋类可用来保护足部免受极端环境条件的影响，提高步行和跑步性能，应对挑战性的地面（包括新的人造地基）。时尚很快成为另一个需要考虑的相关因素，特别是在工业化国家，鞋的设计产生了巨大的改变。因此，一方面鞋子和鞋垫对足-踝复合体起到保护作用；另一方面它们对足部的结构和功能产生负面影响，让足部更加脆弱、不易适应。事实上，在相同身高和体重指数下，赤足比穿鞋的脚更长、更宽。赤足可以更均匀地在一个相对较宽的表面上重新分布压力，穿鞋则不能自然地将峰值压力集中在足跟、前足和跗趾等较小的区域。因此，即使在非病理状态下，长时间穿着不合适且不舒适的鞋类可能是步态生物力学相关的潜在危险发生变化的主要原因。尤其适用于有长期并发症的糖尿病患者，例如周围神经病变，它会较大程度地改变足部结构、功能，并因此产生步态异常。

如果无适当保护，这些患者的足部将会变得脆弱并面临足溃疡风险。不合适鞋类可能导致这种情况，从而出现足溃疡。更糟糕的是，一旦溃疡发生，避免溃疡复发实在是一个挑战。

    50多年来，研究人员已经在世界范围内获取和分享糖尿病足治疗领域的知识。这些努力有助于更好地了解在开具处方或制作合适鞋类和/或足底矫形器时应考虑的标准，从而预防糖尿病足溃疡（一级预防）、治疗活动性溃疡或防止溃疡复发（二级预防）。然而，尽管有了这些知识上的巨大进步，近期仍有一些文献表明，尚缺乏强有力的证据来证明糖尿病鞋类的临床功效，尤其是在预防首次溃疡发生方面。它的主要原因包含较差的治疗依从性，将在下文介绍和讨论。

    接下来我们将简要介绍糖尿病和糖尿病并发症对足部的主要影响，尤其关注这些变化在改变足部生物力学中的作用。然后，针对所有溃疡风险类别，总结了处方适当鞋类的商定标准和解决方案。文中还讨论了一些新的观点和建议。最后，对最近的同行研究进行了文献回顾，希望引起人们对糖尿病中鞋类干预功效受限主要原因的关注。

糖尿病对足-踝复合体主要结构的影响

    糖尿病及其并发症是导致足部结构和功能进行性改变的原因。根据患者特定的临床表现和形态学，几乎所有的糖尿病患者足-踝复合体组织都会发生不同程度的变化[1-5]。

    对肌腱和韧带的影响：由于受蛋白糖基化和胶原蛋白异常的影响，肌腱和韧带横截面显示比平常大，并随着疾病的严重程度而逐渐增厚，特别是随着病程增加和代谢控制的恶化，这些组织硬度更大。这一过程在足底腱膜（足底筋膜）和跟腱中尤为明显，它们弹性的降低明显限制了步态的生理性能。

    对关节软骨的影响：健康的软骨有助于步态和站立的维持，润滑良好的软骨面保证了每个足和踝关节的活动范围；在站立时进行调节性动作，关节软骨有助于在肌肉组织最少参与的情况下，保持腿部骨骼在距骨上方的平衡。与肌腱和韧带类似，糖尿病足关节软骨改变主要是由于胶原纤维的改变，这不仅增加了软骨的硬度，还影响了每个足和踝关节活动生理范围的性能。

    对肌肉的影响：糖尿病会严重损害神经传导，从而导致相关肌肉纤维的活动失常；因此，足-踝复合体的内在和外在肌肉群在结构（肌肉体积减小）和功能（肌力力量下降）上都受到损伤；更具体地说，胫前肌功能减退，会导致在足跟着地和足趾离地期间，足部着地的控制不佳；而内在肌肉功能减退，则意味着在接受负重和推进过程中足骨和足弓的稳定性变差，并且在整个站姿阶段肌肉和韧带动作之间存在明显的不平衡。

对周围感觉神经系统的影响:周围神经病变常与患者糖尿病病程长和血糖控制不佳有关。常对称性分布于上肢和下肢远端,对周围感觉系统有着明显的影响。因此,在下肢,患者在足底及足背都有一定程度的保护性感觉丧失。这使得患者足部存在灼伤或机械力学原因损伤的风险,且组织破损和感染不能被及时发现。

对皮肤的影响:在经历上述改变和畸形(下文描述)的糖尿病足皮肤下,皮肤和软组织承受了大于正常的重力负荷和剪切应力,这些力在足底和足背下都存在。与垂直力和剪切应力相关的异常复合力,可能会导致损伤从软组织内部开始,从机械的角度解释了为什么溃疡发生与外伤性组织损伤有着如此深的关系。除此之外,即使在其他讨论中未涉及,糖尿病足皮肤也会因自主神经控制丧失而表现为水分减少、弹性降低,从而更易受到增大的机械应力损伤。

对足形态的影响(畸形):由于上述大多数改变,首先是由于明显的肌肉不平衡和萎缩以及肌腱和韧带硬度增加,糖尿病足形态发生了严重的改变。最常见的糖尿病足畸形有高纵弓(足弓僵硬)、锤状趾和𝈂外翻。足畸形是导致跖下脂肪垫前移,跖骨头进一步与地面直接接触的原因[6]。作为对超负荷的反应机制,过度角化随之而来的进展,本身就是局部压力进一步增加的原因(临床证实,去除过度角化层能够降低30%的局部峰值压力)[7]。整个改变过程的最终结果是形成了一个僵硬的足弓,在足与地面相互作用期间,对地面的适应性低,在整个步行周期中始终僵硬、与地面接触的区域又较小,从而产生了较高的足底压力。足底筋膜厚度与前足垂直力增加之间的关系可通过实验测量来发现,从而支持软组织异常可能促进一种不同的、要求更高的足底压力分布模式这一假说[8]。一些前瞻性研究也揭示了足高压区域与溃疡进展之间的相互关系[9]。需要注意的是,与保护性感觉丧失相关的局部峰值压力增加,预示组织损伤风险增加;事实上,具有类似峰值压力的类风湿关节炎患者不会出现溃疡,可能是由于疼痛的保护性感觉存在,刺激患者去降低疼痛区域的压力[10]。因此,降低局部峰值压力(正如糖尿病鞋和鞋垫的目的一样)代表了一种有效的降低溃疡风险的潜在手段。最后,夏科关节病变会引起非常严重的足畸形,这可能需要具有战略性的、个体化的治疗(也包括临时足部减压)。

患者体重的影响:另一个糖尿病相关的损伤性因素是患者的体重。临床实践证实,病程较长的 2 型糖尿病患者,超重或肥胖的比例很高。在这些患者中,负荷过重可能对足部结构产生负面影响,特别是对上述畸形导致力线已经错位的足。此外,为了应对重力和保持步态的有效性,肥胖患者可能发展为旋后足,这时前足和𝈂趾处的压力极高;这种改变可能恶化和加速糖尿病神经病变足的进展。

最后,值得补充的是,在部分病例中,合并症或既往神经或骨科疾病进一步损害了整体的足部结构和功能,从而使糖尿病的影响更加难以应对。

合适鞋具: 糖尿病患者的特殊需要

随着感觉和运动神经病变等长期并发症的进展,不同足部

结构的损伤变得更多和更明显。然而,即使患者并发症轻,无定制鞋的特殊需要,还是应要考虑其所有潜在的影响和改变。在周围神经病变的早期、轻度阶段,不仅要尽可能处理,还要尽可能去预防或延缓生物力学的改变。选择合适的鞋具加上强有力的教育计划可以有效地解决这些问题。一些研究均证实,不合适的鞋会导致溃疡发生。很明显,糖尿病患者由于足部脆弱性的存在,因而必须选择合适的鞋并使其作为一种保护形式来起作用。重要的是,内科医生需要对鞋类作用的重要性有充分的认识及了解,从而能给出适当的建议。反过来,必须让患者意识到不适合的鞋可能会造成足部损伤,并且必须鼓励他们去接受可能不符合个人审美的鞋。在晚期,当患者足部严重受损时,溃疡形成或复发的预防是最重要的,合适的鞋类肯定要具有调节和保护功能而非矫形。与周围神经病变水平无关,选择合适鞋类的关键因素是:(a)足底压力重新分布,避免局部出现高峰值;(b)减少摩擦;(c)预防机械和热创伤;以及(d)在步态中恢复或维持足的功能。根据糖尿病神经病变的存在和严重程度,鞋类设计和处方的主要标准已达成一定的共识。

风险类别及鞋类建议

并非所有患者都具有相同程度的足溃疡风险,并且在确定风险类别和规划预防校正措施时,应该评估许多因素,包括保护性感觉有或无、明显足畸形有或无、既往溃疡有或无,以及最终其他并发症或合并症同时有或无[11]。

文献报道了根据溃疡风险对糖尿病足分类的不同尺度和方法。Singh 等 2005 年发表的一篇有价值的综述[12],确定了以下来自糖尿病足筛查专业机构风险分类的总结(表 27.1):

根据 2015 年发布的最新国际糖尿病足工作组(International Working Group on the Diabetic Foot,IWGDF)指南[13],本段落剩余部分涉及根据上述标准确定的 IWGDF 的 4 种风险类别(表 27.2)。

0 类(无周围神经病变):患者无溃疡风险(一级预防)。这些患者无活动性或既往病变,也无慢性并发症,并且由于未受到周围神经病变的影响,保护性感觉仍然存在。他们需要足够的患者教育,但不需要对其日常用鞋进行实质性改变,除非正穿着的鞋太紧、跟太高或者不符合他们的健康状况、习惯和行为以及日常体育活动。一般来说,考虑到他们糖尿病的情况,在选择鞋时,应简单鼓励患者评估一些因素,其中最重要的是鞋子是否合适。事实上,由于脚和鞋子之间出现不应有的相对运动,太窄的鞋会在足底和足背皮肤上产生很大的摩擦力,但太大或太长的鞋也会产生很大的摩擦力。因此,患者应避免穿前面窄、鞋尖过紧或足背过紧的紧身鞋,同时应该寻找软帮并能够分解垂直压力负荷的舒适鞋具(图 27.1)。为了更好地适应(而不是限制)足的自然形态,去选择每种尺码都有不同宽度的市售鞋。这个阶段的患者通常不需要穿着定制鞋具。指导患者选择合适的鞋具是非常重要的。应该鼓励患者测量两只脚的长度,因为它们常有很大的不同;并且要在双足处于"休息"状态时进行测量,也就是说,此时它们不会因疲劳活动而受压。表 27.3 列举了一些正确选择鞋类的基本建议。其中部分患者由于先前存在骨科或神经系统疾病或超重或肥胖,可能会出现足畸形。在这种情况下,推荐鞋子时应该特别小心,以

表 27.1　糖尿病足筛查:相关专业组织的主要风险分类总结[12]

组织	风险类别	问题
国际糖尿病足工作组(IWGDF)	0	无感觉神经病变
	1	只有感觉神经病变
	2	感觉神经病变合并周围血管疾病及/或足畸形
	3	有足溃疡史
美国糖尿病协会	无风险	无足溃疡风险
	高风险	周围神经病变、生物力学不良、压力增加、骨骼畸形、周围血管疾病、足溃疡或截肢病史、严重趾甲病理改变
美国退伍军人健康管理局和国防部	高风险	缺乏保护性感觉、周围血管疾病、足畸形、足溃疡或非创伤性截肢病史
美国足踝外科学院		无普遍公认的系统,但包括 IWGDF 的分类
英国协作小组(皇家全科医生学院、英国糖尿病协会、皇家医师学院和皇家护理学院)	低风险	感觉正常,脉搏明显
	风险	神经病变,足背脉搏消失,或其他危险因素
	高风险	危险因素加上足畸形,皮肤改变,或溃疡史

表 27.2　2015 年 IWGDF 风险分类系统和预防性筛查频率[13]

分类	特征	频率
0	无周围神经病变	每 1 年 1 次
1	周围神经病变	每 6 个月 1 次
2	周围神经病变伴随周围动脉疾病和/或足畸形	每 3~6 月 1 次
3	周围神经病变和足溃疡或下肢截肢病史	每 1~3 个月 1 次

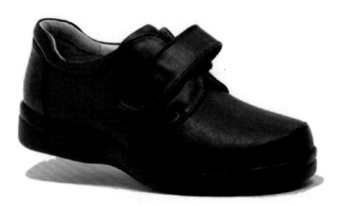

图 27.1　鞋底柔软,鞋身形状柔和,宽度不同,适合于 0 级和 1 级

表 27.3　选择合适、安全鞋类的建议

	说明
建议 1	应使用适当的测量装置测量双脚
建议 2	应在休息时测量双脚,即不在长时间疲劳活动后测量
建议 3	站立时,双侧鞋都应合脚
建议 4	应检查第 1 跖趾关节的位置。应将其定位于鞋子的最宽处
建议 5	应检查鞋的正确长度;要考虑足趾顶部额外的体积。鞋顶端和最长趾头之间要保留 3/8 和 1/2″ 的额外长度
建议 6	应测试合适的宽度;跖球周围应有足够的空间。如果足畸形存在,应选择柔软的可塑形鞋面
建议 7	为了后足稳定,鞋子应包括结实的后跟支撑和软垫内衬
建议 8	应选择有鞋带或鞋扣的鞋,因为它们允许鞋子开口更大、更容易穿进去;同时更贴合脚型

便能最大限度地顺应足畸形和/或增加的足部体积。尽管被推荐的再评估频率是每年 1 次,但在一些存在先前畸形的患者中,提高再评估频率可能更为合适。

第 1 类(周围神经病变):患者处于溃疡中度风险(一级预防)。这些患者发生了感觉神经病变,因此保护性感觉丧失,随之溃疡风险产生。对这些患者进行适当足部护理和鞋类选择的教育是非常重要的。首先,必须说服他们避免赤脚走路和穿补过的袜子,并学会用其他感官(如视力或手感)代替丧失的感觉。当感觉丧失时,可能会发生热损伤和机械损伤,这样患者必须学会在洗脚前,先用手测量水温,以免烫伤;在穿鞋前,检查异物(如石子)并评估其他危险迹象(如大头钉或磨损鞋底)。即使到目前为止缺乏有力的证据来证明鞋类在溃疡一级预防中的作用,患者及亲属和护理人员也应该清楚地认识到,鞋类选择不能再以常用的即刻舒适感为标准。事实上,在感觉神经病变存在时,患者甚至可能认为紧身鞋是舒适的。因此,要测量两脚的所有尺寸,并且将脚放在鞋子里甚至不能有一点点约束。因此,在这一类别中,选择鞋子的宣教非常重要(表 27.3)。应该首选有足够大小去容纳脚,且能适当再分布压力的软皮鞋,并配上压力缓解适应性鞋垫(图 27.2 和图 27.3)。然而,鞋和鞋垫应尽可能保持生理步态[14],以及足部和踝关节的适当活动和功能。

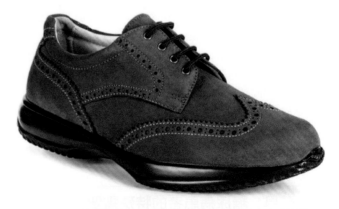

图 27.2　牛津鞋,柔软可塑性皮革鞋带鞋,足够大小去容纳压力缓解适应性鞋垫

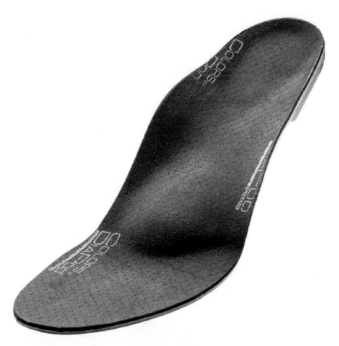

图 27.3　单层,压力缓解适应性鞋垫

第 2 类(周围神经病变合并周围动脉病变和/或足畸形):患者处于溃疡高风险(一级预防)。当保护性感觉缺失合并足畸形(如蹈囊炎、爪状趾、锤状趾)时,无论是独立于糖尿病(如特发性蹈囊炎)或继发于运动神经病变,溃疡发生的风险都会显著增加[15]。那些畸形足(如足趾畸形)又穿着不合适鞋子的患者,损伤机制涉及摩擦,最常见的是由鞋上部分所致,首先是表面磨损、后来彻底变成溃疡。这类与摩擦有关的溃疡,通常位于足趾顶部、第 1 和第 5 趾外侧面。根据 Eurodiale 数据,足趾是溃疡发生最常见的部位[16]。这些患者必须要有一个强烈的意识,正确选择鞋具时,既要根据形状(让足部不受任何限制)、又要考虑所用材料(特别是鞋帮)。应采用柔软和富有弹性的材料制作,这类材料具有适应性,从而确保完美匹配并避免摩擦的威胁。出于同样的原因,鞋内不应有缝合针脚。尽管如此,与足畸形相关的风险增加,不仅是由于难以容纳畸形的足趾,而且也是由于与此畸形相关的步态模式的生物力学变化的复杂治疗。值得注意的是:胫前肌较弱导致足部着地和推进控制不佳;蚓蚓状肌和骨间肌萎缩导致足部稳定性丢失[17];肌肉和韧带稳定作用之间的不平衡导致跖垫向前移位,从而跖骨头暴露;足和踝关节的关节活动度降低;步行模式的改变,即从以足踝为基础的步行策略转变为以臀部为基础的步行策略[18];由于上述大多数的影响,在推进和足趾离地阶段,跖骨水平处出现了负荷过重并且持续存在[19,20]。这一类别的患者从鞋类使用中受益匪浅,这些鞋在容纳结构性畸形的同时,还处理和尽可能减轻上述的生物力学缺陷[21]。主要的鞋类建议总结如下:

- 具有"生物力学特性"的鞋类,允许采用能降低足底峰值压力的保护性步行模式,并允许采用能避免风险区域负重时间过长的滚落过程。这可以通过脚与鞋子内部之间的完全接触来保证——通常通过定制可调节的足部矫形器来获得——贯穿整个站立相阶段,且使用特殊的摇杆鞋,在足跟撞击地面时能保持适当的冲击力——且通过直接插入在跖

骨头后面的枢轴点,或者放置在靠近需要减压区域的位置——从站立中期到蹬离期的平稳过渡;最后,鞋底最前面和地面之间的角度较大,能进一步降低推进期和蹬离末期跖骨头水平的压力(图 27.4)[22]。

- 许多现有的步行鞋与跑步鞋都配备了一个轻度的摇杆鞋底,这相当有效地降低了前足足底压力以及提供了跖骨头放松和辅助姿态;但是,这些鞋子的支点位置可能不准确,弹性鞋底可能无法有效地为糖尿病高风险足分散压力。

- 为了容纳全接触矫形鞋垫(total contact inserts,TCIs),需要加深的鞋具。

- 当需要解决的主要问题是降低足底压力峰值——即患者尚未受到关节活动差或肌肉功能失衡等其他生物力学方面的影响时,市场上一些能够最大有效地进行前足减压的,尤其是同时配备了弹性减压鞋垫的鞋子可能是有效的(图27.5);然而,必须再次注意的是,对于上述提到的记忆性泡沫材料,其作为一种黏性材料,虽然可以作为吸收冲击和高压力负荷极好的减震器,但它们也消散了部分在推进过程中由弹性材料释放出来能量;因此,推进力不足的患者应谨慎使用这些材料。一般而言,涉及柔性材料的方案应该根据患者的习惯和人体测量学仔细定制,即在超重、肥胖和/或活动很多的患者面前,材料的作用可能会迅速降低。

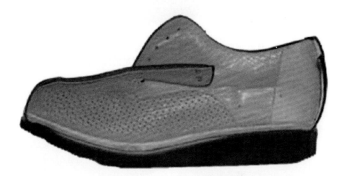

图 27.4　具有"生物力学特性"鞋子的选择:凹陷的鞋跟部,允许足跟着地时让冲击力变得柔软;鞋底滚动点设置在跖骨头后方,允许从站立期到推进期平稳过渡;鞋尖和地面的角度加大,进一步降低了推进和足趾离地期间跖骨头水平的应力

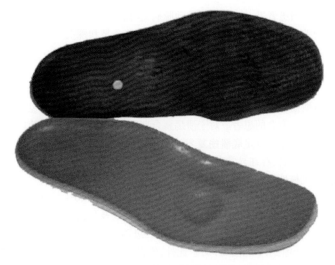

图 27.5　全接触,定制,压力缓解适应性足部辅具

- 与柔性鞋底相比,刚性鞋底能更好地降低前脚压力,因为它能最大限度增加足的接触面积,特别是在站立相。在设计这种鞋时,重要的是要考虑鞋底枢轴点的位置(即步行时的滚动点):枢轴点紧挨在跖骨头后方,通常能够保证峰值压力降达30%(图27.6),定制鞋垫的材料和层数可能又将其进一步降低20%(图27.7)。

- 最后,需要通过佩戴全接触足部矫形鞋垫来减轻负荷,这种矫形器能够分散压缩性负荷(即压力),并能适应足和足畸形;鞋垫很可能被插进深帮的鞋子中,生产这种鞋要用柔软的皮质材料、无危险接缝,且设计前部区域设计以适合容纳爪形或锤状趾。

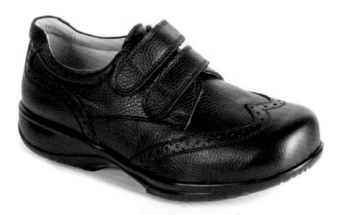

图27.6　具有刚性摇杆底的鞋。硬的鞋底最大限度地降低跖趾关节张力、并最大限度地扩大站立后期足的接触面积

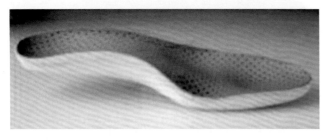

图27.7　全接触鞋垫,通过让接触面积最大化和将压力分散在更大的足底表面,来降低足底压力峰值

当患者进一步合并周围动脉病变时,上述所有的建议将更为重要。周围动脉病变需要更加关注整个足和踝关节复合体的意外压力。事实上,当治疗2级患者的时候,即使只存在可忽略不计的足畸形,最后一个方面也应该始终被牢记。

第3类(周围神经病变,和足溃疡或下肢截肢病史):已有过溃疡、处于极高溃疡风险中的患者(二级预防)。这类别包括溃疡已愈合的患者。对于溃疡愈合期间的治疗,将在随后的段落中讨论。有足底溃疡复发病史的糖尿病患者或先前有小截肢的患者,存在异常升高的足部压力,部分原因是新的瘢痕组织机械性能发生了改变。峰值压力通常发生在跖骨头下,与溃疡部位相关,且复发风险确实很高,1年内高达50%。通过使用合适的鞋和足底矫形器降低峰值压力以及恢复安全步态和保护足或残肢,这都是神经病变足二级预防方案中非常重要的方面(图27.7和图27.8)。此外,值得注意的是,需要特别关注和护理对侧足:虽然患足经历了溃疡和愈合过程,但事实上,对

侧足在对称、平衡步态中同时承受了比预期更高的应力。因此,基于患者的一般临床状况,作为与溃疡足同样脆弱的“健康”足,它的溃疡风险很高。适用于2类患者选择鞋类的建议原则也适用于该组患者。特别的是,应鼓励患者选择带有硬性摇杆鞋底和塑形鞋垫(最好是多层的)的鞋具,以最大限度地降低峰值压力。与一级预防相比,各种研究已经证明鞋在二级预防中的保护作用以及降低复发率;这些鞋具包括定制的解决方案和预制的商业设计模型(虽然预制鞋常见,但由于特别足畸形存在,还是有定制方案的需求)两者。值得一提的是,与预制模式的优缺点相比,定制的解决方案优点是在调节和治疗方面具有更好的拟合和优化,缺点是成本高、交付时间长和不时尚。研究人员和临床医生目前正在努力证明鞋类干预的有效性,这在本章最新的综述部分有较好的讨论。因为尚未达到适当的治疗标准化水平,这个问题相当复杂。举例来说,关于糖尿病足创面治疗共识发展会议普遍地报道,“鞋具应该由具有糖尿病足治疗经验的专业人员进行处方、制作和配发”[23]。

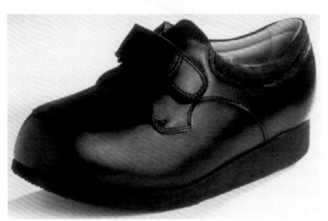

图27.8　有刚性摇杆底和非常高足趾空间的鞋,以容纳变形足趾和多层定制鞋垫

当前与治疗类鞋法案(Therapeutic Shoe Bill,TSB)相关的医疗保险指南,给出了在糖尿病足病变的情况下,可以开具处方和报销的鞋和足底矫形鞋垫的类型指导。基本上,TSB医疗保险方案(B部分)规定,每名糖尿病患者每年可获得1双可调节的超深鞋和3双多密度鞋垫,或者1双带鞋垫的定制鞋和2双备用鞋垫的医疗保险报销[24]。医疗保险覆盖的是改良鞋具、而不是鞋垫。所有B类患有糖尿病和严重糖尿病足的患者均涵盖其中。足科医生或其他有资格的医生必须开具处方,而且鞋具必须由下列之一的专业人员提供:足科医师、矫形医师、支具师、假肢师,或其他有资格的个体(来自https://www.medicare.gov/coverage,访问日期:2016年11月)。

部分截肢中,第3类患者有着特殊的需要[22]。在这种情况下,处理的重点是恢复患者足部的稳定性和功能、促进节能步态、保持平衡,并预防进一步的并发症。为了实现这些目标,必须提供合适的鞋类和定制足矫形器或假肢。基本上,上述标准同样适用于该类患者的足部。尽管必须考虑到一些特殊情况,如改变足部比例、术后最终足部体积的变化、以跖骨和足趾为代表的推进杠杆作用消失。正是出于这些原因,鞋的刚性鞋底、靠近截肢区域的合适枢轴点以及适当的前足角度,都是解决患者足部向前运动时对残肢压力过高的解决方案。足底压

力和剪切应力异常可以通过定制的足部矫形鞋垫来解决和缓解。下肢矫形器或足踝矫形器(ankle foot orthoses,AFOs)和假肢有助于恢复患者的功能性步态;更具体地说,AFOs 可用于替代那些经距骨或蹈趾截肢术中丢失的杠杆臂:通常建议使用一种特殊的鞋垫,其中包含一个由钢或碳石墨复合材料制成的(较轻但不太坚固)加长弹簧小腿假肢。这种小腿假肢可防止鞋子弯折,从而降低通过中前足的力量(摇杆鞋底的连续性)。尽管部分足假体已经得到了患者的广泛接受,但是由于周围动脉病变和/或神经病变的存在,糖尿病患者需要谨慎使用:通常包括由硅树脂或丙烯酸树脂制成的部分足假体(即芝加哥靴或 Lange 假肢),它们具有良好的缓冲性、稳定性和对剪切应力极好的吸收。这些假肢看起来很舒适,但穿脱困难、鞋内空气流通差,汗液浸泡皮肤,可能会引起细菌生长。最近基于三维建模和打印的技术创新,有希望极大程度地提高这类假肢个性化和优化的程度;同时还可以控制成本,使更多的患者能够使用这些假肢。当然,仍然需要大量的研究、开发和验证工作;但是,一些初步的经验鼓励了对这种新技术方法的探索(图27.9)。鞋子应易于修改:由 EVA(乙烯-醋酸乙烯共聚物)、氯丁橡胶或注塑成型聚氨酯制成鞋底的鞋,易于加工;皮制鞋底鞋一般不难修改,但当添加了鞋跟、弓形垫或摇杆鞋底时,鞋子变得笨重;橡胶鞋底鞋不易修改。那些带有气垫、凝胶垫或弹簧等具有减震功能的鞋子同样难以修改。对于每位神经病变患者,鞋子上部分应该用可塑形、可拉伸、内部无缝合接口、像皮革一样透气的材料制成。内衬应该用软皮革做。可吸收皮肤水分(例如,Gore-Tex)或具有抗菌性能的内衬材料。高帮鞋子对于经距骨、Lisfranc 和 Chopart 截肢的患者效果很好。Blucher 开放式应该优先于 balmoral 开放式(横跨足背和前足的调节和空间)。多眼系带鞋或手术开放可能是首选,但患者难以接受。应避免穿板鞋,因为它们大多数都是太紧且局限,且

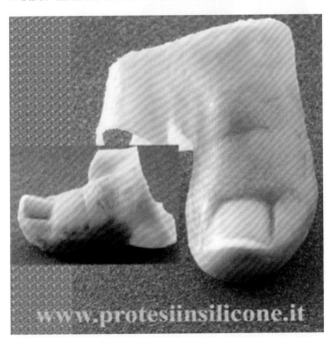

图27.9 三维打印技术在蹈趾硅胶假体中的应用实例。(经作者 Erica Buzzi 许可引自 http://www.protesiinsilicone.it/wp-content/uploads/2016/02/finger-foot-all.jpg。)

未覆盖足够的足背。对于部分截肢足,定制的短鞋子在功能上可能更实用、有效和舒服,但美学上可能是难以接受的。因此,通常建议穿带有刚性摇杆鞋底的全长型鞋具。

夏科足的鞋子。 在糖尿病合并周围神经病变患者中,足部骨骼和关节的并发症是夏科足的特点。然而,情况并不总是如此,因为夏科足也可能发生在脊髓空洞症和脊髓痨等其他形式的神经病变中。夏科足的一个典型临床特征是足部骨骼和关节结构完全受累,以及结构性组织丧失。它累及跗骨的最典型形式是,足弓和足底顶陷;然后,足的比例改变,变得更短和塌陷,并且足底表面呈摇摆形轮廓;作为这些形态学急剧变化的直接结果,原本并不是被"设计"用来支持高压力负荷的(非足跟和跖骨区域)中足区域出现了非常高的压力、溃疡风险极高[25]。对这些患者的纠正性干预包括不同的阶段相关性选择。在骨塌陷前就发现了骨受累的较隐匿病例中,石膏支具的使用,随后是足底支撑足弓矫正策略的使用,使得病变稳定,从而有望防止足部结构损伤。在另一些更引人注目的病例中,当骨骼结构已经恶化且跗骨结构已经失去形状时,才会被诊断。这种情况下,必须使用石膏支具到病变稳定之前;在某些情况下,它可能使用需要长达 6 个月的时间,与皮肤温度的监测有关。随后的矫正策略将在很大程度上取决于结构畸形:如果患者能够穿鞋,尽管是定制的鞋,手术干预可能是不必要的,而手术通常是适用于其他情况。纠正策略旨在降低足底高压,进而降低溃疡风险,尤其是在中足区域:对于鞋类,应使用摇杆底鞋,但推荐用双式摇杆鞋底,这与所有其他摇杆鞋底的作用正好相反,目的是重新分配足底压力、同时对中足区域减压。文献表明,通过穿戴合适的鞋子,甚至是与定制足矫形器有关的市售治疗鞋,超过 50% 的中足夏科关节病患者可以不经手术就能被成功治疗[26]。

活动性病变患者的辅助措施。 正如我们已经强调的,周围神经病变患者往往会发生溃疡,常与承受最高局部压缩负荷的足底区域有关。通常,患者不能也不应该卧床 4 或 6 周,这是动脉循环正常且无明显并发症(如叠加感染)患者溃疡愈合所需要的时间。同样出于这个原因,行走时溃疡部位持续承重经常使得神经性溃疡根本无法愈合。在这些病例中,提供充分减压以支持愈合是至关重要的[27]。有几种选择可用于确保活动性溃疡患者的减压[28]。其中最常见的是:全接触石膏;其他石膏/步行靴(Aircast,StabilD,OptimaDiab,Vacodiaped,步行石膏……);和临时鞋子。全接触石膏(total contact cast,TCC)是研究最广泛的技术;它让溃疡完全减压以及让患者能够快速恢复正常的活动。几项研究表明,TCC 已经成为糖尿病足溃疡治疗的金标准[29,30]。它允许溃疡组织固定和完全减压,同时将压力重新分布到足部的宽表面和小腿下部。然而,TCC 的使用必须遵循特定的适应证,即在完全无感染的情况下治疗神经性病变,而在缺血性病变和/或感染病变存在的情况下绝对是禁忌的。此外,在盲人和病理性肥胖或共济失调的患者中也被禁止使用[31]。在基于 TCC 的治疗中,用石膏支具覆盖病变并每周移除和替换,以确保水肿消退时的最佳契合和探查创面。也可以使用树脂石膏支具,这是一种用硬而轻的材料制成并用棉絮填充的易拆卸式靴子,以降低压力。这种靴子适用于不能耐受灰泥石膏的老年患者,或溃疡位于复杂部位的患者[28,32]。其他商业技术,包括髌骨下减压的脚镫或其他气动方式的使用(Aircast Walker,图 27.10）。这些行走靴子使用的缺点之一可能是它们的易移动性，允许患者非连续性穿戴，从而严重影响治疗的依从性（和有效性）。另一方面，这种特殊的特性，即可移动性，也代表了它们的优势，使这些靴子在那些病变需要严密监测的临床条件下也能用。为了解决这个问题，Armstrong 等[33]已经提出使用"速成"TCC，基本上是一种用石膏等材料缠绕的不可移动的步行靴。这种解决方案可以有步行靴的所有优点，而不存在依从性差的弊端。尽管这些辅助装备的高成本多年来限制了它们的广泛应用，关于使用这些措施和其他减压替代品来促进糖尿病溃疡愈合，文献报道了一些有趣的、有时又是有争议的发现。在 21 世纪前，这一领域有价值的研究[34,35]一致认为，可移动步行靴似乎并不比 TCC 更有益。然而，Piaggesi 等[36]2007 年进行的一项随机前瞻性研究发现，Optima Diab 步行靴（图 27.11）"在糖尿病足溃疡治疗方面，与 TCC 一样安全有效，但成本更低、适用性更好"。同样，Faglia 等[37]2010 年的随机对照研究证明 Stabil-D 步行靴（图 27.12）虽然是可移动的，在溃疡面积降低和总愈合率方面与 TCC 疗效相当，但更易于使用。

2011 年，Hunt 综述[38]证实可移动式石膏步行靴似乎与 TCC 同样有效，其额外的好处是只需要较少的专业技术知识就可以进行配备；然而，要达到这一结果，必须使其固定。同时，该综述报告直至发表时，无任何关于用毡状泡沫或半掌减压鞋进行减压可能有效的说法。

BUS[39] 在 2012 年发表的一篇综述中强调了使可移动式步行器不可移动的必要性，该文章支持"当使用不可移动代替可移动的减压治疗时，能获得更有效的足溃疡愈合"的概念。

在与两份研究[36,37]的部分分歧中，Healy 等[40]2014 年的一项综述得出结论，由于缺乏随机对照试验，无法对所检查的干预措施效果作出强有力的结论，其中包括可移动步行靴。然而，他们发现后一种方法在可移动设备（可移动石膏步行靴、治疗鞋、临时半掌鞋、或足跟缓解鞋）中最为有效。

相反，BUS 等[41]和 Elraiyah 等[42]分别在 2016 年的两篇综述中发现了足够的证据。他们都证实了不可移动式减压装置

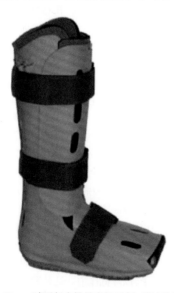

图 27.10 Aircast 减压行走靴的市场示例：通过髌骨下减压来控制溃疡部位的高压

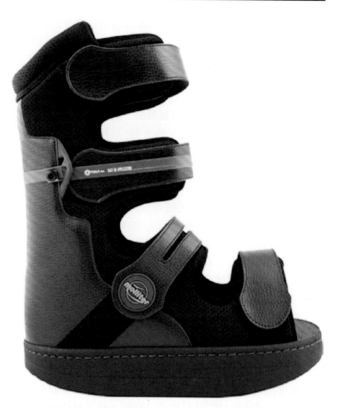

图 27.11 Mollite（Optima-Diab）减压步行靴的市场示例

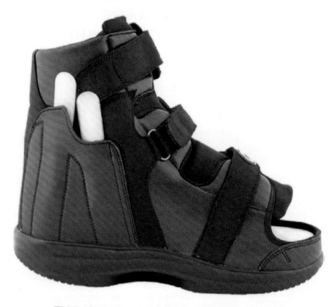

图 27.12 Podartis（StabilD）减压步行靴的市场示例

比可移动减压装置更有效。然而，令人惊讶的是，2016 年 Piaggesi 等[43]发表了一项随机前瞻性试验的结果，表明"无论可移动性如何，步行靴在糖尿病足神经性溃疡减压方面与 TCC 一样有效和安全"。

尽管如此，神经性糖尿病足溃疡的临床疗效仍然良好——而以上所有文献都只提及这样的效果——但灰泥石膏在某些情况下是不合适的。在这些情况下，必须使用其他辅助工具，例如距骨鞋等临时鞋，由于这类鞋的前部无鞋底，所以能使前足损伤部位减压（图 27.13）。使用这种愈合装置，患者只需用后足负重行走。这种类型的鞋，特别适用于不存在平衡问题的

年轻人。其他辅助手段包括有额外体积(额外深 1/2″或超深 3/4″)和刚性摇杆鞋底(图 27.14)的临时鞋。为满足因为水肿和感染可能会出现的大脚,模制成凹陷去容纳溃疡区域并减压的鞋垫,以及根据溃疡需要而不同体积的绷带,鞋子额外的空间是必要的。坚硬鞋底保证了跖趾关节的固定,并降低了跖骨头水平的压力[44]。临时鞋造成的足溃疡减压并不等效于 TCC 或步行靴的[28],上述总结的最新文献确实证实了这一发现;然而,这类装置可能还有其他优点,例如,由于即使存在妨碍更有效解决方案使用的并发症,也不会产生不利影响,因此其可用性更广;因为患者感觉自己的生活方式很正常,甚至在足溃疡愈合阶段能少量行走或开车,因此其有更好的接受度并因而依从性更好。

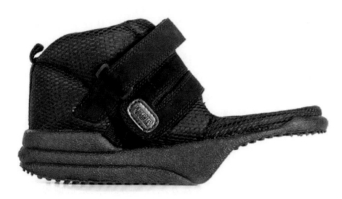

图 27.13 距骨鞋:前足溃疡减压是由患者只用后足负重行走造成的

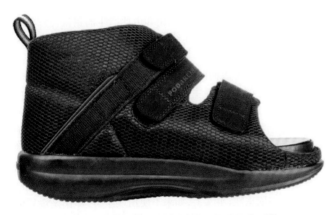

图 27.14 有额外容积和刚性摇杆鞋底的临时鞋

相关文献的更新与创新

本章主要是最新文献中提出的相关问题的简要报告和讨论,涉及通过鞋子和足底矫形器治疗糖尿病足的几个方面。

剪切应力[22]。文献探讨了剪切应力和压缩力在足底溃疡发展中所起的关键作用并且值得同等重视的概念。一些有价值的研究表明,垂直方向的局部压力负荷增加,并不是引发溃疡发生的唯一因素[45],因为它们确实会增加溃疡风险,但足部压力最大部位和预期溃疡部位之间的相关性很低。Lavery 等深入研究剪切应力,同时考虑到在单一姿态模式下,足部相同区域(特别是前足区域)由于在接触阶段的制动力和推进阶段

的推进力,会在相反方向承受应力。剪切应力治疗的主要问题是它难以测量,因此所提议解决方案的有效性客观评估仍远未达到(尤其是在临床上)。事实上,2013 年的一篇综述[46]提到足底机械应力有意义的变量合理地与垂直压力、剪切力和暂时负重有关;但在综述发表时,鞋内峰值足底压力(peak plantar pressure,PPP)似乎是唯一可用于预防糖尿病足溃疡的可靠变量。虽然它是一个不好的鞋内 PPP 预测因素,当评估鞋子不合适的糖尿病和周围神经病患者时,赤足 PPP 似乎互补且可能更为合适。尽管如此,建议努力减少剪切应力[47-49],且一些关键点在 2015 年的一篇综述中被强调[50]。基于上述文献,该综述总结了以下观念:糖尿病足溃疡常发生在老茧的位置,后者不仅来源于高的足底压力也来源于摩擦力;当剪切应力增加时,组织破损发生得更快;重复摩擦压力造成的损伤,不会从皮肤的最外层开始,因为摩擦力引起的剪切应力作用于皮肤各层之间;确保鞋具的大小和形状适合,也许是降低鞋内剪切应力的最简单方法,因为过于宽松或紧实的鞋子都有增加足部剪切应力、摩擦力和/或压力的潜在可能;另一种降低摩擦和剪切应力的方法是"润滑"相互移动的表面。最后一个问题,即表面润滑问题可以通过使用带有低摩擦系数(coefficient of friction,COF)的剪切应力低的袜子来解决。传统棉袜的 COF 相对较高,特别是在潮湿的时候。双层袜子的使用可以让剪切应力在袜子之间产生,而不是在皮肤和袜子或袜子和鞋垫之间。润滑也可以通过使用低摩擦界面来实现:一种叫作 ShearBan®[51]的聚四氟乙烯材料,广泛应用于矫形、假体和假肢行业。这种自粘材料几乎可以粘在鞋、支具或假肢窝的任何地方,材料也是热塑性的。

足部矫形器。根据患者赤足时压力分布和足部形状定制的治疗鞋垫,比传统定制鞋垫能在更大程度上降低跖骨头区域的压力[52]。用于糖尿病神经病变患者的足部矫形器在设计和配备中的主要特点,Janisse 等[22]在 2010 年的一篇综述中进行了总结;下文简要地报告和讨论这些问题,仅通过最新文献作少量更新[42,50,53]:

- 在任何糖尿病神经病变的病例中,足部矫形器都需要定制,这一特性在降低溃疡复发率方面非常有效[42]。它们的主要目的是通过矫形器和脚之间的完全接触来改善压力分布。一般来说,它们应该由柔软、舒适、有缓冲的顶层,和更坚实、支撑性更强的底层(半刚性结构,比调节性结构更有用[50])组成。足底表面轮廓应该用材料填充,然后平铺在底部,以便当患者站在矫形器上时,整个足底表面是负重的。

- 最常用的顶层材料是聚氨酯泡沫,它是一种可塑形、静态发散、冲氮、闭孔的交联聚乙烯泡沫。不幸的是,它的使用周期相对较短;通常由一层薄薄的聚酯泡沫或 EVA 支撑。底层必须是能支撑和减震性能,以便固定足部并易于调整;这样,应避免使用刚性热塑性材料或者碳复合材料,而合适的材料是 EVA 或软木复合材料(含 EVA)、热塑性塑料、乳胶橡胶或玻璃纤维。这些材料——邵氏硬度在 50 到 60 之间——也是有趣的,因为它们可以与 CADCAM 系统一起用于机器控制条件下的足部矫形器构建。

- 在制备矫形器时,应该使用半负重取模而非全负重或不负重取模,因为已经证明该方案提供的产品最能满足站立和行走时的足部需求。

- 可在上述定制矫形器靠近要求进一步减压的特定区域上，添加合适的垫片。2008 年，Actis[54] 建议使用定制的鞋垫，且在前足区域插入一定数量的软质材料垫片，以进一步降低压力。这项研究以有限元模型为基础，涉及全接触鞋垫（total contact inserts，TCIs）的设计，这种设计带有改进附加衬垫技术的特殊"解决方案"，并且结果显示，与 TCI 单独使用相比，这些最后定制的带有软鞋层并分布在高足底压力区域的鞋垫，更能降低足底压力峰值。这种解决方案的优势是完全无边际效应，与定制矫形装置比当前实践允许的灵活性更大相关。这项研究的重点是 1. 27cm 高的 Plastazote Shore 35 TCI，被加高以包括内侧足弓支撑，并与标准治疗鞋（SoleTech 鞋款）[55] 一起使用。将 7 个直径为 4mm 的 Poron 塞插入 TCI 的前足区域、间隔 1mm，并穿入 TCI 中 7mm。这种解决方案比单层设计更可取，单层设计在距距骨头中心远端 20mm 处显示出不理想的继发性压力峰值。

2011 年的一篇综述[53] 也提到了将注射用硅胶作为一种可能的替代方案，用来降低足底压力和溃疡风险。这篇综述对这个治疗相当肯定，指出：橡胶是一种生物相容性材料，可以被安全地注射到足底软组织中，以增加软组织厚度并防止溃疡的发生；这种对皮下层的强化被很好地保留了下来，在临床上成为一种普遍被采用的方法。到目前为止，在同行评议的文献中还未有进一步的证据表明该方法在临床上有广泛的应用。

正如前几段所述，预计在不久的将来会有一项相关的革新，而且在足矫形器领域确实也已在进行中：三维建模和打印。它在世界范围内的传播，正在推动着有价值的研究朝着越来越多的高性能材料和个体化解决方案的方向发展。作为该过程中优秀工作的一个范例，Fraunhofer 研究所（德国）的一些部门目前正致力于为糖尿病患者定制三维打印鞋垫的设计、原型制作、测试和安装全过程。目前正在研究一种被设计成三维结构的创新性热塑性聚氨酯，最终产品可能在 2 年内上市（链接：http://phys. org/news/2016-11-d-customized-insoles-diabetes-patients. html，查 2016 年 11 月）。

鞋类处方。Bus 等于 2008 年发表了一篇关于糖尿病足溃疡风险的足部治疗和鞋类处方话题的综述[4]。在这篇文章中，进行了一项彻底的调查，以更好地理解为什么，尽管定制鞋类处方广泛，尤其是在溃疡愈合后，这种解决方案在减压和防止溃疡复发方面的有效性仍然很差。作为可能的因素，作者指出，在鞋类处方和评估中，标准化/系统化方法的缺乏，以及不同鞋类干预措施的减压效果在患者之间存在相关的变异性。此外，足和踝关节在结构和功能上的各种变化组合也可能导致这种变异性。当处方鞋类时，最常见要去处理的足部异常是，胼胝形成、跖骨头突出、爪/锤趾畸形、姆外翻和关节活动度受限；在某些病例中，尽管患病率较低，但由于夏科神经关节病变而出现中足畸形。此外，足部影像学还可显示足底肌肉萎缩、跖骨头远端脂肪垫移位、跖骨头下方脂肪厚度减少、跖趾关节下方脂肪组织厚度增加、足底筋膜增厚。一般来说，在最终解决上述问题的同时，合适的鞋类处方不仅要处理足底表面、也要处理足背的机械应力再分配问题。这可能涉及根据足底表面轮廓（完全接触）制造可调节的鞋垫，以及使用完全定制的（治疗或矫形）鞋子，并带有最终的矫正元素，如足弓支撑、跖骨垫和条，或特定的外底结构。因此，保持溃疡愈合状态似乎是

一项艰巨的任务，每年报告的溃疡复发率在 8% 至 59% 之间变化[56]。正如评论中所建议的那样，鞋类预防计划效果的提高，可能来自更系统的鞋类处方方法。第一种系统方法——金字塔方法——是由 Cavanagh 等于 2001 年提出的[57]。基本上，"金字塔"是由以下几个患者等级组成：①无足畸形且活动水平较低的患者，可推荐他们使用合适的运动鞋；②足畸形程度和活动水平不断增加的患者，他们需要更多的保护性、生物力学有效性和最终更个性化的解决方案；和③严重畸形和活跃生活方式的患者，他们需要完全定制化的解决方案。2001 年，Dahmen 等[48] 提出了一种鞋类制作流程，主要是根据医疗条件和畸形类型而定。该流程的主要特点是鞋垫设计、鞋高、外底刚度、和枢轴点位置。然而，2008 年的回顾性研究未发现与上述方法有关的科学证据。正如文献[4] 所示，目前关于鞋类设计特征有效性的知识，主要是基于对足部压力的研究。从这个意义上说，在 2009 年发表的一项建议[58]，通过使用适当的指标客观量化鞋类干预的效果；该作者建议使用 200 千帕的鞋内峰值压力为目标。2013 年，本章作者[59] 发表了一个类似的鞋类处方测试方案，根据足部区域和风险水平调整峰值压力阈值，并且将步态模式作为一个额外指标考虑在内。Bus 等[60] 还提出了基于连续鞋类评估和调整的鞋类优化解决方案，最终目标是将峰值压力降低到 200 千帕以下或与基线相比降低 25%。这些建议非常有趣，并且鼓励为正确的鞋类处方和评估建立循证指南[4]，因为目前大多数鞋类处方是否成功，仍然是根据患者是否出现病变进行临床评估的。然而，必须记住，当不得不通过客观测量过程来证明疗效时，需要对计量仪器的准确性以及测量方案的正确性、适当性和可比性进行标准化和评估。如果这些基本要求未得到满足，错误结论和由此产生的错误治疗干预风险就变得非常高[61,62]。连续有价值的论文调查了鞋类处方有效性的证据，不仅作为一种单独的治疗方法，而且还与糖尿病足的国际共识所表面的教育计划相结合[63,64]。

鞋类处方的有效性：主要的关键点。最近关于这一主题的评论，引起了对两个非常关键问题的关注，即坚持治疗的必要性和足部治疗综合模式的重要性[39,50,65-69]。简而言之，Bus 等[39] 在 2012 年的综述中强调了以下概念：鞋类处方的临床结果，不仅与足底压力治疗有关，还与非生物力学因素有关，包括患者行为因素，如日常体力活动的类型和强度，最重要的是对处方治疗的依从性；事实上，如果不使用或坚持，即使是最好的鞋具或减压装置或医嘱（例如，任何时候都不要赤脚行走）都不会有效；研究已发现，依从性低至 25% ~ 28%；提高依从性的方法，可以包括在室内外使用多双鞋、设计更有吸引力的鞋而不丧失功能，以及更好的教育和沟通策略。2014 年 Lazaro-martinez 等[67] 发表的综述着重于减少溃疡复发，文中指出，生物力学改变的评估，确定了足类型的位置；检查足部结构和记录足底压力，有助于适当的鞋垫和鞋类处方和设计，但是，为了获得更成功的治疗，应考虑患者教育和依从性；至少 60% 的时间能穿戴时，糖尿病鞋确实是有效的，但目前的依从率都低于这个数字；患者教育和意识应该始终是治疗的一部分。Janisse[50] 在 2015 年的一篇综述中很好地解释了综合治疗模式的概念。该综述的重点是糖尿病足的足踝矫形治疗：他们建议，将足矫形设备成功地整合到糖尿病和足溃疡患者的综合治疗规划中。Robinson 等[66] 在 2016 年的综述中也推荐了综合治疗，他指出

"鉴于神经性足的多因素性质,治疗必须是多方面和个体化的,这样才能有效解决潜在的疾病过程。虽然外周动脉病变等全身问题由医生治疗,但足畸形等局部问题则由矫形师来处理"。同样在 2016 年,van Netten 等[65]指出"一些证据表明,为了防止复发,足部综合治疗应该包括专业足部治疗、治疗鞋具和患者教育的组合"。

另一个仍然影响鞋类疗效的关键因素是合适的鞋型。糖尿病患者中 20% 的溃疡是由于鞋子不合脚造成的[70,71],部分原因是患者在购买鞋时可能会受到时尚和价格的强烈影响。最近研究证明,尽管正确鞋型是糖尿病患者一级预防和二级预防成功的必要条件,但仍有许多患者穿着不合脚的鞋子。此外,如果神经病变与周围血管疾病共存,穿过紧的鞋可能会在局部高压力区域诱发病变,从而带来更大的问题。在 Harrison 等[72]的一篇论文中,描述了一项包括 100 名糖尿病患者的研究:其中 1/3 患者在坐或站立的时候,都穿着合适的鞋子;然而,只有 24% 的患者穿着在坐位时双足长度和宽度都合适的鞋子,而在站立位时只有 20%。大多数情况下,鞋具不合脚。作者建议"当足部长度与鞋长度(鞋码)之差,超过码数一半时,应该认为鞋的长度不合适;当脚宽度和鞋宽度之差,大于 1 个宽度码时,应该认为鞋的宽度不合适"。根据作者的说法,选择错误鞋码的主要原因是:(a)成年人未定期测量脚的尺寸:在购买鞋子之前,应该始终正确地检查脚的大小;(b)时尚问题也可能是一个因素;(c)鞋子制造商中鞋码未标准化;(d)许多制造商不做半码数和不同宽度的鞋:患者往往不得不购买更长的鞋,来适应他们脚的宽度。我们认为,在上述清单中还应增加另一个相关原因,即低估定制鞋垫的体积。来自 Parnes[73]的一篇论文强调,除了已被报道过的缺点,还应考虑到不合脚鞋子会增加跌倒的风险。当然,上述"错误"造成损害的风险,通常可以通过专业人员,在批准和最终报销前测试鞋类处方时,进行及时干预来减轻。但是,如果未正确执行该测试过程或者鞋类选择未经专业人员检查,鞋类不合脚造成损伤的风险确实很高,因为在非常低风险的患者身上这些也可能发生。2015 年 Janisse[50]引用的评论,进一步强调了良好合脚的相关性,其中矫形师在糖尿病足鞋类治疗中起关键作用。

来自最新国际建议和指南的提示。本段将简要报告 IWGDF(国际糖尿病足工作组)和美国糖尿病协会(American Diabetes Association,ADA)的最新传播活动,前者在糖尿病足护理的特定层面,后者在糖尿病全过程护理的更普遍层面。

如前几段所述,IWGDF 于 2015 年发布了最新的《糖尿病足部预防和治疗指南》[13]。指南都是以共识为基础的,这些文件往往是由 IWGDF 成员以系统审查的形式发表的。"鞋具和减压"指南文件的具体问题就是如此,基于 Bus 等已经引用的 2016 年综述[41](2015 年在线发表)。我们认为,在此重申循证指南中关于鞋类特定方面的要点是有帮助的:

- 有糖尿病足风险的患者不应赤足行走,而应在家里和家外都穿防护鞋。
- 尽管无证据,但临床上很明显是,即使是超深鞋也有不能适应的严重畸形足。在这种情况下,建议患者定制鞋具。
- 治疗鞋具可用于预防高危糖尿病足的足底溃疡。
- 为了在鞋类处方中最大限度地降低足底压力峰值,只要空间足够,就应该在治疗鞋中加入定制鞋垫。

最后,这里值得强调的是,根据 IWGDF 实践指南,不合适的鞋子确实反映了一个基于证据的风险因素。

ADA 的最新声明已经在 2016 年《糖尿病治疗》增刊中发布[74]。标准和所有 ADA 立场声明、科学声明和共识报告可在协会的网站上查阅(http://professional. diabetes. org/adastatements)。但以下推荐代表了在一个非常高水平上的改善糖尿病治疗的建议策略,这也适用于足部治疗:①应采用一种以患者为中心的沟通方式,解决患者偏好、评估读写和计算能力,并解决对治疗的文化障碍;②治疗决定应及时,并基于循证指南,根据患者的个人偏好、预后和合并症进行调整;③护理应与慢性治疗模式的组成部分相一致,以确保在一个有准备的积极实践团队和一个知情积极的患者之间,形成有效的互动;④在可行的情况下,护理系统应支持基于团队的护理、社区参与、患者登记和决策支持工具,以满足患者需求。值得注意的是,该指南报告了有关体力活动的推荐,这些推荐必然依赖和干扰实现和维持充分、安全和有效的足部护理和治疗。与足部护理有关的具体问题在增刊的第 9 部分讨论[75],以下是关于足部护理的建议:

- 每年进行 1 次全面的足部评估,以确定溃疡和截肢的危险因素
- 掌握溃疡、截肢、夏科足、血管成形术或血管手术、吸烟、视网膜病变和肾脏病的既往病史,并评估目前神经病变(疼痛、烧伤、麻木)和血管病变(下肢疲劳、跛行)的程度
- 检查应包括皮肤检查、足畸形评估、神经病变评估(包括 10g 单丝压力觉测试、针刺觉、振动觉测试)或踝反射评估,以及下肢和足部脉搏在内的血管评估
- 有溃疡或截肢史、足畸形、足部感觉不敏感和外周动脉疾病的患者,溃疡和截肢风险将大大增加,每次就诊时都应检查他们的足部
- 应将有跛行症状或有足背脉搏减弱或缺乏的患者转诊,做踝肱指数和进一步血管评估
- 对于足溃疡和高危足患者(如有透析和夏科足、既往溃疡或截肢史患者),建议采用多学科方法处理
- 将吸烟或先前有下肢并发症、保护性感觉丧失、结构异常或外周动脉疾病病史的患者,转诊给足护理专家,以进行持续的预防性护理和终身监测
- 为所有糖尿病患者提供全面的足部自我护理教育

关于糖尿病足治疗的具体参考,ADA 指出有神经病变或足底压力增高迹象的患者可以用合适的步行鞋或运动鞋来缓冲足部并重新分配压力。有骨畸形的人可能需要更宽或更深的鞋子;如果畸形,包括夏科足,不能容纳在商业治疗鞋内,它们将需要定制成型鞋。应特别注意有那些神经病变和急性发作的足或踝部存在红热肿胀及夏科神经关节病的患者。足溃疡和创面治疗可能需要由足科医师、骨科医师或血管外科医师或在糖尿病患者管理方面经验丰富的康复专家进行治疗。

最近,ADA 侧重于另一个与糖尿病预防和治疗有关的非常重要的话题,并发表了关于体力活动/运动和糖尿病的立场声明[76]。它明确指出,"采用和维持体力活动,是糖尿病和糖尿病前期患者血糖管理和整体健康的关键点。然而,当患者有外周动脉疾病、周围神经病变、局部足畸形和足溃疡/截肢时,提出了一些担忧和限制"。为了满足这些需求,制鞋业最近提出

了解决方案(图 27.15)以允许"受保护下的体力活动",从而使有下肢并发症的糖尿病患者也能进行体力活动。更具体地说,"保护"是指下列装置的作用:①鞋垫,重新分配足底压力,避免出现压力峰值。材料的选择是至关重要的,应该包括减震垫;②袜子,用柔软材料制成,无接缝,对足趾和跟腱区域有额外的保护;③鞋子,应该有额外容量给鞋垫和畸形足;鞋面应该是无缝且自适应的;鞋底应该是一个摇椅底,刚性或半刚性,以允许足部滚动而对前足无过大压力。

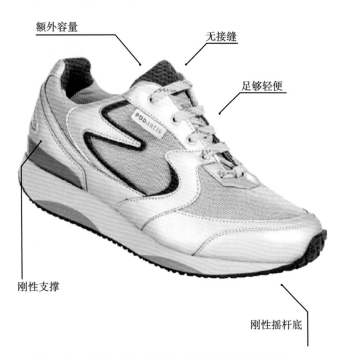

图 27.15 足科专家为保护性体育活动推荐的运动鞋示例

(任挺 李一卉 译)

参考文献

1. Vileikyte L, Rubin RR, Peyrot M, Gonzalez JS, Boulton AJ, Ulbrecht JS, Cavanagh PR. Diabetic feet. Br J Gen Pract. 2009;59:290.

2. Jeffcoate WJ, Lipsky BA, Berendt AR, Cavanagh PR, Bus SA, Peters EJ, et al. Unresolved issues in the management of ulcers of the foot in diabetes. Diabet Med. 2008;25:1380–9.

3. Bus SA, Valk GD, van Deursen RW, Armstrong DG, Caravaggi C, Hlavácek P, et al. The effectiveness of footwear and offloading interventions to prevent and heal foot ulcers and reduce plantar pressure in diabetes: a systematic review. Diabetes Metab Res Rev. 2008;24(Suppl 1):S162–80.

4. Bus SA, Valk GD, van Deursen RW, Armstrong DG, Caravaggi C, Hlavácek P, et al. Specific guidelines on footwear and offloading. Diabetes Metab Res Rev. 2008;24(Suppl 1):S192–3.

5. Ledoux W. The biomechanics of the diabetic foot. In: Harris GF, Smith PA, Marks RM, editors. Foot and ankle motion analysis (clinical treatment and technology). Boca Raton, FA: CRC Press; 2008. p. 317–401.

6. Gooding GAW, Stess RM, Graf PM. Sonography of the sole of the foot: evidence for loss of foot pad thickness in diabetes and its relationship to ulceration of the foot. Investig Radiol. 1986;21:45–8.

7. Young MJ, Cavanagh PR, Thomas G, Johnson MM, Murray H, Boulton AJM. The effect of callus removal on dynamic plantar foot pressures in diabetic patients. Diabet Med. 1992;9:55–7.

8. D'Ambrogi E, Giurato L, D'Agostino MA, Giacomozzi C, Macellari V, Caselli A, et al. Contribution of plantar fascia to the increased forefoot pressures in diabetic patients. Diabetes Care. 2003;26:1525–9.

9. Veves A, Murray HJ, Young MJ, Boulton AJM. The risk of foot ulceration in diabetic patients with high foot pressure: a prospective study. Diabetologia. 1992;35:660–3.

10. Masson EA, Hay EM, Stockley I, Veves A, Betts RP, Boulton AJM. Abnormal foot pressures alone may not cause ulceration. Diabet Med. 1989;6:426–8.

11. Lavery LA, Armstrong DG, Vela SA, Quebedeax TL, Fleischli JC. Practical criteria for screening patients at high risk for diabetic foot ulceration. Arch Intern Med. 1998;158:157–62.

12. Singh N, Armstrong DG, Lipsky BA. Preventing foot ulcers in patients with diabetes. JAMA. 2005;293(2):217–28.

13. IWGDF, Prevention and management of foot problems in diabetes: a Summary Guidance for daily practice 2015 based on the IWGDF Guidance documents, link: http://iwgdf.org/guidelines/summary-guidance-for-the-daily-practice-2015/, last check November 2016.

14. Young MJ, Breddly JL, Veves A, Boulton AJM. The prediction of diabetic neuropathic foot ulceration using vibration perception thresholds: a prospective study. Diabetes Care. 1994;17:557–60.

15. Apelqvist J, Larsson J, Agardh CD. The influence of external precipitating factors and peripheral neuropathy on the development and outcome of diabetic foot ulcers. J Diabetes Complicat. 1990;4:21–5.

16. Prompers L, Huijberts M, Apelqvist J, Jude E, Piaggesi A, Bakker K, et al. High prevalence of ischaemia, infection and serious comorbidity in patients with diabetic foot disease in Europe. Baseline results from the Eurodiale study. Diabetologia. 2007;50:18–25.

17. Mayfield JA, Reiber GE, Sanders LJ, Janisse D, Pogach LM. Preventive foot care in people with diabetes. Diabetes Care. 1999;21:2161–77.

18. Giacomozzi C, Caselli A, Macellari V, Giurato L, Lardieri L, Uccioli L. Walking strategy in diabetic patients with peripheral neuropathy. Diabetes Care. 2002;25:1451–7.

19. Payne CB. Biomechanics of the foot in diabetes mellitus. Some theoretical considerations. J Am Podiatr Med Assoc. 1998;88:285–9.

20. Uccioli L, Caselli A, Giacomozzi C, Macellari V, Giurato L, Lardieri L, et al. Pattern of abnormal tangential forces in the diabetic neuropathic foot. Clin Biomech. 2001;16:446–54.

21. Uccioli L. The role of footwear in the prevention of diabetic foot problems. In: Veves A, Jurini JM, LoGerfo FW, editors. The diabetic foot. 2nd ed. New Jersey: Humana Press Inc.; 2006. p. 523–42.

22. Janisse DJ, Janisse EJ. Shoes, orthoses, and prostheses for partial foot amputation and diabetic foot infection. Foot Ankle Clin North Am. 2010;15:509–23.

23. American Diabetes Association. Preventive foot care in people with diabetes. Diabetes Care. 2003;26(Suppl 1):S78–9.

24. Medicare, Part B. The Official U.S. Government site for Medicare. http://www.medicare.gov.

25. Armstrong DG, Todd WF, Lavery LA, Harkless LB, Bushman TR. The natural history of acute Charcot's arthropathy in a diabetic foot specialty clinic. Diabet Med. 1997;14:357–63.

26. Pinzur M. Surgical versus accommodative treatment for Charcot arthropathy of the midfoot. Foot Ankle Int. 2004;25:545–9.

27. Stess RM, Jensen SR, Mirmiran R. The role of dynamic plantar pressure in diabetic foot ulcers. Diabetes Care. 1997;20:855–8.

28. Armstrong DG, Lavery LA. Evidence-based options for off-loading diabetic wounds. Clin Podiatr Med Surg. 1998;15:95–104.

29. Caravaggi C, Faglia E, De Giglio R, Mantero M, Quarantiello A, Sommariva E, et al. Effectiveness and safety of a nonremovable fiberglass off-bearing cast versus a therapeutic shoe in the treatment of neuropathic foot ulcers: a randomized study. Diabetes Care. 2000;23:1746–51.

30. Armstrong DG, Nguyen HC, Lavery LA, van Schie CH, Boulton AJ, Harkless LB. Off-loading the diabetic foot wound: a random-

ized clinical trial. Diabetes Care. 2001;24:1019–22.

31. Borssen B, Lithner F. Plaster casts in the management of advanced ischaemic and neuropathic diabetic foot lesions. Diabet Med. 1989;6:720–3.

32. Knowles EA, Armstrong DG, Hayat SA, Khawaja KI, Malik RA, Boulton AJ. Offloading diabetic foot wounds using the scotchcast boot: a retrospective study. Ostomy Wound Manage. 2002;48:50–3.

33. Armstrong DG, Short B, Espensen EH, Abu-Rumman PL, Nixon BP, Boulton AJ. Technique for fabrication of an "instant total-contact cast" for treatment of neuropathic diabetic foot ulcers. J Am Podiatr Med Assoc. 2002;92:405–8.

34. Lavery LA, Vela SA, Fleischli JG, Armstrong DG, Lavery DC. Reducing plantar pressure in the neuropathic foot. A comparison of footwear. Diabetes Care. 1997;20:1706–10.

35. Baumhauer JF, Wervey R, McWilliams J, Harris GF, Shereff MJ. A comparison study of plantar foot pressure in a standardized shoe, total contact cast, and prefabricated pneumatic walking brace. Foot Ankle Int. 1997;18:26–33.

36. Piaggesi A, Macchiarini S, Rizzo L, Palumbo F, Tedeschi A, Nobili LA, et al. An off-the-shelf instant contact casting device for the management of diabetic foot ulcers: a randomized prospective trial versus traditional fiberglass cast. Diabetes Care. 2007;30:586–90.

37. Faglia E, Caravaggi C, Clerici G, Sganzaroli A, Curci V, Vailati W, et al. Effectiveness of removable walker cast versus non removable fiberglass off-bearing cast in the healing of diabetic plantar foot ulcer: a randomized controlled trial. Diabetes Care. 2010;33:1419–23.

38. Hunt DL. Diabetes: foot ulcers and amputations. BMJ Clin Evid. 2011. pii: 0602.

39. Bus SA. Priorities in offloading the diabetic foot. Diabetes Metab Res Rev. 2012;28(Suppl 1):54–9. https://doi.org/10.1002/dmrr.2240.

40. Healy A, Naemi R, Chockalingam N. The effectiveness of footwear and other removable off-loading devices in the treatment of diabetic foot ulcers: a systematic review. Curr Diabetes Rev. 2014;10(4):215–30.

41. Bus SA, van Deursen RW, Armstrong DG, Lewis JE, Caravaggi CF, Cavanagh PR. Footwear and offloading interventions to prevent and heal foot ulcers and reduce plantar pressure in patients with diabetes: a systematic review. Diabetes Metab Res Rev. 2016;32(Suppl 1):99–118. https://doi.org/10.1002/dmrr.2702.

42. Elraiyah T, Prutsky G, Domecq JP, Tsapas A, Nabhan M, Frykberg RG, et al. A systematic review and meta-analysis of off-loading methods for diabetic foot ulcers. J Vasc Surg. 2016;63(2 Suppl):59S–68S.e1–2. https://doi.org/10.1016/j.jvs.2015.10.006.

43. Piaggesi A, Goretti C, Iacopi E, Clerici G, Romagnoli F, Toscanella F, et al. Comparison of removable and irremovable walking boot to total contact casting in offloading the neuropathic diabetic foot ulceration. Foot Ankle Int. 2016;37(8):855–61.

44. Mueller MJ, Strube MJ, Allen BT. Therapeutic footwear can reduce plantar pressure in patients with diabetes and transmetatarsal amputation. Diabetes Care. 1997;20:637–41.

45. Lavery LA, Armstrong DG, Wunderlich RP, Tredwell J, Boulton AJ. Predictive value of foot pressure assessment as part of a population-based diabetes disease management program. Diabetes Care. 2003;26:1069–73.

46. Patry J, Belley R, Côté M, Chateau-Degat ML. Plantar pressures, plantar forces, and their influence on the pathogenesis of diabetic foot ulcers: a review. J Am Podiatr Med Assoc. 2013;103(4):322–32.

47. Mueller MJ, Zou D, Lott DJ. Pressure gradient as an indicator of plantar skin injury. Diabetes Care. 2005;28(12):2908.

48. Dahmen R, Haspels R, Koomen B, Hoeksma AF. Therapeutic footwear for the neuropathic foot: an algorithm. Diabetes Care. 2001;24:705–9.

49. Yavuz M, Tajaddini A, Botek G, Davis BL. Temporal characteristics of plantar shear distribution: relevance to diabetic patients. J Biomech. 2008;41:556–9.

50. Janisse D, Janisse E. Pedorthic management of the diabetic foot. Prosthetics Orthot Int. 2015;39(1):40–7. https://doi.

org/10.1177/0309364614535233.

51. ShearBan® link: http://www.tamarackhti.com/friction_management/shearban.asp, last check Nov 2016.

52. Owings TM, Woerner JL, Frampton JD, Cavanagh PR, Botek G. Custom therapeutic insoles based on both foot shape and plantar pressure measurement provide enhanced pressure relief. Diabetes Care. 2008;31:839–44.

53. Bowling FL, Reeves ND, Boulton AJ. Gait-related strategies for the prevention of plantar ulcer development in the high risk foot. Curr Diabetes Rev. 2011;7(3):159–63.

54. Actis RL, Ventura LB, Lott DJ, Smith KE, Commean PK, Hastings MK, et al. Multi-plug insole design to reduce peak plantar pressure on the diabetic foot during walking. Med Biol Eng Comput. 2008;46:363–71.

55. Soletech website. Link http://soletech.com, last check Nov 2016.

56. Maciejewski ML, Reiber GE, Smith DG, Wallace C, Hayes S, Boyko EJ. Effectiveness of diabetic therapeutic footwear in preventing reulceration. Diabetes Care. 2004;27:1774–82.

57. Cavanagh PR, Ulbrecht JS, Caputo GM. The biomechanics of the foot in diabetes mellitus. In: Bowker JH, Pfeifer MA, editors. Levin and O'Neal's the diabetic foot. 6th ed. St Louis, MO: Mosby, Inc.; 2001. p. 125–96.

58. Owings TM, Apelqvist J, Stenstrom A, Becker M, Bus SA, Kalpen A, et al. Plantar pressures in diabetic patients with foot ulcers which have remained healed. Diabetic Med. 2009;26:1141–6.

59. Giacomozzi C, Uccioli L. Learning from experience: a simple effective protocol to test footwear prescriptions for the diabetic foot by using the Pedar system. JBiSE. 2013;6:45–57.

60. Bus SA, Haspels R, van Schie CHM, Mooren P. Biomechanical optimisation of orthopaedic footwear for diabetic patients using in-shoe plantar pressure measurement. In: Proceedings of the EMED scientific meeting, 26 July–28 July 2006. Munich, Germany; 2006.

61. Giacomozzi C. Appropriateness of plantar pressure measurement devices: a comparative technical assessment. Gait Posture. 2010;32:141–4.

62. Giacomozzi C, Keijsers N, Pataky T, Rosenbaum D. International scientific consensus on medical plantar pressure measurement devices: technical requirements and performance. Ann Ist Super Sanita. 2012;48(3):259–71.

63. World Health Organization. International diabetes federation. Diabetes care and research in Europe: the Saint Vincent declaration. Diabet Med. 1990;7:360.

64. Cisneros LL. Evaluation of a neuropathic ulcers prevention program for patients with diabetes. Rev Bras Fisioter. 2010;14:31–7.

65. van Netten JJ, Price PE, Lavery LA, Monteiro-Soares M, Rasmussen A, Jubiz Y, et al. Prevention of foot ulcers in the at-risk patient with diabetes: a systematic review. Diabetes Metab Res Rev. 2016 Jan;32(Suppl 1):84–98. https://doi.org/10.1002/dmrr.2701.

66. Robinson C, Major MJ, Kuffel C, Hines K, Cole P. Orthotic management of the neuropathic foot: an interdisciplinary care perspective. Prosthetics Orthot Int. 2015;39(1):73–81. https://doi.org/10.1177/0309364614545422.

67. Lázaro-Martínez JL, Aragón-Sánchez J, Alvaro-Afonso FJ, García-Morales E, García-Álvarez Y, Molines-Barroso RJ. The best way to reduce reulcerations: if you understand biomechanics of the diabetic foot, you can do it. Int J Low Extrem Wounds. 2014;13(4):294–319. https://doi.org/10.1177/1534734614549417.

68. Turns M. The diabetic foot: an overview for community nurses. Br J Community Nurs. 2012;17(9):422. 424–27, 430–3. PubMed FOCUS ON multidisciplinary process of care

69. Sheridan S. The need for a comprehensive foot care model. Nephrol Nurs J. 2012;39(5):397–400. quiz 401

70. MacFarlane RM, Jeffcoate WJ. Factors contributing to the presentation of diabetic foot ulcers. Diabet Med. 1997;14:867–70.

71. Lietzelman DK, Marriott DJ, Vinicor F. Independent physiological predictors of foot lesions in patients with NIDDM. Diabetes Care. 1997;20:156.

72. Harrison SJ, Cochrane L, Abboud RJ, Leese GP. Do patients with diabetes wear shoes of the correct size? Int J Clin Pract. 2007;61:1900–4.

73. Parnés A. If the shoe fits… footwear and patients with diabetes. Int J Clin Pract. 2007;61:1788–90.

74. American Diabetes Association. Standards of medical care in diabetes – 2016. Diabetes Care. 2016;39(1):S4–5.

75. American Diabetes Association. Microvascular complications and foot care. Diabetes Care. 2016;39(Suppl 1):S72–80. https://doi.org/10.2337/dc16-S012.

76. Physical activity/exercise and diabetes: a position statement of the American Diabetes Association. Diabetes Care. 2016;39:2065–79. https://doi.org/10.2337/dc16-1728.

48